S. Endres (Hrsg.)

Facharztprüfung Innere Medizin

Stefan Endres (Hrsg.)

# Facharztprüfung Innere Medizin

in Fällen, Fragen und Antworten

8. Auflage

**Mit Beiträgen von:** Prof. Dr. med. David Anz, München; Prof. Dr. med. Michael Czihal, München; Dr. med. Claudia Dechant, München; Prof. Dr. med. Michael Drey, München; Prof. Dr. med. Stefan Endres, München; Dr. med. Christina Gebhardt, München; Prof. Dr. med. Kathrin Kahnert, Germering; PD Dr. med. Diego Kauffmann-Guerrero, München; Prof. Dr. med. Volker Klauss, München; PD Dr. med. Andreas König, Bad Tölz; Dr. med. Pontus Mertsch, München; Dr. med. Susanne Nährig, München; Prof. Dr. med. Dennis Nowak, München; Dr. med. Uta Ochmann, München; Prof. Dr. med. Dr. phil. Fuat S. Oduncu, München; Dr. med. Felix Röpcke, Düsseldorf; Prof. Dr. med. Harald Rupprecht, Bayreuth; Prof. Dr. med. Stefan Schewe, München; Prof. Dr. med. Ralf Schmidmaier, München; Dr. med. Florian Steiner, Tarmstedt; Prof. Dr. med. Amanda Tufman, München; Dr. med. Andreas Völkl, München

**Mit einem Geleitwort von:** Prof. Dr. med. Peter C. Scriba, München

ELSEVIER

Elsevier GmbH, Bernhard-Wicki-Str. 5, 80636 München, Deutschland
Wir freuen uns über Ihr Feedback und Ihre Anregungen an kundendienst@elsevier.com

ISBN 978-3-437-21162-1 eISBN 978-3-437-05694-9



**Bibliografische Information der Deutschen Nationalbibliothek**
Die Deutsche Nationalbibliothek verzeichnet diese Publikation in der Deutschen Nationalbibliografie; detaillierte bibliografische Daten sind im Internet über https://www.dnb.de abrufbar.

25 26 27 28 29 5 4 3 2 1



In ihren Veröffentlichungen verfolgt die Elsevier GmbH das Ziel, genderneutrale Formulierungen für Personengruppen zu verwenden. Um jedoch den Textfluss nicht zu stören sowie die gestalterische Freiheit nicht einzuschränken, wurden bisweilen Kompromisse eingegangen. Selbstverständlich sind **immer alle Geschlechter** gemeint.

Planung: Sarah Gerstmann; Projektmanagement: Annekathrin Sichling
Redaktion: Dr. med. Sibylle Tönjes, Kiel
Bildredaktion und Rechteklärung: Lisa Neulinger, Ottobrunn
Herstellung: Dietmar Radünz, Leipzig
Satz: STRAIVE, Puducherry/Indien
Druck und Bindung: Drukarnia Dimograf Sp. z o. o., Bielsko-Biała/Polen
Umschlaggestaltung: SpieszDesign, Neu-Ulm
Titelfotografie: © SpieszDesign, Neu-Ulm

Aktuelle Informationen finden Sie im Internet unter **www.elsevier.de**

# Geleitwort

Die Innere Universitätsmedizin am Klinikum der Universität München ist durch Breite des Leistungsspektrums, Nähe zum Notfallgeschehen, vielseitige ambulante Spezialversorgung und enge Kooperation innerhalb der Grenzen des Fachgebiets und mit den Nachbarkliniken (Chirurgie, Frauenheilkunde, Psychiatrie, Dermatologie, Neurologie, Augen- und HNO-Heilkunde) gekennzeichnet. Die Autoren dieses Werkes haben sich jahrelang im Rahmen der Kurse für den Abschluss der Weiterbildung zum Internisten engagiert und fixieren hier ihre vielfältige Erfahrung. Dabei wird als didaktisches Instrument das Fachgespräch mit Fragen und Antworten eingesetzt, sodass ein interaktiver Text entsteht, der vermutlich einen höheren Lerneffekt aufweist. Der Herausgeber, Prof. Dr. Stefan Endres, macht sich hier neben seiner internistischen Kompetenz auch seine Kenntnisse als Kursdirektor der München-Harvard-Allianz für medizinische Ausbildung zunutze.

Ich wünsche diesem schönen Beispiel für den Wert der gesamtinternistischen Betrachtung den Erfolg, den es verdient.

*Peter C. Scriba*
*Ehem. Direktor der Medizinischen Klinik Innenstadt*
*Klinikum der Ludwig-Maximilians-Universität München*
*Ehem. Vorsitzender des Wissenschaftlichen Beirats der Bundesärztekammer*

# Vorwort

*"Tell me and I forget, show me and I remember, involve me and I learn"*

*Benjamin Franklin*

Sehr geehrte Frau Kollegin,

sehr geehrter Herr Kollege,

in Ihrer Hand halten Sie ein Lernbuch, kein Lehrbuch. Mit seiner Hilfe können Sie internistisches Wissen erarbeiten und vertiefen. Zwei Instrumente setzt das Buch dazu ein: Zum einen geht jeder Beitrag von einem konkreten Fallbeispiel aus; zum anderen werden Diagnostik und Therapie innerer Krankheiten in einem Wechselspiel von Fragen und Antworten dargestellt.

Die Fragestruktur hat drei Vorteile: Erstens stimuliert sie die Leserin und den Leser – oder besser ausgedrückt, den *Bearbeiter* –, aktiv Wissen zu formulieren (oder Wissenslücken zu identifizieren), statt passiv Information aus einem fortlaufenden Text aufzunehmen; zweitens ist die Fragesituation näher an der klinischen Praxis; und drittens – und nicht zuletzt – bilden die Fragen, ausgehend von einem individuellen Patienten, auch den Ablauf einer Facharztprüfung ab. Dass aktiv formuliertes Wissen um ein Vielfaches besser und länger im Gedächtnis bleibt, ist ein Grundcredo der Didaktik. Es werden Denk- und Gedächtnisprozesse gebahnt, wie sie in einem Prüfungsgespräch, aber auch im klinischen Alltag gefordert werden.

Dieses *aktive* Prinzip des Buchs deckt sich auch mit dem neuen Konzept der kompetenzbasierten Weiterbildung. Diese bildet den Kernpunkt der Musterweiterbildungsordnung, die am 15. November 2018 vom Vorstand der Bundesärztekammer auf der Basis der Beschlüsse der Deutschen Ärztetage beschlossen wurde.

Zielgruppe des Buchs sind Sie, liebe Kolleginnen und Kollegen in der Weiterbildung zum Facharzt und zur Fachärztin für Innere Medizin. Insbesondere soll Sie dieses Lernbuch bei der Vorbereitung zur Facharztprüfung unterstützen. Bewusst orientiert sich die Kapitelgliederung an den – ursprünglich acht – Teilgebieten der Inneren Medizin. Mit Beschluss des Deutschen Ärztetags vom Mai 2021 ist die Infektiologie nun als neuntes Teilgebiet der Inneren Medizin hinzugekommen mit einem neuen *Facharzt für Innere Medizin und Infektiologie*. Folgerichtig enthält die aktuelle Auflage erstmals ein eigenes Kapitel zu Infektionserkrankungen, inklusive COVID-19.

Viele der Kasuistiken und Fragen können sowohl für die Facharztprüfung Innere Medizin, als auch für die Vorbereitung zu einer Facharztprüfung Innere Medizin mit Teilgebiet genutzt werden. Internisten- und Teilgebietsprüfung unterscheiden sich mehr im Detailgrad der Antworten als in der Wahl der Fragen.

Die Innere Medizin ist das größte Gebiet der Medizin. 33 % aller Krankenhausbetten in Deutschland sind internistische Betten (Stand 2018, publiziert 2020, Statistisches Bundesamt). Entsprechend groß sind die einzelnen Teilgebiete. Lassen Sie sich von der Fülle des Stoffs nicht entmutigen. Sehen Sie vielmehr in der Breite der Inneren Medizin auch die enormen Möglichkeiten, dem Rat und Hilfe suchenden Patienten mit Diagnose und Therapie zu helfen.

Herausgeber und Verlag konnten für jedes der Teilgebiete jeweils einen klinisch hervorragend ausgewiesenen Autor gewinnen. Jeder dieser Autorinnen und Autoren ist aktuell oder war früher Institutsdirektor, Oberarzt und/oder Bereichsleiter, in den meisten Fällen mit entsprechender Weiterbildungsermächtigung der Landesärztekammer. Die überaus große und positive Resonanz auf unser Facharztbuch seit der ersten Auflage im Jahr 2003 hat uns sehr gefreut. Die Akzeptanz des Buches hat alle zwei Jahre Neuauflagen möglich gemacht, sodass wir jetzt, nach über 20 Jahren, für Sie die 8. Auflage herausgeben können. Die Fallstudien wurden vollständig überarbeitet und, wo anwendbar, nach neuen Leitlinien aktualisiert. Für einige Teilgebiete kamen neue Fallstudien dazu.

Als Herausgeber danke ich den Autorinnen und Autoren für die überaus kompetente, sorgfältige und praxisnahe Darstellung in ihren Kapiteln. Die Zusammenarbeit am Buch in dieser und den früheren Auflagen war fachlich und persönlich eine große Freude. Herausgeber und Autoren danken den Mitarbeitern und Mitarbeiterinnen des Elsevier Urban & Fischer Verlags für die professionelle und vertrauensvolle Kooperation: insbesondere Frau Sarah Gerstmann für die Planung des Projekts, Frau Annekathrin Sichling für das Lektorat und Frau Dr. med. Sibylle Tönjes für die überaus sorgfältige redaktionelle Bearbeitung. Sie haben mit großem Einsatz und Sachverstand zur Entstehung und Vollendung der aktuellen Auflage beigetragen.

Wir danken vielen Leserinnen und Lesern, die uns wichtige Hinweise zu Inhalt und Darstellung der Fälle gegeben haben: Dr. med. Dominik Kaczmarek, Uniklinikum Bonn, Dr. med. Michaela von der Borch, Klinikum der Universität München, Duried Alrubaii FICMS DIM MBCHB, Internist am St. Josef Krankenhaus in Dudweiler, und Dr. med. Georg Wagner, Facharztpraxis in Moosburg an der Isar. Besonders haben mich die sehr sorgfältigen Hinweise von Dr. med. Florian Steiner, Facharzt für Innere Medizin in Tarmstedt bei Bremen, zum ganzen Buch gefreut. Für die aktuelle Auflage ist er auch Koautor des Kapitels Infektiologie geworden. Frau cand. med. Lisa Ruby (Charité Berlin) hat durch Recherchen zum neuen infektiologischen Fall beigetragen. Prof. Dr. med. Andreas Eigler, Chefarzt für Innere Medizin, Klinikum Dritter Orden in München, hat freundlicherweise sein Einverständnis zur Übernahme einzelner Abbildungen aus dem von ihm herausgegebenen Lehrbuch „Apparative und bildgebende Diagnostik", das 2016 bei Elsevier erschienen ist, gegeben.

Für Anregungen auch zur jetzt vorliegenden Auflage sind wir sehr dankbar (endres@lmu.de). Ihnen, liebe Frau Kollegin, lieber Herr Kollege, wünsche ich eine stressarme Vorbereitung auf die Facharztprüfung, einen befriedigenden Wissenszuwachs und vor allem – weiter oder wieder – Freude an der Inneren Medizin, zum Wohl Ihrer Patientinnen und Patienten.

*München, im Februar 2025*
*Prof. Dr. med. Stefan Endres*

# Adresse Herausgeber

**Prof. Dr. med. Stefan Endres**
Direktor der Abteilung für Klinische Pharmakologie,
Forschungsdekan der Medizinischen Fakultät
Medizinische Klinik und Poliklinik IV
LMU Klinikum
Ludwig-Maximilians-Universität München
Lindwurmstr. 2a
80337 München

# Adressen der Autorinnen und Autoren

**Prof. Dr. med. David Anz**
Chefarzt, Medizinische Klinik II
Gastroenterologie und Hepatologie
Klinikum Starnberg
Oßwaldstr.1
82319 Starnberg
Arbeitsgruppenleiter „Immunregulation“
Abteilung für Klinische Pharmakologie
LMU Klinikum
Ludwig-Maximilians-Universität München
Lindwurmstr. 2a
8037 München

**Prof. Dr. med. Michael Czihal**
Leiter der Sektion Angiologie
LMU Klinikum
Ludwig-Maximilians-Universität München
Ziemssenstr. 5
80336 München

**Dr. med. Claudia Dechant**
Oberärztin Rheumatologie
Medizinische Klinik und Poliklinik IV
LMU Klinikum
Ludwig-Maximilians-Universität München
Ziemssenstr. 5
80336 München

**Prof. Dr. med. Michael Drey**
Bereichsleiter Akutgeriatrie
Medizinische Klinik und Polikinik IV
LMU Klinikum
Ludwig-Maximilians-Universität München
Ziemssenstr. 5
80336 München

**Dr. med. Christina Gebhardt**
Sektion Rheumatologie und Klinische Immunologie.
LMU Klinikum
Ludwig-Maximilians-Universität München
Lindwurmstr. 2a
8037 München

**Prof. Dr. med. Kathrin Kahnert**
Medi-Center Germering
Hartstr. 52–54
82110 Germering

**PD Dr. med. Diego Kauffmann-Guerrero**
Pneumologie/Thorakale Onkologie
Thoracic Oncology Center Munich (TOM)
Medizinische Klinik und Poliklinik V
LMU Klinikum
Ludwig-Maximilians-Universität München
Ziemssenstr. 5
80336 München

**Prof. Dr. med. Volker Klauss**
Kardiologische Fachpraxis Innenstadt
Sonnenstr. 17
80331 München

**PD Dr. med. Andreas König**
Abteilung Innere Medizin/Kardiologie
Asklepios Stadtklinik Bad Tölz
Schützenstr. 15
83646 Bad Tölz

**Dr. med. Pontus Mertsch**
Medizinische Klinik und Poliklinik V
LMU Klinikum
Ludwig-Maximilians-Universität München
Marchioninistr. 15
81377 München

**Dr. med. Susanne Nährig**
Medizinische Klinik und Poliklinik V
LMU Klinikum
Ludwig-Maximilians-Universität München
Marchioninistr. 15
81377 München

**Prof. Dr. med. Dennis Nowak**
Direktor des Instituts und der Poliklinik für Arbeits-, Sozial- und Umweltmedizin
LMU Klinikum
Ludwig-Maximilians-Universität München
Ziemssenstr.5
80336 München

**Dr. med. Uta Ochmann**
Leiterin, Stabsstelle Betriebsärztlicher Dienst (BÄD) des LMU Klinikums
Institut und Poliklinik für Arbeits-, Sozial- und Umweltmedizin
LMU Klinikum
Ludwig-Maximilians-Universität München
Ziemssenstr. 5
80336 München

**Prof. Dr. med. Dr. phil. Fuat S. Oduncu, MA, EMB, MBA**
Direktor der Klinik für Hämatologie, Onkologie und Palliativmedizin
Helios Klinikum München West
Steinerweg 5
81241 München

**Dr. med. Felix Röpcke**
LVR Klinikum Düsseldorf
Kliniken der Heinrich-Heine-Universität Düsseldorf
Bergische Landstr. 2
40629 Düsseldorf

**Prof. Dr. med. Harald Rupprecht**
Direktor der Klinik für Nephrologie, Hypertensiologie, Angiologie und Rheumatologie
Klinikum Bayreuth GmbH
Preuschwitzerstr. 101
95445 Bayreuth

**Prof. Dr. med. Stefan Schewe**
Rheumatologie
Sonnen-Gesundheitszentrum
Sonnenstr. 27
80331 München

**Prof. Dr. med. Ralf Schmidmaier**
Osteologisches Schwerpunktzentrum
Medizinische Klinik und Poliklinik IV
LMU Klinikum
Ludwig-Maximilians-Universität München
Ziemssenstr.5
80336 München

**PD Dr. med. Philipp Schommers**
Oberarzt, Schwerpunkt Infektiologie, Klinik I für Innere Medizin
Uniklinik Köln
Kerpener Str. 62
50937 Köln

**Dr. med. Florian Steiner**
Facharzt für Innere Medizin, Zusatzbezeichnungen Tropenmedizin und Notfallmedizin
Hausärztliche Versorgung
Facharztpraxis
Cloppenburger Str. 2
27412 Tarmstedt

**Prof. Dr. med. Amanda Tufman**
Oberärztin, Leiterin Thorakale Onkologie
Medizinische Klinik und Poliklinik V
LMU Klinikum
Ludwig-Maximilians-Universität München
Marchioninistr. 15
81377 München

**Dr. med. Andreas Völkl**
Oberarzt
Klinik für Hämatologie, Onkologie und Palliativmedizin
München Klinik Harlaching
Akademisches Lehrkrankenhaus der Ludwig-Maximilians-Universität München
Sanatoriumsplatz 2
81545 München

**Nach der 7. Auflage ausgeschieden:**
Prof. Dr. med. Ulrich Hoffmann, München
Dr. med. Zulfiya Syunyaeva, München
Prof. Dr. med. Frederic Tatò, München

# Abkürzungen

| | |
|---|---|
| **AFP** | $\alpha_1$-Fetoprotein |
| **AGS** | heterozygotes adrenogenitales Syndrom |
| **AIHA** | autoimmunhämolytische Anämie |
| **ALL** | akute lymphatische Leukämie |
| **AML** | akute myeloische Leukämie |
| **ANA** | antinukleäre Antikörper |
| **ANCA** | antineutrophile zytoplasmatische Antikörper |
| **AP** | Angina pectoris |
| **ARDS** | Acute Respiratory Distress Syndrome |
| **ASS** | Acetylsalicylsäure |
| **BAA** | Bauchaortenaneurysma |
| **BASMI** | Bath Ankylosing Spondylitis Measurement Index |
| **BGA** | Blutgasanalyse |
| **BMI** | Body-Mass-Index |
| **BSG** | Blutkörperchensenkungsgeschwindigkeit |
| **CCP** | cyklisches citrulliniertes Peptid |
| **CCT** | kraniale Computertomografie |
| **CHOP** | Cyclosphosphamid, Doxorubicin (= Hydroxydaunorubicin), Vincristin (= Onkovin) und Prednisolon (Polychemotherapie-Regime bei Non-Hodgkin-Lymphom) |
| **CK** | Kreatin(phospho)kinase |
| **CLL** | chronische lymphatische Leukämie |
| **CML** | chronische myeloische Leukämie |
| **COPD** | chronisch-obstruktive Bronchitis (Chronic Obstructive Pulmonary Disease) |
| **CPAP** | Continuous Positive Airway Pressure |
| **CRP** | C-reaktives Protein |
| **CT** | Computertomografie |
| **DMARD** | Disease Modifying Antirheumatic Drug |
| **DOAK** | direkte orale Antikoagulanzien |
| **DXA** | Doppel-Photonen-Absorptiometrie |
| **ECMO** | extrakorporale Membranoxygenierung |
| **ECOG-Status** | Eastern Cooperative Oncology Group-Status |
| **EGFR** | Epidermal-Growth-Factor-Rezeptor |
| **FDG** | Fluor-Desoxy-Glukose |
| **FEV** | Forciertes exspiratorisches Volumen |
| **FISH** | Fluoreszenz-in-situ-Hybridisierung |
| **FUO** | Fieber unklarer Genese (Fever of Unknown Origin) |
| **GDM** | Gestationsdiabetes |
| **GEP-NET** | neuroendokriner Tumor des gastro-entero-pankreatischen Systems |
| **GFR** | glomeruläre Filtrationsrate |
| **GI** | gastrointestinal |
| **GIT** | Gastrointestinaltrakt |
| **Hb** | Hämoglobin |
| **HOCM** | hypertrophische obstruktive Kardiomyopathie |
| **HUS** | hämolytisch-urämisches Syndrom |
| **ICD** | implantierbarer Cardioverter-Defibrillator |
| **IGF** | Insulin-like Growth Factor |
| **INR** | International Normalized Ratio |
| **ISG** | Iliosakralgelenk |
| **ITP** | Immunthrombozytopenie |
| **KG** | Körpergewicht |
| **KHK** | koronare Herzkrankheit |
| **LDH** | Laktatdehydrogenase |
| **LWS** | Lendenwirbelsäule |
| **MCV** | mittleres Erythrozytenvolumen |
| **MDS** | myelodysplastisches Syndrom |
| **MGUS** | Gammopathie unbekannter Signifikanz |
| **MRD** | minimale residuale Erkrankung |
| **MRT** | Magnetresonanztomografie |
| **NMH** | niedermolekulare Heparine |
| **NSAID** | nichtsteroidale Antiphlogistika |
| **PAH** | pulmonal-arterielle Hypertonie |
| **PAVK** | periphere arterielle Verschlusskrankheit |
| **PCI** | perkutane koronare Intervention |
| **PCO** | Syndrom der polyzystischen Ovarien |
| **PCR** | Polymerase-Kettenreaktion |
| **PEG** | perkutane endoskopische Gastrostomie |
| **PET** | Positronen-Emissionstomografie |
| **pHPT** | primärer Hyperparathyreoidismus |
| **PPI** | Protonenpumpeninhibitoren |
| **PTA** | perkutane transluminale Angioplastie |
| **PTT** | partielle Thromboplastinzeit |
| **SLE** | systemischer Lupus erythematodes |
| **TEA** | Thrombendarteriektomie |
| **TEE** | transösophageale Echokardiografie |
| **TIA** | transitorisch ischämische Attacke |
| **TSH** | Thyroidea-stimulierendes Hormon |
| **TTE** | transthorakale Echokardiografie |
| **TTP** | thrombotisch-thrombozytopenische Purpura |
| **VEGF** | Vascular Endothelial Growth Factor |

# Abbildungsnachweis

Der Verweis auf die jeweilige Abbildungsquelle befindet sich bei allen Abbildungen im Werk am Ende des Legendentextes in eckigen Klammern. Alle nicht besonders gekennzeichneten Grafiken und Abbildungen © Elsevier GmbH, München.

**E324** Underwood J C E. General & Systematic Pathology. 5. A. Philadelphia: Elsevier Churchill Livingstone, 2009

**E328** H. George Burkitt, Clive R.G. Quick, Joanna B. Reed: ESSENTIAL SURGERY: PROBLEMS, DIAGNOSIS AND MANAGEMENT. Elsevier Ltd, 4th Edition 2007

**E355-24** Goldman L et al. Cecil MEDICINE. 24. A. Philadelphia: Elsevier Saunders, 2012

**E1072** Maleki M, Norouzi Z, Maleki A. (2022). COVID-19 Infection: A Novel Fatal Pandemic of the World in 2020. Practical Cardiology, 731–735. https://doi.org/10.1016/B978-0-323-80915-3.00003-X

**F210-007** Forrest JA, Finlayson ND, Shearman DJ. Endoscopy in gastrointestinal bleeding. Lancet 1974;2(7877):394–7.

**F538–005** Dunlap AB, Kosmorsky GS, Kashyap VS. The fate of patients with retinal artery occlusion and Hollenhorst plaque. J Vasc Surg. 2007;46(6):1125-1129. doi:10.1016/j.jvs.2007.07.054

**F543-004** Konstantinides S, Mavromanoli A, Hobohm L. Diagnostik und Therapie der Lungenembolie. Herz 46, 589–604 (2021). https://doi.org/10.1007/s00059-021-05078-3

**F602-013** Felber J et al. Aktualisierte S2k-Leitlinie Zöliakie der Deutschen Gesellschaft für Gastroenterologie, Verdauungs- und Stoffwechselkrankheiten (DGVS) Dezember 2021 – AWMF-Registernummer: 021-021. Z Gastroenterol 2022; 60: 790–856. DOI: 10.1055/a-1741-5946.

**F723-002** Jennette JC, Falk RJ, Bacon PA, et al. 2012 revised International Chapel Hill Consensus Conference Nomenclature of Vasculitides. Arthritis Rheum. 2013;65(1):1-11. doi:10.1002/art.37715

**F779-010** Kidney Disease: Improving Global Outcomes (KDIGO) Diabetes Work Group. KDIGO 2022 Clinical Practice Guideline for Diabetes Management in Chronic Kidney Disease. Kidney Int. 2022;102(5S):S1-S127. doi:10.1016/j.kint.2022.06.008

**F821-005** Rello J. Demographics, guidelines, and clinical experience in severe community-acquired pneumonia. Crit Care 12 (Suppl 6), S2 (2008). https://doi.org/10.1186/cc7025

**F848-001** Najafian B, Fogo AB, Lusco MA, Alpers CE. AJKD Atlas of Renal Pathology: diabetic nephropathy. Am J Kidney Dis. 2015;66(5):e37-e38. doi:10.1053/j.ajkd.2015.08.010

**F848-002** Fogo AB. Atlas of Renal Pathology: Amyloid.Am J Kidney Dis. 1998;32(5):E1-E2.2. doi:10.1053/S0272-6386(13)90010-X

**F849-03** Evangelista, A.& et al.: Multimodality imaging in thoracic aortic diseases: a clinical consensus statement from the European Association of Cardiovascular Imaging and the European Society of Cardiology working group on aorta and peripheral vascular diseases. In: European Heart Journal - Cardiovascular Imaging, Volume 24, Issue 5 ,Pages e65–e85. Oxford University Press, Mai 2023.

**F849-018** Vahanian A, et al. 2021 ESC/EACTS Guidelines for the management of valvular heart disease: Developed by the Task Force for the management of valvular heart disease of the European Society of Cardiology (ESC) and the European Association for Cardio-Thoracic Surgery (EACTS). Eur Heart J 2021; 00:1-72.

**F849-030** SCORE2 working group and ESC Cardiovascular risk collaboration. SCORE2 risk prediction algorithms: new models to estimate 10-year risk of cardiovascular disease in Europe. Eur Heart J. 2021;42(25):2439-2454. doi:10.1093/eurheartj/ehab309

**F849-033** Evangelista A, Sitges M, Jondeau G, et al. Multimodality imaging in thoracic aortic diseases: a clinical consensus statement from the European Association of Cardiovascular Imaging and the European Society of Cardiology working group on aorta and peripheral vascular diseases. Eur Heart J Cardiovasc Imaging 2023; 24:65–85.

**F849-034** Byrne, R. A./ et al.: 2023 ESC Guidelines for the management of acute coronary syndromes: Developed by the task force on the management of acute coronary syndromes of the European Society of Cardiology (ESC). In: European Heart Journal. Volume 44, Issue 38, Pages 3720–3826. Oxford University Press, Oktober 2023.

**F867-001** Aletaha D, Neogi T, Silman AJ, et al. 2010 Rheumatoid arthritis classification criteria: an American College of Rheumatology/ European League Against Rheumatism collaborative initiative. Arthritis Rheum. 2010;62(9):2569-2581. doi:10.1002/ art.27584
**F877-004** Merker L, Bautsch BW, Ebert T, et al. Nephropathie bei Diabetes. Diabetologe 17, 175–178 (2021). https://doi.org/10.1007/ s11428-021-00721-3
**F896-002** Lo GK, JUHL D, Warkentin TE, Sigouin CS, Eichler P, Greinacher A. Evaluation of pretest clinical score (4Ts) for the diagnosis of heparin-induced thrombocytopenia in two clinical settings. J Thromb Haemost 2006;4(4):759-65
**G350** Child CG, Turcotte JG (1964). "Surgery and portal hypertension". In Child CG (ed.). The liver and portal hypertension. Philadelphia: Saunders. pp. 50–64.
**G755** Eigler A, Maier A: Apparative und bildgebende Diagnostik. Prüfungsatlas für die Facharztprüfung Innere Medizin und Allgemeinmedizin. Elsevier, 1. Aufl. 2016
**H017-001** Vincent JL, et al. The SOFA (Sepsis-related Organ Failure Assessment) score to describe organ dysfunction/failure. On behalf of the Working Group on Sepsis-Related Problems of the European Society of Intensive Care Medicine. Intensive Care Med 1996; 22: 707–10. https://www.ncbi.nlm.nih.gov/ pmc/articles/PMC2703722/
**H532-001** Hardman RL, Jazaeri O, Yi J, Smith M, Gupta R. Overview of classification systems in peripheral artery disease. Semin Intervent Radiol. 2014;31(4):378-388. doi:10.1055/s-0034-1393976
**L106** Henriette Rintelen, Velbert
**L138** Martha Kosthorst, Borken
**L231** Stefan Dangl, München
**M181** Dr. med. Steffen Krautzig, Bad Münder
**M589** Prof. Dr. med. Volker Klauss, Leiter Kardiologie der LMU München-Innenstadt
**M755** PD Dr. med. Thomas Schiele, München
**M756** Dr. med Andreas König, München
**M761** Prof. Dr. med. Hae Young Sohn, München
**M1003** Dr. Andreas Völkl, München
**M1443** Prof. Dr. med. Michael Czihal, München
**P062** Prof. Dr. med. Harald Rupprecht, Klinikum Bayreuth GmbH
**P088** Prof. Dr. med. Stefan Endres, Medizinische Klinik und Poliklinik IV, Klinikum der Universität München
**P089** Prof. Dr. med. Ulrich Hoffmann, Leiter der Sektion Angiologie – Gefäßzentrum, Medizinische Klinik und Poliklinik IV, LMU-Klinikum der Universität München
**P090** Prof. Dr. med. Rudolf Maria Huber, Leiter der Sektion Pneumologie und Thorakale Onkologie, Medizinische Klinik und Poliklinik V, Klinikum der Universität München
**P091** Priv.-Doz. Dr. med. Dr. phil. Fuat S. Oduncu, MA, EMB, MBA, Leiter der Hämatologie und Onkologie, Medizinische Klinik und Poliklinik IV, Klinikum der Universität München
**P092** Prof. Dr. med. Stefan Schewe, Ehem. Oberarzt der Rheumatologie Rheuma-Einheit, Medizinische Klinik und Poliklinik IV, Klinikum der Universität München
**P093** Prof. Dr. med.Federico Tatò, München
**P107** Prof. Dr. med. Werner Pichler, Inselspital, Universitätsklinik für Rheumatologie, Immunologie und Allergologie
**P380** Ralf Schmidmaier, München
**P524** Dr. med. Claudia Dechant, München (Poliklinik)
**P527** Dr. med. Amanda Tufman, Leitung Lungentumorzentrum, LMU Klinikum der Universität München, München
**T127** Prof. Scriba, Mediz. Klinik Innenstadt der LMU
**T798** Prof. Dr. med. Jens Encke, Abteilung Innere Medizin, Johanna-Etienne-Krankenhaus gGmbH
**T1014** "Michael Oelckers, Ltd. Oberarzt Klinik für Innere Medizin, Albertinen-Krankenhaus /Albertinen-Haus gemeinnützige GmbH, Hamburg
**W318-001** Wendtner C.-M., Dreger P. et al. Chronische Lymphatische Leukämie (CLL), Onkopedia Leitlinie 2018. DGHO - Deutsche Gesellschaft für Hämatologie und medizinische Onkologie e.V.
**W318-006** Hofmann, W-K, et al.: DGHO-Leitlinien Myelodysplastische Syndrome (MDS), 2018
**W318-011** Wörmann B, Aebi S et al. DGHO-Guideline Mammakarzinom der Frau, 2018 https:// www.onkopedia.com/de/onkopedia/ guidelines/mammakarzinom-der-frau/@@ guideline/html/index.html#ID0EK1AE Onkopedia guidelines are continuously adapted to the state of knowledge. The currently valid version, terms and conditions, and conditions of use can be found at www. onkopedia.com

**W333-012** Deutsche Gesellschaft für Gynäkologie und Geburtshilfe e.V. (DGGG) und Deutschen Diabetes Gesellschaft (DDG). S3-Leitlinie Gestationsdiabetes mellitus (GDM), Diagnostik, Therapie und Nachsorge. 2. Auflage. AWMF-Registernummer: 057–008

**W854-033** Deutsche Gesellschaft für Kardiologie – Herz- und Kreislaufforschung e.V. (2022) ESC Pocket Guidelines. Herzklappenerkrankungen, Version 2021. Börm Bruckmeier Verlag GmbH, Grünwald. Kurzfassung der "2021 ESC/EACTS Guidelines for the management of valvular heart disease" (European Heart Journal; 2021 – doi/101093/eurheartj/ehab395 und European Journal of Cardio-Thoracic Surgery; 2021 – doi/10.1093//ejcts/ezab389

**W854-039** Deutsche Gesellschaft für Kardiologie – Herz-und Kreislaufforschung e.V. (2023) ESC Pocket Guidelines. Pulmonale Hypertonie (Version 2022). Börm Bruckmeier Verlag GmbH, Grünwald. Kurzfassung der "2022 ESC/ERS Guidelines for the diagnosis and treatment of pulmonary hypertension" (European Heart Journal; 2022 — doi: 10.1093/eurheartj/ehac237; European Respiratory Journal; 2022 — doi: 10.1183/13993003.00879-2022)

**W854-043** Böhm, M., Perings, C., Bauersachs, J. et al. Kommentar zum Focused Update 2023 der ESC zu den ESC- Leitlinien 2021 zur Diagnose und Behandlung der akuten und chronischen Herzinsuffizienz Kardiologie 2024 · 18:28–35. https://doi.org/10.1007/s12181-023-00655-8.

**W881-007** Leitlinienprogramm Onkologie (Deutsche Krebsgesellschaft, Deutsche Krebshilfe, AWMF): Diagnostik, Therapie und Nach-sorge für Patienten mit monoklonaler Gammopathie unklarer Signifikanz (MGUS) oder Multiplem Myelom, Langversion 1.0, 2022, AWMF-Registernummer: 018/035OL

**W912-002** Mancia, G./ et al.: 2023 ESH Guidelines for the management of arterial hypertension. The Task Force for the management of arterial hypertension of the European Society of Hypertension: Endorsed by the International Society of Hypertension (ISH) and the European Renal Association (ERA). In: Journal of Hypertension. Volume 41, Issue 12, Pages 1874-2071. Wolters Kluwer, Dezember 2023.

**W1024** Global Initiative for Chronic Obstructive Lung Disease, Inc., Fontana

**W1027-002** Leitfaden 2023 Hypertonie-Leitlinien. Deutsche Gesellschaft für Kardiologie/Deutsche Hochdruckliga, 2023

## Fehler gefunden?

An unsere Inhalte haben wir sehr hohe Ansprüche. Trotz aller Sorgfalt kann es jedoch passieren, dass sich ein Fehler einschleicht oder fachlich-inhaltliche Aktualisierungen notwendig geworden sind.

Sobald ein relevanter Fehler entdeckt wird, stellen wir eine Korrektur zur Verfügung. Mit diesem QR-Code gelingt der schnelle Zugriff.

https://else4.de/978-3-437-21162-1

Wir sind dankbar für jeden Hinweis, der uns hilft, dieses Werk zu verbessern. Bitte richten Sie Ihre Anregungen, Lob und Kritik an folgende E-Mail-Adresse: kundendienst@elsevier.com

# Inhaltsverzeichnis

KAPITEL

# 1

Michael Czihal

# Angiologie

## 1.1 Leitsymptom akuter Beinschmerz

**KASUISTIK**

Ein 52-jähriger Mann stellt sich wegen seit drei Tagen bestehender Schmerzen im rechten Unterschenkel vor. Die Schmerzen haben schlagartig begonnen und gehen mit Kälte- und Taubheitsgefühl des rechten Fußes einher. Nachts kann der Patient wegen Schmerzen und Taubheitsgefühl im rechten Vorfuß nicht schlafen, die Ruheschmerzen bessern sich durch Sitzen oder Aufstehen. Nach wenigen Schritten muss der Patient wegen krampfartiger Schmerzen in der linken Wade stehen bleiben.

### Welche Verdachtsdiagnose stellen Sie und welche Differenzialdiagnosen kommen infrage?

Die Verdachtsdiagnose lautet akute Ischämie des rechten Beins.
Mögliche Differenzialdiagnosen sind:

- Tiefe Beinvenenthrombose
- Lumboischialgie oder andere Kompressionsneuropathie

### Welche klinischen Basisuntersuchungen führen Sie durch?

- Vitalparameter
- Inspektion der Extremität
- Pulsstatus
- Prüfung von Motorik und Sensibilität
- Beurteilung der akralen Rekapillarisation
- Kardiale und peripher-vaskuläre Auskultation

### Welche apparative Untersuchung führen Sie durch?

Analyse des Dopplerfrequenzspektrums und Messung der systolischen Knöchelarteriendrucke mit Continuous-Wave (CW)-Doppler; alternativ mittels Pulsed-Wave (PW)-Doppler in der Duplexsonografie

- **Vitalparameter:** Blutdruck 125/70 mmHg, Puls 110/min, absolut arrhythmisch, Atemfrequenz 14/min, Temperatur 36,8 °C.
- **Inspektion:** Der linke Fuß ist im Liegen blass und im Seitenvergleich kühl, es finden sich keine ischämischen Läsionen.
- **Pulsstatus der unteren Extremität:** rechts unauffällig, links Leisten- und Poplitealpuls normal, Fußpulse fehlend.
- **Motorik und Sensibilität:** Motorik von Fuß und Zehen links vorhanden, grobe Kraft bei Dorsal- und Plantarflexion des Fußes seitengleich, Sensibilität im Bereich der Zehen und des Vorfußes links gering eingeschränkt.
- **Rekapillarisation:** links stark verzögert.
- **Auskultation:** keine pathologischen Herzgeräusche, Aorta sowie iliakal, inguinal und femoropopliteal beidseits ohne Strömungsgeräusche.
- **Systolische Knöchelarteriendrücke:** A. dorsalis pedis und A. tibialis posterior rechts 130 mmHg, über der rechten A. dorsalis pedis schwaches, monophasisches arterielles Doppler-Signal mit 30 mmHg, erhaltenes venöses Signal.

## Welche Diagnose stellen Sie?

Es liegt ein akuter arterieller Verschluss des rechten Beins in Höhe der distalen A. poplitea und/oder der Unterschenkelarterien vor (A. poplitea am betroffenen Bein noch tastbar).

## Wie beurteilen Sie den Schweregrad der vorliegenden Extremitätenischämie?

Nach der Fontaine-Klassifikation würdeeine periphere arterielle Verschlusskrankheit (PAVK) im Stadium III vorliegen (nächtlicher Ruheschmerz). Die Fontaine-Klassifikation ist allerdings vorgesehen für die Einteilung der chronischen PAVK (DGA 2024, S. 74). Für die akute Extremitätenischämie wird die Einteilung nach Rutherford bevorzugt ( ➤ Tab. 1.1) (Björck et al. 2020, S. 178). Durch die Berücksichtigung von Sensibilität, Motorik und Hämodynamik erlaubt diese Einteilung eine bessere Abschätzung der Prognose und des akuten Gefährdungsgrades der ischämischen Extremität.

**Tab. 1.1** Rutherford-Klassifikation der akuten Extremitätenischämie [H532-001]

| Stadium | Prognose | Klinische Befunde | | Dopplersignale | |
|---|---|---|---|---|---|
| | | Sensibilitätsausfall | Muskelschwäche | Arteriell | Venös |
| I | Extremität nicht unmittelbar bedroht | Nein | Nein | Ja | Ja |
| IIa | Rettung der Extremität bei baldiger Revaskularisation | Nein oder minimal (Zehen) | Nein | Ja/nein | Ja |
| IIb | Rettung der Extremität bei sofortiger Revaskularisation | Mehr als nur die Zehen | leicht | Ja/nein | Ja |
| III | Gewebsverlust oder irreversibler Nervenschaden nicht vermeidbar | Komplett | Lähmung | Nein | Nein |

## Wie schätzen Sie danach den Schweregrad der vorliegenden Ischämie ein?

Bei dem Patienten liegt eine kritische Extremitätenischämie mit geringem sensiblem Defizit, aber erhaltener Motorik und noch vorhandenem arteriellem Doppler-Signal vor. Damit handelt es sich um eine akute Ischämie im Stadium IIa.

## Wie unterscheidet sich das primäre Vorgehen in den vier Stadien der akuten Extremitätenischämie?

- **Stadium I:** Die Extremität ist nicht unmittelbar bedroht. Es besteht daher noch Zeit für eine weitergehende Diagnostik und für die frühelektive Durchführung der gewählten Therapieform. Es kommen konservative, interventionelle und chirurgische Therapieoptionen infrage.
- **Stadium IIa:** Die Extremität ist vital bedroht, eine Rettung der Extremität ohne Amputation ist durch baldige Revaskularisation möglich. Es besteht noch Zeit für eine bildgebende Diagnostik (z. B. Angiografie). Je nach Befund sind sowohl interventionelle als auch chirurgische Therapieoptionen möglich.
- **Stadium IIb:** Die Extremität ist unmittelbar vital bedroht, eine Rettung der Extremität ohne Amputation oder mit Minoramputation (Zehen) ist nur durch sofortige Revaskularisation möglich. Je nach Befund

sind sowohl interventionelle als auch chirurgische Therapieoptionen möglich. Die Revaskularisation sollte sofort, ohne zeitaufwändige Diagnostik, erfolgen (Duplexsonografie in der Regel ausreichend).
- **Stadium III:** Es ist bereits ein irreversibler Gewebsschaden eingetreten. Trotz Revaskularisation ist eine Majoramputation unumgänglich.

**Cave:** Die Übergänge zwischen den Stadien sind fließend. Insbesondere die Unterscheidung zwischen Stadium IIa und IIb kann schwierig sein. Als Grundregel sollte daher bei akuter Extremitätenischämie möglichst wenig Zeit verloren werden!

## Welche Allgemeinmaßnahmen sind unabhängig vom Stadium sofort erforderlich?

- Antikoagulation mit unfraktioniertem i. v. Heparin in PTT-wirksamer Dosierung (Rezidivprophylaxe bei Embolie und Verhindern einer lokalen Progression des Thrombus)
- Tieflagerung der Extremität
- Watteverband (verhindert Wärmeverlust und Druckschäden)
- Falls erforderlich, Schmerzmedikation

## Welches sind die wichtigsten Ätiologien des akuten arteriellen Verschlusses?

(Björck et al. 2020)
- Arterielle Embolie (70–80 %):
  - Kardioembolisch: Vorhofflimmern, Herzwandaneurysma, Klappenersatz, Endokarditis, Herztumoren
  - Arterio-arteriell: flottierende Thromben der Aorta, vorgeschaltete Stenosen, rupturierte Plaques, teilthrombosiertes Aneurysma der Aorta und der Becken- oder Beinarterien
  - Gekreuzte (paradoxe) Embolie bei offenem Foramen ovale
- Lokale arterielle Thrombose (20–30 %):
  - Stenosierende oder dilatierende Arteriosklerose
  - Thrombotischer Bypass-Verschluss
  - Aneurysma (besonders Popliteaaneurysma)
  - Kompressionssyndrome: popliteales Entrapment, zystische Adventitia-Degeneration, Thoracic-Outlet-Syndrom
- Thrombophile Diathese
  - Myeloproliferative Syndrome
  - Antiphospholipid-Antikörper-Syndrom
  - Paraneoplastisch
- Andere:
  - Aortendissektion
  - Trauma, z. B. iatrogen
  - Vaskulitis
  - Vasospasmus (Ergotismus)

Der Patient hatte bisher eine uneingeschränkte Gehstrecke. An Vorerkrankungen ist eine chronisch-obstruktive Lungenerkrankung mit Lungenemphysem bekannt. Zwei Wochen zuvor wurde beim Hausarzt erstmals ein schneller, unregelmäßiger Puls festgestellt. Eine Behandlung wurde hierfür noch nicht begonnen, insbesondere eine Antikoagulation wird verneint. **Anamnestisch** finden sich keine Hinweise auf eine symptomatische koronare Herzkrankheit oder zerebrovaskuläre Erkrankung. An kardiovaskulären Risikofaktoren besteht ein langjähriger Nikotinkonsum von 20 Zigaretten pro Tag. Das in der Notaufnahme angefertigte EKG zeigt ein tachykardes Vorhofflimmern.

## Welche Ätiologie ist im vorliegenden Fall am wahrscheinlichsten?

Das Fehlen einer vorbestehenden Claudicatio intermittens, die normale Durchblutung des rechten Beins und das Vorhandensein von nichtantikoaguliertem Vorhofflimmern sprechen für das Vorliegen einer kardialen Embolie.

## Welche ist die aussagekräftigste Untersuchung zur Sicherung einer kardialen Emboliequelle?

Kardiale Thromben bei Vorhofflimmern finden sich im linken Herzohr, diese lassen sich nur mit der transösophagealen Echokardiografie zuverlässig nachweisen. Die Suche nach der Emboliequelle sollte aber die Therapie der akuten Extremitätenischämie nicht verzögern und ist erst nach der Wiederherstellung der Perfusion der Extremität indiziert.

## Welche diagnostischen Schritte führen Sie als Nächstes durch?

- **Blutentnahme:** ischämiebedingte Erhöhung von Muskelenzymen? Vorbereitung für eine perkutane Intervention oder Operation (Blutbild, Retentionswerte, Elektrolyte, Gerinnung, Glukose, TSH).
- **Gefäßbildgebung:** Klärung von Verschlusshöhe und -morphologie, Planung der Revaskularisation. Je nach Situation kann eine farbkodierte Duplexsonografie, eine MR- oder CT-Angiografie oder eine digitale Subtraktionsangiografie eingesetzt werden.

## Was sehen Sie auf dem farbkodierten Duplexsonogramm (➤ Abb. 1.1)?

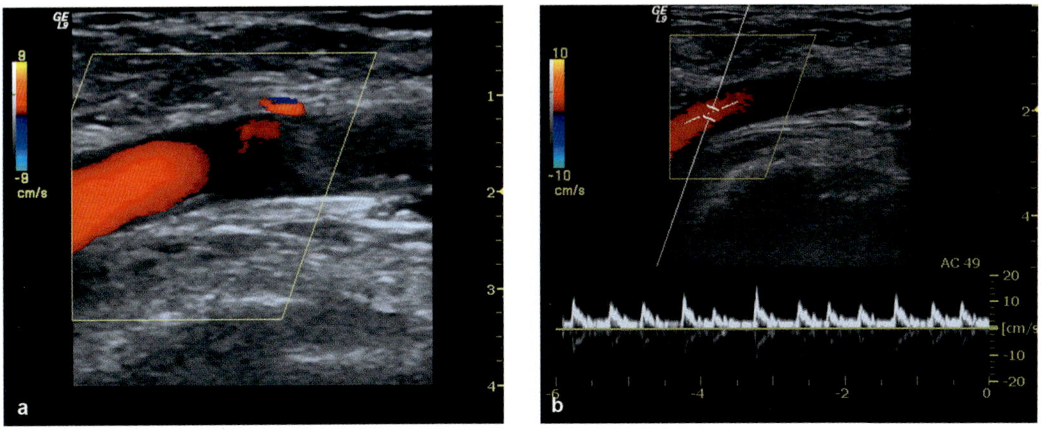


**Abb. 1.1** Farbkodiertes Duplexsonogramm [P093]

Gezeigt ist ein Längsschnitt durch die rechte A. poplitea mit einem echoarmen Verschluss. Das unmittelbar oberhalb des Verschlusses abgeleitete pw-Doppler-Signal zeigt einen Anschlagsfluss mit sehr niedriger Flussgeschwindigkeit.

Die komplette **Duplexsonografie** der rechtsseitigen Becken-Bein-Arterien und der Bauchaorta zeigt neben dem distalen Popliteaverschluss rechts lediglich eine geringe Arteriosklerose ohne Stenosen oder Aneurysmen.
**Labor:** Kreatinkinase mit 220 U/l (Norm < 180 U/l) und LDH mit 280 U/l (Norm < 250 U/l) gering erhöht. Blutbild, Retentionswerte, Elektrolyte, Gerinnung und TSH im Normbereich.

## Welche Therapieoptionen stehen zur Behandlung akuter arterieller Verschlüsse zur Verfügung?

- Gefäßchirurgische Revaskularisation:
  - Offene Thrombektomie bzw. Embolektomie, ggf. mit Fogarty-Manöver (Über eine Gefäßinzision Vorschub eines Ballonkatheters über den Thrombus/Embolus, nach Inflation Rückzug des aufgeblasenen Ballonkatheters mit Extraktion des thrombotischen Materials)
  - Bypassanlage
- Perkutane, kathetergestützte Verfahren (einzeln oder in Kombination):
  - Kathetergestütze Fibrinolyse
  - Perkutane Aspirationsembolektomie
  - Perkutane mechanische Thrombektomie
  - Je nach Befund (z. B. vorbestehende Stenosen) Kombination mit perkutaner transluminaler Angioplastie (PTA) und Stenting
- Konservative Therapie:
  - Antikoagulation
  - Prostaglandin-Infusionen ($PGE_1$, Ilomedin)
  - Bei kompensierter Hämodynamik: Gehtraining

**Cave:** Bei der akuten Ischämie kommt ein konservatives Vorgehen nur bei nicht vital gefährdeter Extremität (Stadium I) infrage, insbesondere wenn Kontraindikationen für invasive Eingriffe vorliegen (Mazzolai et al. 2024, S. 3588).

## Welches Verfahren würden Sie im vorliegenden Fall wählen?

Perkutane Embolektomie, kathetergestützte Fibrinolyse oder offen-chirurgische Embolektomie.

Akute suprainguinale und inguinale Verschlüsse sollten in der Regel primär chirurgisch thrombektomiert werden. Femoropopliteale und krurale Verschlüsse können sowohl chirurgisch als auch perkutan rekanalisiert werden. Vorteile der perkutanen Verfahren sind neben der geringeren Belastung des Patienten das kleinere Gefäßtrauma, die höhere Selektivität im Bereich der Unterschenkelarterien und die Möglichkeit, zugrunde liegende Stenosen in gleicher Sitzung zu behandeln. Nachteil der perkutanen Revaskularisation ist der oft höhere Zeitaufwand. Die schwere Ischämie mit akut vital bedrohter Extremität ist daher weiterhin Domäne der Chirurgie.

Aufgrund der peripheren Verschlusslokalisation entschied man sich im vorliegenden Fall für eine perkutane Katheterembolektomie. Noch am gleichen Tag erfolgte eine Femoralisangiografie in Interventionsbereitschaft (antegrader Zugangsweg!).

## Beschreiben Sie die in ➤ Abb. 1.2 gezeigte digitale Subtraktionsangiografie (DSA)!

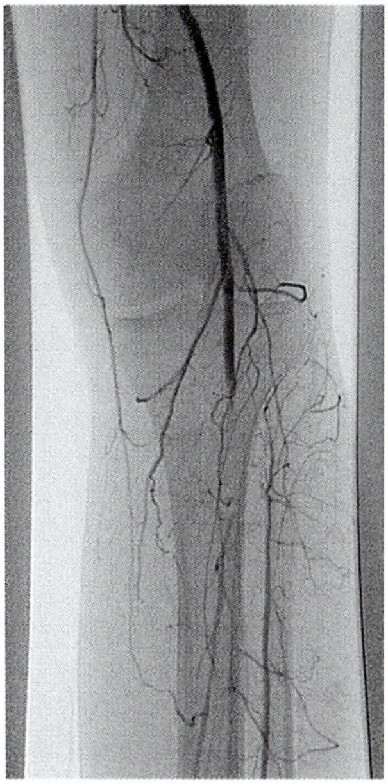

**Abb. 1.2** Digitale Subtraktionsangiografie [P093]

Die DSA zeigt eine glattwandige rechte A. poplitea mit einem Verschluss im infragenualen Segment am Übergang zum Truncus tibiofibularis. Die Unterschenkelarterien füllen sich am proximalen Unterschenkel über schmächtige Kollateralen wieder auf. Das Fehlen einer Arteriosklerose und von großlumigen Kollateralen spricht ebenso wie der scharfe Gefäßabbruch für einen akuten, embolischen Verschluss.

Nach der diagnostischen DSA erfolgt in gleicher Sitzung die perkutane **Aspirationsembolektomie.** ➤ Abb. 1.3 zeigt die Spritze mit Aspirationskatheter und die bei der Prozedur aspirierten Thromben. ➤ Abb. 1.4 zeigt den angiografischen Abschlussbefund mit wieder komplett durchgängiger popliteo-kruraler Strombahn.
Postinterventionell ist der Patient beschwerdefrei. Die klinische, angiologische Untersuchung am Tag nach der Intervention zeigt eine normale Durchblutung des rechten Beins mit tastbaren Fußpulsen und seitengleich normalen Knöchelarteriendrücken.

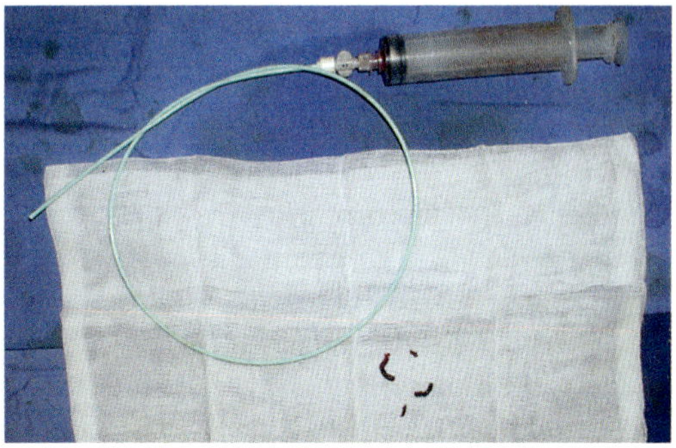

**Abb. 1.3** Spritze mit Aspirationskatheter [P093]

## Wie können Sie das Auftreten eines Kompartmentsyndroms verhindern?

- Rechtzeitige Revaskularisation
- Postinterventionell engmaschige klinische Überwachung (Tastbefund, Sensibilität, Motorik, evtl. intramuskuläre Druckmessung)
- Bei Verdacht auf Reperfusionsschaden frühzeitig Fasziotomie

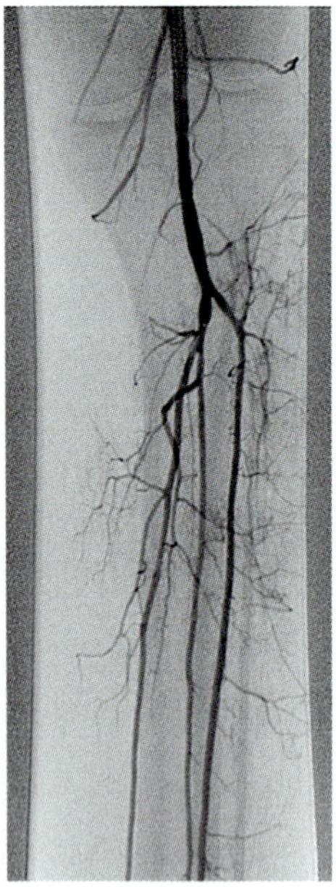

**Abb. 1.4** Digitale Subtraktionsangiografie, Abschlussbefund [P093]

## Nennen Sie weitere wichtige Manifestationen kardialer Embolien.

- Ischämischer Schlaganfall: neurologische Akutsymptomatik
- Akute Mesenterialischämie: akutes Abdomen, ggf. Kreislaufschock, Anstieg von LDH und Laktat
- Niereninfarkt: Flankenschmerz, Anstieg von Kreatinin und LDH

## Welche Gefahr droht nach Revaskularisation eines akuten arteriellen Verschlusses?

Es kann zu einem Reperfusionsschaden mit Kompartmentsyndrom und irreversiblen muskulären und neurogenen Schäden kommen.

## Wie sollte der Patient nachbehandelt werden?

Zur Prophylaxe erneuter Embolien muss die therapeutische **Antikoagulation** fortgeführt werden. Hierfür wird unmittelbar postinterventionell häufig noch die kontinuierliche, PTT-wirksame Gabe unfraktionierten Heparins fortgeführt. In der Regel wird noch während des stationären Aufenthalts auf die orale Antikoagulation umgestellt, die heutzutage meistens mit einem direkten oralen Antikoagulanz (DOAK) erfolgt: Rivaroxaban 1 × 20 mg/d, Apixaban 2 × 5 mg/d, Edoxaban 1 × 60 mg/d oder Dabigatran 2 × 150 mg/d (**Cave:** Kontraindikationen, Niereninsuffizienz!). Bei diesen Präparaten wird ohne Überlappung von Heparin auf die orale Therapie umgestellt. Nur noch als Alternative in wenigen Fällen (z. B. Rezidiv-Ereignis unter DOAK; Antiphospholipid-Antikörper-Syndrom) kann überlappend zur Heparintherapie die orale Antikoagulation mit einem Vitamin-K-Antagonisten (z. B. Phenprocoumon; Ziel-INR zwischen 2,0 und 3,0) durchgeführt werden

Falls eine **Kardioversion** zur Wiederherstellung des Sinusrhythmus geplant ist, sollte der Patient vorher mindestens drei Wochen effektiv antikoaguliert gewesen sein. Alternativ muss vor der Kardioversion ein Vorhofthrombus mittels transösophagealer Echokardiografie (TEE) ausgeschlossen werden. Die Sicherheit dieses Vorgehens ist allerdings für Patienten, die – wie im vorliegenden Fall – ein peripher-arterielles embolisches Ereignis erlitten haben, nicht evaluiert. Bei tachykardem Vorhofflimmern sollte die Herzfrequenz medikamentös kontrolliert werden (Betablocker, Nicht-Dihydropyridin-Kalziumantagonisten, Digitalis oder Amiodaron).

### LITERATUR

Deutsche Gesellschaft für Angiologie – Gesellschaft für Gefäßmedizin e. V. (DGA), et al. S3-Leitlinie zur Diagnostik, Therapie und Nachsorge der peripheren arteriellen Verschlusskrankheit. AWMF-Registernr. 065-003. Stand 18.09.2024, gültig bis 17.09.2029 (195 Seiten).

Björck M. Editor's Choice – European Society of Vascular Surgery (ESVS) 2020 clinical practice guidelines on the management of acute limb ischemia. Eur J Vasc Endovasc Surg 2020;59(2):173–218.

Mazzolai L, et al. 2024 ESC Guidelines for the management of peripheral arterial and aortic diseases. Eur Heart J 2024;45(36):3538–3700.

## 1.2 Leitsymptom einseitige Beinschwellung

**KASUISTIK**

Ein 35-jähriger Mann stellt sich wegen seit zwei Tagen bestehender Schwellung und Schmerzen des rechten Unterschenkels vor. Es bestehen keine relevanten Vorerkrankungen.

Die **körperliche Untersuchung** zeigt den in > Abb. 1.5 dargestellten Lokalbefund: Beinschwellung rechts mit Wadenumfangsdifferenz von 4 cm, eindrückbares Ödem des rechten Unterschenkels, Wadendruckschmerz und Druckschmerz entlang der tiefen Beinvenen rechts, gering vermehrte Venenzeichnung am rechten Unterschenkel. Bis auf ein Hämatom an der medialen rechten-Wade (beim Sport angestoßen), ist die Haut unauffällig, keine Überwärmung, die Fußpulse sind seitengleich tastbar.

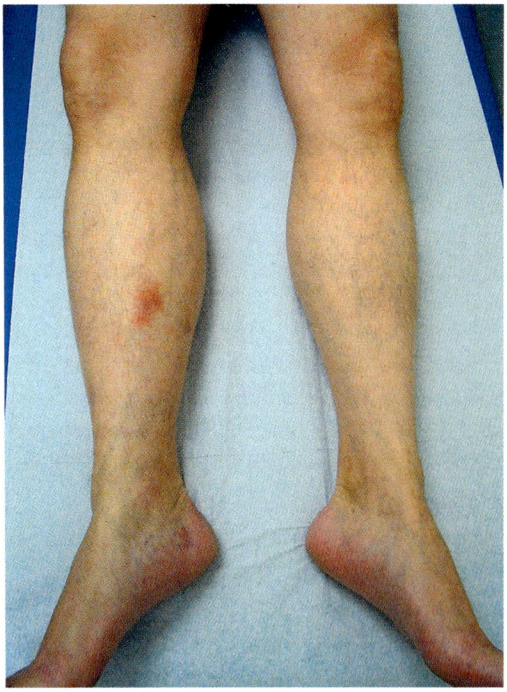

**Abb. 1.5** Einseitige Beinschwellung, Befund [P093]

### Welche sind die wichtigsten Differenzialdiagnosen der einseitigen Beinschwellung?

- Venöse Erkrankungen:
  - Tiefe Beinvenenthrombose
  - Oberflächliche Beinvenenthrombose (Thrombo- oder Varikophlebitis)
  - Chronische venöse Insuffizienz bei Varikose oder sekundär bei postthrombotischem Syndrom
  - Externe Venenkompression, z. B. bei pelvinen Tumoren
- Lymphödem (primär oder sekundär)
- Muskuloskelettale Erkrankungen:
  - Baker-Zyste, ggf. rupturiert
  - Muskelfaserriss mit Hämatom
  - Bakterielle Weichgewebsinfektion (insbesondere Erysipel)
  - Arthritis, z. B. im Bereich des Sprunggelenks
- Vaskuläre Malformationen: angeboren, z. B. Hypo- oder Aplasie des tiefen Venensystems, venöse Malformation, arteriovenöse Malformation, lymphatische Malformation

### Wie beurteilen Sie beim vorliegenden klinischen Befund die Wahrscheinlichkeit dieser Diagnosen?

Die einseitige, mäßig schmerzhafte Wadenschwellung mit eindrückbarem Ödem, einer Umfangsdifferenz > 3 cm und etwas vermehrter epifaszialer Venenzeichnung ist hochgradig verdächtig auf eine **tiefe Beinvenenthrombose.**

Das Fehlen eines schmerzhaft verhärteten, geröteten Venenstrangs spricht gegen eine **oberflächliche Venenthrombose.**

Bei Fehlen von sichtbaren Varizen bzw. einer verstärkten Venenzeichnung im Knöchelbereich (Corona phlebectatica paraplantaris) sowie von trophischen Hautveränderungen (Stauungsdermatitis, Hyperpigmentierung, Dermatoliposklerose, venöses Ulcus) besteht kein Anhalt für das Vorliegen einer **chronischen venösen Insuffizienz.**

Ohne Rötung, Überwärmung, inguinale Lymphknotenschwellung und Fieber ist ein **Erysipel** unwahrscheinlich.

Typisch für ein **Lymphödem** sind die schmerzlose Schwellung mit normaler Hautfarbe und ggf. Hautinduration und die Beteiligung von Fußrücken und Zehen (positives Stemmer Zeichen mit fehlender Abhebbarkeit der Haut an der Dorsalseite der 2. Zehe; Vorhandensein von Schnürfurchen und Kastenzehen).

Ein **muskuloskelettales Problem** müsste anamnestisch weiter erhärtet werden (z. B. anamnestisch vorbestehende Knieprobleme, akutes Schmerzereignis während körperlicher Belastung; in der körperlichen Untersuchung Nachweis eines Kniegelenksergusses oder eines sichtbaren Hämatoms).

**Vaskuläre Malformationen** sind angeboren und weisen ein breites klinisches Spektrum an äußerlich sicht- und tastbaren Befunden auf, z. B. Naevus flammeus als Ausdruck einer kapilläre Malformation, bläuliche weiche Schwellung bei venöser Malformation, Lymphödem bei lymphatischen Malformationen und können mit einem Überwuchs der betroffenen Extremität einhergehen.

Der Patient war am Tag vor Beginn der Beschwerden zehn Stunden Auto gefahren. Ein sonstiger Auslöser lässt sich nicht erfragen. Bisher waren keine Venenprobleme aufgetreten. Die Mutter und die Schwester des Patienten haben Beinvenenthrombosen gehabt.

## Welche weiteren Faktoren fließen in die Beurteilung der klinischen Wahrscheinlichkeit einer venösen Thrombose ein?

In den Algorithmen für die Diagnostik der venösen Thromboembolie ist die klinisch ermittelte Vortestwahrscheinlichkeit ein wichtiger Baustein im Entscheidungsbaum. Neben den oben genannten klinischen Befunden sprechen im vorliegenden Fall auch die kurz zurückliegende mehrstündige Autofahrt und die familiäre Belastung mit einer **hohen klinischen Wahrscheinlichkeit** für das Vorliegen einer tiefen Beinvenenthrombose.

Weitere Kriterien für die Beurteilung der klinischen Wahrscheinlichkeit sind:

- Frühere Thrombosen
- Zustand nach Operation oder Trauma
- Beinruhigstellung (Gips, Schiene)
- Sonstige Immobilisation
- Aktive Tumorerkrankungen
- Peri- und Postpartalphase
- Orale Kontrazeption
- Bekannte thrombophile Diathese (z. B. hereditärer Antithrombinmangel oder homozygote Faktor-V-Leiden-Mutation)
- Fehlen einer ebenso wahrscheinlichen alternativen Diagnose

Für die strukturierte Bestimmung der klinischen Wahrscheinlichkeit gibt es validierte Score-Systeme, z. B. den Wells-Score. Die klinische Wahrscheinlichkeit sollte dokumentiert werden (Linnemann et al. 2023).

## Welche diagnostischen Maßnahmen können Sie zur Abklärung des Thromboseverdachts einsetzen und wie ist deren Stellenwert?

- **Kompressionssonografie:** Sie ist als nichtinvasives, bildgebendes Verfahren Methode der ersten Wahl. Für die proximale tiefe Beinvenenthrombose liegen sowohl Sensitivität als auch Spezifität > 95 %. Bei Diskrepanz zwischen hoher klinischer Wahrscheinlichkeit und negativer Sonografie wird eine Wiederholung der Sonografie nach 4–7 Tagen empfohlen.
- **Bestimmung der D-Dimer-Konzentration im Plasma:** Ein negatives D-Dimer schließt nur in Kombination mit einer niedrigen klinischen Wahrscheinlichkeit eine frische Thrombose weitgehend aus. Ein erhöhtes D-Dimer (> 0,5 µg/ml) hat eine sehr niedrige Spezifität (Erhöhung auch bei Operation, Entzündung, Blutung, Trauma, malignen Erkrankungen und in der Schwangerschaft).
- **Phlebografie:** In den deutschsprachigen Leitlinien wird die invasive Phlebografie zur Diagnostik der akuten Venenthrombose nicht mehr aufgeführt. Bei Verdacht auf Beckenvenenthrombose und nicht eindeutigem sonografischen Befund können die CT- oder MR-Phlebografie angewandt werden.

Die D-Dimere sind mit 5.900 µg/l deutlich erhöht.

## Was sehen Sie in der Kompressionssonografie (➤ Abb. 1.6 und ➤ Abb. 1.7)?

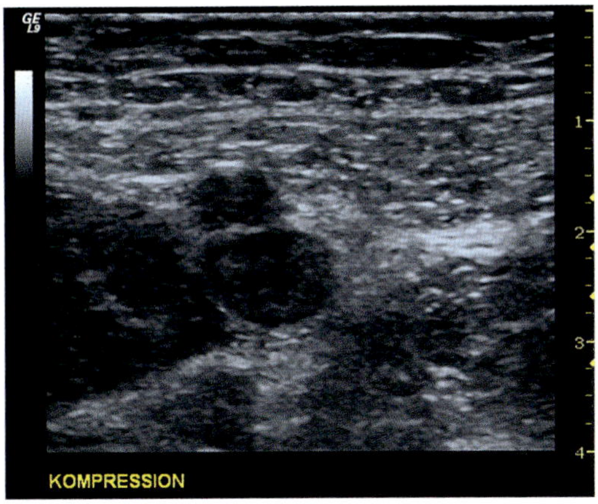


**Abb. 1.6** Kompressionssonografie: Querschnitt durch die rechte A. femoralis superficialis und V. femoralis [P093]

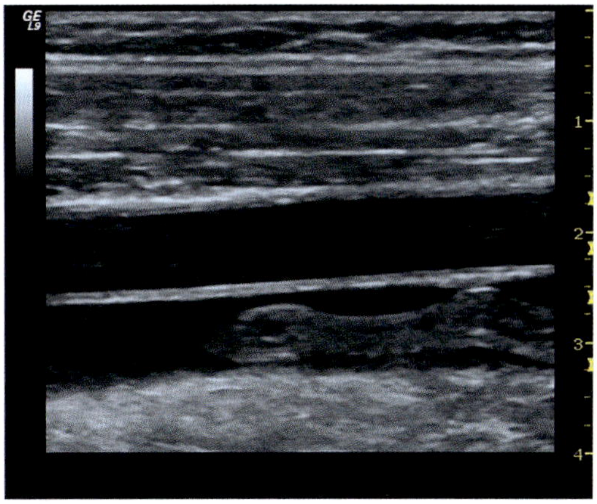


**Abb. 1.7** Kompressionssonografie: Längsschnitt durch die V. femoralis [P093]

➤ Abb. 1.6 zeigt einen sonografischen Querschnitt durch die rechte A. femoralis superficialis und V. femoralis in Oberschenkelmitte unter Kompression mit dem Schallkopf. Die Vene ist nicht kompressibel und erweitert (weiter als die kranial gelegene Arterie).

➤ Abb. 1.7 zeigt den sonografischen Längsschnitt durch die rechte V. femoralis superficialis in Höhe des proximalen Thrombusendes. Der Thrombuskopf ist noch umspült („flottierend“).

## Welche Diagnose würden Sie daraufhin stellen?

Es liegt eine frische, Oberschenkelvenenthrombose rechts vor. Diese ist als provoziertes Ereignis (in diesem Fall begünstigt durch die vielstündige Immobilisation) zu werten.

1

## Wie häufig sind Lungenembolien bei frischer Beinvenenthrombose?

Bei etwa 50 % der Patienten mit tiefer Beinvenenthrombose lässt sich szintigrafisch eine Lungenembolie nachweisen. Die meisten Lungenembolien sind jedoch asymptomatisch, etwa 20 % sind symptomatisch und 2 % verlaufen fulminant.

## Welches sind die typischen Symptome und klinischen Zeichen der Lungenembolie?

- Dyspnoe und Tachykardie (häufigste Symptome)
- Husten, pleuritischer Thoraxschmerz, Hämoptyse (bei peripherer Lungenembolie mit Lungeninfarkt)
- Hypotonie, Synkope, Zyanose, Halsvenenstauung (bei zentraler Lungenembolie)
- Subfebrile Temperatur
- Blutgasanalyse: $S_aO_2 \downarrow$, $p_aO_2 \downarrow$, $p_aCO_2 \downarrow$
- EKG: Sinustachykardie, Rechtstyp- oder überdrehter Rechtstyp, , kompletter oder inkompletter Rechtsschenkelblock, SI/QIII-Konfiguration mit S in Ableitung I, Q in Ableitung III und T-Negativierungen in den Ableitungen $V_1$ bis $V_4$
- Röntgen-Thorax: oft normal (!), sonst: fokale Gefäßrarefizierung (Westermark-Zeichen), peripheres, keilförmiges Infiltrat, Atelektase, Winkelerguss, erweiterte Hilusgefäße mit Kalibersprung

Bei gezielter Nachfrage gibt der Patient an, seit einem Tag Kurzatmigkeit beim Treppensteigen zu bemerken. Husten und atemabhängige Thoraxschmerzen werden verneint. Bei Erstvorstellung beträgt der Blutdruck 140/85 mmHg, der Ruhepuls ist regelmäßig mit 88/min, die Atemfrequenz beträgt 22/min. Auskultatorisch ist die Lunge unauffällig. Blutgasanalyse: $p_aO_2$ 79 mmHg, $p_aCO_2$ 26 mmHg, pH 7,45, Bikarbonat 18 mmol/l. EKG: Sinusrhythmus, Indifferenztyp, Normalbefund, Röntgenbild des Thorax: Normalbefund.

## Wie wahrscheinlich ist das Vorliegen einer Lungenembolie im vorliegenden Fall?

Die Tachypnoe mit geringer Hypoxämie, Hypokapnie und respiratorischer Alkalose können auf eine Lungenembolie hinweisen. EKG und Röntgen-Thorax haben eine niedrige Sensitivität, so dass Normalbefunde eine Lungenembolie nicht ausschließen.

## Welche diagnostischen Möglichkeiten haben Sie grundsätzlich bei Verdacht auf Lungenembolie?

Für die Diagnostik der Lungenembolie sind prinzipiell die folgenden Verfahren von Bedeutung (Linnemann et al. 2023):

- **CT-Pulmonalisangiografie (CTPA):** ist heute praktisch universell verfügbar und erzielt eine sehr hohe Sensitivität und Spezifität für den Nachweis auch peripherer Lungenembolien. Vorteile sind die kurze Untersuchungszeit und die simultane, pulmonale Differenzialdiagnostik. Nachteile sind die Strahlen- und Kontrastmittelbelastung. Die CTPA liefert auch prognostische Information bezüglich einer resultierenden Rechtsherzbelastung.
- **Lungenperfusions- und Ventilationsszintigrafie:** gut validiertes Verfahren als Alternative zur CTPA. Ein normales Perfusionsszintigramm schließt eine Lungenembolie aus. Bei Vorliegen eines „mismatch" zwischen Perfusion und Ventilation liegt eine Lungenembolie mit über 90%-iger Wahrscheinlichkeit vor. Etwa 50 % der durchgeführten Szintigrafien sind allerdings nicht diagnostisch.

- **Echokardiografie:** dient bei hämodynamisch stabilen Patienten mit nachgewiesener Lungenembolie zum Nachweis bzw. Ausschluss einer Rechtsherzbelastung und somit der Risikostratifizierung. Bei hämodynamisch instabilen Patienten mit Lungenembolieverdacht soll die Echokardiografie als Point-of-Care-Ultraschall (Riple-POCUS) in Kombination mit der Sonografie der Beinvenen und der Lunge durchgeführt werden, um die weitere Management-Strategie festzulegen.
- **Lungensonografie:** kann zum Nachweis einer Lungenembolie eingesetzt werden., aber möglichst immer in Kombination mit der Sonografie der Beinvenen und der Echokardiografie (Triple-POCUS). Der Lungenultraschall soll nicht als alleinige Methode zum Ausschluss einer Lungenembolie verwendet werden.
- **Sonografie der Extremitätenvenen:** sollte in Kombination mit der Echokardiografie und dem Lungenultraschall (Triple-POCUS) insbesondere bei Patienten mit Lungenembolieverdacht und nicht durchführbarer radiologischer Diagnostik zur Diagnosesicherung und Risikostratifizierung eingesetzt werden. Bei Nachweis einer tiefen Venenthrombose kann bei Patienten mit Lungenembolie-Verdacht die Diagnose als gesichert gelten Allerdings findet man eine proximale tiefe Beinvenenthrombose nur bei etwa 30 % aller Patienten mit Lungenembolie, so dass eine unauffällige Sonografie eine Lungenembolie nicht ausschließt.
- **D-Dimer-Bestimmung:** Ein negatives D-Dimer schließt nur bei nicht hoher klinischer Wahrscheinlichkeit eine Lungenembolie mit ausreichender Sicherheit aus.
- **Pulmonalisangiografie:** Sie wird heute nur noch im Rahmen von Reperfusions-Eingriffen (mechanische Thrombektomie, Katheterlyse) angewandt.

## Wie gehen Sie diagnostisch in unserem Fall weiter vor?

Der Patient hat eine gesicherte Beinvenenthrombose und ist kardiopulmonal weitgehend asymptomatisch. Die Diagnose einer Lungenembolie würde das weitere therapeutische Vorgehen nicht ändern. Der bildgebende Nachweis der Lungenembolie mittels CTPA ist daher im vorliegenden Fall nicht zwingend erforderlich. Hingegen sollte

Wegen der angegebenen Belastungsdyspnoe entschieden sich die betreuenden Ärzte dennoch zu einer Spiral-CT des Thorax.

## Wie interpretieren Sie den Befund der CTPA (➤ Abb. 1.8)?

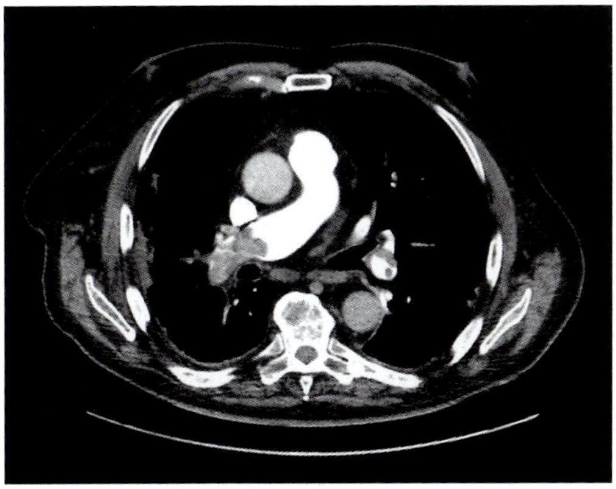

**Abb. 1.8** CT-Angiografie der Pulmonalarterien [M1443]

Es zeigt sich eine Kontrastmittelaussparung im Bereich des Hauptstamms der rechten Lungenarterien und auch der angeschnittenen linken Lungenarterie. Der Befund entspricht einer zentralen Lungenarterienembolie.

## Wie nehmen Sie die Risikostratifizierung der Lungenembolie vor?

Bei hämodynamisch stabilen Patienten soll die Frühsterblichkeit (30-Tage-Sterberisiko) abgeschätzt werden, um die Therapie daran ausrichten zu können. Hierzu soll im ersten Schritt ein validierter klinischer Score (z. B. Simplified Pulmonary Embolism Severity Index, sPESI) eingesetzt werden, um Patienten mit intermediärem und niedrigem Mortalitätsrisiko zu unterscheiden. Zusätzlich ist anhand bildgebender Befunde (Echokardiografie, CTPA) und kardialer Biomarker (Troponin) das Vorliegen einer Rechtsherzbelastung zu prüfen (Linnemann et al. 2023).

## Wie behandeln Sie den Patienten?

Die tiefe Beinvenenthrombose und symptomatische Lungenembolie aber auch die Niedrig-Risiko-Lungenembolie können in der Regel ambulant behandelt werden. Die Behandlung der Intermediär- und Hochrisiko-Lungenembolie erfordert hingegen eine stationäre Behandlung (Linnemann et al. 2023).

Die wichtigste Säule der Behandlung ist auch weiterhin die therapeutische Antikoagulation. Insbesondere für die ambulante Therapie bietet sich hier von Therapiebeginn an eine orale Antikoagulation mit einem dafür zugelassenen **direkten oralen Antikoagulanz** (DOAK) (Faktor-Xa-Inhibitoren Apixaban und Rivaroxaban) an. Bei der Therapie mit dem Faktor-Xa-Antagonisten Edoxaban sowie mit dem Thrombinantagonisten Dabigatran sollten die Patienten hingegen initial mindestens fünf Tage mit einem parenteralen Antikoagulans vorbehandelt werden.

Als parenteral verabreichbare Antikoagulanzien stehen folgende Substanzen zur Verfügung:

- Subkutan verabreichtes NMH in der vom Hersteller empfohlenen Dosis. Diese ist für jedes Präparat unterschiedlich, teilweise gewichtsadaptiert, teilweise gewichtsunabhängig, manche Präparate werden einmal, manche zweimal täglich verabreicht. Fondaparinux 1 × 7,5 mg/d s. c. (bei einem Körpergewicht von 50–100 kg)
- Unfraktioniertes Heparin i. v. Bolus 80 U/kg Körpergewicht, dann Dauerinfusion mit 18 U/kg Körpergewicht, Therapieüberwachung durch aPTT, Ziel: Verlängerung auf das 2–3fache der Norm, etwa 60–80 s. Einsatz z. B. bei hämodynamisch instabilen Patienten oder hochgradig eingeschränkter Nierenfunktion.

Nahezu komplett verdrängt aus der Therapie der venösen Thromboembolie, aber im Einzelfall (z. B. bei Rezidiv-Ereignis unter DOAK) weiterhin möglich ist die Behandlung mit oralen **Vitamin-K-Antagonisten (Phenprocoumon, Warfarin).** Die Therapie ist überlappend zur o. g. parenteralen Antikoagulation einzuleiten, bis der Zielwert der INR (2,0–3,0) erreicht ist.

Neuartige Antikoagulationsstrategien (Faktor-XI-Inhibition) mit einem potenziell geringeren Blutungsrisiko werden in Studienprogrammen getestet.

Neben der Antikoagulation ist die **Kompression** die zweite Säule der Thrombosetherapie. Sie ist für eine schnelle Rückbildung der subjektiven Beschwerden unerlässlich. Nach initialer Abschwellung mithilfe elastischer Binden wird ein Kompressionsstrumpf der Kompressionsklasse II angepasst.

Bei hämodynamisch stabilen Patienten ist eine **Immobilisation** keinesfalls erforderlich. Bei massiver Beinschwellung kann jedoch die kurzfristige Bettruhe mit Hochlagerung der Extremität das Abklingen der Symptome beschleunigen.

## Wann sind thrombusbeseitigende Maßnahmen indiziert?

Bei hämodynamisch instabilen Patienten mit Lungenembolie (hohes Risiko) wird eine möglichst rasche Reperfusion der pulmonalarteriellen Strombahn angestrebt. Dies erfolgt gemäß aktueller Leitlinien vorzugsweise mit einer systemischen Thrombolyse, alternativ (z. B. bei mangelndem Erfolg oder Kontraindikationen für die Thrombolyse) mit einer mechanischen Thrombektomie. Bei einer Lungenembolie mit intermediär hohem Risiko (bildgebend und laborchemisch Zeichen der Rechtsherzbelastung) sollte die Reperfusionstherapie nach aktueller Datenlage nur bei hämodynamischer Dekompensation erfolgen.

Eine endovaskuläre Rekanalisation (Katheterlyse/mechanische Thrombektomie) bei akuter proximaler tiefer Venenthrombose unter Einbeziehung der Beckenvenen kann bei Patienten mit schwerer, weniger als 14 Tage bestehender venöser Stauungssymptomatik und antizipiert hohem Risiko für die Entwicklung eines postthrombotischen Syndroms erwogen werden.

Die systemische Thrombolyse ist bei tiefer Beinvenenthrombose heute obsolet (1 % Hirnblutungen!).

Mechanische Thrombektomieverfahren mit modernen Devices sind auf dem Vormarsch und werden in Studien hinsichtlich des Nutzens bei Patienten mit Lungenembolie und intermediär-hohem Risiko sowie proximalen Thrombosen mit Einbezug der Beckenvenen getestet.

## Wie lange sollte die Antikoagulation dauern?

Nach der Akutbehandlung der venösen Thromboembolie schließt sich die Sekundärprophylaxe an, die in der Regel für 3–6 Monate fortgeführt wird. Nach diesem Zeitraum muss entschieden werden, ob die Antikoagulation beendet werden kann oder unbefristet fortgeführt wird. Bei durch einen zeitweiligen Risikofaktor getriggertem Ereignis (Rezidivrisiko < 3 % pro Jahr) kann die Antikoagulation beendet werden. Nach idiopathischen Thrombosen ohne klaren Auslöser ist das Wiederholungsrisiko (3–8 % pro Jahr).

Unter Berücksichtigung patienteneigener Risikofaktoren (z. B. männlichem Geschlecht, aktiver Autoimmunerkrankung, milder Thrombophilie, hoher Restthrombuslast), des Blutungsrisikos und nicht zuletzt des Patientenwunsches kann schon nach der ersten idiopathischen Thrombose eine Entscheidung zugunsten einer verlängerten medikamentösen Sekundärprophylaxe getroffen werden. In diesem klinischen Szenario kann der Einsatz eines DOAK (Apixaban oder Rivaroxaban) in reduzierter, prophylaktischer Dosierung erwogen werden. Ein hohes Rezidivrisiko (> 8 % pro Jahr) besteht bei rezidivierendem Ereignis, schwerer Thrombophilie, anatomischem Risikofaktor wie Anlageanomalien der V. cava inferior. In solchen Fällen ist die Fortführung der Antikoagulation in therapeutischer Dosierung obligat.

## Wie lange ist die Kompressionstherapie indiziert?

Die Kompressionstherapie dient der Prophylaxe (und Therapie) des postthrombotischen Syndroms. Sie sollte bei Diagnose einer tiefen Beinvenenthrombose begonnen und nach 3–6 Monaten Behandlung im Hinblick auf die weitere Notwendigkeit reevaluiert werden. Patienten, die Symptome eines postthrombotischen Syndroms entwickeln, benötigen eine dauerhafte Kompressionstherapie. Ein tagsüber getragener Unterschenkelkompressionsstrumpf der Klasse II ist fast immer ausreichend.

## Wann kann eine Therapie mit niedermolekularem Heparin bzw. DOAK problematisch sein?

Für alle DOAK und NMH sollten die Kontraindikationen und die empfohlenen Dosisanpassungen insbesondere bei schwerer Niereninsuffizienz beachtet werden. Jedoch sollte in der Akutphase einer venösen Throm-

1

boembolie keine unkritische Dosisreduktion erfolgen. In diesen Fällen kann die Therapie durch Messung der Anti-Faktor-Xa-Aktivität überwacht werden.

## Welche gefährliche Nebenwirkung kann während der Heparintherapie auftreten?

Die heparininduzierte Thrombozytopenie Typ II (HIT II) tritt mit einer Häufigkeit von 0,5–5 % bei chirurgisch bzw. intensivmedizinisch behandelten Patienten unter Therapie mit unfraktioniertem Heparin auf. Es kommt zum Abfall der Thrombozyten um > 50 % durch Autoantikörper gegen Heparin-Plättchenfaktor-4-Komplexe, meist ab dem fünften Behandlungstag. Gefürchtete Komplikation der HIT sind disseminierte, arterielle und venöse Thromboembolien. Unter Behandlung mit niedermolekularem Heparin ist die HIT II deutlich seltener. Bei ambulant mit niedermolekularem Heparin behandelten Patienten sind keine routinemäßigen Thrombozytenkontrollen erforderlich.

Wegen einer erfragbaren familiären Belastung (Vater mit zwei idiopathischen tiefen Venenthrombosen im jüngeren Erwachsenenalter) erfolgte nach dreimonatiger Antikoagulation eine Blutentnahme zur Thrombophiliediagnostik. Hier zeigte sich eine heterozygote APC-Resistenz.

## Welche sind die wichtigsten Thrombophilien?

- Hereditäre Thrombophilien (in abnehmender Häufigkeit): APC-Resistenz (Faktor-V-Leiden-Mutation), Prothrombinmutation, Protein-C-, Protein-S-, AT-III-Mangel
- Erworbene Thrombophilien: Antiphospholipidantikörper (Lupus-Antikoagulans, Cardiolipin-Antikörper, $\beta_2$-Glykoprotein-Antikörper)

## Wie häufig ist die APC-Resistenz und wie hoch ist das Thromboserisiko?

Etwa 5 % der Normalbevölkerung und 20 % der Patienten mit tiefer Beinvenenthrombose sind heterozygote Träger der Faktor-V-Leiden-Mutation. Das Risiko für eine erste Thrombose ist bei heterozygoter APC-Resistenz etwa vierfach erhöht. Das Risiko für ein Rezidiv-Ereignis nach erstmaliger venöser Thromboembolie wird durch diesen Befund allein jedoch nur sehr gering (etwa 1,5-fach erhöht). Es steigt um ein Vielfaches, wenn zusätzliche Thrombophilien (z. B. Prothrombinmutation) oder Risikofaktoren (z. B. orale Kontrazeption mit östrogenhaltigem Präparat) hinzukommen.

## Welche Konsequenz ziehen Sie im vorliegenden Fall aus dem Nachweis einer heterozygoten APC-Resistenz?

Die heterozygote APC-Resistenz ist eine schwache Thrombophilie und daher per se kein Grund für eine langfristige Antikoagulation (schwere Thrombophilien: homozygote APC-Resistenz, Antiphospholipid-Antikörper-Syndrom, AT-III-Mangel, Protein C- bzw. Protein S-Mangel).

**LITERATUR**

Linnemann B, et al. S2k-Leitlinie Diagnostik und Therapie der Venenthrombose und der Lungenembolie. AWMF-Registernr. 065-002. Stand 14.02.2023, gültig bis 13.02.2028. (S. 19, 59, 77, 83; 226 Seiten).

# 1.3 Leitsymptom Belastungsschmerz der unteren Extremität



**KASUISTIK**

Ein 65-jähriger Mann stellt sich wegen seit einem Jahr progredienten, belastungsabhängigen Schmerzen im Bereich des rechten Unterschenkels vor. Es bestehen ein Nikotinabusus, eine arterielle Hypertonie und eine Hypercholesterinämie.

## Welche Differenzialdiagnosen kommen infrage?

- Periphere arterielle Verschlusskrankheit
- Enger Spinalkanal („Claudicatio spinalis")
- Gonarthrose
- Radikuläres Reizsyndrom
- Polyneuropathie

Der Patient berichtet über eine schmerzfreie Gehstrecke von etwa 200 m, bergauf kürzer als in der Ebene. Die Schmerzen zwingen zum Stehenbleiben.
Die **körperliche Untersuchung** ergibt fehlende Pulse ab der rechten A. poplitea und ein hochfrequentes Strömungsgeräusch über dem Adduktorenkanal rechts.

## Welche der oben genannten Diagnosen ist wahrscheinlich?

Eine periphere arterielle Verschlusskrankheit (PAVK)

## Welches ist die häufigste Ätiologie der PAVK, welches sind seltene Ursachen?

Die häufigste Ursache ist die Arteriosklerose (> 90 %). Seltenere Ursachen (< 10 % der PAVK) betreffen vor allem jüngere Patienten. Dies sind:

- Embolie (arterio-arteriell z. B. beim Poplitealarterienaneurysma; kardioembolisch), meist akute Symptomatik (➤ Kap. 1.1)
- Thrombotischer Prothesenschenkelverschluss nach Stentprothesenversorgung des Bauchaortenaneurysmas
- Aortendissektion mit Verlegung der Beckenarterien durch die Dissektionsmembran
- Arterieller Verschluss bei Z. n. Radiatio oder Z. n. Gefäßtrauma
- Entzündliche Gefäßerkrankungen (Thrombangiitis obliterans, Großgefäßvaskulitis; ➤ Kap. 1.4)
- Kompressionssyndrome (popliteales Entrapment-Syndrom)
- Zystische Adventitiadegeneration

## Welche weiteren diagnostischen Basismaßnahmen ergreifen Sie zum objektiven Nachweis einer PAVK?

- **Systolische Knöchelarteriendruckmessung** mit dem cw-Doppler mit Bestimmung des Knöchel-Arm-Index (Ankle Brachial Index, ABI) zum Nachweis eines hämodynamisch signifikanten Strombahnhindernisses in Ruhe (ein ABI < 0,9 spricht mit hoher Wahrscheinlichkeit für eine PAVK)

- Evtl. **Druckmessung nach Belastung** (Laufbandergometrie mit 3,2 km/h; 10 % Steigung) bei normalem ABI und suggestiver Anamnese; Nachweis einer PAVK bei Abfall des Knöchelarteriendrucks um ≥ 20 %; hier zudem Objektivierung der schmerzfreien und maximalen Gehstrecke.
- Evtl. **Segmentale Oszillografie,** hilfreich vor allem bei Mediasklerose mit nicht kompressiblen Knöchelarterien (Index > 1,4; gehäuft bei Diabetes mellitus, chron. Niereninsuffizienz); qualitative Veränderung der Volumenpulskurven als Hinweis auf ein vorgeschaltetes arterielles Strombahnhindernis. (Ein pulsatiles Vorfußoszillogramm schließt eine kritische Extremitätenischämie aus.)

## Wie definieren Sie den Schweregrad einer PAVK?

Die **Schweregradeinteilung nach Fontaine** basiert auf rein klinischen Kriterien (DGA et al. 2024, S. 75):

- **Stadium I:** asymptomatisch.
- **Stadium II:** Claudicatio intermittens, kompensierte arterielle Durchblutungsstörung.
  - **Stadium IIa:** Gehstrecke > 200 m, häufig geringe Beeinträchtigung der Lebensqualität.
  - **Stadium IIb:** Gehstrecke < 200 m, häufig deutliche Beeinträchtigung der Lebensqualität.
- **Stadium III:** ischämischer Ruheschmerz, dekompensierte arterielle Durchblutungsstörung, intermittierend nächtliche oder permanente Ruheschmerzen. (Das Stadium III ist meist passager und mündet schlussendlich entweder in einer ischämischen Läsion oder verbessert sich in das Stadium II.)
- **Stadium IV:** ischämisch bedingte Nekrose, in der Regel akral (letzte Wiese); zu unterscheiden sind Stadium IIc und Stadium IV, da sie eine grundsätzlich unterschiedliche Prognose quoad extremitatem haben! In den Stadien III und IV besteht per definitionem eine kritische Extremitätenischämie.

**Cave:** Eine Fußläsion kann aber auch bei normaler oder noch kompensierter Ruhedurchblutung auftreten, insbesondere infolge Neuropathie und/oder Fehlbelastung beim diabetischen Fußsyndrom.

Im angloamerikanischen Schrifttum setzt sich immer mehr die **Einteilung der PAVK nach Rutherford** durch, die neben der reinen klinischen Information auch die Ergebnisse der Knöchelarteriendruckmessung, der qualitativen Beurteilung des Doppler-Signals und des Vorfußoszillogramms berücksichtigt.

> In Ruhe besteht ein Knöchel-Arm-Index links von 0,7 und rechts von 1,0. Der Patient berichtet über eine stark eingeschränkte Mobilität infolge der Wadenclaudicatio.

## Welche weiterführenden diagnostischen Maßnahmen zur morphologischen und hämodynamischen Charakterisierung der PAVK stehen zur Verfügung?

- **Duplexsonografie:** ermöglicht in den meisten Fällen im Stadium II die Planung einer katheterinterventionellen Revaskularisation, ermöglicht anhand hämodynamischer Kriterien die Stenosegraduierung und liefert anhand morphologischer Kriterien Hinweise für Differentialdiagnosen (z. B. Großgefäßvaskulitis; Poplitealarterienaneurysma). Nachteile: häufig eingeschränkte Beurteilbarkeit der Beckenarterien (Darmgasüberlagerung, Adipositas) und der Unterschenkelarterien (Verkalkungen, Ödem); retrospektive Bewertung der Bilddokumentation ist häufig nur eingeschränkt möglich.
- **CT- und MR-Angiografie:** moderne Gerätetechnik ermöglicht eine hochauflösende Darstellung des Gefäßbaums, in der CT können insb. Verkalkungen und Aneurysmen gut beurteilt werden, in der MRT hingegen perivaskuläre Strukturen (z. B. zystische Adventitiadegeneration), entzündliche Gefäßwandveränderungen (Großgefäßvaskulitis) und Kollateralen. Nachteile: Exposition zu Strahlung und zu iodhaltigem Kontrastmittel bei der CT, lange Untersuchungsdauer bei der MRT. Die intravenöse Applikation jodhaltigen Kontrastmittels bei der CT birgt nach aktueller Lehrmeinung ein deutlich geringeres Risiko einer kontrast-

mittelassoziierten Nephropathie als früher angenommen. Die als Nebenwirkung der Gadolinium-Exposition bei fortgeschritten niereninsuffizienten Patienten früher berichtete nephrogene systemische Fibrose wurde unter Verwendung moderner zyklischer MRT-Kontrastmittel in Europa nicht mehr beobachtet.
- **Digitale Subtraktionsangiografie:** wird heute in aller Regel nicht mehr nur in diagnostischer Intention, sondern in Interventionsbereitschaft durchgeführt. Ermöglicht mit hoher zeitlicher und örtlicher Auflösung die Darstellung von arteriellen Obstruktionen und deren Kollateralisierung sowie der akralen Zirkulation. Nachteile: invasives Verfahren (ultraschallgestützte Punktion reduziert Blutungskomplikationen an der Punktionsstelle!), Exposition zu Strahlung und jodhaltigem Kontrastmittel.

## Nennen Sie die Therapieziele im Stadium II einer PAVK.

- Senkung der kardiovaskulären Morbidität und Mortalität
- Verbesserung der Mobilität und mittelbar der Lebensqualität

## Wie schätzen Sie das kardiovaskuläre Risiko des Patienten ein?

Patienten mit PAVK (auch asymptomatische!) weisen ein hohes Risiko für kardiovaskuläre Ereignisse auf. Dies hängt in erster Linie mit der Koinzidenz von PAVK und koronarer Herzkrankheit (KHK) sowie zerebrovaskulärer Verschlusskrankheit zusammen. Die PAVK ist eine Markererkrankung für kardiovaskuläre Ereignisse (Myokardinfarkt, ischämischer Schlaganfall und vaskulärer Tod).

## Was sind die wichtigsten sekundärprophylaktischen Maßnahmen zur Senkung des kardiovaskulären Risikos?

- Elimination des Nikotinkonsums (stärkster Risikofaktor für Entstehung und Progression der PAVK)
- Intensive LDL-Cholesterinsenkung (mindestens 50 % Reduktion des Ausgangswerts, optimaler Zielwert < 55 mg/dl) unter Einsatz eines potenten Statins Rosuva- und Atorvastatin, ggf. kombiniert mit weiteren medikamentösen Maßnahmen der LDL-Cholesterinsenkung (Ezetimib, Bempedoinsäure, ggf. PCSK9-Hemmer oder Incliseran)
- Antithrombotische Therapie mit Acetylsalicylsäure 100 mg/d, alternativ Clopidogrel 75 mg/d. Bei Patienten nach peripherer Revaskularisation und niedrigem Blutungsrisiko duale antithrombotische Therapie mit Rivaroxaban in „vaskulärer Dosierung“ von 2 × 2,5 mg/d (sehr häufig wird unmittelbar nach PTA mit oder ohne Stenting der Becken-Beinarterien eine befristete duale Plättchenhemmung eingesetzt, jedoch kein evidenzbasierter Nutzenbeleg im Bereich der peripheren Zirkulation)
- Behandlung weiterer Gefäßrisikofaktoren (Diabetes mellitus, arterielle Hypertonie)

## Wie beurteilen Sie die Duplexsonografie der A. femoralis superficialis des Patienten (➤ Abb. 1.9)?

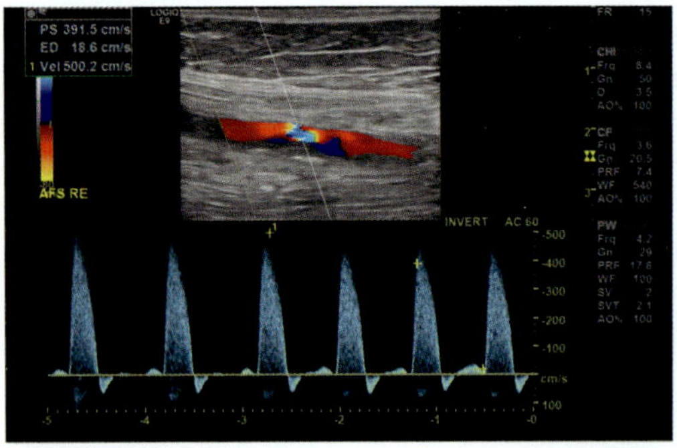


**Abb. 1.9** Duplexsonografie der A. femoralis superficialis, Farbdarstellung der Flussgeschwindigkeiten [M1443]

In der Farbdarstellung der Flussgeschwindigkeiten ist anhand des Farbumschlags (Aliasing) eine deutliche Flussbeschleunigung im Bereich einer Stenose erkennbar. Im pw-Doppler findet sich ein turbulenter Fluss mit maximaler systolische Flussgeschwindigkeit von 4 m/s. In Kenntnis der prästenotischen Geschwindigkeit von 1 m/s bestätigt die Untersuchung damit das Vorliegen einer hochgradigen Stenose der A. femoralis superficialis (Index der maximalen Flussgeschwindigkeiten intra-/prästenotisch von 4; Normalwert: 1).

## Der Patient fragt nach den therapeutischen Optionen zur Verbesserung seiner Gehfähigkeit. Welche therapeutischen Möglichkeiten nennen Sie ihm?

- **Gehtraining,** am besten strukturiertes Gehtraining, überwacht in Gefäßsportgruppen. Der therapeutische Nutzen als Basistherapie im Stadium II ist belegt. Wegen begleitender Erkrankungen (etwa degenerative Gelenkerkrankungen, kardiopulmonale Probleme) profitieren manche Patienten nicht davon (Nordanstieg et al. 2024).
- **Perkutane Kathetertherapie:** Die Indikation ist relativ und abhängig von der Einschränkung der Mobilität und der Lebensqualität sowie der Morphologie der Obstruktion. Mit modernen Techniken und Materialien (z. B. medikamentenbeschichtete Ballonkatheter, Atherektomieverfahren, intravaskuläre Lithotripsie, Stents) werden hohe technische Erfolgsraten und niedrige Komplikationsraten auch bei komplexen Verschlüssen erzielt. Jedoch sinkt die Offenheitsrate mit zunehmender Läsionslänge und abnehmendem Kaliber des behandelten Gefäßes. Sehr gut geeignet sind kurzstreckige iliakale und femoro-popliteale Stenosen oder Verschlüsse. Nur im Ausnahmefall werden Obstruktionen der Unterschenkelarterien im Stadium II endovaskulär behandelt. Im Falle eines Re-Verschlusses kann sich die Hämodynamik im Vergleich zum Ausgangsbefund vor Intervention verschlechtern, darüber sind die Patienten aufzuklären.
- **Chirurgische Revaskularisation:** Auch hier ist die Indikation abhängig von der Einschränkung der Lebensqualität. Im Stadium II werden in erster Linie Stenosen und Verschlüsse der Beckenetage und Stenosen der A. femoralis communis oder A. profunda femoris offen chirurgisch behandelt (z. B. Thrombendarteriektomie der Femoralisgabel). Eine Bypassanlage sollte im Stadium II nur mit größter Zurückhaltung indiziert werden.
- **Vasoaktive Substanzen:** Eine Zulassung besteht für Cilostazol (Dosierung nach Einschleichen 2 × 100 mg/d), ein Phosphodiesterase-III-Hemmer mit thrombozytenaggregationshemmenden Eigenschaften. Aufgrund des Nebenwirkungspotentials (häufigste: Kopfschmerz, Flush und Durchfälle) ebenfalls strenge Indikationsstellung nur dann, wenn andere konservative und invasive therapeutische Optionen nicht sinnvoll sind oder nicht infrage kommen. Daten zur Langzeitbehandlung liegen nicht vor (DGA et al. 2024, S. 75).

**LITERATUR**

Deutsche Gesellschaft für Angiologie – Gesellschaft für Gefäßmedizin e. V. (DGA), et al. S3-Leitlinie zur Diagnostik, Therapie und Nachsorge der peripheren arteriellen Verschlusskrankheit. AWMF-Registernr. 065-003. Stand 18.09.2024, gültig bis 17.09.2029 (195 Seiten).

Nordanstieg J, et al. European Society for Vascular Surgery (ESVS) 2024 Clinical practice guidelines on the management of asymptomatic lower limb peripheral arterial disease and intermittent claudication. Eur J Vasc Endovasc Surg 2024;67(1):9–96.

## 1.4 Leitsymptom Fieber und Schwäche des linken Arms

**KASUISTIK**

Eine 32-jährige Sekretärin klagt über seit drei Monaten fast täglich auftretende Fieberschübe bis knapp 39 °C, Nachtschweiß, verminderte Leistungsfähigkeit und eine ungewollte Gewichtsabnahme von 5 kg. Darüber hinaus ist ihr eine schnelle Ermüdbarkeit des linken Arms aufgefallen, zuletzt auch linksseitige Halsschmerzen. Bis auf die üblichen Kinderkrankheiten sei sie immer gesund gewesen, und sie nimmt keine Medikamente ein. Während der vergangenen fünf Jahre hat sie häufig Flugreisen nach Asien und Südamerika unternommen. Beim Hausarzt. wurden erhöhte Entzündungszeichen im Blut festgestellt, die Ursache für die Beschwerden blieb aber unklar.

### Wie lautet Ihre Verdachtsdiagnose?

Es handelt sich um Fieber unklarer Genese (FUO, Fever of Unknown Origin), eine länger als drei Wochen anhaltende, wiederkehrende Temperaturerhöhung auf > 38,3 °C, deren Ursache nach drei Tagen stationärer Abklärung oder drei ambulanten Untersuchungen unklar bleibt.

### Was sind die wichtigsten Ursachen von FUO?

Es gibt mehr als 200 bekannte Ursachen von FUO, die wichtigsten sind:

- Infektionen:
  - Endokarditis
  - Tuberkulose
  - Abdominale Abszesse
  - Hepatitiden
  - HIV-Infektion
- Maligne Erkrankungen:
  - Hodgkin- und Non-Hodgkin-Lymphome
  - Solide Tumoren (besonders Nierenzellkarzinom, Lebertumoren)
- Entzündliche Systemerkrankungen:
  - Systemischer Lupus erythematodes
  - Panarteriitis nodosa
  - Granulomatose mit Polyangiitis
  - Rheumatoide Arthritis
  - Still-Syndrom
  - Riesenzellarteriitis und Takayasu-Arteriitis
  - Sarkoidose

- Medikamenteninduziertes Fieber (Drug Fever)
- Artifizielles Fieber (Febris factitia)

Trotz langwieriger und aufwendiger Diagnostik werden auch heute noch bis zu 30 % der Patienten mit FUO ohne Diagnose entlassen.

## Worauf achten Sie bei der körperlichen Untersuchung besonders?

- Erytheme, Exantheme, Petechien, unguale Splinter-Hämorrhagien, Osler-Knötchen
- Oraler Soor
- Lymphknotenvergrößerungen
- Herzgeräusche
- Hepatosplenomegalie
- Pathologische Gelenkbefunde
- Fehlende oder abgeschwächte periphere Pulse, Strömungsgeräusche, Blutdruckdifferenz
- Pathologische neurologische Befunde

**Körperlicher Untersuchungsbefund:** Größe 161 cm, Gewicht 58 kg, RR 95/70 mmHg rechts, links nicht hörbar, Puls 90/min regelmäßig, Temperatur 38,2 °C, Atemfrequenz 13/min. Keine vergrößerten Lymphknoten tastbar, 2/6 spindelförmiges Systolikum mit Punctum maximum über der Aortenklappe und Erb ohne Fortleitung. Druckschmerz linke Halsseite. Leber nicht vergrößert, Milz nicht tastbar. Die übrige körperliche Untersuchung einschließlich der orientierenden neurologischen Untersuchung war unauffällig.

## Wie interpretieren Sie den körperlichen Untersuchungsbefund?

Pathologisch sind die subfebrile Temperatur, der etwas erhöhte Ruhepuls, der rechts niedrige und links nicht messbare Blutdruck und das leise Systolikum.

Das Systolikum könnte Folge von Anämie und Tachykardie sein, eine Endokarditis muss aber ausgeschlossen werden. Der links nicht auskultierbare Blutdruck ist verdächtig auf eine arterielle Durchblutungsstörung des linken Arms. Die übrige körperliche Untersuchung ist unergiebig.

## Neben ausführlicher Anamnese (einschließlich Reiseanamnese) und körperlicher Untersuchung: welche Basisdiagnostik an Laborwerten ist bei FUO sinnvoll?

- Differenzialblutbild
- BSG, CRP, Routine-Chemie mit Leberwerten, Bilirubin und LDH, Elektrophorese
- Suchtest für antinukleäre und antizytoplasmatische Antikörper, Rheumafaktor
- Hepatitis- und HIV-Serologie
- Bei Jugendlichen und jungen Erwachsenen EBV-Serologie
- Quantiferon-Test (hinsichtlich Tuberkulose)
- Drei Blutkulturen zu unterschiedlichen Zeitpunkten

## Welche Basisdiagnostik an bildgebenden Methoden ist bei FUO sinnvoll?

- Röntgenbild des Thorax
- Echokardiografie
- Sonografie des Abdomens, evtl. CT Abdomen

Weitergehende diagnostische Maßnahmen sollten durch die Ergebnisse von Anamnese, körperlicher Untersuchung und der o. g. Basisdiagnostik geleitet werden. Insbesondere eine serologische „Schrotschussdiagnostik" ist nicht sinnvoll.

➤ Tab. 1.2 zeigt die Ergebnisse relevanter **Laboruntersuchungen** zum Zeitpunkt der stationären Aufnahme. Alle übrigen unter „Basisdiagnostik bei FUO" genannten Tests wurden durchgeführt und erbrachten Normalbefunde.

**Tab. 1.2** Relevante Laboruntersuchungen bei Fieber unklarer Genese

| Parameter | Normbereich | Tag 1 | Parameter | Normbereich | Tag 1 |
|---|---|---|---|---|---|
| Hb (g/dl) | 12,0–15,5 | 9,0 | Eiweiß (g/dl) | 6,0–8,5 | 7,7 |
| MCV (fl) | 80–96 | 88,9 | Albumin (g/dl) | 3,5–5,0 | 3,5 |
| MCH (pg) | 28–33 | 29,3 | GOT (U/l) | <33 | 16 |
| Leukozyten (G/l) | 4–11 | 6800 | GPT (U/l) | <35 | 7 |
| Thrombozyten (G/l) | 150–400 | 508 | GGT (U/l) | <38 | 20 |
| BSG 60 min (mm) | <30 | >120 | AP (U/l) | <135 | 92 |
| BSG 120 min (mm) | | >120 | LDH (U/l) | <250 | 125 |
| CRP (mg/dl) | <0,5 | 10,3 | CK (U/l) | <155 | 54 |
| Kreatinin (mg/dl) | 0,5–1,0 | 0,6 | ANA | – | Negativ |
| $K^+$ (mmol/l) | 3,5–5,0 | 3,8 | ANCA | – | Negativ |
| $Na^+$ (mmol/l) | 135–145 | 136 | | | |

## Wie interpretieren Sie diese Laborbefunde?

Es bestehen eine normozytäre Anämie, eine Thrombozytose, ein erhöhtes CRP und eine Sturzsenkung. Diese Befunde sind vereinbar mit einer schweren systemischen Entzündung, helfen aber artdiagnostisch nicht weiter.

## Welche weitere Diagnostik ist im vorliegenden Fall sinnvoll?

- Ausführliche klinische Gefäßuntersuchung
- Arterielle Duplexsonografie

Die ausführliche **Gefäßuntersuchung** zeigt einen rechts abgeschwächten und links fehlenden Brachialis-, Radialis- und Ulnarispuls, alle übrigen peripheren Pulse sind normal, es lässt sich ein hochfrequentes Strömungsgeräusch rechts infraklavikulär und in der rechten Axilla auskultieren. Zervikal, abdominal und im Verlauf der Beinarterien bestehen keine weiteren Strömungsgeräusche. Mit dem cw-Doppler wird der systolische Druck in der A. brachialis rechts mit 100 mmHg und links mit 75 mmHg gemessen. Die systolischen Knöchelarteriendrücke betragen rechts 135 mmHg und links 145 mmHg. Die Temporalarterien sind unauffällig.

**Duplexsonografisch** findet sich beidseits im Verlauf der A. carotis communis der in ➤ Abb. 1.10 gezeigte Befund. Die linke A. axillaris ist schmalkalibrig und echoarm verschlossen. Im Bereich der rechten A. subclavia und A. axillaris findet sich der in ➤ Abb. 1.11 gezeigte Befund.

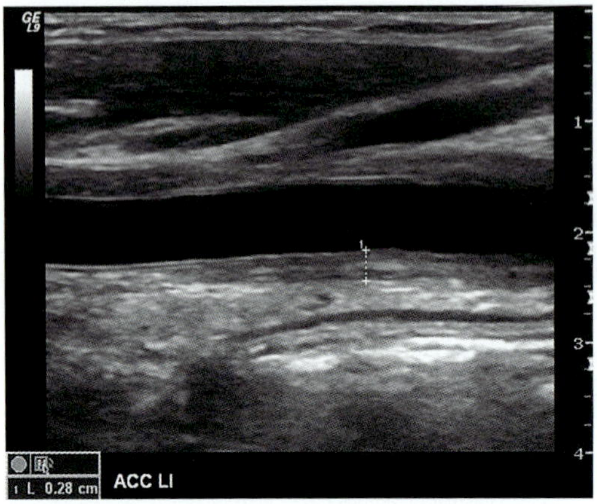


**Abb. 1.10** Duplexsonografischer Befund der A. carotis communis [P093]

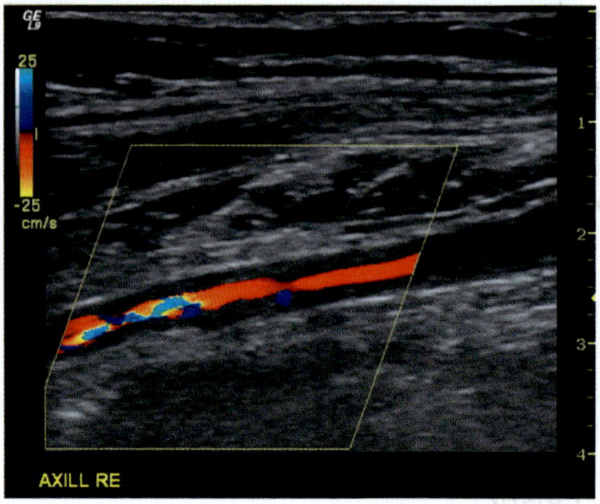


**Abb. 1.11** Duplexsonografischer Befund der rechten A. subclavia und A. axillaris [P093]

## Wie lautet Ihre Diagnose?

Die Kombination von verdickten Arterienwänden im Bereich der großen, supraaortalen Äste, langstreckigen Stenosen und Verschlüssen der A. axillaris, hohen humoralen Entzündungsparametern und negativer Immunserologie erlaubt die Diagnose einer **Großgefäßvaskulitis.**

Weibliches Geschlecht, Alter unter 40 Jahren und Befall der großen supraaortalen Äste sind typisch für die **Takayasu-Arteriitis.**

## Wie häufig ist die Takayasu-Arteriitis?

Es handelt sich um eine hierzulande seltene Erkrankung (jährliche Inzidenz etwa ein Fall pro 1 Million Einwohner). In Asien ist sie hingegen weitaus häufiger.

## Welche Arterien sind bei der Takayasu-Arteriitis am häufigsten betroffen?

- Aorta (> 90 %)
- Supraaortale Arterien: A. carotis communis, A. subclavia und A. axillaris (80 %)
- Nieren- und Mesenterialarterien (30 %)
- Pulmonalarterien (bis zu 50 %, meistens asymptomatisch)

## Welches sind weitere Vertreter der Großgefäßvaskulitiden?

Die **Riesenzellarteriitis** ist die häufigste Großgefäßvaskulitis und tritt typischerweise ab dem 50. Lebensjahr auf Häufiger befällt sie die Arterien des Kopfes **(früher: Arteriitis temporalis).** Extrakranieller Befall großer und mittelgroßer Arterien ist aber möglich (etwa 30 % der Fälle). Am häufigsten sind hier die thorakale Aorta und die A. subclavia und A. axillaris betroffen. Die Riesenzellarteriitis ist eine der wichtigen Ursache von FUO bei Älteren.

Eine Beteiligung der thorakalen Aorta und ihrer Äste im Rahmen von anderen Vaskulitiden ist möglich (z. B. Cogan-Syndrom und rezidivierende Polychondritis, aber auch Granulomatose mit Polyangiitis). Die chronische Periaortitis betrifft typischerweise die Aorta abdominalis.

## Wie wird die Diagnose gesichert?

Während die Diagnose der Riesenzellarteriitis durch Biopsie der A. temporalis histologisch gesichert werden kann, ist dies bei der Takayasu-Arteriitis nur selten, im Rahmen von gefäßchirurgischen Eingriffen, sinnvoll möglich. Daher wird die Diagnose anhand von Klinik und Bildgebung gestellt. Als Anhalt können die **ACR/EULAR-Klassifikationskriterien** dienen, die allerdings nicht für diagnostische Zwecke validiert sind. Wenn der Patient die Grundvoraussetzungen (Alter ≤ 60 Jahre sowie Nachweis einer Vaskulitis der Aorta und ihrer Äste in der Bildgebung) erfüllt, werden zusätzliche klinische und bildgebende Kriterien zugewiesen, die jeweils mit Punktwerten versehen sind. Bei einer Summe von mindestens 5 Punkten, kann die Diagnose einer Takayasu-Arteriitis gestellt werden (Grayson et al. 2022, S. 1.876):

- **Zusätzliche klinische Kriterien,** mit jeweils 1 Punkt bewertet werden das weibliche Geschlecht und eine Seitendifferenz des Blutdrucks zwischen den oberen Extremitäten ≥ 20 mmHg. Jeweils 2 Punkte werden vergeben für Angina pectoris, Extremitätenclaudicatio, ein arterielles Strömungsgeräusch, eine Pulsabschwächung bzw. ein Pulsverlust der oberen Extremität sowie Auffälligkeiten (Pulsabschwächung bzw. -verlust oder Druckschmerz) seitens der A. carotis.
- **Zusätzliche bildgebende Kriterien** betreffen die Anzahl der Segmente mit luminalem Schaden (Stenose, Verschluss, Aneurysma), die Punktezahl (1–3) entspricht der Anzahl der geschädigten Segmente. Jeweils 1 weiterer Punkt wird vergeben für die symmetrische Beteiligung paariger Arterien und für die Beteiligung der Aorta abdominalis mit renaler oder mesenterialer Beteiligung.

## Woran sollte man bei peripheren arteriellen Verschlüssen und hohen systemischen Entzündungszeichen differenzialdiagnostisch außerdem denken?

- Endokarditis mit peripherer Embolie
- Mykotisches Aneurysma mit thromboembolischen Komplikationen (z. B. bei i. v. Drogenabusus!)

## Welche bildgebenden Verfahren werden zusätzlich zur Duplexsonografie für die Diagnostik der Großgefäßvaskulitis eingesetzt und was sind ihre Indikationen?

- **CT** und **MRT:** besonders nützlich für die Abklärung der sonografisch schlecht zugänglichen thorakalen Aorta. Hier können diese Schnittbildverfahren eine entzündliche Wandverbreiterung mit Kontrastmittelaufnahme aufdecken. Die MR-Angiografie ermöglicht die nichtinvasive Erfassung arterieller Stenosen und Verschlüsse.

- **$^{18}$F-Deoxyglukose-PET/CT** ($^{18}$F-FDG-PET/CT; ➤ Abb. 1.12) kann bereits vor dem Auftreten manifester Gefäßstenosen eine arterielle Entzündung nachweisen. Einen festen Stellenwert hat die $^{18}$F-FDG-PET/CT in der Abklärung von FUO.

## Wie würden Sie die Patientin behandeln?

Glukokortikoide sind die Initialtherapie der Wahl. Gemäß aktueller Leitlinienempfehlungen wird Prednisolon in einer Anfangsdosis von 40–60 mg/d (1 mg/kg KG) eingesetzt . Nach Normalisierung der Entzündungsparameter wird die Dosis langsam und schrittweise (maximal 10 % pro Woche) bis auf eine möglichst niedrige Erhaltungsdosis reduziert (Ziel: Tagesdosis 10 mg/Tag nach zwölf Monaten Behandlung). Die Gesamtdauer der Therapie beträgt in der Regel nicht unter zwei Jahre. Frühzeitig sollte ein konventionelles Immunsuppressivum wie Methotrexat ergänzt werden (Schirmer et al. 2020, S. 36).

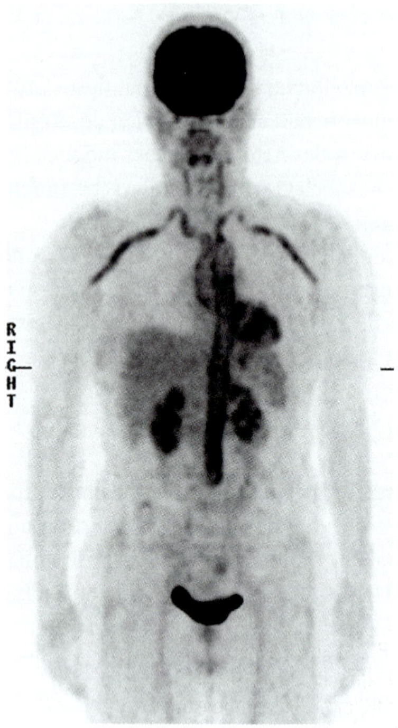


**Abb. 1.12** $^{18}$F-Deoxyglukose-Positronenemissionstomografie/Computertomografie bei Großgefäßvaskulitis [P093]

Unter Prednison 60 mg/d wurde die Patientin fieberfrei und die Allgemeinsymptome verschwanden innerhalb weniger Tage. Nach zwei Wochen hatten sich auch die humoralen Entzündungsparameter normalisiert. Die linksseitige Arm-Claudicatio besserte sich im Verlauf mehrerer Monate und wurde bald als subjektiv nicht wesentlich limitierend empfunden. Es wurde eine immunsuppressive Therapie mit Methotrexat 15 mg sc. (mit Folsäure 5 mg p. o. am Folgetag der Injektion) einmal wöchentlich initiiert. Die Prednisondosis wurde innerhalb von 6 Monaten bis auf 15 mg/d reduziert. Anschließend kam es zu einem erneuten Anstieg der BSG auf 60 in der 1. Stunde und des CRP auf 4,6 mg/dl. Die Patientin klagte über Schwitzen und Myalgien im Nackenbereich.

## Wie häufig sind Rezidive bei der Takayasu-Arteriitis?

Bis zu 50 % der Patienten haben einen chronisch-aktiven oder häufig rezidivierenden Verlauf.

## Welche Therapieoptionen haben Sie bei rezidivierender Takayasu-Arteriitis?

- Die Prednisondosis sollte zunächst erhöht werden, um erneut eine Remission zu induzieren.
- Zum Erhalt der Remission, zum Verhindern zukünftiger Rezidive sowie zur Reduktion des Prednisonbedarfs kann die Therapie um ein Biologikum ergänzt werden:
  - TNF-α-Blocker (Infliximab, Adalimumab, Etanercept)
  - Anti-IL-6-Antikörper (Tocilizumab) (Schirmer et al. 2020, S. 36)

**Cave:** Zu berücksichtigen ist, dass CRP unter IL-6-Blockade nicht mehr zur Aktivitätsbeurteilung herangezogen werden kann. Bildgebende (sonografische) Kontrollen sind hier bei der Therapiekontrolle der Erkrankung noch wichtiger als ohnehin schon.

### Welchen Stellenwert haben Gefäßoperationen und Katheterinterventionen bei diesen Patienten?

- Die Indikation zu invasiven Gefäßeingriffen sollte bei jeder Form der Großgefäßvaskulitis sehr streng gestellt werden.
- Revaskularisierende Maßnahmen sollten möglichst erst erfolgen, wenn die Erkrankung nicht mehr aktiv ist.
- Die am häufigsten bei diesen Patienten vorliegenden Obstruktionen der Schulterarterien werden in der Regel sehr gut durch Kollateralen kompensiert. Gefäßeingriffe in dieser Region sind daher nur in Ausnahmefällen nötig.

### Wie ist die Prognose der Großgefäßvaskulitiden einzuschätzen?

Unter adäquater Therapie haben die Riesenzellarteriitis und die Takayasu-Arteriitis eine gute Prognose. Der häufig chronisch-rezidivierende Verlauf erfordert besonders bei der Takayasu-Arteriitis regelhaft eine langjährige immunsuppressive Therapie. Die Nebenwirkungen der Therapie stehen mit zunehmender Behandlungsdauer oft im Vordergrund.

**LITERATUR**

Grayson PC, et al. 2022 American College of Rheumatology/EULAR classification criteria for Takayasu arteritis. Ann Rheum Dis 2022;81(12):1654–60. (S. 1876)

Schirmer JH, et al. S2k-Leitlinie. Management der Großgefäßvaskulitiden. Deutsche Gesellschaft für Rheumatologie. AWMF-Registernr. 060-007. Stand 06.07.2020, gültig bis 5.7.2025 (61 Seiten).

## 1.5 Leitsymptom belastungsabhängiger Fußschmerz

**KASUISTIK**

Ein 21-jähriger Mann klagt seit drei Monaten über zunehmende Schmerzen, Kälte- und Taubheitsgefühl im rechten Fuß nach 400 m Gehen. Durch stehen bleiben verschwinden die Beschwerden innerhalb weniger Minuten. Vor einem Jahr sei eine „Venenentzündung" am rechten Unterschenkel aufgetreten.
Der Patient raucht seit acht Jahren, mittlerweile bis zu 40 Zigaretten pro Tag. Als Kind sei eine Episode einer „Herzrhythmusstörung" aufgetreten. Weitere Erkrankungen oder Beschwerden werden verneint, der Patient ist sportlich, die körperliche Belastbarkeit ist gut.

### Was könnte die Ursache der rechtsseitigen Fußschmerzen sein?

- Periphere arterielle Verschlusskrankheit (PAVK) vom Unterschenkeltyp mit Fuß-Claudicatio
- Orthopädische Erkrankungen:
  - Statische Fehlbelastung durch Fehlstellung des Fußes, Hüft- oder Kniegelenks
  - Degenerative oder entzündliche Veränderungen von Gelenken, Sehnen oder Bändern
- Neurologische Erkrankungen:
  - Radikuläre Symptomatik
  - Tarsaltunnelsyndrom
  - Polyneuropathie

1

Die **Inspektion** der unteren Extremität ist unauffällig. Der Pulsstatus ist an beiden Armen und am linken Bein normal. Am rechten Bein ist der Leistenpuls normal, der Poplitealpuls leicht verbreitert, die Fußpulse fehlen. Arterielle Strömungsgeräusche lassen sich nicht auskultieren. Der Puls ist regelmäßig, der systemische Blutdruck beträgt 115/80 mmHg. Folgende, systolische Knöchelarteriendrücke werden mit dem cw-Doppler gemessen: A. dorsalis pedis rechts 80 mmHg, links 120 mmHg; A. tibialis posterior rechts 90 mmHg, links 120 mmHg. Die segmentale Oszillografie zeigt eine deutlich pathologische Volumen-Pulskurve am rechten Fuß und an der rechten Großzehe, die anderen Segmente sind normal.

## Wie interpretieren Sie den körperlichen Untersuchungsbefund?

Die fehlenden Fußpulse, die reduzierten Knöchelarteriendrücke rechts mit einem Knöchel-Arm-Index < 0,9 und die pathologische Oszillografie beweisen eine arterielle Durchblutungsstörung. Der tastbare rechte Poplitealpuls und die auf den rechten Fuß beschränkte Symptomatik sind vereinbar mit einer rechtsseitigen PAVK vom Unterschenkeltyp. (DGA et al. 2024, S. 35)

## Welche besonderen Differenzialdiagnosen der PAVK bestehen beim jungen Menschen?

- Schlecht eingestellter Diabetes mellitus Typ I mit Manifestation im Kindesalter
- Thrombangiitis obliterans (Winiwarter-Buerger)
- Embolie (kardial, arterio-arteriell, gekreuzt bei offenem Foramen ovale)
- Popliteales Entrapment-Syndrom
- Zystische Adventitia-Degeneration
- Vaskulitiden (insb. Takayasu-Arteriitis, Panarteriitis nodosa, Granulomatose mit Polyangiitis)
- Dissektion (spontan oder traumatisch)
- Gefäßtrauma mit Thrombose/Embolie
- Fibromuskuläre Dysplasie

Prämature Arteriosklerose (z. B. Progerie, Pseudoxanthoma elasticum)

- Gefäßtumoren

## Welche Differenzialdiagnosen sind im vorliegenden Fall wahrscheinlich?

- Thrombangiitis obliterans
- Embolie, z. B. popliteales Entrapment-Syndrom

## Was sind die charakteristischen klinischen Merkmale der Thrombangiitis obliterans?

- Alter < 45 Jahre
- Raucher
- Überwiegend männliches Geschlecht
- Schubweiser Verlauf
- Verschlüsse infrapoplitealer Arterien mit typischer Morphologie in der Angiografie: segmentale Verschlüsse, Korkenzieherkollateralen, diffus verminderter Gefäßdurchmesser, Vasospasmus
- Auch wenn nur eine Extremität klinisch symptomatisch ist, lässt sich in der Regel klinisch und/oder angiografisch eine Beteiligung beider Beine und auch der oberen Extremitäten (pathologische Faustschlussprobe) nachweisen.
- Thrombophlebitis saltans (bei etwa 30 %)

- Kein Vorliegen von Diabetes mellitus, Autoimmunerkrankungen, Emboliequellen und Thrombophilie

Die Diagnose Thrombangiitis obliterans ist eine Ausschlussdiagnose!

## Wie wird die Thrombangiitis obliterans behandelt?

- Absolute Nikotinkarenz
- Thrombozytenaggregationshemmung
- Schmerztherapie, lokale Wundbehandlung, ggf. antibiotische Therapie von Wundinfektionen
- In den PAVK-Stadien III und IV Prostaglandine i. v.: $PGE_1$ oder Ilomedin; ggf. Immunadsorption

Eine chirurgische oder katheterbasierte Revaskularisation ist aufgrund der distalen Verschlusslokalisation mit Fehlen von Anschlusssegmenten meist nicht möglich . Besonders bei fortgeführtem Rauchen sind wiederholte Amputationen oft unvermeidlich.

## Was spricht im vorliegenden Fall gegen eine Thrombangiitis obliterans?

Der streng auf ein Bein beschränkte Befall.

## Wie klären Sie eine mögliche Emboliequelle ab?

- EKG, 24-Stunden-EKG: Vorhofflimmern
- Transthorakale und transösophageale Echokardiografie:
  - Vorhofthromben, Vorhofmyxom
  - Offenes Foramen ovale
  - Endokarditis, Vitien
  - Eingeschränkte linksventrikuläre Pumpfunktion, Ventrikelaneurysma, Ventrikelthromben
  - Arteriosklerotische Plaques im Aortenbogen
- Bildgebung (bei jungen Patienten vorzugsweise Duplexsonografie) der Aorta abdominalis und der Becken-Bein-Arterien: Aneurysmen, Dissektionen oder rupturierte Plaques

Der Patient ist wegen der geschilderten Symptome bereits vor zwei Monaten in einem auswärtigen Krankenhaus untersucht und mit der Verdachtsdiagnose Thrombangiitis obliterans entlassen worden. Im Rahmen dieser Abklärung erfolgten ein Ruhe- und 24-Stunden-EKG sowie eine transthorakale und eine transösophageale Echokardiografie. Diese Untersuchungen erbrachten keinen pathologischen Befund.

## Was spricht im vorliegenden Fall für ein popliteales Entrapment-Syndrom?

Das popliteale Entrapment-Syndrom ist die häufigste Ursache nichtarteriosklerotischer Aneurysmen der A. poplitea und liegt bis zu 5 % der Poplitealverschlüsse zugrunde. In diesem Fall sprechen mehrere Aspekte dafür:

- Der verbreiterte, rechte Poplitealpuls ist ein Hinweis auf ein Aneurysma oder eine Ektasie der A. poplitea.
- Embolische Verschlüsse von Unterschenkelarterien sind eine typische Komplikation des poplitealen Entrapment-Syndroms.
- Das popliteale Entrapment-Syndrom manifestiert sich meist einseitig. Männer im jungen Erwachsenenalter sind am häufigsten betroffen.

## Wie klären Sie den Verdacht auf ein popliteales Entrapment ab?

- Klinischer Provokationstest zum Nachweis einer Kompression der A. poplitea durch Anspannung der Wadenmuskulatur: Die aktive Plantarflexion des Fußes gegen Widerstand führt zum Verlust des cw-Doppler-Signals über der A. tibialis posterior. **Cave:** Dieser Test ist auch bei > 50 % der asymptomatischen Bevölkerung positiv. Die Diagnose eines Poplitea-Entrapment-Syndroms erfordert daher auch den Nachweis einer strukturellen Schädigung der A. poplitea durch die chronische Kompression oder einer neurologischen Komplikation durch Kompression des N. tibialis.
- Nachweis einer Pathologie der A. poplitea (Ektasie, Aneurysma, Verschluss) durch die Duplexsonografie
- Digitale Subtraktionsangiografie eventuell unter Provokation:
  - Exakte Darstellung der Ausdehnung der poplitealen Schädigung
  - Höhe und Morphologie der Kompression unter Provokation
  - Darstellung der Unterschenkelgefäße, Ausmaß der peripheren Embolisation.
- Eventuell Schnittbilddiagnostik (CT oder MRT) zur Identifikation der komprimierenden Struktur

Im klinischen Provokationsmanöver verschwindet das Doppler-Signal über der rechten A. tibialis posterior bereits bei geringer Plantarflexion des Fußes.

## Was sehen Sie in der Duplexsonografie (➤ Abb. 1.13)?

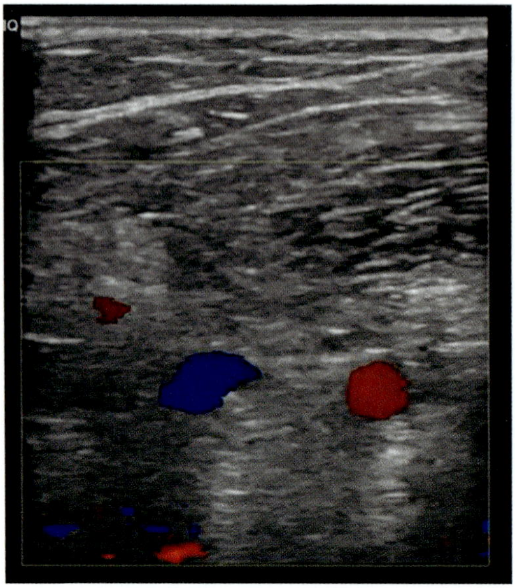

**Abb. 1.13** Duplexsonografie bei Verdacht auf popliteales Entrapment, räumliche Separation von A. und V. poplitea [M1443]

Es zeigt sich eine räumliche Separation der A. und V. poplitea durch eine aberrante muskuläre Struktur

## Was sehen Sie in der digitalen Subtraktionsangiografie (DSA; ➤ Abb. 1.14, ➤ Abb. 1.15, ➤ Abb. 1.16 unter Provokation durch Plantarflexion des Fußes)?

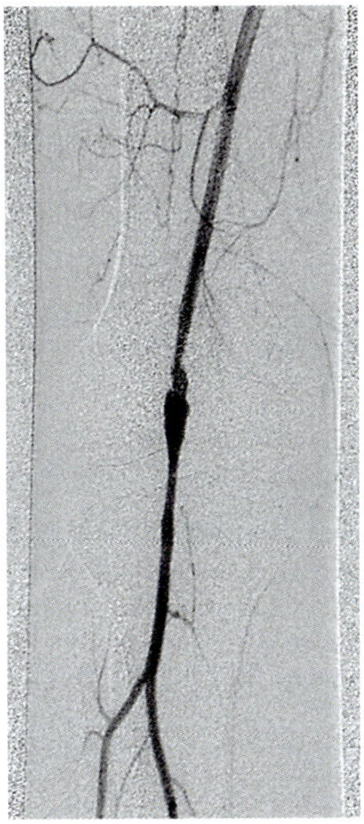

**Abb. 1.14** Digitale Subtraktionsangiografie: Ektasie [P093]

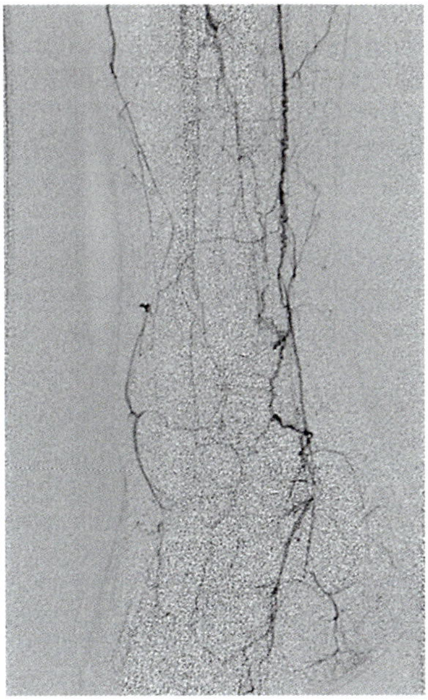

**Abb. 1.15** Digitale Subtraktionsangiografie: Verschluss der A. tibialis anterior und der A. tibialis posterior rechts [P093]

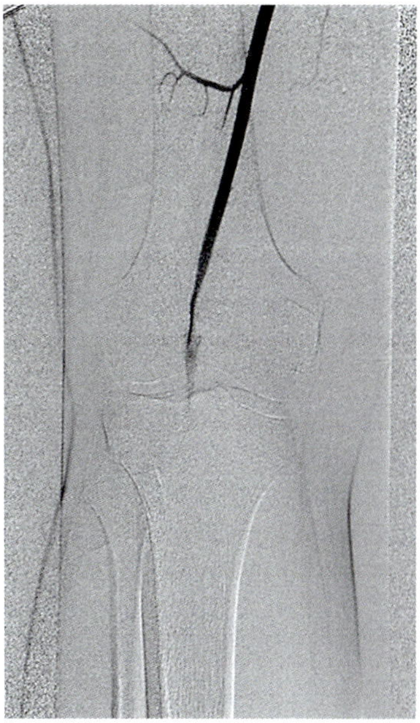

**Abb. 1.16** Digitale Subtraktionsangiografie unter Plantarflexion [P093]

Die DSA bestätigt die Ektasie (➤ Abb. 1.14) und zeigt einen Verschluss der A. tibialis anterior und der A. tibialis posterior rechts (➤ Abb. 1.15). Unter Provokation durch Plantarflexion des Fußes ist ein Verschluss der A. poplitea in Höhe des Kniegelenkspalts durch Kompression von außen zu erkennen (➤ Abb. 1.16).

## Welche Diagnose stellen Sie nun?

Es handelt sich um ein popliteales Entrapment-Syndrom mit peripherer Embolisation.

## Welche anatomischen Strukturen können dem Entrapment zugrunde liegen?

- Abnormer, nach medial verlagerter Verlauf der A. poplitea mit Unterkreuzung des medialen Gastroknemiuskopfs
- Aberrant verlaufende Muskelzüge oder Bänder in der Fossa poplitea
- Funktionelles Entrapment mit normaler Anatomie durch hypertrophierte Wadenmuskulatur

## Welche Therapie ist angezeigt?

Eine chirurgische Dekompression der A. poplitea, die Resektion des geschädigten Poplitealsegments und der Ersatz durch ein Veneninterponat sind indiziert. Wenn die embolischen Verschlüsse der Unterschenkelarterien frisch sind und eine klinisch relevante Ischämie vorliegt, sollte zusätzlich eine Rekanalisation der kruralen Strombahn durch perkutane, kathetergestützte Verfahren (ggf. katheterbasierte Lysetherapie) angestrebt werden. (Czihal et al. 2015, S. 429)

**LITERATUR**

Czihal M, et al. Vascular compression syndromes. Vasa 2015;44(6):419–434.

Deutsche Gesellschaft für Angiologie – Gesellschaft für Gefäßmedizin e. V. (DGA), et al. S3-Leitlinie zur Diagnostik, Therapie und Nachsorge der peripheren arteriellen Verschlusskrankheit. AWMF-Registernr. 065-003. Stand 18.09.2024, gültig bis 17.09.2029 (195 Seiten).

## 1.6 Leitsymptom akrale Nekrose

**KASUISTIK**

Ein 78-jähriger Mann berichtet über eine langjährig bestehende Claudicatio intermittens der Waden beidseits. Die schmerzfreie Gehstrecke beträgt etwa 100 Meter. Seit drei Monaten nimmt die Wadenclaudicatio links zu. Seit sechs Wochen hat er nächtliche Schmerzen im Vorfuß rechts, die Nachtruhe ist gestört. Der Patient verbringt einen Teil der Nachtruhe im Stuhl sitzend, da hierdurch die Schmerzen gelindert werden. Seit einer Woche hat er eine schmerzhafte Läsion im Bereich der vierten Zehe rechts.

**Anamnestisch** sind ein Diabetes mellitus Typ 2, eine medikamentös behandelte Hypertonie und Hypercholesterinämie sowie ein Zustand nach Myokardinfarkt zu erfragen.

### An welche Differenzialdiagnosen (mit ihrer typischen Klinik) denken Sie?

- Arteriosklerotisch bedingte periphere arterielle Verschlusskrankheit (PAVK) im Stadium einer chronisch kritischen Extremitätenischämie
- Cholesterinkristallembolie: Livedo reticularis, bilaterale schmerzhafte akrale Läsionen, Blut- und Urineosinophilie (passager), Entzündungszeichen, Anstieg des Serumkreatinins, eventuell krisenhafter Blutdruckanstieg mit kardialer Dekompensation
- Diabetisches Fußsyndrom: diabetische Neuropathie und Osteoarthropathie (Charcot-Fuß) mit Entwicklung eines Malum perforans, eventuell zusätzlich PAVK (diabetische Makroangiopathie). **Cave:** bei jedem diabetischen Fußsyndrom PAVK, eventuell mit Osteomyelitis, ausschließen.

Bei der **körperlichen Untersuchung** findet sich eine Tachyarrhythmie mit peripherem Pulsdefizit, über den Lungen beidseits basal feuchte Rasselgeräusche. Die Pulse der unteren Extremitäten sind ab der A. poplitea beidseits nicht mehr tastbar. Die 4. Zehe rechts ist schwarz-bläulich verfärbt und sehr druckschmerzhaft. Die deutliche entzündliche Rötung hat auf den Vorfuß übergegriffen (➤ Abb. 1.17).

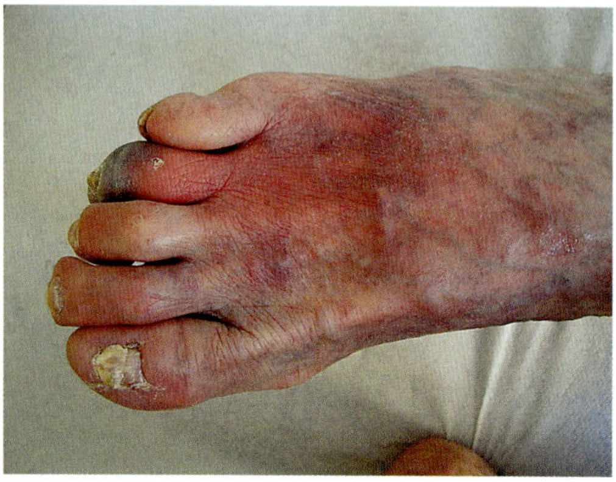

**Abb. 1.17** Untersuchungsbefund: deutliche entzündliche Rötung des Vorfußes [P093]

## Welche diagnostischen Maßnahmen ergreifen Sie?

- EKG
- Röntgen-Thorax
- Messung des Knöchel-Arm-Index
- Labor (vor allem Entzündungsparameter, Serumkreatinin)

Im EKG findet sich Vorhofflimmern mit tachykarder Kammerfrequenz und Zeichen eines alten Vorderwandinfarkts. Der Röntgen-Thorax zeigt Umverteilungszeichen und einen vergrößerten Herzschatten. Die systolischen Knöchelarteriendrücke betragen beidseits > 220 mmHg bei einem Blutdruck von 160/90 mmHg (Mediakalzinose).
**Laborwerte:** CRP 5 mg/dl, Leukozyten 11.400/µl, Serumkreatinin 2,4 mg/dl.

## Welche weitere Diagnostik veranlassen Sie, um die Durchblutungssituation an der unteren Extremität einschätzen zu können (Knöchelarteriendrücke nicht verwertbar aufgrund der Mediasklerose)?

Für eine kritische Ischämie des betroffenen Fußes sprechen:
- **Oszillografie:** eine nicht mehr pulsatile oder anarchische Puls-Volumen-Kurve in der Vorfußoszillografie Messung der systolischen Zehenarteriendrucke: < 50 mmHg
- **Transkutane Sauerstoffdruckmessung:** < 30 mmHg am Vorfuß im Liegen

## An welche Ursache der Niereninsuffizienz ist neben der diabetischen Nephropathie zu denken?

An eine bilaterale Nierenarterienstenose auf dem Boden der generalisierten Arteriosklerose.
**Cave:** Kreatininanstieg unter Therapie mit ACE-Hemmern.

## Welche Methoden eignen sich zum Ausschluss oder Nachweis einer Osteomyelitis des Fußskeletts?

- Konventionelle Röntgenaufnahme in zwei Ebenen
- MRT (sehr sensitiv, wenig spezifisch)
- CT (eingeschränkt sensitiv, spezifischer als MRT)
- Sondierung mit der Knopfsonde (Knochen sondierbar. d. h. die der Sondenkopf trifft auf den Knochen oder dringt in diesen ein, damit Nachweis einer Osteomyelitis)

Das Oszillogramm weist auf eine kritische Ischämie des linken Beins hin. Kein Nachweis einer Osteomyelitis oder einer diabetischen Osteoarthropathie.

## Wann besteht die Indikation zur Angiografie im Stadium der kritischen Extremitätenischämie (PAVK III/IV)?

Es besteht eine absolute Indikation, da die Möglichkeiten zur Revaskularisation (insbesondere chirurgisch) nur auf Basis einer Angiografie (konventionelle invasive Angiografie in DSA-Technik, CT-Angio oder MR-Angio) ausreichend beurteilbar sind (in der Regel Mehretagenproblem). Wichtig ist eine ausreichend gute Darstellung der Unterschenkel- und Fußarterien. Am besten gelingt dies durch selektive Darstellung.

Die Angiografie der Beingefäße (➤ Abb. 1.18) zeigt ausgeprägte arteriosklerotische Veränderungen der Beingefäße mit einem langstreckigen femoro-poplitealen Verschluss, einem Verschluss der A. profunda femoris sowie Verschlüssen aller drei Unterschenkelarterien.

## Welche therapeutischen Grundsätze verfolgen Sie?

- **Kardiale Rekompensation:** Eine manifeste Herzinsuffizienz oder Anämie kann eine grenzwertig kompensierte PAVK in eine kritische Extremitätenischämie überführen.
- **Lokale Maßnahmen:** Eine adäquate lokale Wundtherapie ischämischer Läsionen ist in seiner Bedeutung für den Extremitätenerhalt nicht zu unterschätzen.
- **Bekämpfung der Infektion:** Bei systemischen Entzündungszeichen oder klinisch imponierender lokaler Inflammation sind Antibiotika mit guter Gewebegängigkeit indiziert.
- **Revaskularisation:** Diese Maßnahme steht – wenn immer möglich – bei der kritischen Extremitätenischämie an erster Stelle (nach entsprechender kardialer Rekompensation).
- **Medikamentöse Verbesserung der akralen Durchblutung** mit Prostanoiden, wie Alprostadil 1–2 × 40 µg/d in 50–250 ml isotonischer NaCl i. v. **Cave:** Kontraindikationen manifeste Herzinsuffizienz und symptomatische koronare Herzkrankheit.
- **Schmerztherapie:** physikalische Maßnahmen (Beintieflagerung, Warmhalten des Fußes mit Watteverband), Schmerztherapie nach WHO-Stufenschema.
- **Medikamentöse Sekundärprophylaxe** der Atherosklerose; **Nikotinkarenz** (➤ Kap. 1.3).

## Welches sind die wichtigsten Maßnahmen der lokalen Therapie ischämischer akraler Hautdefekte?

- Débridement eines nekrotischen oder fibrinhaltigen Wundbelags; bei lokaler eitriger Abszedierung chirurgische Entlastung
- In der Regel feuchte Wundbehandlung, z. B. mit Fettgaze, Alginaten oder Hydrogelen
- Bei akraler Nekrose oder Gangrän trockene Wundbehandlung
- Interdigitale Mulleinlagen (Verhinderung von Druckulzera interdigital)
- Wattestiefel (mechanischer Schutz, Wärmeverlust)
- Druckentlastender Verbandsschuh, insb. bei plantaren Läsionen
- Bei tiefen Wunden ggf. VAC-Pumpen-Therapie, Spalthautdeckung, im Einzelfall Lappenplastik
- **Cave:** keine haftenden Verbandsmaterialien (z. B. Pflaster) (Burckhardt et al. 2023, S. 102)

## Welche sind die therapeutischen Optionen zur Revaskularisation?

- **Perkutane Kathetertherapie:** Da sie weniger invasiv ist als die Chirurgie, ist sie häufig Methode der ersten Wahl, wenn technisch möglich (meist multimorbide Patienten mit hohem OP-Risiko). Im vorliegenden Fall bei langstreckigem femoro-poplitealem Verschluss ist sie technisch nicht möglich.
- **Revaskularisation durch Bypass,** am besten anhand einer autologen Vene. Bei hohem OP-Risiko kommen eventuell regionale Anästhesieverfahren infrage. Im vorliegenden Fall ist ein femorokruraler Venenbypass die beste therapeutische Option.

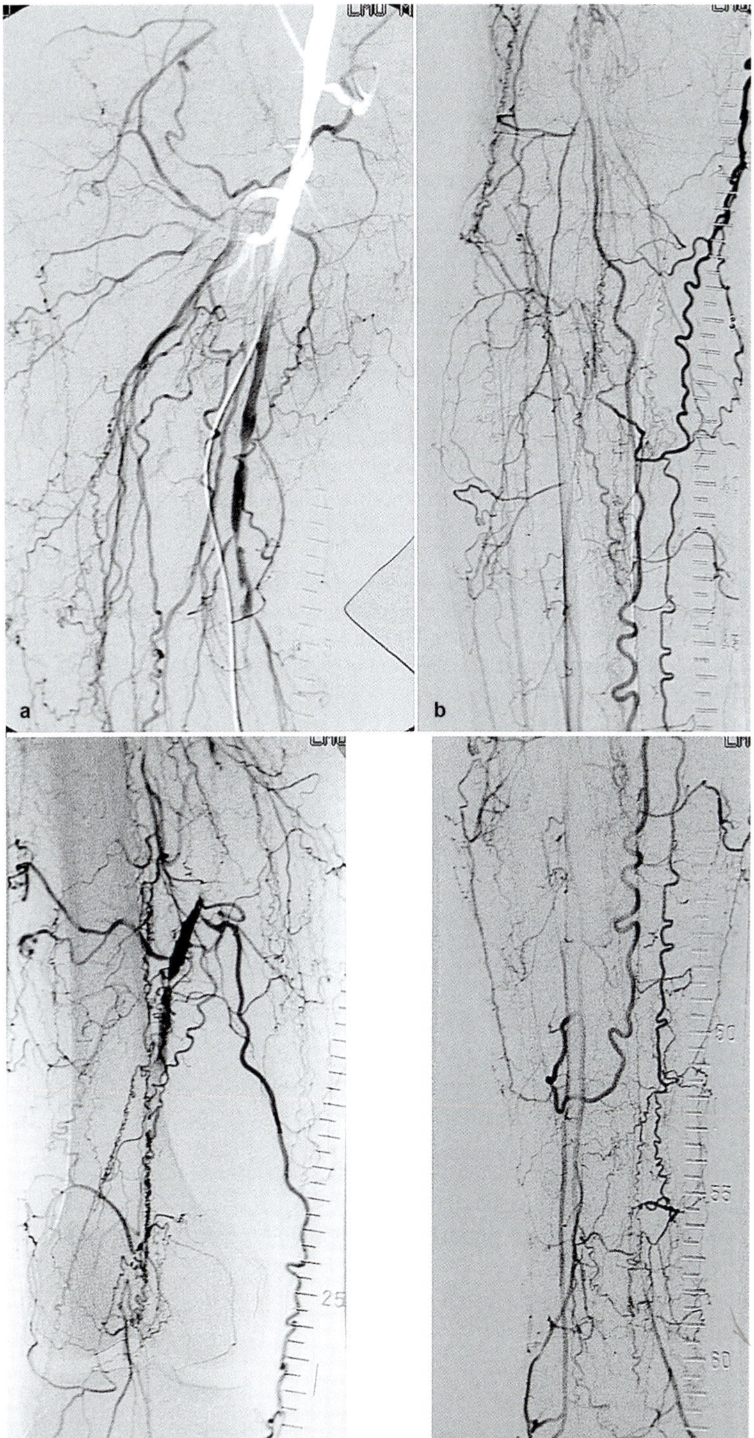


**Abb. 1.18** Angiogramm der Beingefäße [P089]

### Wann ist eine Amputation indiziert?

Die Indikation besteht, wenn es keine Möglichkeit zur Revaskularisation gibt und konservative Maßnahmen ohne Erfolg bleiben. Man unterscheidet Minoramputationen (Zehen-, Strahl- oder Vorfußamputationen mit funktionellem Erhalt der Extremität) und Majoramputationen (Unterschenkel- oder Oberschenkelamputation mit Notwendigkeit der Prothesenversorgung). Wichtig sind die Rehabilitationsmaßnahmen vor allem nach einer Major-Amputation.

### Wie schätzen Sie die Prognose eines Patienten im Stadium III oder IV einer PAVK ein?

- **Quoad vitam:** hohe kardiovaskuläre Morbidität und Mortalität; Ein-Jahres-Mortalität 20 %, Fünf-Jahres-Rate 50 %
- **Quoad extremitatem:** Majoramputationsrate bei der kritischen Extremitätenischämie bis zu 20 %; Diabetiker mit 10- bis 15-fach höherem Risiko einer Amputation als Nichtdiabetiker; nur bei 40 % der Majoramputierten Wiedererlangung der vollen Mobilität (rollstuhlunabhängig) (Conte et al. 2019, S. 25)

**LITERATUR**

Burckhardt M, et al. S3-Leitlinie Lokaltherapie schwerheilender und/oder chronischer Wunden aufgrund von peripherer arterieller Verschlusskrankheit, Diabetes mellitus oder chronischer venöser Insuffizienz. Deutsche Gesellschaft für Wundheilung und Wundbehandlung e. V. AWMF-Registernr. 091-001. Stand 11.09.2023, gültig bis 10.09.2028 (225 Seiten).

Conte MS, et al. Global vascular guidelines on the management of chronic limb-threatening ischemia. Eur J Vasc Endovasc Surg 2019;58(1S):S1–S109.e33.

## 1.7 Leitsymptom Ödem der unteren Extremitäten

**KASUISTIK**

Eine 32-jährige Patientin präsentiert sich mit einer beidseitigen ausgeprägten Unterschenkel- und Fußrückenschwellung, die die Zehen mit einbezieht. Die Symptomatik sei progredient seit dem Kindesalter. Es besteht ein Schweregefühl beider Beine. Ansonsten fühlt sich die Patientin gesund.

### Welches sind pathophysiologische Ursachen der Ödembildung?

- Erhöhter kapillärer Druck (erhöhtes Plasmavolumen durch Natriumretention, Störung des venösen Rückflusses, erniedrigter arteriolärer Widerstand)
- Hypalbuminämie (Proteinverlust, erniedrigte Proteinsynthese)
- Erhöhte kapilläre Permeabilität
- Lymphatische Obstruktion, z. B. bei Fehlbildung
- Erhöhter interstitieller onkotischer Druck

## Welche Differenzialdiagnosen ziehen Sie in Betracht?

- Herzinsuffizienz
- Nierenerkrankungen einschließlich des nephrotischen Syndroms
- Medikamenteneinnahme (z. B. Diuretika, Kalziumantagonisten, Minoxidil, Diazoxid, Östrogene)
- Venöse Erkrankungen: tiefe Venenthrombose, chronische venöse Insuffizienz, Angiodysplasie
- Gastrointestinale Erkrankungen: Leberzirrhose, Malabsorption, Malnutrition
- Lymphödem
- Lipödem (Kein eigentliches Ödem, sondern schmerzhafte, disproportionale symmetrische Fettgewebsverteilungsstörung der Extremitäten, die fast ausschließlich bei Frauen auftritt.)
- Andere: bakterielle Infektion mit sekundärem Ödem (z. B. Erysipel, diabetisches Fußsyndrom), Hypothyreose

Anamnestisch ist keine Medikamenteneinnahme zu eruieren.
Im **Untersuchungsbefund** zeigt sich eine übergewichtige Patientin mit lokal beidseits teigigen, schwer eindrückbaren, ausgeprägten Schwellungen beider Unterschenkel, Fußrücken und Zehen mit Faltenbildung (➤ Abb. 1.19).
Veruccae im Bereich der Zehen. Stemmer-Zeichen beidseits positiv (fehlende Abhebbarkeit der Zehenhaut). Die sonstigen körperlichen Befunde sind unauffällig.
Ein Duplex der Venen, eine Sonografie des Abdomens, Labor und Urinstatus sind unauffällig.

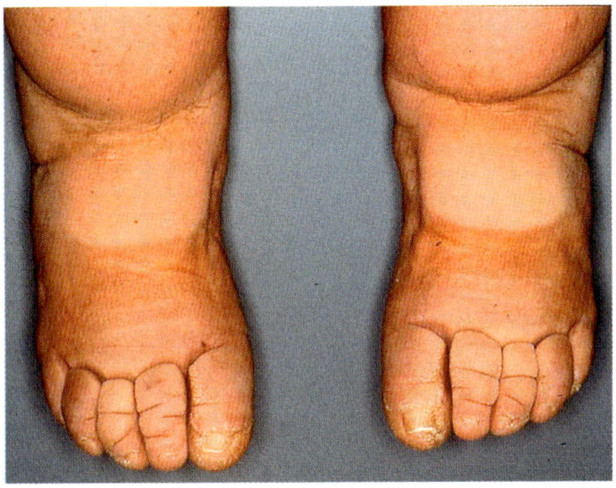

**Abb. 1.19** Untersuchungsbefund: ausgeprägte Schwellungen beider Unterschenkel, Fußrücken und Zehen [P089]

## Welche ist die wahrscheinliche Diagnose?

Es liegt mit hoher Wahrscheinlichkeit ein primäres Lymphödem vor, da keine Anhaltspunkte für alternative Ursachen bestehen und klinisch ein klassischer Befund präsentiert wird.

## Welche Formen des Lymphödems kennen Sie?

An **primären Formen** sind zu nennen:

- Das seltene kongenitale hereditäre Lymphödem (Typ Milroy) mit Lymphödem bereits bei Geburt. Es wird autosomal-dominant vererbt, gelegentlich besteht eine Assoziation mit intestinaler Lymphangiektasie und Cholestase.
- Das hereditäre Lymphödem (Typ Meige). Es beginnt im Kindesalter oder in der Pubertät (praecox). Der Erbgang ist autosomal-dominant.

- Das sporadische Lymphödem (tarda). Es manifestiert sich erst im Erwachsenenalter, meist über 30 Jahre.

Sekundär tritt ein Lymphödem auf, z. B. postoperativ (Mastektomie, peripherer Bypass), bei Malignom (Prostatakarzinom, Ovarial- oder Endometriumkarzinom), nach Bestrahlung, bei Selbststau (Selbstbeschädigung) oder infektiös (Erysipel, Filariose → weltweit häufigste Ursache des sekundären Lymphödems) (GDL et al. 2017, S. 18)

## Wie manifestieren sich ein primäres und sekundäres Lymphödem typischerweise klinisch?

Das **primäre Lymphödem** betrifft meist Frauen. Es beginnt in etwa 75 % unilateral, in 25 % bilateral. Bei einseitigem Beginn bildet sich später bei etwa 25 % ein kontralaterales Ödem aus. Auslösende Faktoren eines subklinischen Ödems sind Schwangerschaft und lokales Trauma (Distorsion, Kontusion). Die Ausbreitungsrichtung ist in der Regel von distal nach proximal.

Bei **sekundärem Lymphödem** dominieren die Symptome der Grunderkrankung. Es kann bi- oder unilateral auftreten und breitet sich häufig von proximal nach distal aus. Am häufigsten tritt es als Folgekomplikation nach onkologischer Chirurgie (Lymphödem des Armes nach axillärer Lymphknotenentfernung, Lymphödem der Beine nach radikaler Prostatektomie) auf.

**ZUSATZINFORMATION**

Das sekundäre Lymphödem nach onkologischen Operationen tritt nicht selten erst mit erheblicher Latenz nach dem Eingriff in Erscheinung.

## Wie lautet die gebräuchliche klinische Stadieneinteilung des Lymphödems?

- Stadium I: eindrückbares, weiches Ödem, Rückbildung auf Hochlagerung
- Stadium II: nicht eindrückbares Ödem, fehlende Rückbildung auf Hochlagerung
- Stadium III: Elefantiasis

## Welche bildgebenden Verfahren dienen der Darstellung des Lymphgefäßsystems?

- **Indirekte Lymphografie:** subdermale Injektion eines wasserlöslichen Kontrastmittels, Darstellung epifaszialer peripherer Lymphkollektoren (keine Darstellung der kutanen Lymphkapillaren)
- **Lymphszintigrafie:** interdigitale Injektion eines lymphpflichtigen radioaktiven Tracers; qualitative Beurteilung der Transportfunktion

Diese Verfahren sind selten erforderlich. Das Lymphödem ist primär eine klinische Diagnose nach Ausschluss sekundärer Ödemursachen.

## Welchen Stellenwert haben Ultraschall, MRT und CT in der Diagnostik des Lymphödems?

Sie dienen in aller Regel der Abklärung sekundärer Ursachen, wobei MRT und Ultraschall zur Differenzierung von Phlebödem (subkutanes *und* muskuläres Ödem) und Lymphödem (Ödem nur subkutan) beitragen.

## Was sind mögliche Komplikationen des Lymphödems?

- Rezidivierende Erysipele: Verschlechterung des Lymphödems durch Obliterationen kutaner Lymphgefäße im Rahmen der Infektion (Mykose als Eintrittspforte!)
- Fibrotischer Umbau des Ödems mit Einschränkung der Beweglichkeit, vor allem im Sprunggelenk
- Hyperkeratose und Bildung von Verrucae (häufig bei Elefantiasis)
- Sehr selten maligne Entartung (Lymphangiosarkom): Vorkommen bei massivem Armlymphödem nach Mastektomie (Stewart-Treves-Syndrom) oder bei Filariose (multiple bläulich-rötliche oder livide Hautläsionen, subkutane Knötchen)

## Welche präventiven Maßnahmen empfehlen Sie der Patientin?

- Vermeiden von Hitzeapplikation an den betroffenen Extremitäten
- Hochlagern der Beine, wenn immer möglich
- Vermeiden einschnürender Kleidungsstücke
- Penible Hauthygiene (Vermeidung sekundärer Infektionen)

## Welche therapeutischen Optionen kennen Sie?

- **Kompressionstherapie:** in der Anfangsphase mit nichtelastischen Kurzzugbinden im Rahmen einer komplexen Entstauungstherapie mit manueller Lymphdrainage (mehrere Wochen), dann graduierte Kompressionsstrümpfe (distal höherer Druck als proximal). Die frühzeitige und konsequente Kontrolle des Ödems verhindert die Progression!
- **Intermittierende externe pneumatische Kompression** bei fehlendem Ansprechen auf manuelle Lymphdrainage und Kompression.
- **Diuretika:** häufig wenig effektiv (insbesondere bei fibrösem Umbau); eventuell in der Anfangsphase einer komplexen Entstauungstherapie zeitlich limitiert über etwa zwei Wochen.

## Welche Kontraindikationen für eine manuelle Lymphdrainage sind zu beachten?

- Erysipel oder aktive Entzündung der betroffenen Extremität
- Neoplasie
- Akute tiefe Venenthrombose
- Dekompensierte Herzinsuffizienz
- Lokal über bestrahltem Hautareal

### LITERATUR

Gesellschaft Deutschsprachiger Lymphologen (GDL). S2k-Leitlinie. Diagnostik und Therapie der Lymphödeme. AWMF-Registernr. 058-001. Stand 23.5.2017, gültig bis 22.5.2022 (95 Seiten).

1

## 1.8 Leitsymptom pulsatiler Tumor im Abdomen

**KASUISTIK**

Eine 73-jährige Patientin mit arterieller Hypertonie wird zur besseren Blutdruckeinstellung zum Internisten überwiesen. An weiteren kardiovaskulären Risikofaktoren bestehen ein langjähriger Nikotinkonsum und eine Hypercholesterinämie. Wesentliche Begleiterkrankungen sind eine aktuell asymptomatische koronare Herzkrankheit mit Z.n. Myokardinfarkt und PTCA vor 2 Jahren, eine chronisch-obstruktive Lungenerkrankung (COPD) und eine chronische Niereninsuffizienz (Serumkreatinin 1,3 mg/dl, berechnete GFR 42,8 ml/min).
Bei der **körperlichen Untersuchung** fällt eine verbreitert tastbare Pulsation der abdominalen Aorta auf.
Das **Routinelabor** ist bis auf die bekannte Niereninsuffizienz unauffällig.

### Welche Verdachtsdiagnose stellen Sie?

Der verbreiterte Aortenpuls bei einer Patientin mit multiplen Gefäßrisikofaktoren (insb. aktiver Nikotinabusus) und manifester Arteriosklerose lässt ein Bauchaortenaneurysma (BAA) vermuten.

### Wie klären Sie den Befund weiter ab?

Abdominale Sonografie, bedarfsweise mit farbkodierte Duplexsonografie (FKDS)

### Was sehen Sie in der B-Bild- und Duplexsonografie (➤ Abb. 1.20, ➤ Abb. 1.21, ➤ Abb. 1.22)?

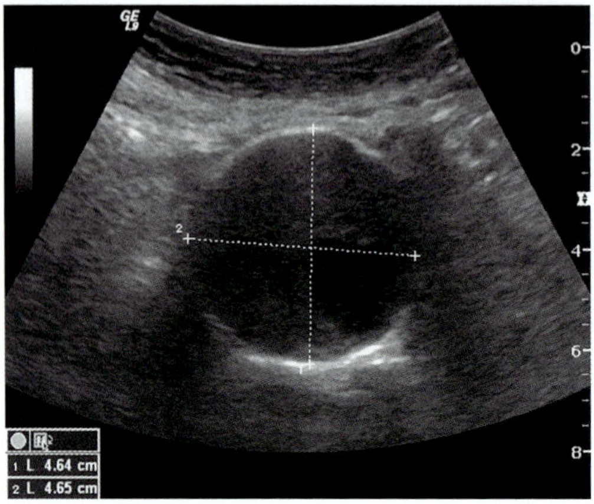


**Abb. 1.20** B-Bild-Sonografie: Querschnitt [P093]

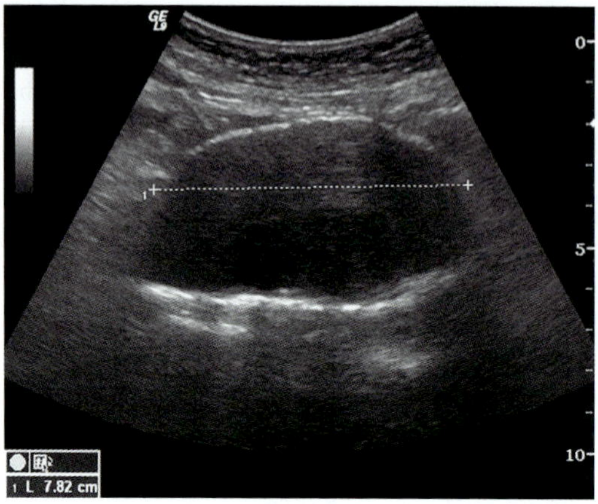


**Abb. 1.21** B-Bild-Sonografie: Längsschnitt [P093]

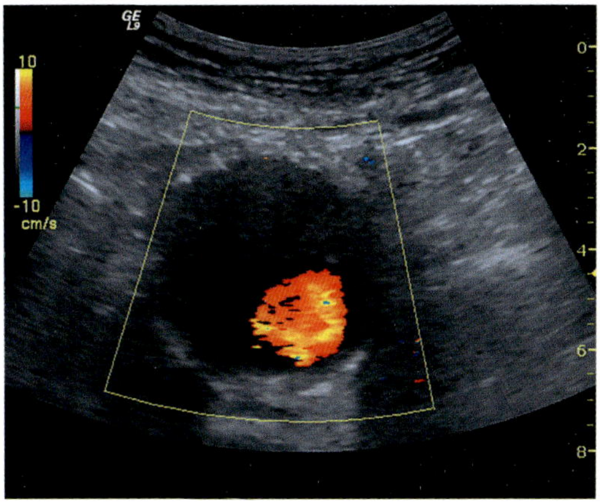


**Abb. 1.22** Duplexsonogramm [P093]

Die B-Bild-Sonografie zeigt im Quer- (➤ Abb. 1.20) und Längsschnitt (➤ Abb. 1.21) ein infrarenales BAA mit einem maximalen Durchmesser von 4,65 cm und einer Länge von fast 8 cm. Der breite, sehr echoarme Thrombusmantel ist im B-Bild kaum sichtbar, wird aber leicht erkennbar durch Zuschalten der FKDS.

Eine Nachfrage beim Hausarzt ergibt, dass ein BAA bereits seit 2 Jahren bekannt ist. Bei der letzten Ultraschalluntersuchung vor 10 Monaten lag der maximale Durchmesser bei 3,9 cm.

## Welche Ätiologien aneurysmatischer Erkrankungen kennen Sie?

- Meist arteriosklerotisch-degenerativ (> 90 %), als Aneurysma verum am häufigsten lokalisiert in der infrarenalen Aorta abdominalis, weniger häufig im Bereich der Beckenarterien und der A. poplitea
- Seltenere Ursachen:
  - Nach Aortendissektion (Aneurysma dissecans, thorakale Aorta teils mit Ausdehnung in die abdominelle Aorta und die Beckenarterien)
  - Großgefäßvaskulitis (Takayasu- und Riesenzellarteriitis), meist thorakale Aorta
  - Hereditäre Bindegewebserkrankungen (Marfan-, Loeys-Dietz- und Ehlers-Danlos-Syndrom)
  - Bikuspide Aortenklappe (vergesellschaftet mit Aneurysma der Aorta ascendens)
  - Trauma (Aneurysma spurium)
  - Bakterielle Infektion (mykotisches Aneurysma)

**ZUSATZINFORMATION**

Das inflammatorische Bauchaortenaneurysma ist gekennzeichnet durch einen periaortalen Pannus, der sich um die in diesen Fällen häufig schwer veränderte Aorta bis in das Retroperitoneum ausbreitet (retroperitoneale Fibrose) und hier als häufige Komplikation eine ein- oder bds. Harnstauung hervorruft durch Kompression der Ureteren.

## Was sind die wichtigsten Risikofaktoren für das Bauchaortenaneurysma?

- Alter
- Männliches Geschlecht
- Arterielle Hypertonie
- Rauchen
- Familiäre Belastung

## Nennen Sie bitte die typischen Komplikationen des Bauchaortenaneurysmas!

- Ruptur (frei oder gedeckt)
- Dissektion
- Periphere Embolisation aus dem Thrombusmantel
  - Embolische Verschlüsse der iliakalen, femoro-poplitealen oder kruralen Strombahn
  - Cholesterinembolisation, z. B. in die Nieren bei thorakalem Aneurysma oder in die Füße und Zehen bei abdominellem Aneurysma
- Selten:
  - Kompression umliegender Strukturen (V. cava inferior, Ureteren, Arrosion von Wirbelkörpern)
  - Thrombotischer Verschluss

## Wie hoch ist das Rupturrisiko von Bauchaortenaneurysmen?

Bei einem Aneurysmadurchmesser < 5,0 cm liegt die Rupturgefahr < 1 % pro Jahr. Bei einem Durchmesser > 5,0–5,5 cm steigt das Rupturrisiko steil an. Je nach Studie wird die Rupturrate von BAA mit einem Durchmesser > 5,5 cm mit 10–30 % pro Jahr angegeben.

## Welche weiteren Risikofaktoren der BAA-Ruptur neben dem Durchmesser kennen Sie?

- Schnelle Größenzunahme (> 1 cm/Jahr)
- Unkontrollierte Hypertonie
- Weibliches Geschlecht
- Rauchen
- Obstruktive Ventilationsstörung

## Wie gefährlich ist die Bauchaortenaneurysma-Ruptur?

Die BAA-Ruptur geht mit einer Mortalität von etwa 80 % einher. Wenn ein Patient mit BAA-Ruptur die Klinik erreicht, hat der notfallmäßige Aortenersatz eine Mortalität von etwa 50 %. In letzter Zeit gewinnt die notfallmäßige endovaskuläre Versorgung rupturierter Aneurysmen zunehmend an Bedeutung.

## Wie hoch ist die Mortalität des elektiven, offen-chirurgischen Aortenersatzes bei Bauchaortenaneurysmen?

In großen Studien lag die Mortalität des elektiven Ersatzes der abdominellen Aorta mittels Rohr- oder Y-Prothese bei 3–5 %.

Vor diesem Hintergrund hat sich in den letzten Jahren die endovaskuläre Aneurysmaausschaltung (Endovascular Aortic Repair, EVAR) fest etabliert und ist mittlerweile das weitaus am häufigsten eingesetzte Verfahren der Aneurysmaausschaltung. Bisherige Studien haben gezeigt, dass die perioperative Mortalität bei endovaskulärer Therapie des Bauchaortenaneurysmas BAA bei 1–2 % liegt und somit deutlich niedriger ist als bei der konventionellen Operation. Mit modernen Prothesentechnologien (fenestrierte und gebranchte Prothesen) können heutzutage auch komplexe Aortenpathologien mit hoher technischer Erfolgsrate endovaskulär behandelt werden. Wichtigster Nachteil der EVAR ist eine höhere Rate an Spätkomplikationen (Endoleckage, Stentmigration), die mit Folgeeingriffen behandelt werden müssen. Daraus ergibt sich die Notwendigkeit einer lebenslangen Nachkontrolle dieser Patienten.

**ZUSATZINFORMATION**

Neben der CT-Angiografie kann als kostengünstigere Alternative ohne Strahlenbelastung in manchen Fällen die Kontrastmittelsonografie in der Nachsorge nach EVAR-Versorgung von BAA angewandt werden.

## Wann besteht eine Therapieindikation?

- Aktuelle Leitlinien empfehlen eine operative Aneurysmaausschaltung bei einem Durchmesser ≥ 5,5 cm. Bei Frauen kann bereits ab einem Durchmesser von 5,0 cm die Ausschaltung erwogen werden (Wanhainen et al. 2024).
- Indikationen für eine Therapie bereits bei einem kleineren Durchmesser sind das Auftreten von Symptomen, eine schnelle Größenzunahme (> 10 mm/Jahr) oder morphologische Hinweise auf eine drohende oder gedeckte Perforation.

## Wie beurteilen Sie das Aneurysma im vorliegenden Fall?

Das Aneurysma der Patientin ist mit einem maximalen Durchmesser von 4,7 cm noch nicht dringend therapiebedürftig. Allerdings sprechen die Größenzunahme von fast 8 mm in zehn Monaten, das weibliche Geschlecht, der fortbestehende Nikotinkonsum, die schlecht eingestellte Hypertonie und die COPD für eine höhere Rupturgefahr.

## Welche weitere bildgebende Diagnostik brauchen Sie, um die Eignung des BAA für eine endovaskuläre Therapie abzuklären?

Eine CT-Angiografie mit dünnen Schichten (1 mm) (Wanhainen et al. 2024).

Die CT-Angiografie zeigt das BAA im Querschnitt (➤ Abb. 1.23) und in den koronaren Rekonstruktionen (➤ Abb. 1.24). In der kraniokaudalen Ausdehnung reicht das Aneurysma von unmittelbar unterhalb der rechten Nierenarterie bis an die Aortengabel. Es zeigen sich ausgedehnte Verkalkungen der Aortenbifurkation und der abgebildeten Segmente der Iliakal- und proximalen Femoralarterien.

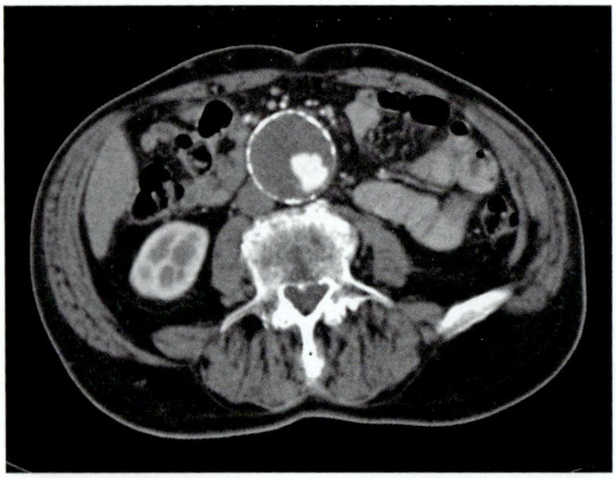

Abb. 1.23 CT-Angiogramm im Querschnitt [P093]

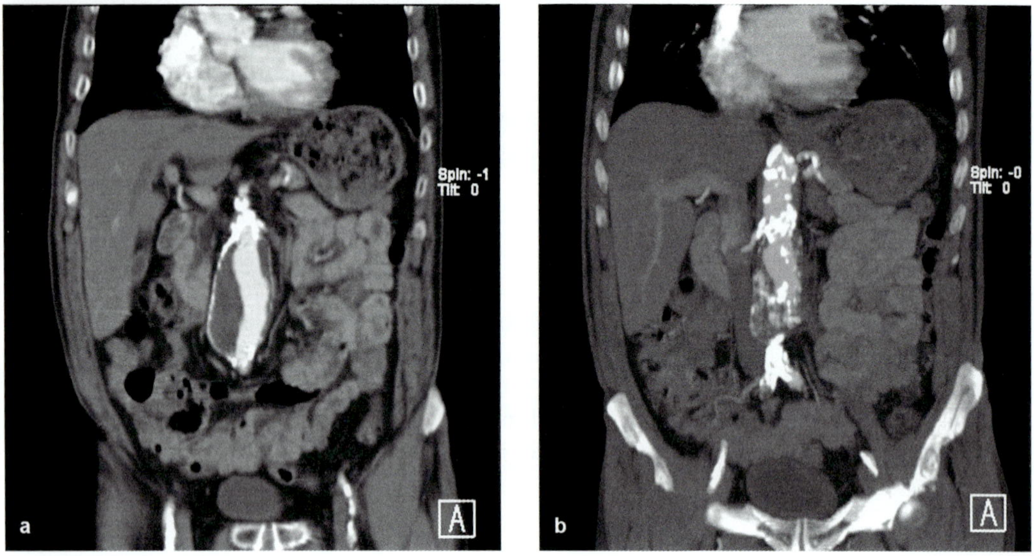


**Abb. 1.24** CT-Angiogramm: koronare Rekonstruktionen [P093]

## Wie beurteilen Sie die CT und wie würden Sie die Patientin auf Basis dieses Befundes behandeln?

Da das Bauchaortenaneurysma bis an die Nierenarterie heranreicht, besitzt es keinen „Hals", um den Stent in der infrarenalen Aorta zu verankern. Eine komplexe Prothesenversorgung mit mehrfach fenestrierter Prothese wäre erforderlich, um die Darm- und Nierendurchblutung zu erhalten. Bezüglich eines offenen Aortenersatzes besteht bei einem Durchmesser < 5,0 cm und multimorbider, älterer Patientin (KHK, COPD, Niereninsuffizienz) ein hohes OP-Risiko.

Um die Wachstumstendenz zu überprüfen, sollte das Aneurysma kurzfristig (in 3–6 Monaten) sonografisch kontrolliert werden. Gleichzeitig sollten die Blutdruckeinstellung optimiert und die Patientin zum Nikotinverzicht motiviert werden.

Die Patientin wird unter einer antihypertensiven Therapie aus ACE-Hemmer, Schleifendiuretikum und Betablocker normoton. Die Hypercholesterinämie wird mit einem Statin behandelt und die Patientin erhält ASS 100 mg/d zur Thrombozytenaggregationshemmung.

Bei der nächsten **sonografischen Verlaufskontrolle** des Aneurysmas nach drei Monaten ist der maximale Durchmesser konstant geblieben. Die Fortführung der konservativen Therapie unter regelmäßiger Überwachung der Aneurysmagröße wird vereinbart.

### Welche peripheren Gefäße sind nach der infrarenalen Aorta am häufigsten von Aneurysmen betroffen?

- Iliakalarterien
- A. poplitea

### Welches sind die wesentlichen Komplikationen des Popliteaaneurysmas?

Das Popliteaaneurysma wird meist durch einen thrombotischen Verschluss und/oder der peripheren Embolisation in die Unterschenkelarterien symptomatisch. Diese Komplikation führt häufig zu einer schweren, extremitätengefährdenden Ischämie des Unterschenkels und des Fußes. Die Ruptur eines Poplitealaneurysmas ist hingegen sehr selten.

### Wie wird das Popliteaaneurysma behandelt?

Wegen des hohen Risikos thromboembolischer Komplikationen wird ab einem Durchmesser von 2,0–2,5 cm die prophylaktische Ausschaltung mittels femoropoplitealem Bypass empfohlen. Patienten mit Popliteaaneurysma, die nicht operiert werden, sollten oral antikoaguliert werden.

**LITERATUR**

Wanhainen et al. European Society for Vascular Surgery (ESVS) 2024. Clinical practice guidelines on the management of abdominal aorto-iliac artery aneurysms. Eur J Vasc Endovasc Surg 2024;67(2):192–331. (S. 209, 217)

## 1.9 Leitsymptom plötzlicher einseitiger Visusverlust

**KASUISTIK**

Ein 68-jähriger Mann berichtet über einen plötzlich aufgetretenen, rechtsseitigen vollständigen Visusverlust, der seit einer Stunde besteht. Daneben bestehen „Kribbeln" und Taubheitsgefühl im linken Arm und leichte Kopfschmerzen. An Vorerkrankungen sind bekannt: langjähriger Hypertonus und Z. n. koronarer Bypass-Operation wegen koronarer Dreigefäßerkrankung.

### Welche Differenzialdiagnosen sind in Betracht zu ziehen?

- Ischämischer Schlaganfall
- Intrakranielle Blutung
- Sinusvenenthrombose
- Anfallsleiden
- Intrakranielle Raumforderung
- Migräneanfall

### Welches ist die wahrscheinlichste Differenzialdiagnosen?

Ischämischer Schlaganfall

### Welches sind die wichtigsten Ursachen eines ischämischen Insults oder einer TIA?

- Obliterierende Atherosklerose der extrakraniellen Karotisstrombahn (meist A. carotis interna)
- Obliterierende Atherosklerose der intrakraniellen Hirnarterien (meist Karotissiphon, A. cerebri media)
- Nicht obliterierende Atherosklerose (meist Aorta ascendens oder Aortenbogen)
- Zerebrale Mikroangiopathie (lakunäre Infarkte)
- Kardiale Embolie (Vorhofflimmern, linksventrikuläres Aneurysma, Mitralklappenvitium, offenes Foramen ovale) oder Embolie aus Aorta ascendens oder Aortenbogen (arteriosklerotisch)
- Dissektion (z. B. bei fibromuskulärer Dysplasie,)
- Entzündliche Gefäßerkrankungen (Riesenzellarteriitis, Takayasu-Arteriitis)

### Wie unterscheidet sich die typische Klinik zerebrovaskulärer Durchblutungsstörungen im Versorgungsgebiet der A. carotis interna und des vertebrobasilären Stromgebiets?

- A. carotis interna:
  - Kontralaterale Hemiparese, Dyspraxie
  - Kontralaterale Hypo- oder Parästhesie
  - Ipsilaterale Visusstörungen (Amaurosis fugax, homonyme Hemianopsie)
  - Dysarthrie, Dys- oder Aphasie
- Vertebrobasilär:
  - Ataxie
  - Drehschwindel
  - Bilaterale Parese oder Dysästhesie
  - Sturzattacken (Drop Attacks) ohne Bewusstseinsverlust
  - Dysarthrie, Schluckstörung
- Visusstörungen

### Welche typischen anamnestischen und klinischen Befunde würden Sie bei der Riesenzellarteriitis und welche bei der Takayasu-Arteriitis erwarten?

- **Riesenzellarteriitis:** Alter > 50 Jahre, neu aufgetretene Kopfschmerzen, Druckschmerz und/oder Pulslosigkeit der Temporalarterie(n), Kau-Claudicatio, Kämmschmerzen, plötzliche Erblindung, Doppelbilder, konstitutionelle Beschwerden, Symptome einer Polymyalgia rheumatica, Armclaudicatio (➤ Kap. 1.4)
- **Takayasu-Arteriitis:** Alter < 40 Jahre, frühes Stadium (Prepulseless Phase): konstitutionelle Beschwerden, Karotidodynie, späteres Stadium (Pulseless Phase: Armclaudicatio, Kopfschmerzen, Sehstörungen und fokalneurologische Symptome. Häufig oligosymptomatisch, auffällig mit Pulsverlust oder nicht messbarem Blutdruck an einem oder beiden Armen ➤ Kap. 1.4)

Bei der **körperlichen Untersuchung** beträgt der Blutdruck 170/100 mmHg, beim Visus rechts ist die Unterscheidung hell/dunkel möglich, es besteht eine Hyposensibilität der linken oberen Extremität. Labor und EKG sind unauffällig.

## Welche weiteren diagnostischen Maßnahmen veranlassen Sie?

- CT des Schädels: Differenzierung zwischen akuter Ischämie und Hämorrhagie
- Farbduplexsonografie: extrakranielle Obstruktionen der supraaortalen Arterien, insb. Stenose oder Verschluss der A. carotis interna
- EKG und Langzeit-EKG: Vorhofflimmern. Bei Schrittmacherträgern Auslesen des Schrittmachers
- Transthorakale ggf. transösophageale Echokardiografie: Thrombus im linken Vorhofohr, offenes Foramen ovale, Septumaneurysma, Klappenvitien, Hypo-/Akinesien der Wand des linken Ventrikels ggf. mit Ventrikelthrombus, Plaques Aorta ascendens und Bogen

## Welchen Stellenwert hat die Magnetresonanztomografie im Abklärungsgang zerebraler Ischämien?

- Sensitiver Nachweis einer Ischämie, auch im Hirnstammbereich; Diffusions-Sequenzen zum Frühnachweis.
- Als angiografisches Verfahren (MRA) vor allem zur Darstellung intrakranieller Gefäße (Aneurysmen, arteriovenöse Malformationen, Stenosen), entzündlicher Gefäßerkrankungen, Sinusvenenthrombose
- Detektion von Differentialdiagnosen

**ZUSATZINFORMATION**

Patienten, bei denen eine endovaskuläre Schlaganfalltherapie erwogen wird, sollten bei der initialen Schnittbildgebung auch eine nichtinvasive Gefäßdiagnostik erhalten. Bei Patienten jenseits des 4,5-Stunden-Zeitfensters sollte eine erweiterte multimodale Bildgebung erfolgen (z. B. MRT oder CT mit Perfusion), wenn nach klinischen Kriterien eine Rekanalisation erwogen wird.

## Wann ist eine Angiografie indiziert?

Heutzutage sollen beim ischämischem Schlaganfall mit klinisch relevantem neurologischen Defizit und Verschluss einer große Arterie im vorderen Kreislauf soll, wenn innerhalb von 6 Stunden (Zeit zwischen Symptombeginn und Leistenpunktion) möglich, eine mechanische Thrombektomie mittels Stent-Retriever erfolgen. Da die Komplikationsrate (bleibende neurologische Defizite) der selektiven diagnostischen Angiografie bei 0,5–1 % liegt, ist diese ansonsten nur unklaren Befunden, z. B. Verdacht auf Dissektion, DD: Verschluss oder höchstgradige Stenose, entzündliche Gefäßerkrankung vorbehalten.

Zum Nachweis oder Ausschluss einer extrakraniellen Karotispathologie auch hinsichtlich einer Revaskularisation ist in der Regel eine Duplexsonografie ausreichend. Für die Planung einer Revaskularisation ist jedoch ein zweites, (Schnittbild-)gebendes Verfahren erforderlich.

Das CT ist unauffällig.
Die **Duplexsonografie** (➤ Abb. 1.25) zeigt eine hochgradige, > 70%-ige Stenose der A. carotis interna rechts (Pfeil). Im Verlauf der diagnostischen Maßnahmen bildet sich die neurologische Symptomatik vollständig zurück.

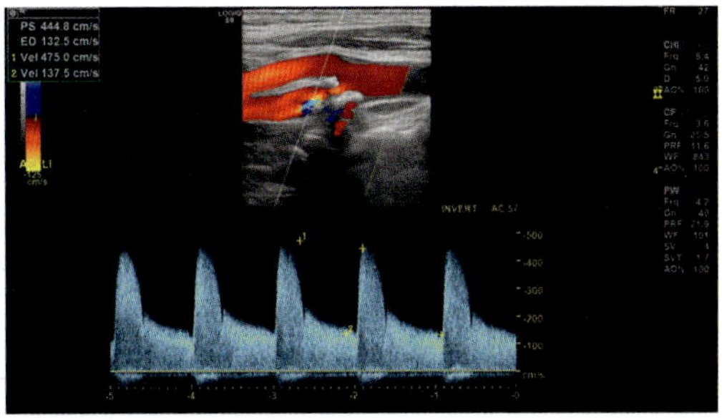


**Abb. 1.25** Hochgradige, verkalkte Abgangsstenose der A. carotis interna rechts [M1443]

## Wie kann die Karotisstenose klassifiziert werden?

- **I:** asymptomatisch
  - **IA:** ohne kontralateralem Verschluss
  - **IB:** mit kontralateralem Verschluss
- **II:** symptomatisch
  - **IIA:** Amaurosis fugax
  - **IIB:** reversible Hemisphären-Symptomatik
- **III:** Notfall-Indikation
  - **IIIA:** Crescendo-TIA
  - **IIIB:** progredienter oder akuter Schlaganfall
- **IV:** symptomatisch mit stattgehabtem Schlaganfall < 6 Mon.

## Welche therapeutischen Maßnahmen kommen für den Patienten in Betracht?

- Patienten mit ischämischem Schlaganfall sollen innerhalb von 24–48 Stunden 100–300 mg ASS erhalten.
- Ausgewählte Patienten mit einem leichten nichtkardioembolischen ischämischem Schlaganfall oder einer TIA mit hohem Rezidivrisiko, die nicht mit intravenöser Thrombolyse oder endovaskulärer Schlaganfalltherapie behandelt wurden, können innerhalb von 24 Stunden nach Symptombeginn mit einer dualen Plättchenhemmung behandelt werden (ASS plus Clopidogrel oder ASS plus Ticagrelor), aufgrund des erhöhten Blutungsrisikos duale Therapie zeitlich begrenzt (maximal 3 Wochen). Dies betrifft insbesondere Patienten, bei denen das Ereignis bereits unter einfacher Plättchenhemmung auftrat.
- Revaskularisation einer mittel- oder hochgradigen Karotisstenose.
- Behandlung der kardiovaskulären Risikofaktoren, hier der Hypertonie (z. B. ACE-Hemmer), Statintherapie (DEGAM et al. 2023, S. 56)

## Wann ist eine Revaskularisation indiziert?

- Bei asymptomatischer Karotisstenose (Rate zerebraler ischämischer Ereignisse unter bester medikamentöser Therapie etwa 1 %/Jahr) Indikation unter folgenden Bedingungen erwägen:
  - > 60%-ige Stenose mit Risikofaktoren, z. B. ipsilaterale stumme Infarkte, progrediente Stenose, Mikroembolien in der transkraniellen Dopplerableitung
  - Lebenserwartung > 5 Jahre
  - Sehr niedrige perioperative Komplikationsrate (< 3 %)
- Symptomatische Karotisstenose (Rate zerebraler ischämischer Ereignisse unter Acetylsalicylsäure 10–15 % im 1. Jahr, dann abfallend):
  - > 70%-ige Stenose (klare Empfehlung für die Karotis-TEA)
  - > 50–69%-ige Stenose (sollte erwogen werden)
  - Perioperative Komplikationsrate (30 Tage) < 6 % (Naylor et al. 2023, S. 25)

## Welche Verfahren stehen für eine Revaskularisation zur Verfügung?

Die chirurgische Thrombendarteriektomie (TEA) mit Patchplastik ist die Standardmethode der Revaskularisation bei symptomatischer/asymptomatischer Karotisstenose. Diese wird heutzutage häufig in lokaler Anästhesie durchgeführt, um perioperativ auftretende neurologische Symptome unmittelbar bemerken zu können. Die Stentangioplastie kann bei unter 70-jährigen Patienten als Alternative erwogen werden. Während die Rate perioperativer Schlaganfälle in randomisierten Studien beim Stenting höher war (3 % vs. 2 % bei Karotis-TEA), war die Rate an perioperativen Myokardinfarkten bei der Karotis-TEA (1 % vs. 0,5 % beim Stenting) höher (DGG et al. 2020, S. 42)

**ZUSATZINFORMATION**

Um einen Nettonutzen zu erzielen, muss am behandelnden Zentrum die 30-Tages-Komplikationsrate der jeweiligen Prozedur bez. Schlaganfall/Tod < 3 % (asymptomatische Stenose) bzw. < 6 % (symptomatische Stenose) betragen.

**LITERATUR**

Deutsche Gesellschaft für Allgemeinmedizin (DEGAM), S3-Leitlinie Schlaganfall. AWMF-Registernr. 053-011. Stand 04.05.2023, gültig bis 28.02.2025 (186 Seiten).

Deutsche Gesellschaft für Gefäßchirurgie und Gefäßmedizin – Gesellschaft für operative, endovaskuläre und präventive Gefäßmedizin e. V. (DGG). S3-Leitlinie zur Diagnostik, Therapie und Nachsorge der extrakraniellen Karotisstenose. AWMF-Registernr. 004-028. Stand 3.2.2020, gültig bis 2.2.2025 (251 Seiten).

Naylor R, et al. European Society for Vascular Surgery (ESVS) 2023 Clinical practice guidelines on the management of atherosclerotic carotid and vertebral artery disease. Eur J Vasc Endovasc Surg 2023;65(1):7–111.

## 1.10 Leitsymptom anfallsartige Weißverfärbung der Finger

**KASUISTIK**

Eine 32-jährige Patientin berichtet über eine seit einigen Monaten zunehmende, attackenartig auftretende Weißverfärbung aller Langfinger beider Hände. Auslösende Ereignisse sind Kälteexposition und emotionaler Stress. Während dieser Phasen Taubheitsgefühl und Kribbelparästhesien akral. Nach einigen Minuten Blauverfärbung, dann Rötung und Verschwinden der Parästhesien. Bisher keine akralen Läsionen. Schwellneigung der Finger. In den letzten Monaten wechselnde Arthralgien.

### Was erkennen Sie auf diesem Bild (➤ Abb. 1.26)?

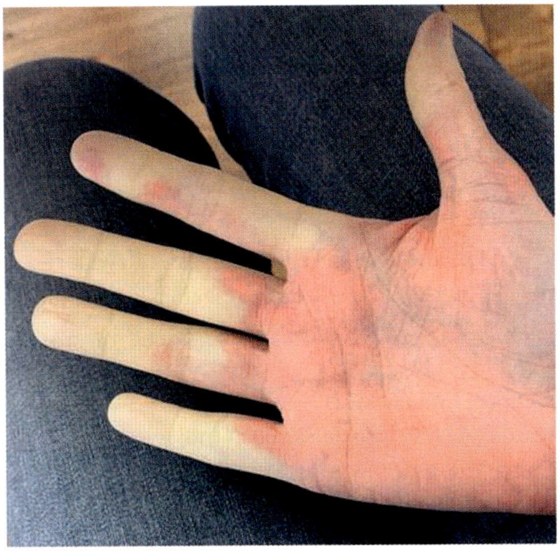

**Abb. 1.26** Dokumentation durch die Patientin selbst auf dem Smartphone [M1443]

Eine deutliche Weißverfärbung aller Langfinger rechts, gering auch des Daumens.

## Welches Phänomen beschreibt die Anamnese?

Das Raynaud-Phänomen. Es ist attackenartig auftretend, typischerweise dreiphasig (weiß – blau – rot = Ischämie, Zyanose, Hyperämie), eine reine Blauverfärbung ist jedoch auch möglich. Abzugrenzen ist das Phänomen von reiner Kälteempfindlichkeit (häufig, nicht attackenartig auftretend) oder der Akrozyanose.

## Welche beiden Formen des Raynaud-Phänomens sind zu unterscheiden?

- **Primäres Raynaud-Phänomen:** rein funktionelle Störung (Vasospasmen), keine Hand- oder Fingerarterienverschlüsse, keine Ulzera, keine kapilläre Mikroangiopathie, prognostisch gutartig
- **Sekundäres Raynaud-Phänomen:** zugrunde liegende Erkrankung, häufig einhergehend mit Unterarm-, Hand- und Fingerarterienverschlüssen, breites differenzialdiagnostisches Spektrum, Prognose abhängig von der Grunderkrankung

## Welche anamnestischen Angaben sprechen für eine primäre Form?

- Weibliches Geschlecht
- Alter < 30 Jahre
- Symmetrischer Befall der Langfinger (Aussparung des Daumens)
- Beginn der Symptomatik in der Pubertät
- Asthenischer Körperbau
- Neigung zur Hypotonie
- Migräne
- Positive Familienanamnese

## Welche Grunderkrankungen können Ursache eines sekundären Raynaud-Phänomens sein?

- **Kollagenosen:** Systemische Sklerose, Mischkollagenose, CREST-Syndrom, Lupus erythematodes, Polymyositis, Dermatomyositis, Sjögren-Syndrom
- **Vaskulitiden: Thrombangiitis obliterans** (Befall häufig der oberen und unteren Extremitäten); selten nekrotisierende Vaskulitiden der kleinen und mittelgroßen Arterien (z. B. Granulomatose mit Polyangiitis; Polyarteriitis nodosa)
- **Hämatologische Erkrankungen:** paraneoplastisch bei soliden Tumoren, Kryoglobulin- bzw. Kryofibrinogenämie, Kälteagglutininkrankheit, myeloproliferativen Erkrankungen wie Polycythaemia vera und essenzieller Thrombozythämie
- **Embolische Erkrankungen:**
  - Kardiale Embolie: z. B. Vorhofflimmern, Ventrikelthrombus, Endokarditis
  - Arterio-arterielle Embolie: atherosklerotische Stenosen der A. subclavia, arterielles Thoracic-Outlet-Syndrom mit Aneurysma der A. subclavia, Hypothenar-Hammer-Syndrom mit Aneurysma- und Thrombenbildung in der distalen A. ulnaris im Hypothenarbereich

- **Vibrationsbedingtes vasospastisches Syndrom**
- **Neuropathie** z. B. Karpaltunnelsyndrom
- **Medikamente und Toxine** (entweder aggravierend oder kausal): Chemotherapeutika, Interferon, Nikotin, Narkotika, Sympathomimetika, Ciclosporin, Kokain, Polyvinylchlorid, Ergotamin, Clonidin

**ZUSATZINFORMATION**

Die Rate der Transition eines zunächst als primär eingeschätzten zu einem sekundären Raynaud-Phänomen auf dem Boden einer Kollagenose beträgt etwa 1 % pro Jahr.

**ZUSATZINFORMATION**

Eine einseitige Symptomatik, häufig nur an einzelnen Fingern, spricht für eine embolische Ursache. Bei kritischer Hand- oder Fingerischämie ist die Symptomatik häufiger persistierend (z. B. schmerzhafte Blaufärbung) und weniger häufig einem klassischen (passageren) Raynaud-Phänomen entsprechend.

**ZUSATZINFORMATION**

Das Hypothenar-Hammer-Syndrom und der chronische Vibrationsschaden sind anerkannte Berufserkrankungen (BK-Nr. 2114 bzw. 2103). Entscheidend ist hier die Arbeitsanamnese, die eine berufliche Schlagbelastung des Hypothenars (z. B. Automechaniker, Schreiner) bzw. eine langzeitige manuelle Tätigkeit an vibrierenden Maschinen (z. B. Kettensäge, Bohrhammer, Fräsen) nachweist.

## Welche weiteren diagnostischen Maßnahmen mit welcher Fragestellung ergreifen Sie?

- **Pulsstatus:** z. B. Verlust des Ulnarispulses bei Verschluss im Rahmen einer systemischen Sklerose
- **Faustschlussprobe mit ischämischer Handarbeit (Allen-Test):** klinischer Test zur Überprüfung der Durchgängigkeit der Unterarmarterien, des Hohlhandbogens, sensitive Methode zur Detektion von Digitalarterienverschlüssen
- Ggf. **Pulspalpation und Auskultation unter Provokationsmanövern** mit Armelevation und Kopfdrehung bei Verdacht auf Thoracic-Outlet-Syndrom
- **Labordiagnostik: Blutbild mit Differenzialblutbild, klinische Chemie, antinukleäre Antikörper mit Differenzierung, Serumeiweißelektrophorese;** bei Verdacht auf embolisches Geschehen Antiphospholipid-Antikörper; bei auffälligen Befunden ggf. erweiterte Diagnostik
- **Kapillarmikroskopie des Nagelfalzes der Langfinger D2–5:** Nachweis einer kapillären Mikroangiopathie mit Megakapillaren, avaskulären Feldern, Mikroblutungen (frühes Zeichen einer Kollagenose)
- **Akrale Oszillografie:** Hinweise für Unterarm-, Hand- und Fingerarterienverschlüsse (verwertbare Ergebnisse nur nach max. peripherer Vasodilatation, z. B. 2 Hübe Nitro sublingual oder Warmwasserbad)
- **Duplexsonografie:** arterielle Emboliequelle
- Ggf. **Angiografie** bei unklarer Ätiologie von Unterarm-, Hand- oder Fingerarterienverschlüssen oder vor geplanter Thrombolyse und zur Dokumentation des Therapieerfolgs
- **Langzeit-EKG und Echokardiografie (ggf. transösophageal):** kardiale Emboliequelle

Die Faustschlussprobe und das akrale Oszillogramm weisen auf multiple Fingerarterienverschlüsse beidseits hin. In der Lupenvergrößerung der Kapillarmikroskopie des linken Zeigefingers der Patientin sind deutlich dilatierte Nagelfalzkapillaren neben avaskulären Arealen erkennbar. Es ist der typische Befund einer kapillären Mikroangiopathie.

## Wie lautet Ihre Verdachtsdiagnose?

Es liegt ein sekundäres Raynaud-Phänomen bei Verdacht auf eine Kollagenose vor, am ehesten Systemische Sklerose oder Mischkollagenose.

## Wie therapieren Sie die Patientin hinsichtlich des Raynaud-Phänomens?

- Allgemeine Empfehlungen:
  - Kälteschutz: warme Kleidung, Handschuhe, ggf. Taschenwärmer und beheizbare Sohlen bei schwerer Symptomatik
  - Nikotinkarenz
  - Vermeidung von vasokonstriktorisch wirkenden Medikamenten
  - Biofeedback, Stressreduktion
- Medikamentöse Empfehlungen:
  - Mittel der ersten Wahl: Kalziumantagonisten vom Dihydropyridintyp, wie Nifedipin retard 10–40 mg/d, maximal 80 mg/d p. o.; moderate Reduktion und der Frequenz der Attacken (**Cave:** bei primärem Raynaud-Phänomen Verstärkung der schon vorhandenen Hypotonie; häufiger Grund für Therapieabbruch!)
  - Ersatzweise Versuch mit, Angiotensin-II-Rezeptor-Antagonisten, wie Losartan 25–100 mg/d p. o., oder selektive Inhibitoren der Serotonin-Wiederaufnahme, wie Fluoxetin 2040 (maximal 60) mg/d p. o.
  - Sildenafil 1–3 × 20 mg/d p. o. (Off-label Use) (Belch et al. 2017, S. 420)

Unter Allgemeinmaßnahmen und Nifedipin oral bessern sich die Beschwerden zunächst. Nach sechs Monaten treten plötzlich eine akute Ischämie der Finger 3 und 4 der rechten Hand und Ruheschmerzen auf, es entwickelt sich eine akrale Läsion.

## Wie therapieren Sie die akute digitale Ischämie?

- Trockene Wundbehandlung
- Wattehandschuh
- Ausreichende Schmerztherapie (wirkt sympathikolytisch)
- Acetylsalicylsäure 100 mg/d, eventuell zeitlich befristete Antikoagulation mit niedermolekularem Heparin
- Iloprost 0,5–2 ng/kg KG/min für 1–2 Wochen
- Im Falle einer akuten digitalen Ischämie lokale intraarterielle Thrombolyse, parallel therapeutische Heparinisierung mit unfraktioniertem Heparin. **Cave:** Kontraindikationen beachten
- Bei digitalen Ulzera infolge systemischer Sklerose: Rezidivprophylaxe mit dem Endothelinrezeptor-Antagonisten z. B. Bosentan 2 × 62,5 mg/d initial, Erhaltungsdosis 2 × 125 mg/d. **Cave:** Nebenwirkung Hepatotoxizität
- Evtl. lokale Applikation nitrathaltiger Salbe, digitale Sympathektomie bei therapierefraktären Fällen

**LITERATUR**

Belch J, et al. ESVM guidelines – the diagnosis and management of Raynaud's phenomenon. Vasa 2017;46(6):413–423.

KAPITEL

# 2

Ralf Schmidmaier und Felix Röpcke

# Endokrinologie

# 2.1 Leitsymptom Flankenschmerz und Abgeschlagenheit

Ralf Schmidmaier



**KASUISTIK**

Ein 43-jähriger, selbstständiger Installateur hatte vor 3 Tagen erstmals krampfartige Schmerzen in der linken Flankenregion. Auf Nachfrage klagt er über Abgeschlagenheit und vermehrten Durst seit einigen Monaten. Er müsse häufiger, auch nachts, Wasser lassen. Der Urin sei sehr hell. Seit 4Wochen könne er schwere Gegenstände nicht mehr heben. Bei seiner Buchhaltung könne er sich nicht mehr gut konzentrieren.

Bei der **körperlichen Untersuchung** des normgewichtigen Patienten finden Sie Normalbefunde bis auf eine Klopfempfindlichkeit des linken Nierenlagers und schwer auslösbare Achillessehnenreflexe beidseits.

## Welche Differenzialdiagnosen ziehen Sie in Betracht?

- **Diabetes mellitus:** Er muss nach den Kriterien der Deutschen Diabetes-Gesellschaft ausgeschlossen werden.
- **Hyperkalzämie:** Die Symptome und Befunde passen zur klinischen Manifestation einer Hyperkalzämie bei primärem Hyperparathyreoidismus (pHPT). Organmanifestationen finden sich nur bei fortgeschrittenem primärem Hyperparathyreoidismus. Meist wird die Diagnose Hyperparathyreoidismus durch eine Screening-Untersuchung (Hyperkalzämie) im asymptomatischen Stadium gestellt.

## Falls Organmanifestationen des chronischen primären Hyperparathyreoidismus auftauchen, welche Organsysteme betreffen sie? Sechs sind genannt.

- Harnwege
- Niere
- Skelettsystem
- Gastrointestinaltrakt
- Herz
- Neuromuskuläres System

**ZUSATZINFORMATIONEN**

Bei > 50 % der Patienten finden sich keine Symptome bzw. Organmanifestationen der Hyperkalzämie.

## Nennen Sie für jedes der sechs Organsysteme eine mögliche Manifestationen

- **Harnwege:** einzelne Steine, Ausgusssteine, Blasensteine
- **Niere:** Nephrokalzinose, Niereninsuffizienz, Polyurie, Polydipsie
- **Skelettsymptome:** Ostitis fibrosa cystica generalisata (von Recklinghausen), verminderte Knochendichte, Fragilitätsfrakturen
- **Intestinale Manifestationen:** Übelkeit, Erbrechen, Pankreatitis, Gallensteine, Ulcera ventriculi
- **Herz-Kreislauf-Manifestationen:** QT-Zeit-Verkürzung, tachykarde Rhythmusstörungen, Hypertonie
- **Neuromuskuläre Funktionsstörungen:** Hemmung der neuromuskulären Impulsübertragung (Hyporeflexie), Koma

### Welche orientierenden Laboruntersuchungen leiten Sie ein?

Neben dem Ausschluss eines Diabetes mellitus muss der Nachweis einer parathormonabhängigen Hyperkalzämie geführt werden:
- Eiweißkorrigiertes Kalzium im Serum (erwarteter Befund: > 2,65 mmol/l)
- Anorganisches Phosphat im Serum (erwarteter Befund: erniedrigt)
- Intaktes Parathormon (erwarteter Befund: erhöht)
- Kalzium im 24-h-Urin (erwarteter Befund: erhöht)
- Phosphat im 24-h-Urin (erwarteter Befund: erhöht)
- Kreatinin im Serum (erwarteter Befund: normal)



### Was sind die drei grundsätzlichen Entstehungsmechanismen einer Hyperkalzämie?

- Steigerung der Kalziumfreisetzung aus dem Skelett
- Erhöhte intestinale Kalziumabsorption
- Verminderung der renalen Kalziumexkretion

### Was sind die beiden häufigsten Ursachen einer vermehrten Kalziumfreisetzung aus dem Skelett?

- Osteolysen (Multiples Myelom)
- Primärer und tertiärer Hyperparathyreoidismus (**nicht** sekundärer Hyperparathyreoidismus, weil das erniedrigte Serumkalzium die Ursache der vermehrten Parathormonsekretion ist.)

**ZUSATZINFORMATION**

Weitere, seltene Ursachen einer Hyperkalzämie durch **Steigerung der Kalziumfreisetzung** aus dem Skelett sind:
- Tumorinduzierte Hyperkalzämie (HIT) durch Freisetzung von Parathormon-related Protein (PTHrP) aus Tumorzellen
- Hyperthyreose
- Nebennierenrindeninsuffizienz
- Vitamin-A-Intoxikation
- Immobilisation

### Welche Ursachen einer Hyperkalzämie durch eine vermehrte intestinale Kalziumabsorption kennen Sie?

Am häufigsten ist die Überdosierung von Vitamin D. Weitere seltene Ursachen sind:
- Gesteigerte 1α-Hydroxylase-Aktivität in granulomatösen Lymphknoten (Sarkoidose, Hodgkin-Lymphom, Tuberkulose) → vermehrte Bildung von $1,25(OH)_2$-Vitamin $D_3$
- Exzessive Kalziumzufuhr, z. B. Milch-Alkali-Syndrom

**ZUSATZINFORMATION**

Ursachen der seltenen Hyperkalzämie durch eine reduzierte renale Kalziumexkretion sind:
- Benigne familiäre hypokalziurische Hyperkalzämie (FHH)
- Thiaziddiuretika
- Exsikkose, akutes Nierenversagen

**Zusammengefasst:** Bei dem beschriebenen Patienten steht durch die Konstellation „intaktes Parathormon erhöht bei Hyperkalzämie" steht – bei sonst gesundem Patienten – die Diagnose primärer Hyperparathyreoidismus (pHPT). In Frage käme differenzialdiagnostisch noch ein tertiärer (sekundär autonomer) Hyperparathyreoidismus, z. B. bei langjähriger schwerer Niereninsuffizienz.



## Was ist die Ursache eines pHPT?

Epithelkörperchenadenome (Adenome der Nebenschilddrüse) mit vermehrter Bildung von Parathormon

## Welche drei apparativen Untersuchungen führen Sie zum Nachweis der o. g. möglichen Organmanifestationen durch?

1. **Osteodensitometrie (und Frakturanamnese):** Darstellung der Skelettdemineralisierung zur Einschätzung von Operationsindikationen für das Epithelkörperchenadenom
2. **Abdominelle Sonografie:** Suche nach Urolithiasis, Nephrokalzinose, Pankreatitis, Cholelithiasis
3. **EKG, Langzeit-EKG, Herzultraschall:** Herzrhythmusstörungen, Atherosklerose, Linksherzhypertrophie

Die weitere Diagnostik erfolgt symptomabhängig.

## Wann ist die Indikation zur operativen Therapie des pHPT gegeben?

Wenn mindestens eine der fünf folgenden Pathologien bzw. der genannte Altersbereich vorliegt (Bilezikian et al., 2022):

- Kalzium im Serum mehr als 0,25 mmol/l über der Norm
- Hyperkalzurie (> 250 mg/d [Frauen]; > 300 mg/d [Männer]) und Nephro- oder Urolithiasis
- Eingeschränkte Nierenfunktion (Kreatinin-Clearance < 60 ml/min)
- Verminderte Knochendichte (T-Score < 2,5) und/oder vertebrale Fraktur
- Alter < 50 Jahre

## Welche Lokalisationsdiagnostik ist wünschenswert?

Die **Sonografie der Halsregion:** Epithelkörperchenadenome sind dorsal der Schilddrüsenkapsel an den oberen und unteren Polen zu suchen. Sie sind von ovalärer Form, glatt abgegrenzt und gegenüber gesundem Schilddrüsengewebe hypoechogen. Probleme sind die häufig geringe Größe, die manchmal schwierige Unterscheidbarkeit von hypoechogenen extrathyreoidalen Lymphknoten oder subkapsulären, nicht sicher als intrathyreoidial abgrenzbaren Schilddrüsenknoten und die mögliche Dystopie (auch bezüglich der Zahl von Epithelkörperchen besteht hohe Variabilität).

**ZUSATZINFORMATION**

Die Epithelkörperchenszintigrafie (bzw. SPECT) mit Technetium-99 m-Sestamibi erlaubt das Erkennen einer vermehrten Anreicherung in aktiven Adenomen. Kongruente Befunde in beiden Verfahren, Sonografie und Szintigrafie, erhöhen die Treffsicherheit der präoperativen Lokalisation. Gelingt mit beiden Verfahren kein Nachweis eines vergrößerten Epithelkörperchens, widerlegt das einen biochemisch gesicherten pHPT nicht! Auch die nach der biochemischen Sicherung ermittelte Operationsindikation ändert sich nicht. Die intraoperative Lokalisation durch den erfahrenen Chirurg bzw. die erfahrene Chirurgin ist die treffsicherste Methode.

## Wie sehen die Grundzüge der kausalen Therapie des pHPT aus?

- Operationsvorbereitende Senkung des Kalziumspiegels auf < 3 mmol/l durch Hydrierung, ggf. zusätzlich Schleifendiuretika
- Bei „Ein-Drüsen-Krankheit" (d. h. in der Bildgebung nur ein Epithelkörperchenadenom identifiziert) Entfernung des Adenoms
- Bei „Mehr-Drüsen-Krankheit" 7/8-Resektion oder totale Parathyreoidektomie und Implantation von Epithelkörperchengewebe in Muskelgewebe des Unterarms oder der Halsmuskulatur

**ZUSATZINFORMATION**

Eine intraoperative Erfolgskontrolle kann durch Dokumentation des Abfalls des intakten Parathormons nach Entfernung eines verdächtigen Adenoms (Schnelltest im Blut) durchgeführt werden. Eine minimal-invasive Operation ist in ausgewählten Fällen möglich (Weber, Lorenz und Dotzenrath 2020).

## Es gibt obligate präoperative Untersuchungen der Halsregion vor der kausalen Therapie des pHPT. Nennen und begründen Sie diese.

Sie betreffen die Schilddrüse: Erforderlich ist der Ausschluss oder Nachweis von morphologischen und funktionellen Schilddrüsenerkrankungen, da diese gleichzeitig saniert werden sollten, um Zweitoperationen zu vermeiden. Besondere Beachtung verlangt die mögliche Koexistenz eines medullären Schilddrüsenkarzinoms bei MEN Typ 2.

Die Diagnostik umfasst die TSH-Bestimmung, die Schilddrüsen-Sonografie sowie bei fokalen Veränderungen die Schilddrüsen (!)-Szintigrafie (mit $^{99m}$Technetium-Pertechnetat [PTT] oder $^{123}$Iod) sowie ggf. auch die Feinnadelpunktion mit Zytologie. Bei unifokalen sonografischen Befunden ist außerdem eine Kalzitoninbestimmung erforderlich (medulläres Schilddrüsenkarzinom!).

**ZUSATZINFORMATION**

**Wichtiges zur postoperativen Therapie**

Die Nachsorge gehört in die Hand des Spezialisten.

Postoperativ kann ein (meist passagerer) Hypoparathyreoidismus auftreten, der mit der Gabe von Kalzium und Calcitriol behandelt wird.

Bei präoperativ stark stimuliertem Knochenstoffwechsel (erhöhte alkalische Phosphatase!) kann es postoperativ zu einem hohen Kalziumsog des Skeletts kommen **(Hungry Bone Syndrome).** Dadurch fällt Kalzium im Serum ab und werden die verbliebenen Nebenschilddrüsen zur Produktion von Parathormon stimuliert. Der Parathormonspiegel ist daher normal oder erhöht. Die Gabe von Kalzium und Calcitriol kann die Hypokalzämie ausgleichen und dadurch das regulativ erhöhte iPTH wieder senken.

## Woran müssen Sie bei jungen Patienten mit primärem Hyperparathyreoidismus denken?

An erbliche Hyperkalzämiesyndrome:

- Multiple endokrine Neoplasie Typ 1 (MEN 1) mit Nebenschilddrüsenhyperplasie (Leittumor), Hypophysenadenomen, GEP-Tumoren (Inselzelltumor, Gastrinom)
- Multiple endokrine Neoplasie Typ 2 (MEN 2) mit Nebenschilddrüsenhyperplasie, Phäochromozytom, medullärem Schilddrüsenkarzinom (Leittumor) sowie eventuell Neurinomen und Skelettanomalien bei Typ 2b

Bei Auftreten eines pHPT in jungem Alter (< 30 Jahre), insbesondere in Form einer Mehrdrüsenkrankheit oder bei zusätzlichem endokrinen MEN-Tumor, sollte eine genetische Diagnostik erfolgen. Bei Nachweis einer MEN sollten auch die Kinder der Betroffenen getestet werden.

## Kennen Sie den Begriff „asymptomatischer Hyperparathyreoidismus"? Was ist damit gemeint?

Typisch ist in diesem Fall eine Hyperkalzämie
- ohne Symptome der Hyperkalzämie und
- ohne sekundäre Organmanifestationen.

In den letzten Jahren werden auch weitere, eher unspezifische, neuromuskuläre und neuropsychiatrische Symptome des pHPT diskutiert: allgemeine muskuläre Schwäche, rasche muskuläre Ermüdbarkeit, kognitiven Einschränkungen, Störungen der Konzentration und der Merkfähigkeit, Störungen des Schlafs, Fatigue und auch Depression und Angststörungen. Der Begriff „asymptomatisch" muss daher mit Bedacht verwendet werden. Auf der anderen Seite können die hier genannten Beschwerden die Indikation zur Operation – insbesondere bei jüngeren Menschen – unterstützen.



## Was versteht man unter einem sekundären und tertiären Hyperparathyreoidismus?

Chronisch niedrige Kalziumspiegel führen zur regulativen Stimulation der Parathormonsekretion (sekundärer Hyperparathyreoidismus), die durch Anheben des Serumkalziumspiegels supprimierbar ist. Ursachen sind ein Mangel des Pro-Hormons 25-OH-Vitamin-$D_3$ oder eine reduzierte Aktivierung des Pro-Hormons zum aktiven 1,25-(OH)2-Vitamin-$D_3$ durch Abnahme der 1α-Hydroxylase-Aktivität (bei chronischer Niereninsuffizienz).

Unbehandelt kann der sekundäre in den tertiären, d.h. sekundär autonomen, Hyperparathyreoidismus übergehen, wenn es zur Hyperplasie und Adenombildung der Epithelkörperchen kommt.

**ZUSATZINFORMATION**

Ein sekundärer HPT bei pHPT-bedingter Niereninsuffizienz wird als quartärer, die tertiäre Form davon (Entkoppelung) als quintärer HPT bezeichnet.

## Wie erkennen Sie eine Tumorhyperkalzämie und welche pathophysiologischen Ursachen kennen Sie?

Das durch den Tumor (durch Osteolysen) freigesetzte Kalzium supprimiert die Bildung von Parathormon (erniedrigte PTH-Konzentration).
Weitere Mechanismen:
- Manche Tumoren sezernieren paraneoplastisch das PTH-related Peptide (PTHrP), das ebenfalls Parathormonaktivität besitzt.
- In granulomatösen Lymphknoten des Hodgkin-Lymphoms kann es zur verstärkten 1α-Hydroxylase-Aktivität kommen, dadurch zum Anstieg von aktivem 1,25-$(OH)_2$-Vitamin $D_3$.
- Osteoklastenaktivierung im Tumormikromilieu bei Knochenmarkskarzinose oder Multiplem Myelom.

## Welche Verfahren zur Therapie der Hyperkalzämie jeder Genese kennen Sie?

- Therapie der Grunderkrankung.
- Unterbrechung jeglicher Kalziumzufuhr.
- Thiaziddiuretika absetzen.
- Rehydratation bei Exsikkose unter Vermeidung von Hypokaliämie und Hypervolämie: Trinkmenge von etwa 3 l/d reicht häufig schon aus, um ausreichend Kalzium auszuscheiden.

- Nach Volumenausgleich Kalziurese mit Schleifendiuretika (Furosemid, Torasemid) unter Flüssigkeits- und Kaliumsubstitution.
- Hemmung der Kalziumfreisetzung aus dem Knochen: Bisphosphonate i. v. oder Denosumab s. c. (Denosumab, ein Antikörper gegen RANK-Ligand, ist für diese Indikation nicht zugelassen! Bisphosphonate sind jedoch bei höhergradiger Niereninsuffizienz kontraindiziert.)
- Kalzimimetika (erhöhen die Sensitivität des Calcium-Sensing-Rezeptors): Cinacalcet.
- Glukokortikoide hemmen die Vitamin-D-Wirkungen an Darm und Knochen (daher vor allem bei Tumorhyperkalzämie und Vitamin-D-Intoxikationen indiziert, nicht aber bei pHPT).
- Dialyse.

**LITERATUR**

Bilezikian JP, et al. The Fifth International Workshop on the evaluation and management of primary hyperparathyroidism. J Bone Miner Res 2022;37(11):2290–2292.

Weber T, Lorenz K, Dotzenrath C. S2k-Leitlinie: operative Therapie des primären und renalen Hyperparathyreoidismus. AWMF-Registernr. 088-009. Stand 22.12.2020, gültig bis 31.12.2024 (139 Seiten).

## 2.2 Leitsymptom Adipositas

Ralf Schmidmaier

**KASUISTIK**

Eine 29-jährige Frau sucht wegen Übergewichts die Sprechstunde auf. Eine Adynamie bestehe nicht. Die Patientin berichtet von unerfülltem Kinderwunsch, die Periode sei regelmäßig. Sie habe eine sitzende Bürotätigkeit und treibe keinen Ausgleichssport.
**Untersuchungsbefund:** 168 cm, 89 kg. Keine vermehrte Gesichtsbehaarung, deutliche Akne sowie ypsilonförmige Sexualbehaarung bis zum Nabel. Der Blutdruck beträgt 140/85 mmHg, der Taillenumfang 92 cm. Es besteht ein normales Muskelrelief der Extremitäten. Keine Striae, Integument unauffällig.
**Laborbefunde:** Gesamt-Cholesterin 240 mg/dl, LDL-Cholesterin 150 mg/dl, Triglyzeride 230 mg/dl, HDL-Cholesterin 35 mg/dl, Blutzucker nüchtern 121 mg/dl, Estradiol niedrig. Alle übrigen Routinewerte sind unauffällig.

### Welche Verdachtsdiagnosen ziehen Sie in Betracht?

- Cushing-Syndrom
- Adipositas vom Typ des metabolischen Syndroms

Gegen ein Cushing-Syndrom sprechen die fehlende Adynamie und das normale Muskelrelief. Im Zweifelsfall sollte ein 1 mg-Dexamethason-Hemmtest (fehlende Suppression?) unter stressfreien Bedingungen und/oder die Bestimmung des Mitternachtsspeichelkortisols (fehlende physiologische Nachtabsenkung?) und/oder der Kortisolmenge im 24-h-Urin-Sammelurin (vermehrte Ausscheidung?) erfolgen.

Sie stellen die Diagnose Adipositas vom Typ des metabolischen Syndroms.

### Nennen Sie die Symptome und Befunde des metabolischen Syndroms.

- Abdominal-viszerale Adipositas
- Atherogenetische Dyslipämie
- Erhöhter arterieller Blutdruck
- Insulinresistenz mit und ohne Glukoseintoleranz

## Welche Kriterien fließen in die Diagnostik ein?

Für das metabolische Syndrom existieren verschiedene Definitionen: Aus 1998 eine Definition der WHO und aus 2006 eine Definition des National Expert Panel on Detection, Evaluation, and Treatment of High Blood Cholesterol in Adults (NCEP-ATP-III). Die hier genannte Definition wird am häufigsten verwendet und stammt von der International Diabetes Federation (IDF) aus dem Jahre 2005. Drei der fünf Kriterien müssen erfüllt sein (➤ Tab. 2.1).

## Nennen Sie die Hauptursachen der Adipositas vom Typ des metabolischen Syndroms.

Entscheidend ist die Imbalance zwischen Energiezufuhr und Verbrauch bei geringerer körperlicher Aktivität (moderner Lebensstil) im Vergleich zu Normalgewichtigen. Für die Fettverteilung spielen nur wenige definierte genetische Faktoren eine Rolle, wie aus Familienuntersuchungen und Adoptionsstudien abzuleiten ist.

## Nennen Sie Folgestörungen und -erkrankungen bei metabolischem Syndrom.

- Gastrointestinale, (Gallensteine, Fettleberhepatitis), pulmonale (Obstruktives Schlaf-Apnoe-Syndrom), kardiovaskuläre (koronare Herzkrankheit), muskuloskelettale (Arthrose), renale (Nephropathie) und metabolische (Hyperurikämie, Gicht) Erkrankungen
- Hormonelle Störungen (Frau: Hyperandrogenämie, PCOS; Mann: erniedrigter Testosteronspiegel, Einschränkungen der Fertilität)
- Psychosoziale Konsequenzen und eingeschränkte Aktivitäten des täglichen Lebens
- Erhöhtes Risiko für Demenz und Karzinome
- Chronische Inflammation und Thromboseneigung

## Was ist der Körpermasseindex (Body-Mass-Index, BMI)?

Der Body-Mass-Index (BMI) ist ein Maß für den Fettanteil des Körpers, berechnet aus Gewicht (kg) geteilt durch das Quadrat der Körperlänge (m). Nicht aussagekräftig ist der BMI u. a. bei Hochleistungssportlern und bei Menschen mit Ödemen.

## Beispiel: Welchen Body-Mass-Index hat ein 80 kg schwerer Mann, der 200 cm groß ist?

Der BMI beträgt $80\,kg/(2\,m \times 2\,m) = 20{,}0\,kg/m^2$ (klinische Angabe häufig ohne Angabe der Einheiten).

**Tab. 2.1** Diagnosekriterien des metabolischen Syndroms [nach Wirth et al. 2014, S. 19]

| | |
|---|---|
| Abdominale Adipositas | Bauchumfang in Nabelhöhe: Männer ≥ 94 cm, Frauen ≥ 80 cm |
| Erhöhte Triglyzeride | ≥ 150 mg/dl |
| Vermindertes HDL-Cholesterin | Männer: < 40 mg/dl, Frauen: < 50 mg/dl |
| Arterielle Hypertonie | ≥ 130/85 mmHg (breite Manschette) |
| Erhöhter Nüchternblutzucker | ≥ 100 mg/dl oder Diabetes mellitus |

## Was ist der Normbereich für den Körpermasseindex (entspricht Normalgewicht)?

Normalgewicht: BMI 18,5–24,9. Ab einem BMI von 30 spricht man von Adipositas:

**ZUSATZINFORMATION**

| | | |
|---|---|---|
| Untergewicht | BMI | < 18,5 kg/m² |
| Normalgewicht | BMI | 18,5–24,9 kg/m² |
| Übergewicht | BMI | 25–29,9 kg/m² |
| Adipositas Grad I | BMI | 30–34,9 kg/m² |
| Adipositas Grad II | BMI | 35–39,9 kg/m² |
| Adipositas Grad III | BMI | > 40 kg/m² |

## Kennen Sie neben der stammbetont-abdominalen Adipositas weitere Verteilungsformen?

Die stammbetonte Adipositas entspricht dem androiden Verteilungstyp und die gluteal-femorale dem gynoiden Verteilungstyp. Letzterem wird auch bei Insulinresistenz und Hypertriglyzeridämie mäßiger Ausprägung ein geringeres vaskuläres Risiko zugeordnet als der anderen Form.

## Welche Therapiestrategien sind empfehlenswert?

Die aktuelle Adipositas-Leitlinie empfiehlt: Durch eine Gewichtsabnahme verbessern sich – bei adipösen Patienten deutlicher als bei übergewichtigen – kardiovaskuläre Risikofaktoren (z. B. Diabetes mellitus Typ 2, Dyslipidämie, Hypertonie), Adipositas-assoziierte Erkrankungen (z. B. atherosklerotische Erkrankungen, degenerative Krankheiten des Bewegungsapparates), endokrine und psychosoziale Störungen. Grundlage jedes Gewichtsmanagements ist ein Basisprogramm aus Ernährungs-, Bewegungs- und Verhaltenstherapie (Wirth et al. 2014, S. 43).

Um das Körpergewicht zu reduzieren, sollte durch eine Reduktionskost ein tägliches Energiedefizit von etwa 500 kcal, in Einzelfällen auch höher angestrebt werden. Übergewichtige und adipöse Menschen sollen auf die gesundheitlichen Vorteile (metabolische, kardiovaskuläre und psychosoziale) der körperlichen Aktivität hingewiesen werden, die unabhängig von der Gewichtsreduktion entstehen.

Drastisch kalorienreduzierte Ernährungsformen (< 1.000 kcal/d) in Form von Formula-Diäten bei einem BMI > 30 kg/m² gehören unter strikte ärztliche Kontrolle unter Beachtung der Kontraindikationen (Alter > 60 Jahre, Schwangerschaft, Stillzeit, Heranwachsende, chronische Erkrankungen außer Diabetes mellitus Typ 2). Die Indikation sollte unter medizinischen Gesichtspunkten gestellt werden.

**ZUSATZINFORMATION**

Extrem kalorienreduzierte und einseitige Ernährungsweisen sind **nicht** zu empfehlen, sie gehören ggf. in die Hand des Spezialisten. Vor „Außenseiterdiäten" sei gewarnt.

Dieser Patientin empfehlen Sie die langfristig einzuhaltende Mischkost von 1.200–2.000 kcal und körperliche Aktivität unter Kontrolle des Körpergewichts.

## Stehen medikamentöse Strategien zur Verfügung?

Eine medikamentöse Therapie soll nur unter Weiterführung einer konsequenten Basistherapie (Ernährungs-, Bewegungs-, Verhaltenstherapie) erfolgen. Seit langem besteht die Therapieoption mit der intestinalen Lipase **Orlistat.**

Seit 2015 ist der GLP1-Agonist **Liraglutid,** der unter dem Handelsnamen Victoza® bereits seit vielen Jahren zur Diabetestherapie zugelassen ist, unter dem Namen Saxenda® auch für Adipöse ab einem Body-Mass-Index (BMI) von 30 kg/m² sowie für Übergewichtige ab einem BMI von 27 kg/m² zugelassen, wenn eine weitere gewichtsassoziierte Komorbidität, z. B. Prädiabetes oder Typ-2-Diabetes, Bluthochdruck, Dyslipidämie oder obstruktive Schlafapnoe, vorliegt.

Seit 2018 ist das noch stärker wirksame **Semaglutid** unter dem Handelsnamen Ozempic® zur Diabetestherapie in der EU zugelassen. Seit 2022 ist Semaglutid in der EU höher dosiert als Wegovy® zur Adipositastherapie zugelassen (wöchentliche Injektion, s. c.).

**ZUSATZINFORMATION**

Zu beachten ist, dass die Krankenkassen Abnehmpräparate grundsätzlich nicht erstatten. Die monatlichen Therapiekosten liegen in der Größenordnung von 300 Euro. Zudem hält die Gewichtsreduktion nach Studienlage nur so lange an, wie die Injektionstherapie fortgeführt wird.

Nicht zur Gewichtsreduktion eingesetzt werden sollen Amphetamine, Diuretika, HCG, Testosteron, Thyroxin und Wachstumshormone.

## Welche nicht medikamentösen Therapieoptionen stehen zur Verfügung?

Bariatrische Chirurgie (Dietrich et al. 2018, S. 53–93). Die Indikation zu einem adipositaschirurgischen Eingriff soll interdisziplinär gestellt werden. Dies betrifft üblicherweise Patienten, bei denen die konservativen Behandlungsmöglichkeiten ohne befriedigenden Erfolg bleiben: Adipositas Grad III (BMI $\geq$ 40 kg/m²) oder Adipositas Grad II mit erheblichen Komorbiditäten. Die Indikation kann auch primär gestellt werden, wenn ein befriedigender Erfolg nicht erreichbar scheint, z. B. bei Immobilisation, sehr hohem Insulinbedarf und/oder BMI > 50 kg/m². Ein für alle Betroffenen pauschal zu empfehlendes Verfahren existiert nicht. Als effektive operative Verfahren zur Therapie der Adipositas gelten Magenband, Schlauchmagen, Roux-Y-Magen-Bypass oder biliopankreatische Teilung mit duodenalem Switch.

## Wie sehen Sie die Prognose der Adipositas nach erfolgreicher Gewichtsreduktion?

Die Adipositas ist als chronische Erkrankung mit hoher Rezidivneigung anzusehen. Daher sollten über die Phase der Gewichtsabnahme hinaus geeignete Maßnahmen zur langfristigen Gewichtsstabilisierung empfohlen werden. Dennoch bleiben die Langzeiterfolge unbefriedigend (Rückfallquote 80–90 %).

### LITERATUR

Dietrich A, et al. Operative Verfahren. In: S3-Leitlinie: Chirurgie der Adipositas und metabolischer Erkrankungen. AWMF-Registernr. 088-001. Stand 1.2.2018, gültig bis 31.12.2022 (151 Seiten, in Überarbeitung).

Wirth A, et al. S3-Leitlinie: Adipositas – Prävention und Therapie. AWMF-Registernr. 050-001. Stand 30.4.2014, gültig bis 30.4.2019 (in Überarbeitung).

## 2.3 Leitsymptom Agitiertheit

Felix Röpcke

### 2.3.1 Fall 1

2

**KASUISTIK**

Eine 32-jährige Patientin mit Typ-1-Diabetes wurde zur elektiven Arthroskopie in die Klinik für Orthopädie aufgenommen. Nach unkompliziert verlaufener Operation klagt sie am dritten postoperativen Tag über Übelkeit und Erbrechen. Als hinzugerufener internistischer Konsiliarius finden Sie eine agitierte, tachypnoeische Patientin vor.

#### Welche Differenzialdiagnosen sind in Erwägung zu ziehen?

- Hyperglykämie mit Ketoazidose
- Hypoglykämie
- Postoperatives Stressulkus
- Gastroenteritis
- Wundinfektion
- Psychogenes Erbrechen mit Hyperventilation

#### Welche Untersuchungen veranlassen Sie zunächst?

Labor, inklusive BGA; Abdomensonografie

Blutbild, Serumchemie und Gerinnungswerte ergeben keinen wegweisenden Befund. Die durchgeführte Abdomensonografie ist unauffällig. Der Blutzucker liegt bei 324 mg/dl.

#### Wie interpretieren Sie die Blutgasanalyse (➤ Tab. 2.2)?

**Tab. 2.2** Blutgasanalyse der Patientin

| Probentyp | |
|---|---|
| Temperatur | 37 °C |
| pH | 7,07 |
| $p_aCO_2$ | 15 mmHg |
| $p_aO_2$ | 118 mmHg |
| ABE | –25,6 mmol/l |
| $HCO_3^-$ | 4,3 mval/l |
| $S_aO_2$ | 97,3 % |

Der pH-Wert liegt < 7,4, es liegt also eine Azidose vor. Der Base Excess ist stark erniedrigt. Damit handelt es sich um eine primär metabolische Azidose. Der $p_aCO_2$ ist stark erniedrigt im Sinne eines Versuchs der respiratorischen Kompensation. Zusammenfassend handelt es sich um eine dekompensierte metabolische Azidose mit frustranem Versuch der respiratorischen Kompensation durch Hyperventilation.

## Könnte es sich auch um ein primär respiratorisches Problem bei Hyperventilation handeln?

Nein. Durch die Abatmung des $CO_2$ wäre der pH-Wert alkalisch im Sinne einer primär respiratorischen Alkalose. Da die metabolische Kompensation einer respiratorischen Alkalose mehrere Tage braucht, wäre in der Akutsituation nur ein leichtgradig verminderter Base Excess zu erwarten.



## Wie lautet also Ihre Verdachtsdiagnose?

Metabolische Azidose bei Diabetes mellitus Typ 1: Höchstwahrscheinlich handelt es sich um eine Ketoazidose.

## Wie lässt sich Ihre Verdachtsdiagnose bestätigen?

- Bestimmung der Anionenlücke: $(Na^+) - [(HCO_3^-) + (Cl^-)]$. Der Normwert liegt bei 12 ± 4 mmol/l. Durch den vermehrten Anfall der negativ geladenen Ketonkörper β-Hydroxybutyrat und Azetoazetol als Anionen vergrößert sich im Rahmen einer Ketoazidose die Anionenlücke.
- Nachweis von Ketonkörpern im Urin und im Serum.

## Wie äußert sich eine Ketoazidose klinisch?

- Azetongeruch ex ore
- Hyperventilation (Kußmaul-Atmung)
- Polydipsie und Polyurie
- Rezidivierendes Erbrechen
- Pseudoperitonismus
- Vigilanzstörung bis hin zum Coma diabeticum

## Welche weiteren Komplikationen sind zu befürchten?

- Minderperfusion der Nieren mit drohendem Nierenversagen
- Hyperkaliämie durch Freisetzung von $K^+$ aus dem Intrazellulärraum mit möglichen Herzrhythmusstörungen
- Durch Azidose verminderte Katecholaminsensibilität der Gefäßmuskulatur

## Wie behandeln Sie die Patientin?

- Insulingabe. Blutzuckersenkung nicht schneller als 50–100 mg/dl/h (Haak et al. 2023).
- i. v. Flüssigkeitssubstitution: 1.000 ml in der ersten Stunde, danach abhängig von Alter, Größe, Gewicht, möglichen Begleiterkrankungen und Urinausscheidung bis 500 ml/h.
- Anlage einer Magensonde aufgrund Magenatonie mit Pseudoperitonismus und Erbrechen.
- Monitoring des Kaliumspiegels, häufig Kaliumsubstitution trotz initialer Hyperkaliämie, da im Rahmen des Azidoseausgleichs extrazelluläres Kalium wieder in die Zellen aufgenommen wird.
- In aller Regel Überwachung auf der Intensivstation.
- Nur selten besteht die Indikation zum Azidoseausgleich durch Bikarbonatgabe. Die symptomatische Therapie steht im Vordergrund!

Trotz der von Ihnen eingeleiteten Maßnahmen kommt es zu rezidivierendem, unstillbarem Erbrechen. In der Folge entwickelt die Patientin eine progrediente Dyspnoe. Auf der Intensivstation lassen Sie eine **Röntgen-Thorax-Aufnahme** anfertigen (➤ Abb. 2.1). Zum Vergleich liegt der präoperativ erhobene Ausgangsbefund vor (➤ Abb. 2.2).

2

## Wie interpretieren Sie die Röntgen-Thorax-Aufnahmen (➤ Abb. 2.1, ➤ Abb. 2.2)?

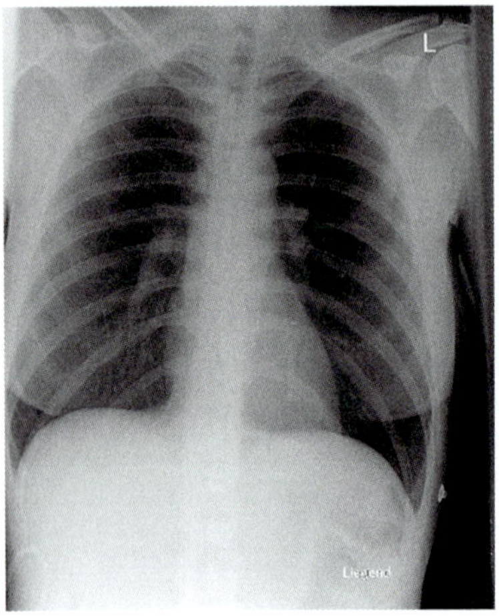


**Abb. 2.1** Röntgen-Thorax: präoperativer Ausgangsbefund [T798]

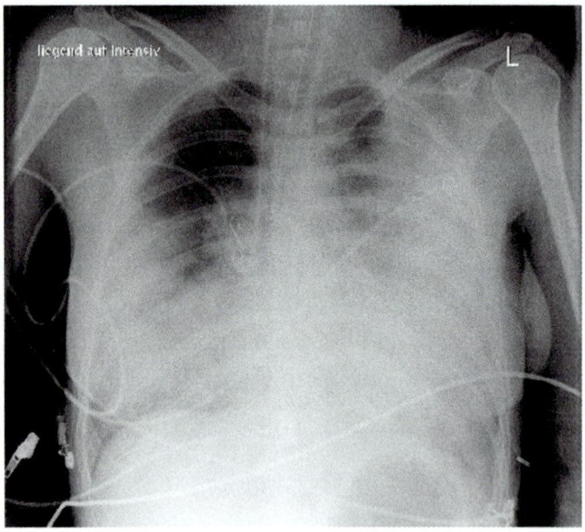


**Abb. 2.2** Röntgen-Thorax-Aufnahme auf der Intensivstation [T798]

Die Röntgen-Thorax-Aufnahme auf der Intensivstation zeigt das Vollbild eines ARDS mit bilateralen ausgedehnten Verschattungen.

Im weiteren Verlauf wird die Patientin intubationspflichtig. Sie entwickelt ein akutes Nierenversagen und ist hoch dosiert katecholaminpflichtig.
Noch innerhalb der ersten 24 h nach Aufnahme auf die Intensivstation ist auch unter invasiver Beatmung keine ausreichende Oxygenierung mehr möglich, die Patientin verstirbt, bevor eine notfallmäßig angemeldete Verlegung zur extrakorporalen Membranoxygenierung (ECMO) durchgeführt werden kann.

## Wie ist das perioperative Management des Typ-1-Diabetes, um solche Komplikationen nach Möglichkeit zu vermeiden?

- Weitergabe der Insulin-Basalrate
- Perioperativ bei kleinen Eingriffen subkutane Insulingabe, bei größeren i. v. Insulin-Therapie mit postoperativer Intensivüberwachung
- Postoperativ Weiterführung der i. v. Insulin-Therapie bis 1 h nach erster Mahlzeit. Erste subkutane Insulingabe überlappend vor der ersten Mahlzeit (Haak et al. 2023)

### LITERATUR

Haak T, et al. S3-Leitlinie Therapie des Typ-1-Diabetes. Version 5.0. AWMF-Registernr. 057-013. Stand 02.09.2023, gültig bis 01.09.2028.

### 2.3.2 Fall 2

**KASUISTIK**

Eine 30 Jahre alte Patientin stellt sich morgens um 4 Uhr in der Klinikambulanz mit einem hoch fieberhaften Infekt mit Dysurie und Pollakisurie vor. Außerdem beschreibt sie ein seit Wochen erhöhtes Durstgefühl. Der initial gemessene Blutzucker liegt bei 295 mg/dl. Ein Diabetes mellitus war bei der Patientin bisher nicht bekannt.

#### Worin unterscheidet sich die Hyperglykämie des Diabetes mellitus Typ 1 von der des Diabetes mellitus Typ 2 (➤ Tab. 2.3)?

**Tab. 2.3** Typische Unterschiede in der Laborkonstellation beim Diabetes mellitus Typ 1 und Typ 2

| Diabetes mellitus Typ 1 | Diabetes mellitus Typ 2 |
|---|---|
| Absoluter Insulinmangel | Relativer Insulinmangel |
| Rasche Dekompensation | Schleichender Beginn |
| Hyperglykämie > 250 mg/dl | Hyperglykämie > 600 mg/dl |
| Ketonurie: im Urinstix Aceton +++ | Kaum Ketonurie |
| Anionenlücke > 12 mmol/l | Anionenlücke < 12 mmol/l |

#### Wie lautet Ihre Verdachtsdiagnose?

Harnwegsinfekt bei Erstdiagnose eines Diabetes mellitus.

#### Welche Subtypen des Diabetes mellitus Typ 1 kennen Sie?

- chronische, immunvermittelte Erkrankung
- Latent Autoimmune Diabetes with Onset in Adults (LADA)
- Checkpoint-Inhibitor-induzierter Diabetes mit und ohne Auto-Antikörper (Pleus et al. S. 101)

#### Diabetes mellitus Typ 2 beruht auf einer gestörten Insulinsekretion und einer Insulinresistenz. Wie werden andere, seltenere spezifische Typen von Diabetes mellitus eingeteilt?

- Maturity Onset Diabetes of the Young (MODY). Genetische Defekte in der Betazellfunktion (autosomal-dominant). Kein Nachweis von Autoantikörpern, keine Adipositas, Manifestation vor dem 25. LJ
- Genetischer Defekt der Insulinwirkung
- Pankreopriv
- Endokrinopathisch (z. B. bei Cushing-Krankheit, Hyperthyreose)
- Medikamentös (z. B. bei Glukokortikoidtherapie)
- Seltene infektionsbedingte, immunologische oder genetische Formen
- Gestationsdiabetes

## Welche Antikörper lassen Sie bei Verdacht auf einen Diabetes mellitus Typ 1 bestimmen?

- Anti-GAD-Antikörper (Glutamat-Dehydrogenase-Antikörper, z. B. bei LADA)
- Ia2a-Antikörper (Tyrosin-Phosphatase-Antikörper)
- IAA (Insulin-Autoantikörper: 90 % positiv bei Kindern, 20 % bei Erwachsenen)
- ZnT8-Antikörper (Anti-Zinktransporter-8-Antikörper)



## Welche Therapieschemata kommen für die Insulinbehandlung des Diabetes mellitus Typ 1 infrage?

- Insulindosierung über ein AID-System (Automated Insulin Delivery) im Rahmen eines kontinuierlichen Glukose-Monitorings (CGM)
- Intensivierte konventionelle Insulintherapie
- Insulinpumpentherapie
- Konventionelle Insulintherapie

**ZUSATZINFORMATION**

Durch die kontinuierliche Zuckermessung (CGM, Continuous Glucose Monitoring) in der interstitiellen Flüssigkeit mit Nadelelektroden im Subkutanraum können die Betroffenen ihren Glukosewert beliebig oft (kontinuierlich!) bestimmen. So können Trends so früh erkannt werden, dass es gar nicht erst zur Über- oder Unterzuckerung kommt, zumal die Geräte über eine Alarmfunktion verfügen, wenn hyper- oder hypoglykäme Schwellenwerte erreicht werden

In einem Leitlinien-Addendum von 2012 findet die CGM zum ersten Mal Erwähnung. Seit 2016 fallen die Geräte zur kontinuierlichen Blutzuckermessung unter die GKV-Erstattung, und seit 2023 gibt es eine Soll-Empfehlung mit Empfehlungsgrad A, allen Patienten mit Diabetes mellitus Typ I eine CGM anzubieten (Haak et al. 2023, S 43). Unter CGM verbessern sich die Parameter „Zeit im Zielbereich (Time in Range)" sowie Anzahl, Dauer und Ausprägung von Hypoglykämien. Daten zur Langzeitprognose liegen aufgrund der Rasanz der Entwicklung noch nicht vor.

## Was sind die Grundzüge (Tagesverteilung, Insulinart) der konventionellen und der intensivierten konventionellen Insulintherapie?

- Konventionelle Insulintherapie: morgens und abends Mischinsulin im Verhältnis ⅔ zu ⅓, oder auch: morgens Mischinsulin, mittags Normalinsulin, abends Mischinsulin
- Intensivierte konventionelle Insulintherapie: Basisinsulingabe von 40–50 % des Tagesbedarfs abends. Die restlichen 50–60 % als Normalinsulin zu den Mahlzeiten

## Über welche möglichen Langzeitkomplikationen des Diabetes mellitus Typ 1 müssen Sie im Verlauf Ihre Patientin aufklären?

- Makroangiopathie: z. B. als koronare Herzkrankheit. Die Hälfte aller Diabetiker stirbt am Myokardinfarkt.
- Nephropathie: diabetische Nephrosklerose: Ein Drittel aller Diabetiker entwickelt eine diabetische Nephropathie, etwa 50 % aller Dialysepatienten sind Diabetiker.
- Retinopathie: 90 % nach 15 Jahren bei Typ-1-Diabetikern, im Gegensatz zu 25 % nach 15 Jahren bei Typ-2-Diabetikern.
  - Nichtproliferative Retinopathie
  - Proliferative Retinopathie

- Diabetische Makulopathie
- Diabetische Neuropathie:
  - Distal-symmetrische Polyneuropathie mit Frühsymptom des verminderten Vibrationsempfindens
  - Autonome Neuropathie mit Herzbeteiligung: Arrhythmieneigung, fehlender Ischämieschmerz, asympathikotone orthostatische Hypotonie
  - Gastrointestinale Beschwerden: Gastroparese, Obstipation
  - Inkontinenz
- Diabetisches Fußsyndrom:
  - Neuropathischer Fuß
  - Neuroosteoarthropathie (Charcot-Fuß)
  - Ischämischer Fuß bei PAVK



**ZUSATZINFORMATION**

Stadieneinteilung der diabetischen Nephropathie (Merker et al. 2023)

**LITERATUR**


Haak T, et al. S3-Leitlinie Therapie des Typ-1-Diabetes. Version 5.1. AWMF-Registernr. 057-013. Stand 02.09.2023, gültig bis 01.09.2028 (151 Seiten).

Merker L, et al. Nephropathie bei Diabetes – Praxisempfehlungen der DDG. Diabetol Stoffwechs 2023;18 (Suppl 2):S342–S347.

Pleus et al. Definition, Klassifikation, Diagnostik und Differenzialdiagnostik des Diabetes mellitus: Update 2023. Praxisempfehlungen der Deutschen Diabetes Gesellschaft. Diabetologie und Stoffwechsel 2023;18(Suppl 2):100–113.


## 2.4 Leitsymptom Diarrhö, Bauchschmerzen

Ralf Schmidmaier

**KASUISTIK**

Der 57-jährige Patient klagt über wässrige Stuhlentleerungen, die mehrmals täglich auftreten und von krampfartigen Bauchschmerzen begleitet werden. Diese Beschwerden bestehen bereits seit einigen Wochen. Er habe 4–5 kg Gewicht abgenommen. Seit 2 Wochen komme es immer wieder zu plötzlicher Rötung des Gesichts und des Halses, verbunden mit Hitzegefühl. Manchmal bekomme er jetzt Atemnot.

Sie erfahren aus der **Familienanamnese,** dass ein älterer Bruder vor 3 Jahren wegen einer Erkrankung der Nebenschilddrüsen operiert worden sei, der sich jetzt nicht wohlfühle und von Ihnen untersucht werden möchte.

### Welche Verdachtsdiagnose haben Sie?

- Alkoholismus? Der Patient trinkt keinen Alkohol.
- Climacterium virile? Stimme, Bartwuchs und äußeres Genitale sind altersgerecht, die Gonadotropine sind nicht erhöht, freies Testosteron ist nicht erniedrigt.
- Flush bei metastasiertem neuroendokrinem Tumor (Karzinoidsyndrom)?

Zum Zeitpunkt der Untersuchung besteht keine Flush-Symptomatik. Die **klinische Untersuchung** der Thoraxorgane ergibt keine Auffälligkeiten; der Blutdruck beträgt 155/90 mmHg bei einer Herzfrequenz von 88/min bei regelmäßiger Aktion. Die Untersuchung des Abdomens ergibt eine weiche Bauchdecke, sehr lebhafte Darmgeräusche und eine derb tastbare Leber. In der **Abdomensonografie** finden sich multiple metastasenverdächtige Rundherde.

### Wie lautet Ihre Verdachtsdiagnose jetzt?

Neuroendokriner Tumor des gastroenteropankreatischen Systems (GEP-NET) mit Flush-Syndrom (Pavel et al. 2020).

### Welche prinzipiell unterschiedlichen Fragen sind zu klären? Finden Sie eine hormonelle Aktivität, welche die Symptomatik erklärt?

Die Bestimmung der 5-Hydroxyindolessigsäure im angesäuerten 24-h-Urin wird mit 25 mg in 24 Stunden erhöht gemessen (normal bis 10 mg/24 h).

**ZUSATZINFORMATION**

Das **Flush-Syndrom** wird durch Bradykinin ausgelöst, die Durchfälle durch Serotonin. Karzinoide können zahlreiche Amine und Polypeptide bilden und sezernieren.

### Gibt es diätetische Einflüsse auf diesen Befund?

Ja, 5-Hydroxytryptamin-reiche Nahrungsmittel (Nüsse, Ananas, Avocado, Bananen).

### Wo suchen Sie den Serotonin produzierenden Tumor?

Vorkommen im Pankreas, im gesamten Magen-Darm-Trakt und z. B. im Bronchialsystem ist möglich, Prädilektionsort ist das Ileum/Appendix (80 % der Fälle).

### Nehmen Sie Stellung zur Dignität des vermuteten Karzinoids.

Im vorliegenden Fall besteht der Verdacht auf ein malignes, metastasiertes Karzinoid, da ein metastasenverdächtiger sonografischer Befund der Leber vorliegt. Bei intestinalem Karzinoid wird das Serotonin in der Leber abgebaut. Zum Karzinoidsyndrom kommt es bei Lebermetastasen, wenn Serotonin in die systemische Zirkulation gelangt.

### Nennen Sie drei Verfahren zur Suche nach dem Primärtumor.

- Endoskopie des Gastrointestinaltrakts einschließlich Endosonografie.
- MRT/CT des Abdomens.
- GEP-NET und deren Metastasen können Somatostatin-Rezeptoren exprimieren und sind dann mittels Oktreotidszintigrafie oder der wesentlich spezifischeren Somatostatinrezeptor(SSTR)-PET/CT (z. B. $^{68}$Gallium-DOTA-TATE-PET/CT) zu erkennen.

### Gibt es einen Tumormarker für alle GEP-NET?

Immunhistologisch sind GEP-NET durch die Expression von pan-neuroendokrinen Markern wie Chromogranin A und Synaptophysin gekennzeichnet. Chromograninin A kann bei fast allen GEP-NET im Serum nachgewiesen werden (hohe Sensitivität). Allerdings kann Chromogranin A auch bei chronisch-atropher Gastritis, Niereninsuffizienz sowie PPI-Einnahme falsch hoch sein (geringe Spezifität). Daher sollte Chromogranin erst bei Tumornachweis, nicht aber zum allgemeinen Screening eingesetzt werden.

Bewerten Sie die Familienanamnese der beiden Brüder.

Vermutlich gehören sie einer Familie an, in der eine multiple endokrine Neoplasie Typ 1 (MEN Typ 1) vorkommt.

2

**ZUSATZINFORMATION**

Wichtigster histologischer **Prognosefaktor** ist der Proliferationsmarker Ki-67. Nach dessen Expression richtet sich die WHO-Klassifikation der GEP-NET.

| | | |
|---|---|---|
| WHO 1 | NET G1 | Ki-67 ≤ 2 % |
| WHO 2 | NET G2 | Ki-67 3–20 % |
| WHO 3 | NEC (neuroendokrines Karzinom) G3 | Ki-67 > 20 % |

**LITERATUR**

Pavel M, et al.; ESMO Guidelines Committee. Electronic address: clinicalguidelines@esmo.org. Gastroenteropancreatic neuroendocrine neoplasms: ESMO clinical practice guidelines for diagnosis, treatment and follow-up. Ann Oncol 2020;31(7):844–860.

## 2.5 Leitsymptom vermehrter Durst und Kopfschmerzen

Ralf Schmidmaier

### 2.5.1 Fall 1

**KASUISTIK**

Ein 18-jähriger Mann stellt sich mit seit einem halben Jahr zunehmendem Durst sowie Kopfschmerzen vor. Er friere leicht. Sofort fällt die hohe Stimme auf. Bei der **körperlichen Untersuchung** finden Sie eine sehr helle, kühle Haut, sehr geringe Körperbehaarung und ein infantiles Genitale. Der Patient ist 158 cm groß, Gewicht 57 kg. Bradykardie von 52/min.

Welche Verdachtsdiagnosen ergeben sich?

- Hypogonadismus
- Minderwuchs
- Diabetes insipidus centralis vs. renalis

Welche anamnestischen Informationen benötigen Sie zur Lokalisation der Symptomatik?

- Bestehen Sehstörungen?
- Wie lange dauern die Kopfschmerzen bzw. der vermehrte Durst bereits an?

Es bestehen anamnestisch Sehstörungen im Sinn einer bilateralen Hemianopsie seit etwa 4Wochen, die Sie durch die sogenannte Fingerperimetrie orientierend bestätigen können.
Die Kopfschmerzen bestehen seit 4 Tagen.
Der vermehrte Durst ist bereits vor längerer Zeit aufgetreten, die Trinkmenge beträgt am Tag etwa 5 l, nachts noch mal 3 l.



Die Kombination dieser Angaben spricht gegen einen Diabetes insipidus renalis.

## Welchem Organsystem ordnen Sie nach den klinischen Kriterien die Symptomatologie zu?

Die Kombination von eindeutigen Zeichen des Hypogonadismus, Verdacht auf Hypothyreose, Diabetes insipidus centralis, Zeichen der lokalen Raumforderung wie Sehstörungen und Kopfschmerzen ist suggestiv für eine Erkrankung des hypothalamisch-hypophysären Bereichs.

## Welche Befunde können die Symptome erklären?

- **Supraselläre Raumforderungen:** Makroadenome der Hypophyse, Kraniopharyngeome, Metastasen, sellanahe Meningeome, Germinome
- **Supraselläre Infiltrate:** Sarkoidose, Tuberkulose, Lymphome, Abszesse, Aneurysmen
- **Traumen** (in diesem Fall ohne Anhalt)

## Welche diagnostischen Maßnahmen sind unter welcher Fragestellung zu ergreifen?

**MRT** der Cisterna opticochiasmatica und der Sellaregion in Dünnschichttechnik:
- Supraselläre Gewebsvermehrung mit Anhebung und oder Verlagerung des Chiasma opticum und des Hypophysenstiels, Kompression des dritten Ventrikels von kaudal und Erweiterung der inneren Liquorräume: Hydrocephalus internus occlusus?
- Intraselläre Anteile?

Augenärztliche **Untersuchung der Gesichtsfelder:**
- Gesichtsfelddefekte, z. B. Defekt der lateralen Gesichtsfelder bei Verlust der Funktion nasaler Retinaanteile (bitemporale Hemianopsie)?
- Stauungspapille?

Abklärung der **hypothalamisch-hypophysären Funktionen,** so genannte diagnostische Paare:
Hypophysenvorderlappen:
- Mangel an Wachstumshormon (GH) bei niedrigem IGF-1?
- Prolaktin erhöht („Entkoppelungshyperprolaktinämie")? Prolactin-Inhibiting-Faktor (Dopamin gelangt nicht zu den laktotropen Zellen des HVL)?
- Mangel an Testosteron bei niedrigen bis nicht messbaren Gonadotropinen (sekundärer Hypogonadismus)?
- Mangel an Thyroxin bei niedrigem TSH (sekundäre Hypothyreose)?
- Mangel an Kortisol bei niedrigem ACTH (sekundäre Nebennierenrindeninsuffizienz)?

Hypophysenhinterlappen:
- Erniedrigte Urinosmolalität bei relativ zu hoher spontaner Serumosmolalität (Diabetes insipidus)?

**Funktionstests zur Abklärung der hypothalamisch-hypophysären Funktionen:** da ein Hormon**mangel** nachgewiesen werden soll, müssen **Stimulations**tests der verschiedenen Achsen erfolgen (im Gegensatz dazu werden bei Verdacht auf Hormonexzess Suppressionstests durchgeführt!):

- Beim **Insulinhypoglykämietest (IHT)** stimuliert der durch die Gabe von Insulin induzierte Blutzuckerabfall auf < 40 mg/dl physiologischerweise die Sekretion von Wachstumshormon (GH), ACTH und Kortisol sowie Prolaktin. Ein fehlender GH-Anstieg beweist die Insuffizienz der somatotropen Achse, ein fehlender Kortisol-Anstieg die Insuffizienz der kortikotropen Achse. Eine länger bestehende sekundäre Nebennierenrindeninsuffizienz demaskiert sich auch im **ACTH-Kurztest** durch eine ungenügende Stimulation des Serum-Kortisols nach ACTH-Gabe. Der Insulinhypoglykämietest dient der Sicherung einer verminderten Stressfähigkeit, also einer partiellen sekundären Nebennierenrindeninsuffizienz, oder wird bei nur kurzer Anamnese durchgeführt.
- Bleibt ein GH-Anstieg im **GHRH/Arginin-Test** aus, weist dies auf eine Insuffizienz der somatotropen Achse hin. Arginin stimuliert die Wachstumshormonsekretion durch Suppression der Somatostatinsekretion. Wachstumshormon-Releasing-Hormon (GH-RH) stimuliert ebenfalls (unzuverlässig) die Wachstumshormonsekretion.

Die Diagnose des sekundären Hypogonadismus und der sekundären Hypothyreose wird anhand der basalen Hormonparameter gestellt, hierzu sind keine Stimulationstests notwendig: Charakteristisch ist die Konstellation niedriger Spiegel der peripheren Hormone bei inadäquat niedrigen Hypophysenhormonen. Releasing-Hormon-Tests ergeben keine weiteren richtungweisenden Befunde.

## Wie wird der klinische Verdacht auf Diabetes insipidus weiter abgeklärt?

Mit dem sogenannten Durstversuch, einem Stimulationstest für die Sekretion des antidiuretischen Hormons ADH. Er dient dem Nachweis eines Diabetes insipidus durch Beweis der fehlenden Konzentrationsfähigkeit der Nieren.

## Kennen Sie die Prinzipien der Durchführung des Durstversuchs?

Unter überwachter Flüssigkeitskarenz wird die Urinausscheidung in zweistündlichen Intervallen gesammelt und das Körpergewicht kontrolliert – erwartet wird eine zum Urinvolumen korrespondierende Abnahme des Körpergewichts (Überwachung der Compliance des Patienten!). Gemessen werden Blutdruck, Körpergewicht, Urinvolumen, spezifisches Gewicht bzw. Osmolalität, Serumnatrium und Osmolalität in zweistündlichen Intervallen.

Bei Diabetes insipidus ist ein Anstieg der Serumosmolalität bei fehlendem Anstieg der Urinosmolalität und weiterer Urinausscheidung trotz Flüssigkeitskarenz zu erwarten. Bei Normalpersonen kommt es zu einem Anstieg der Urinosmolalität auf > 1.000 mosmol/kg $H_2O$ und einem Rückgang des Urinvolumens.

Als **Abbruchkriterien** gelten:

- Abnahme des Körpergewichts um etwa 3 %
- Blutdruckabfall
- Anstieg des Serumnatriums auf > 145 mmol/l
- Plasmaosmolarität > 300 mosmol/l

Als **Alternative** kann zur ADH-Stimulation auch hyperosmolare Kochsalzlösung, Arginin oder Glukagon verwendet werden. Bei diesen Tests wird dann im Serum Copeptin bestimmt, das wie Vasopressin aus dem Vorläuferhormon Präprovasopressin entsteht, aber stabiler und damit besser messbar ist.

## Wie erfolgt die Differenzialdiagnose zwischen Diabetes insipidus centralis und renalis?

Die Differenzialdiagnose zwischen Diabetes insipidus renalis (Vasopressinresistenz: fehlendes Ansprechen der Sammelrohre auf ADH) und centralis (Vasopressinmangel) erfolgt durch Injektion eines synthetischen Präparats von antidiuretischem Hormon (Desmopressin) vor Beendigung des Durstversuchs, wenn kein Hinweis auf eine hypothalamisch-hypophysäre Erkrankung besteht. Nur bei Diabetes insipidus centralis kommt es anschließend zur Abnahme des Urinvolumens und zum Anstieg der Urinosmolalität.

## Wie beurteilen Sie die Dringlichkeit der weiteren Diagnostik?

Wegen der Schädigung des Chiasma opticum und des klinischen Verdachts auf eine Blockade des Foramen Monroi hat in diesem Fall die weitere Diagnostik notfallmäßig zu erfolgen!

Grundsätzlich sollte bei gegebenem Verdacht auf eine Insuffizienz des hypothalamisch-hypophysären Systems eine zügige Untersuchung erfolgen, da krisenhafte Verschlechterungen einer sekundären Nebennierenrindeninsuffizienz, irreparable Verschlechterungen des Sehvermögens und Exsikkose zu vitalen Bedrohungen führen können.

## Welche morphologischen Befunde erwarten Sie?

Zu erwarten ist ein raumfordernder Prozess im supraselläreren Bereich mit Beeinträchtigung des Chiasma opticum und des dritten Ventrikels.

In unserem Fall zeigt sich im **MRT** eine große, supraselär gelegene zystische Raumforderung mit Kalkeinlagerungen, die den Boden des dritten Ventrikels erreicht, diesen komprimiert und eine Erweiterung der inneren Liquorräume verursacht. Sie verlagert den Hypophysenstiel nach links lateral und das Chiasma opticum nach kranial.
Der Augenarzt beschreibt eine bitemporale Hemianopsie bei beidseitiger nasaler Papillenatrophie, die rechts stärker ausgeprägt ist als links.
Das radiologisch am Handwurzelskelett bestimmte Knochenalter liegt vier Jahre unter dem chronologischen Alter.

## Welche funktionellen Befunde erwarten Sie?

Funktionell ist eine inkomplette Insuffizienz von Hypophysenvorder- und -hinterlappen wahrscheinlich.

Die **hormonelle Analytik** ergibt:

- Gonadotropine und Testosteron erniedrigt
- TSH niedrig normal, $FT_4$ erniedrigt
- Wachstumshormon und IGF-1 erniedrigt → kein Stimulationstest präoperativ erforderlich
- Serumosmolalität an der oberen Grenze der Norm, Urinosmolalität niedriger als Serumosmolalität → kein Durstversuch erforderlich
- ACTH-Kurztest unauffällig mit regelrechter Stimulation des Serum-Kortisols

## Welche Diagnose stellen Sie?

Es besteht der dringende Verdacht auf ein suprasellläres Kraniopharyngeom mit Hypophysenvorderlappeninsuffizienz und Diabetes insipidus centralis und Foramen-Monroi-Blockade mit Hydrocephalus internus occlusus sowie Chiasma-Syndrom.

Für ein Kraniopharyngeom spricht die MRT: Die Verkalkungen und zystischen Anteile in dem weitgehend suprasellären Tumor sind charakteristisch.

## Welche therapeutischen Schritte sind einzuleiten?

Akut ist die neurochirurgische Behandlung anzustreben, Ziel ist eine möglichst vollständige Resektion des Tumorgewebes.



## Sind spezifische präoperative Maßnahmen zur Minderung des Operationsrisikos zu ergreifen?

Es bedarf einer Kortisol-Substitution, da prä- und intraoperativ die Stressfähigkeit infolge der Nebennierenrindeninsuffizienz eingeschränkt, möglicherweise auch dauerhaft geschädigt ist.

## Ist mit einer Restitutio ad integrum zu rechnen?

Die Prognose ist, bezogen auf die einzelnen Problemkreise, unterschiedlich:
- Kopfschmerzen: ja
- Visusschädigung: vermutlich nicht, da bereits eine Papillenatrophie vorliegt
- Diabetes insipidus: vermutlich nicht
- Postoperativ ist eine komplette, vermutlich dauerhafte Hypophysenvorderlappeninsuffizienz zu erwarten

### ZUSATZINFORMATION

Eine **Hypophysenvorderlappeninsuffizienz** geht mit folgenden Veränderungen einher:
- Vollständiger Wachstumshormonmangel, nachweisbar mit zwei unabhängigen Funktionstests (Insulinhypoglykämietest und GHRH/Arginin-Test).
- Vollständiger ACTH-Mangel mit sekundärer Nebennierenrindeninsuffizienz.
- (Un)vollständiger TSH-Mangel mit reduziertem freiem $T_4$ als Ausdruck der sekundären Hypothyreose.
- Vollständigem Gonadotropinmangel mit niedrigen gonadalen Steroiden bei Männern und Frauen (sekundärer Hypogonadismus), Prolaktin kann nachweisbar bleiben.

## Wie sieht die postoperative Behandlung aus?

- Fortführung der Kortisolsubstitution
- Nach Überprüfung der Hypophysenvorder- und -hinterlappenfunktionen Substitution der fehlenden peripheren Hormone

## Welche Medikamente setzen Sie bei kompletter Hypophysenvorder- und -hinterlappeninsuffizienz ein?

- Sekundäre Nebennierenrindeninsuffizienz: Hydrocortison
- Sekundäre Hypothyreose: L-Thyroxin
- Sekundärer Hypogonadismus: Testosteron beim Mann (Hormonersatz-Therapie bei der Frau)

- Minderwuchs: Wachstumshormon
- Diabetes insipidus: Desmopressin



## Sind morphologische Kontrolluntersuchungen indiziert?

Wegen möglicher Persistenz von Tumorresten und damit bestehender Rezidivgefahr sind MRT-Kontrollen erforderlich.

## Ist zu einem späteren Zeitpunkt die Möglichkeit der Fertilitätsinduktion gegeben?

Durch Behandlung mit Gonadotropinen lassen sich Gonadenreifung und Spermiogenese induzieren, sodass prinzipiell die Fertilität erreichbar sein kann.

## Welche allgemeinen Informationen geben Sie dem Patienten zur Durchführung der Substitutionstherapie postoperativ?

Er muss wissen, dass die Kortisol- und Thyroxinsubstitution lebenswichtig sind, die Substitution der Sexualhormone für Lebensqualität und Bewegungsapparat Bedeutung hat.

Ein optimales Behandlungsergebnis der präpubertal manifest gewordenen Hypophysenvorderlappeninsuffizienz hinsichtlich des möglichen Längenwachstums und der Induktion der gonadalen Reifung kann nur durch die auch zeitlich richtige Kombination von Wachstumshormon, eventuell Gonadotropinen und gonadalen Steroiden erreicht werden. Daher müssen diese Patienten unverzüglich in spezialisierten Zentren behandelt werden, ehe gonadale Steroide eingesetzt werden.

## Welche Aufklärung erfolgt zur Kortisolsubstitution?

Wichtig sind kurze Wirkungsdauer von Kortisol und die notwendige Sorgfalt bei der Medikamenteneinnahme: Beispiel für eine Substitutionstherapie: morgens 15 mg, mittags 5 mg, abends 5 mg Hydrokortison. (Es gibt unterschiedliche Empfehlungen.) Richtgrößen dabei sind Allgemeinbefinden, Blutdruck und Elektrolyte; Kortisol im Serum ist wegen kurzer Halbwertszeit nicht aussagefähig.

Es ist eine Anpassung an Belastungssituationen jeder Art erforderlich, so die Erhöhung der oralen Dosis bei sportlichen Belastungen auf z. B. die doppelte Dosis. Bei schweren Erkrankungen (Unfälle, Operationen u. Ä.) intravenöse Infusion von 100 mg Hydrokortison alle 6–8 Stunden. Um diese Anpassung zu ermöglichen, ist ein entsprechender Notfallausweis erforderlich. Angehörige sollten in die Schulung einbezogen werden.

## Welche Aufklärung erfolgt zur Schilddrüsenhormonsubstitution?

Thyroxin wird wegen der langen Halbwertszeit in einer Dosis gegeben: 125–150 µg/d, Richtgröße bei sekundärer Hypothyreose ist das $fT_4$ (nicht das TSH!). Thyroxin sollte auf nüchternen Magen 30 Minuten vor dem Essen eingenommen werden. Wird eine Dosis vergessen, sollte sie nachträglich eingenommen werden (Halbwertszeit etwa 1 Woche), damit die Wochendosis konstant bleibt.

### Welche Aufklärung erfolgt zur Testosteronsubstitution?

Für Testosteron gibt es verschiedene Applikationsformen: i. m. Depot, transdermal. Transdermale Präparate werden unterschiedlich gut vertragen. Der Vorteil gegenüber den intramuskulären Depotpräparaten liegt in der gleichmäßigeren Hormonfreisetzung und -wirkung. Überdosierungszeichen ist das Auftreten einer Gynäkomastie. Als Richtgrößen dienen Virilisierung, eventuell Östrogenspiegel. Kontraindikationen sind (Verdacht auf) Prostatakarzinom, Polyglobulie, Kinderwunsch (hier müssen Gonadotropine gegeben werden!), kriminelles Sexualverhalten, unbehandelte Schlafapnoe.



### Welche Aufklärung erfolgt zur Substitution von antidiuretischem Hormon?

Der Bedarf an Desmopressin muss individuell getestet werden. Die Gabe erfolgt in der Regel als Nasenspray/Rhinyle, kann aber auch als Tablette, Schmelztablette oder im Notfall parenteral erfolgen. Die Abenddosis sollte die Nachtruhe ohne Toilettengang ermöglichen. Tagsüber kann der Patient die Dosis und den Zeitpunkt der Applikation an seine Lebensumstände anpassen. Bei interkurrenten Erkrankungen, die die Zufuhr von Flüssigkeiten einschränken, muss die Dosis angepasst werden, um eine schwere Exsikkose zu vermeiden. Bei – zum Beispiel gesellschaftlich bedingten – Ausreißern der Trinkmenge besteht die Gefahr der lebensbedrohlichen Hyponatriämie („Wasservergiftung").

### Kennen Sie Besonderheiten der Wachstumshormonsubstitution?

Indikation und Durchführung gehören in die Hand des Endokrinologen. Die Entscheidung muss vor der Testosteronbehandlung getroffen werden, da ein Aufholen des Längenwachstums nur möglich ist, solange die Epiphysenfugen der langen Röhrenknochen offen sind. Dies sollte angestrebt werden.

### Wie verhindern Sie möglichst sicher eine krisenhafte Stoffwechselentgleisung bei Patienten mit hypothalamisch-hypophysären Erkrankungen?

Um die Notwendigkeit der Substitutionstherapie und ihrer bedarfsgerechten Anpassung bei Unfällen und schweren Erkrankungen für Ärzte und Sanitätspersonal erkennbar zu machen, muss der Patient einen sogenannten Notfallausweis erhalten und bei sich tragen, der Diagnose und Therapie (Medikamente und Dosierung) sowie Anschrift und Telefonnummern des betreuenden Arztes enthält.

## 2.5.2 Fall 2

**KASUISTIK**

Ein 39-jähriger Patient kollabiert an der Bushaltestelle und erleidet einen generalisierten tonisch-klonischen Krampfanfall, der durch den herbeigerufenen Notarzt durch Gabe eines Benzodiazepins durchbrochen werden kann. Bei Krankenhausaufnahme berichtet der Patient er sei völlig gesund, habe bisher nie Krampfanfälle gehabt. Als 8-Jähriger sei er an einem Kraniopharyngeom operiert worden und nehme seither Desmopressin 1 × täglich ein. Seit einigen Tagen habe er einen grippalen Infekt, daher habe er den Rat seiner Freundin befolgt, viel zu trinken.

## Welchen Laborparameter halten Sie in dieser Situation für besonders wichtig?

Das Serum-Natrium. Der Patient hat offensichtlich einen Diabetes insipidus seit seiner Kindheit und nimmt eine gleichbleibende Dosis von antidiuretischem Hormon ein. Sein Körper kann also auf die vermehrte Wasserzufuhr nicht reagieren, er kann das zusätzlich zugeführte Wasser nicht ausscheiden. Die Konzentration von Natrium im Serum fällt ab. Wichtig: Die Hyponatriämie zeigt immer ein Zuviel von Wasser an, nicht einen Mangel von Natrium! Die Osmoregulation erfolgt beim Gesunden durch ADH und Durst. Daher sind gleichzeitige Schädigungen von Hypothalamus (Durstzentrum) und Hypophysenhinterlappen (ADH) besonders problematisch, weil der Patient beide Steuerelemente der Osmoregulation verloren hat. Die Volumenregulation erfolgt über das Renin-Angiotensin-Aldosteronsystem bzw. die natriuretischen Peptide (BNP, ANP). Hier werden Natrium und Wasser gleichphasig ausgeschieden oder zurückgehalten, die Konzentration von Natrium ändert sich nicht. Nur bei sehr starken Volumenverlusten (z. B. schweren Blutungen) wird das RAAS durch ADH unterstützt, dann kommt es durch die übermäßige ADH-Ausschüttung auch hier zur Hyponatriämie.

## Es zeigt sich ein Serum-Natrium von 118 mmol/l. Was ist zu tun?

Es handelt sich um einen Notfall! Die Hyponatriämie ist schwer (Definition ≤ 120 mmol/l), symptomatisch (Krampfanfall) und eher akut als chronisch. Es besteht die Gefahr der weiteren Verschlechterung des offensichtlich vorhandenen Hirnödems (Krampfanfall!) mit der Gefahr der tödlichen zerebralen Herniation. Das Natrium wird durch Infusion von 3%-iger Kochsalzlösung unter intensivmedizinischen Bedingungen (Kontrolle des Natriums) substituiert. Ziel ist ein rascher Anstieg um 4–6 mmol/l, um die Herniation zu verhindern. Dieser darf aber nicht > 8 mmol/l in 24 h betragen, weil sonst eine osmotische Demyelinisierung möglich ist.

## Gibt es auch andere Situationen in denen eine Fehlregulation der ADH-Sekretion zu Hyponatriämie führt?

Eine sehr häufige Ursache der Hyponatriämie ist das **Syndrom der inadäquaten ADH-Sekretion (SIADH).** Ursachen sind häufig Medikamente (Psychopharmaka, NSAIDs, Zytostatika), ZNS- (Infektion, Blutung, Tumoren) oder Lungenerkrankungen (Infektionen, Malignome, Asthma/COPD, Beatmung). Diagnostisch müssen eine Hypervolämie (Leber-, Nieren-, Herzinsuffizienz) und eine Hypovolämie klinisch und/oder anhand der Natriumkonzentration im Urin (> 30 mmol/l zeigt Euvolämie an!) ausgeschlossen werden. Dass ADH „inadäquat" ausgeschüttet wird, zeigt sich an der Urinosmolalität: Obwohl das Serum hypoosmolal ist, besteht im Urin weiterhin eine Osmolalität > 100 mmosmol/kg. D.h. es wird trotz des Wasserüberschusses im Serum weiterhin Wasser über die Niere zurückgehalten. **Wichtig:** Die Therapie besteht in einer Trinkmengenrestriktion (etwa 800 ml/d), nicht in der Infusion von physiologischer Kochsalz-Lösung. Letzteres ist eine häufige Fehlvorstellung: Die Hyponatriämie ist kein Mangel an Natrium (sondern ein Zuviel an Wasser) und die Zufuhr von NaCl 0,9 % gleicht nicht den angeblichen Natriummangel aus (sondern kann die Überwässerung weiter verstärken!). RAAS und ANP sind ja normalerweise funktionsfähig. Natrium kann also ausgeschieden werden (RAAS/ANP), das Wasser wird aber im Sammelrohr inadäquat zurückgehalten, Hyponatriämie und Hirnödem verstärken sich.

# 2.6 Leitsymptom zunehmende Erschöpfbarkeit und Übergewicht

Ralf Schmidmaier



## 2.6.1 Fall 1

**KASUISTIK**

Der 58-jährige technische Zeichner berichtet über zunehmende Erschöpfbarkeit und gesteigertes Schlafbedürfnis. Seine Muskelkraft habe nachgelassen, seit längerer Zeit leide er unter Hautjucken. Manchmal müsse er häufiger Wasser lassen als früher, in den letzten Monaten habe er 3 kg an Gewicht abgenommen. Bei körperlicher Anstrengung trete vor allem bei Kälte ein Ziehen im linken Arm auf. Pelzigkeit in den Beinen habe er nie bemerkt. Er rauche 5 Zigaretten am Tag und trinke 1,5–2 l Bier.

### Wie lautet Ihre Verdachtsdiagnose?

Wahrscheinlich liegt ein Diabetes mellitus Typ 2 vor.

Der **klinische Untersuchungsbefund** erbringt 182 cm, 97 kg; Blutdruck 220/110 mmHg, Herzfrequenz 76/min, regelmäßige Aktion. Zu beobachten sind ein müder Gesichtsausdruck, trockene Haut und Schleimhäute. Zu den Thoraxorganen: lauter erster Herzton, systolisches Geräusch über der Aortenklappe; vesikuläres Atemgeräusch ohne Nebengeräusche. Der abdominale Tastbefund zeigt: Leber weich und indolent tastbar, 2 cm unter dem Rippenbogen, Milz nicht tastbar, viriler Behaarungstyp. Die peripheren Pulse sind bis auf die A. tibialis posterior links gut tastbar; Oberflächen- und Tiefensensibilität intakt. Die Reflexabläufe sind regelrecht.

### Beurteilen Sie die körperlichen Untersuchungsbefunde.

Es bestehen Übergewicht, arterielle Hypertonie und der Verdacht auf eine periphere arterielle Verschlusskrankheit.

**Laborbefunde:** Blutzucker (Plasma) 220 mg/dl 2 h postprandial; Kreatinin 1,6 mg/dl; Hb 16 g/dl; Hämatokrit 42 %, Thrombozyten 230.000/μl; Natrium 143 mmol/l; Kalium 4,1 mmol/l; Gesamtcholesterin 280 mg/dl; LDL-Cholesterin 195 mg/dl, Triglyzeride 290 mg/dl; $HbA_{1c}$ 8,5 %; Fruktosamin (Eiweiß Korr) 310 μmol/l; Urinbefund: Glukose einfach positiv, Ketone negativ, Sediment unauffällig, keine Proteinurie.

### Beurteilen Sie die Laborbefunde.

Es bestehen eine Hyperglykämie mit Glukosurie ohne Hinweise auf eine Ketoazidose sowie eine Erhöhung der glykierten Proteine ($HbA_{1c}$).

Bei erhöhtem Kreatinin, grenzwertig hohem Hämoglobin und hohem Natrium im Serum kann eine Exsikkose vorliegen. Eine weitere Klärung der Nierenfunktion (Hypertonie) und Überprüfung einer Mikroalbuminurie (diabetische Nephropathie) sind notwendig.

Es liegt eine atherogene kombinierte Hyperlipoproteinämie vor.

### Wie sichern Sie die Diagnose?

- Durch den $HbA_{1c}$ von ≥ 6,5 % gilt die Diagnose als bewiesen. Die neue nationale Versorgungsleitlinie (NVL) von 2023 empfiehlt jetzt zwei Laborwerte im pathologischen Bereich: Nüchternplasmaglukose,

$HbA_{1c}$ und ggf. Gelegenheitsplasmaglukose. Der Grenzwert für die Gelegenheitsplasmaglukose liegt bei 200 mg/dl, wurde also bei unserem Patienten erreicht.
- Die Diagnose kann durch eine Nüchternplasmaglukose > 125 mg/dl am Folgetag bestätigt werden.
- In Zweifelsfällen oraler Glukosetoleranztest mit 75 g Glukose: Plasmaglukose nach 2 Stunden > 200 mg/dl.



Im vorliegenden Fall besteht kein Zweifel an der Diagnose: Der Nüchternblutzucker bei Wiederholung und $HbA_{1c}$ sind eindeutig pathologisch.

## Wie sieht Ihr weiteres Vorgehen zur Bestandsaufnahme diabetesabhängiger Komplikationen, auch im weiteren Verlauf, aus?

### Basisdiagnostik

- **Anamnese:** Gewicht/BMI, ggf. Taillen-Größen-Relation (Gewichtsverlauf, Übergewicht), Blutdruck, Fußstatus, körperliche Aktivität, Ernährungsgewohnheiten, Rauchen, durchgeführte Diabetesschulung, Selbstkontrolle der Plasmaglukose, Hypoglykämien, Depression, erektile Dysfunktion
- **Körperliche und apparative Untersuchungen:** Gewicht, Blutdruck, periphere Arterien, Augen- und Fußuntersuchungen, Untersuchungen des peripheren Nervensystems, Untersuchung der Injektionsstellen bei insulinbehandelten Menschen mit Diabetes
- **Laborwerte:** Plasmaglukose, $HbA_{1c}$, Kreatinin, Kalium, Lipidprofil, Urinanalysen, Ketonkörper im Urin (nur bei hohen Glukosewerten)

### Screening auf Folge- und Begleiterkrankungen

- Screening auf eine **diabetische Neuropathie** ab dem Zeitpunkt der Diagnosestellung. Bisher einmal jährlich empfohlen, in der neuen Nationalen Versorgungsleitlinie alle 1–2 Jahre nach individueller Risikoeinschätzung.
- Screening auf eine **Nephropathie:** einmal jährlich Albuminurie.
- Screening auf **Fußläsionen:** ohne klinische Befunde einer sensomotorischen Neuropathie sollen mindestens einmal jährlich Fußuntersuchungen durchgeführt werden. Liegen bereits klinische Befunde einer sensomotorischen Neuropathie vor, sollen die regelmäßigen Untersuchungen auf Fußläsionen alle 3–6 Monate erfolgen.
- Screening auf **Netzhautkomplikationen:** ab dem Zeitpunkt der Diagnosestellung einmal jährlich (neu: bei geringem Risiko alle 2 Jahre), bei Retinopathie und/oder Makulopathie Kontrollintervalle nach Maßgabe des Augenarztes.
- **Abschätzung des kardiovaskulären Gesamtrisikos:** bisher alle 1–2 Jahre (neu: einmal jährlich). Vaskuläre Risiken evaluieren (Hypertonie, Raucherstatus), Lipide und Kreislaufparameter (Blutdruckmessung sowie Pulsmessung an verschiedenen Orten).
- Untersuchung auf eine **depressive Störung und andere psychische Komorbiditäten (z. B. Ess- oder Angststörungen, kognitive Einschränkungen):** einmal jährlich oder anlassbezogen. Bei positivem Screeningergebniss soll eine umfassende Abklärung erfolgen.

## Nennen Sie die Ziele der Therapie des Diabetes mellitus.

Die Nationale Versorgungsleitlinie unterscheidet zwischen übergeordneten („fundamental“), funktionsbezogenen („functional“) und krankheitsbezogenen („disease specific“) Zielen, hier einige Beispiele (Bundesärztekammer 2023):
- Übergeordnete Lebensziele: Erhaltung bzw. Wiederherstellung der Lebensqualität, Teilhabe am Leben erhalten, Unabhängigkeit erhalten, Verhinderung vorzeitiger Mortalität

- Funktionsbezogene Ziele: Sehkraft erhalten, Auto fahren, Tätitgkeiten alleine verrichten können (Gehstrecke erhalten), Arbeitsplatz erhalten, Sexualität erhalten
- Krankheitsbezogene Ziele: Schmerzen lindern, besser schlafen, bessere Stoffwechsel-Kontrolle, kein schlechtes Gewissen beim Essen, Folgeschäden vermeiden



## Welche grundsätzlichen Therapievorschläge besprechen Sie mit dem Patienten?

**Basistherapie:** strukturierte Schulung, Ernährung (hier auch die Gewichtsreduktion), körperliche Aktivität sowie Nikotinkarenz

**Risikoadaptiertes Vorgehen:** Unter Berücksichtigung der individuellen Therapieziele und nach Ausschöpfung der nichtmedikamentösen Basistherapie wird empfohlen:

- Ohne hohes Risiko: Erstlinientherapie mit Metformin empfohlen
- Klinisch relevante kardiovaskuläre Erkrankung: Kombination von Metformin mit einem SGLT2-Inhibitor oder einem GLP-1-Rezeptor-Antagonist
- Hohes Risiko (z. B. klinisch relevanter renaler Erkrankung): nach individueller Bewertung und gemeinsamer Entscheidungsfindung zwischen intialer Mono- und Kombinationstherapie entscheiden

Nach 3–6 Monaten soll das **Erreichen des individuellen Therapieziels** überprüft werden: Bei Nichterreichen wird eskaliert, nach Metformin auf Kombination mit SGLT-2-Inhibitoren oder GLP1-Rezeptor-Antagonist und nach Metformin-Kombination auf ein zusätzliches oder alternatives Präparat. Die nächste Eskalationsstufe stellt dann die Ergänzung eines Basalinsulins dar (entweder Metformin plus Basalinsulin oder Metformin plusSGLT2-Inhibitoren/GLP1-Rezeptor-Antagonist plus Basalinsulin). Die Wahl der Insulinart und des Insulinschemas soll sich an der Lebenssituation der Patient*innen orientieren.

### ZUSATZINFORMATION

$HbA_{1c}$.hat als Therapieziel an Stellenwert verloren. Dennoch spielt gerade bzgl. der medikamentösen Therapie der Zielkorridor zwischen 6,5 % und 8,5 % eine praktische Rolle. Das individuelle Ziel richtet sich nach Lebenserwartung, Komorbidität, Polymedikation, Hypoglykämierisiko, Belastungen durch Therapie, Ressourcen und Möglichkeiten der Unterstützung, funktionellen und kognitiven Fähigkeiten, Diabetesdauer und Patientenwunsch.

## Wie wirkt Metformin? Wann wird Metformin eingesetzt?

Es hemmt als Biguanid die Glukoneogenese in der Leber, vor allem nachts, und induziert keine Hypoglykämie. Es ist das Medikament der ersten Wahl für adipöse Typ-2-Diabetiker.

## Nehmen Sie Stellung zur Therapie mit Sulfonylharnstoffderivaten.

Sie erhöhen die glukoseinduzierte Insulinsekretion und können somit zur Hypoglykämie führen. Sie sind ungeeignet zur Langzeittherapie übergewichtiger Typ-2-Diabetiker.Glinide (z. B. Repaglinid) haben eine den Sulfonylharnstoffderivaten ähnliche Wirkung.

## Wie wirken SGLT-2-Inhibitoren, welche Einschränkungen sind zu bedenken?

Durch Hemmung des Natrium-Glukose-Transporters in der Niere wird die renale Glukoseabsorption gehemmt. Aufgrund dieses Wirkmechanismus kommt es neben der Blutglukosesenkung (Senkung des $HbA_{1c}$

im Vergleich mit Placebo um 0,54 bis 0,68 %) zu einem Gewichtsverlust (im Mittel um 2–3 kg) sowie zur Reduktion des Blutdrucks (im Mittel 4 mmHg systolisch, 2 mmHg diastolisch). Die Substanzen beeinflussen Herzinsuffizienz und Nierenfunktion positiv.

Klinisch relevant sind gehäufte urogenitale Infektionen durch die Glukosurie. Selten, aber wichtig ist das mögliche Auftreten atypischer diabetischer Ketoazidosen unter SGLT2-Inhibitortherapie in Situationen mit vermehrtem Insulinbedarf.



**ZUSATZINFORMATION**

SGLT-2-Inhibitoren („Gliflozine") sollten bei größeren operativen Eingriffen, niederkalorischen Diäten oder akuten schweren Erkrankungen pausiert werden! Das Gleiche gilt für Metformin wegen Gefahr der Laktatazidose bei Hypoxämie und katabolem Stoffwechsel.

### Nehmen Sie Stellung zur antihypertensiven Therapie von Diabetikern.

ACE-Hemmer oder Sartane sind die Antihypertensiva der ersten Wahl, da diese neben Blutdrucksenkung auch die Progression der diabetischen Nephropathie vermindern. Ziel sind Blutdruckwerte < 140/80 mmHg.

### Wann fällen Sie eine Entscheidung für eine lipidsenkende medikamentöse Therapie?

Der Diabetes mellitus stellt per se einen Risikofaktor für kardiovaskuläre Erkrankungen dar. Daher ist eine Senkung von LDL-Cholesterin < 100 mg/dl oder zumindest eine Strategie der fixen Statindosis erforderlich.

### Welches sind die typischen Komplikationen des Diabetes mellitus Typ 2?

Sie unterscheiden sich im Prinzip nicht von den Komplikationen des Diabetes mellitus Typ 1.

**ZUSATZINFORMATION**

Da ein Typ-2-Diabetes bei Diagnose meist schon länger bestanden hat (etwa 5 Jahre), sind typische Komplikationen häufig bereits bei Diagnosestellung vorhanden.

### Literatur

Bundesärztekammer (BÄK), Kassenärztliche Bundesvereinigung (KBV), Arbeitsgemeinschaft der Wissenschaftlichen Medizinischen Fachgesellschaften (AWMF). Nationale VersorgungsLeitlinie Typ-2-Diabetes. Version 3.0.2023. Stand 15.05.2023, gültig bis 15.05.2028.

## 2.6.2 Fall 2

**KASUISTIK**

Die 21-jährige Tochter des Patienten aus ➤ Kap. 2.6.1 stellt sich bei Ihnen vor, weil sie in der 8. Woche schwanger ist. Sie fragt nach einem Risiko für sich und ihr Kind durch die familiäre Häufung des Diabetes mellitus.

## Welche weiteren Informationen benötigen Sie?

Die Patientin ist 172 cm groß, wiegt 65 kg und ist beschwerdefrei. Sie ernährt sich mit Obst, frischem Gemüse, versucht, wenig tierische Fette zu essen. Dreimal in der Woche isst sie Fleisch, einmal Seefisch. Sie trinkt Wasser, Tee, am Abend Apfelschorle. Seit Bekanntwerden der Schwangerschaft erhält sie Nahrungsergänzungsmittel mit Jod, Folsäure und weiteren Vitaminen.



## Welche diagnostischen Maßnahmen ergreifen Sie?

Sie messen den Nüchternblutzucker (Ergebnis: 70 mg/dl) und den Wert eine Stunde nach einer kohlenhydratreichen Mahlzeit (Ergebnis: 135 mg/dl).

## Wie gehen Sie weiter vor?

Zunächst raten Sie, die Ernährungsweise beizubehalten und für körperliche Bewegung zu sorgen. Sie versorgen die Patientin mit einem Blutzuckermessgerät und überprüfen die dokumentierten Blutzuckerwerte etwa alle 2 Wochen.

## Führen Sie eine orale Glukosebelastung durch? Wenn ja, wann?

Ja, zwischen der 24. und 28. Schwangerschaftswoche (SSW), da zwar keine individuellen Risiken erkennbar sind, die Familienanamnese aber Belastungsfaktoren enthält.

## Wo liegt der Unterschied zwischen dem „ 50-g-oGTT" und dem „75-g-oGTT"?

Seit 2011 (Beschluss des Gemeinsamen Bundesausschusses) wird jeder Schwangeren als Kassenleistung ein 50-g-Screening-oGTT zwischen der 24. und 28. SSW angeboten. Dieser kann unabhängig von der letzten Nahrungsaufnahme und der Tageszeit erfolgen. Liegt die Plasmaglukose nach 1 Stunde bei ≥ 200 mg/dl, liegt ein Diabetes vor, bei Werten von 135–199 mg/dl wird ein 75-g-oGTT durchgeführt.

Bei Frauen mit einem erhöhten Risiko für einen Gestationsdiabetes(GDM) sollte primär ein 75-g-oGTT durchgeführt werden. Dieser wird morgens nüchtern nach mindestens 8-stündiger Nahrungskarenz im Sitzen (kein Umhergehen!) durchgeführt.

Ein Gestationsdiabetes mellitus ist definiert als eine Glukosetoleranzstörung, die erstmals in der Schwangerschaft mit einem 75-g-oralen-Glukosetoleranztest (oGTT) diagnostiziert wird. Die Definition des manifesten Diabetes entspricht der außerhalb einer Schwangerschaft, er gehört nicht in die Kategorie des GDM.

Ein GDM liegt vor, wenn mindestens einer der folgenden drei Grenzwerte (venöses Plasma!) überschritten wird (➤ Tab. 2.4).

**Tab. 2.4** Grenzwerte der venösen Plasmaglukose im 75-g-oGTT für die Definition eines Gestationsdiabetes nach IADPSG-Konsensus-Empfehlungen [W333-012]

| Messzeitpunkt 24+0–27+6 SSW | Venöses Plasma | |
|---|---|---|
| | (mg/dl) | (mmol/l) |
| Nüchtern | ≥ 92 | ≥ 5,1 |
| Nach 1 Stunde | ≥ 180 | ≥ 10,0 |
| Nach 2 Stunden | ≥ 153 | ≥ 8,5 |

### Welche Grundsätze der Therapie des GDM kennen Sie?

Die Blutzuckerzielwerte in der Schwangerschaft liegen – bei jeder Form des Diabetes – insgesamt deutlich niedriger als außerhalb der Schwangerschaft. Unterzuckerungen müssen unbedingt vermieden werden. Daher ist eine intensive Schulung aller Patientinnen notwendig. Der Insulinbedarf jeder Schwangeren steigt ab dem 2. Trimenon kontinuierlich an und erreicht zum Ende der Schwangerschaft das 2- bis 3-Fache des Ausgangswerts. Wichtig für die werdende Mutter: Ein GDM lässt sich meist ohne Insulin behandeln und verschwindet fast immer nach Ende der Schwangerschaft.



### Welche Konsequenzen kann ein Gestationsdiabetes für die werdende Mutter haben?

Akute Folgen für die Mutter sind ein erhöhtes Risiko für Harnwegs- und vaginale Infektionen mit hierdurch gesteigerter Frühgeburtsrate, Präeklampsien, Makrosomien des Fetus mit Kaiserschnittentbindungen, Schulterdystokien (= Einstellungsanomalie des Schultergürtels im Bezug zum Kopf während der Geburt), höhergradigen Dammrissen und transfusionpflichtigen postpartalen Blutungen in der Folge. Langzeitfolgen für die Mutter sind ein erhöhtes Diabetesrisiko im späteren Leben (7- bis 10-fach im Vergleich zu glukosetoleranten Schwangeren) sowie ein Wiederholungsrisiko für GDM (20–50 %).

### Welche Konsequenzen kann ein Gestationsdiabetes für das Kind haben?

Die mütterliche Hyperglykämie führt zu erhöhter fetaler Insulinsekretion sowie Einlagerung von Glykogen und Fett mit Makrosomie und Zunahme des Bauchumfangs sowie reduzierter fetaler Surfactantbildung. Frühgeburtlichkeitsrate und Gefahr eines intrauterinen Fruchttods sind gesteigert. Langzeitfolgen für das Kind umfassen ein erhöhtes Risiko im Kindes- und Jugendalter für Übergewicht/Adipositas, gestörte Glukosetoleranz/Diabetes, metabolisches Syndrom und erhöhten Blutdruck.

## 2.7 Leitsymptom Galaktorrhö und sekundäre Amenorrhö

Ralf Schmidmaier

**KASUISTIK**

Eine 46-jährige Patientin klagt über eine sekundäre Amenorrhö seit über 6 Monaten und eine Galaktorrhö aus beiden Mammae. Die Patientin hat 2 Kinder. Sie nimmt keine regelmäßige Medikation ein.

### Wie lautet Ihre Arbeitsdiagnose?

Hyperprolaktinämie bei Prolaktinom.

### Welche Medikamente können eine Hyperprolaktinämie hervorrufen?

- Dopaminantagonisten (u. a. Metoclopramid, Butyrophenone)
- Dopamin freisetzende Substanzen (u. a. Methyldopa, Reserpin)

- Östrogene
- Opioide

### Welche spezifischen Anamnesefragen sind wichtig?

Sie fragen nach Hinweisen auf ein Chiasmasyndrom (Gesichtsfeldeinschränkung insbesondere bitemporal?), nach vermehrten Kopfschmerzen und nach der Trinkmenge, die bei deutlicher Erhöhung für eine Funktionseinschränkung der Neurohypophyse sprechen kann (Diabetes insipidus).



### Es finden sich keine anamnestischen Hinweise auf eine größere hypophysäre Raumforderung. Was tun Sie jetzt?

Sie bestimmen das Serumprolaktin ohne vorherige klinische Untersuchung der Mammae. Bei einem eindeutig erhöhten Wert sollten laborchemisch die anderen Achsen der Adenohypophyse untersucht werden: ACTH und Kortisol für die adrenokortikotrope Achse plus ggf. CRH-Test; TSH und $fT_4$ für die thyreotrope Achse plus ggf. TRH-Test; IGF-1 und Wachstumshormon plus ggf. GHRH-Test für die somatotrope Achse sowie LH/FSH und Estradiol für die gonadotrope Achse plus ggf. GnRh-Test. Außerdem sollte eine MRT der Sella erfolgen.

Das Prolaktin ist auf das Zehnfache der Norm erhöht. Bezüglich der übrigen Funktionsachsen der Adenohypophyse finden sich normale Werte. In der MRT zeigt sich eine 6 mm durchmessende hypophysäre Raumforderung.

### Wie behandeln Sie? Wie planen Sie das Follow-up?

Sie behandeln mit dem Dopaminagonisten Cabergolin (2 × 0,5 mg/Woche) in einschleichender Dosierung wegen der GIT-Nebenwirkungen. Die Gabe sollte vorzugsweise abends erfolgen. Alternativ können Quinagolid 75 µg/d oder Bromocriptin 2,5/d mg jeweils abends gegeben werden.

Eine erneute MRT ist nach 6–12 Monaten Therapiedauer erforderlich, um eine Größenabnahme zu dokumentieren. Bei Verkleinerung der hypophysären Raumforderung ist im Verlauf keine weitere Bildgebung mehr erforderlich. Die medikamentöse Therapie mit dem Dopaminagonisten muss wahrscheinlich über mehrere Jahre erfolgen. Auslassversuche sind meist nicht erfolgreich. Wegen beschriebener Herzklappenfibrosen unter hohen Dosen von Cabergolin (bei Patientinnen mit Parkinson-Syndrom) sollten auch bei Patienten mit Prolaktinomen unter Cabergolin regelmäßig eine Echokardiografie veranlasst werden.

## 2.8 Leitsymptom Gewichtsverlust und sekundäre Amenorrhö

Ralf Schmidmaier

**KASUISTIK**

Eine 42-jährige Frau wird von ihrer Tochter in die Sprechstunde begleitet, weil sie sich sehr schwach und müde fühlt. Sie habe in den vergangenen 12 Monaten 10 kg abgenommen und leide häufig unter Übelkeit. Erbrechen aber müsse sie sich nur selten. Auch Bauchschmerzen habe sie selten, Durchfall bestehe nicht. Die letzte Periode ist 7 Monate her.

## Welche Differenzialdiagnosen ziehen Sie zunächst in Erwägung?

- Nebennierenrindeninsuffizienz
- Hyperkalzämiesyndrom
- Chronisch-entzündliche Darmerkrankung
- Hyperthyreose
- Konsumierende Tumorerkrankung
- Chronische Infektion, z. B. Tuberkulose

Bei der **körperlichen Untersuchung** fällt die relativ dunkle, kühle Haut auf. Es bestehen eine deutliche Muskelschwäche und eine arterielle Hypotonie von 85/60 mmHg bei einer Herzfrequenz von 76/min. Herz- und Lungenbefund sind klinisch unauffällig. Abdomen weich, Darmgeräusche unauffällig. Lymphknoten- oder Milzvergrößerungen sind nicht tastbar.

## Wie sieht jetzt Ihre Bewertung der Differenzialdiagnosen aus?

Gegen eine Hyperthyreose sprechen die Hypotonie, die kühle Haut und die fehlende Tachykardie, gegen eine chronisch-entzündliche Darmerkrankung die fehlenden Durchfälle und der fehlende Bauchschmerz bei unauffälligem abdominalem Tastbefund. Auch subfebrile Temperaturen sind nie aufgefallen. Eine Hyperkalzämie ist laborchemisch auszuschließen. Suggestiv für eine primäre Nebennierenrindeninsuffizienz sind neben den Beschwerden die Hyperpigmentation, auch der Handlinien und Ellenbogen, die Adynamie und die Hypotonie.

## Wodurch wird eine sekundäre (hypophysäre) Nebennierenrindeninsuffizienz klinisch unwahrscheinlich, wie wird sie ausgeschlossen?

Die Hyperpigmentation ist wegweisendes klinisches Zeichen der ACTH-Mehrsekretion als Zeichen für eine primäre Nebennierenrindeninsuffizienz. Der Nachweis eines erhöhten ACTH bei erniedrigtem Kortisol zeigt eine primäre Insuffizienz der Nebenniere an. Eine Hypophyseninsuffizienz als Ursache des niedrigen Kortisol (sekundäre NNR-Insuffizienz) ist damit ausgeschlossen.

## Welche Ursachen kann die primäre Nebennierenrindeninsuffizienz der Patientin haben?

- Autoimmunadrenalitis (80–90 %)
- Bilaterale granulomatöse Entzündungen: Tuberkulose, Sarkoidose
- Lymphom
- Bilaterale intraadrenale Blutung
- Bilaterale Metastasen (z. B. Bronchialkarzinom, Lymphom)
- Medikamente (z. B. Mitotan, Etomidat, Ketoconazol)

## Welche weiteren Fragen stellen Sie?

- Gibt es Hinweise auf organspezifische Autoimmunerkrankungen in der Familie?
- Hat die Patientin eine Tuberkulose durchgemacht?
- Besteht eine vermehrte Blutungsneigung?

Auf die erste Frage lautet die Antwort, die Großmutter mütterlicherseits habe eine sehr dunkle Haut gehabt und sei früh an „Kreislaufschwäche" verstorben. Die beiden letzteren Fragen werden verneint.

## Welche Laboruntersuchungen führen Sie zur Bestätigung der Verdachtsdiagnose primäre Nebennierenrindeninsuffizienz durch?



Laborbefunde (Bancos et al. 2015):
- ACTH im Plasma basal (erwarteter Befund: erhöht)
- Kortisol im Serum (erwarteter Befund: erniedrigt)
- Natrium und Kalium im Serum (erwarteter Befund: Natrium erniedrigt, Kalium erhöht [nicht obligat])

## Mit welchem Funktionstest weisen Sie die primäre Nebennierenrindeninsuffizienz nach?

- **ACTH-Kurztest:** Bestimmung des basalen Kortisols morgens (physiologisch höchste Spiegel am frühen Morgen, daher fällt hier ein Mangel noch am ehesten auf), dann Gabe von 250 µg synthetischem ACTH, erneute Bestimmung von Kortisol nach 30 min. Erwartete Befunde bei primärer Nebennierenrindeninsuffizienz: erniedrigter Basalwert, fehlende Stimulierbarkeit. ACTH erhöht.
- Sinnvoll ist die zusätzliche Bestimmung von TSH und Nüchternglukose zur Abklärung bzgl. weiterer Manifestationen eines autoimmun-polyglandulären Syndroms (APS).
- Zusätzlich kann das Serum-DHEAS bestimmt werden, das in der Regel bei Nebennierenrindeninsuffizienz erniedrigt ist.

## Wie bewerten Sie die sekundäre Amenorrhö der Patientin?

Sie kann unspezifische Folge der ausgeprägten Nebennierenrindeninsuffizienz und damit reversibel sein, sie kann jedoch auch Folge einer gleichzeitig vorliegenden primären immunogenen Ovarialinsuffizienz sein.

### ZUSATZINFORMATION

Die Klärung erfolgt nach Einstellung der Kortisolsubstitution durch Bestimmung von Estradiol und basalen Gonadotropinspiegeln:
- Bei primärer, hier dann immunogener Ovarialinsuffizienz sind niedrige Östrogen- und erhöhte Gonadotropinspiegel zu erwarten.
- Bei einer transienten Ovarialinsuffizienz bei schwerer NNR-Insuffizienz wären diese Hormone nach Besserung des Allgemeinzustands altersentsprechend normal und ein Wiedereinsetzen der Menstruation zu erwarten.

Die Befundkonstellation während schwerer Allgemeinerkrankung würde einem sekundären Hypogonadismus mit niedrigen Gonadotropinen und niedrigen Östrogenspiegeln entsprechen. Die Bestimmung vor Kortisolsubstitution führt nicht weiter und ist unwirtschaftlich.
**Merke:** In der Endokrinologie werden Insuffizienzen der hormonproduzierenden Drüse selbst als „primär" (Beispiel: Testosteron aus dem Hoden oder Kortisol aus der Nebenniere) bezeichnet. „Sekundär" sind Störungen, welche die Steuerungshormone (der Hypophyse: LH/FSH bzw. ACTH) betreffen.

## Welche weiteren organspezifischen Autoimmunerkrankungen gehören zu den autoimmun-polyglandulären Syndromen (APS)?

- **APS 1:** mindestens zwei der folgenden: Hypoparathyreoidismus, mukokutane Candidose und/ oder primäre Nebennierenrindeninsuffizienz. Dazu noch möglich: primärer Hypogonadismus,

Autoimmunthyreoiditis, seltener perniziöse Anämie und Autoimmunhepatitis. Das APS1 tritt im Kinder- und Jugendalter auf und wird autosomal-rezessiv vererbt.
- **APS 2:** Diabetes mellitus Typ 1, primäre Nebennierenrindeninsuffizienz, Autoimmunthyreopathie (Hashimoto oder Basedow), daneben auch Sprue, Vitiligo, Perniziosa oder primäre Ovarialinsuffizienz. Die APS 2 wird aktuell in weitere Syndrome unterteilt, wobei klinisch alle APS, die nicht APS 1 entsprechen, zunächst als APS 2 bezeichnet werden.



**ZUSATZINFORMATION**

**Cave:** Auch andere systemische Erkrankungen können zu polyglandulären Insuffizienzen führen, z. B. eine hereditäre Hämochromatose oder eine HIV-Infektion.
Auf der anderen Seite muss bei (mehreren) Autoimmunendokrinopathien immer an eine Nebennierenrindeninsuffizienz (auch im weiteren Verlauf) als eine der potenziell lebensbedrohlichen Manifestationen gedacht werden!

Bei dieser Patientin spricht die Familienanamnese zunächst für eine Autoimmunadrenalitis im Sinne des APS 2.

## Welche therapeutischen Maßnahmen ergreifen Sie?

- Unmittelbar nach der biochemischen Diagnosestellung bei schlechtem Allgemeinbefinden eventuell parenterale Substitution, ggf. stationäre Therapie mit einem 100 mg Hydrocortison-Bolus und anschließend 200 mg/24 h als Perfusor unter Volumensubstitution. Therapie darf durch weitere ätiologische Abklärung nicht verzögert werden!
- Einleitung der oralen Kortisolsubstitution mit Hydrocortison 25–30 mg in der Regel als 2-Dosis-Regime entsprechend dem physiologischen Spiegelverlauf, also etwa ⅔ der Dosis morgens (z. B. 20–10–0 mg). Es gibt keinen Laborparameter, der zuverlässig eine adäquate Substitution anzeigen kann, die individuelle Dosierung muss also klinisch gefunden werden (keine Zeichen für Hyperkortisolismus oder Hypokortisolismus).
- Bei anhaltender Hypotonie trotz ausreichender Kortisolsubstitution Mineralokortikoidsubstitution mit Fludrocortison 0,05–0,2 mg/d als tägliche Einmaldosis (nicht bei sekundärer Nebennierenrindeninsuffizienz, hier ist das RAAS intakt!).
- Stellt sich heraus, dass eine primäre Ovarialinsuffizienz besteht, sollte gynäkologischerseits eine sequenzielle Östrogen-Gestagen-Substitution eingeleitet werden.

## Nennen Sie wichtige Inhalte des Aufklärungsgesprächs.

- Die Kortisolabhängigkeit ist vermutlich lebenslang irreversibel.
- Es besteht ein gravierender Unterschied von Substitutions- und Pharmakotherapie: Hinzuweisen ist besonders auf lebensbedrohliche Folgen von Therapieunterbrechungen und auf nicht zu erwartende Nebenwirkungen im Sinne des Hyperkortisolismus bei richtiger Dosierung. Dieser Aspekt betrifft Körpergewicht, Mondgesicht und Plethora sowie den Knochenstoffwechsel.
- Die Belastungsabhängigkeit der erforderlichen Kortisoldosierung muss ggf. mit Anpassung der Dosierung nach oben ausgeglichen werden, um krisenhafte Verschlechterung der NNR-Insuffizienz zu vermeiden. Faustregel: 5–10 mg „extra" vor intensiver körperlicher Belastung (z. B. sportliches Training), Verdopplung der Dosis bei leichten Erkrankungen (z. B. grippaler Infekt) bis zur Rekonvaleszenz, Perfusor mit 100–200 mg/24 h bei schweren Operationen/Intensivaufenthalten.
- Bei Erbrechen/Diarrhö muss eine parenterale Substitution erfolgen.

- Der sogenannte Notfallausweis enthält Diagnose, Therapie, Dosierungsanweisungen bei interkurrenten Erkrankungen und Operationen sowie ärztliche Kontaktadressen.

## Welche Kontrolluntersuchungen führen Sie durch?

- Initial kurzfristige Überprüfung von Allgemeinbefinden, Blutdruck, Serumelektrolyten und harnpflichtigen Substanzen
- Längerfristig Kontrollen alle 3–6 Monate unter Berücksichtigung eines APS 2: Nüchternglukose und TSH.



## Warum ist eine Kortisolkontrolle nicht sinnvoll?

Es ist nicht sinnvoll, exogen zugeführtes Hormon mit kurzer Halbwertszeit zu messen, da infolge der kurzen Halbwertszeit die Serumwerte keinen Rückschluss auf die optimale Dosierung erlauben. Bei im Allgemeinen rückläufiger Pigmentation ist keine ACTH-Kontrolle erforderlich.

Sie werden 6 Monate später notfallmäßig zu der Patientin gerufen. Sie hatte auf Rat einer Freundin („Kortison ist so gefährlich") die Medikation seit einer Woche abgebrochen. Sie liegt im Bett, hat seit 48 h erbrochen. Es zeigen sich stehende Hautfalten, das Abdomen ist gespannt, die Patientin wirkt verlangsamt und kaltschweißig, der Blutdruck beträgt 65/50 mmHg.

## Wie lautet Ihre Verdachtsdiagnose?

Es liegt eine Addison-Krise mit Pseudoperitonitis vor.

Also hat Ihr Aufklärungsgespräch keinen anhaltenden Erfolg gehabt.

## Wie verhalten Sie sich?

Sofortige Klinikeinweisung (Intensiv- oder Überwachungsstation) unter der Diagnose „Addison-Krise mit Pseudoperitonitis", da diese lebensbedrohlich ist und die intravenöse Kortisolsubstitution, Korrektur des Flüssigkeits- und Elektrolythaushalts und Überwachung erfordert.

## Müssen Sie zuvor eine notfallmäßige Behandlung durchführen?

Ja, da aber in keiner Notfalltasche injizierbares Hydrocortison bevorratet wird, kann als Kompromiss dienen: Prednisolon 25 mg i. v., möglichst gleichzeitig mit erster Volumengabe (500 ml). Wichtig ist die Information an die weiterbehandelnden Kollegen über Anamnese und frühere Befunde.

Die Patientin hat die Addison-Krise gut überstanden, Sie haben das Aufklärungsgespräch unter Einbindung der Angehörigen wiederholt. Nach einem Jahr berichtet sie über erneut aufgetretene Ermüdbarkeit, jetzt mit verstärktem Kälteempfinden und einer Gewichtszunahme von 4 kg in drei Monaten. Es besteht eine Obstipation.

## Welche weitere Manifestation des APS 2 vermuten Sie?

Die Symptome deuten auf eine Hypothyreose hin. Die Kombination mit einem Morbus Addison spricht für eine primäre Hypothyreose.



Palpatorisch ist die Schilddrüse klein, etwas druckempfindlich. Die Haut ist trocken und rau. Das Gesicht erscheint verquollen, die Finger sind geschwollen. Die Herzfrequenz beträgt 60/min. Der Achillessehnenreflexablauf ist langsam.

## Welche technischen Untersuchungen führen Sie durch?

Eine Schilddrüsensonografie als morphologische Diagnostik. Die Indikation ist bei jeder Schilddrüsenkrankheit mit der Fragestellung nach Größe und Echogenität, Knotenbildung und deren Charakteristik sowie Hyperperfusion gegeben.

Folgender Befund ist bei immunogener Hypothyreose typisch: beidseits homogene Echoarmut mit dorsaler Schallverstärkung, keine Knoten, kleine Lappenvolumina, evtl. vermehrte Perfusion.

## Warum sehen Sie keine Technetiumszintigrafie vor?

Die Bestätigung der verminderten Technetiumaufnahme in eine kleine Schilddrüse ergibt keine weiterführende Information.

## Welche Laboruntersuchungen brauchen Sie zur Beurteilung der Schilddrüsenfunktion?

Benötigt werden basaler TSH-Spiegel, freies Thyroxin ($fT_4$) (➤ Tab. 2.5).

**Tab. 2.5** Laborkonstellation bei verschiedenen Formen der Hypothyreose

| Erkrankung | Basaler TSH-Spiegel | Freies Thyroxin |
|---|---|---|
| Manifeste primäre Hypothyreose | Deutlich erhöht | Erniedrigt |
| Latente (subklinische) primäre Hypothyreose | Erhöht | Noch im Referenzbereich |
| Sekundäre Hypothyreose | Niedrig | Erniedrigt<br>Freies Trijodthyronin erniedrigt |

Erwartet wird ein TSH von > 10 µU/ml und ein erniedrigtes freies Thyroxin. TSH unterliegt einer Zirkadianrhythmik mit den höchsten Spiegeln nachts. Daher zeigen Patienten, die nachts über die Notaufnahme ins Krankenhaus kommen, häufig fälschlicherweise die Konstellation einer subklinischen Hypothyreose!

Positive Antikörper gegen Schilddrüsenperoxidase (TPO-AK, Anti-Tg-AK) ermöglichen die Zuordnung der Hypothyreose zur Immungenese (Pearce et al. 2013).

## Warum ist die Bestimmung des freien Trijodthyronins ($fT_3$) bei erhöhtem TSH verzichtbar?

Unter vermehrter TSH-Stimulation kann $T_3$ trotz Hypothyreose kompensatorisch normal oder sogar erhöht sein oder länger als $T_4$ normal bleiben, sodass noch normale oder erhöhte Spiegel des Gesamt-$T_3$ oder freien

$T_3$ die Hypothyreose nicht ausschließen. Die Untersuchung wäre zumindest unwirtschaftlich. Nur bei schwerkranken Patienten und erniedrigtem TSH hilft $fT_3$ zur weiteren Befundinterpretation bzgl. des Low-$T_3$-Syndroms.



## Nennen Sie die Hauptursachen einer Hypothyreose.

**Primäre Hypothyreose:**
- Nach Behandlung von Schilddrüsenerkrankungen (postoperativ, nach Radiojodtherapie)
- Transient bei Überdosierung antithyreoidaler Substanzen, bei subakuter und postpartaler Thyreoiditis
- Autoimmunthyreoiditis (AIT)
- Extremer Jodmangel (angeboren, z. B. als endemischer Kretinismus)
- Konnatale Athyreose

**Sekundäre Hypothyreose:** hypothalamisch-hypophysäre Erkrankungen

## Nennen Sie Symptome der manifesten Hypothyreose.

- Müdigkeit, Schwäche
- Motorische Verlangsamung
- Trockene Haut, raue Haut und Haare
- Kälteintoleranz, kühle Haut
- Obstipation
- Verminderte Schweißabsonderung
- Periorbitale Schwellungen
- Heiserkeit
- Gewichtszunahme
- Bradykardie
- Parästhesien, verlangsamte Reflexrelaxation
- Verminderte Hörfähigkeit
- Depression
- Libidoverlust

## Wie ergänzen Sie in diesem Fall die Substitutionstherapie?

In der Regel wird die Thyroxintherapie einschleichend begonnen, z. B. mit 50 µg/d auf nüchternen Magen, 30 min vor dem Frühstück. Die Steigerung erfolgt nach 1–2 Wochen um 25 µg bis zu einer Zieldosis von 1,5 µg/kg KG/d bei normaler Resorption. Bei Einnahme von PPI oder Typ-A-Gastritis sind meist höhere Dosen erforderlich. Die TSH-Kontrolle erfolgt 4–6 Wochen nach letzter Dosisänderung.

**ZUSATZINFORMATION**

**Wichtig:** L-Thyroxin ist auf der Substitutionsausschlussliste des GBA, d. h. die ärztliche Verordnung muss eindeutig sein, muss also das Handelspräparat genau benennen. Die Angabe des Wirkstoffes (L-Thyroxin) ist nicht ausreichend, da der Apotheke der Austausch auf ein wirkstoffgleiches Arzneimittel explizit untersagt ist.

**LITERATUR**
Bancos I, et al. Diagnosis and management of adrenal insufficiency. Lancet Diabetes Endocrinol 2015;3(3):216–226.
Pearce SH, et al. ETA Guideline: Management of subclinical hypothyroidism. Eur Thyroid J 2013;2(4):215–228.



## 2.9 Leitsymptom Gewichtszunahme und Adynamie

Ralf Schmidmaier

### 2.9.1 Fall 1

**KASUISTIK**

Ein 37-jähriger Schreinermeister berichtet über nachlassende Muskelkraft. Gleichzeitig seien seine Schultern breiter und sein Bauch dicker geworden, Arme und Beine aber dünner. Rückenschmerzen seien neuerdings dazugekommen. Niemand glaube ihm seine Beschwerden, weil er immer gut aussehe. Medikamente nehme er nicht ein.

#### Welche Differenzialdiagnosen der Bauchumfangsvermehrung kommen in Betracht?

- Alimentäre Adipositas
- Leberzirrhose
- Cushing-Syndrom

Die **körperliche Untersuchung** zeigt ein volles, etwas gerötetes Gesicht, schlanke Extremitäten mit schwachem Muskelrelief, der Stamm ist mäßig adipös. Der Blutdruck beträgt 168/90 mmHg, der Blutzucker 190 mg/dl eine Stunde postprandial.

#### Bewerten Sie die klinischen Symptome im Hinblick auf die genannten Differenzialdiagnosen.

Gegen eine alimentäre Adipositas sprechen die Fettverteilung und die Muskelatrophie. Gegen eine Leberzirrhose sprechen das „blühende“ Aussehen, die Fettverteilung (Fettanlagerung am Schultergürtel) und der klinische Ausschluss von Aszites- und sogenannten Leberhautzeichen.

#### Welche Laboruntersuchung veranlassen Sie zur ersten Differenzierung?

Es empfiehlt sich ein 1-mg-Dexamethason-Hemmtest: Nach Einnahme von 1 mg Dexamethason um 22 Uhr erfolgt eine Kortisolbestimmung am folgenden Morgen um etwa 9 Uhr. Die Supprimierbarkeit des Kortisolspiegels schließt ein Cushing-Syndrom mit an Sicherheit grenzender Wahrscheinlichkeit aus. Fehlende Supprimierbarkeit ist auch möglich bei schwerer Depression, Adipositas und chronischem Alkoholismus. Bei hohem klinischem Verdacht oder grenzwertigen Befunden sollte zudem die Messung des freien Kortisols im 24-h-Sammelurin und des „Mitternachtkortisols“ (im Speichel) erfolgen.

Es besteht kein Hinweis auf eine Depression oder chronischen Alkoholismus. Bei dem Patienten ist der Kortisolspiegel (am Morgen nach abendlicher Dexamethason-Einnahme) nicht supprimierbar. Die Ausscheidung des freien Kortisols im 24-h-Urin ist erhöht. Damit ist der Hyperkortisolismus gesichert.

### Welcher Laborwert gibt den nächsten Hinweis darauf, wo sich das endokrinologische Problem befindet?

Das basales Plasma-ACTH.

Ein erniedrigtes basales ACTH beweist das ACTH-unabhängige = adrenales Cushing-Syndrom. In der Nebenniere wird durch ein Adenom (oder eine mikro/makronoduläre Hyperplasie, selten Karzinom) zu viel Kortisol gebildet. Durch das negative Feedback wird über Hypothalamus/Hypophyse die ACTH-Sekretion gedrosselt. Als nächster Schritt kann eine Bildgebung (CT oder MRT) der Nebennieren veranlasst werden.

Ist das basale ACTH nicht erniedrigt, liegt ein ACTH-abhängiges Cushing-Syndrom vor, das biochemisch weiter abgeklärt werden muss. In der Nebenniere wird zu viel Kortisol gebildet, weil zu viel Steuerungshormon ACTH ausgeschüttet wird.



### Wo wird beim ACTH-abhängigen Cushing-Syndrom das ACTH gebildet?

**ACTH-abhängiges Cushing-Syndrom** infolge

- eines adrenokortikotropen (= ACTH-produzierenden) Hypophysenadenoms (synonym Morbus Cushing im engeren Sinne, synonym zentrales Cushing-Syndrom).
- einer ektopen ACTH-Produktion, ektopen CRH-Produktion (synonym ektopes Cushing-Syndrom), gemeint ist die paraneoplastische Produktion in einem Tumor, zum Beispiel einem Lungenkarzinom.

### Wie kann mit hormonellen Funktionstests die Frage nach dem Ort der ACTH-Produktion weiter abgeklärt werden?

- Hoch dosierter 8-mg-Dexamethason-Hemmtest
- CRH-Stimulationstest: Kortisol und ACTH vor und nach Gabe von CRH

Bei hypophysärem Cushing-Syndrom (Morbus Cushing) ist die Regulation der ACTH- und Kortisol-Sekretion noch erhalten: Kortisol steigt nach CRH-Gabe an und ist durch 8 mg Dexamethason supprimierbar.

Bei ektopem Cushing ist die Regulation aufgehoben (keine Stimulierbarkeit, keine Suppression). Bei dieser Konstellation ist die Suche nach dem ACTH/CRH-produzierenden Tumor erforderlich! Tumorsuche, in erster Linie nach einem kleinzelligen Bronchialkarzinom (CT Hals/Thorax/Abdomen, ggf. Gallium-DOTATATE-PET/CT).

### Welche weitere Untersuchung führen Sie bei dieser Befundkonstellation durch: ACTH basal (inadäquat zum Kortisol) erhöht, durch CRH stimulierbar, im hoch dosierten Dexamethason-Hemmtest partiell supprimierbar?

MRT der Sellaregion in Dünnschichttechnik.

Der Nachweis der zu postulierenden bilateralen Nebennierenrindenhyperplasie trägt nicht zur Entscheidungsfindung bei und sollte daher unterbleiben! Außerdem könnten sich in der Nebenniere hormoninaktive Inzidentalome befinden. Daher gilt der wichtige Leitsatz der Endokrinologie: bildgebende Diagnostik erst, wenn die Organdiagnose biochemisch gesichert ist!

### Welchen Test kann man bei ACTH-abhängigem Cushing-Syndrom zur weiteren Abklärung durchführen, wenn sich aus CRH-Test und hoch dosiertem Dexamethason-Hemmtest inkongruente Ergebnisse ergeben?

Durchführung eines Sinus-petrosus-inferior-Katheters am spezialisierten Zentrum: 5 min nach CRH-Gabe wird zentral und peripher ACTH bestimmt. Bei hohem Quotienten zentral/peripher liegt wahrscheinlich ein hypophysäres Cushing-Syndrom vor, bei niedrigem Quotienten ein ektopes Cushing-Syndrom.

### Wie wird das Nebennierenrindenadenom behandelt?

Mittels laparoskopischer unilateraler Adrenalektomie.

### Wie wird das Hypophysenadenom behandelt?

Durch eine transsphenoidale Adenomektomie (neurochirurgischer Eingriff).

**ZUSATZINFORMATION**

**Welche Besonderheiten gibt es im postoperativen Verlauf nach Entfernung eines Kortisol produzierenden Nebennierenrindenadenoms?**
Die ACTH-Produktion ist supprimiert, die kontralaterale Nebennierenrinde ist atrophiert. Die Restitution der ACTH-Sekretion mit typischem Tagesrhythmus kann Monate (bis Jahre) dauern, anschließend kommt es zur Regeneration des verbliebenen Nebennierenrindengewebes. So lange besteht Substitutionspflicht mit Hydrokortison, das in adäquater Dosis nicht suppressiv wirkt. An Notfallausweis denken!

**Welche Besonderheiten gibt es im postoperativen Verlauf nach selektiver Entfernung eines ACTH-produzierenden Hypophysenadenoms?**
Eine transiente sekundäre Nebennierenrindeninsuffizienz bis zum Wiedereintritt der ACTH-Sekretion aus den verbliebenen kortikotropen Zellen des Hypophysenvorderlappens ist wahrscheinlich. So lange besteht Substitutionspflicht mit Hydrokortison, das in adäquater Dosis nicht suppressiv wirkt. An Notfallausweis denken!

## 2.9.2 Fall 2

**KASUISTIK**

Die 56-jährige Patientin wird von ihrer Tochter in die Sprechstunde begleitet. Die Patientin selbst gibt spontan keine Beschwerden an, die Tochter berichtet über Antriebslosigkeit und Inaktivität der Mutter. Sie habe in den letzten 10 Monaten 12 kg zugenommen, esse aber nicht mehr als früher. Sie bewege sich jedoch immer weniger. Auffälligerweise ziehe sie immer warme Kleidung an. Nach dem Tod des Ehemanns vor einem Jahr sei sie nicht mehr zum Hausarzt gegangen.

### Was fällt Ihnen an der Patientin auf (➤ Abb. 2.3)?

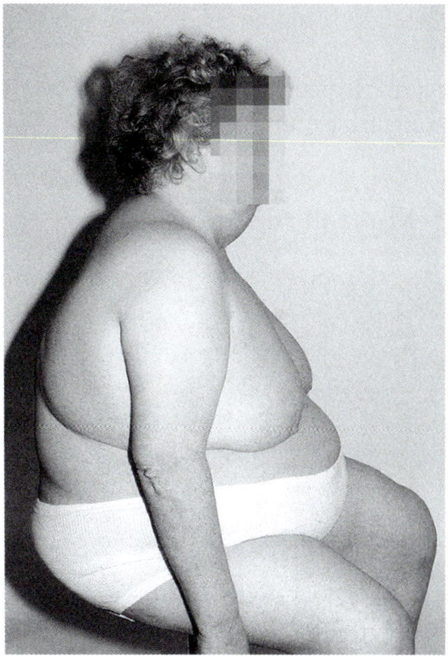

**Abb. 2.3** Patientin in der Untersuchungssituation [T127]

Die schlaffe Körperhaltung, die struppigen Haare und die Hyperkeratosen an der Streckseite des rechten Unterarms.

## Erwarten Sie Auffälligkeiten an Pulsfrequenz und Blutdruck?

Die Herzfrequenz liegt bei 58/min bei einem Blutdruck von 160/95 mmHg.

## Welche blutchemischen Untersuchungen führen Sie orientierend durch (➤ Tab. 2.6)?

**Tab. 2.6** Laborchemische Untersuchungen

| Untersuchung | Fragestellung | Ergebnis |
|---|---|---|
| Kleines rotes Blutbild | Ausschluss Anämie | Hb: normal |
| Blutzucker und $HbA_{1c}$ | Diabetes mellitus | Befunde im Grenzbereich |
| Kreatinin | Nierenfunktion | Kreatinin 1,45 mg/dl |
| TSH basal | Hypothyreose | TSH 97 µU/l |

## Welche anamnestischen Informationen hätten Sie vorher erfragen sollen?

- Medikamentenanamnese: keine Tabletten seit einem Jahr, früher regelmäßig Schilddrüsenhormontabletten
- Vorerkrankungen: Schilddrüsenoperation vor 12 Jahren wegen eines Kropfes

### Wie lautet die Diagnose bei dieser Patientin?

Thyreoprive Hypothyreose aufgrund der Non-Compliance der Patientin. Diese ist bei Hypothyreose relativ häufig, wenn die Antriebsminderung zum Tragen kommt.



## 2.9.3 Kurzfall Adipositas

**KASUISTIK**

Die 29-jährige Patientin kommt wegen ihres Übergewichts in die Sprechstunde. Der Hausarzt hatte einen postprandialen Blutzucker von 135 mg/dl gemessen, die Leukozyten lagen bei 10.000/μl.

### Wie bewerten Sie die Striae distensae (> Abb. 2.4)?

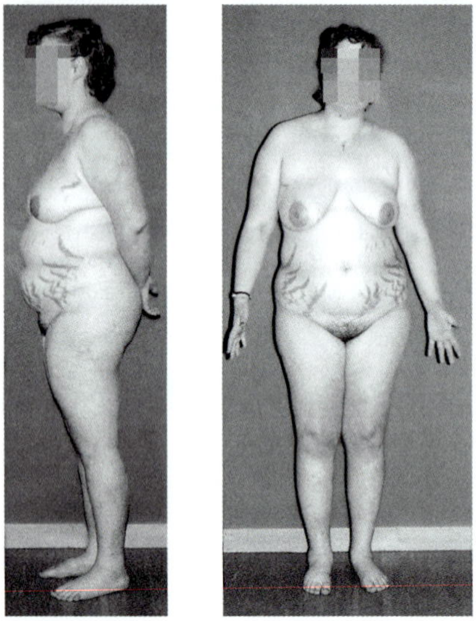

**Abb. 2.4** Patientin in der Untersuchungssituation [T127]

Striae sind unspezifische Zeichen einer raschen Gewichtszunahme, der rötliche Aspekt ist aber zusammen mit weiteren Symptomen eines Hyperkortisolismus suggestiv auf das Vorliegen eines Cushing-Syndroms.

### Welches Verfahren setzen Sie zu dieser Differenzialdiagnose ein?

Im niedrig dosierten Dexamethason-Hemmtest ist bei alimentärer Adipositas Kortisol supprimierbar, beim Cushing-Syndrom fehlt diese Supprimierbarkeit.

Bei der Patientin beträgt der Kortisolspiegel im Dexamethason-Hemmtest 8 mg/dl (also nicht supprimierbar).

Die Differenzialdiagnose zwischen zentralem und adrenalem Cushing-Syndrom ist damit aber weiterhin offen.

Das basale ACTH ist supprimiert, es handelt sich daher um ein ACTH-unabhängiges = adrenales Cushing-Syndrom.

# 2.10 Leitsymptom Spannungsgefühl der Hände und Schmerzen in den großen Gelenken

Ralf Schmidmaier



**KASUISTIK**

Ein 35-jähriger Maschinenschlosser sucht wegen Beschwerden in den Händen und Schwierigkeiten bei feinen Arbeiten die Sprechstunde auf. In den Händen habe er ein Spannungsgefühl. Auch in Hüft- und Kniegelenken habe er immer wieder Schmerzen. Er schwitze leicht. Außerdem seien seine Schuhe zu eng geworden.
**Untersuchungsbefund:** verbreiterte Interphalangealgelenke der Hände, breites Handgelenk, Hyperhidrosis, dicke, blasse Haut, auffällig tiefe Nasolabialfalte, prominente Stirnhöcker.

## Welche Differenzialdiagnosen bedenken Sie?

- Polyarthrose
- Hypothyreose
- Akromegalie

Lebensalter und Veränderungen der Gesichtszüge sowie die Verformung der Gelenke sprechen gegen eine Polyarthrose. Die ossären Verbreiterungen der Gelenke und die Hyperhidrosis passen nicht zur Hypothyreose.

## Welche weiteren Fragen stellen Sie?

- Hat die Muskelkraft nachgelassen?
- Bestehen Störungen der Vita sexualis?

Körperliche Schwerarbeit bereite ihm mehr Schwierigkeit als vor etwa einem Jahr.
Er habe kaum Interesse am Beischlaf mit seiner Frau, die Ehe sei aber harmonisch.

## Nennen Sie die Ursache einer Akromegalie

Es handelt sich um einen Wachstumshormonüberschuss infolge eines somatotropen Hypophysenadenoms. Tritt der Wachstumshormonüberschuss präpubertär auf, resultiert ein Gigantismus. Bei Persistenz über die Pubertät hinaus entsteht ein Mischbild. Die Wachstumshormonwirkung wird durch IGF-1 (Insulin-Like-Growth-Faktor) vermittelt.

**ZUSATZINFORMATION**

Die ektope Bildung von Wachstumshormon-Releasing-Hormon ist eine extreme Rarität, z. B. in neuroendokrinen Tumoren des Gastrointestinaltrakts.

## Warum klagen Patienten mit Hypophysenvorderlappeninsuffizienz spontan selten über Potenzstörungen?

Weil bei Androgenmangel die Libido fehlt. Gleiches gilt für den primären Hypogonadismus (Gonadotropine erhöht, gonadale Steroide erniedrigt).

## Welche Symptome der Akromegalie kennen Sie?

Das Krankheitsbild ist charakterisiert durch eine Vergrößerung der Akren (Ehering passt nicht mehr, steigende Schuh- und Handschuhgröße) und Veränderungen der Gelenkflächen (appositionelles Knochenwachstum) mit konsekutiver Arthrose/akromegaler Arthropathie. Haut und Hautanhangsorgane werden dicker und größer, es resultieren die veränderten Gesichtszüge und die Hyperhidrosis. Weichteil- und Knochenwachstum sind Ursache des Karpaltunnelsyndroms. Durch Wachstum innerer Organe (Viszeromegalie) kann unter anderem eine Kardiomegalie mit deletären Folgen entstehen. Folge der Insulinresistenz kann ein sekundärer Diabetes mellitus sein. Störungen der Sexualfunktionen im Sinn des sekundären Hypogonadismus sind Mensesanomalien bis zur sekundären Amenorrhö bzw. Störungen von Libido und Potenz und Spermiogenese.

Sehstörungen bis zum ausgeprägten Chiasmasyndrom sind von der Größe des Hypophysenadenoms abhängig.

## Welche diagnostischen Schritte leiten Sie ein?

Die Bestimmung des Wachstumshormonspiegels ist nicht sinnvoll, da hGH episodisch sezerniert wird und die Spiegel physiologisch stark schwanken. IGF-1 ist dagegen ein geeigneter Screeningparameter, jedoch von der Lebersyntheseleistung abhängig. Spezieller ist die Bestimmung von IGFBP-3 und ALS (Acid Labile Subunit).

Zum Beweis des Wachstumshormonüberschusses wird ein oraler 75-g-Glukosetoleranztest mit Bestimmung von hGH, Glukose und Insulin durchgeführt. Bei Akromegalie ist hGH nicht supprimierbar bzw. sogar paradox ansteigend. Eine fehlende Supprimierbarkeit kommt jedoch auch vor bei Leber- und Nierenerkrankungen, Mangelernährung/Anorexie oder Schwangerschaft/Pubertät/Östrogeneinnahme. Anhand des Verlaufs von Glukose und Insulin kann eine Insulinresistenz diagnostiziert werden.

Bei fehlender hGH-Supprimierbarkeit ist eine bildgebende Diagnostik der Sellaregion (MRT) zum Adenomnachweis indiziert. Biochemisch muss dann ein Ausfall der Hypophysenvorderlappenfunktion überprüft werden (kortikotrop: Kortisol/ACTH, ACTH-Kurztest, DHEA-S; thyreotrop: TSH, $fT_3$/$fT_4$; gonadotrop: LH, FSH, Estradiol, bei Männern auch Testosteron und SHBG; Prolaktin). Die Abklärung der Wachstumshormonwirkungen auf Herz (EKG, Langzeit-EKG, Herzechokardiografie), innere Organe (Abdomensonografie), Prostatahyperplasie (Urologie) und Skelettsystem (klinisch-funktionelle Untersuchung, radiologische Darstellung der großen Gelenke und der Wirbelsäule) ist indiziert.

**ZUSATZINFORMATION**

Die kurative Therapie der Akromegalie besteht in der transsphenoidalen Hypophysenadenomektomie. Medikamentös stehen Somatostatinanaloga (Octreotid, Lanreotid, ggf. Pasireotid), Dopaminagonisten (Cabergolin) und Wachstumshormonrezeptorantagonisten (Pegvisomant) zur Verfügung.

## Welche weiteren hormonaktiven Hypophysenadenome kennen Sie?

Prolaktinome induzieren bei Frauen das Amenorrhö-Galaktorrhö-Syndrom, die Galaktorrhö ist nicht obligat. Bei Männern kommt es zum sekundären Hypogonadismus. Prolaktinome kommen als Mikro- und Makroadenome vor. **Cave:** Fehldiagnosen (fälschlicher Verdacht auf Prolaktinom) sind nicht selten, denn schwere Hypothyreosen, Schwangerschaft, Östrogentherapie, Stress und vor allem dopaminantagonistisch wirkende

Medikamente erhöhen den Prolaktinspiegel; hormoninaktive Hypophysentumoren bewirken eine Entzügelungshyperprolaktinämie.

Prolaktinome werden medikamentös mit dopaminagonistisch wirkenden Medikamenten behandelt.



**ZUSATZINFORMATION**

TSH-produzierende Hypophysenadenome sind sehr selten, sie bedingen eine zentrale Hyperthyreose mit normalem oder erhöhtem TSH.

## Welche Methoden klären den hypophysären Lokalbefund?

Die Magnetresonanztomografie in Dünnschichttechnik.

**ZUSATZINFORMATION**

Häufig liegt bei Diagnosestellung ein Makroadenom vor, das im CT erkennbar ist. Die Beziehung zwischen Hypophysenstiel, Adenom, Chiasma opticum und Sinus cavernosus ist jedoch im MRT-Bild präoperativ besser zu beurteilen. Doppeluntersuchungen mit bildgebenden Verfahren sind zu vermeiden!

Zusätzlich bedarf es der augenärztlichen Überprüfung des Gesichtsfelds.

## Welche therapeutischen Möglichkeiten bestehen?

Die Therapie der Wahl ist die transsphenoidale Adenomektomie durch einen (unbedingt in der Hypophysenchirurgie erfahrenen) Neurochirurgen.

**ZUSATZINFORMATION**

Die vollständige Beseitigung des Wachstumshormonüberschusses gelingt dadurch nur bei etwa 30 % der Patienten, der Erfolg ist auch abhängig von der Adenomgröße.

## Welche Nachsorge ist notwendig?

- Überprüfung des Behandlungserfolgs: Ausschluss/Nachweis eines persistierenden Wachstumshormonüberschusses (Wachstumshormonbestimmung [basal und im oGTT] und IGF-1)
- Ausschluss postoperativer Hypophysenvorderlappeninsuffizienz
- Überprüfung von Gesichtsfeldläsionen
- MRT zur Überprüfung des morphologischen Behandlungserfolgs

## Welche weitere fachfremde Behandlung steht zur Verfügung?

Verschiedene Verfahren der Strahlentherapie können mit starker Verzögerung zur Beseitigung des Wachstumshormonüberschusses führen. Es kommt aber bei mehr als der Hälfte der Patienten langfristig zur Hypophysenvorderlappeninsuffizienz.

# 2.11 Leitsymptom Druckgefühl am Hals

Ralf Schmidmaier

## 2.11.1 Fall 1

2

**KASUISTIK**

Eine 23-jährige Verkäuferin sucht wegen eines Druckgefühls am Hals die Sprechstunde auf. Sie könne keine Halskette mehr tragen, alle Pullover störten. Das mache sie nervös. Sie neige zu Herzklopfen und niedrigem Blutdruck. Auf Nachfrage erinnert sie sich, dass ihr oft kalt sei, wenn es anderen zu warm ist. Die Verdauung sei unverändert, das Gewicht konstant. Die Periode sei seit 3 Monaten nicht mehr so pünktlich wie bisher. Augenbeschwerden habe sie nicht.

**Befund:** normaler klinischer Herz-Lungen-Befund, kein Hinweis auf Mitralklappenprolaps

**Hals:** Schilddrüse weich, schluckverschieblich, palpatorisch etwa 3 × 4 cm beidseits, kein Knoten abgrenzbar

### Welche technischen Untersuchungen führen Sie durch?

- EKG (hier: Sinusrhythmus, Herzfrequenz: 70/min, normaler Stromkurvenverlauf)
- Echokardiografie (hier normaler Standardbefund)
- Sonografie der Schilddrüse (hier: Volumen rechts: 16 ml, links: 15 ml, Gesamtvolumen: 31 ml, isoechogenes, homogenes Parenchym ohne Hyperperfusion, links ein kleines hyperechogenes Areal mit Halo; Knoten: 0,15 ml; Diagnose: deutlich vergrößerte Schilddrüse mit normalem Parenchymmuster, zusätzlich kleiner Knoten)

### Wie groß ist eine normale Schilddrüse, sonografisch gemessen?

Bei Frauen beträgt die maximale Größe 18 ml, bei Männern 25 ml. Die Einteilung der WHO auf dem Boden palpatorischer Kriterien ist für epidemiologische Untersuchungen gedacht, sie ist für die individuelle Diagnose heute obsolet.

### Welche funktionellen Untersuchungen führen Sie durch?

Zu prüfen ist das basale TSH (hier 1,7 µU/l, normal bei Jugendlichen und Erwachsenen: 0,4–4,0 µU/l).

**ZUSATZINFORMATION**

Die National Academy of Clinical Biochemistry (NACB) hat 2002 die obere Grenze des Normalbereichs des TSH-Spiegels auf 2,5 µU/l gesenkt. Die Übernahme dieses Grenzwerts ist umstritten.

### Welche Diagnose stellen Sie?

Die Diagnose lautet Struma (uninodosa) mit euthyreoter Funktion.

Es ist umstritten, ob ein kleiner (< 1 ml), nur sonografisch nachweisbarer Herdbefund in einer diffusen Struma zur Diagnose Struma nodosa berechtigt.

## Ist eine weitere biochemische und technische Diagnostik erforderlich?

Nein. Eine Schilddrüsenfehlfunktion ist bei normalem basalem TSH ausgeschlossen, da TSH der empfindlichste Parameter zur Unterscheidung zwischen einer normalen und einer Schilddrüsenfehlfunktion ist.

Eine Autoantikörperbestimmung ist bei isoechogenem Muster im Ultraschall nicht indiziert, da kein Hinweis auf Immunthyreopathie besteht.

Im Szintigramm sind fokale Veränderungen < 1 ml nicht erkennbar. Deshalb ist auch die Frage, ob das Knötchen hypofunktionell (kalt) ist, nicht zu beantworten.



**ZUSATZINFORMATION**

**Welche Bedeutung hat das basale TSH im Neugeborenen-Screening?**

Das TSH ist bei Neugeborenen höher als bei älteren Kindern, es fällt in den ersten Lebenstagen ab. Im Rahmen des Neugeborenen-Screenings wird möglichst am 4. Lebenstag ein Blutstropfen aus der Ferse auf Filterpapier getrocknet und zur Analyse (u. a. Phenylketonurie, klassische Galaktosämie, Biotinasemangel, adrenogenitales Syndrom und Hypothyreose) in spezialisierte Laboratorien geschickt. Liegt der TSH-Spiegel > 20 µU/l, ist eine Kontrolle von Serum-TSH, $fT_3$ und $fT_4$ sowie ggf. sofort die Substitution einzuleiten. Ziel ist die Vermeidung mentaler und somatischer Entwicklungsstörungen in dieser besonders vulnerablen Lebensphase (Kretinismus).

## Welche therapeutische Konsequenz ist bei dieser Patientin zu ziehen?

Bei euthyreoter Knotenstruma werden üblicherweise der sonomorphologische Befund (suspekte Knoten?) und die Funktion (Hyperthyreose?) regelmäßig überprüft. Eine prospektive Studie (sog. LISA-Studie) konnte zeigen, dass eine konsequente Einnahme von Levothyroxin (Ziel: TSH im unteren Normbereich) und Jodid (150 µg) zu einer 20%-igen Reduktion der Knoten führt und diesbezüglich der Monotherapie mit Jodid oder Levothyroxin überlegen ist. Ein harter Endpunkt, der diese Langzeittherapie obligat macht, fehlt jedoch.

## Machen Sie Angaben über den nutritiven Jodidbedarf.

- Säuglinge, gestillt: 50–80 µg/d
- Kinder, 1–9 Jahre: 100–140 µg/d
- Jugendliche, Erwachsene: 180–200 µg/d
- Schwangere, Stillende: 230–260 µg/d

Diese Jodidmengen sollten zur Primärprophylaxe angestrebt werden.

## Wie hoch liegt die empfohlene Tagesdosis von medikamentös appliziertem Jodid bei Erwachsenen zur Primärprophylaxe?

Die Dosis liegt bei 100–200 µg/d, abhängig von der Ernährungsanamnese.

## Welche Empfehlungen außer der Verwendung von jodiertem Speisesalz können zur Optimierung der alimentären Jodversorgung gegeben werden?

Günstig ist der Genuss von Seefisch, Milchprodukten sowie Backwaren aller Art, hergestellt mit Jodsalz.

## Wie erklären Sie die subjektiven Beschwerden der Patientin?

Nach Ausschluss einer Fehlfunktion der Schilddrüse ist bei gesundem Herzbefund die Erklärung für die Beschwerden möglicherweise im Mangel an körperlicher Aktivität zu suchen.

Sie sehen die Patientin nach 3 Jahren wieder. Seefisch wird gemieden, auch Milchprodukte schätzt die Patientin nicht. Sie hat Sport getrieben und fühlt sich belastbar, aber der Hals ist dicker geworden.



## Welche Untersuchungen führen Sie durch, wenn die erneute körperliche Untersuchung eine deutliche Schilddrüsenvergrößerung und einen größeren Knoten links zeigt?

- Sonografie (hier: ein Lappenvolumen rechts von 22 ml, links von 21 ml, die Textur beider Lappen echogleich; der Knoten ist isoechogen, scharf abgegrenzt mit zentral echofreier Zone, in der farbkodierten Doppler-Sonografie marginale Perfusion; Knotenvolumen 4 ml, keine Kalkstippchen)
- TSH basal (hier: 1,3 mU/l)

## Welche Diagnose halten Sie für wahrscheinlich? Besteht der Verdacht auf eine maligne Neubildung?

Die Isoechogenität und die marginale Perfusion des eindeutig größer gewordenen Knotens sprechen gegen eine maligne Neubildung, die Funktion ist euthyreot. Daher lautet die Verdachtsdiagnose: Struma uninodosa mit euthyreoter Funktion.

## Die Patientin ist weiterhin verunsichert und möchte sicher sein, dass kein Krebs dahinter steckt – wie gehen Sie vor?

Schilddrüsenszintigrafie mit der Frage nach einem hypo- oder hyperfunktionellen Knoten und im Fall des hypofunktionellen Knotens nachfolgend Feinnadelaspiration und zytologische Untersuchung zum Ausschluss maligner Veränderungen. Hyperfunktionelle Knoten sind benigne und sollten nicht punktiert werden.

Sie haben eine maligne Veränderung und einen hyperfunktionellen „heißen Knoten" ausgeschlossen.

## Wann ist die operative Therapie der Struma nodosa mit euthyreoter Funktion indiziert?

- Bei lokal-mechanischen Symptomen: Trachealverlagerung, -einengung, Stimmstörungen
- Aus kosmetischen Überlegungen
- Bei Beunruhigung des Patienten hinsichtlich der Dignität

## Kennen Sie pathogenetische Zusammenhänge zwischen der Jodmangelstruma und der funktionellen Autonomie?

Statistisch kommen Autonomien in Regionen mit ausreichender Jodversorgung wesentlich seltener vor als in Jodmangelgebieten. Verlaufsbeobachtungen sprechen für „autonome Transformation" der Knoten, auf deren Zellen konstitutiv aktivierte TSH-Rezeptoren nachweisbar sind. Das Risiko eine manifesten Hyperthyreose beträgt etwa 4 % pro Jahr.

## Welche Befundkonstellationen gibt es bei fokaler funktioneller Autonomie?

Die Diagnostik berücksichtigt die Schilddrüsenfunktion und die Szintigrafie:

- **Unifokale funktionelle Autonomie mit euthyreoter Funktion:** „heißer Knoten" in einer Schilddrüse mit erhaltener globaler Technetiumaufnahme bei messbarem TSH und normalen Schilddrüsenhormonspiegeln
- **Unifokale funktionelle Autonomie mit Grenzhyperthyreose:** „heißer Knoten" bei (nahezu) supprimierter Technetiumaufnahme paranodulär und supprimiertem TSH bei normalen Schilddrüsenhormonspiegeln
- **Unifokale funktionelle Autonomie mit Hyperthyreose:** „heißer Knoten" bei supprimierter Technetiumaufnahme paranodulär, supprimiertem TSH und erhöhten Schilddrüsenhormonspiegeln

**ZUSATZINFORMATION**

**Wie sichern Sie die Diagnose unifokale Autonomie mit Euthyreose?**

Bei unifokaler funktioneller Autonomie mit euthyreoter Funktion muss die Autonomie durch eine Suppressionsszintigrafie gesichert werden. Da TSH endogen nicht supprimiert ist, muss mittels Schilddrüsenhormongabe TSH supprimiert werden. In der Wiederholung des Technetiumszintigramms zeigt sich eine verminderte Tc-Aufnahme im paranodulären Gewebe, jedoch eine persistierende Aufnahme im Knoten.

Die Bestimmung von TPO-AK und TR-AK ist nicht indiziert, da Sonografie und Szintigrafie gegen eine immunogene Hyperthyreose sprechen.

## Beschreiben Sie die Befundkonstellation einer multifokalen Autonomie.

Es besteht eine Persistenz der Technetiumaufnahme in mehreren Knoten, auch im nicht knotigen Gewebe der Schilddrüse bei supprimiertem TSH (gleichgültig, ob spontan oder exogen, gleichgültig, ob manifeste oder grenzwertige Hyperthyreose).

## Ist jede funktionelle Autonomie behandlungsbedürftig?

Ja, da eine Rückbildung nicht erwartet werden darf. Die Dringlichkeit ergibt sich aus der Schilddrüsenfunktion: Die Behandlung einer Hyperthyreose ist immer indiziert, bei euthyreoter Funktion kann die definitive Therapie in Ruhe geplant werden.

## Welches therapeutische Vorgehen ist bei Hyperthyreose dieser Genese angezeigt?

Indiziert ist eine niedrig dosierte antithyreoidale medikamentöse Therapie zur Beseitigung der Hyperthyreose. Es sollte aber keine Langzeittherapie für ein Jahr durchgeführt werden, weil mit einer anhaltenden Remission bei uni- oder multifokaler Autonomie nicht gerechnet werden kann. Die Kontrolluntersuchung erfolgt nach zwei Wochen, Ziel ist die Beseitigung der Hyperthyreose. Die Normalisierung des TSH-Spiegels soll wegen der möglichen Radiojodtherapie vermieden werden. Leitbefund ist hier das normale $fT_4$.



### Gibt es differenzialtherapeutische Überlegungen für die sogenannte definitive Therapie?

Verfügbar sind die operative Entfernung des knotig veränderten Schilddrüsengewebes (morphologie- und funktionsgerechte Resektion) oder Radiojodbehandlung (hier keine Altersgrenze mehr). Einem Wunsch der Patientin nach Radiojodtherapie könnte entsprochen werden. Aus beiden Verfahren resultiert möglicherweise keine lebenslange Schilddrüsenhormonabhängigkeit, da versucht wird, lediglich das autonome Gewebe bzw. das knotige Gewebe auszuschalten.

## 2.11.2 Fall 2

**KASUISTIK**

Die 18-jährige Patientin kommt in Ihre Praxis, weil sie häufig müde sei. Sie finden bei der körperlichen Untersuchung einen etwas dicken Hals (➤ Abb. 2.5), der übrige Befund ist unauffällig.

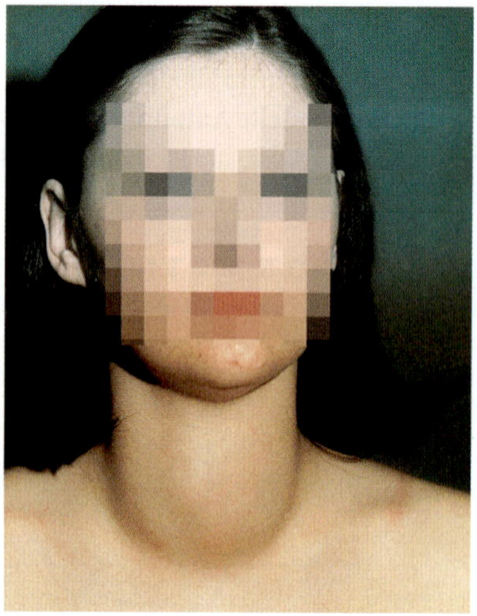

**Abb. 2.5** Patientin mit Struma uninodosa [T127]

### Wie gehen Sie weiter vor?

Bei genauer Palpation des Halses hinter der Patientin stehend tastet man beide Schilddrüsenlappen: Kriterien sind die Größe, die Konsistenz, die eventuell vorhandenen abgrenzbaren Strukturen innerhalb der Schilddrüse (Knoten?). Zusätzliche Kriterien sind Schluckverschieblichkeit, Druckempfindlichkeit und parathyreoidale Lymphknoten.

Sie finden hier ausgehend vom rechten Schilddrüsenlappen nach medial einen weichen Knoten bei indolenter schluckverschieblicher Schilddrüse.

### Was ist der nächste Schritt?

Die Schilddrüsensonografie erfolgt mit der Fragestellung:
- Größe des Organs?
- Lage, Struktur und Größe des getasteten Knotens?

**Befund:**
- Linker Schilddrüsenlappen isoechogen, homogen, ohne fokale Veränderungen; Volumen 8 ml
- Rechter Schilddrüsenlappen isoechogen, homogen, mit einem medial gelegenen homogenen echoarmen Herd, der durch einen scharfen Randsaum abgegrenzt ist; Volumen des Lappens 16 ml, Volumen des Knotens 9 ml. Es zeigt

sich eine mäßige Randperfusion des Knotens ohne Binnenperfusion, kein Mikrokalk, nicht „taller-than-wide". Keine Lymphadenopathie.
Die **Diagnose** lautet: Struma uninodosa.

### Welchen Befund benötigen Sie zur endgültigen Diagnose?

Der basale TSH-Spiegel von 1,4 mU/l belegt die euthyreote Funktion. Die Diagnose lautet: Struma uninodosa mit euthyreoter Funktion.



### Wie bewerten Sie den Befund hinsichtlich therapeutischer Überlegungen?

Der Knoten ist relativ groß, weist aber keine indirekten Malignitätskriterien auf. Es gibt kein konservatives Verfahren zur kurativen Behandlung, so dass die Hemithyreoidektomie rechts eine Therapieoption darstellt. Bei Beschwerdefreiheit (die Müdigkeit ist bei normaler Schilddrüsenfunktion durch den Knoten nicht zu erklären) und fehlendem Malignitätsverdacht müssen OP-Risiko und Nutzen (histologischer Beweis der Dignität, keine regelmäßigen Kontrolluntersuchungen) abgewogen werden. In beide Fällen ist eine ausreichende Jodidsupplementierung zu empfehlen.

## 2.12 Leitsymptom akute einseitige Halsschmerzen mit Palpationsschmerz

Ralf Schmidmaier

**KASUISTIK**

Ein 29-jähriger sportlicher Techniker hat plötzlich starke Schmerzen an der linken Halsseite, die in den Unterkiefer und das linke Ohr ausstrahlen. Bei Kopfbewegungen werden die Schmerzen schlimmer. Er fühlt sich krank, schwitzt in der Nacht heftig. Die Körpertemperatur beträgt 38 °C. Zuvor habe er einen Schnupfen gehabt. Außerdem bemerke er einen relativ schnellen Herzschlag.

### Welche Differenzialdiagnosen kommen in Betracht?

- Peridontalabszess
- Tonsillarabszess
- Thyreoiditis
- Arteriitis temporalis

**Untersuchungsbefund:** 189 cm, 83 kg, RR 130/75 mmHg, Pulsfrequenz 92/min; Schilddrüse nicht sichtbar vergrößert; palpatorisch rechts diskreter Schmerz, links heftiger Berührungsschmerz, linker Schilddrüsenlappen gut abgrenzbar, schluckverschieblich ohne eindeutige Knotenbildung; keine Halslymphknoten tastbar; Hauttemperatur warm. Keine Claudicatio.

### Welche technischen Untersuchungen sind notwendig?

- **Funktionelle Diagnostik:** TSH < 0,001 mU/l, $fT_4$ 2,1 ng/dl, $fT_3$ 5,1 pg/ml, BSG: 80 mm, Leukozyten: 13.000, keine Linksverschiebung

- **Morphologische sonografische Diagnostik:** rechts diskrete inhomogen-fleckige Reduktion der Echogenität, diskrete Hyperperfusion, Lappenvolumen 14 ml; links starke inhomogen-fleckige Reduktion der Echogenität, hier keine Hyperperfusion, Lappenvolumen 28 ml



## Welche Verdachtsdiagnose stellen Sie?

Vermutlich liegt eine Thyreoiditis vor.

## Nennen Sie verschiedene Schilddrüsenentzündungen.

- Akute bakterielle Schilddrüsenentzündungen
- Akute abakterielle Schilddrüsenentzündungen, z. B. radiogen
- Subakute Thyreoiditis de Quervain
- Chronisch-fibrosierende Thyreoiditis („eisenharte" Riedel-Struma, immunogen [?], selten)

Die Basedow-Krankheit ist in erster Linie eine immunogene Hyperthyreose. Es kommt zwar auch hier zu Entzündungsreaktionen, jedoch handelt es sich um keine klassische Thyreoiditis.

## Welche Befunde der Schilddrüsenszintigrafie sind zu erwarten?

In der Regel ist eine fehlende Radionuklidaufnahme der gesamten Drüse zu beobachten. Die Indikation ist ambivalent, da der Nachweis der Diagnose zytologisch erfolgt.

## Wie lautet Ihre Verdachtsdiagnose für diesen Fall?

Es scheint sich um eine subakute Thyreoiditis de Quervain zu handeln.

Gegen eine Riedel-Thyreoiditis sprechen der akute Beginn und das Ultraschallbild (keine Organüberschreitung). Bakterielle Thyreoiditiden gehen von einer regionalen Entzündung aus oder treten bei septischen Erkrankungen auf. Für eine abakterielle radiogene Thyreoiditis fehlt die Vorgeschichte.

## Wie sichern Sie die Diagnose?

Durch die Kombination aus Anamnese, Sonografie und Laborchemie. Nur in Zweifelsfällen durch die Punktionszytologie: Zu erwarten sind Makrophagen, Epitheloidzellen und granulomatöse Riesenzellen.

## Wie gehen Sie therapeutisch vor?

Akut erfolgt keine antithyreoidale Therapie. Sie ist unwirksam, da es sich um eine transiente Hyperthyreose aufgrund des Zellzerfalls handelt. Eventuell kommen Betablocker aus symptomatischer Indikation infrage. Die Hyperthyreose klingt meist in kurzer Zeit ab.

Der Versuch mit nichtsteroidalen Antiphlogistika kommt bei milden Formen in Betracht. Ein rasches Ansprechen der Allgemeinsymptome und Entzündungsparameter unter antiinflammatorischer Glukokortikoidbehandlung für etwa 4–6 Wochen (z. B. Prednisolon 0,5 mg/kg KG/d für 1 Woche, danach

Reduktion auf 7,5 mg/d) ist typisch. Im Allgemeinen ist eine Restitutio ad integrum zu erwarten. Permanente Hypothyreose etwa 5 %.



## 2.13 Leitsymptom schmerzlose einseitige Halsschwellung

Ralf Schmidmaier

### 2.13.1 Fall 1

**KASUISTIK**

Ein 38-jähriger Mann ohne Allgemeinbeschwerden bemerkt in letzter Zeit auf der linken Halsseite eine indolente Schwellung.
**Untersuchungsbefund:** regelrechte Befunde bis auf einen Knoten im linken Schilddrüsenlappen; Lymphknoten nicht tastbar; klinischer Befund der Thoraxorgane in Ordnung.

#### Welche Untersuchungen führen Sie durch?

Es erfolgt **keine** Bestimmung von Antikörpern, Thyreoglobulin und Kalzitonin.

- Laborbefunde einschließlich des basalen TSH

Die Befunde sind ausnahmslos unauffällig.

- Sonografische Diagnostik

**Sonografisch** erweist sich der rechte Schilddrüsenlappen als isoechogen, ohne Herdbefund, Volumen 12 ml. Der linke Schilddrüsenlappen ist isoechogen, es findet sich zentral ein hypoechogener Herd ohne Halo, unregelmäßig begrenzt, mit einzelnen Mikrokalzifikationen. Im farbkodierten Doppler ist eine deutliche zentrale Hyperperfusion zu sehen. Das Volumen des Herdes beträgt 7 ml, das Lappenvolumen 23 ml. Linkslateral extrathyreoidal zwei kugelige, glatt begrenzte hypoechogene Herde mit einem maximalen Durchmesser von 1,2 bzw. 1,4 cm, ohne typischen hyperechogenen Fetthilus. Die **Diagnose** lautet: Struma uninodosa mit Verdacht auf maligne Neubildung.

#### Welche Befunde der Sonografie begründen den Malignitätsverdacht?

Hypoechogenität, unregelmäßige Begrenzung (spikuliert oder mikrolobuliert), Mikrokalzifikationen und suspekte Lymphknoten sind typische Malignitätskriterien. Auch die intranoduläre und wenig perinoduläre Durchblutung ist verdächtig, aber nicht mehr Bestandteil der europäischen und amerikanischen Leitlinie. „Taller-than-wide“, also in der Transversalebene höher (anterior-posterior) als breit (dexter-sinister), und organüberschreitendes Wachstum wären weitere Kriterien für Malignität (Haugen et al. 2015).

#### Wie sichern Sie die Diagnose eines differenzierten Schilddrüsenkarzinoms?

Dies erfolgt durch die Feinnadelpunktion des Herdes links und die zytologische Untersuchung.

Der **Befund** erbringt ein papilläres Schilddrüsenkarzinom.

## Welche Tumortypen der Schilddrüse kennen Sie?



Die histologische Klassifizierung der Schilddrüsenkarzinome lautet (nach Häufigkeit):

- Papilläre Karzinome
- Follikuläre Karzinome
- Medulläre Karzinome
- Anaplastische Karzinome

**ZUSATZINFORMATION**

Für jeden Tumortyp gibt es weitere Unterteilungen, die von prognostischer Bedeutung sind. Hinzuweisen ist auf die günstige Prognose der papillären Mikrokarzinome.

## Wie sieht Ihr weiteres Vorgehen aus?

Es sollte eine sofortige totale Thyreoidektomie und linksseitige Lymphadenektomie durch einen in Schilddrüsenoperationen erfahrenen Chirurgen erfolgen (Filetti et al. 2019).

Es findet sich ein differenziertes Schilddrüsenkarzinom von 1,5 cm maximaler Ausdehnung ohne mikroskopischen, ipsilateralen Lymphknotenbefall (pT1, pN0, cM0).

## Wie sieht das interdisziplinäre postoperative Vorgehen aus?

Alle Patienten erhalten nach radikaler Operationen zusätzlich eine postoperative Radiojodtherapie (RIT). Nur beim papillären Mikrokarzinom (pT1aN0M0) kann unter Umständen auf eine RIT verzichtet werden. Neben einer Reduktion der Mortalität hat die postoperative RIT weitere Vorteile: Nur nach ablativer RIT ist in der Ganzkörperszintigrafie ein sicherer Ausschluss jodspeichernder Metastasen möglich. Darüber hinaus kann Thyreoglobulin (Tg) als zuverlässiger Tumormarker eingesetzt werden.

Die generelle TSH-suppressive (TSH < 0,1 mU/l) Levothyroxin-Substitutionstherapie wird nicht mehr allen Patienten empfohlen, sondern vor allem Patienten mit persistierender oder rekurrierender Erkrankung oder Hochrisikokonstellationen ($T_3$ oder $T_4$ oder $T_1$ oder $M_1$). Bei Niedrigrisikopatienten mit Hinweis auf vollständige Heilung wird das TSH auf 0,5–1,0 mU/l eingestellt (80 % der Patienten!). Das medulläre und das anaplastische Karzinom wachsen TSH-unabhängig, sodass auch hier keine TSH-suppressive Therapie notwendig und sinnvoll ist.

**ZUSATZINFORMATION**

Untersuchungen mit jodhaltigen Kontrastmitteln, z. B. CT, Angiografie und jodhaltige Medikamente/Desinfektionsmittel, haben während der Behandlung und Nachsorge von Patienten mit differenziertem Schilddrüsenkarzinom **keinen** (!) Platz: Stabiles Jod verhindert die Aufnahme von Radiojod in Metastasen!

## Nehmen Sie zur Prognose der differenzierten Schilddrüsenkarzinome Stellung.

Die Prognose ist – auch in fortgeschrittenen Stadien – sehr gut, bei papillären Karzinomen günstiger als bei follikulären. Die 5-Jahres-Überlebensrate liegt bei über 80 %.

### Welche Kontrolluntersuchungen gehören zur Nachsorge?

- Klinische und sonografische Untersuchung
- Bestimmung des Tumormarkers: Thyreoglobulin (bei papillärem und follikulärem Karzinom) bzw. Kalzitonin (bei medullärem Karzinom)
- Radiojoddiagnostik bei ansteigendem Thyreoglobulin, da dann Metastasenverdacht besteht und die Radiojodtherapie als kurative Maßnahme gilt



### Was sollten Sie über das medulläre Karzinom wissen?

Das medulläre Karzinom kommt sporadisch vor, tritt als familiärer Tumor auf oder gehört zum Krankheitsbild der familiären, multiplen endokrinen Neoplasie Typ 2. MEN Typ 2 basiert auf einer Mutation im RET-Protoonkogen auf Chromosom 10. Bei diesem Tumortyp ist eine Familienuntersuchung erforderlich, bei Genträgern sollte eine prophylaktische Thyreoidektomie erfolgen, auch im Kindesalter.

## 2.13.2 Fall 2

**KASUISTIK**

Die 18-jährige Frau wurde wegen eines TSH-Spiegels von 7 mU/l vom Hausarzt überwiesen. Sie hatte keine Beschwerden. Palpatorisch fand sich keine Schilddrüsenvergrößerung, im Ultraschall war kein Schilddrüsengewebe zu erkennen.

### Welche körperliche Untersuchung führen Sie durch?

Beim Blick in den Rachen sehen Sie eine Vorwölbung am Zungengrund.

### Wie lautet Ihre Diagnose?

Es liegt eine dystope Schilddrüse am Zungengrund mit Grenzhypothyreose vor.

### Wie wäre diese Diagnose zweifelsfrei zu sichern?

Durch eine Radiojodszintigrafie, da diese spezifisch Schilddrüsengewebe nachweist.

### Warum sollte eine MRT durchgeführt werden?

Sie dient der präoperativen Lokalisation des Schilddrüsengewebes.

Die Operationsindikation wird im Alter von 24 Jahren vor einer ersten Schwangerschaft gestellt, da während der Schwangerschaft zumindest in Jodmangelgebieten die Schilddrüsen größer werden, also einer Obstruktion der oberen Atemwege vorgebeugt werden sollte.

**LITERATUR**

Filetti C, et al. ESMO Guidelines Working Group. Thyroid cancer: ESMO clinical practice guidelines for diagnosis, treatment and follow-up. Ann Oncol. 2019;30(12):1856–1883.

Haugen BR, et al. 2015 American thyroid association management guidelines for adult patients with thyroid nodules and differentiated thyroid cancer: The American Thyroid Association Guidelines Task Force on Thyroid Nodules and Differentiated Thyroid Cancer. Thyroid 2016; 26(1):1–133.

2

## 2.14 Leitsymptom Herzklopfen bei Anstrengung, Stimmungslabilität

Ralf Schmidmaier

### 2.14.1 Fall 1

**KASUISTIK**

Eine 23-jährige Verkäuferin sucht wegen seit einigen Wochen bestehendem Herzklopfen und Atemnot bei kleinen Anstrengungen die Sprechstunde auf. Das Herz schlage auch in Ruhe ziemlich schnell. Eigentlich fühle sie sich immer gejagt. Ihre Kollegen fänden, sie sei aufbrausend geworden.

#### Wie lautet Ihre Verdachtsdiagnose?

Es könnte eine Hyperthyreose vorliegen.

#### Welche Fragen stellen Sie?

- Sind Sie temperaturempfindlich?

Der Patientin ist oft zu warm, wenn andere frieren.

- Wie ist die Stuhlgangsfrequenz?

Ihr Stuhlgang sei weich, sie müsse öfter die Toilette aufsuchen.

- Hat sich Ihr Gewicht verändert?

Ja, zuerst habe sie endlich die 5 kg, die sie gestört hatten, ganz leicht abnehmen können, jetzt wiege sie etwas zu wenig.

- Haben Sie eine regelmäßige Periode?

Die Periode sei seit 3 Monaten nicht mehr so pünktlich wie bisher.

- Sind Beschwerden an den Augen aufgetreten?

Morgens seien die Augenlider ganz dick. Der Augenarzt habe „am Auge nichts gefunden".

- Hatten Sie oder ein Mitglied Ihrer Familie eine ernstere Erkrankung?

Sowohl sie als auch ihre Eltern und die beiden Geschwister waren bisher gesund.
**Untersuchungsbefund:** Der körperliche Untersuchungsbefund zeigt eine sehr schlanke tachykarde Patientin mit auffälliger motorischer Unruhe und diskreten Oberlidödemen beidseits ohne Konjunktivitis. Die Bulbusmotilität ist ungestört. Die deutlich vergrößerte Schilddrüse ist weich, ohne Knotenbildung, pulsierend und auskultatorisch schwirrend. Der Herz-Lungen-Befund ist bis auf eine regelmäßige Tachykardie unauffällig ohne Hinweis auf Mitralklappenprolaps. Es zeigt sich ein gesteigerter Achillessehnenreflex-Ablauf.



## Welche Schilddrüsenerkrankung ist die wahrscheinlichste Ursache der Hyperthyreose?

Immunogene Hyperthyreose (M. Basedow) mit endokriner Orbitopathie (EO)

## Welche Labor- und technischen Untersuchungen sind indiziert?

- Biochemische Diagnostik (= Nachweis der Hyperthyreose): TSH supprimiert auf < 0,001 µU/l (normal 0,4–4,0 µU/l), $fT_4$ 3,7 ng/dl (normal 0,8–1,8 ng/dl), $fT_3$ 8,4 pg/ml (normal 3,5–5,7 pg/ml)
- Morphologische Diagnostik (Schilddrüsensonografie), typischer Befund einer immunogenen Hyperthyreose: rechts homogene Echoarmut mit dorsaler Schallverstärkung, Volumen 24 ml; links homogene Echoarmut mit dorsaler Schallverstärkung, Volumen 25 ml; Schilddrüsenkapsel sichtbar; duplexsonografisch homogene Hyperperfusion des gesamten Organs

## Was ist eine $T_3$-Hyperthyreose?

Biochemische Definition: erniedrigtes TSH, normales $fT_4$ und erhöhtes $fT_3$. Diese Konstellation ist in der Praxis nicht selten. Daher wird empfohlen, bei erniedrigtem TSH als nächsten diagnostischen Schritt $fT_4$ **und** $fT_3$ zu bestimmen (während bei der Abklärung einer Hypothyreose eigentlich $fT_4$ ausreicht).

## Ist eine Schilddrüsenszintigrafie zur weiteren Abklärung notwendig?

Da keine Knotenbildung nachweisbar und zunächst keine Radiojodtherapie vorgesehen ist, ist die Untersuchung nicht indiziert. Zu erwarten wäre eine homogene Radionuklidaufnahme mit global erhöhtem Technetium-Uptake (TcTU).

## Auf welche weiteren Manifestationen achten Sie?

- Endokrine Orbitopathie (kann vor, während oder nach der Hyperthyreose auftreten!)
- Prätibiales Myxödem

- Akropachie: Knochenverdickung mit gleichzeitiger Weichteilverdickung an den Finger- und Zehenendgliedern (D 1–3)
- Weitere Autoimmunerkrankungen (bei 5–10 % der Patienten): z. B. Vitiligo, Myasthenia gravis, rheumatoide Arthritis, Addison-Krankheit



## Welche klinischen Befunde bei dieser Patientin stützen die Verdachtsdiagnose einer immunogenen Hyperthyreose?

- Endokrine Orbitopathie (fehlt bei diffuser oder fokaler Autonomie der Schilddrüse)
- Struma diffusa

## Welche apparativen Befunde bei dieser Patientin stützen die Verdachtsdiagnose einer immunogenen Hyperthyreose?

- Homogene Echoarmut im Sonogramm
- Homogene Hyperperfusion im Sonogramm

## Welche Laborbefunde bei dieser Patientin stützen die Verdachtsdiagnose einer immunogenen Hyperthyreose?

Die positiven TSH-Rezeptor-Antikörper (TRAK).

## Welche Behandlungsmöglichkeiten bestehen?

- Medikamentös (Thyreostatika)
- Operation
- Radiojodtherapie

## Welche Methode wählen Sie in dieser Situation?

Die antithyreoidale medikamentöse Therapie zur Beseitigung der Hyperthyreose für die Dauer von etwa 1 Jahr mit absteigender Dosierung (z. B. Anfangsdosis Thiamazol 30 mg/d). Kontrolluntersuchungen erfolgen zunächst in vierwöchigen Intervallen, einschließlich des kleinen zellulären Blutbildes. Die Normalisierung des TSH-Spiegels wird nicht angestrebt. Leitbefund ist das normale $fT_4$. Bei persistierender Symptomatik: $fT_3$, da $T_3$-Hyperthyreose möglich. Carbimazol ist eine Prodrug von Thiamazol. Wirkung und Nebenwirkung sind daher identisch. Bei Gabe vom Thiamazol ist keine metabolische Aktivierung notwendig, es wird daher bevorzugt eingesetzt.

## Welche Aufklärung über Nebenwirkungen der Therapie ist notwendig?

Die Patientin wird über mögliche seltene Nebenwirkungen wie Leuko- und Thrombopenie, Leberwerterhöhung sowie Hauterscheinungen aufgeklärt (Neigung zu Infekten, Hämatomen, Effloreszenzen).

## Welche Informationen geben Sie der Patientin bezüglich einer Schwangerschaft?

Eine Schwangerschaft ist zwar während der antithyreoidalen Therapie unerwünscht, die Therapie könnte jedoch während Schwangerschaft und Stillzeit fortgesetzt werden. Die notwendige Dosierung liegt oft niedriger als vor der Schwangerschaft, eine vorübergehende spontane Remission während der Schwangerschaft ist möglich. In einem solchen Fall muss mit einer postpartalen Remanifestation der Überfunktion gerechnet werden.

TSH-Rezeptor-Antikörper passieren die Plazenta, eine intrauterine und neonatale Hyperthyreose ist (selten) möglich.



## Welche Besonderheiten der Diagnostik der Schilddrüsenfunktion bestehen während einer Schwangerschaft?

Bei 30 % der Schwangeren kommt es (in der Regel in der Frühschwangerschaft) aufgrund der Affinität von HCG zum TSH-Rezeptor zu einer (meist subklinischen) Gestationsyhyperthyreose.

## Welche Informationen geben Sie der Patientin zum Verlauf der Augensymptomatik?

Der weitere Verlauf der endokrinen Orbitopathie ist nicht vorhersehbar. Die Patientin wird über mögliche Zeichen einer Verschlechterung informiert.

## Welche klinischen Manifestationen der endokrinen Orbitopathie kennen Sie?

Hier richtet man sich am besten nach der sog. LEMO-Klassifikation. Dabei handelt es sich um ein Akronym, das die vier Befundgruppen angibt:

- **L**idveränderungen: Ober- und/oder Unterlidödem, Retraktion
- **E**xophthalmus: Lidschlussinsuffizienz, Bindehautreizung morgens/ständig, Hornhautkomplikationen
- **M**uskelveränderungen: nur im Ultraschall/CT versus klinisch: Pseudoparese bis Pseudoparalyse
- **O**ptikusbeteiligung:
  - Nur im Farbsehen und visuell evozierte Potenziale
  - Periphere bis zentrale Gesichtsfelddefekte

Bei Anamnese und Inspektion fallen periorbitale Ödeme, konjunktivale Injektion, Chemosis (Bindehautödem), entzündliche Karunkelschwellung, Protrusio bulbi und Augenbeweglichkeitsstörungen mit oder ohne Doppelbilder auf. In der Untersuchung zeigen sich ein seltener Lidschlag (Stellwag-Zeichen), eine Oberlidretraktion bei Blick nach unten (Graefe-Zeichen), ein sichtbarer Sklerastreifen über dem Kornealrand bei Geradeausblick (Dalrymple-Zeichen) sowie eine Konvergenzschwäche (Möbius-Zeichen).

Die EUGOGO empfiehlt eine klinisch praktikable **Schweregradeinteilung:**

- Visusbedrohende EO: sofortige Intervention!
- Moderat bis schwere EO: Einschränkungen des täglichen Lebens, die eine Glukokortikoidtherapie (wenn aktiv) oder Operation (wenn inaktiv) rechtfertigen
- Milde EO: keine/kaum Einschränkung des täglichen Lebens → keine Therapie

## Welche therapeutischen Möglichkeiten bestehen?

Eine interdisziplinäre Entscheidungsfindung – erfahrene Ophthalmologen, Radiologen, HNO-Ärzte – ist immer erforderlich.

In allen Fällen:

- Sorgfältige euthyreote Einstellung der Schilddrüsenfunktion! Sowohl die Hyper- als auch die Hypothyreose können eine EO aggravieren.
- Völlige Nikotinabstinenz!

Bei ausgeprägter entzündlicher Symptomatik (Entzündung = Schmerz, Rötung und Schwellung: spontaner retrobulbärer Schmerz, Schmerz bei Augenbewegung, Rötung der Lider und/oder Konjunktiva, Schwellung der Lider, Ödem der Konjunktiva) mit deutlicher Beeinträchtigung der Lebensqualität kann eine hoch dosierte intravenöse Glukokortikoidstoßtherapie über mehrere Wochen durchgeführt werden. Eine standardisierte Erfassung der entzündlichen Aktivität ist über den Clinical Activity Score (CAS) möglich.

Ebenfalls lokal antiinflammatorisch wirkt eine Retrobulbärbestrahlung, die vor allem bei Versagen der Steroidtherapie und Motilitätsstörungen eingesetzt wird. Sie darf bei zusätzlicher diabetischer oder hypertensiver Retinopathie wegen der erhöhten Gefahr schwerer Nebenwirkungen nicht erfolgen.

Auch chirurgisch kann die knöcherne Orbita entlastet werden (sog. Orbitakompression). Diese wird durchgeführt als

- Notfalloperation bei Einklemmung des Sehnervs!
- Elektive Operation nach Ausschöpfung konservativer Maßnahmen.
- Ästhetische Operation, wenn die EO über mindestens 1 Jahr stabil und inaktiv (nicht entzündlich) ist.

## Welche Prognose hat die immunogene Hyperthyreose unter antithyreoidaler Therapie?

Knapp 50 % der Behandelten erleben eine Remission der Hyperthyreose. Bei der Mehrzahl der Patienten treten Früh- und Spätrezidive auf.

> Sie unterziehen die Patientin einem Auslassversuch nach 1 Jahr.
> Es ist eine Remission eingetreten, erkennbar am normalisierten basalen TSH-Spiegel bei normalem freiem $T_4$ und negativen TSH-Rezeptor-Antikörpern.

## Wie gehen Sie weiter vor?

Es sind Verlaufsbeobachtungen (Sonografie, TSH basal, $fT_4$) zweimal jährlich oder bei Beschwerden durchzuführen.

> Nach 2 Jahren stellt sich die Patientin mit erneuten Beschwerden und Befunden wie am Anfang der Erkrankung wieder vor, es ist also zur Remanifestation der Hyperthyreose gekommen.

## Welche Entscheidungen sind jetzt zu treffen?

Eine Methode zur sogenannten definitiven Therapie ist zu wählen, d. h. die operative Thyreoidektomie oder Radiojodbehandlung in ablativer Dosierung. Eine Altersgrenze für die Radiojodtherapie existiert nicht.

Aus beiden Verfahren resultiert eine lebenslange Schilddrüsenhormonabhängigkeit. Die entsprechende Aufklärung muss stattfinden.

## Welche Entscheidungshilfen geben Sie der Patientin zur Auswahl des Verfahrens?

- **Operation:** Grundsätzliches zu Operation und Narkoserisiko, Narbenbildung, (geringes) Risiko der Rekurrensparese und des Hypoparathyreoidismus, sofortiger Wirkungseintritt. Bei großer und inhomogener Struma und bei EO wird meist die Operation favorisiert.
- **Radiojodtherapie:** verzögerter Wirkungseintritt, halbjährige Schwangerschaftskarenz, Rezidivmöglichkeit bei nichtablativer Dosierung (insbesondere bei großer Struma), kein messbares somatisches und genetisches Risiko. In den ersten beiden Jahren nach Radiojodtherapie kann es zum Anstieg der TSH-Rezeptor-Antikörper kommen, die plazentagängig sind, sodass mit Patientinnen mit konkretem Kinderwunsch alternative Therapieoptionen diskutiert werden sollten.

Bei der Auswahl des Verfahrens sind die Entscheidung der Patientin und die regionale Qualität und Verfügbarkeit der Methoden zu berücksichtigen.



## Welche postoperative Diagnostik ist erforderlich?

Nach histologischer Untersuchung wird vom Chirurgen in der Regel eine niedrig dosierte Thyroxintherapie eingeleitet. Nach etwa 4 Wochen sollten TSH basal und $fT_4$ überprüft werden und ggf. eine Dosisanpassung erfolgen. Das TSH basal sollte bei 1–2 µU/l liegen.

Daneben ist einmalige Überprüfung des Serumkalziumspiegels erforderlich (Hypokalzämie durch Hypoparathyreoidismus?) sowie bei Stimmstörungen ein HNO-ärztliches Konsil (Rekurrensparese?).

Nach erfolgter Einstellung ist eine Kontrolle der TSH-Spiegel in neun- bis zwölfmonatlichen Intervallen durchzuführen; im Fall einer Schwangerschaft sofort.

## Welche Vorbereitung ist für die Radiojodtherapie notwendig?

Jodhaltige Medikamente und Kontrastmittel müssen vermieden werden, Jodsalz kann weiter verwendet werden. Der Schilddrüsenhormonüberschuss ist bis wenige Tage vor Radiojoddiagnostik medikamentös zu behandeln, ohne dass eine Normalisierung von TSH angestrebt wird.

Baldmöglichst erfolgt der ambulante $^{131}$Iod-Test zur Dosisermittlung (abhängig von Schilddrüsenvolumen, Jodaufnahme, biologischer und physikalischer Halbwertszeit) (Dietlein et al. 2022). Anschließend wird die Patientin zur stationären Radiojodbehandlung aufgenommen (aus Strahlenschutzgründen, nicht wegen der Gefährlichkeit der Therapie! In anderen Ländern auch ambulant möglich). Dabei werden intravenös oder oral 150–300 Gy Radiojod verabreicht. Nach 3–6 Tagen (je nach Ausscheidungsrate der Radioaktivität) kann die Patientin wieder entlassen werden. Bei Entlassung muss der Kontakt z. B. zu Kleinkindern eventuell einige Tage vermieden werden. (Darüber informieren der Nuklearmediziner und die Richtlinie „Strahlenschutz in der Medizin" zur StrlSchV.)

## Wie gestaltet sich das Vorgehen nach der Radiojodtherapie?

- Kontrolle der klinischen Symptome, des Thyroxinspiegels und TSH-Spiegels
- Beginn einer Thyroxintherapie bei ansteigendem TSH (> 4 µU/l) und niedrigem $fT_4$ als Dauertherapie.

Literatur

Dietlein M, et al. DGN-Handlungsempfehlung (S1-Leitlinie): Radiojodtherapie bei benignen Schilddrüsenerkrankungen. AWMF-Registernr. 031-003. Stand 30.06.2022, gültig bis 29.06.2027 (18 Seiten).



## 2.14.2 Fall 2

**KASUISTIK**

Der 42-jährige Mann klagt über Schmerzen hinter beiden Augen, besonders bei Blickwendungen. Er könne nur unscharf sehen. Der Augenarzt sage, den Augen selbst fehle nichts.

### Was fällt Ihnen an dem ersten Bild auf, wenn der Patient nach vorn geradeaus schaut (➤ Abb. 2.6)?

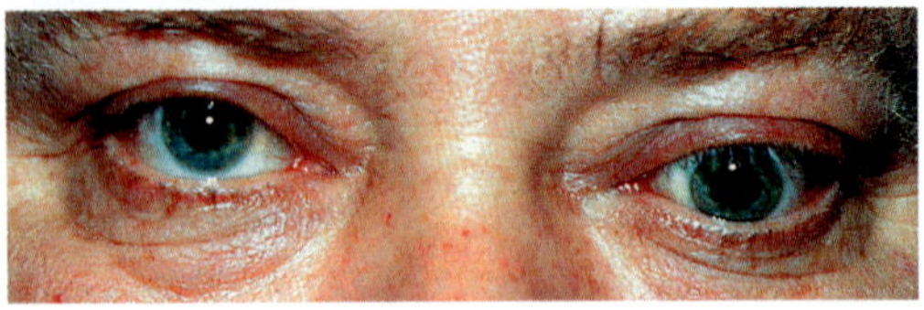

**Abb. 2.6** Patient mit Schmerzen hinter beiden Augen, Blick geradeaus [T127]

Das rechte Auge steht in Primärposition, das linke Auge steht in Abblickposition. Lateral besteht eine konjunktivale Injektion.

### Was fällt Ihnen an dem zweiten Bild auf, wenn der Patient nach oben schaut (➤ Abb. 2.7)?

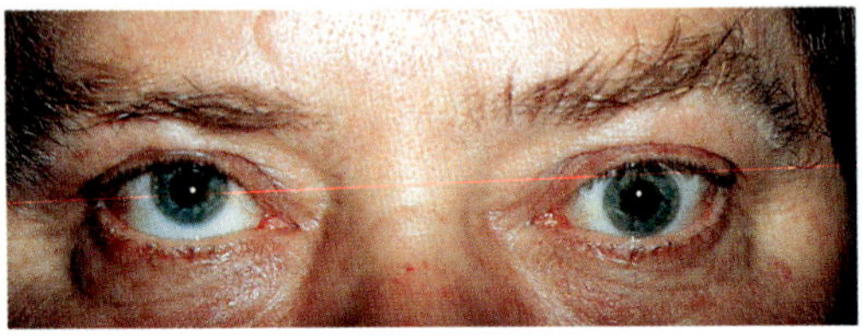

**Abb. 2.7** Patient mit Schmerzen hinter beiden Augen, Blick nach oben [T127]

Das rechte Auge blickt nach oben, das linke Auge kann dem Aufblick nicht folgen.

### Wie deuten Sie den Befund?

Es besteht eine Motilitätsstörung des linken Auges im Sinn einer Elevationsstörung.

### Welcher Muskel ist betroffen?

Es handelt sich um eine Muskelverkürzung des M. rectus inferior links bei endokriner Orbitopathie.

### Welche typischen Symptome der okulären Manifestation des Morbus Basedow fehlen sichtbar?

Es fehlen die Protrusio und die Lidödeme.

### Warum muss der Internist diesen Symptomenkomplex erkennen, auch wenn keine typische Schilddrüsenüberfunktion besteht?



Weil die endokrine Orbitopathie der Hyperthyreose vorausgehen und weil dieser Symptomenkomplex bei Euthyreose vorkommen kann.

## 2.15 Leitsymptom Hirsutismus

Ralf Schmidmaier

**KASUISTIK**

Eine 29-jährige Bürokauffrau klagt über vermehrten Haarwuchs insbesondere fazial seit 2 Jahren, nachdem sie eine orale Kontrazeption abgesetzt hat. Seitdem bestehe eine Oligomenorrhö. Die Menarche sei im 15. Lebensjahr eingetreten. Die Patientin hat keine Geschwister. Sie nimmt keine regelmäßige Medikation ein und führt bereits seit mehreren Jahren Epilationsmaßnahmen durch.

Bei der körperlichen Untersuchung der übergewichtigen Patientin (BMI 29,3 $kg/m^2$) findet sich ein androgenetisches Behaarungsmuster ohne sonstige Hinweise auf einen Hyperkortisolismus.

### Welche Differenzialdiagnosen ziehen Sie in Betracht?

- Heterozygotes adrenogenitales Syndrom (AGS)
- Polyzystisches Ovarsyndrom (PCO)
- Idiopathischer Hirsutismus

Für eine Post-Pill-Amenorrhö ist der Zeitraum nach Absetzen zu lang und der Hirsutismus ist damit nicht hinreichend erklärt. Für einen Androgen produzierenden Tumor ist der zeitliche Verlauf eher zu lang. Für einen M. Cushing fehlen die klinischen Stigmata.

### Mit welchen Symptomen geht das PCO-Syndrom einher?

Stein und Leventhal haben 1935 ein Syndrom mit (sekundärer) Amenorrhö, Hirsutismus, Übergewicht und polyzystischen Ovarien beschrieben. Letztere kommen jedoch nur bei 70 % der Betroffenen vor. Das PCOS betrifft 5–10 % aller fertilen Frauen und ist damit eine der häufigsten Endokrinopathien überhaupt. Genese und genaue Definition des Syndroms werden bis heute kontrovers diskutiert.

### Mit welchen Symptomen geht das adrenogenitale Syndrom einher?

Das autosomal-rezessiv vererbte adrenogenitale Syndrom (AGS) ist fast immer (> 95 %) durch einen Mangel an 21-Hydroxylase – einem Schlüsselenzym in der Steroidbiosynthese – verursacht. Durch verminderte Kortisol- und Aldosteronsynthese kommt es regulatorisch zu einer vermehrten ACTH-Sekretion und damit einer

Nebennierenhyperplasie. Die Steroidvorstufen akkumulieren (vor allem 17-Hydroxy-Progesteron; 17-OHP) und werden zu Androgenen verstoffwechselt, welche die klinische Symptomatik verursachen.

Seit 2001 ist 17-OHP Bestandteil des Neugeborenen-Screenings in Deutschland. Das klassische AGS (1 : 15.000) manifestiert sich beim Säugling, das nicht klassische = Late-Onset-AGS (1:200–1 : 1.000) in der Pubertät oder im Erwachsenenalter. Symptome im Pubertätsalter sind prämature Adrenarche bzw. Pubarche, Großwuchs, akzeleriertes Knochenalter, Akne oder leichte Klitorishypertrophie. Bei Erwachsenen sind die Leitsymptome Hirsutismus, Akne, Seborrhö, temporärer Haarausfall, Stirnglatze, Oligo- bzw. Amenorrhö und Infertilität.



## Welche spezifischen Laboruntersuchungen veranlassen Sie?

Sie veranlassen eine Bestimmung von LH und FSH, Estradiol, freiem Testosteronindex, 17-OHP, Androstendion, DHEA-S, basalem Kortisol, TSH und Prolaktin.

- Eine Hyperandrogenämie ist bei AGS und PCOS zu erwarten.
- Bei nicht klassischem AGS kann das basale 17-OHP erhöht sein, aber auch normal. Durch ACTH-Stimulation kann eine überschießender 17-OHP-Anstieg diagnostiziert werden. Dies würde eine genetische Diagnostik indizieren.
- Das PCOS ist eine Ausschlussdiagnose bei chronischer Anovulation und Hyperandrogenismus!
- Ein LH/FSH-Quotient über 2 spricht eher für ein PCOS. Beim PCOS kommt es durch eine Hyperinsulinämie zur vermehrten Produktion von LH in der Hypophyse und in der Nebennierenrinde zur Stimulation der Androgenproduktion. Ein erhöhter HOMA-Index (Homeostasis Model Assessment: Nüchterninsulin × Nüchternglukose) bzw. ein pathologischer 75-g-oGTT (mit Glukose- und Insulinmessung) zeigen die Insulinresistenz an.

## Wie ist der freie Testosteronindex definiert?

Für die biologische Wirkung ist das freie und nicht das proteingebundene Testosteron entscheidend. Da das freie Testosteron schwierig zu messen ist, hat sich stattdessen der freie Testosteronindex bewährt, der aus dem Quotienten aus Gesamttestosteron/Sex-Hormone-Binding-Globulin (SHBG) als Prozentwert errechnet wird.

## Was sollten Sie diagnostisch weiter tun?

Mittels vaginalen Ultraschalls kann das Vorliegen von Ovarfollikeln (mindestens 12) nachgewiesen werden.

**Laborchemisch** ergeben sich Hinweise auf ein PCO-Syndrom: Der LH/FSH-Quotient liegt bei 5,5, der HOMA-Index beträgt 5,2, der freie Testosteronindex ist mit 65 % (Norm 0,8–10 %) ebenso erhöht wie das Gesamttestosteron mit 120 nmol/l (Norm bis 60 nmol/l). **Sonografisch** bestätigt sich der Verdacht durch den Nachweis von multiplen Ovarialzysten.

## Durch welche Untersuchung lässt sich der Hyperkortisolismus abgrenzen?

Beispielsweise durch einen 1-mg-Dexamethasonhemmtest über Nacht mit Messung des morgendlichen Kortisols, das supprimierbar sein sollte.

### Welche therapeutischen Möglichkeiten haben Sie?

Erste Empfehlung sind Lebensstiländerungen mit Gewichtsreduktion und vermehrter körperlicher Aktivität. Insbesondere sollten Kohlenhydrate und vor allem solche mit hohem glykämischem Index gemieden werden.

Zur medikamentösen Therapie des PCOS sind explizit keine Medikamente zugelassen, sodass eine strenge Abwägung erfolgen und immer über den Off-Label-Use aufgeklärt werden muss. Gemäß den pathophysiologischen Überlegungen gelten folgende Therapieprinzipien:

- Zur Behandlung der Insulinresistenz kann Metformin eingesetzt werden.
- Zudem kann eine antiandrogene Therapie erwogen werden: antiandrogen wirksame Gestagene (z. B. Cyproteronacetat), Androgenrezeptorblocker (z. B. Spironolacton) oder 5α-Reduktase-Blocker (z. B. Finasterid). Die 5α-Reduktase hemmt die Umwandlung von Testosteron in das aktivere Dihydrotestosteron.



### Was ist das Therapieprinzip beim adrenogenitalen Syndrom?

Durch Substitution von Glukokortikoiden (und bei der klassischen Form mit Salzverlustsyndrom auch Mineralokortikoiden) wird die regulative ACTH-Sekretion und damit die Stimulation auf die adrenale Steroidbiosynthese vermindert.

## 2.16 Leitbefund Hyperlipoproteinämie

Ralf Schmidmaier

**KASUISTIK**

Ein 39-jähriger Geschäftsmann unter hoher beruflicher Belastung kommt zur Routineuntersuchung. Er hat keine organbezogenen Beschwerden, treibt nur selten Sport.
**Untersuchungsbefund:** 192 cm, 89 kg, RR 150/90 mmHg, Pulsfrequenz 76/min; normaler körperlicher Befund
**Blutchemisches Screening:** alle Befunde unauffällig bis auf Gesamtcholesterin 280 mg/dl

### Welche Lipidfraktionen fordern Sie nachträglich an?

- LDL-Cholesterin (60–70 % des Gesamtcholesterins)
- HDL-Cholesterin (20–30 % des Gesamtcholesterins)
- Triglyzeride
- Lp(a) (einmalig, Spiegel genetisch determiniert)

Die Bestimmung muss nach 9- bis 12-stündigem Fasten erfolgen!

**Befunde:** LDL von 175 mg/dl, ein HDL von 35 mg/dl, Triglyzeride von 280 mg/dl und normale Werte für Lp(a).

### Welche anamnestischen Informationen sind jetzt wichtig?

Entscheidend ist die Familienanamnese.

In der Familie kommt der Diabetes mellitus Typ 2 nicht gehäuft vor. Der Patient und seine engere Familie sind Nichtraucher. Der Vater erlitt mit 47 Jahren einen Herzinfarkt und verstarb mit 59 Jahren an einem Reinfarkt. Der Großvater väterlicherseits verstarb mit 60 Jahren an einem Schlaganfall. Ein 42-jähriger Bruder klagt gelegentlich über linksthorakales Ziehen, eine 39-jährige Schwester ist beschwerdefrei, aber beide sind nicht untersucht.



Somit besteht der Verdacht auf ein erhöhtes familiäres Risiko für eine koronare Herzerkrankung.

## Was wissen Sie über die Abhängigkeit des Risikos kardiovaskulärer Erkrankungen von den Lipidwerten im Serum?

Es besteht eine positive Korrelation der KHK zum Gesamtcholesterin (LDL-, HDL-, VLDL-Cholesterin). LDL-Cholesterin ist die wesentliche atherogene Lipidfraktion. HDL-Cholesterin wurde früher als „gutes Cholesterin" bezeichnet. Hohe HDL-Spiegel sind jedoch nicht protektiv. Niedrige HDL-Spiegel weisen auf metabolische Probleme (z. B. Diabetes mellitus) hin und korrelieren daher mit einem erhöhten kardiovaskulären Risiko.

Vor allem bei gleichzeitig erhöhter LDL-Fraktion besteht eine positive Korrelation zwischen Hypertriglyzeridämie und KHK. Non-HDL ist ein rechnerischer Wert (Gesamtcholesterin minus HDL) und beinhaltet daher neben LDL auch Lp(a) und Cholesterin in triglyzeridreichen Lipoproteinen. Daher ist Non-HDL besonders bei Hypertriglyzeridämien ein guter Prognosemarker.

Lipoprotein Lp(a) (= Apo(a)-gebundenes LDL-Cholesterin) ist ein genetisch determinierter (intraindividuell stabiler) unabhängiger Risikofaktor für die KHK, das Risiko steigt bei erhöhter LDL-Fraktion. Er wird nur einmalig bestimmt und nichtkontinuierlich bewertet als erhöht (> 50 mg/dl; > 125 nmol/l) oder grenzwertig (30–50 mg/dl; 75–125 nmol/l).

Sie wiederholen die **Blutdruckmessung** und finden einen Wert von 140/90 mmHg.

## Welche weiteren Risikofaktoren bedenken Sie?

- Zigarettenkonsum (hier negativ)
- Hypertonie > 140/90 mmHg (hier grenzwertig)
- Niedriges HDL-Cholesterin (hier vorhanden)
- Positive Familienanamnese (KHK bei erstgradig verwandten Männern vor dem 55. und Frauen vor dem 65. Lebensjahr; hier positiv)

## Nennen Sie Zielwerte für Blutfette.

Im Fokus liegt LDL-Cholesterin, weil bei steigenden Spiegeln das kardiovaskuläre Risiko zunimmt und umgekehrt durch Senkung von LDL die Rate kardiovaskulärer Ereignisse gesenkt werden kann. Für HDL, Triglyzeride und Lp(a) gibt es keine auf Studien basierende Zielwerte.

Der Zielwert für LDL hängt vom individuellen 10-Jahres-Risiko für kardiovaskuläre Ereignisse (Herzinfarkt oder Schlaganfall) ab und kann anhand des SCORE2 (Systemic Coronary Risk Estimation-2) bestimmt werden (➤ Tab. 2.7). Der SCORE2 ist abhängig von Geschlecht, Alter, Herkunftsland, Blutdruck, Raucherstatus und Non-HDL-Werten.

**Tab. 2.7** LDL-Zielwert anhand des SCORE2 (Systemic Coronary Risk Estimation) [F849-030]

| Kardiovaskuläres Risiko | SCORE2 | | | LDL-Zielwert |
|---|---|---|---|---|
| | < 50 Jahre | 50–69 Jahre | ≥ 70 Jahre | |
| Sehr hoch* | ≥ 7,5 % | ≥ 10 % | ≥ 15 % | < 55 mg/dl |
| Hoch | 2,5 % bis < 7,5 % | 5 % bis < 10 % | 7,5 % bis < 15 % | < 70 mg/dl |
| Niedrig – moderat | < 2,5 % | < 5 % | < 7,5 % | < 100 mg/dl |

* und/oder manifeste kardiovaskuläre Erkrankung

Eine Therapieindikation ergibt sich – nach Ausschluss sekundärer Ursachen – also nur aus dem LDL-Wert und den kardiovaskulären Risikofaktoren. Die Pathophysiologie spielt zunächst keine Rolle.

## Kennen Sie Ursachen einer sekundären Hypercholesterinämie?

- Hypothyreose
- Nephrotisches Syndrom
- Hyperkortisolismus
- Einnahme von Immunsuppressiva
- Anorexia nervosa
- Schwangerschaft

## Wann haben Sie den Verdacht auf eine familiäre Hypercholesterinämie?

- Familienanamnese: erstgradige Verwandte mit
  - frühzeitiger KHK (Männer < 55 Jahre, Frauen < 65 Jahre),
  - bekanntem LDL-Wert > 95. Perzentil,
  - Sehnenxanthomen und/oder Arcus lipoides
- Eigenanamnese: frühzeitige KHK, zerebrovaskuläre Erkrankung, pAVK
- Körperliche Untersuchung: Sehnenxanthome und/oder Arcus lipoides
- Labor: sehr hohe LDL-Werte

## Kennen Sie Ursachen einer sekundäre Hypertriglyzeridämie?

- Adipositas
- Typ-2-Diabetes
- Alkoholerkrankung
- Nierenerkrankung
- Hypothyreose
- Schwangerschaft
- Hyperkortisolismus
- Medikamente: Östrogene, Tamoxifen, Betablocker, Thiazide, Ciclosporin, HAART, Psychopharmaka

## Welche Kriterien gehen zunächst in Ihre therapeutischen Überlegungen ein?

- Körpergewicht (hier kein Übergewicht, also keine Reduktionsdiät)
- Blutzucker wiederholt gemessen, oraler Glukosetoleranztest (hier normal, also keine antidiabetische Therapie)
- Kreatinin und Gesamteiweiß (hier normal, also kein Hinweis auf chronische Nierenerkrankung)
- TSH (hier normal, also keine Hypothyreose, keine Schilddrüsenhormontherapie)
- Transaminasen, γ-GT, Gesamteiweiß (hier normal, kein Hinweis auf Leber-Gallenwegs-Erkrankung)
- Medikamentenanamnese (hier leer)



## Welchen Lebensstil empfehlen Sie dem Patienten, bei dem vermutlich eine primäre Hyperlipoproteinämie vorliegt (Primärprävention)?

Keine Maßnahme ist so effektiv und nebenwirkungsarm wie Änderungen der Lebensgewohnheiten. Dogmatische Vorgaben wurden verlassen, da das Wichtigste ist, dass der Lebensstil dauerhaft geändert wird und nicht im Sinne einer begrenzten Intervention. Die Ernährung sollte regelmäßig, ausreichend und abwechslungsreich sein. Wichtig: Ernährung betrifft nicht nur das Essen, sondern insbesondere auch das Trinken (Alkohol, Softdrinks)! Fleischprodukte sollten reduziert und teilweise gegen (Tiefsee-)Fisch ausgetauscht werden. Es sollte beruflich und privat eine aktive, bewegungsreiche Lebensweise angestrebt werden (Treppen steigen, zu Fuß oder mit dem Fahrrad statt mit dem Auto). Darüber hinaus sollte mehrmals pro Woche (je nach Begleiterkrankung) sowohl Ausdauer- als auch Kraftsport angestrebt werden. Für das Rauchen gilt die Lebenslang-Null-Regel.

Insbesondere Triglyzeride können durch Lebensstiländerungen beeinflusst werden (um 50–75 %): regelmäßiges Muskeltraining und Kohlenhydratreduktion. Wenn die Triglyzeride sinken, steigt HDL in der Regel konsekutiv an. Der Einfluss auf LDL dagegen ist gering (max. 15 %), sollte aber aufgrund des hohen Risikos dennoch versucht werden: Reduktion gesättigter Fettsäuren (z. B. Salami) und Steigerung ungesättigter Fettsäuren (z. B. Olivenöl). Haferflocken binden Cholesterin im Darm und können den Spiegel dadurch senken.

## Welche Zielwerte geben Sie dem Patienten vor?

Anhand der Tabellen der ESC-Leitlinie (Visseren et al. 2021, S. 3247) ermitteln Sie einen SCORE2 von 4 %, was in Anlehnung an die oben aufgeführten Werte ein hohes Risiko und damit einen LDL-Zielwert von < 70 mg/dl ergibt. Täglich sollte mindestens 30 Minuten körperliche Aktivität erfolgen.

## Welche medikamentösen Maßnahmen kommen infrage?

Der Erfolg der Ernährungstherapie ist auch abhängig von der bisherigen Ernährungsweise. Der Erfolg muss anhand der vereinbarten Zielwerte nach 2–3 Monaten überprüft werden, bevor bei asymptomatischen Risikoträgern eine medikamentöse Behandlung eingeleitet wird.

Die Auswahl der Substanzen hängt von der Lipidkonstellation ab.

## Machen Sie Vorschläge zur Therapie der LDL-Hypercholesterinämie.

Therapie der Wahl zur Senkung sind **Statine,** da für diese Substanzgruppe die beste Evidenz besteht. LDL kann um 35–55 % gesenkt werden. Präparate sind z. B. Simvastatin und Atorvastatin. Wie oben beschrieben sollte die Therapie zielwertorientiert sein.

**Ezetimib** hemmt die Cholesterinaufnahme im Darm und kann in Kombination mit einem Statin eingesetzt (LDL-Senkung 20–25 %) werden, wenn die LDL-Zielwerte nicht erreicht oder wenn die hohen Statindosen nicht vertragen werden.

Ein Statin kann ebenfalls mit sog. **Anionenaustauscherharzen** (z. B. Colestyramin, Colesevelam) kombiniert werden (LDL-Senkung bis 30 %). Sie binden Gallensäuren und entziehen diese dem enterohepatischen Kreislauf. Vorteil ist, dass sie keine systemischen Nebenwirkungen verursachen, problematisch ist, dass sie auch die Aufnahme anderer Medikamente behindern können.

Eine weitere Therapieoption ist die **Bempedoinsäure,** die ein hepatisches Enzym der Cholesterinsynthese hemmt (Adenosintriphosphat-Zitrat-Lyase). Es hat keine muskulären Nebenwirkungen und kann daher bei Statinintoleranz eingesetzt werden oder als drittes Medikament verabreicht werden, wenn unter Statin plus Ezetimib die Zielwerte nicht erreicht werden. Nebenwirkungen sind unter anderem Hyperurikämie und Gallensteine.



## Kennen Sie neuere cholesterinsenkende Medikamente?

**PCSK9-Hemmer** (z. B. Evolocumab, Alirocumab, Bococizumab) sind monoklonale Antikörper gegen Proproteinkonvertase Subtilisin Kexin Typ 9, ein Protein, das in den Leberzellen LDL-Rezeptoren bindet und sie den Lysosomen zum Abbau zuführt. Durch PCSK9-Hemmung steigt die Konzentration der LDL-Rezeptoren auf der Zelloberfläche und LDL wird vermehrt aus dem Blut in die Leberzellen aufgenommen, der LDL-Spiegel im Serum sinkt. Die Medikamente sind sehr teuer, aber hocheffektiv. PCSK9-Hemmer werden vor allem bei Patienten mit homozygoter familiärer Hypercholesterinämie eingesetzt, können aber auch bei primärer Hypercholesterinämie (heterozygot familiär und nichtfamiliär) oder gemischter Dyslipidämie angewendet werden bei Patienten, die mit der maximal tolerierbaren Statin-Dosis die LDL-C-Ziele nicht erreichen, oder bei Patienten mit Statinintoleranz.

## Was beachten Sie therapeutisch bei der Hypertriglyzeridämie?

Primäres Ziel ist die Senkung des LDL-Cholesterins. Durch Lebensstiländerung und Statintherapie kommt es in der Regel auch zum Abfall der Triglyzeride. Die Lebensstiländerung bleibt primäre Methode zur Senkung der Triglyzeride. Bleiben die Triglyzeride bei > 200 mg/dl trotz erreichter Zielwerte des LDL-Cholesterins, ist die Indikation für Fibrate gegeben. Bei massiven Hypertriglyzeridämien können Fibrate auch primär eingesetzt werden, um einer Pankreatitis zu verhindern. Nikotinsäurederivate, die auch LDL und Triglyzeride senken, sind derzeit in Deutschland nicht verfügbar. Omega-3-Fettsäuren in hoher Dosierung (bis 4 g/d) senken ebenfalls die Triglyzeride. In Kombination mit Statin stellen sie eine gute Alternative zu Fibraten dar.

## Nennen Sie die Probleme der HMG-CoA-Reduktase-Hemmer.

Diese Stoffgruppe kann zu Myopathien und Rhabdomyolysen führen, wenn Vorsichtsmaßnahmen nicht eingehalten werden. Risiken sind:

- Sehr hohes Alter
- Zarter Körperbau
- Multimorbidität
- Multiple Pharmakotherapie
- Perioperative Phasen
- Kombinationstherapien

Außerdem können Leberwerterhöhungen vorkommen. Statine werden über das Cytochrom-C-System abgebaut, sodass bei älteren Patienten mit Polymedikation Arzneimittelinteraktionen zu beachten sind, z. B. mit:

- Ciclosporin
- Antimykotika
- Makrolidantibiotika
- HIV-Protease-Inhibitoren
- Verapamil
- Amiodaron
- Grapefruitsaft



Der ältere Bruder des Patienten stellt sich mit linksthorakalem Druckgefühl zur Abklärung seines Risikoprofils bei Ihnen vor. Sie finden eine reine Hypercholesterinämie, aber er wiegt 95 kg bei einer Größe von 189 cm. Der Blutdruck beträgt 178/95 mmHg.

### Welche vaskulären Erkrankungen ziehen Sie diagnostisch in Betracht?

- Koronare Herzkrankheit
- Stenosen der hirnversorgenden Arterien
- Periphere arterielle Verschlusskrankheit

Sie finden eine 75%-ige Stenose der LAD, die hirnversorgenden Gefäße sind unauffällig. Es besteht der Verdacht auf eine 25%-ige Stenose der A. iliaca communis rechts.

### Welche prinzipiellen Unterschiede in der Risikobeurteilung der beiden Brüder ergeben sich aus den Befunden?

Der ältere Bruder hat eine manifeste arterielle Verschlusskrankheit. Neben der notwendigen medikamentösen und interventionellen Therapie der KHK ist die Behandlung der LDL-Hypercholesterinämie im Sinn der Sekundärprävention erforderlich. Dazu gehören die Gewichtsreduktion auf Idealgewicht, eine kontrollierte Steigerung der körperlichen Aktivität und die LDL-Reduktion mittels HMG-CoA-Reduktase-Hemmer.

**LITERATUR**

Visseren FLJ, et al. ESC National Cardiac Societies; ESC Scientific Document Group. 2021 ESC Guidelines on cardiovascular disease prevention in clinical practice. Eur Heart J 2021,42(34):3227–3337.

## 2.17 Leitsymptom unerfüllter Kinderwunsch

Ralf Schmidmaier

### 2.17.1 Fall 1

**KASUISTIK**

Eine 28-jährige Frau sucht wegen unerfüllten Kinderwunschs bei seit etwa 1 Jahr bestehender sekundärer Amenorrhö die Sprechstunde auf. Zuvor sei der Zyklus verkürzt gewesen. Die gynäkologische Untersuchung habe indirekte Hinweise auf einen Östrogenmangel ergeben.

Sie nehme keine Medikamente ein, fühle sich sonst wohl.

## Woran sollte der Internist denken?

- Stressreaktion
- Anorexie
- Hyperprolaktinämie
- Hyperthyreose
- Hypothyreose

Für eine Stressreaktion oder eine Essstörung ergibt sich in der Anamnese der normalgewichtigen Patientin kein Hinweis. Klinische Zeichen einer manifesten Schilddrüsenüber- oder -unterfunktion bestehen nicht. Die Patientin bemerkt gelegentlich eine diskrete Milchsekretion aus beiden Mammae.

## Welche Laboruntersuchungen veranlassen Sie und warum?

- Prolaktin: Hyperprolaktinämie?
- Estradiol: Estradiolmangel?
- Gonadotropine: sekundärer Hypogonadismus?
- TSH und Thyreoperoxidase-Antikörper (TPO-AK): Hyperthyreose? Hypothyreose?

Sie finden ein auf das Sechsfache erhöhtes Prolaktin sowie niedrige Gonadotropine bei niedrigem Estradiol.

Die hypophysäre Prolaktinmehrsekretion führt zur Stimulation der Dopaminfreisetzung im Hypothalamus. Dadurch werden die Freisetzung des Gonadotropin-Releasing-Hormons und die zyklische Gonadotropinsekretion gehemmt. Es entsteht der sekundäre Hypogonadismus.

## Welche weitere Diagnostik ist bei Hyperprolaktinämie nach Ausschluss einer medikamentös bedingten Hyperprolaktinämie indiziert?

Die MRT in Dünnschichttechnik, da sie auch ein hypophysäres Mikroadenom erfassen kann.

Die MRT ergibt ein Mikroadenom.

## Wie gehen Sie weiter vor?

Es wird in Kooperation mit dem betreuenden Gynäkologen eine medikamentöse Therapie mit einem Dopaminagonisten (z. B. Cabergolin) eingeleitet.

Die **medikamentöse Therapie** führt zur Normalisierung des Prolaktins, zur Erholung der zyklischen Gonadotropinsekretion und der zyklischen Ovarialfunktionen sowie zur Volumenabnahme des Hypophysenadenoms.

## Wie unterscheiden sich hypophysäre Mikro- und Makroadenome?

Im Durchmesser:

- Mikroadenome sind kleiner als 1 cm und ragen daher nicht aus der Sella turcica heraus.
- Makroadenome (≥ 1 cm) können neben der Hyperprolaktinämie alle Zeichen der Raumforderung in der Cisterna optico-chiasmatica und der Hypophysenvorderlappeninsuffizienz hervorrufen.
- Die Einteilung wirkt willkürlich, beruht aber auf der Beobachtung, dass es sich um zwei unterschiedliche Krankheitsentitäten handelt. Mikroprolaktinome haben eine niedrige Proliferationsrate und werden nur selten (etwa 10 %) klinisch relevant. Die Prävalenz bei unselektierten Autopsiestudien liegt bei etwa 8 %. Makroprolaktinome dagegen scheinen eine hohe Proliferationsrate zu haben und bereiten (absehbar) klinische Probleme. Sie werden daher nur selten < 1 cm diagnostiziert. Prolaktinome sind benigne, können aber lokale Strukturen infiltrieren.

Zehn Monate später ist die Patientin schwanger.

## Was hat bei Eintritt einer Schwangerschaft zu geschehen?

Infolge der Östrogenwirkung steigt in der Schwangerschaft unter Größenzunahme der Hypophyse der Prolaktinspiegel physiologisch um das Zehnfache an. Die Behandlung mit einem Dopaminagonisten wird dennoch während einer Schwangerschaft unterbrochen. Nur bei raumfordernden Makroadenomen kann die Behandlung fortgesetzt werden.

## Welche Symptome kennen Sie bei der Hyperprolaktinämie des Mannes?

- Libidoverlust
- Oligospermie
- Voll ausgeprägter sekundärer Hypogonadismus. Die Symptome werden aber oft lange nicht bemerkt, sodass häufig die Diagnose aufgrund von Kopfschmerzen und/oder Gesichtsfeldeinschränkungen gestellt wird.

## Was ist eine Entzügelungshyperprolaktinämie?

Das Prolaktin steigt über die Norm an, wenn der Hypophysenstiel durch hormoninaktive Adenome kompromittiert wird, sodass der hypothalamische Hemmfaktor Dopamin die laktotropen Zellen nicht erreichen kann. Meist liegen dann weitere Zeichen der hypophysären Funktionsstörung und der Raumforderung vor.

**ZUSATZINFORMATION**

Die Sekretion von Prolaktin hängt (neben der basalen Sekretionsrate) vor allem von der hypothalamischen Hemmung durch Dopamin ab und weniger von der Stimulation durch hypothalamische Faktoren.

## Welche anderen Ursachen für eine Hyperprolaktinämie gibt es?

- Physiologische Stimulatoren: Schlaf, körperliche Tätigkeit, Stress, Hypoglykämie, Reizung der Mamillen (inkonstant)

- Medikamente: Östrogene, Psychopharmaka (z. B. Haloperidol, Amitriptylin), Dopaminhemmer (z. B. Metoclopramid), Antihistaminika (z. B. Cimetidin), Betablocker, Antihypertensiva (z. B. α-Methyldopa, Phenoxybenzamin, Reserpin)



### 2.17.2 Fall 2

**KASUISTIK**

Der 32-jährige Patient sucht Sie wegen unerfülltem Kinderwunsch auf. Er ist seit 2 Jahren verheiratet und gibt an, keine Potenzstörungen zu haben.

#### Was fällt Ihnen auf (➤ Abb. 2.8)?

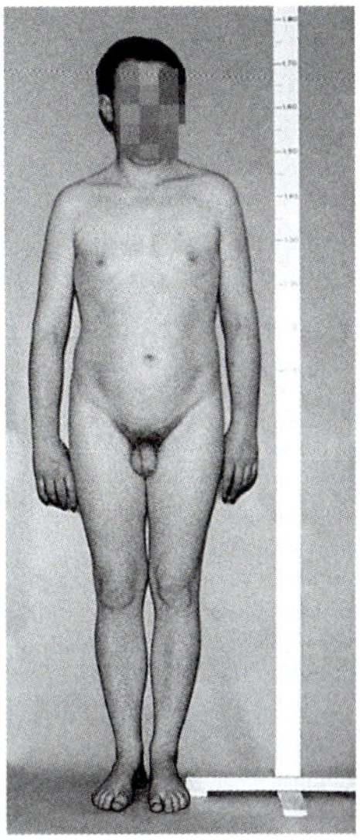

**Abb. 2.8** Patient mit unerfülltem Kinderwunsch [T127]

- Fehlende bis spärliche Körperbehaarung
- Weiblich begrenzte Pubes
- Kein Minderwuchs
- Kindlicher Gesichtsausdruck (wegen Schutzbearbeitung auf der Abbildung nicht erkennbar)

#### Welche Überlegungen zur Genese des Hypogonadismus stellen Sie an?

Handelt es sich um einen primären testikulär bedingten oder einen hypothalamisch-hypophysären Hypogonadismus?

#### Welche Analytik veranlassen Sie?

Testosteron- und Gonadotropinbestimmung (LH und FSH).

Es ergeben sich ein niedriger Testosteronspiegel und niedrig messbare Gonadotropinwerte.

2

### Wie deuten Sie diese Konstellation?

Ein primärer Hypogonadismus ist bei niedrigen Gonadotropinen auszuschließen. Es besteht ein hypophysäres (und/oder hypothalamisches) Problem. Die anderen Hormonachsen müssen untersucht werden, zudem ist eine MRT der Sella indiziert.

### Welches Hormon kann den Schlüssel zur Klärung geben?

Das Prolaktin. Eine Hyperprolaktinämie bei kleinen und großen Hypophysentumoren bedingt eine funktionelle Hemmung der Gonadotropinsekretion.

### Wie wird ein Prolaktinom beim Mann heute behandelt?

Mit dopaminagonistisch wirkenden Medikamenten, die sowohl die Prolaktinsekretion als auch die Größe des Hypophysenadenoms reduzieren.

## 2.18 Leitsymptom Kopfschmerzen

Ralf Schmidmaier

**KASUISTIK**

Ein 47-jähriger Angestellter sucht wegen häufiger Kopfschmerzen, Herzklopfen und Schweißausbrüchen Ihre Sprechstunde auf. Gelegentlich habe er auch Schmerzen in der linken Brust. Er habe etwa 5 kg an Gewicht abgenommen.
**Untersuchungsbefund:** Sie finden eine Tachykardie von 110/min und einen Blutdruck von 195/105 mmHg, der Patient ist blass, schwitzt und hat einen deutlichen Tremor. Die übrige körperliche Untersuchung ist unauffällig.

### An welche Verdachtsdiagnosen bzw. Differenzialdiagnosen denken Sie?

- Hyperthyreose
- Phäochromozytom
- Niereninsuffizienz
- Essenzielle Hypertonie
- Primärer Hyperaldosteronismus (Conn-Syndrom)

**ZUSATZINFORMATION**

**Was ist unter einer Mineralokortikoidhypertonie zu verstehen?**
In erster Linie der primäre Hyperaldosteronismus (Conn-Syndrom), aber auch die seltenen Enzymdefekte in der Nebenniere, die zu vermehrter Bildung von Desoxykortikosteron führen. Der Hochdruck ist in der Regel milder als beim Phäochromozytom.

### Welche routinemäßig erhobenen Laborwerte helfen zunächst weiter?

- TSH zum Ausschluss einer Hyperthyreose
- Kreatinin zum Ausschluss einer Niereninsuffizienz
- Elektrolyte und Blutgasanalyse zum Ausschluss einer hypokaliämischen Alkalose

Sie schließen auf diese Weise eine Hyperthyreose und eine Niereninsuffizienz sowie eine hypokaliämische Hypertonie mit metabolischer Alkalose aus.

Die weitere Vorgeschichte spricht für eine intermittierende Hypertonie.

### Wie differenzieren Sie zwischen essenzieller arterieller Hypertonie, Conn-Syndrom und Phäochromozytom?

Eine sichere Unterscheidung zwischen diesen Differenzialdiagnosen alleine nach klinischen Kriterien genügt nicht. Die nähere Charakterisierung des Hochdrucks kann durch eine 24-h-Blutdruckmessung erfolgen.

Da ein Dauerhochdruck bei der Hälfte der Patienten mit Phäochromozytom zu erwarten ist und jede Form des Hochdrucks anfallsartig auftreten kann, ist ein biochemisches Screening bei schwer therapierbarem Hochdruck und oben aufgeführten Symptomen erforderlich: Plasmametanephrine, Adrenalin und Noradrenalin im 24-h-Urin (auf Säure gesammelt).

#### ZUSATZINFORMATION

Bei Hypokaliämie (< 3,7 mmol/l), therapierefraktärer Hypertonie und bei hypertensiven Patienten mit einer Raumforderung der Nebennieren ist die Suche nach einem erhöhten Aldosteron/Renin-Quotienten zum Nachweis eines Conn-Syndroms erforderlich (**Cave:** Einflussgrößen wie Betablocker, ACE-Hemmer; Diuretika speziell Spironolacton).

Die mineralokortikoidinduzierte Hypertonie ist deutlich häufiger, wenn die normokaliämische Verlaufsform mit eingeschlossen wird (je nach Ausgangspopulation 8–12 % aller Hypertoniker). Als Screeningtest wird die Bestimmung des Quotienten aus Aldosteron im Plasma (erhöht bei Conn-Syndrom) und Konzentration des aktiven Plasmarenins (erniedrigt bei Conn-Syndrom) eingesetzt. Da sich beide Parameter gegenläufig verhalten, hat der erhöhte Quotient eine bessere Sensitivität. Für Patienten mit einem Conn-Syndrom ist die therapeutische Konsequenz die (laparoskopische) einseitige Adrenalektomie bei einseitigem Adenom bzw. die lebenslange Spironolactontherapie bei idiopathischer bilateraler Hyperplasie.

### Welches sind die wichtigsten Störfaktoren und Einflussgrößen der Katecholamin-Analytik?

- Emotionale und somatische Belastungen
- Nikotin, Koffein
- Kalziumantagonisten, katecholaminhaltige Medikamente, ACE-Hemmer, α-Methyldopa, L-Dopa, trizyklische Antidepressiva
- Urinsammelfehler!

## Wie sichern Sie die Diagnose des Phäochromozytoms?

24-h-Urin-Metanephrine und -Katecholamine besitzen eine hohe Sensitivität und Spezifität, wenn Sammelfehler, Einflussgrößen und Störfaktoren auszuschließen sind.

Stabiler ist die Messung der Metanephrine und Normetanephrine im Plasma. Abnahme in liegender Position (20 Min. liegen!), 3 Tage vor Metanephrinbestimmung Verzicht auf Sport, Koffein, schwarzen Tee, Nikotin, Alkohol, Eier, Mandeln, Nüsse, Vanille, Schokolade, Käse.

Der Nachweis einer fehlenden Supprimierbarkeit der Katecholamine im Plasma erfolgt im Rahmen des Clonidin-Hemmtests.

Chromogranin A ist ein unspezifischer Tumormarker für neuroendokrine Tumoren, aber sehr sensitiv, sodass er ergänzend bei auffälliger Diagnostik bestimmt werden sollte. Ein negatives Ergebnis macht die Diagnose Phäochromozytom unwahrscheinlich. **Cave:** falsch positive Werte bei antazidem Magen (PPI-Therapie).

## Welche Methoden setzen Sie zur Lokalisationsdiagnostik bei biochemisch gesichertem Phäochromozytom ein?

- CT (oder MRT) der Nebennieren (**Cave:** extraadrenale Phäochromozytome/Paragangliome)
- Funktionelle Bildgebung

**ZUSATZINFORMATION**

Nuklearmedizinische Verfahren haben einen wichtigen Stellenwert in der präoperativen Lokalisationsdiagnostik, allerdings erst nach biochemisch gesicherter Diagnose eines Phäochromozytoms.
Die $^{123}$Iod-Methyliodobenzylguanidin-Szintigrafie ($^{123}$I-MIBG) als funktioneller Nachweis Katecholamin-produzierender Tumoren wurde heute durch das $^{18}$F-DOPA PET/CT (bei adrenalem Tumor/Phäochromozytom) bzw. $^{68}$Ga-DOTA-SSA PET/CT (bei Suche nach extradenalem Tumor/Paragangliom) abgelöst.

## Was ist bezüglich der Operation zu beachten?

- **Keine** Biopsie (Gefahr der Induktion einer Katecholaminkrise)
- Präoperativ Blockade der α-Adrenozeptoren (z. B. mit Phenoxybenzamin); Betablockade (falls nötig) erst nach vollständiger Alphablockade!
- Ausreichende Hydrierung (Gefahr von postoperativen schweren Hypotonien)

## Wann müssen Sie an assoziierte Erkrankungen denken?

10–30 % der Phäochromozytome treten im Rahmen familiärer Syndrome auf. Bei allen Patienten sollte daher eine genetische Beratung/Diagnostik erfolgen.

## Ist eine Nachsorge erforderlich?

Ja, immer, mindestens 10 Jahre. Histologisch ist eine sichere Unterscheidung zwischen malignen und benignen Phäochromozytomen/Paragangliomen nicht möglich. Bei allen Paragangliomen und bei allen familiären Phäochromozytomen ist eine lebenslange Nachsorge zu empfehlen.

## 2.19 Leitsymptom schwindende Muskelkraft, Hautjucken, Candidose

Ralf Schmidmaier



**KASUISTIK**

Der 18-jährige Auszubildende im Bauhandwerk berichtet über plötzliches Nachlassen seiner Muskelkraft, er könne seit 3 Wochen den Materialtransport auf dem Baugerüst nicht mehr schaffen. Er habe seit etwa 3 Monaten viel mehr Durst als früher, auch nachts, und in 4 Wochen etwa 9 kg Gewicht abgenommen. Außerdem leide er seit längerer Zeit unter Hautjucken. Er sei bisher nie ernstlich krank gewesen.

Aus der Familienanamnese sind keine Erbkrankheiten bekannt. Die Eltern und die drei Geschwister sind gesund. Der Großvater väterlicherseits leidet 79-jährig an Durchblutungsstörungen der Beine.

**Untersuchungsbefund:** 187 cm, 69 kg; Blutdruck 90/68 mmHg, Puls 88/min, regelmäßige Aktion; Tachypnoe, Azetongeruch! Trockene Haut, rissige Lippen, Zunge trocken, halonierte Augen; Acne vulgaris im Gesicht und am Rücken; abdominaler Tastbefund unauffällig; viriler Behaarungstyp, ausgeprägte Balanitis, Verdacht auf Candidiasis; periphere Pulse gut tastbar; Oberflächen- und Tiefensensibilität intakt; Reflexabläufe regelrecht.

**Laborbefunde:** Blutzucker 320 mg/dl 2 h postprandial; pH-Wert 7,32; Kreatinin 1,9 mg/dl; Hb 18,0 g/dl; Hämatokrit 49 %; Thrombozyten 380.000/µl; Natrium 148 mmol/l, Kalium 5,1 mmol/l; Cholesterin 250 mg/dl; Triglyzeride 290 mg/dl; $HbA_{1c}$ 9,0 %; Fruktosamin (korrigiert auf Gesamteiweiß) 370 µmol/l; Urinbefund: Glukose dreifach positiv, Ketonkörper positiv, Granulozyten im Sediment, keine Proteinurie.

### Welche der Laborbefunde sind pathologisch und worauf deuten die jeweiligen Veränderungen hin?

- Blutzucker 320 mg/dl: manifester Diabetes mellitus
- Erniedrigter pH-Wert: Azidose
- Hämoglobin 18,0 g/dl (normal 14,0–16,0 g/dl): Exsikkose
- Kreatinin 1,9 mg/dl (normal bis 1,1 mg/dl) und Kalium 5,1 mmol/l (normal 3,5–5,0 mmol/l): Niereninsuffizienz, wohl prärenal bei Exsikkose und/oder diabetischer Nephropathie
- Cholesterin und Triglyzeride: Hyperlipoproteinämie
- $HbA_{1c}$ 9,0 % und Fruktosamin 370 µmol/l: Diabetes mellitus
- Azeton im Urin: Ketoazidose bei entgleistem „Insulinmangel"-Diabetes

### Welche Verdachtsdiagnosen stellen Sie?

Es liegt eine Erstmanifestation eines Diabetes mellitus Typ 1 vor und als Komplikationen Exsikkose und Ketoazidose.

### Wann liegt ein manifester Diabetes mellitus vor?

1. $HbA_{1C} \geq 6{,}5$ %
2. Nüchternplasmaglukose ≥ 126 mg/dl
3. 2-h-oGT: Plasmaglukose ≥ 200 mg/dl
4. Gelegenheits-Plasmaglukosewert von ≥ 200 mg/dl

In diesem Fall wird wegen des Erkrankungsalters (Kinder, Jugendliche und junge Erwachsene) und der typischen Befunde des manifesten Diabetes mellitus Typ 1 (Polyurie, Polydipsie, Gewichtsabnahme, Azetonurie bei Hyperglykämie) auf die

Bestimmung von diabetesassoziierten Autoantikörpern wie zytoplasmatischen Inselzellantikörpern (ICA), Insulinautoantikörpern (IAA) und der Glutaminsäure-Decarboxylase-Antikörper (GAD) verzichtet.



## Wie ist das therapeutische Vorgehen?

Akut ist eine Rehydrierung z. B. mit 1.000 ml Vollelektrolytlösung über eine Stunde einzuleiten. Zur Rekompensation des Glukosestoffwechsels ist die sofortige Insulinsubstitution erforderlich: in der Klinik durch i. v. Insulinsubstitution (initial etwa 8 IE als Bolus; dann etwa 0,1 IE/kg KG/h mittels Perfusor). Die Blutzuckerwerte werden nach ½ und 1 Stunde, dann zunächst stündlich kontrolliert. Bei Blutzuckerwerten unter 250 mg/dl kann auf subkutane Therapie umgestellt werden. Eine Elektrolyt- und Kreatininkontrolle erfolgt nach 2 Stunden, ggf. muss eine Kaliumsubstitution erfolgen. **Cave:** Bei Erreichen einer Normo- oder Hypoglykämie darf Insulin nicht abgesetzt werden, sondern es muss Glukose zugeführt werden! Der Typ-1-Diabetiker hat per definitionem einen absoluten Insulinmangel.

Da der juvenile Typ-1-Diabetes Folge einer autoimmunologischen Destruktion der Betazellen ist, ist ein Therapieversuch mit oralen Antidiabetika kontraindiziert (Haak et al. 2023).

## Was sind die Ziele der Therapie des Diabetes mellitus?

- Beseitigung der Symptome der Hyperglykämie
- Verhinderung akuter Stoffwechselentgleisungen
- Verhindern der Langzeitkomplikationen des Diabetes mellitus

Dazu soll langfristig eine normnahe Einstellung des Glukosehaushalts, gemessen am $HbA_{1c}$, erreicht werden.

## Welches sind die typischen Langzeitkomplikationen des Diabetes mellitus?

- Koronare Herzkrankheit
- Periphere arterielle Verschlusskrankheit (inkl. der hirnversorgenden Arterien)
- Diabetische Retinopathie und Makulopathie
- Sensomotorische Neuropathie
- Autonome diabetische Neuropathie
- Diabetische Nephropathie (durch Mikro- und Makroangiopathie)
- Diabetisches Fußsyndrom (durch Mikro- und Makroangiopathie und Neuropathie)

## Beschreiben Sie die Charakteristika des diabetischen Fußsyndroms.

- Trockene, rissige, verschwielte Haut
- Eingeschränktes Berührungs- und Schmerzempfinden
- Aufgehobenes Lageempfinden
- Abgeschwächte/fehlende Fußpulse
- Rötungen und Schwellungen

## Beschreiben Sie die Charakteristika einer diabetischen Retinopathie.

- Nichtproliferative Retinopathie: Mikroaneurysmen, intraretinale Blutungen, harte Exsudate, ischämische Veränderungen wie Cotton-Wool-Herde als Mikroinfarkte in der Nervenfaserschicht
- Präproliferative Retinopathie: dilatierte Kapillaren, intraretinale Blutungen
- Proliferative Retinopathie: Gefäßneubildung in minderperfundierten Retinaabschnitten, Faserbildungen, Glaskörperblutungen, Traktionen, Retinaablösungen



## Nennen Sie typische Beispiele der diabetischen Neuropathie.

Autonome Neuropathie:
- Kardiovaskuläres System: Herzrhythmusstörungen, orthostatische Hypotonie
- Gastrointestinales System: Gastroparese, Diarrhö, Obstipation, Inkontinenz
- Urogenitales System: erektile Dysfunktion
- Sudo-/vasomotorisches System: dyshidrotische Störungen
- Pupillomotorisches System: Miosis, Pupillenreflexstörungen
- Trophik: neuropathisches Ulkus, Neuroosteopathie, Neuroosteoarthropathie
- Distal-symmetrische Polyneuropathie: diffuse, symmetrische Dysästhesien, schmerzhaft bis anästhetisch; bevorzugt untere Extremität

## Wie entsteht, wie manifestiert sich das diabetische Fußsyndrom?

Aus sensomotorischer und angiopathischer Funktionsstörung resultieren indolente Ulzera mit Neigung zu tiefgreifenden Infektionen (Gangrän).

## Wie sieht die langfristige Betreuung von Diabetikern aus?

- **Strukturierte Schulung:** Erklärung des Krankheitsbildes (Ursachen, Verlauf), Bedeutung der Behandlung für Allgemeinbefinden, Leistungsfähigkeit (Lebensqualität), Bedeutung der Selbstverantwortung, akute und chronische Komplikationen des Diabetes mellitus, Erklärung der Therapie (Insulinwirkungen, Selbstkontrolle)
- **Nichtmedikamentöse Maßnahmen:** Ernährung, körperliche Aktivität
- **Medikamentöse Maßnahmen:** Auswahl der Präparate, Dosierung und Applikationsarten, Komplikationen, Anpassung an Belastungssituationen wie Operationen

## Welche Grundzüge trägt die Ernährungsberatung bei Diabetes mellitus?

Grundsätzlich empfohlen wird fettarme, ballaststoffreiche, energiebilanzierte Kost. Zielwert der energiebilanzierten Nährstoffzufuhr ist ein Body-Mass-Index (BMI) von 18,5–25,0 $kg/m^2$ (berechnet: Körpergewicht in Kilogramm geteilt durch das Quadrat der Körperhöhe in Meter). Übergewichtige Diabetiker (BMI über 25,0 $kg/m^2$), meist Typ-2-Diabetiker, sollen sich hypokalorisch, normgewichtige eukalorisch und untergewichtige hyperkalorisch ernähren.

Die Nährstoffkomponenten sollten betragen:
- Fette bis 20 % (der Gesamtkalorienzufuhr), davon ungesättigte Fettsäuren bis 10 %
- Proteine 10–30 %
- Kohlenhydrate 50–60 %

Es sollten je eine Zwischenmahlzeit vormittags und nachmittags zusätzlich zu den drei Hauptmahlzeiten eingenommen werden. Es sollten möglichst ballaststoffreiche Produkte gewählt werden. Eine Vitaminsupplementierung ist bei ausreichendem Verzehr von frischem Obst und Gemüse nicht erforderlich; ebenso wenig eine Mineralstoffsupplementierung bei kalzium- und magnesiumreicher Kost.



## Welche Strategien der Insulintherapie kommen infrage?

- Konventionelle Insulintherapie (CT)
- Intensivierte konventionelle Insulintherapie (ICT)
- Insulinpumpentherapie

## Wie lauten die Prinzipien der konventionellen Insulintherapie?

- Es wird ein möglichst physiologischer Insulinbedarf appliziert und die Ernährung muss danach ausgerichtet sein.
- Verwendete Insuline: Mischinsuline aus Normal- und Intermediärinsulinen
- Anzahl der Injektionen: zwei; ⅔ der Dosis morgens, ⅓ der Dosis abends, Dosis fixiert
- Anzahl der Mahlzeiten: fünf bis sieben im Abstand von 2–3 h
- Diät genau festgelegt, Zwischen- und Spätmahlzeit erforderlich

## Wie lauten die Prinzipien der intensivierten konventionellen Insulintherapie?

- Der Patient führt ein gesundes, normales Leben und muss die physiologisch notwendigen Anpassungen des Insulinbedarfs selbst nachahmen. Dies ist die Standardtherapie des Diabetes mellitus Typ 1!
- Verwendete Insuline: Intermediärinsuline oder lang wirkende Insulinanaloga sowie Normalinsuline oder sofort wirksame Insulinanaloga.
- Der Nüchternbedarf wird durch ein lang wirksames Insulin abgedeckt. Optimal ist die einmalige Injektion eines Insulinanalogons mit 24-stündiger Wirkung am späten Abend oder die zweimalige Gabe eines Intermediärinsulins, wobei die zweite Dosis spätabends gegeben wird. Der nahrungsabhängige Bedarf wird nach präprandialer Blutzuckermessung durch Normalinsulin (Spritz-Ess-Abstand 15–30 min) oder ein sofort wirksames Insulinanalogon ohne Spritz-Ess-Abstand gedeckt.
- Die Insulinsensitivität variiert im Tagesverlauf, daher ist die Dosierung von Normalinsulinen (oder sofort wirksamen Insulin-Analoga) abhängig von der geplanten Nahrungszufuhr (BE) und der Tageszeit: morgens: 1–2,5 IE/BE, mittags 1–1,5 IE/BE, abends 1–2 IE/BE plus individueller Korrekturfaktor, eventuell Spätmahlzeit ohne prandiale Insulingabe zur Vermeidung nächtlicher Hypoglykämien.

## Wie lauten die Prinzipien der Insulinpumpentherapie?

- Verwendete Insuline: Normalinsuline (oder sofort wirkende Insulin-Analoga)
- Die Insulinpumpentherapie stellt hohe Anforderungen an den Patienten. Sie beruht auf kontinuierlicher Applikation einer Basalrate von Normalinsulin und Bolusraten zu den Mahlzeiten. Voraussetzungen für

diese Substitution ist die kontinuierliche Betreuung eines ausreichend motivierten, kooperationsfähigen Patienten durch ein ausgewiesenes Zentrum. Blutzuckerkontrollen sind mehrmals täglich, auch nachts, erforderlich. Kenntnisse über Funktionsweise, Programmierung und Pflege der Pumpe sind unabdingbar.

**LITERATUR**

Haak T, et al. S3-Leitlinie Therapie des Typ-1-Diabetes. Version 5.1. AWMF-Registernr. 057-013. Stand 02.09.2023, gültig bis 01.09.2028 (151 Seiten).



## 2.20 Leitbefund Nebennierenzufallstumor

Ralf Schmidmaier

**KASUISTIK**

Ein 54-jähriger Elektriker stellt sich mit unspezifischen Oberbauchschmerzen vor. In der Sonografie finden Sie eine 3 cm durchmessende Raumforderung im Bereich der linken Nebenniere als Zufallsbefund. Der Patient hat einen langjährigen Hypertonus, der mit Diuretikum und ACE-Hemmer gut eingestellt ist.
Die **körperliche Untersuchung** ist unauffällig. Der BMI beträgt 26 kg/m$^2$.

### Wie gehen Sie weiter vor?

Es handelt sich um einen Nebennierenzufallstumor (Inzidentalom). Findet man eine Raumforderung in einer endokrinen Drüse nicht zufällig, sondern z. B. im Rahmen eines Tumorstagings, dann handelt es sich nicht um ein Inzidentalom. Die weitere Abklärung richtet sich dann meist nach der Grunderkrankung. Beim Inzidentalom müssen Malignitätsverdacht und Hormonaktivität abgeklärt werden.

### Welche spezifischen Laboruntersuchungen führen Sie durch, um eine Hormonaktivität auszuschließen?

- Screening Hyperkortisolismus:
  - Niedrig dosierter (1 mg) Dexamethason-Hemmtest
  - Freies Kortisol im 24-h-Sammelurin
  - Mitternachtskortisol im Speichel
- Screening Hyperaldosteronismus: Aldosteron-Renin-Quotient (ARQ)
- Screening Katecholaminexzess
  - Plasma-Metanephrine
  - Katecholamine im 24-h-Sammelurin
- Screening Hyperandrogenämie oder Hyperöstrogenämie
  - DHEA-S, Androstendion, 17-OHP
  - Frau: Testosteron
  - Mann: Estradiol

Im 1-mg-Dexamethason-Hemmtest lässt sich das morgendliche Kortisol vollständig supprimieren. Die Katecholaminbestimmung im 24-h-Urin ist unauffällig. Außerdem ist der Aldosteron/Renin-Quotient nach einwöchiger Umstellung der antihypertensiven Therapie auf einen Kalziumantagonisten normal. Damit sind ein Hyperkortisolismus, ein Katecholaminexzess und ein Hyperaldosteronismus weitestgehend ausgeschlossen.

### Welche weitere Diagnostik leiten Sie nun ein?

Eine Schnittbildgebung des Oberbauchs. Eine CT-Untersuchung in Dünnschichttechnik ohne und mit Kontrastmittelgabe ist dabei ebenso aussagekräftig (adenomtypisch: > 10 HU ohne KM; > 50 % Kontrastmittel-Washout nach 10 Minuten) wie ein MRT mit Kontrastmittel (adenomtypisch: „chemical shift").



In der **CT-Untersuchung** mit Kontrastmittel bestätigt sich die Raumforderung der linken Nebenniere mit max. 3 cm Durchmesser, die hinsichtlich der nativen Dichtewerte und des Kontrastmittelverhaltens adenomtypisch ist.

### Welche Diagnose stellen Sie?

Das Inzidentalom der Nebenniere links kann genauer als hormoninaktives Adenom klassifiziert werden.

### Was tun Sie therapeutisch?

Nichts. Bei typischer Morphologie (und Dichte < 10 HU) im CT und Größe < 4 cm sind keine weiteren bildgebenden Kontrollen notwendig.

Bei unauffälliger Hormondiagnostik ist auch eine routinemäßige biochemische Kontrolle nicht notwendig, sondern erst, wenn neue klinische Zeichen auftreten oder sich Komorbiditäten verschlechtern (z. B. Hypertonie, Diabetes mellitus Typ 2).

### Wann wird bei Nebennierenzufallstumoren die Indikation zur Operation (laparoskopische unilaterale Adrenalektomie) gestellt?

- Manifester Hormonexzess (subklinisches adrenales Cushing-Syndrom: Einzelfallentscheidung)
- Kein adenomtypischer Befund in der Bildgebung (so lange eine Malignitätsverdacht besteht, muss eine Operation angestrebt werden)!
- Tumorgröße > 6 cm
- Tumorgröße 4–6 cm: Einzelfallentscheidung nach Morphologie und KM-Verhalten (s. o.)

## 2.21 Leitsituation Osteoporoserisiko

Ralf Schmidmaier

**KASUISTIK**

Eine 50-jährige Frau sucht mit der Frage nach ihrem Osteoporoserisiko Ihre Sprechstunde auf. Vor 8 Monaten hat die Menopause eingesetzt. Sie bemerkt gelegentlich Schweißausbrüche und Durchschlafstörungen.

### Welche Fragen stellen Sie aus welchem Grund?

- **Dauer der ovariellen Funktion?** Menarche im 12. Lebensjahr, Menopause im 50. Lebensjahr.
- **Ernährungsweise?** Täglich Milch und Milchprodukte sowie zwei Mahlzeiten Seefisch in der Woche sorgen für ausreichende Zufuhr von Kalzium und Vitamin D.

- **Gewicht und Gewichtsveränderungen?** Ein niedriges Körpergewicht oder eine rasche ungewollte Gewichtsabnahme lassen an andere Erkrankungen, Mangelernährung denken. Es gilt außerdem als Risikofaktor.
- **Körperliche Aktivität?** Ausreichende körperliche Aktivität verhindert Muskelschwäche, Gangunsicherheiten, degenerative Skelettveränderungen und das Sturzrisiko.
- **Alkohol- und Nikotinkonsum?** Diese wirken sich ungünstig auf den Knochenstoffwechsel (Osteoblastenaktivität) aus.



**Fall-Variante 1:** Die Antworten der Patientin weisen auf normale ovarielle Funktionen, gesunde Ernährung bei stabilem Gewicht, ausreichende körperliche Aktivität hin. Sie raucht nicht und trinkt etwa zweimal pro Woche ein Glas Wein.

## Welche weiteren Fragen zum allgemeinen Gesundheitszustand stellen Sie?

- Gibt es in der Familie Frauen mit manifester postmenopausaler Osteoporose? Hatte ein Elternteil eine Oberschenkelhalsfraktur?
- Bestehen oder bestanden akute Rückenschmerzen als Hinweis auf eine Wirbelfraktur?
- Wie groß glaubt die Patientin zu sein?

Die Familienanamnese ist leer, Schmerzen bestehen nicht. Die Patientin gibt eine Größe von 169 cm an.
**Untersuchungsbefund:** 168 cm (damit keine Abnahme), 67 kg, RR 137/76 mmHg, Pulsfrequenz 68/min; Muskelrelief normal, gute Muskelkraft; Wirbelsäule normal konfiguriert und frei beweglich; alle großen und kleinen Gelenke normal geformt, reizlos und frei beweglich.

## Welche Schlüsse ziehen Sie aus diesen Befunden?

Die Patientin hat kein erkennbar erhöhtes Osteoporoserisiko.

## Welchen Rat erteilen Sie ihr?

- Beibehaltung der aktiven Lebensweise
- Beibehaltung der gesunden Ernährung
- Vorstellung beim Gynäkologen mit der Frage nach einer kombinierten Hormonersatztherapie zur Behandlung der klimakterischen Beschwerden, nicht jedoch aus präventiven Überlegungen hinsichtlich einer Osteoporose

## Unter welchen Umständen empfiehlt die aktuelle Osteoporoseleitlinie eine Basisdiagnostik?

- Bei ärztlich als relevant erachteten Risikokonstellationen bei Frauen ab der Menopause und Männern ab 50 Jahren
- Bei allen Frakturen ab dem Alter von 50 Jahren, insbesondere bei Hinweis auf Fragilitätsfrakturen
- Generell ab dem 70. Lebensjahr

## Was beinhaltet die Osteoporose-Basisdiagnostik?

- Anamnese und Untersuchung mit dem Ziel der Erfassung prävalenter Frakturen und Vorhandensein von klinischen Risikofaktoren, am besten mittels standardisiertem Fragebogen
- DXA-Knochendichtemessung an der LWS und an beiden proximalen Femura (Schenkelhals und Gesamtfemur)
- Röntgen oder andere Bildgebung der LWS und BWS bei klinischem Verdacht auf prävalente Wirbelkörperfrakturen (z. B. bei Körpergrößenminderung, lokale Schmerzen)
- Basislabor

**Fall-Variante 2:** Die Patientin hat eine erhebliche Abneigung gegen Milch, Milchprodukte und Seefisch.

## Welchen Rat erteilen Sie ihr?

Die medikamentöse Substitution von Kalzium (1.000 mg pro Tag) und Vitamin D (1.000 IE pro Tag) wird als Basistherapie kalzipenischer Skeletterkrankungen angesehen und prophylaktisch eingesetzt, wenn die Lebensweise keine ausreichende Versorgung zulässt.

**Fall-Variante 3:** Die Patientin klagt zusätzlich über Rückenschmerzen, die seit einem Monat bestehen und akut begonnen haben, als sie einen schweren Wäschekorb gehoben hat. Sie sei 168 cm groß.
Alle Fragen werden ebenso beantwortet wie von der Patientin der 2. Variante, einschließlich der Ernährungsweise.
**Untersuchungsbefund:** 165 cm, 67 kg, Blutdruck und Herzfrequenz unauffällig, alle großen und kleinen Gelenke unauffällig, aber Klopfempfindlichkeit des 8. Brustwirbelkörpers.

## Welche Verdachtsdiagnosen bedenken Sie?

- Wirbelkörperfraktur nach geringem Trauma, d. h. Verdacht auf manifeste Osteoporose
- Osteolyse bei unbekanntem malignem Tumor (z. B. Mamma, Bronchien, multiples Myelom)

## Welche Erkrankungen/klinischen Konstellationen stellen einen Risikofaktor für osteoporotische Frakturen dar?

- Prävalente Frakturen, insbesondere Wirbelkörper- und proximale Femurfrakturen, aber auch proximale Humerusfraktur, Beckenfraktur und distale Radiusfraktur. Ausnahmen: Finger-, Zehen- und Schädelfrakturen
- Endokrine Erkrankungen: Cushing-Syndrom und Langzeitbehandlung mit Glukokortikoiden, Diabetes mellitus Typ 1 und 2, primärer Hyperparathyreoidismus, Hyperthyreose, Hypogonadismus jeder Genese (auch späte Menarche, frühe Menopause, besonders lange Stillzeiten), Wachstumshormonmangel bei Hypophyseninsuffizienz
- Chronische Niereninsuffizienz
- Herzinsuffizienz
- Gastroenterologie: Malabsorptionssyndrom, Maldigestion, Zöliakie, Gastrektomie, bariatrische Operation, chronisch entzündliche Darmerkrankung
- Medikamente wie PPI, Glitazon, Aromataseinhibitoren, Antiepileptika, Antidepressiva

- Lebensstil: Immobilisation, Untergewicht, Alkohol > 30 g/Tag
- Rheumatologie: Spondylitis ankylosans, rheumatoide Arthritis, systemischer Lupus erythematodes
- Pneumologie: Rauchen/COPD/inhalative Glukokortikoide
- Hämatologie: MGUS
- Faktoren, die zu einem erhöhten Sturzrisiko führen: Schlaganfall, Multiple Sklerose, Parkinson-Krankheit, Epilepsie, Einnahme von Anfallssuppressiva, Demenzerkrankungen, Depression, Einnahme von Antidepressiva, chronische Hyponatriämie, Sturz in den letzten 12 Monaten, Timed-up-and-go-Test > 12 Sekunden



Die körperliche Untersuchung macht ein Cushing-Syndrom unwahrscheinlich, anamnestisch besteht keine Magen-Darm-Erkrankung, Medikamente werden nicht eingenommen. Die anderen Differenzialdiagnosen werden durch gezielte Laboruntersuchungen ausgeschlossen.

## Welche orientierenden blutchemischen Untersuchungen führen Sie warum durch (= sog. Osteoporosebasislabor)?

- Blutbild, CRP, Blutsenkung und Eiweißelektrophorese (MGUS, Multiples Myelom?)
- Kalzium, Phosphat: primärer odersekundärer Hyperparathyreoidismus?
- Natrium: chronische Hyponatriämie?
- Kreatinin: Nierenfunktion?
- Vitamin-D: Vitamin-D-Mangel? (sekundärer Hyperparathyreoidismus)?
- Alkalische Phosphatase, γ-GT: Hypophosphatasie? (γ-GT dient zur Abgrenzung einer cholestatischen AP-Erhöhung)
- TSH: Hyperthyreose?
- Testosteron bei Männern (fakultativ)

## Welche bildgebende Untersuchung schließen Sie an?

Konventionelle Röntgenuntersuchung der Lenden- und Brustwirbelsäule in zwei Ebenen mit der Frage nach Wirbelkörperfrakturen.

Sie finden keinen Hinweis auf eine Tumorerkrankung oder einen Hyperparathyreoidismus, die Nierenfunktion ist intakt, das TSH normal. **Röntgenologisch** finden Sie eine ventrale Höhenminderung des 8. Brustwirbelkörpers (Grad 2 nach Genant), der 9. Brustwirbelkörper hat Fischwirbelkonfiguration, die übrigen abgebildeten Wirbelkörper sind intakt.

## Wie lautet Ihre Diagnose?

Es liegt eine Wirbelkörperfraktur nach geringem Trauma auf dem Boden einer postmenopausalen Osteoporose vor.

## Wie gehen Sie weiter vor?

Es erfolgt die Bestimmung der „Knochendichte“ mittels der Zwei-Energien-Röntgen-Absorptiometrie (DXA) als Ausgangswert für die Verlaufskontrolle vor der einzuleitenden medikamentösen Behandlung.

**ZUSATZINFORMATION**

Nach WHO-Kriterien besteht eine Osteoporose, wenn die „Knochendichte" mehr als zweieinhalb Standardabweichungen unterhalb des Mittelwertes für gesunde junge Frauen liegt („T-Wert" ≤ −2,5). T-Werte zwischen −1 und −2,5 werden als Osteopenie bewertet.
Der sogenannte Z-Wert bezieht die gemessene „Knochendichte" auf den Mittelwert eines altersgleichen gesunden Kontrollkollektivs.



## Was ist unter „Peak Bone Mass" zu verstehen?

Die maximal erreichte Knochenmasse, die in der zweiten Hälfte der dritten Lebensdekade erreicht wird. Es folgt eine altersabhängige physiologische Abnahme der Knochenmasse, sodass im hohen Lebensalter bei beiden Geschlechtern die sogenannte senile Low-Turnover-Osteoporose zu erwarten ist. Um die individuelle maximale Knochenmasse zu erreichen, ist eine ausreichende körperliche Aktivität als Kind notwendig, insbesondere Spielsportarten führen zu einer guten Stimulation.

## Was ist der „minimale T-Score" einer DXA-Messung, der zur Risikobeurteilung herangezogen wird?

In der DXA-Knochendichtemessung wird eine Röntgen-Absorptionsbestimmung der vier Lendenwirbelkörper und beider Femura durchgeführt. An der LWS wird der Mittelwert aus den Messwerten aller vier Wirbelkörper herangezogen (L1–4). Sollten einzelne Wirbelkörper extrem verändert sein (z. B. durch Sinterungsfraktur oder Metallimplantate), dann wird der Mittelwert nur aus den auswertbaren Wirbelkörpern errechnet (mindestens 2). Am Femur werden die Messwerte Femurhals und Gesamtfemur betrachtet. Der niedrigste T-Wert aus LWS-Mittelwert, Femurhals rechts, Femurhals links, Gesamtfemur rechts und Gesamtfemur links wird als minimaler T-Score bezeichnet und dient der Risikoabschätzung. Einzelne Wirbelkörper oder andere Messorte am Femur (z. B. Ward-Dreieck) werden nicht berücksichtigt, auch wenn hier auf dem Computerausdruck noch geringere T-Scores erscheinen.

## Wie funktioniert eine DXA-Messung und was sind die Besonderheiten?

Es gibt verschiedene Methoden (Ultraschall, quantitative Computertomografie, QCT, und andere) der Knochendichtemessung. Die am weitesten verbreitetste ist die DXA (Dual-Energy X-Ray Absorptiometry). Sie stellt auch das Verfahren der Wahl gemäß der Leitlinie des Dachverbands Osteologie (DVO) dar. Wichtig zu wissen ist, dass die T- und Z-Scores der verschiedenen Methoden nicht austauschbar sind. Für die Frakturrisikoberechnung gemäß DVO-Leitlinie darf nur die DXA herangezogen werden. Bei der DXA werden Röntgenstrahlen unterschiedlicher Energie von anterior durch den Patienten geschickt und posterior wird mittels Detektoren die Schwächung gemessen. Aus der Absorption der Strahlung wird auf die Dichte geschlossen, wobei zu beachten ist:

- Das Messergebnis ist keine Dichte im physikalischen Sinne ($kg/m^3$), sondern eine Flächendichte ($kg/m^2$).
- Liegen sehr dichte Strukturen im Strahlengang (verkalkte Aorta, Kleidung, Knochenzement, Sklerosierungen der Wirbelkörper, Spondylophyten), wird eine falsch hohe Knochendichte gemessen.
- Große Knochen (z. B. großer Menschen) absorbieren mehr Strahlung als kleine Knochen, auch wenn die physikalische Dichte gleich ist. D.h. tendenziell wird bei sehr großen Menschen die Knochenflächendichte überschätzt, bei sehr kleinen Menschen unterschätzt.

Können Sie die beiliegende Knochendichtemessung (➤ Abb. 2.9; DXA-Methode) interpretieren?

AP-Wirbelsäule Knochendichte

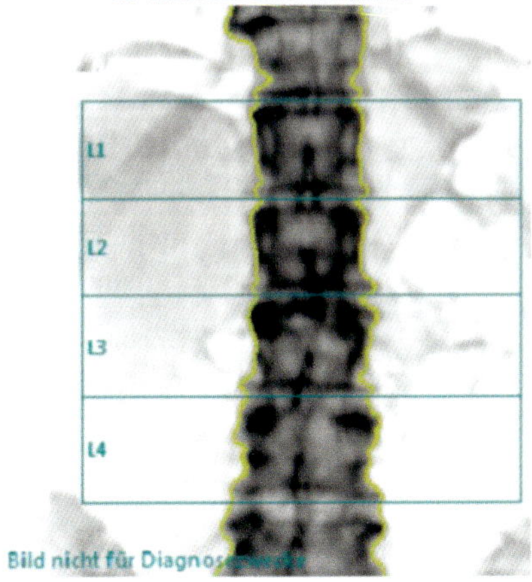


Kommentare:

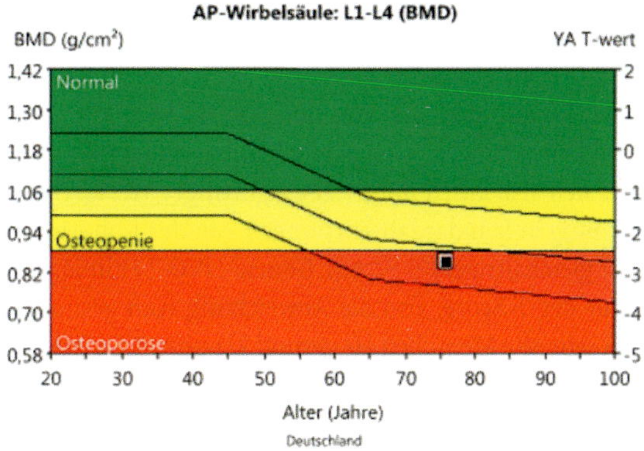


| Densitometrie: Deutschland | | | | | |
|---|---|---|---|---|---|
| Bereich | BMD (g/cm²) | YA (%) | YA T-wert | AM (%) | AM Z-wert |
| L1 | 0,746 | 66 | -3,2 | 88 | -0,8 |
| L2 | 0,842 | 70 | -3,0 | 92 | -0,6 |
| L3 | 0,939 | 78 | -2,2 | 102 | 0,2 |
| L4 | 0,852 | 71 | -2,9 | 93 | -0,5 |
| L1-L2 | 0,795 | 68 | -3,1 | 90 | -0,7 |
| L1-L3 | 0,847 | 72 | -2,7 | 96 | -0,3 |
| L1-L4 | 0,849 | 72 | -2,8 | 95 | -0,4 |
| L2-L3 | 0,893 | 74 | -2,6 | 97 | -0,2 |
| L2-L4 | 0,877 | 73 | -2,7 | 96 | -0,3 |
| L3-L4 | 0,892 | 74 | -2,6 | 97 | -0,2 |

Linker Femur Knochendichte

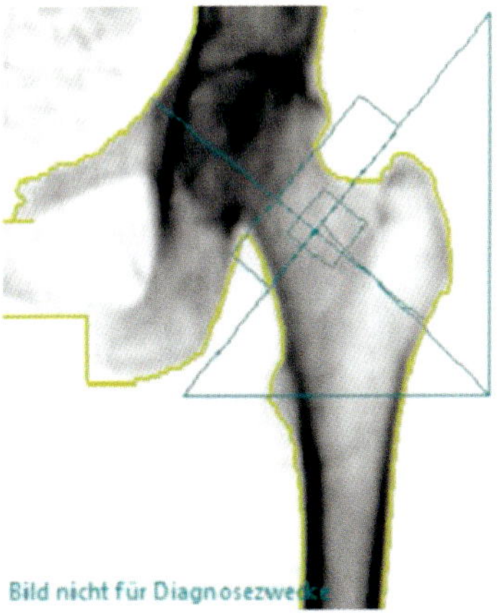


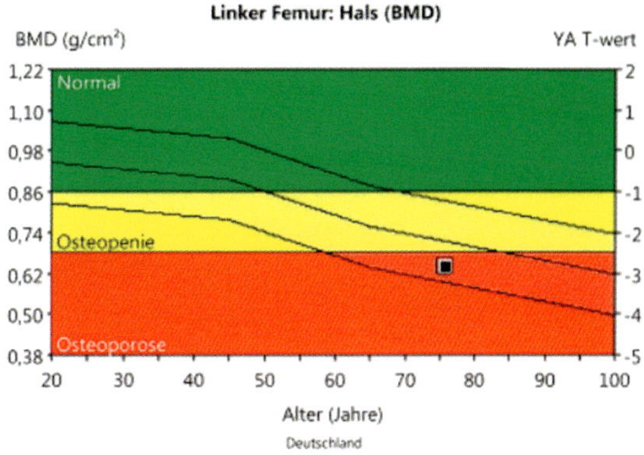


Hüftachsenlängen-Vergleich (mm)

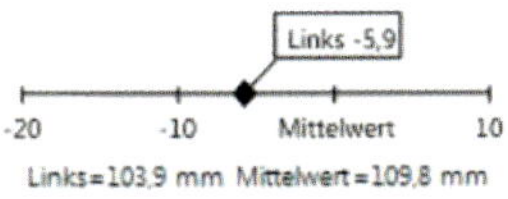


| Densitometrie: Deutschland | | | | | |
|---|---|---|---|---|---|
| Bereich | BMD (g/cm²) | YA (%) | YA T-wert | AM (%) | AM Z-wert |
| Hals | 0,638 | 65 | -2,9 | 89 | -0,6 |
| Oberer Hals | 0,506 | 62 | -2,6 | 91 | -0,4 |
| Nacken | 0,768 | - | - | - | - |
| Wards | 0,448 | 49 | -3,6 | 81 | -0,8 |
| Troch | 0,355 | 45 | -4,0 | 58 | -2,3 |
| Schaft | 0,572 | - | - | - | - |
| Gesamt | 0,506 | 51 | -4,1 | 67 | -2,0 |

Kommentare:

**Abb. 2.9** Messprotokoll einer DXA (Dual-energy X-ray Absorptiometry) an der Wirbelsäule und der linken Hüfte einer 75-jährigen Patientin [P380]

Gezeigt ist eine Messung der Lendenwirbelsäule sowie der linken Hüfte. Im Röntgenbild kann man erkennen, ob der Patient richtig gelagert wurde und die Messareale durch das Gerät richtig erkannt wurden. In der LWS zum Beispiel sieht man oberhalb einen Wirbelkörper mit Rippen, das muss BWK 12 entsprechen, also ist LWK1 richtig erkannt worden. Ferner sind degenerative Hypersklerosierungen im LWK3 zu erkennen („dunkle Stellen“).



In der Tabelle sind die Einzelmesswerte und Mittelwerte angegeben. Hier ist zu erkennen, dass LWK3 (Hypersklerosierungen, s. o.) eine scheinbar höhere Knochendichte hat als die anderen Lendenwirbelkörper, es ergeben sich also falsch hohe (falsch günstige) Werte. Die Tabelle zeigt die realen Messwerte und daneben die Abweichung in Standardabweichungen von der Kohorte junger gesunder Erwachsener (T-Score) und von der Kohorte gleichaltriger (Z-Score). Gemäß DVO-Leitlinie, die ja eine absolute Frakturrisikoberechnung anstrebt, zählt nur der T-Score, also die Abweichung vom gesunden Knochen. Würde man den Z-Score heranziehen, würden sehr alte Menschen als gesund klassifiziert werden, obwohl sie ein sehr hohes Frakturrisiko haben. Der sogenannte minimale T-Score ist der niedrigste Wert der Messungen L1–4 (hier -2,8), Femurhals (hier: -2,9) und Gesamtfemur (hier: -4,1), also hier der Wert -4,1. Die Grafik zeigt mit gelb den Bereich der Osteopoenie (T-Score -1,0 bis -2,5) und der Osteoporose (T-Score <-2,5) gemäß der WHO-Definition der Osteoporose an.

### Welche Rolle spielt dann der Z-Score?

Auf der dargestellten Knochendichtemessung weicht der Wert für die (75-jährige) Patientin stark vom gesunden Knochen ab (T-Score), aber nur wenig vom Wert der Alterskohorte (Z-Score). Wir vermuten also einen physiologischen Knochendichteverlust als Ursache (postmenopausale Osteoporose). Bei sehr niedrigen Z-Scores besteht der Verdacht auf eine zusätzliche Ursache der Osteoporose, also eine sekundäre Genese. Hier muss intensiv nach weiteren Ursachen gesucht werden (z. B. primärer Hyperparathyreoidismus, Hyperkortisolismus).

### Nennen Sie neben den Zeichen einer frischen Wirbelkörperfraktur klinische Hinweise auf die Osteoporose.

Typisch ist die Abnahme der Körperhöhe mit sog. Witwenbuckel und Tannenbaumphänomen (Hautfalten wie Tannenbaumäste am Rücken) bzw. mit vermindertem Abstand zwischen unterem Rippenbogen und Beckenkamm.

### Wie wird die Patientin mit primärer Osteoporose behandelt?

(Dachverband Osteologie 2023)

- Schmerztherapie akut, falls notwendig (nichtsteroidale Antiphlogistika, Immobilisation möglichst vermeiden, wirbelsäulenaufrichtende Rückenorthese); bei einem anhaltenden Schmerzscore (VAS) > 5 trotz intensiver Schmerztherapie kann nach interdisziplinärer Falldiskussion eine Kypho- oder Vertebroplastie zur Schmerzlinderung erfolgen.
- Schmerztherapie chronisch: in erster Linie physikalisch-medizinische Maßnahmen; nichtsteroidale Antiphlogistika, wenn nötig.
- Basistherapie mit Vitamin $D_3$ (800–1.000 IE pro Tag) als Supplement. Kalzium muss nur substituiert werden, wenn dieses nicht ausreichend über die Nahrung aufgenommen wird. Die geforderten 1.000 mg $Ca^{2+}$ täglich können z. B. bereits mit drei Scheiben Emmentaler erreicht werden.
- Antiresorptive Therapie: orale Bisphosphonate, bei Kontraindikationen oder Unverträglichkeiten intravenöse Bisphosphonate, Anti-RANKL-Antikörper Denosumab, selektive Östrogen-Rezeptor-Modulatoren

(SERM; z. B. Raloxifen). Bei schwerer Osteoporose auch Teriparatid. 2020 wurde der Anti-Sclerostin-Antikörper Romosozumab für die manifeste Osteoporose der postmenopausalen Frau zugelassen.

**ZUSATZINFORMATION**

Neben der osteoanabole Behandlung mit rekombinantem Parathormonfragment 1–34, Teriparatid, steht für schwere Fälle der Osteoporose jetzt auch der Sklerostin-Antikörper Romosozumab zur Verfügung: er wirkt „dual", also gleichzeitig antiresorptiv und osteoanabol.



### Wann ist eine spezifische Osteoporosetherapie (also mit o. g. Medikamenten) indiziert?

- Nach niedrigtraumatischer singulärer Wirbelkörperfraktur 2. oder 3. Grades oder nach multiplen Wirbelkörperfrakturen 1. bis 3. Grades, wenn andere Ursachen nicht wahrscheinlicher sind. Die Therapie wird unabhängig vom Knochendichteergebnis, aber nach erfolgter Differenzialdiagnostik, rasch und ohne Verzögerung nach dem Frakturereignis eingeleitet.
- Nach proximaler Femurfraktur unabhängig vom Knochendichteergebnis nach erfolgter Differenzialdiagnostik, rasch und ohne Verzögerung nach dem Frakturereignis.
- Bei bestehender oder geplanter Therapie mit oralen Glukokortikoiden ≥ 7,5 mg Prednisolonäquivalent täglich für > 3 Monate, wenn T-Score ≤ -1,5 SD an der LWS (mittlerer T-Score der messbaren Wirbel L1-L4) oder am Schenkelhals oder am Gesamtfemur (individuell auch bei T-Score > -1,5 SD) oder niedrigtraumatischen Wirbelkörperfrakturen oder multiplen peripheren Frakturen (ein endogenes Cushing-Syndrom ist äquivalent zu bewerten).
- Ab einem Risiko für Wirbelkörper- oder Femurfraktur von 5 % in 3 Jahren. Das Risiko wird anhand von Alter, Geschlecht, Knochendichte und Risikofaktoren mittels Tabellen ermittelt, siehe Kitteltaschenversion der DVO-Leitlinie (www.dv-osteologie.org), dort Seite 5–7.

### Unter welchen Umständen soll mit einer osteoanabolen Therapie begonnen werden?

Ab einem Risiko für Wirbelkörper- oder Femurfraktur von 10 % pro 3 Jahre. Das Risiko wird anhand von Alter, Geschlecht, Knochendichte und Risikofaktoren mittels Tabellen ermittelt, siehe Kitteltaschenversion der DVO-Leitlinie (www.dv-osteologie.org), dort Seite 5–7.

### Kennen Sie Besonderheiten der glukokortikoidinduzierten Osteoporose?

Der glukokortikoidinduzierte Verlust an Knochenmasse ist im ersten halben Jahr nach Beginn einer Pharmakotherapie mit Tagesdosen von 7,5 mg Prednisolon-Äquivalenten hoch. Deshalb muss mit Beginn einer Steroidtherapie die Osteoporose-Prophylaxe (Ernährung, ggf. Kalzium- und Vitamin $D_3$-Substitution, physikalische Maßnahmen) beginnen.

Bei einem T-Wert unterhalb von –1,5 sollte bereits eine spezifische Therapie eingeleitet werden.

**LITERATUR**

Dachverband Osteologie e. V. (DVO). Prophylaxe, Diagnostik und Therapie der Osteoporose. AWMF-Registernr. 183-001. Stand 06.09.2023, gültig bis 30.09.2026 (421 Seiten).

## 2.22 Leitsymptome Pelzigkeitsgefühl und Krämpfe

Ralf Schmidmaier



**KASUISTIK**

Eine 17-jährige Schülerin ohne Vorerkrankungen sucht wegen Pelzigkeit um den Mund, in den Händen und Füßen sowie gelegentlich auftretenden Krämpfen in der Waden- und Oberschenkelmuskulatur die Praxis auf. Sie habe manchmal ein Druckgefühl auf der Brust, begleitet von Schwindel und Übelkeit.

### Welche Differenzialdiagnosen ziehen Sie in Betracht?

- Normokalzämische Tetanie (bei Hyperventilationssyndrom)
- Hypokalzämische Tetanie
- Hypomagnesiämie

Die **körperliche Untersuchung** ist unauffällig (172 cm, 59 kg) bis auf ein positives Chvostek-Zeichen (durch Beklopfen des N. facialis vor dem Tragus lässt sich ein Zucken des Mundwinkels auslösen) und ein positives Trousseau-Phänomen (Auslösen eines Karpalspasmus durch Stauung des Oberarms mit der Blutdruckmanschette).

### Welche orientierenden Untersuchungen führen Sie durch?

- Nachweis oder Ausschluss einer Hypokalzämie (Proteinbindung berücksichtigen: 50 % ionisiert, 40 % protein- und 10 % komplexgebunden)
- Nachweis oder Ausschluss einer Hyperphosphatämie
- Ausschluss einer Hypomagnesiämie

**Fall-Variante 1:** Die Patientin hat hier Normalbefunde.

### Wie gehen Sie weiter vor?

- Suche nach einer respiratorischen Alkalose durch Blutgasanalyse
- Rückatmung der eigenen Atemluft bei beginnenden Symptomen (Tütenrückatmung)
- Bei Verdacht auf psychogene Ursachen eines Hyperventilationssyndroms: Suche nach Konflikten und deren Lösung

**Fall-Variante 2:** Die Patientin hat ein albuminkorrigiertes Serumkalzium von < 2,0 mmol/l und ein erhöhtes anorganisches Phosphat. Klinisch zeigt sich folgendes Bild (➤ Abb. 2.10).

### An welche Ursachen denken Sie?

Hypokalzämie durch Verminderung der Kalziumfreisetzung aus dem Skelett:
- Hypoparathyreoidismus
- Pseudohypoparathyreoidismus

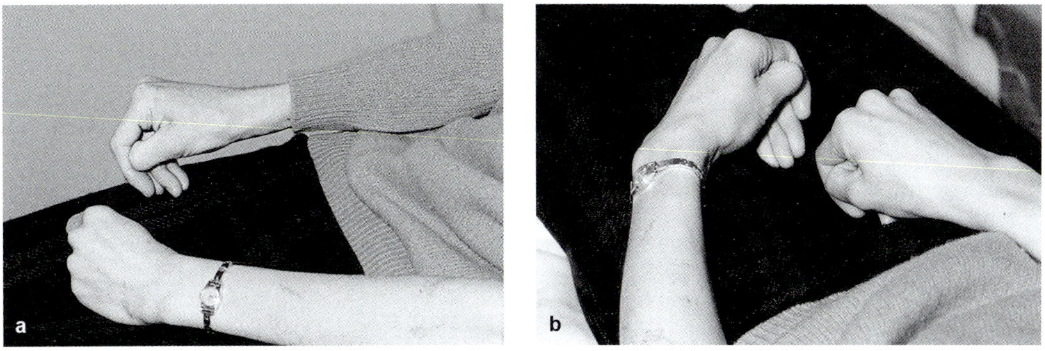

Abb. 2.10 a und b Patientin mit Pfötchenstellung der Hände [T127]

Hypokalzämie durch verminderte intestinale Kalziumabsorption: Vitamin-D-Mangel
Hypokalzämie durch vermehrte renale Kalziumexkretion:
- Renal tubuläre Azidose
- Schleifendiuretika

## Fassen Sie die Symptome der Hypokalzämie zusammen.

- **Neuromuskuläre Symptome:** Parästhesien perioral, akral, tonische Krämpfe, bevorzugt als Karpopedalspasmen, Reflexsteigerung; in Extremfällen Laryngospasmus (!), generalisierte Krampfanfälle, Abgeschlagenheit, Gedächtnisstörungen, Psychosen
- **Intestinale Symptome:** krampfartige Schmerzen, Diarrhö
- **Kardiale Symptome:** Verlängerung der QT-Zeit, Rhythmusstörungen, Hypotonie
- Symptome der **Haut und Hautanhangsorgane:** Haarausfall bis zur Alopezie, brüchige Nägel, trockene Haut, Ekzeme, eventuell Candidose

## Wie engen Sie die Ursache der Hypokalzämie hier weiter ein?

Anamnestisch:
- Eigenanamnese bzgl. Voroperationen am Hals: die Operation (Bsp. Strumektomie) ist die häufigste Ursache des Hypoparathyreoidismus!
- Ernährungsanamnese zum Ausschluss nutritiven Mangels an Kalzium und Vitamin D
- Verdauungsanamnese zur Suche nach Zeichen einer chronischen Magen-Darm-Erkrankung
- Lebensstil zum Ausschluss einer verminderten Vitamin-D-Bildung: UV-Lichtexposition, Verschleierung?
- Medikamentenanamnese zum Ausschluss einer Vitamin-D-Stoffwechselstörung
- Flüssigkeitshaushalt

## Nennen Sie Zustände, die zum Vitamin-D-Mangel führen können.

- Maldigestion jeder Genese (Vitamin-D-Resorption eingeschränkt durch Gallensäure- und Lipasemangel)
- Malabsorption jeder Genese (zusätzlich verminderte Kalziumresorption)

- Mangelnde UV-Exposition (verminderte Vitamin-$D_3$-Bildung in der Haut)
- Chronische Niereninsuffizienz (Verschiebung des Kalzium-Phosphat-Produkts zuungunsten des Kalziumspiegels, Verminderung der renalen Hydroxylierung von 25-OH-Calciferol zu 1,25-Dihydroxy-Calciferol)



**Anamnese und körperliche Untersuchung** ergeben bei der Patientin folgendes Bild: Sie isst gemischte Kost, auch Seefisch. Die Verdauung ist regelmäßig normal bei guter Verträglichkeit aller Nahrungsmittel. Es finden sich keine pathologischen abdominalen Befunde, kein Hinweis auf Nierensteine, keine Zeichen der Albright-Osteodystrophie (Kleinwüchsigkeit, runder Kopf, kurze Finger und Zehen).
Somit haben Sie keinen Hinweis auf eine Malabsorption oder einen nutritiven Vitamin-D-Mangel bzw. auf einen Pseudohypoparathyreoidismus (autosomal-dominante Parathormonresistenz, kommt vor mit Hypothyreose infolge TSH-Resistenz) und keine klinischen Zeichen einer chronischen Nierenerkrankung. Es bleibt der Verdacht auf einen Hypoparathyreoidismus.

## Wie sichern Sie den Verdacht?

Durch die Befundkonstellation:
- Kalzium unter Berücksichtigung der Proteinbindung erniedrigt
- Anorganisches Phosphat bei normalem Kreatinin erhöht
- Intaktes Parathormon erniedrigt

1,25-Dihydroxy-Calciferol kann erniedrigt sein, weil PTH die renale Hydroxylierung in Position 1 stimuliert.

Jetzt berichtet die Patientin, sie sei wegen einer mukokutanen Candidose in hautärztlicher Behandlung. Außerdem leide sie unter Haarausfall.

## Haben Sie damit den Schlüssel zur Pathogenese?

Es handelt sich um das autoimmun-polyglanduläre Syndrom Typ 1.

## Wie behandeln Sie die Patientin mit Hypoparathyreoidismus auf Dauer?

Die Therapie erfolgt mit der aktiven Form des Vitamin D und Kalzium. Es ist von individuellen Unterschieden in Bedarf und Ansprechbarkeit auszugehen: Calcitriol bis 1 µg/d oder Alfacalcidiol etwa 1–3 µg/d.

Therapieindikation besteht bei Symptomen und/oder einem albuminkorrigierten Serum-$Ca^{2+}$ $< 2{,}0$ mmol/l, ein Therapieversuch kann unternommen werden bei $> 2{,}0$ mmol/l, um zu sehen, ob eine Verbesserung der Lebensqualität erreichbar ist. Therapieziel ist ein niedrig normales, albuminkorrigiertes Serumkalzium.

Die Kontrolle erfolgt über das Serumkalzium und Kalzium im 24-h-Urin. Eine Hyperkalziurie entsteht vor der Hyperkalzämie als Überdosierungszeichen und muss vermieden werden. Eine Behandlung mit Kalzium oral mit bis 2,5 g/d (2–3 Einzeldosen) erfolgt bis zur Normalisierung des Kalziumspiegels.

### Welche Optionen bestehen, wenn durch Kalzium (mind. 2,5 g/d) und aktivem Vitamin D (mind. 1,5 µg/d Calcitriol oder mind. 3,0 µg/d Alfacalcidol/d) keine Kontrolle der Laborwerte und der klinischen Symptome erreichbar ist?

Seit 2017 ist humanes rekombinantes Parathormon (1–84) (Naptar®) als Medikament für diese Indikation verfügbar. Es ist identisch mit dem mit dem endogenen menschlichen Parathormon, stellt also eine echte Hormonersatztherapie dar. Das Medikament muss täglich subkutan gespritzt werden. Leider hat der Hersteller (Fa. Takeda) angekündigt, das Medikament Ende 2024 vom Markt zu nehmen. Es ist anzunehmen und zu hoffen, dass andere Hersteller eine Parathormonsubstitution anbieten werden.



**ZUSATZINFORMATION**

**Beschreiben Sie die Knochenveränderungen bei Vitamin-D-Mangel.**
Bei Osteomalazie infolge Vitamin-D-Mangels wird die Grundsubstanz gebildet, kann nicht verkalken und ist histologisch als unverkalktes Osteoid erkennbar.

### Wie sieht die Laborkonstellation des aus dem Vitamin-D-Mangel resultierenden sekundären Hyperparathyreoidismus aus?

Die Konstellation ist: Hypokalzämie, aber intaktes Parathormon erhöht.

## 2.23 Leitsymptom Schenkelhalsfraktur

Ralf Schmidmaier

**KASUISTIK**

Ein 72-jähriger Patient stellt sich erstmalig in Ihrer Praxis vor, weil sein bisheriger Hausarzt in den Ruhestand getreten ist. Bekannt sind als Vorerkrankungen ein Diabetes mellitus Typ 2 seit 20 Jahren, eine chronische Niereninsuffizienz Stadium 3b KDIGO, am ehesten bei diabetischer Nephropathie, eine Herzinsuffizienz NYHA II bei ischämischer Kardiomyopathie mit permanentem Vorhofflimmern, Z. n. Kolonkarzinom, Psoriasis und benigne Prostatahyperplasie. Voroperationen: Appendektomie vor 20 Jahren, Hüftgelenkersatz links vor 5 Jahren, Hüftgelenkersatz rechts vor 3 Jahren. Medikamente für Herzinsuffizienz, Antikoagulation, orale Antidiabetika.

### Welche Fragen stellen Sie bezüglich der Hüftgelenkoperationen?

- Wurde die Operation wegen einer Arthrose oder wegen einer Fraktur nach einem Sturz durchgeführt?
- Sind weitere Frakturen nach dem 50. Lebensjahr aufgetreten, insbesondere „Markerfrakturen" für Osteoporose (Schenkelhals-, Wirbelkörper-, distale Radius-, proximale Humerusfraktur)?
- Welches Trauma hat zu der Fraktur geführt (niedrig traumatisch = Sturz aus dem Stand oder dem Bett)?

Bei der ersten Operation sei er auf Glatteis ausgerutscht und habe sich den Oberschenkelhals gebrochen, bei der zweiten Operation sei er auf der Rolltreppe angerempelt worden. Zudem habe er sich beim Heben eines Bierträgers aus dem Auto mehrere Wirbel gebrochen. Eine Osteoporose sei ausgeschlossen worden.
Sie fordern bei dem Patienten eine Knochendichtebestimmung an und erhalten folgenden Befund (➤ Abb. 2.11).

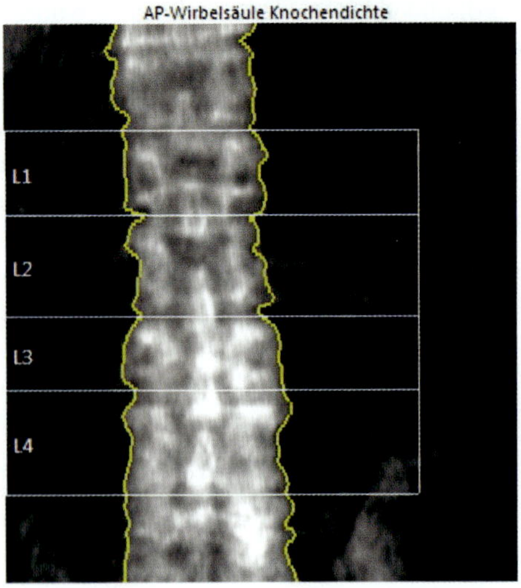


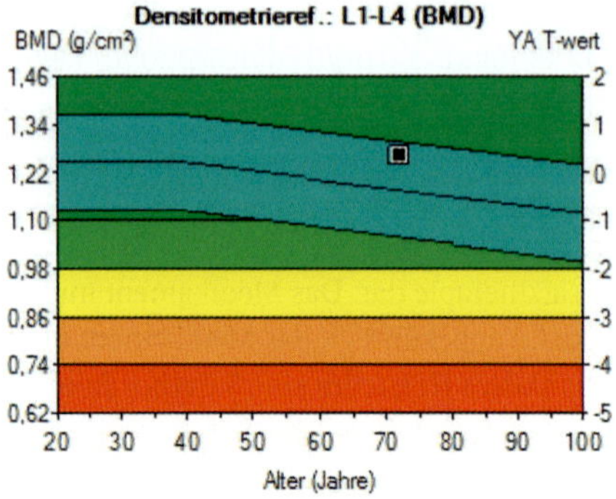


| Bereich | 1 BMD (g/cm²) | 2 Junge Erw. (%) | T-wert | 3 Altersvergl. (%) | Z-wert |
|---|---|---|---|---|---|
| L1 | 1,047 | 90 | -0,9 | 94 | -0,6 |
| L2 | 1,105 | 89 | -1,1 | 92 | -0,8 |
| L3 | 1,371 | 111 | 1,1 | 115 | 1,5 |
| L4 | 1,456 | 117 | 1,8 | 122 | 2,2 |
| L1-L2 | 1,078 | 90 | -1,0 | 93 | -0,7 |
| L1-L3 | 1,170 | 97 | -0,3 | 100 | 0,0 |
| L1-L4 | 1,260 | 103 | 0,3 | 107 | 0,7 |
| L2-L3 | 1,229 | 99 | -0,1 | 103 | 0,3 |
| L2-L4 | 1,321 | 107 | 0,7 | 110 | 1,0 |
| L3-L4 | 1,421 | 115 | 1,5 | 119 | 1,9 |

**Abb. 2.11** Knochendichtemessung [P380]

## Wie interpretieren Sie die Knochendichtemessung?

Die DXA der Hüfte war beidseits wegen Endoprothesen nicht möglich. Die Messung der Wirbelsäule zeigt einen in der Höhe deutlich geminderten LWK3. Die Dichte hier ist „falsch" hoch, weil der Wirbelkörper zusammengesintert ist. Unplausibel hoch ist ebenfalls die Knochendichte des LWK4. Hier könnte ebenfalls eine Fraktur vorliegen.

Sie veranlassen eine Röntgenaufnahme der LWS und BWS in zwei Ebenen, hier zeigen sich Keilwirbel von LWK3 und LWK1, multiple Deckplattensinterungen der BWS und ausgeprägte degenerative Veränderungen sowie eine starke Aortenverkalkung.

LWK1 muss wegen der Keilwirbelbildung ebenfalls ausgeschlossen werden, sodass keine sinnvolle Auswertung der DXA-Knochendichtemessung möglich ist. Aufgrund der degenerativen Veränderungen (Sklerosierungen, Spondylophyten) und der verkalkten Aorta (die ja auch im Strahlengang liegt) sind wahrscheinlich alle Messwerte der LWS falsch hoch, die vorhandene Knochendichteminderung kann also aus technischen Gründen nicht erfasst werden. Eine Möglichkeit wäre die Anfertigung einer QCT (quantitative CT), jedoch ist auch diese bei frakturierten Wirbelkörpern nicht aussagekräftig.

## Liegt eine Osteoporose vor? Muss eine Therapie eingeleitet werden? Wenn ja, welche?

Es liegen mehrere typische, niedrig traumatische Osteoporosefrakturen vor, das Risiko für weitere Frakturen ist hoch, der Patient offensichtlich sturzgefährdet, eine Quantifizierung der (erniedrigten) Knochendichte ist messtechnisch nicht möglich.

Neben einer Basistherapie sollte auch eine spezifische Therapie eingeleitet werden. Da der Einsatz von Bisphosphonaten und Teriparatid bei moderat-schwerer Niereninsuffizienz kontraindiziert ist, Östrogenrezeptormodulatoren (Raloxifen) bei Männern nicht in Frage kommen und Romosozumab keine Zulassung beim Mann besitzt, bleibt als Therapieoption Denosumab. Bei der schweren Osteoporose des Mannes sollte ein Hypogonadismus durch eine Testosteronbestimmung ausgeschlossen werden. Die Testosteronsubstitution wäre bei nachgewiesenem Hypogonadismus eine weitere Behandlungsoption.



## 2.24 Leitsymptom Sturzneigung

Ralf Schmidmaier

**KASUISTIK**

Eine 74-jährige Patientin ohne wesentliche Begleiterkrankungen und ohne Medikamenteneinnahme ist wiederholt gestürzt, dabei hat sie sich zweimal den distalen Radius gebrochen, erst links, ein Jahr später rechts. Beide Male wurde eine Knochendichtemessung mittels DXA durchgeführt, die jeweils den Befund einer Osteopenie erbracht hatte (minimaler T-Score −1,1). Bei genauerer Sturzanamnese berichtet die Patientin über eine allgemeine Gangunsicherheit, keinen Dreh- oder Schwankschwindel. Die Stürze verlaufen ohne Bewusstlosigkeit, die Vorstellung bei der Neurologin blieb ergebnislos (keine Polyneuropathie, keine Epilepsie). Die Patientin berichtet über für sie auffällige Konzentrationsstörungen, die sie auf ihr Alter zurückführt, auch ihre Mutter habe eine Alzheimer-Demenz gehabt.

### An welche Differenzialdiagnosen denken Sie bei der Sturzneigung?

- Störungen des Gleichgewichtsorgans (Innenohr). Die Patientin verneint aber Schwindel.
- Störungen des visuellen Systems. Die Patientin geht regelmäßig zum Augenarzt und hat eine Lesebrille.
- Neurologische Ursachen (Parkinson-Syndrom, Polyneuropathie, Multiple Sklerose, Schlaganfall, Normaldruckhydrozephalus). Die neurologische Untersuchung war diesbezüglich unauffällig.
- Medikamentös. Die Patientin nimmt keine Medikamente ein.
- Orthopädisch/Bewegungsapparat (Arthrose, Sarkopenie, Spinalkanalstenose).
- Psychogen (Angststörung, phobischer Schwankschwindel).
- Arterielle Hypotonie. Liegt nicht vor, eine 24-h-Blutdruckmessung war unauffällig.
- Hypoglykämie. Ein Insulinom erscheint unwahrscheinlich, bei älteren Patienten mit Insulintherapie ist dies eine wichtige Differenzialdiagnose.
- Elektrolytentgleisung.

### Welche Elektrolytentgleisung kann Konzentrationsstörungen (und vermehrte Stürze) verursachen?

Eine Hyponatriämie

Das Serumnatrium beträgt 126 mmol/l. Die übrigen Routinelaborparameter sind unauffällig.

## Welche Einteilungen der Hyponatriämie kennen Sie (➤ Tab. 2.8)?

**Tab. 2.8** Einteilung der Hyponatriämie

| Parameter | Grad | Befunde |
|---|---|---|
| Nach Biochemie | Mild | Serumnatrium 130–135 mmol/l |
| | Moderat | Serumnatrium 125–129 mmol/l |
| | Ausgeprägt | Serumnatrium < 125 mmol/l |
| Nach Zeit | Akut | Symptome seit < 48 h |
| | Chronisch | Symptome seit > 48 h |
| Nach Symptomen | Moderat | Übelkeit, Verwirrtheit, Kopfschmerzen |
| | Schwer | Erbrechen, kardiorespiratorische Beeinträchtigung, Somnolenz, Krampfanfälle, Koma |

Bei unserer Patientin handelt es sich um eine biochemisch moderate, chronische, moderat-symptomatische Hyponatriämie.

**ZUSATZINFORMATION**

Etwa 15 % der Patienten in der Notaufnahme haben eine Hyponatriämie, es ist die häufigste Elektrolytstörung überhaupt. Bei einem Drittel der Patienten kommt es einer Studie zufolge zu signifikanten Managementfehlern.

## Wie führt die Hyponatriämie zu den genannten Symptomen?

Das pathophysiologische Korrelat der schweren Symptome ist ein Hirnödem. Das Risiko für eine tödliche zerebrale Herniation ist besonders hoch bei akutem Auftreten der Hyponatriämie (z. B. postoperativ), einer biochemisch sehr schweren (< 120 mmol/l) Hyponatriämie und erfordert dann eine sofortige intensivmedizinische Behandlung, um den Wasser-Elektrolythaushalt langsam (!) auszugleichen (sonst droht eine osmotische Demyelinisierung).

## Was ist ihr nächster diagnostischer Schritt?

Bestimmung von Glukose im Serum und der Serumosmolalität.

Bei ausgeprägter Hyperglykämie befinden sich so viele osmotisch wirksame Moleküle im Serum, dass die Natriumkonzentratioin abfällt, die Serumosmolalität aber normal bleibt.

Bei der genannten Patientin ist (wie in den meisten Fällen), die Serumglukose im Normbereich, aber die Serumosmolalität erniedrigt, es handelt sich also um eine hypotone Hyponatriämie.

## Wie entsteht die Hyponatriämie pathophysiologisch?

Durch einen Wasserüberschuss. Es ist eine weit verbreitete Fehlannahme, ein erniedrigtes Serumnatrium würde den Mangel des Gesamtkörpernatriums anzeigen. Das Renin-Angiotensin-Aldosteron-System (RAAS) reguliert das Volumen im Körper (Gegenspieler sind die natriuretischen Peptide ANP und BNP). Durch Rückresorption von Natrium in der Niere wird auch Wasser zurückgehalten, die Natriumkonzentration bleibt gleich. Der Wasserhaushalt wird durch das antidiuretische Hormon (ADH) des Hypophysenhinterlappens reguliert. ADH bewirkt im Sammelrohr einen Rückfluss von Wasser (ohne dass Natrium folgen kann), dadurch fällt die Natriumkonzentration ab. **Merke:** RAAS = Volumenregulation, ADH = Osmoregulation!



## Was sind häufige Ursachen der Hyponatriämie?

Zunächst alle Formen der „Überwässerung" (sog. **hypervolämische Hyponatriämie**), also hydropische Dekompensation einer Herz-, Leber- oder Niereninsuffizienz. Es bilden sich Ödeme und Körperhöhlenergüsse (Pleuraerguss, Aszites); dadurch wird das RAAS maximal aktiviert, um das intravasale Volumen wieder auszugleichen. Die Natriumkonzentration im Serum bleibt konstant. Reicht diese Regulation nicht aus, beginnt der Körper zusätzlich über ADH Wasser zurückzuhalten. Jetzt kommt es zur Hyponatriämie durch einen Wasserüberschuss. Hier muss die Grunderkrankung behandelt werden.

Aber auch die „Entwässerung" **(sog. hypovolämische Hyponatriämie)** kann zur Hyponatriämie führen. Renale (z. B. Diuretika, besonders HCT) oder extrarenale (z. B. Diarrhö) Wasserverluste führen zunächst zur RAAS-Aktivierung (s. o.) und wenn dies nicht ausreicht auch zur ADH-Ausschüttung, wodurch es zur Hyponatriämie kommt. Therapie ist der Flüssigkeitsausgleich, wodurch die ADH-Ausschüttung wieder abnimmt und die Hyponatriämie beseitigt wird.

In vielen Fällen liegt klinisch (körperliche Untersuchung) weder eine Hyper- noch eine Hypovolämie vor. Man spricht dann von der **normovolämischen, hypotonen Hyponatriämie.** Obwohl das effektive arterielle Blutvolumen nicht durch Hyper- oder Hypovolämie (s. o.) erniedrigt ist, wird ADH ausgeschüttet, es besteht das **Syndrom der inadäquaten ADH-Sekretion (SIADH).** Diagnostisches Zeichen ist eine Urin-Osmolalität im Spot-Urin > 100 mOsm/kg. D. h. der Urin ist nicht maximal verdünnt, obwohl im Serum zu viel Wasser vorhanden sind, dies deutet auf die ADH-Fehlregulation hin. Die gleichzeitige Urin-Natrium-Konzentration > 30 mmol/l zeigt an, dass ADH nicht zur Volumenregulation bei „RAAS-Erschöpfung", sondern eben „inadäquat" sezerniert wird (eine Natrium-Konzentration < 30 mmol/l im Urin wäre ein Hinweis auf eine maximale Natrium-Wasser-Rückresorption im Sinne einer hyper- oder hypovolämen RAAS-Aktivierung, s. o.). Eine Urin-Osmolalität < 100 mOsm/kg wäre ein Hinweis auf eine psychogene Polydipsie oder den sehr seltenen Fall einer „Biertrinkerhyponatriämie".

## Kennen Sie Ursachen des SIADH?

- Lungenerkrankungen: Lungenkarzinom, Pneumonie, Aspergillose, Tuberkulose, COPD, Pneumothorax, Mukoviszidose, Mesotheliom, Asthma
- ZNS-Erkrankungen: Enzephalitis, Meningitis, Subarachnoidalblutung, Schädel-Hirn-Trauma, multiple Sklerose, senile Hirnatrophie, Guillain-Barré-Syndrom
- Medikamente: Zytostatika, NSAIDs, Psychopharmaka, Thiaziddiuretika
- Weitere: AIDS, Schmerz, Nebennierenrindeninsuffizienz, Hypothyreose

## Was ist das Behandlungsprinzip des SIADH?

Die Flüssigkeitsrestriktion (und die Behebung von Ursachen, s. o.), **nicht** die Gabe von „Kochsalzlösung"!
**Rechenbeispiel:** Patient mit Serum-Na 120 mmol/l, Urin 600 mosmol/kg. Gabe von 1.000 ml NaCl 0,9 % (= 154 mmol Na und 154 mmol Cl = 308 mosmol). Das ANP/RAAS scheidet das Kochsalz wieder aus (Patient hat ja keine Hypovolämie). Aufgrund der inadäquaten ADH-Sekretion kann die Niere aber nicht ausreichend verdünnen (Urin 600 mosmol/kg). Die 308 mmol Kochsalz werden mit etwa 500 ml Wasser ausgeschieden. Es bleibt also ein Wasserüberschuss von + 500 ml im Körper zurück, die Hyponatriämie verstärkt sich! Schlimmstenfalls kann eine zerebrale Herniation ausgelöst werden.

KAPITEL

# 3

Stefan Endres, Felix Röpcke und David Anz

# Gastroenterologie

## 3.1 Leitsymptom Bluterbrechen

**KASUISTIK**

Ein 63-jähriger Patient stellt sich bei seiner Hausärztin vor und berichtet, dass erstmals und einmalig eine Woche zuvor Bluterbrechen und Teerstuhl aufgetreten seien. Seit 2 Jahren sind erhöhte Leberwerte bekannt. Der Alkoholkonsum des Patienten lag bis vor 2 Jahren bei 4 l Bier pro Tag. Ein Ikterus oder eine Hepatitis seien nie aufgetreten, vor Jahrzehnten habe er längere Zeit in Afrika verbracht. Der Blutdruck beträgt 198/82 mmHg, der Puls 72/min.



### In welchen drei anatomischen Regionen kann die Blutungsquelle bei Hämatemesis lokalisiert sein?

- Ösophagus
- Magen und Duodenum
- Hals-Nasen-Rachen-Raum und Bronchialsystem (mit Verschlucken von Blut und sekundärer Hämatemesis)

### Was sind die möglichen Differenzialdiagnosen für Hämatemesis in diesen drei anatomischen Regionen?

- Blutung aus dem Ösophagus: Varizenblutung aus Ösophagus oder Kardia, Mallory-Weiss-Syndrom, Ösophagitis, Ösophaguskarzinom
- Blutung aus Magen und Duodenum: Ulcus ventriculi, Ulcus duodeni, erosive Gastritis, Magenkarzinom, Angiodysplasien
- Differenzialdiagnostisch ist auch an Blutungen aus dem Hals-Nasen-Rachen-Raum (z. B. nach Zahnextraktion) und aus dem Bronchialsystem (z. B. Bronchialkarzinom) zu denken (Hämoptysen = Aushusten von hellrotem, schaumigem Blut; Hämoptoe = Aushusten größerer Blutmengen)

### Welche apparative Diagnostik ist bei dem Patienten indiziert?

- Ösophagogastroduodenoskopie
- Abdomensonografie (zur Suche nach Hinweisen für eine Leberzirrhose)

### Mit welchem Medikament kann vorbereitend zu einer Endoskopie die Magenentleerung beschleunigt werden?

Erythromycin einmalig 250 mg i. v. als Kurzinfusion über 30 min. Alternativ, für diese Situation weniger gut untersucht, Metoclopramid i. v. Von infektiologischer Seite wird die Gabe von Erythromycin kritisch gesehen, da (a) Off-Label-Use eines Antibiotikums, (b) potenzielle Nebenwirkungen (QTc-Zeit-Verlängerung) und (c) ähnliche Wirksamkeit erreichbar durch Metoclopramid. Die Gabe von Erythromycin ist aber durch die DGVS-Leitlinie empfohlen (Götz et al. 2017, S. 24).

Diese medikamentöse Vorbereitung mit dem Ziel einer guten Magenentleerung ist nur bei hochgradigem klinischen Verdacht einer relevanten oberen GI-Blutung erforderlich.

Die Hausärztin veranlasst zunächst eine (ambulant durchgeführte) **Ösophagogastroduodenoskopie:** Es finden sich im unteren Drittel des Ösophagus zwei Varizenstränge mit mehr als 5 mm Durchmesser, aber keine Blutungszeichen. Eine Behandlung wurde nach Angabe des Patienten nicht eingeleitet.
Jetzt, zehn Tage später, stellt sich der Patient bei Ihnen in der Klinik zur weiteren Therapie vor.

## Welche Laborwerte bestimmen Sie nach Durchführung der körperlichen Untersuchung?

Blutbild, γ-GT, GOT, GPT, LDH, Gesamteiweiß, Albumin, Elektrolyte, Kreatinin, Gerinnungsparameter



## Wie werden Ösophagusvarizen endoskopisch behandelt?

- Gummibandligaturen
- Nur bei technischer Unmöglichkeit der Ligatur (z. B. bei Narben bei Z. n. vorangegangenen Ligaturen): Injektion von Histoacryl oder von Glubran-2 zur Embolisation

Bei dem Patienten wird endoskopisch auf die zwei Varizenstränge je eine Ligatur gesetzt.

## Mit welchen vasoaktiven Medikamenten können Sie bei Bluterbrechen mit Verdacht auf Ösophagusvarizen die akute Blutungsaktivität reduzieren? Drei sind genannt, nennen Sie eines.

I. v. Gabe von Somatostatin, dem Somatostatinanalogon Octreotid oder von Terlipressin (Götz et al. 2017, S. 22)

**ZUSATZINFORMATION**

Bei Patienten mit akuter Blutung aus Ösophagusvarizen ist zusätzlich die systemische Gabe eines Antibiotikums indiziert, unabhängig von aktuell klinischen und laborchemischen Hinweisen auf eine Infektion. Kontrollierte Studien haben nach solch einer prophylaktischen Antibiotikagabe bei Ösophagusvarizenblutung eine niedrigere Inzidenz infektiöser Komplikationen und eine niedrigere Mortalität gezeigt. Die Antibiotikatherapie soll möglichst bereits vor der Endoskopie begonnen werden. In den meisten Studien wurden Chinolone eingesetzt, z. B. Ciprofloxacin 2 × 400 mg i. v., später oral, für 7 Tage; oder Ceftriaxon 1 × 2 g/d für 7 Tage (Götz et al. 2017, S. 23). Wegen möglicher starker Nebenwirkungen von Fluorchinolonen (Indikationseinschränkung durch BfArM zuletzt 8. April 2019) ist Ceftriaxon vorzuziehen.
Die Gabe von Erythrozytenkonzentraten sollte beim hämodynamisch ausreichend stabilen Patienten erst ab einem Hb-Wert < 7 g/dl erfolgen, da ein liberales Transfusionsregime mit einer erhöhten Sterblichkeit assoziiert ist (Villanueva et al. 2013).

## Welche medikamentöse Therapie zur Rezidivprophylaxe der Ösophagusvarizenblutung kennen Sie?

Zur Rezidivprophylaxe der Varizenblutung ist neben der Ligatur die Einnahme eines nichtselektiven Betablockers, z. B. Propranolol oder Carvedilol, indiziert. Zur Einstellung werden die maximal tolerierbare Dosis, eine Senkung der Herzfrequenz auf 50–55/min bzw. die maximale Dosis (Propranolol 320 mg/d; Carvedilol 12,5–25 mg/d) empfohlen (Götz et al. 2017, S. 75).

Der Patient sollte sich etwa 6 Wochen nach der ersten endoskopischen Therapie der Varizen zur Kontrolle und Fortsetzung der endoskopischen Therapie wieder vorstellen.

## Wie therapieren Sie einen Patienten mit Ösophagusvarizen ohne aktuelle oder bisherige Blutung?

Eine Primärprophylaxe ist nur indiziert bei erhöhtem Blutungsrisiko, z. B. bei großen Varizen (> 5 mm, entspricht Varizen Grad II), eventuell mit Red Colour Signs (rötliche Streifen oder Flecken auf den Varizen), oder bei fortgeschrittenem Child-Pugh-Stadium der Leberzirrhose. Die Primärprophylaxe kann durch Varizenligatur *oder* durch nichtselektive Betablocker erfolgen. Ligatur *und* Betablocker *in der Kombination* kommen nur in der Sekundärprophylaxe zum Einsatz.

**ZUSATZINFORMATION**

Klassifikation von Ösophagusvarizen nach Paquet (➤ Abb. 3.1):

- Grad I: Varizen nur sichtbar: Ausdehnung nur knapp über das Schleimhautniveau.
- Grad II: Protrusion der Varizen bis ⅓ des Lumendurchmessers, lassen sich nicht durch Luftinsufflation komprimieren.
- Grad III: Protrusion der Varizen bis 50 % des Lumendurchmessers und/oder sie berühren sich.

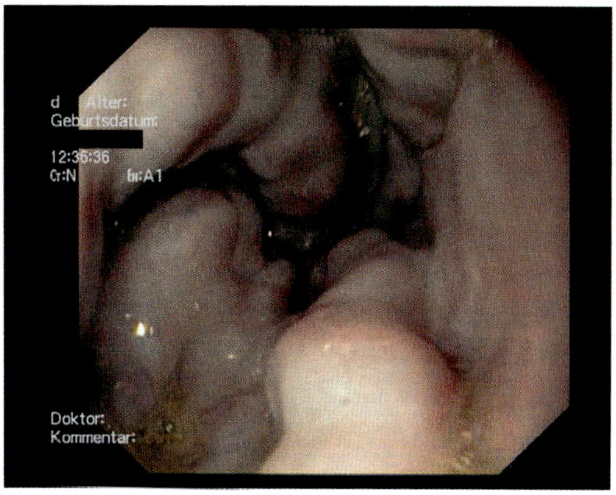


**Abb. 3.1** Ösophagusvarizen Paquet Grad III (bei einem anderen Patienten) [G755]

## Wann sind portosystemische Shunt-Verfahren indiziert?

Sie werden eingesetzt bei Versagen der Varizentherapie (d. h. Rezidivblutungen) nach Therapie mit Betablockern und Gummibandligaturen bzw. Sklerosierungstherapie. Voraussetzung ist eine ausreichende Leberfunktion (Child A und B).

## Wie heißt das aktuell am häufigsten eingesetzte Shunt-Verfahren?

TIPSS = transjugulärer intrahepatischer portosystemischer Stent-Shunt.

Bei der Oberbauchsonografie des Patienten zeigt sich folgendes Bild (➤ Abb. 3.2).

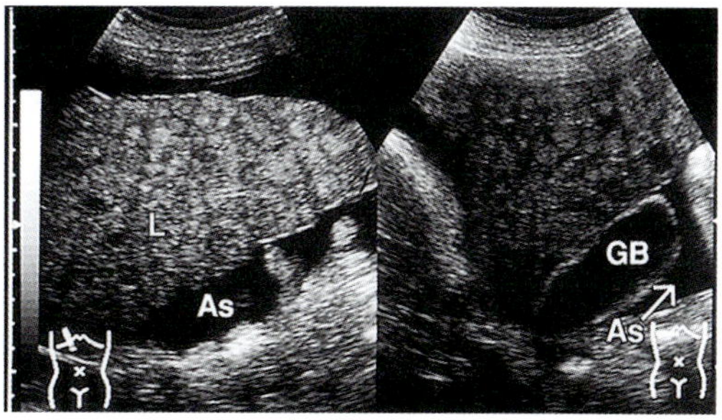


**Abb. 3.2** Oberbauchsonografie [P088]

## Welche beiden Organe sind dargestellt?

Dargestellt sind:
- Leber (kaudaler Leberrand)
- Gallenblase

## Welche pathologischen Befunde sehen Sie in der Leber (fünf sind angegeben)?



- Binnenstruktur echovermehrt
- Binnenstruktur knotig
- Lebergefäße rarefiziert
- Leberrand abgerundet
- Höckerige Oberfläche

## Welche weiteren sonografischen Befunde erwarten Sie bei Leberzirrhose als Ausdruck einer portalen Hypertonie? Nennen Sie zwei von vier.

- Erweiterte Vena portae
- Erweiterte Vena lienalis
- Splenomegalie
- Aszites

In weiteren Schnittbildern der Untersuchung zeigen sich die Leber vergrößert auf 14,8 cm in der Medioklavikularlinie, die Vena portae auf 16–18 mm erweitert und die Milz vergrößert auf 14,0 × 5,0 × 4,5 cm.

## Wie beurteilen Sie den sonografischen Befund?

Hochgradiger Verdacht auf zirrhotischen Umbau der Leber mit Zeichen eines portalen Hypertonus.

## Welche Genese der Leberzirrhose vermuten Sie aufgrund der Anamnese des Patienten?

Die Leberzirrhose ist vermutlich auf den Alkoholabusus zurückzuführen (in Europa und den USA 60 % der Fälle). Angesichts des Auslandsaufenthalts könnte grundsätzlich auch eine Tropenerkrankung (z. B. Bilharziose = Schistosomiasis) die Ursache des portalen Hypertonus sein. Eine Schistosomiasis führt nicht zu einer Leberzirrhose, sondern zu einer periportalen Fibrose. Diese Komplikation tritt kaum bei Touristen, sondern vielmehr bei über Jahre exponierter lokaler Bevölkerung auf.

## Welche weiteren vier Gruppen von Erkrankungen können zu einer Leberzirrhose führen?

- Infektiöse Erkrankungen
- Inflammatorische Erkrankungen
- Metabolische Erkrankungen
- Kardiovaskuläre Erkrankungen (seltene Ursache)

## Nennen für jede dieser Gruppen ein bis zwei Beispiele

- Chronische Virushepatitis B und C: etwa 30 % der Fälle in Europa und den USA
- Inflammatorische Erkrankungen: Autoimmunhepatitis, primär biliäre Cholangitis (früherer Begriff: primär biliäre Zirrhose) und primär sklerosierende Cholangitis
- Metabolische Erkrankungen: Metabolic Dysfunction-Associated Steatohepatitis (MASH), Hämochromatose, Wilson-Krankheit, $\alpha_1$-Antitrypsin-Mangel, Mukoviszidose, medikamenten- oder chemikalieninduzierte Leberschäden
- Kardiovaskuläre Erkrankungen: kardiale Zirrhose bei Rechtsherzinsuffizienz, Budd-Chiari-Syndrom



**ZUSATZINFORMATION**

Die Non-Alcoholic Steatohepatitis (NASH) wurde 2023 in Metabolic Dysfunction-Associated Steatohepatitis (MASH) umbenannt.

## Welche Laborparameter dienen bei einer Leberzirrhose zur ätiologischen Klärung?

- Hepatitisserologie (Suchparameter: HBsAg, Anti-HCV)
- Autoantikörper (ANA, SMA, anti-LKM-1 zur Suche nach einer Autoimmunhepatitis, AMA, AMA-M2 zur Suche nach einer primär biliären Cholangitis)
- Ferritin, Transferrinsättigung (berechnet als Quotient aus Serum-Eisen und Serum-Ferritin)
- Coeruloplasmin im Serum (erniedrigt bei M. Wilson), Kupfer im Serum
- $\alpha_1$-Antitrypsin
- Zusätzlich (nicht zur ätiologischen Klärung): $\alpha$-Fetoprotein (AFP), da bei jeder Zirrhose an ein einhergehendes hepatozelluläres Karzinom gedacht werden muss.

## Auf welchen fünf Parametern beruhen die Child-Pugh-Kriterien zur Einteilung des Schweregrades einer Leberzirrhose (➤ Tab. 3.1)?

**Tab. 3.1** Child-Pugh-Kriterien [G350]

| Parameter | 1 Punkt | 2 Punkte | 3 Punkte |
|---|---|---|---|
| Albumin im Serum (g/dl) | > 3,5 | 2,8–3,5 | < 2,8 |
| Gesamtbilirubin (mg/dl) | < 2 | 2–3 | > 3 |
| INR | < 1,7 | 1,7 bis 2,3 | > 2,3 |
| Aszites | Fehlend | Gering | Ausgeprägt |
| Enzephalopathie | Keine | Leicht (Grad I–II) | Koma, Präkoma (Grad III–IV) |

**ZUSATZINFORMATION**

Bei den Grunderkrankungen primär biliäre Cholangitis und primär sklerosierende Cholangitis gelten für das Gesamtbilirubin doppelte bzw. dreifache Grenzwerte.

**ZUSATZINFORMATION**

Der **MELD-Score** (Model for End-Stage Liver Disease, ursprünglich Mayo End-Stage Liver Disease) dient der Priorisierung von Patienten auf der Transplantationsliste. Er umfasst die drei Parameter Kreatinin, Bilirubin und INR, als MELD-Na-Score zusätzlich das Serumnatrium. Hieraus ergibt sich ein Wert zwischen 6 und 40. Bei MELD 30 liegt die 3-Monats-Sterblichkeit bei 50 %, bei MELD 40 bei annähernd 100 %. Allerdings nimmt bei höherem MELD-Score im Falle einer Lebertransplantation auch die perioperative Sterblichkeit zu (ab MELD 35 liegt sie z. B. bei 40–50 %). Um noch bessere Transplantationsergebnisse zu gewährleisten, müssten viele Patienten früher transplantiert werden. Dies ist limitiert durch den Mangel an Spenderorganen.



Bei dem oben genannten Patienten wird wegen des typischen sonografischen Bildes einer Leberzirrhose keine Leberbiopsie, d. h. sonografigesteuerte Feinnadelpunktion durchgeführt. Hinweis: Eine nichtinvasive Methode zur Untermauerung der Verdachtsdiagnose Leberfibrose oder Leberzirrhose ist die Steifigkeitsmessung der Leber mittels Fibroscan.

## Fassen Sie die Komplikationen einer Leberzirrhose zusammen. Nennen Sie vier der sieben möglichen.

- Portale Hypertonie:
  - Ösophagus-, Korpus- und Fundusvarizen, eventuell mit Blutung
  - Hypertensive Gastro-, Intestino- und Kolopathie mit Malassimilationssyndrom
  - Splenomegalie, eventuell mit Hypersplenismus
  - Aszites, eventuell kompliziert durch spontan-bakterielle Peritonitis
  - Hepatischer Hydrothorax
- Hepatische Enzephalopathie und Leberausfallkoma
- Hepatorenales Syndrom
- Hepatopulmonales Syndrom (pulmonalvaskuläre Veränderungen resultierend in Hypoxämie)
- Leberzellkarzinom als Spätfolge
- Hämorrhagische Diathese
- Immobilisation mit hepatischer Osteopathie und Muskelatrophie

## Welche zwei Mechanismen bedingen die hämorragische Diathese bei Leberzirrhose?

- Mangel an Gerinnungsfaktoren (durch verminderte Lebersyntheseleistung)
- Thrombozytopenie (durch Hypersplenismus mit verstärkter Sequestration)

## Welche körperlichen Befunde treten bei einer Leberzirrhose auf? Nennen Sie fünf Gruppen.

- Leberhautzeichen
- Symptome einer hormonellen Störung (Östrogenüberschuss): Verlust der männlichen Sekundärbehaarung, Gynäkomastie, Hodenatrophie
- Ikterus
- Zeichen einer hämorrhagischen Diathese, z. B. Hämatome
- Zeichen einer portalen Hypertonie

## Nennen Sie sechs Leberhautzeichen.

- Gesamte Haut: Spider naevi, Hautatrophie mit Teleangiektasien
- Gesicht: Lacklippen und -zunge
- Hände: Palmar- und Plantarerythem, Weißnägel, Dupuytren-Kontraktur

## Nennen Sie vier körperliche Befunde einer portalen Hypertonie.



- Ödeme: Beinödeme und/oder Anasarka (= Ödem über Sakralregion)
- Aszites
- Splenomegalie
- Caput medusae

## Wie behandeln Sie leichte und mittelschwere Fälle von Aszites?

- Bei leichten Fällen genügt die Gabe eines Aldosteronantagonisten: initial Spironolacton 25–50 mg/d, in der Praxis meist bis 100 mg (theoretische maximale Dosis 400 mg/d)
- Bei mittelschweren Fällen zusätzliche Gabe eines Schleifendiuretikum, z. B. Furosemid 20–160 mg/d, vorzugsweise oral
- Nur bei ausgeprägter Hyponatriämie (unter 125 mmol/l): Flüssigkeitsrestriktion: 1,5 l/d (Gerbes et al. 2018, S. 621)

**ZUSATZINFORMATION**

- **Eiweißzufuhr:** Patienten mit Leberzirrhose und Aszites sollen eine ausreichend eiweißhaltige Ernährung (empfohlene Eiweißzufuhr: 1,2–1,5 g/d pro kg KG) mit ausreichendem Energiegehalt (30–35 kcal/kg KG/d) erhalten.
- **Kochsalzrestriktion:** Für Patienten, die mit einer diuretischen Therapie gut zu führen sind, ist der Nutzen einer diätetischen Kochsalzrestriktion nicht erwiesen. Eine zusätzliche Salzzufuhr kann zu einer Verschlechterung des Krankheitsbildes führen. Patienten mit refraktärem oder schwierig zu behandelndem Aszites sollten eine diätetische Kochsalzrestriktion (max. 5 g/d NaCl, entsprechend 85 mmol Natrium) einhalten.
- **Flüssigkeitsrestriktion:** Bei Patienten mit einem Serum-Natrium von > 125 mmol/l ist eine Flüssigkeitsrestriktion nicht erforderlich. Bei Patienten mit einer ausgeprägten Hyponatriämie (< 125 mmol/l) kann eine Flüssigkeitsrestriktion von 1,5 l/d sinnvoll sein, insbesondere, da Schleifendiuretika bei Hyponatriämie ihre Wirkung einbüßen (Gerbes et al. 2018 S. 621).

## Nennen Sie drei Therapieoptionen bei therapierefraktärem Aszites.

- Parazentese: Aszitespunktion (Substitution von Albumin bei Parazentese von > 5 l)
- Transjugulärer intrahepatischer portosystemischer Stent-Shunt (TIPSS)
- Lebertransplantation

Die Gabe von Albumin ist kontrollierten Studien zufolge die beste Vorbeugung einer zirkulatorischen Dysfunktion nach großvolumiger (über 5 l) Parazentese. Albumin ist daher anderen Plasmaexpandern vorzuziehen (Evidenzgrad Ib). Ist das punktierte Aszitesvolumen kleiner als 5 l, ist keine Gabe von Humanalbumin oder eines Plasmaexpanders notwendig (Gerbes et al. 2018, S. 624).

## Wie ist ein hepatorenales Syndrom definiert? Nennen Sie drei von vier genannten Kriterien

- Leberzirrhose mit Aszites
- Anstieg des Serumkreatinins auf > 1,5 mg/dl
- Keine Besserung nach Pausierung einer Diuretikatherapie und nephrotoxischer Medikamente für 48 Stunden und Gabe von Humanalbumin 1 g/kg KG über 1–2 Tage
- Kein Schockgeschehen, keine nierenparenchymatöse Erkrankung



**ZUSATZINFORMATION**

Unterschieden werden hepatorenales Syndrom Typ I und Typ II. Bei Typ I kommt es zu einem raschen Nierenversagen mit Verdoppelung des Serumkreatinins auf > 2,5 mg/dl innerhalb von 2 Wochen und hoher Mortalität. Typ II zeichnet sich durch einen längeren Verlauf aus mit Serumkreatininwerten zwischen 1,5 und 2,5 mg/dl und therapierefraktärem Aszites (Gerbes et al. 2018, S. 632 f.)

Bei einem Patienten mit bekannter Leberzirrhose kommt es zu einer zunehmenden Verlangsamung, rascher Ermüdbarkeit und leicht verwaschener Sprache.

## An welche Diagnose denken Sie?

Es könnte sich um eine hepatische Enzephalopathie handeln.

## Welche diätetischen Maßnahmen empfehlen Sie dem Patienten?

- Ausreichende Kalorienzufuhr (etwa 2.000 kcal/d)
- Eiweißreduktion auf etwa 50 g/d, dabei Bevorzugung von pflanzlichem Eiweiß und Milcheiweiß

## Wie können Sie zusätzlich eine Reduzierung von ZNS-toxischen Eiweißmetaboliten des Darms erreichen?

(Gerbes et al. 2018, S. 647 ff.).

- Stillung einer ggf. vorliegenden gastrointestinalen Blutung
- Lactulose: 3 × 10–40 ml/d oral, um den pH-Wert im Darm zu senken, sodass resorbierbares Ammoniak ($NH_3$) in nicht resorbierbares Ammonium-Ion ($NH_4^+$) umgewandelt wird.
- Bei fehlendem Ansprechen: Kombination mit schwer resorbierbarem Antibiotikum: Rifaximin 2 × 550 mg/d. (In der zulassungsrelevanten Studie wandten 91 % der Patienten begleitend Lactulose an.) Nur bei Lactulose-Unverträglichkeit auch Monotherapie mit Rifaximin.
- Bei schwerer hepatischer Enzephalopathie Einläufe mit Lactulose, z. B. 100 ml über Darmsonde. (Auf die Gabe von Neomycin sollte wegen des höheren Risikos von Nebenwirkungen verzichtet werden.)

Ein anderer Patient stellt sich bei Ihnen in der Notaufnahme der Klinik mit Hämatemesis vor. Bei der Ösophagogastroduodenoskopie sehen Sie folgendes Bild (➤ Abb. 3.3).

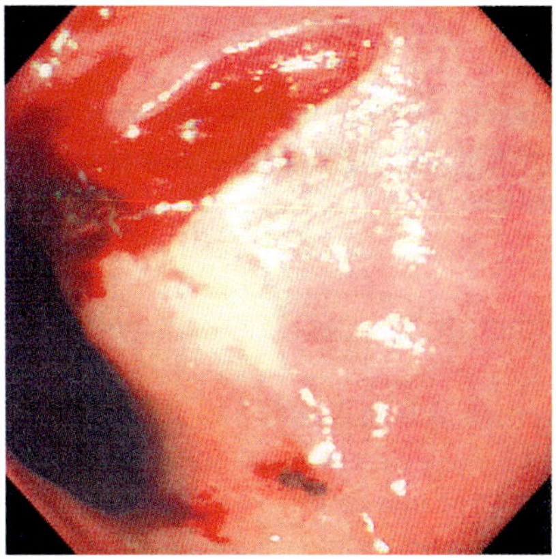

**Abb. 3.3** Ösophagogastroduodenoskopie bei Hämatemesis [P088]

## An welcher Stelle ist das endoskopische Bild aufgenommen? Beschreiben Sie den Befund und stellen Sie eine Verdachtsdiagnose.

- Am gastroösophagealen Übergang ist ein tiefer Schleimhautriss mit einer Länge von 2 cm auf 5 mm klaffend sichtbar. An der Läsion ist eine sickernde Blutung zu erkennen.
- Die Diagnose lautet: Mallory-Weiss-Riss.

## Wie gehen Sie bei dem Patienten weiter vor?

- Endoskopisches Setzen von Metallclips
- Nahrungskarenz
- Säuresuppression, z. B. Omeprazol oral

Nach Setzen eines Clips ergibt sich bei dem Patienten folgendes Bild (➤ Abb. 3.4).

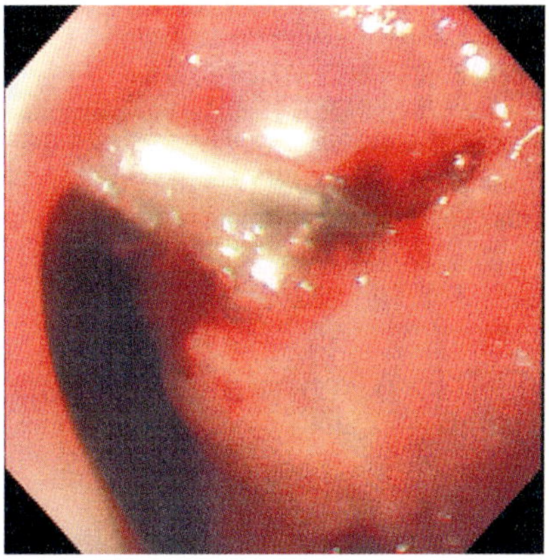

**Abb. 3.4** Ösophagogastroduodenoskopie nach Setzen eines Clips [P088]

### Wodurch wird ein Mallory-Weiss-Syndrom ausgelöst?

Ein erhöhter gastraler und ösophagealer luminaler Druck durch Würgen oder Erbrechen führt zu longitudinalen Schleimhauteinrissen (Mukosa und Submukosa). Es wird durch Alkoholismus und Refluxkrankheit begünstigt.

### In welcher Stellung des Endoskops sind Mallory-Weiss-Risse oft am besten zu erkennen?



In Inversion, d. h., das Ende des Geräts ist im Magen um 180 Grad nach kranial gebogen, sodass der Geräteschaft im Blickfeld erscheint. In ➤ Abb. 3.5 ist ein solches Inversionsbild dargestellt. Sichtbar ist (Befund bei einem anderen Patienten) ein Mallory-Weiss-Riss (länglicher, weißlicher Schleimhautriss, direkt von der Durchtrittsstelle des Endoskops durch die Kardia abgehend) an typischer Stelle, aktuell ohne Blutungszeichen.

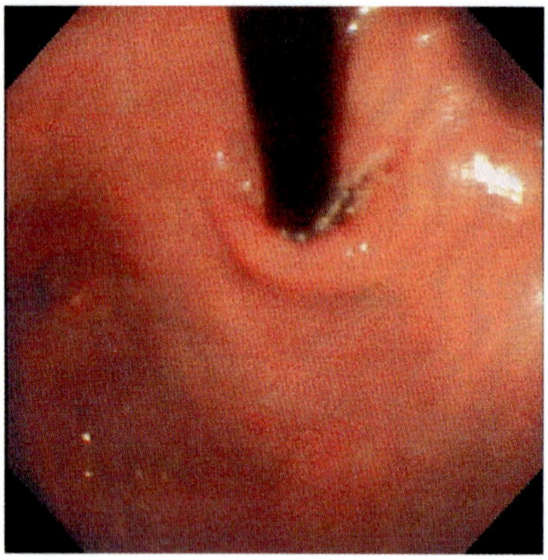

**Abb. 3.5** Mallory-Weiss-Riss im Inversionsbild [P088]

**LITERATUR**

BfArM Rote-Hand-Brief zu Fluorchinolon-Antibiotika: Schwerwiegende und anhaltende, die Lebensqualität beeinträchtigende und möglicherweise irreversible Nebenwirkungen, 08.04.2019.

Gerbes AL, et al. S2k-Leitlinie der Deutschen Gesellschaft für Gastroenterologie, Verdauungs- und Stoffwechselkrankheiten (DGVS): Komplikationen der Leberzirrhose. AWMF-Registernr. 021-017. Z Gastroenterol 2019; 57: 611–680. Stand 30.11.2018, gültig bis 29.11.2023, aktuell in Überarbeitung.

Götz M, et al. S2k-Leitlinie Gastrointestinale Blutung der Deutschen Gesellschaft für Gastroenterologie, Verdauungs- und Stoffwechselkrankheiten (DGVS). AWMF-Registernr. 021-028. Stand 31.5.2017, gültig bis 30.5.2022 (121 Seiten), aktuell in Überarbeitung.

Villanueva C. Transfusion strategies for acute upper gastrointestinal bleeding. N Engl J Med 2013;368(1):11–21.

## 3.2 Leitsymptom akute Diarrhö

**KASUISTIK**

Eine 25-jährige Patientin stellt sich in der Praxis vor, weil seit 16 Tagen wässrige Diarrhöen bestünden. Einmalig seien auch Blutspuren dabei gewesen. Seit Beginn der Diarrhöen habe sie auch Schmerzen im mittleren Unterbauch.
Eine Auslandsreise wird verneint. Vor der jetzigen Episode seien nie Durchfälle aufgetreten, eher neige sie zu Verstopfung.

### Welche weiteren Erkrankungsgruppen können neben infektiösen Erkrankungen für anhaltende Diarrhöen verantwortlich sein? Nennen Sie fünf von sieben Gruppen.

- Chronisch-entzündliche (nichtinfektiöse) Darmerkrankungen
- Maligne Erkrankungen
- Metabolische Erkrankungen
- Endokrine Erkrankungen
- Physikalische Schädigungen
- Funktionelle Erkrankungen
- Medikamenteninduzierte Nebenwirkungen



### Nennen Sie mindestens eine oder zwei Differenzialdiagnosen in jeder dieser sieben Gruppen.

- Chronisch-entzündliche (nichtinfektiöse) Erkrankungen: Morbus Crohn, Colitis ulcerosa, mikroskopische Kolitis, einheimische Sprue
- Maligne Erkrankungen: Kolonkarzinom, Dünndarmlymphom
- Metabolische Erkrankungen: exokrine Pankreasinsuffizienz, Laktasemangel
- Endokrine Erkrankungen: Hyperthyreose, Karzinoid, autonome diabetische Neuropathie
- Physikalische Schädigungen: Strahlenkolitis
- Funktionelle Erkrankungen: Reizdarmsyndrom, funktionelle Diarrhö
- Medikamenteninduziert: z. B. Laktulosegabe bei Leberzirrhose, Einnahme von Laxantien, Nebenwirkung einer Chemotherapie oder von Antidepressiva (SSRI), Folge einer Sondenkosternährung, Antibiotika

### Welche drei Erregergruppen können neben Bakterien zu Diarrhöen führen? Nennen Sie auch jeweils ein Beispiel.

- Viren (Rota-, Noroviren)
- Protozoen (Amöben, Lamblien, Kryptosporidien, Cyclospora, Cystoisospora belli)
- Würmer (Schistosomen, Askariden)

**ZUSATZINFORMATION**

*Candida albicans* ist ein regelmäßiger intestinaler Kommensale. Ein Zusammenhang mit Durchfallerkrankungen ist nicht belegt.

### Welche Bakterien können eine infektiöse Enteritis verursachen? Nennen Sie sechs der acht aufgeführten.

*Campylobacter jejuni, Clostridioides difficile, Escherichia coli, Salmonella* spp., *Shigella* spp., *Staphylococcus aureus, Vibrio cholerae, Yersinia enterocolitica.*

Bei der Patientin ist der **körperliche Untersuchungsbefund** bis auf in allen vier Quadranten vermehrte Darmgeräusche unauffällig.

Pathologische **Laborwerte** sind: Leukozytose mit 18.800/µl, Lipase 250 U/l (normal bis 60 U/l). Im Normbereich sind die Werte für Hb, CRP, GOT, GPT, Bilirubin, Kalium und TSH.

## Welche Untersuchung führen Sie zur Klärung der Lipaseerhöhung durch?

Eine Oberbauchsonografie.



Bei der **Oberbauchsonografie** ist der Pankreaskopf mit 22 mm leicht verdickt, jedoch mit eher erhöhter Echogenität (dies spricht gegen ein Ödem); der übrige Pankreasbefund und der sonstige abdominelle Befund sind unauffällig.

## Welches sind die Differenzialdiagnosen einer Lipasämie? Nennen Sie drei von sechs genannten.

- Akute Pankreatitis
- Akuter Schub einer chronischen Pankreatitis
- Niereninsuffizienz (da Lipase glomerulär filtriert wird)
- Manchmal leichte Lipasämie begleitend bei gastrointestinalen Infektionen
- Idiopatische asymptomatische Lipasämie (nicht selten)
- Pankreaszysten oder Pankreastumoren

## Welche weitere Laboruntersuchung führen Sie bei der Patientin zur Abklärung der Diarrhö durch?

Eine mikrobielle Stuhluntersuchung.

Bei der ergänzenden **Anamnese** gibt die Patientin an, dass sie wegen eines Wochenbettfiebers (nach Entbindung einer gesunden Tochter) 3 Wochen vor Beginn der Diarrhöen ein intravenöses Antibiotikum bekommen habe.

## Für welches Krankheitsbild, ausgelöst durch welchen Erreger, besteht damit ein erhöhtes Risiko?

Für eine Clostridioides-difficile-assoziierte Diarrhö oder eine pseudomembranöse Kolitis (➤ Abb. 3.6), beides bedingt durch Infektion mit toxinbildendem *Clostridioides difficile.*

Der mikrobielle Stuhlbefund ergibt sowohl den Nachweis von *Salmonella typhimurium* als auch den Nachweis von *Clostridioides difficile.*

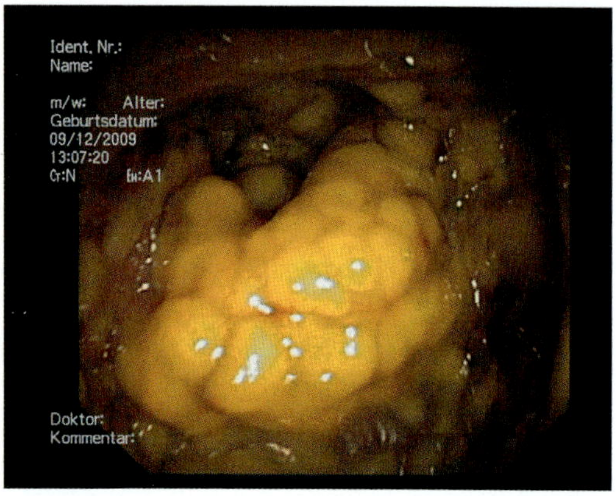


**Abb. 3.6** Koloskopischer Befund: gelbliche Beläge als Zeichen einer pseudomembranösen Kolitis (bei einer anderen Patientin) [G755]

## Welche sozialmedizinische Maßnahme müssen Sie ergreifen? Was ist die gesetzliche Grundlage?

Laut Infektionsschutzgesetz muss die Meldung einer Infektion mit *Salmonella typhimurium* an das Gesundheitsamt erfolgen.

## *Clostridioides difficile* kann im Darm entweder zu einer symptomfreien (häufiger) oder zu einer symptomatischen Infektion führen. Durch welche Untersuchung kann eine möglicherweise therapiebedürftige Infektion abgegrenzt werden?

Durch den Nachweis des Toxins von *Clostridioides difficile* im Stuhl.

## Muss eine Clostridioides-difficile-Infektion mit Toxinnachweis behandelt werden?

Die meisten Erkrankungsverläufe sind selbstlimitierend. Zum Zeitpunkt der Diagnosestellung über die Stuhlkultur ist bei der Mehrheit der Patienten die Symptomatik bereits rückläufig. In diesem Fall muss nicht therapiert werden. Ausnahmen sind Patienten mit schwerer Komorbidität und Patienten mit Immunsuppression.

## Welche Antibiotika werden zur Therapie einer Clostridioides-difficile-Infektion eingesetzt? Nennen Sie drei von vier.

(Manthey et al. 2023, S. 70)

- Vancomycin p. o. (im Gegensatz zur i. v. Gabe bei anderen, systemischen Infektionen)
- Fidaxomicin p. o., insbesondere bei hohem Rezidivrisiko
- Metronidazol p. o. bei leichten Fällen weiterhin möglich

Bei Unmöglichkeit einer oralen Therapie: Metronidazol oder Tigecyclin i. v.

**ZUSATZINFORMATION**

Fäkaler Mikrobiomtransfer ist mittlerweile eine etablierte Therapie der refraktären Clostridioides-difficile-Infektion (Manthey et al. 2023, S. 74). Weiterhin kann der Antikörper Bezlotoxumab (Anti-Toxin-Antikörper) bei hohem Rezidivrisiko zur Sekundärprophylaxe verwenden werden (einmalig 10 mg/kg KG i. v.).

Bei der Patientin haben zum Zeitpunkt der Befundmitteilung aus der Mikrobiologie die Diarrhöen weitgehend sistiert. Es wird keine antiinfektive Therapie durchgeführt. Im Abstand zur akuten Infektion wird über das Gesundheitsamt eine Kontrolle des mikrobiellen Stuhlbefunds (Suche nach Salmonellen) durchgeführt werden zur Frage, ob sich ein Dauerausscheiderstatus entwickelt. Der Lipasewert hat sich spontan normalisiert.

**LITERATUR**

Manthey CF et al. S2k-Leitlinie Gastrointestinale Infektionen der Deutschen Gesellschaft für Gastroenterologie, Verdauungs- und Stoffwechselkrankheiten (DGVS). AWMF-Registernr. 021-024. Stand 1.11.2023, gültig bis 31.8.2028 (125 Seiten).

3

## 3.3 Leitsymptom Dysphagie

**KASUISTIK**

Ein 63-jähriger Patient berichtet über in den letzten zwei Monaten zunehmende Dysphagie, begleitet von Appetitlosigkeit und Abgeschlagenheit. Es sei zu einer Gewichtsabnahme von 6 kg gekommen. Fieber oder Nachtschweiß hätten nicht bestanden.
Die **körperliche Untersuchung** ist bei dem Patienten bei insgesamt sehr gutem Allgemein- und Ernährungszustand unauffällig.



### An welche Diagnose denken Sie bei dieser Anamnese als Erstes?

An ein Ösophaguskarzinom.

### Welche diagnostische Maßnahme ordnen Sie bei dem Patienten vordringlich an?

Eine Ösophagogastroduodenoskopie.

In der Ösophagogastroduodenoskopie zeigt sich ein ausgedehnter exophytisch wachsender Tumor im Ösophagus mit kompletter Stenose ab 30 cm von der Zahnreihe. Biopsien werden entnommen. Eine partielle Bougierung der Stenose erfolgt. Eine Passage mit dem Endoskop in den Magen gelingt trotzdem nicht.
Bei einer **Ösophagogastroduodenoskopie** am nächsten Tag wird die Stenose erneut bougiert und kann anschließend passiert werden. Es zeigt sich im distalen Ösophagus ein intramural wachsender Tumor, der von 30 cm bis 38 cm von der Zahnreihe reicht. Es besteht der Verdacht auf Wandinfiltration des Tumors in die Kardia hineinreichend. In der entnommenen Biopsie wird zwei Tage später histologisch ein gering differenziertes Plattenepithelkarzinom diagnostiziert.

### Wie können Sie die Nahrungspassage wiederherstellen?

Es kann ein selbstexpandierender Metallstent eingelegt werden. Bei einigen Modellen verhindert ein Ventilmechanismus am distalen Ende das Zurückfließen von Mageninhalt (Antirefluxstent).

### Wie kann die enterale Ernährung aufrechterhalten werden, wenn keine Stenteinlage möglich ist?

Durch die Anlage einer PEG-(perkutane endoskopische Gastrostomie-)Sonde.

### Welche weiteren Staging-Untersuchungen würden Sie bei diesem Patienten durchführen?

- Oberbauchsonografie
- CT von Thorax und Abdomen
- Endosonografie Ösophagus und Kardia (nur, falls die CT-Untersuchung ein Tumorstadium mit möglicher Operabilität ergibt)

ZUSATZINFORMATION

**Stadieneinteilung des Ösophaguskarzinoms (Plattenepithelkarzinom)** (UICC, Union Internationale Contre le Cancer) (Lorenzen et al. 2020, S. 6):

- Stadium I: T1 N0 oder N1(= Befall regionaler Lymphknoten) M0 (T1 = Tumor begrenzt auf Lamina propria und Submukosa)
- Stadium II: T2 N0 oder N1 M0 oder T3 N0 M0 (T2 = Tumor infiltriert Muscularis propria, T3 = Tumor infiltriert Adventitia)
- Stadium III: T1 oder T2 N2 (= 3–6 regionale Lymphknotenmetastasen) M0 oder T3 N1 oder N2 M0
- Stadium IV: T4 = Tumor infiltriert extraösophageale Strukturen und/oder Fernmetastasen (M1)

In den **Computertomografien** des Patienten zeigt sich eine fortgeschrittene lokale Tumorausdehnung (vermutlich auch in die Adventitia) mit einer Lymphknotenmetastasierung mediastinal und an der kleinen Magenkurvatur. Hinweise für eine darüber hinausgehende Organfilialisierung finden sich nicht.

3

## Welcher TNM-Kategorie und welchem Stadium entspricht dies?

Dies entspricht Kategorie T3N1M0, also Stadium III.

## Welche Tumorstadien des Ösophaguskarzinoms können unter kurativer Zielsetzung operiert werden?

Patienten in den Stadien I und II (etwa 30 % der Fälle), gelegentlich auch Stadium III, dann oft kombiniert mit neoadjuvanter (= präoperativer) Radiochemotherapie

ZUSATZINFORMATION

Bei der Therapieplanung des Ösophaguskarzinoms gilt es, neben tumorspezifischen auch patientenspezifische Faktoren zu berücksichtigen. Häufig liegen hepatische, pulmonale oder kardiovaskuläre Komorbiditäten vor, welche die operativen Möglichkeiten einschränken. Begrifflich wird daher zwischen einer onkologischen Resektabilität und einer funktionellen Operabilität unterschieden: Bei schwerer Komorbidität und reduziertem Allgemeinzustand kann trotz onkologischer Resektabilität dennoch eine funktionelle Inoperabilität bestehen.

Bei dem Patienten wurde in kurativer Zielsetzung eine subtotale Ösophagektomie und eine komplette Lymphadenektomie im Bereich des Mediastinums und Truncus coeliacus durchgeführt. Der Ösophagusersatz erfolgte durch Magenhochzug. Präoperativ wurde eine Chemotherapie mit 5-FU, Cisplatin und Epirubicin durchgeführt.

ZUSATZINFORMATION

Sowohl bei Plattenepithel- als auch bei Adenokarzinomen des Ösophagus mit lokal fortgeschrittenem Tumorwachstum (T3, T4) konnte durch eine präoperative (neoadjuvante) kombinierte Radiochemotherapie das mediane Gesamtüberleben deutlich verlängert werden: in der randomisierten CROSS-Studie von 2012 mit 368 Patienten z. B. von 24 auf 49 Monate. Eine Endosonografie ist erforderlich, um Tumoren im Stadium T2 von T3 zu unterscheiden: Bei T3 besteht die Indikation zur neoadjuvanten Therapie, bei T2 kann direkt operiert werden.

## Welche palliativen Therapieformen gibt es für das Ösophaguskarzinom generell, was ist im vorliegenden Fall angezeigt?

Generell möglich sind:

- Chemotherapie
- Strahlentherapie

- Immuntherapie mit einem Checkpointinhibitor (Anti-PD-1-Antikörper Nivolumab oder Pembrolizumab) oder mit Trastuzumab (Anti-HER2-Antikörper)

Im vorliegenden Fall spricht das ausgedehnte Tumorwachstum gegen eine perkutane Bestrahlung, da ein großes Bestrahlungsfeld nötig wäre. Die Indikation zur Immuntherapie stellt sich abhängig vom PD-L1- bzw. HER2-Status, die vor Planung der Therapie bestimmt werden.

**ZUSATZINFORMATION**

- In den vergangenen Jahren hat sich der Anteil von Adenokarzinomen gegenüber dem Anteil von Plattenepithelkarzinomen von bisher 10–15 % auf > 30 % fast verdreifacht.
- Patienten mit positivem HER2-Status soll eine Therapie mit Trastuzumab und einer Platin-basierten Kombination mit einem Fluoropyrimidin (Capecitabin oral oder 5-FU i. v.) angeboten werden (Ebert et al. 2023, S. 141).
- Patienten mit hoher PD-L1 Expression im Tumor soll eine Immuntherapie mit anti-PD-1 Antikörper in palliativer Intention angeboten werden (Ebert et al. 2023, S. 140).
- Karzinome des Ösophagus im TNM Stadium T1a (Befall begrenzt auf die Mukosa) können endoskopisch per Mukosaresektion (EMR) oder Submukosadissektion (ESD) behandelt werden. Die Feststellung des Stadiums erfolgt durch Endosonographie und nach Resektion durch die Histologie.

3

### Welche Vorerkrankungen oder Noxen begünstigen die Entstehung eines Ösophaguskarzinoms? Nennen Sie drei der acht aufgeführten.

- Begünstigung von sowohl Plattenepithel- wie auch Adenokarzinom des ösophagogastralen Übergangs: Achalasie, Narbenstenose nach Laugen- oder Säureverätzung, Nikotinabusus
- Nur Plattenepithelkarzinom: Z. n. Strahlentherapie im Hals-Thorax-Bereich, Alkoholabusus
- Nur Adenokarzinom: Barrett-Syndrom, Adipositas, gastroösophagealer Reflux

Der Patient zeigt auch eine anhaltende Hyponatriämie.

### Welches sind die drei endokrinen Ursachen einer Hyponatriämie?

- Primäre oder sekundäre Nebenniereninsuffizienz (Addison-Krankheit)
- Syndrom der inadäquaten ADH-Sekretion (SIADH, früher auch Schwartz-Bartter-Syndrom benannt): Es wird zu viel ADH freigesetzt, sodass es zur Wasserretention in der Niere und damit zur Hyponatriämie kommt. Selten paraneoplastisch

Selten: Hyponatriämie bei hyperglykämer Entgleisung. Aufgrund der Hyperosmolalität bei Hyperglykämie kommt es zum Shift von Wasser in den Extrazellularraum mit nachfolgender Hyponatriämie. Rechnerisch kann dies korrigiert werden, indem man die gemessene Serumnatrium-Konzentration pro 100 mg/dl Blutzuckererhöhung um 1,6 mmol/l erhöht. Bei einem Glukosewert von 700 mg/dl erhöhte sich das gemessene Serumnatrium also um 6 × 1,6 mmol/l, das sind etwa 10 mmol/l.

### Welche Labortests führen Sie zur Suche nach einem Hypokortisolismus durch?

- Kortisolbasalwert
- ACTH-Test (= Messung von Kortisol nach Stimulation durch Gabe von ACTH)

Bei dem Patienten finden sich ein erniedrigter Kortisolspiegel und mangelnde Stimulierbarkeit. Es besteht der Verdacht auf eine Nebennierenrindeninsuffizienz (möglicherweise durch Nebennierenmetastasen bedingt, auch wenn diese computertomografisch nicht nachweisbar waren).

### Wie therapieren Sie?

Es ist eine Substitution mit Hydrokortison indiziert. Hierbei ist im Falle eines chirurgisch oder infektiös bedingt erhöhten Hydrokortisonbedarfs auf eine entsprechende Dosiserhöhung zu achten.

**LITERATUR**

Ebert M, et al. S3-Leitlinie. Diagnostik und Therapie der Plattenepithelkarzinome und Adenokarzinome des Ösophagus. AWMF-Registernr. 021-023OL. Stand 14.12.2023, gültig bis 13.12.2028 (237 Seiten).

Lorenzen S, et al. Ösophagus-Plattenepithelkarzinom. In: Werner J (Hg.). Manual Gastrointestinale Tumoren. 10. Aufl. München: Tumorzentrum München und Zuckschwerdt Verlag; 2020; S. 1–22.



## 3.4 Leitsymptom Ikterus

**KASUISTIK**

Ein 56-jähriger Patient in gutem Allgemeinzustand stellt sich bei Ihnen in der Klinik vor. Der Patient berichtet, dass er seit 15 Monaten unter Diarrhöen mit bis zu vier flüssigen Stühlen am Tag bei nur geringer Besserung auf Loperamid leide. Er fühle sich aber ansonsten wohl, das Gewicht sei stabil, er leide nicht unter Inappetenz. Zur Abklärung der Diarrhöen seien bereits ambulant verschiedene ergebnislose Untersuchungen erfolgt. Seit zehn Tagen sei ihm eine leichte Gelbfärbung der Haut aufgefallen.

Die **körperliche Untersuchung** ist bis auf einen leichten Sklerenikterus unauffällig. Im Labor liegen die Werte für Bilirubin bei 2,1 mg/dl und für Hb bei 11,4 g/dl bei normalem mittleren Erythrozytenvolumen (MCV).

### Welche weitere apparative Diagnostik schlagen Sie vor?

Eine Sonografie des Abdomens.

Es ergibt sich folgender **Befund:** Die Gallenwege sind unauffällig. Im linken Leberlappen an der Grenze zum Lappenübergangsgebiet ventral gelegen, außerdem im rechten Leberlappen dorsal zwerchfellnah und fraglich auch unmittelbar neben der Pfortader findet sich je ein echogleicher Rundherd mit echoarmem Randsaum. Die Durchmesser der Rundherde liegen zwischen 8 und 15 mm. Milz, Nieren und Pankreas sind unauffällig bei mäßiger Gasüberlagerung.

### Wie interpretieren Sie den sonografischen Befund

Die drei Rundherde erscheinen dringend metastasenverdächtig. Zum Vergleich die Sonografie der Leber eines anderen Patienten (➤ Abb. 3.7).

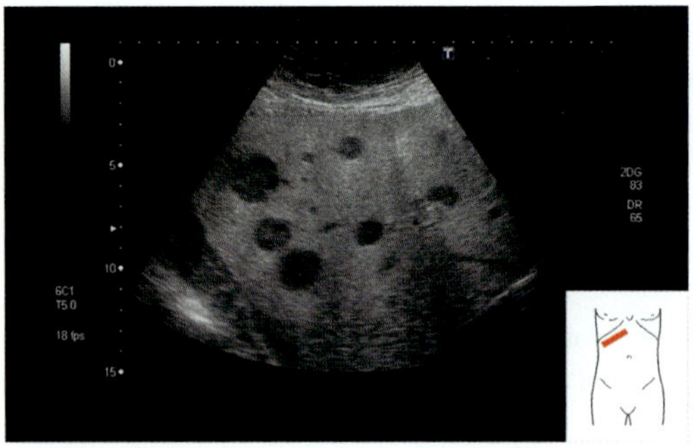

**Abb. 3.7** Sonografie der Leber: Mehrere echoarme dringend metastasenverdächtige Rundherde (bei einem anderen Patienten) [G755]



## Welche weiterführende apparative Diagnostik lassen Sie durchführen?

Eine CT des Abdomens, alternativ ein Oberbauch-MRT plus MRCP (Magnetresonanz-Cholangiopankreatikografie).

> Es bestätigen sich die metastasenverdächtigen Rundherde in der Leber. Zusätzlich ergibt sich der Verdacht auf eine Raumforderung im Processus uncinatus des Pankreas (aufgrund der Lage einer Punktion nicht gut zugänglich).

## Welche laborchemische Untersuchung kann den Verdacht auf ein Pankreaskarzinom erhärten?

Der Tumormarker CA 19-9.

> Bei dem Patienten ist CA 19-9 deutlich erhöht auf 2.234 U/ml.

## Durch welche Bildgebung kann die Raumforderung im Pankreas näher charakterisiert werden?

Durch eine Endosonografie.

## Wie kann die Verdachtsdiagnose eines Malignoms gesichert werden?

Durch eine Sonografie- oder CT-gesteuerte Punktion der Leberrundherde oder durch die endosonografische Punktion des Pankreastumors.

> Die histologische Untersuchung eines Biopsats eines Leberrundherds ergibt ein Adenokarzinom des Pankreas.

## Welche weitere Untersuchungen lassen Sie an dem Biopsat durchführen?

Um über die therapeutische Möglichkeit einer Immuntherapie entscheiden zu können, wird das Biopsat auf Mikrosatelliteninstabilität (MSI) und auf eine BRCA-Mutation hin untersucht.

## Welche therapeutischen Möglichkeiten haben Sie?

In Anbetracht der Leberfiliae ergibt sich keine Indikation für den Versuch einer operativen Resektion des Primärtumors. Abhängig vom Gesamtzustand des Patienten ist eine palliative Chemotherapie angezeigt.

**ZUSATZINFORMATION**

In der Palliativtherapie des Pankreaskarzinoms entscheidet sich die Frage der Chemotherapie abhängig vom Allgemeinzustand der Betroffenen und ihren Behandlungspräferenzen. Der Allgemeinzustand kann anhand des Eastern Cooperative Oncology Group (ECOG) Performance Status (ECOG-Status) beschrieben werden:

| | |
|---|---|
| 0 | Normal, Aktivität ohne Einschränkungen wie vor der Erkrankung |
| 1 | Ambulant, kann sich selbst versorgen, Einschränkungen bei anstrengenden körperlichen Aktivitäten, leichte Haus- oder Büroarbeit möglich |
| 2 | Ambulant, tagsüber mobil in mehr als 50 % der Zeit, kann sich selbst versorgen, nicht arbeitsfähig |
| 3 | > 50 % der Zeit bettlägerig, pflegebedürftig |
| 4 | Bettlägerig, stationäre Behandlung erforderlich |
| 5 | Tot |

Orientierend würde bei ECOG-Status 0 und 1 eine kombinierte palliative Chemotherapie angeboten werden, bei Status 2 eine Monotherapie mit Gemcitabin und ab ECOG-Status 3 eine Best Supportive Care.

## Welches Zytostatikum ist als Monotherapie für die palliative Therapie des Pankreaskarzinoms zugelassen?

Für die Monotherapie zugelassen ist Gemcitabin.

## Welche weiteren Medikamente sind noch zur palliativen Therapie des Pankreaskarzinoms zugelassen?

Grundsätzlich ist auch der Tyrosinkinaseinhibitor Erlotinib in Kombination mit Gemcitabin zur Behandlung des metastasierten Pankreaskarzinoms zugelassen. Die nur geringfügige Verlängerung des medianen Überlebens wird aber mit einer hohen Nebenwirkungsrate erkauft.

Ein weiterer Kombinationspartner für Gemcitabin ist Nab-Paclitaxel, eine albumingebundene Nanopartikel-Formulierung der zytotoxischen Substanz Paclitaxel (seit 2014 für diese Indikation zugelassen). Durch die Kombination von Nab-Paclitaxel mit Gemcitabin erhöht sich die Remissionsrate gegenüber der Gemcitabin-Monotherapie von 7 % auf 23 % und verlängert sich die mediane Überlebenszeit (allerdings gering) um 1,8 Monate (Hazard Ratio 0,72) (Renz et al. 2020, S. 227).

Dem jungen Patienten in dieser Kasuistik würde eine kombinierte Therapie nach FOLFIRINOX-Schema angeboten werden (5-FU plus Folinsäure plus Irinotecan plus Oxaliplatin) mit im Vergleich zur Gemcitabin-Monotherapie erhöhter Nebenwirkungsrate, aber um 4 Monate (von 7 auf 11 Monate) verlängertem Gesamtüberleben.

Bei BRCA-Mutationen kann auch der PARP-Inhibitor Olaparib eingesetzt werden.

## Welche Komplikation ist vermutlich eingetreten, wenn bei einem Patienten mit bekanntem Pankreaskopfkarzinom im Verlauf ein Ikterus auftritt?

Es ist zu einer Stenosierung oder einem Verschluss des Ductus hepatocholedochus gekommen. Möglich ist auch eine intrahepatische Cholestase durch hepatische Metastasierung (wie beim beschriebenen Patienten).

## Welche palliative Therapie wird durchgeführt?

Die endoskopische (über ERCP) Einlage eines Stents. Alternativ Anlage einer externen Drainage als perkutane transhepatische Cholangiodrainage (PTCD) (blind oder unter sonografischer Kontrolle).

## Welches ist das klassische Resektionsverfahren für ein operables Pankreaskopfkarzinom?

3

Die partielle Duodenopankreatektomie (Whipple-Operation, ➤ Abb. 3.8).

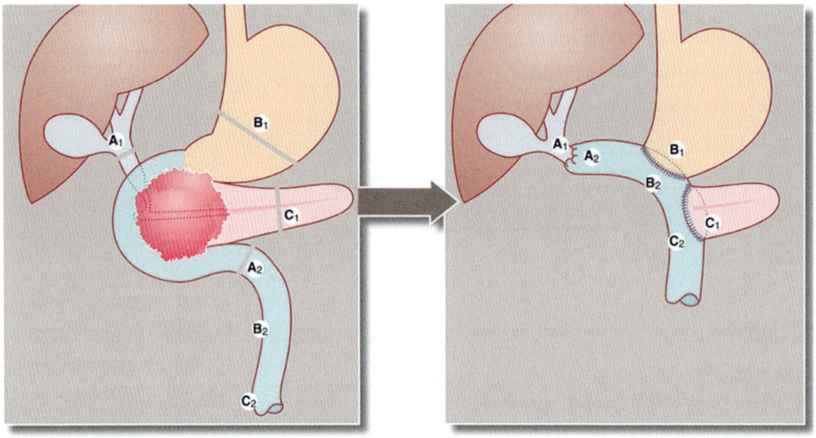


**Abb. 3.8** Schema Whipple-Operation. Die Organe werden an den Linien A1, A2, B1 und C2 getrennt. Es werden eine biliodigestive Anastomose (A1, A2), eine Gastroenterostomie (B1, B2) und eine Pankreatojejunostomie (C1, C2) angelegt Die Cholezystektomie, die im Rahmen einer Whipple-Operation durchgeführt wird, ist im rechten Bild der Abb. nicht dargestellt [E328]

## Welche Modifikation dieses Verfahrens wird heute (wegen geringerer postoperativer Morbidität und gleicher Langzeitprognose) zunehmend eingesetzt (insbesondere bei kleinen Tumoren)?

Die pyloruserhaltende partielle Duodenopankreatektomie.

## Welche fünf Einzelschritte umfasst die Whipple-Operation?

- Resektion des Pankreaskopfs inkl. Processus uncinatus und eines Teils des Pankreaskorpus
- Lymphknotendissektion (entlang der A. mesenterica superior und im Ligamentum hepatoduodenale)
- Resektion der Gallenblase mit Ductus choledochus
- Resektion von Duodenum und distalem Magen
- Rekonstruktion durch Anschluss des Gallengangs und des Pankreasrests an eine nach Y-Roux ausgeschaltete Jejunumschlinge oder auch durch Anastomose des Pankreasrests in den Magen

**ZUSATZINFORMATION**

**Weitere Operationsverfahren**

Bei der **subtotalen Duodenopankreatektomie** wird die Resektion bis zum Pankreasschwanz ausgedehnt (40 % der Patienten entwickeln einen Diabetes mellitus). Die **totale Duodenopankreatektomie** ist nur selten indiziert (bei den gesamten Pankreas-einnehmenden Tumoren oder bei Doppelkarzinomen). Die **Pankreaslinksresektion** mit Splenektomie wird selten bei Pankreaskarzinomen im Schwanz- und Korpusbereich durchgeführt, 90 % der Karzinome in diesem Bereich sind inoperabel.

## Wie lautet die Definition einer R0-, einer R1- sowie einer R2-Resektion?

Die R(Residual)-Klassifikation der Tumorklassifikation beschreibt das Ausmaß der residuellen Tumorlast nach einer Operation:

- R0 = kein Residualtumor = Resektion eines Tumors, sodass weder makroskopisch noch mikroskopisch (histologische Untersuchung der Schnittränder) Tumorgewebe (inkl. Metastasen) im Körper verbleibt
- R1 = mikroskopisch nachweisbarer Residualtumor = Resektion eines Tumors, sodass makroskopisch kein Tumorgewebe im Körper verbleibt, jedoch aufgrund der mikroskopischen Untersuchung der Schnittränder noch Reste von Tumorgewebe im Körper vermutet werden
- R2 = makroskopisch nachweisbarer Residualtumor

## Wie lautet die Definition einer adjuvanten und einer neoadjuvanten Therapie?

- Adjuvante Therapie = antitumorale Therapie (medikamentös und/oder durch Bestrahlung) **nach** einer vollständigen (R0) operativen Resektion (mit dem Ziel das Rezidivrisiko zu reduzieren)
- Neoadjuvante Therapie = antitumorale Therapie (medikamentös und/oder durch Bestrahlung) **vor** einer geplanten operativen Resektion (mit dem Ziel der Tumorverkleinerung und/oder der Reduktion von Metastasen)

## Was bedeuten T, N und M in der Klassifizierung der Tumorausbreitung?

- T = Tumorgröße (des Primärtumors)
- N = Lymphknotenbefall (N, nodal)
- M = Fernmetastasen

**ZUSATZINFORMATION**

**Wie lautet die TNM-Klassifikation des exokrinen Pankreaskarzinoms?**

TNM-Klassifikation des exokrinen Pankreaskarzinoms (Renz et al. 2020, S. 202):

**T = Primärtumor**

- TX = Primärtumor kann nicht beurteilt werden
- T0 = kein Anhalt für Primärtumor
- Tis = Carcinoma in situ
- T1 = Tumor 2 cm oder weniger in größter Ausdehnung
- T2 = Tumor mehr als 2 cm weniger als 4 cm in größter Ausdehnung
- T3 = Tumor mehr als 4 cm in größer Ausdehnung
- T4 = Tumor infiltriert Truncus coeliacus, A. mesenterica superior und/oder A. hepatica communis

**Stadiengruppierung:**
- I: Tumor < 4 cm ([T1 oder T2] und N0 und M0)
- II: Tumor > 4 cm (T3 und N0 und M0)
- III: jede Tumorgröße und Metastasen in ≥ 4 regionären Lymphknoten (N2 und M0)
- IV: jede Tumorgröße, jedes N und Fernmetastasen (M1)

## Wie ist die Prognose des Pankreaskarzinoms?



Die Prognose ist schlecht: Nur bei 10–20 % der Patienten kann das Karzinom kurativ reseziert werden. Die mediane Überlebenszeit liegt bei 10–20 Monaten. Einen Prognosefaktor stellt auch die Tumordifferenzierung dar.

Für die späte Diagnosestellung und die damit schlechte Prognose ist auch das Fehlen von Frühsymptomen verantwortlich.

## Welches sind die drei häufigsten Erstsymptome beim (oft lange asymptomatischen) Pankreaskarzinom?

- Schmerzen (90 %)
- Ikterus (60–70 %, nur Frühzeichen bei Pankreaskopfkarzinomen)
- Gewichtsabnahme (90 %)

**ZUSATZINFORMATION**

Selten treten auf:
- Tastbar vergrößerte Gallenblase (Courvoisier-Zeichen; nur bei ⅓ der Patienten mit Pankreaskopfkarzinom)
- Spätsymptome (Thromboembolien)
- Akute Pankreatitis als Erstmanifestation eines Pankreaskarzinoms

## Ist das CA 19-9 als Screening-Marker für das Pankreaskarzinom sinnvoll?

In Frühstadien des Pankreaskarzinoms ist CA19-9 meist nicht erhöht. Es eignet sich daher nicht als Screening-Marker. Zudem ist es nicht spezifisch für das Pankreaskarzinom, da erhöhte Werte auch bei anderen gastrointestinalen Tumoren, wie Kolon- und Gallengangskarzinomen, bei akuter und chronischer Pankreatitis sowie bei allen cholestatisch verlaufenden Erkrankungen auftreten. Darüber hinaus können 10 % aller Individuen genetisch bedingt kein CA19-9 bilden, daraus resultiert eine für Screening-Zwecke zu hohe Rate falsch negativer Befunde.

## Wann ist eine CA19-9-Bestimmung beim Pankreaskarzinom sinnvoll?

Das CA19-9 eignet sich zur Eingrenzung einer unklaren Raumforderung im Pankreas oder von Metastasen ohne nachweisbaren Primärtumor. Hilfreich ist das CA-19-9 weiterhin in der Nachsorge zur Evaluation des Verlaufs nach Pankreasresektion.

### An welche Differenzialdiagnosen außer Pankreaskarzinom denken Sie bei einem Patienten mit Ikterus? Nennen Sie die drei Gruppen.

- Prähepatischer Ikterus
- Intrahepatischer Ikterus
- Posthepatischer Ikterus

### Welches sind die beiden Ursachen für prähepatischen Ikterus?

- Hämolytische Anämien
- Ineffektive Erythropoese (z. B. Thalassämie)



### Welches sind Ursachen für intrahepatischen Ikterus?

- **Hepatozellulärer Ikterus** (hepatischer oder Parenchymikterus): infektiöse Hepatitis, Leberzirrhose, toxisch-allergische Hepatitis (Alkohol, Medikamente), familiäre Hyperbilirubinämien
- **Intrahepatische Cholestase:** progressive Destruktion der Gallenwege (primär biliäre Cholangitis, primär sklerosierende Cholangitis), idiopathische funktionelle Cholestase (z. B. Schwangerschaftscholestase)

### Was sind die Ursachen für posthepatischen Ikterus? Nennen Sie die drei häufigsten.

Ein posthepatischer Ikterus ist identisch mit einem mechanischen Ikterus, also einer extrahepatischen Cholestase. Häufige Ursachen sind:
- Choledocholithiasis
- Chronische Pankreatitis
- Pankreaskarzinom

**ZUSATZINFORMATION**

Seltenere Ursachen sind: Cholangiokarzinom, Striktur des Ductus choledochus, Duodenaldivertikel, Mirizzi-Syndrom, Leberzysten.

### Welche Laboruntersuchungen dienen der ersten Orientierung bei einem Patienten mit Ikterus und hellem Stuhl?

- Cholestase anzeigende Enzyme (AP, γ-GT)
- GOT, GPT
- Direktes und indirektes Bilirubin im Serum
- Bilirubin und Urobilinogen im Urin

### Nennen Sie zwei von vier familiären Hyperbilirubinämiesyndromen.

- Meulengracht-Krankheit (Synonyme: Gilbert-Krankheit, Icterus intermittens juvenilis) (häufig)
- Crigler-Najjar-Syndrom

- Dubin-Johnson-Syndrom
- Rotor-Syndrom

**LITERATUR**

Leitlinienprogramm Onkologie der AWMF, Deutschen Krebsgesellschaft e. V. und Deutschen Krebshilfe e. V. S3-Leitlinie Exokrines Pankreaskarzinom. AWMF-Registernr. 032-010 OL. Stand 31.03.2024, gültig bis 30.03.2027 (280 Seiten).

Renz BW, et al. Karzinome des exokrinen Pankreas und der periampullären Region. In: Werner J (Hrsg.). Manual Gastrointestinale Tumoren. 10. Aufl. München; Tumorzentrum München und Zuckschwerdt Verlag, 2020.



# 3.5 Leitsymptom Kurzatmigkeit

## 3.5.1 Fall 1

**KASUISTIK**

Eine 38-jährige Kindergärtnerin bemerkt seit zwei Jahren eine starke Kurzatmigkeit beim Sport (Mountainbiking). Bei einer Ergometrie sei der Puls bereits bei geringer Belastung auf 170/min angestiegen. Vor acht Wochen seien zusätzlich Schluckbeschwerden aufgetreten (so konnte sie größere Bissen nicht mehr schlucken). Die Mundschleimhaut sei entzündet gewesen (gerötet mit weißen Belägen) und habe beim Genuss von sauren Nahrungsmitteln wie Orangensaft und Salat gebrannt. Der Stuhlgang sei regelmäßig. Vor vier Jahren sei es ein Jahr lang wiederkehrend zu Durchfällen gekommen, jeweils über zwei Wochen. Sie habe damals 8 kg Gewicht abgenommen. Eine Koloskopie sei nicht durchgeführt worden, die Durchfälle hätten spontan sistiert. Was sie immer noch habe, seien Blähungen nach den Mahlzeiten. Verneint werden Blut im Stuhl, Schleim, Teerstuhl, abdominelle Schmerzen, Gelenkschmerzen, Thoraxschmerzen sowie Augenprobleme.

Die **körperliche Untersuchung** ist unauffällig.

### Welche drei übergreifenden Krankheitsgruppen (organbezogen) können zu einer Belastungsdyspnoe führen?

- Kardiale Erkrankungen (= Dyspnoe durch Linksherzinsuffizienz)
- Bronchopulmonale Erkrankungen
- Nicht kardiopulmonale Erkrankungen (z. B. Urämie, Anämie, Restriktion bei Adipositas oder Leberzirrhose)

### Welche Laborwerte lassen Sie bestimmen? Nennen Sie mindestens vier.

Anzufordern sind kleines Blutbild, Natrium, Kalium, Kreatinin, Glukose, CRP, D-Dimere, Blutgase.

Das Hämoglobin liegt bei 9,1 g/dl.

### Welche drei weiteren Angaben interessieren Sie im kleinen Blutbild?

- Leukozytenzahl
- Thrombozytenzahl
- Mittleres Erythrozytenvolumen (MCV)

Leukozyten- und Thrombozytenzahl sind normal. Das MCV beträgt 68 fl.

## Welche Form einer Anämie liegt vor?

Es handelt sich um eine mikrozytäre Anämie.

## Was ist die häufigste Ursache einer mikrozytären Anämie? Nennen Sie darüber hinaus eine der zwei weiteren Ursachen.

Die Eisenmangelanämie ist mit 80 % die häufigste aller Anämien.

Mikrozytäre Anämien treten weiter auf bei:

- Thalassämien
- Chronischer Bleiintoxikation (sehr selten)



**ZUSATZINFORMATION**

Infektions-, chronische Endzündungs- und Tumoranämien sind meist normozytär, nur selten leicht mikrozytär.

## Was sind die vier häufigsten Ursachen eines Eisenmangels?

1. Chronische Blutungen (meist aus dem Gastrointestinaltrakt; bei Frauen Menorrhö)
2. Verminderte Zufuhr (Vegetarier, Veganer)
3. Verminderte Resorption (Dünndarmerkrankungen, Zustand nach Magenresektion)
4. Gesteigerter Bedarf (Schwangerschaft, Stillzeit)

## Welche weiteren Laboruntersuchungen führen Sie zur Abklärung der Anämie durch?

- Differenzialblutbild
- Retikulozytenzahl
- Ferritin
- Folsäure, Holo-Transcobalamin (die metabolisch aktive Form von Vitamin $B_{12}$), LDH, Haptoglobin und Bilirubin

**ZUSATZINFORMATION**

Bei Patienten mit Komorbiditäten wie Leber- oder Tumorerkrankung oder chronischer Infektion sollte der lösliche Transferrinrezeptor mitbestimmt werden, weil bei diesen Patienten Ferritin als Akute-Phase-Protein nicht aussagekräftig ist (Behnisch Muckenthaler und Kulozik 2021, S. 4, Kap. 5).

Es findet sich ein niedrignormales Ferritin von 41 µg/ml. Im Normbereich sind Leukozytenzahl, Differenzialblutbild und Retikulozytenzahl. Ferner wurden Holo-Transcobalamin und Folsäure bestimmt: Holo-Transcobalamin ist mit 42 pg/l grenzwertig niedrig, Folsäure mit 2,3 ng/ml niedrignormal.

## Was verursacht wohl die meisten Beschwerden der Patientin?

Die hochgradige Eisenmangelanämie unklarer Genese.

Die Hausärztin hat bereits vor 2 Wochen mit der intravenösen Gabe von Eisen begonnen. Seit einigen Tagen ist die Belastungsdyspnoe rückläufig. Die weiteren Laborwerte (CRP, Prothrombin-Index, PTT, Harnstoff-N, Kreatinin, Harnsäure, Phosphat, Natrium, Kalium, Kalzium, Cholinesterase, Kreatinkinase, LDH, Glukose, TSH-Basalwert, Gesamteiweiß, Albumin und Elektrophorese) liegen im Normbereich.
Die Patientin verneint auffällig starke oder unregelmäßige Monatsblutungen. Sie habe auch keine besonderen Ernährungsgewohnheiten, wie etwa vegetarische Diät.



## Welche Laboruntersuchung schlagen Sie zur weiteren Abklärung vor?

Es ist ein Test auf okkultes Blut (iFOBT) indiziert.

Dieser ist unauffällig

## Welche apparative Untersuchung schlagen Sie vor?

Eine Ösophagogastroduodenoskopie.

Bei der **Ösophagogastroduodenoskopie** ist der makroskopische Befund unauffällig, insbesondere sind keine Ulcera ventriculi oder duodeni zu sehen.

## An welcher Stelle sollten Biopsien entnommen werden?

Es sollten Biopsien aus dem Duodenum (Pars descendens duodeni) entnommen werden.

## Nach welchem histologischen Befund soll in den Biopsien gesucht werden?

Histologisch ist nach einer Zottenatrophie und intraepithelialen Lymphozyteninfiltraten zu suchen.

Es findet sich folgender **histopathologischer Befund:** Mikroskopisch zeigen vier vorliegende Biopsiepartikel Dünndarmschleimhaut mit deutlicher Verlängerung der Krypten, darin Zeichen einer vermehrten Epithelregeneration. Stellenweise sind deutlich verkürzte Zotten erkennbar entsprechend Typ 3b der Marsh-Klassifikation Sie zeigen oberflächlich überwiegend zylindrische Enterozyten, interzellulär aber mit Vermehrung von Lymphozyten und auch einigen Granulozyten. Die Lamina propria ist dicht durchsetzt von Plasmazellen, einigen Lymphozyten und Granulozyten.

## Welche Grunderkrankung liegt vermutlich vor?

Es handelt sich um eine glutensensitive Enteropathie (Synonym Zöliakie des Kindes, Sprue des Erwachsenen ).

## Welche Laboruntersuchung bestätigt diese Arbeitsdiagnose?

- Im Serum IgA-Anti-Gewebs-Transglutaminase-Antikörper (IgA-Anti-tTG-AK)

- Zusätzlich zu bestimmen: Gesamt-IgA im Serum (zum Ausschluss eines IgA-Mangels, und damit Nichtnachweisbarkeit von IgA-Anti-tTG-AK)

Die IgA-Anti-tTG-Antikörper finden sich > 10-fach erhöht.

**ZUSATZINFORMATION**

Die **glutensensitive Enteropathie** entsteht durch eine Unverträglichkeitsreaktion gegenüber der Gliadinfraktion des Glutens (Getreideprotein) bei entsprechender genetischer Disposition.



## Welche Funktionstests des Dünndarms führen Sie durch?

- Laktose-$H_2$-Atemtest
- D-Xylose-Test

Der Laktose-$H_2$-Atemtest zeigt bei der Patientin einen deutlichen Anstieg der $H_2$-Exhalation nach 120 Minuten auf 76 ppm, nach 150 Minuten auf 141 ppm (Normalwerte unter 10 ppm), begleitet von deutlichem „Bauchrumoren". Beim D-Xylose-Test mit 12,5 g Xylose-Gabe sind nach 5 Stunden 15 % im Urin ausgeschieden (normal > 16 %).

## Wie interpretieren Sie diese Testergebnisse?

Es besteht der Verdacht auf Dünndarmmalabsorption (Hinweis durch pathologisch niedrigen D-Xylose-Test) und sekundären Laktasemangel bei glutensensitiver Enteropathie.

## Wie wird eine glutensensitive Enteropathie therapiert?

Mit glutenfreier Diät.

## Fassen Sie die Diagnosekriterien der glutensensitiven Enteropathie zusammen.

Die Diagnosekriterien nach Felber et al. 2021 (Leitlinie Zöliakie, S. 809 und 810) lauten:
- Dünndarmbiopsie mit pathologischer Histologie (Zottenatrophie, Kryptenhyperplasie und Vermehrung intraepithelialer Lymphozyten) entsprechend Typ 2 oder 3 der Marsh-Klassifikation (➤ Tab. 3.2)
- IgA-Anti-Transglutaminase-Antikörper > 10-fach erhöht

**Tab. 3.2** Modifizierte Marsh-Oberhuber-Klassifikation mit modifiziertem Grenzwert für die Anzahl intraepithelialer Lymphozyten (IEL) [F602-013]

| | Typ 0 Typ | Typ 1 | Typ 2 | Typ 3A | Typ 3B | Typ 3C |
|---|---|---|---|---|---|---|
| IEL/100 Epithelien | ≤ 25 | > 25 | > 25 | > 25 | > 25 | > 25 |
| Krypten | Normal | Normal | Hyperplasie | Hyperplasie | Hyperplasie | Hyperplasie |
| Zotten | Normal | Normal | Normal | Geringe bis mäßige Atrophie | Subtotale Atrophie | Totale Atrophie |

### An welche anderen Ursachen außer einer glutensensitiven Enteropathie müssen Sie bei einer Zottenatrophie denken? Zwei sind genannt.

Tropische Sprue (= infektiöse Enteritis mit nicht näher definierten Erregern) und Morbus Whipple.

### Erläutern Sie die Pathogenese des Laktasemangels: Welches Substrat kann nicht mehr in welche Produkte gespalten werden? Wie kommt es zu Diarrhöen?



Bei Laktasemangel wird das Disaccharid Laktose (Milchzucker) nicht mehr in Glukose und Galaktose hydrolysiert. Die unhydrolysierte Laktose gelangt in das Kolon und wird dort durch Bakterien in Kohlendioxid, Wasserstoff und Milchsäure gespalten. Infolgedessen kommt es zu Blähungen, Durchfällen und Tenesmen nach dem Genuss von Milch und Milchprodukten.

### Welche Hauterkrankung ist mit der glutensensitiven Enteropathie assoziiert?

Die Dermatitis herpetiformis Duhring (Leitsymptom: Blasen und Papeln, teils verkrustet, an Stamm und Extremitäten).

### Welche Spätkomplikation müssen Sie bei glutensensitiver Enteropathie bedenken?

Die Inzidenz von (insgesamt sehr seltenen) T-Zell-Lymphomen des Dünndarms ist im Vergleich zur Normalbevölkerung erhöht.

### Wie schließen Sie ein Dünndarmlymphom weitgehend aus?

MRT des Dünndarms (nach Sellink).

### Die Therapie einer glutensensitiven Enteropathie besteht in einer glutenfreien Diät. Welche diätetischen Ratschläge geben Sie der Patientin? Was darf sie essen, auf was soll sie verzichten?

- Erlaubt (glutenfrei) sind Kartoffeln, Mais, Reis, Hirse, Hafer, Teff (synonym Zwerghirse) und Buchweizen.
- Nicht verzehrt werden (da glutenhaltig) sollen Weizen, Gerste, Roggen, Dinkel und Grünkern.
- Milch und Milchprodukte sollten aufgrund des (sekundären) Laktasemangels gemieden werden bzw. der Konsum an die Symptome der Patienten angepasst werden (durch Konsum von Milchprodukten besteht jedoch keine Gefahr der Verschlechterung des pathologischen Darmbefundes – im Gegensatz zum Konsum von glutenhaltigen Nahrungsmitteln).
- Für weitere Informationen kann die Patientin an die Deutsche Zöliakie-Gesellschaft (www.dzg-online.de) verwiesen werden.

### An welche Differenzialdiagnosen mit sich überlappenden Symptomen denken Sie bei zöliakieähnlichen Beschwerden ohne serologischen oder histologischen Hinweis auf eine Glutenunverträglichkeit?

- Reizdarmsyndrom
- Nicht-Zöliakie-Weizensensititvität (NZWS)

### Geben Sie der Patientin eine Empfehlung für eine Screening-Untersuchung ihrer Familie?

Ja, denn 10 % der erstgradigen Verwandten sind ebenfalls erkrankt. Als Screening wird die Bestimmung der IgA-Transglutaminase-Antikörper durchgeführt.



### Bei der Patientin standen die Symptome der Eisenmangelanämie im Vordergrund. Welches sind die Leitsymptome bei einer klassisch verlaufenden Sprue?

- Diarrhöen
- Gewichtsverlust

> Die Patientin beginnt eine glutenfreie Diät. Wenige Tage später sistieren die postprandialen Blähungen. Einige Wochen später berichtet sie in der Ambulanz, dass es ihr hervorragend gehe. Sie habe eine 40-km-Radtour gemacht und habe wieder verstärkten Appetit.
> Der Hb-Wert ist auf 12,7 g/dl angestiegen. Im D-Xylose-Test zeigt sich eine verbesserte Resorption mit jetzt 23 % Urinausscheidung von oral zugeführter Xylose.

### Welche Substratklassen sind von Malabsorptionssyndromen betroffen und welches sind zugehörige Symptome? Nennen Sie drei der fünf möglichen.

- Eiweißmalabsorption: Gewichtsverlust, hypoproteinämische Ödeme
- Kohlenhydratmalabsorption: Gärungsstühle, Flatulenz, geblähtes Abdomen
- Malabsorption von wasserlöslichen Vitaminen: Vitamin $B_{12}$ und Folsäure: makrozytäre Anämie
- Malabsorption von Eisen: mikrozytäre Anämie
- Malabsorption von Elektrolyten: Kalium (z. B. Muskelschwäche) und Kalzium (z. B. Tetanie)

### Welche Vitaminmangelerkrankungen (jeweils mit einem Leitbefund) kennen Sie? Nennen Sie zwei von vier.

- Vitamin-$B_{12}$-Mangel: Leitbefund makrozytäre Anämie
- Vitamin-$B_1$(Thiamin)-Mangel: Leitsymptome Wernicke-Enzephalopathie, Korsakow-Syndrom (bei chronischem Alkoholabusus)
- Vitamin-C-Mangel (synonym Skorbut): Leitsymptome Zahnausfall, Muskelschwund, Diarrhöen
- Vitamin-D-Mangel: Leitbefunde Hypokalzämie und Osteomalazie (mangelnde Knochenmineralisation)

LITERATUR
Behnisch W, Muckenthaler M, Kulozik A. S1-Leitlinie Eisenmangelanämie der Gesellschaft für Pädiatrische Onkologie und Hämatologie. AWMF-Registernr. 025-021. Stand 31.10.2021, gültig bis 30.10.2026 (10 Seiten).
Felber J, et al. S2k-Leitlinie Zöliakie der Deutschen Gesellschaft für Gastroenterologie, Verdauungs- und Stoffwechselkrankheiten (DGVS). AWMF-Registernr. 021-021. Stand 01.12.2021, gültig bis 31.10.2026 (67 Seiten).

## 3.5.2 Fall 2

**KASUISTIK**

Bei einem 73-jährigen Mann fällt eine periphere Neuropathie auf. Im Blutbild findet sich ein Hb von 9,5 g/dl mit erhöhtem MCV auf 103 fl.

### Wie lautet Ihre Verdachtsdiagnose?

Makrozytäre Anämie, am häufigsten bei Vitamin-$B_{12}$-Mangel.

Der Patient gibt an, dass vor über 15 Jahren eine ihm nicht näher bekannte Bauchoperation durchgeführt wurde.

### Welche beiden Operationen am Magen-Darm-Trakt können nachfolgend zu einem Vitamin-$B_{12}$-Mangel führen und über welchen Mechanismus kommt es zum Mangel?

- Gastrektomie: Es fehlt der Intrinsic Factor, der in der Magenschleimhaut gebildet wird.
- Resektion des terminalen Ileums: In den distalen 100 cm des Ileums erfolgt die Vitamin-$B_{12}$-Resorption.

### Bei welcher weiteren Magenerkrankung tritt ein Vitamin-$B_{12}$-Mangel auf?

Bei der Autoimmungastritis (mit Nachweis von Autoantikörpern gegen Parietalzellen und gegen Intrinsic Factor); bei dieser Grunderkrankung wird das Krankheitsbild als „perniziöse Anämie" bezeichnet.

### Wie behandeln Sie den Vitamin-$B_{12}$-Mangel?

Mit der Substitution mit Vitamin $B_{12}$ (Cyancobalamin) 1.000 µg i. m. wöchentlich für einen Monat, dann alle 3 Monate.

### Welches ist die häufigste Stoffwechselstörung im Dünndarm?

Der primäre Laktasemangel.

### Welche pathogenetischen Krankheitsgruppen können neben der glutensensitiven Enteropathie zu einer Malabsorption führen? Nennen Sie drei der sieben Gruppen.

- Entzündliche Erkrankung
- Infektiöse Erkrankung

- Metabolische Erkrankung
- Maligne Erkrankung
- Vaskuläre Erkrankung
- Traumatische (physikalische) Schädigung

Nennen Sie für jede dieser Krankheitsgruppen mindestens ein Beispiel.

- Entzündliche Erkrankung: Morbus Crohn
- Infektiöse Erkrankung: Darmtuberkulose, Kryptosporidien bei AIDS, Protozoonosen wie Lamblien, Morbus Whipple
- Metabolische Erkrankung: primärer oder sekundärer Laktasemangel
- Maligne Erkrankung: Lymphom des Dünndarms
- Vaskuläre Erkrankung: Rechtsherzinsuffizienz mit Stauung, Angina intestinalis, Mesenterialvenenthrombose, portale Hypertension bei Leberzirrhose
- Traumatische (physikalische) Schädigung: Z. n. Dünndarmresektion, Strahlenenteritis

Welche Symptome charakterisieren den Morbus Whipple? Nennen Sie drei der fünf genannten.

Diarrhöen, Gewichtsverlust (zu 90 %), Fieber, Arthralgien (zu 80 %), Lymphknotenschwellungen

Was ist die Ursache des Morbus Whipple?

Eine Infektion mit *Tropheryma whipplei* in Zusammenhang mit einer genetischen Prädisposition.

**ZUSATZINFORMATION**

- Aufgrund einer asymptomatischen ZNS-Beteiligung in 50 % der Fälle muss vor der Behandlung eine Liquor-PCR auf *T. whipplei* durchgeführt werden.
- Behandelt wird mit Ceftriaxon 2 g/d i. v. über zwei Wochen mit anschließender Gabe von Cotrimoxazol p. o. über ein Jahr.

## 3.6 Leitbefund Leberrundherd

### 3.6.1 Fall 1

**KASUISTIK**

Ein 33-jähriger Patient wird Ihnen von der Hausärztin zur Abklärung einer γ-GT- und AP-Erhöhung vorgestellt. Laut den mitgegebenen Unterlagen sind erstmals vor 1½ Jahren die erhöhten Werte von γ-GT mit 132 U/l (normal bis 45 U/l) und AP mit 211 U/l (normal bis 135 U/l) bei normalen Transaminasen aufgefallen.

## Welche Ursachen dieser Laborwerterhöhung kommen infrage?

- Leberparenchymschädigung durch Alkohol, Hyperalimentation, Medikamente, Hypertriglyzeridämie
- Gallenwegserkrankung: Gallenwegskonkrement, primär sklerosierende Cholangitis, Gallengangskarzinom
- Malignome der Leber: primäres Leberzellkarzinom oder Lebermetastasen

## Welche vier anamnestischen Angaben interessieren Sie?



- Alkoholkonsum
- Ernährungsgewohnheiten
- Medikamenteneinnahme
- Bekannte Leber- und Gallenwegerkrankungen

Alkoholkonsum wird verneint („keinen Tropfen Alkohol"), ebenso Vorerkrankungen der Leber oder Gallenwege. Nach Angabe des Patienten sei bei einer Oberbauchsonografie vor etwa neun Monaten der Verdacht auf eine Fettleber geäußert worden.
Bei dem Patienten war im Alter von 17 Jahren ein Anfallsleiden diagnostiziert worden, die aktuelle Medikation ist Phenytoin (seit etwa 9 Monaten) und Lamotrigin (50 mg; seit 1 Monat). Weiterhin besteht eine Fruktosemalabsorption (seit Geburt), weshalb er sich an eine entsprechende Diät halte.
Bei der **körperlichen Untersuchung** zeigt sich ein befriedigender Allgemeinzustand des normgewichtigen Patienten. Im Gespräch wirkt der Patient diskret verlangsamt bei einem Blutdruck von 130/90 mmHg und einem Puls von 93/min. Die Schilddrüse ist normal, es sind keine vergrößerten Lymphknoten tastbar. Bei der Auskultation ist ein leichtes Giemen über dem rechten Unterfeld hörbar, das Abdomen ist palpatorisch unauffällig (Leber 8 cm in MCL), es finden sich keine Ödeme, keine Leberhautzeichen bei mittelgradiger Gynäkomastie.
Die aktuelle **Laboruntersuchung** zeigt folgende pathologische Werte: γ-GT 172 U/l, AP 306 U/l. Blutbild, Transaminasen und Bilirubin sind normal.

## Was ist Ihr nächster diagnostischer Schritt?

Eine Oberbauchsonografie.

## Beurteilen Sie folgendes sonografische Bild der Leber (➤ Abb. 3.9).

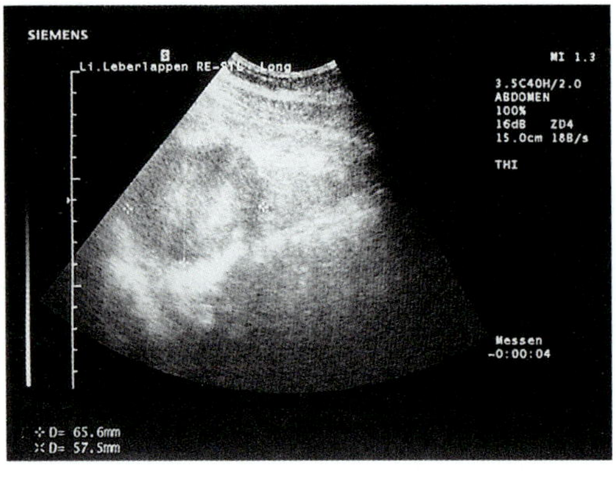


**Abb. 3.9** Sonogramm der Leber [P088]

In der **Oberbauchsonografie** finden sich erhebliche Fetteinlagerungen der Leber und im linken Leberlappen eine 5,5 × 6,6 × 7,0 cm große, echoinhomogene Struktur, zwerchfellnah gelegen.

## Welche Differenzialdiagnosen eines echoinhomogenen Rundherds in der Leber kennen Sie? Sechs sind aufgeführt, nennen Sie vier.

**Häufiger:**
- Primäres Leberzellkarzinom
- Lebermetastase
- Benigner Lebertumor: Leberzelladenom, fokal noduläre Hyperplasie, atypisches Hämangiom
- Abszess: bakteriell oder durch *Entamoeba histolytica*

**Sehr selten:**
- Echinokokkuszyste
- Peliosis hepatis (blutgefüllte Zysten)



## Welche weiteren laborchemischen Untersuchungen führen Sie durch? Fünf sind aufgeführt, nennen Sie drei.

- Kleines Blutbild (eventuell mit CRP)
- α-Fetoprotein
- CEA
- CA19-9
- Echinokokken-Antikörper

## Welche apparative Untersuchung ist indiziert?

Eine Sonografie mit Kontrastmittel oder ein CT Abdomen mit Kontrastmittel ist angezeigt. Abhängig von CT- und Tumormarker-Befunden folgen eventuell eine Punktion und ggf. eine Primärtumorsuche.

## Sollten die Echinokokken-Antikörper positiv sein und es sich um eine Echinokokkuszyste handeln. Welche grundsätzlichen Therapieoptionen gibt es? Mit welchem Risiko sind sie behaftet?

- **Konservativ:** antiinfektive Therapie.
- **Operativ:** Zystektomie mit begleitender antiinfektiver Therapie mit Albendazol. Bei der operativen Entfernung besteht die Gefahr der peritonealen Aussaat von Finnen (Larven der Bandwürmer) sowie einer anaphylaktischen Reaktion.

Bei dem Patienten sind die ergänzenden Laboruntersuchungen unauffällig. In der **Computertomografie** zeigt sich ein Dichteangleich zum umgebenden Lebergewebe nach Kontrastmittelgabe (spricht gegen Lebermetastasen). Differenzialdiagnostisch ist der CT-Befund mit einem Leberzelladenom oder (weniger wahrscheinlich) mit einem primären Leberzellkarzinom vereinbar.

## Welche Therapie schlagen Sie vor?

Es empfiehlt sich die Resektion des Lebertumors. Alternatives Vorgehen wäre Biopsie des Lebertumors und Entscheidung zur OP basierend auf der Histologie.

Es wird eine atypische, offene Leberresektion durchgeführt. Histologisch zeigt sich ein Leberzelladenom, im angrenzenden Lebergewebe eine mäßiggradige Leberzellverfettung.



## Sollten Leberzelladenome immer operativ entfernt werden?

Ja, wegen der Gefahr der malignen Entartung (bei etwa 10 %) sowie bei 30 % auftretender sonstiger Komplikationen.

## Welche sonstigen Komplikationen können bei großen Leberzelladenomen drohen?

- Infarzierung mit akuten Abdominalschmerzen
- Ruptur des Tumors mit lebensbedrohlicher Blutung (in 10 % der Fälle)

## Ist dieser Lebertumor typisch für Männer?

Nein, er tritt typischerweise bei Frauen im gebärfähigen Alter nach Einnahme von östrogenhaltigen Kontrazeptiva auf.

## Welche weiteren gutartigen Lebertumoren kennen Sie? Nennen Sie zwei der fünf aufgeführten.

Häufig sind:
- Leberhämangiom
- Fokale noduläre Hyperplasie

Selten sind:
- Gallengangsadenom
- Intrahepatisches Gallengangszystadenom
- Intrahepatische Gallengangspapillomatose

Bei dem Patienten ist der postoperative Verlauf gut. Nach der Operation liegt die γ-GT bei 133 U/l (präoperativ 226 U/l), das AP bei 352 U/l (präoperativ 374 U/l).

## Wodurch ist der erhöhte γ-GT-Wert wahrscheinlich bedingt?

Der erhöhte γ-GT-Wert ist wohl teilweise durch das Leberzelladenom bedingt gewesen und ist jetzt halbiert.

## In den nächsten drei Monaten (nach Operation) persistiert eine Erhöhung der γ-GT (auf niedrigerem Niveau) und der AP. Worauf führen Sie dies zurück?

Die Erhöhung ist möglicherweise als Nebenwirkung der antiepileptischen Medikation (Phenytoin) anzusehen (bei histologisch nachgewiesener Leberzellverfettung).

## Bei welchen Grunderkrankungen befürchten Sie bei malignitätsverdächtigem Befund in der Oberbauchsonografie ein hepatozelluläres Karzinom?

Das größte Risiko für ein hepatozelluläres Karzinom haben Patienten mit Leberzirrhose auf dem Boden einer chronischen Hepatitis B oder C oder einer Hämochromatose.



## Wie ist die Klinik bei einem hepatozellulären Karzinom?

- Druckschmerz rechter Oberbauch, Gewichtsverlust, eventuell tastbarer Tumor
- Eventuell unspezifische Symptome (z. B. Fieber)
- Häufig asymptomatisch

## Welche Laboruntersuchung führen Sie bei klinischem Verdacht auf ein primäres Leberzellkarzinom durch?

Es wird die AFP (α-Fetoprotein)-Konzentration im Serum bestimmt.

## Welche Erkrankungen außer dem primären Leberzellkarzinom führen zu einer pathologischen α-Fetoprotein-Erhöhung? Nennen Sie eine der vier aufgeführten.

- Nichtseminomatöse Hodentumoren
- Bei chronischer Virushepatitis manchmal mäßig über die Norm erhöhte, im Verlauf schwankende α-Fetoprotein-Werte
- Selten: Blasenmole (eine Störung während der Embryonalentwicklung)
- Selten: Hepatoblastom beim Kind

**ZUSATZINFORMATION**

AFP hat auch Relevanz in der pränatalen Trisomiediagnostik: Die Konzentration von AFP im Serum der Mutter ist bei fetaler Trisomie 21 meist **vermindert.**

## Welche primären Leberkarzinome gibt es? Nennen Sie zwei der vier aufgeführten.

- Hepatozelluläres Karzinom (HCC, 90 % aller primären Leberkarzinome); Sonderform: fibrolamellärer Typ (ist AFP-negativ, hat typisches sonografisches Bild)
- Cholangiozelluläres Karzinom (CCC, 5 % aller primären Leberkarzinome)

- Selten: Hepatoblastom
- Selten: Hämangioendotheliom (auch Hämangiosarkom)

Welche grundsätzlichen Therapieoptionen (➤ Tab. 3.3) gibt es beim primären Leberzellkarzinom? Nennen Sie zwei kurative und zwei palliative Möglichkeiten.

Kurative Therapien:
- Leberteilresektion
- Hepatektomie mit Lebertransplantation
- CT- oder Sonographie-gesteuerte Radiofrequenzablation

Palliative lokale Verfahren:
- Transarterielle Chemoembolisation (TACE)
- Transarterielle Radioembolisation (TARE), früher auch bezeichnet als selektive interne Radiotherapie (SIRT)

**Tab. 3.3** Therapie in Abhängigkeit vom BCLC-Stadium (Barcelona-Clinic-Liver-Cancer-Klassifikation; Reig et al. 2022)

| Stadium | | Therapie |
|---|---|---|
| 0 | 1 Herd < 2 cm oder Carcinoma in situ | Kurative Therapie möglich: Ablation (Thermo-, Radiofrequenz- oder Mikrowellenablation) |
| A | Frühes HCC: 1 Herd oder maximal 3 Herde < 3 cm | Kurative Therapie möglich: Resektion, Lebertransplantation, Ablation |
| B | Intermediäres HCC: multinodulär | Palliative Therapie: transarterielle Chemoembolisation (TACE), selektive interne Radiotherapie (SIRT) |
| C | Fortgeschrittenes HCC: Invasion von V. portae oder extrahepatische Ausbreitung | Palliative systemische Therapie:<br>Erstlinie: Kombination von Atezolizumab (Anti-PD-L1-Antikörper) plus Bevacizumab (Anti-VEGF-Antikörper) oder Durvalumab (Anti-PD-L1-Antikörper) plus Tremelimumab (Anti-CTLA-4-Antikörper); alternativ Sorafenib oder Lenvatinib als Tyrosinkinase-Inhibitoren<br>Zweitlinie: Multikinaseinhibitoren Regorafenib, und Cabozantinib sowie VEGF-R2-Antikörper Ramucirumab<br>(Leitlinienprogramm Onkologie, hepatozelluläres Karzinom, 2023, S. 98) |
| D | Terminales HCC: jede Tumorgröße; sehr schlechter Allgemeinzustand | Symptomatische Therapie (Best Supportive Care) |

**LITERATUR**

Leitlinienprogramm Onkologie (Deutsche Krebsgesellschaft, Deutsche Krebshilfe, AWMF) Diagnostik und Therapie des hepatozellulären Karzinoms und biliärer Karzinome. AWMF-Registernr. 032-053OL. Stand 31.8.2024 , gültig bis 30.8.2025 (285 Seiten).

Reig M, et al. BCLC strategy for prognosis prediction and treatment recommendation: The 2022 update. J Hepatol 2022;76(3):681–693.

## 3.6.2 Fall 2

**KASUISTIK**

Bei einer 34 Jahre alten, beschwerdefreien Patientin wird im Rahmen einer Sonografie folgender Befund erhoben (➤ Abb. 3.10).

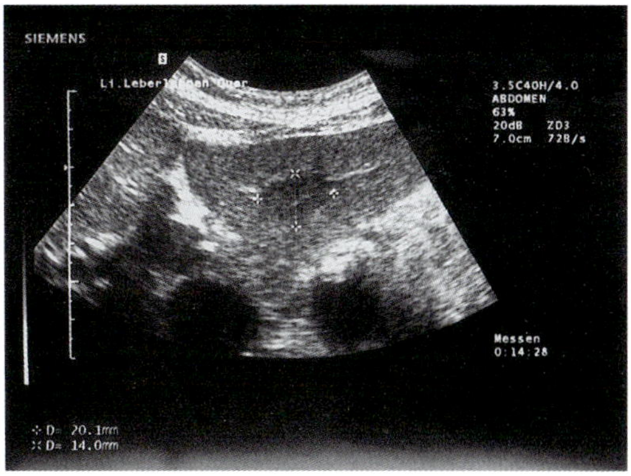


**Abb. 3.10** Sonogramm [P088]

Das Bild ist in Querlage des Ultraschallkopfs aufgenommen: Welches solide Organ ist erkennbar?

Man sieht den linken Leberlappen (in mittlerer Graustufe).

Nach welchen sechs Merkmalen beschreiben Sie sonografisch eine pathologische Läsion in der Leber?

- Lokalisation
- Größe
- Form (z. B. rund, oval, gelappt)
- Abgrenzung (scharf oder unscharf)
- Dichte (= Echogenität)
- Binnenstrukturen (Verkalkungen, zystisch oder fehlend)

Beschreiben Sie nach diesen Kriterien den pathologischen Befund des Sonografiebildes.

Die ➤ Abb. 3.11 zeigt den zugehörigen Längsschnitt. Die übrige Leber ist sonografisch unauffällig.

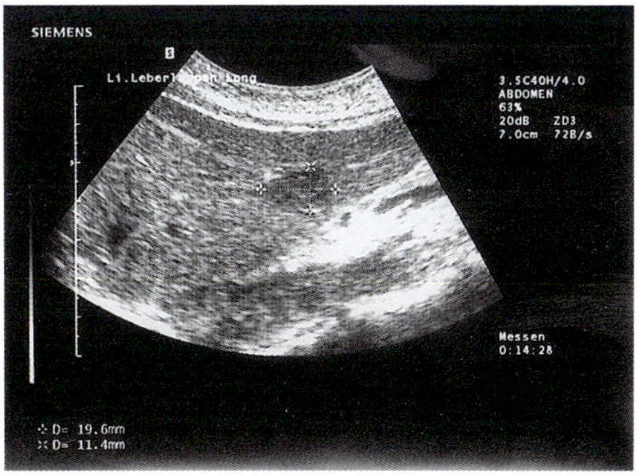


**Abb. 3.11** Sonogramm der Leber im Längsschnitt [P088]

Im linken Leberlappen zentral eine echoarme Läsion, in Transversalebene oval; scharfe Abgrenzung zum übrigen Leberparenchym. Die Läsion weist diskret echoreiche tubuläre (strichförmige) Binnenstrukturen auf. Sie hat einen Durchmesser von 14 × 20 mm.

### Was ist die Differenzialdiagnose eines echoarmen Rundherdes in der Leber? Nennen Sie zwei der fünf aufgeführten.

- Metastase (ist meist, aber nicht immer echoarm)
- Lymphom
- Abszess
- Atypisches Hämangiom
- Fokal noduläre Hyperplasie (zentraler echoreicher Stern, sonst echoarm bis echogleich)
- Fokale Minderverfettung (oft in gallenblasennahen Lebersegmenten; gehäuft bei Diabetes mellitus, Leberverfettung)

**ZUSATZINFORMATION**

**Merke:** Es gibt nur wenige benigne echoarme Raumforderungen der Leber.

### Welche drei weiterführenden bildgebenden Verfahren kommen zur Einstufung obigen Befundes infrage?

- MRT, ggf. auch mit Kontrastmittel
- Kontrastmittel-Sonografie (Contrast-Enhanced Ultrasound, CEUS)
- CT mit Kontrastmittel

(Leitlinienprogramm Onkologie, 2024, hepatozelluläres Karzinom, S. 54)

Bei der **CT** zeigt sich die Läsion im Nativbild hypodens, nach Kontrastmittelgabe hyperdens. Zur sicheren Zuordnung wird eine **MRT** vorgeschlagen. Dabei grenzt sich der Rundherd nach i.v. Gabe von Gadolinium-haltigem Kontrastmittel hyperintens zum übrigen Lebergewebe ab. Zusammen machen diese Befunde die Diagnose einer fokal-nodulären Hyperplasie hochwahrscheinlich. Die typischen zentralen tubulären Strukturen („Radspeichenbild") waren bei dieser Patientin sonografisch nicht darstellbar. Es wird eine Verlaufsbeobachtung empfohlen.
Beim Kontrolltermin nach einem halben Jahr ist der Befund sonografisch unverändert.

### Zystische Strukturen in der Leber sind echofrei (➤ Abb. 3.12). Was ist die Differenzialdiagnose zystischer Strukturen in der Leber? Nennen Sie zwei der fünf angegebenen.

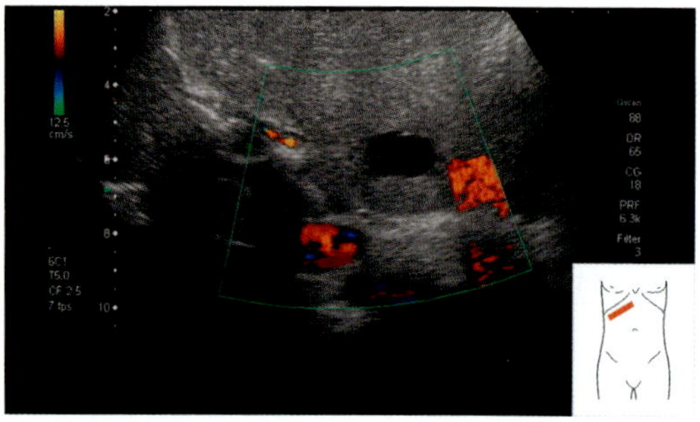

**Abb. 3.12** Sonografie der Leber bei einem Patienten ohne Vorerkrankungen: runde, echofreie Struktur mit dorsaler Schallverstärkung als Zeichen einer (hier solitären) Leberzyste [G755]

- Fehlbildungen: benigne Zyste, Biliome, Gallengangsast bei Caroli-Syndrom (selten)
- Infektionen: Echinokokkuszyste (mit intrazystischen Septen), Abszess (z. B. Amöben [oft nur echoarm, nicht streng echofrei])
- Maligne Läsionen (selten): zystische Metastase
- Blutgefäßerkrankungen (selten): kavernöses Hämangiom
- Peliosis hepatis (selten): blutgefüllte Zysten

## Was ist die Differenzialdiagnose einer echoreichen Raumforderung in der Leber? Nennen Sie zwei der fünf aufgeführten.



1. Maligne: Metastase (Metastasen sind aber häufiger **echoarm**), primäres Leberzellkarzinom
2. Leberzelladenom (fast echogleich)
3. Vaskulär: kapilläres Hämangiom (oft mit darstellbarem speisendem Gefäß); dies ist der häufigste benigner Lebertumor
4. Fokale Mehrverfettung
5. Anlagebedingt: Ligamentum teres (im subkostalen Querschnitt, zwischen RLL und LLL, Normalbefund)

## Beschreiben Sie den sonografischen Befund in der Leber (am Längenmaßstab oben und links sind 1-cm-Schritte markiert, ➤ Abb. 3.13).

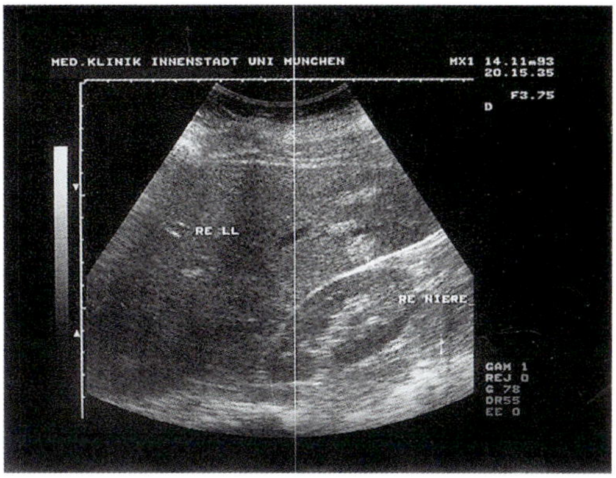


**Abb. 3.13** Sonografiebefund der Leber [P088]

Man sieht drei Rundherde, zwei länglich oval, einer kreisförmig. Ihr maximaler Durchmesser beträgt etwa 1,5 cm. Sie sind echoreich im Vergleich zum umgebenden Gewebe, ohne Binnenstrukturen (homogen) mit scharfer Randbegrenzung. Ein Herd befindet sich randständig am dorsalen Rand des rechten Leberlappens kaudal.

### Was sind mögliche Differenzialdiagnosen?

- Metastasen
- Hämangiome
- Fokale Mehrverfettungen

Unter dem Aspekt insbesondere der typischen Randständigkeit sind die Läsionen am wahrscheinlichsten als fokale Verfettungen einzuordnen.



**LITERATUR**

Leitlinienprogramm Onkologie (Deutsche Krebsgesellschaft, Deutsche Krebshilfe, AWMF): Diagnostik und Therapie des hepatozelluläres Karzinoms und biliärer Karzinome. AWMF-Registernr. 032-053OL. Stand 31.08.2024, gültig bis 30.08.2025 (285 Seiten).

## 3.7 Leitsymptom Schmerzen im Oberbauch

### 3.7.1 Fall 1

**KASUISTIK**

Eine 58-jährige Patientin kommt wegen Oberbauchschmerzen und Erbrechen in die Notaufnahme. Sie gibt einen dumpfen Dauerschmerz mit Maximum im Epigastrium an.

### An welche intraabdominellen Differenzialdiagnosen denken Sie? Welchen vier Organen oder Organsystemen lassen sich Oberbauchschmerzen am ehesten zuordnen?

- Magen
- Gallenwege
- Pankreas
- Dünndarm und Dickdarm

### Nennen Sie für jedes Organsystem ein oder zwei mögliche Erkrankungen als Schmerzursache.

- Magen: Ulcus ventriculi oder duodeni, akute Gastritis (viral, bakteriell, toxisch), funktionelle Dyspepsie
- Gallenwege: Choledocholithiasis, akute Cholezystitis, Cholangitis
- Pankreas: akute Pankreatitis
- Dünndarm und Dickdarm: Appendizitis, Ileus unterschiedlicher Genese (Briden, Kolonkarzinom), Mesenterialarterienverschluss

### An welche extraabdominellen Differenzialdiagnosen denken Sie? Vier sind angegeben, nennen Sie zwei.

- Hinterwandinfarkt
- Aortendissektion
- Lungenembolie
- Pleuritis oder Pleuropneumonie

### Welche weiteren anamnestischen Angaben interessieren Sie?

- Nähere Angaben zu Schmerz und Erbrechen (Aussehen des Erbrochenen)
- Weitere Symptome
- Medikamente
- Vorerkrankungen



Ein Druckgefühl im Bauch sei bereits seit zwei Tagen zu spüren gewesen. Seit 8 Stunden hätten sich Schmerzen entwickelt, hauptsächlich in der Magengrube. Das Erbrochene sei hell gewesen, ohne Blut oder dunkle Beimengungen.
Die übergewichtige Patientin berichtet, dass sie häufig nach fetten Mahlzeiten ein Völlegefühl spüre. Sie nehme einen Betablocker wegen einer arteriellen Hypertonie und Simvastatin wegen einer Hypercholesterinämie. Wegen einer Candida-Intertrigo benutze sie eine Pilzsalbe.
Als Jugendliche wurde ihr der Blinddarm entfernt.
Bei der **körperlichen Untersuchung** beträgt der arterielle Blutdruck 145/96 mm Hg und der Puls 68/min. Die axilläre Temperatur beträgt 38,1 °C. Kein Ikterus, normale Darmgeräusche. Deutlicher Druckschmerz rechts subkostal.

### Welche Laborwerte bestimmen Sie?

Angefordert werden: kleines Blutbild, CRP, Kreatinin, Natrium, Kalium, Glukose, GOT, GPT, γ-GT, AP, Bilirubin, Kreatinkinase, LDH, Troponin T, Lipase und Urinstatus.

Pathologische Werte ergeben sich bei Leukozyten (14.600/µl), CRP (3,7 mg/dl), GOT (53 U/l, normal bei Frauen bis 33 U/l) und Glukose (137 mg/dl).

### Welche apparative Untersuchung führen Sie durch?

- EKG (hier mit unauffälligem Befund)
- Oberbauchsonografie

### Nach welchen sonografischen Zeichen einer Cholezystitis suchen Sie? Nennen Sie drei der vier.

- Verbreiterte Gallenblasenwand
- Schichtung oder Auflockerung der Gallenblasenwand (echoarmer Mittelstreifen zwischen innerem und äußerem echoreichem Wandbereich)
- Flüssigkeitssaum um die Gallenblase
- Gallenblasenkonkrement (Cholezystitis fast nur bei vorbestehender Cholezystolithiasis)

Der sonografische Schnitt rechts subkostal zeigt bei der Patientin folgendes Bild (➤ Abb. 3.14).

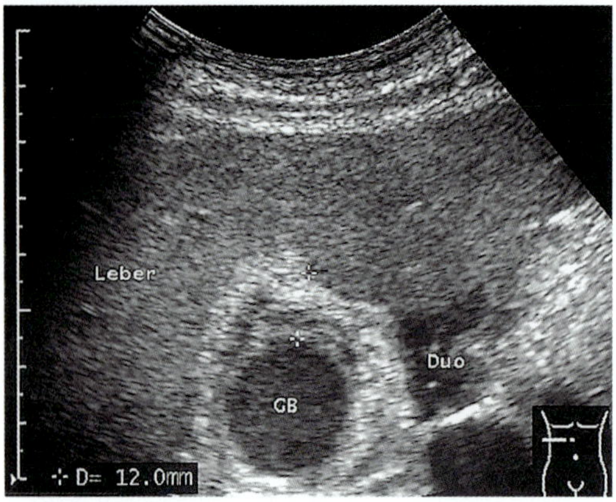


**Abb. 3.14** Sonografisches Schnittbild rechts subkostal [P088]



## Welche der oben genannten Zeichen einer Cholezystitis sind auf dem Bild erkennbar?

- Verbreiterte Gallenblasenwand
- Auflockerung der Gallenblasenwand

## Bei der Patientin zeigt sich sonografisch weiterhin in der Gallenblase ein schattengebendes, mobiles Konkrement von 12 mm Durchmesser. Wie behandeln Sie eine akute Cholezystitis?

- Schmerztherapie
- Antibiotikum
- Frühelektive Cholezystektomie

## Wie behandeln Sie die Schmerzen der Patientin?

(Gutt et al. 2017, S. 926)
- Nichtopioidanalgetikum: NSAID, z. B. Diclofenac 75 mg oder Indometacin 50 mg. Alternativ Metamizol
- Spasmolytikum: N-Butylscopolamin i. v.
- Opioid: z. B. Tramadol, Pethidin

**ZUSATZINFORMATION**

Viele Jahre galt die Gabe von Morphin wegen einer möglichen Druckerhöhung im Sphincter Oddi als kontraindiziert. Es gibt jedoch keine klinischen Hinweise, dass Morphin eine Pankreatitis oder Cholezystitis verschlechtert oder auslöst. Daher können heute alle Opioide gleichwertig gegeben werden.

### Welche drei Charakteristika sollte das Antibiotikum haben? Nennen Sie eines.

- Gute Gallengängigkeit
- Wirksamkeit im gramnegativen Bereich
- Stabilität im alkalischen Milieu der Galle

### Welche beiden Antibiotikaklassen kämen infrage? Nennen Sie eine.

- Cephalosporine der 3. und 4. Generation, z. B. Ceftriaxon
- Acylaminopenicilline mit Betalaktamase-Inhibitor (z. B. Tazobactam)

(Gutt et al. 2017, S. 927)



**ZUSATZINFORMATION**

Chinolone (= Gyrasehemmer), z. B. Levofloxacin oder Ofloxacin, sollen bei mittelschweren Infektionen nur noch eingesetzt werden, wenn es keine therapeutische Alternative gibt (www.bfarm.de)

### Welche Komplikationen können bei einer Cholezystitis auftreten?

- Perforation in die freie Bauchhöhle mit Peritonitis
- Perforation ins Duodenum oder Kolon mit Gallensteinileus
- Gallenblasenempyem

Die Patientin wird mit Ceftriaxon 2 g/d i. v. behandelt. Unter Spasmolytikagabe wird sie schmerzfrei. Am Tag 2 sind die Leukozyten normalisiert. Am Tag 3 wird (frühelektiv) eine laparoskopische Cholezystektomie durchgeführt.
**Hinweis:** In der ACDC (Acute Cholecystitis Delayed Cholecystectomy)-Studie (Gutt et al. 2013) war das Outcome bei einer frühen (innerhalb von 24 h) laparoskopischen Cholezystektomie besser als bei einer spät elektiven (innerhalb von 7–45 Tagen).

### Welche Techniken einer Cholezystektomie gibt es?

- Laparoskopische Cholezystektomie (Methode der Wahl)
- Offene Cholezystektomie (mit Laparotomie)

### Nennen Sie einen Vorteil und einen Nachteil der laparoskopischen Cholezystektomie.

- **Vorteil:** geringere Invasivität, kürzere Krankenhausverweildauer
- **Nachteil:** höhere Rate von Verletzungen der Gallenwege mit Galleleck (5 %)

### Welche andere Form der Steinerkrankung kennen Sie neben der Cholezystolithiasis?

Die zweite Form ist die Choledocholithiasis.

Was sind mögliche Manifestationsformen einer Choledocholithiasis? Nennen Sie zwei der drei genannten.

Akute Oberbauchschmerzen (Koliken), Ikterus oder asymptomatische Choledocholithiasis

**LITERATUR**

Gutt CN, et al. Acute cholecystitis: early versus delayed cholecystectomy, a multicenter randomized trial (ACDC study, NCT00447304). Ann Surg. 2013;258(3):385–393.

Gutt CN, et al. S3-Leitlinie der Deutschen Gesellschaft für Gastroenterologie, Verdauungs- und Stoffwechselkrankheiten (DGVS) und der Deutschen Gesellschaft für Allgemein- und Viszeralchirurgie (DGAV) zur Prävention, Diagnostik und Behandlung von Gallensteinen. AWMF-Registernr. 021/008. Stand: 30.11.2017, gültig bis 29.11.2022 (S. 912–966, in Überarbeitung).



## 3.7.2 Fall 2

**KASUISTIK**

Eine 76-jährige Patientin mit Z. n. Hinterwandinfarkt vor 3 Jahren wird in die Notaufnahme gebracht, weil sie vor 3 Tagen einen Ikterus bemerkt hat. Zusätzlich habe sie seit dem Vortag Oberbauchschmerzen und Fieber.

Der Allgemeinzustand der Patientin ist eingeschränkt und sie hat einen deutlichen Druckschmerz im rechten Oberbauch.

Auffällige **Laborwerte** sind eine Leukozytenzahl von 12.400/µl, ein CRP von 3,2 mg/dl (normal bis 0,5), ein Bilirubin von 3,2 mg/dl, eine AP von 320 U/l, eine GOT von 81 U/l (Normalwert bei Frauen bis 33 U/l) und eine GPT von 57 U/l (Normalwert bei Frauen bei 35 U/l).

Bei der **Oberbauchsonografie** zeigt sich ein kalkdichtes Gallenblasenkonkrement, eine normal dicke Gallenblasenwand, keine Flüssigkeit um die Gallenblase und ein auf 9 mm (normal bis 7 mm) erweiterter Ductus choledochus. Steine in den Gallenwegen sind nicht nachweisbar.

Welche pathologische Situation der Gallenwege liegt vermutlich vor?

Es handelt sich wohl um einen mechanischen Stau der Gallenwege.

Welcher sonografische Befund der Leber (hier nicht nachweisbar) kann diesen Verdacht erhärten?

Intrahepatische „Doppelstraßen“ (Doppelflintenphänomen, entspricht sonografisch darstellbaren Gallengängen): Die peripheren intrahepatischen Gallengänge werden erst bei einem Gallestau sichtbar. Sie verlaufen parallel zu den Pfortaderästen.

In welche zwei Gruppen lassen sich die Grunderkrankungen, die zu einer mechanischen Cholestase führen, gliedern?

- Erkrankungen der Gallenwege
- Abflusshindernis außerhalb der Gallenwege

## Nennen Sie je drei Erkrankungen für jede dieser beiden Gruppen (jeweils fünf sind angegeben).

**Erkrankungen der Gallenwege:**
1. Konkrement im Choledochus (= Choledocholithiasis)
2. Papillenstenose
3. Gallengangskarzinom
4. Benigne Choledochusstriktur
5. Primär sklerosierende Cholangitis

**Abflusshindernis außerhalb der Gallenwege durch:**
1. Pankreaskopfkarzinom
2. Kompression durch Metastasen (häufig)
3. Duodenaldivertikel (mit Kompression des Ductus choledochus)
4. Leberabszess (selten)
5. Mirizzi-Syndrom (selten)



## Welche infektiöse Komplikation einer mechanischen Cholestase liegt bei der Patientin vermutlich vor?

Es liegt wahrscheinlich eine Cholangitis vor (meist bakteriell).

## Was ist eine mögliche Komplikation einer bakteriellen Cholangitis?

Eine Cholangiosepsis.

Wegen der Klinik (Schmerzen, Fieber) und der Entzündungszeichen im Labor (Leukozytose, CRP-Erhöhung) ist eine notfallmäßige Entlastung des Gallestaus indiziert. Es wird eine Untersuchung durchgeführt, bei der folgendes Bild entsteht (➤ Abb. 3.15).

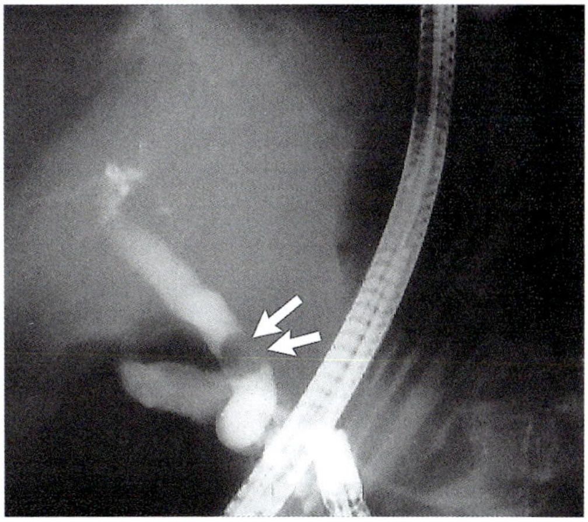

**Abb. 3.15** Bildgebung bei Patientin mit Ikterus [P088]

### Um welche Untersuchung handelt es sich?

Es ist eine ERCP (= endoskopisch retrograde Cholangiopankreatikografie).

**ZUSATZINFORMATION**

Die ERCP mit Papillotomie ist eine der invasivsten endoskopischen Techniken mit einer Komplikationsrate von etwa 10 % (am häufigsten postinterventionelle Pankreatitis). Nach bereits erfolgter Papillotomie in einer früheren ERCP ist die Komplikationsrate bei nachfolgenden ERCPs gering.
Wenn man betonen will, dass (wie in den meisten Fällen intendiert) nur die Gallenwege mit Kontrastmittel gefüllt werden, dann spricht man auch von einer ERC (= endoskopisch retrograde Cholangiografie).



### Wie sedieren Sie die Patientin während der Untersuchung? Nennen Sie zwei Alternativen.

(Wehrmann et al. 2023, S. 1264)
- Propofol, bevorzugt empfohlen
- Midazolam, ggf. zusätzlich zu Propofol

### Welche zwei Nebenwirkungen hat Propofol? Nennen Sie eine.

- Kreislaufdepression mit Hypotonie
- Atemdepression

### Welche drei Nebenwirkungen hat Midazolam? Nennen Sie eine.

- Atemdepression
- Paradoxe Erregung (Patient wird agitiert, unkooperativ)
- Anterograde Amnesie (Teil der erwünschten Wirkung)

### Was unternehmen Sie, wenn ein Patient nach Gabe von Midazolam einen Atemstillstand erleidet?

- Maskenbeatmung („Bebeuteln")
- Flumazenil i. v. als Antidot (Benzodiazepin-Antagonist)

### Welche Befunde sehen Sie auf dem oben gezeigten Bild?

- Konkrement im Choledochus (erkennbar an der kreisförmigen Kontrastmittelaussparung)
- Erweiterung des Ductus choledochus

3 cm vor der Papille stellt sich eine rundliche, scharf begrenzte Kontrastmittelaussparung dar. Dies ist hochwahrscheinlich Zeichen eines okkludierenden Konkrements im Choledochus.

## Welche therapeutische Maßnahme wird während der ERCP durchgeführt?

Eine Steinextraktion mit Papillotomie (im Rahmen der ERCP).

## Welche drei anderen apparativen Untersuchungen eignen sich zur Ursachensuche einer Obstruktion der Gallenwege, falls in der Abdomen-Sonografie keine Ursache darstellbar ist?

- Endosonografie (Methode der ersten Wahl, wenn verfügbar, sensitiv zum Nachweis von Konkrementen in den Gallenwegen); Vorteil: weniger invasiv als ERCP (➤ Abb. 3.16)
- Magnetresonanz-Cholangiopankreatikografie (MRCP; sensitiv zum Nachweis von Konkrementen in den Gallenwegen)
- Abdomen-CT (vor allem bei Tumorverdacht, zur Erkennung z. B. eines Pankreaskarzinoms)



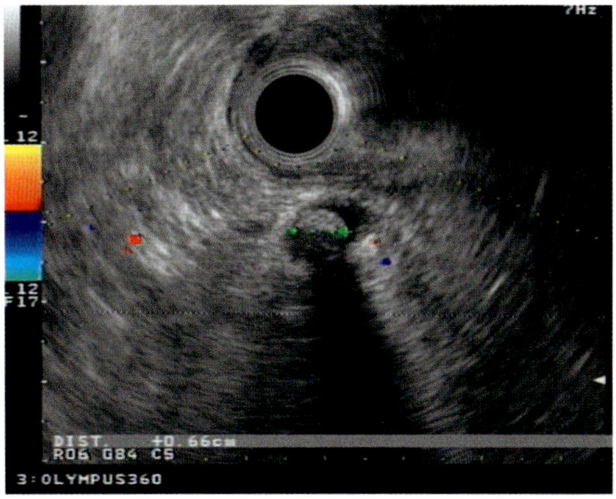


**Abb. 3.16** Bild einer Endosonografie (bei einer anderen Patientin): Zentral, schwarz und rund stellt sich die Sonde dar. Darunterliegend (bei 5 Uhr im Bild) Darstellung eines kontrastreichen Konkrements (0,66 cm) mit distaler Schallauslöschung [T1014]

### ZUSATZINFORMATION

Die drei oben genannten Bildgebungen ermöglichen im Gegensatz zur ERCP keine therapeutische Intervention, z. B. im Falle eines Konkrementnachweises.

Bei der Patientin war eine ERCP ohne vorherige Endosonografie oder MRCP gerechtfertigt, da klinisch eine hohe Wahrscheinlichkeit für eine Choledocholithiasis bei Vorliegen einer Cholezystolithiasis und laborchemischem sonografischem Nachweis einer Cholestase bestand.

## Welche therapeutischen Maßnahmen sind bei einer Choledochusobstruktion aufgrund eines inoperablen Pankreaskarzinoms möglich?

- Stenteinlage in den Choledochus im Rahmen der ERCP
- PTC (= perkutane transhepatische Cholangiografie) mit Stenteinlage und Drainage nach außen (zur Bauchdecke)

### ZUSATZINFORMATION

Bei *operablem* Pankreaskarzinom wird primär die OP (ohne vorherige Gallenwegsdrainage) angestrebt (Ausnahme sehr hohes Bilirubin, > 15 mg/dl).

### Welche beiden Materialien für Stents gibt es?

- Plastik
- Metall

**ZUSATZINFORMATION**

Differenzialindikation:

- **Plastik-Stents** müssen alle 3 Monate gewechselt werden und kommen daher in der Regel bei passagerem Problem oder sehr kurzer Lebenserwartung zum Einsatz.
- **Metall-Stents** gibt es in zwei Ausfertigungen:
  - Migrationsstabil (meist in der Mitte beschichtet und an den äußeren Rändern nicht, damit der Stent dort einwachsen kann): Diese Stents werden in der Regel mit Perspektive auf Dauerlösung bei palliativer Situation mit Lebenserwartung in der Größenordnung von 6 Monaten eingesetzt.
  - Vollbeschichtet: Diese Stents kommen bei benignen Stenosen zum Einsatz, die Stents dilatieren stärker als die Plastikstents und müssen nach 6–9 Monaten gewechselt werden.
- Plastikstents sind kostengünstig (< 100 € inkl. Applikationssystem), Metallstents sind teuer (meist > 500 €).

### Welche Röntgenaufnahme des Abdomens führen Sie bei einem akuten Abdomen durch?

Röntgen in Linksseitenlage (nach Verweilen in dieser Lage für 10 min) oder, wenn dem Patienten möglich, im Stehen zur Suche nach freier Luft und Spiegeln. Bei Verfügbarkeit auch Abdomen-CT (auch hier freie Luft nachweisbar; höhere Strahlenbelastung, höhere Kosten, aber auch höherer Informationsgewinn).

**ZUSATZINFORMATION**

Die Indikation für konventionelle Röntgenaufnahmen des Abdomens nur zum Nachweis freier Luft sollte gut überlegt sein, da die moderne Low-Dose-CT des Abdomens (z. B. zur Steinsuche im Ureter) nicht wesentlich mehr Strahlenbelastung mit sich bringt (etwa 3 mSv) als eine konventionelle Röntgenuntersuchung des Abdomens (etwa 1 mSv). Der Informationsgewinn kann aber deutlich höher sein und eine Doppeluntersuchung (konventionelles Röntgen und anschließend CT) sollte vermieden werden. Alle Abdomenbildgebungen haben eine relativ hohe Strahlenbelastung (z. B. im Vergleich zu Röntgen Thorax mit 0,05 mSv).

**LITERATUR**

Wehrmann T, et al. Aktualisierte S3-Leitlinie: Sedierung in der gastrointestinalen Endoskopie der Deutschen Gesellschaft für Gastroenterologie, Verdauungs- und Stoffwechselkrankheiten (DGVS). AWMF-Registernr. 021/014. Z Gastroenterol 2023;61:1246–1301. Stand 1.6.2023, gültig bis 30.4.2027.

## 3.7.3 Fall 3

**KASUISTIK**

Eine 62-jährige Patientin leidet seit zwei Jahren an einer Colitis ulcerosa. Jetzt stellt sie sich in der Notaufnahme wegen abdomineller Schmerzen vor. Seit mehreren Tagen spüre sie einen Schmerz im Epigastrium; am Tag vor der Aufnahme sei dieser unerträglich geworden. Vor drei Wochen sei sie zuletzt beim Gastroenterologen gewesen. Wegen zweimaligen Rezidivs der Colitis ulcerosa nach Reduktion der Einnahme von Prednisolon (entsprechend einer Steroidabhängigkeit der Erkrankung) wurde vor drei Wochen mit der Einnahme von Azathioprin 150 mg/d (hier Azafalk®) begonnen.

### An welche Differenzialdiagnosen denken Sie? Nennen Sie zwei der drei aufgeführten.

- Erneuter Schub der Colitis ulcerosa
- Akute Pankreatitis als mögliche Nebenwirkung von Azathioprin
- Andere Erkrankungen ohne Bezug zur Grunderkrankung oder Medikation der Patientin, z. B. Ulcus duodeni oder ventriculi; Cholezystitis

### Welche Laboruntersuchungen führen Sie durch? Nennen Sie drei der sieben genannten.

Kleines Blutbild, GOT, GPT, LDH, Kalzium, Lipase, Kreatinkinase, Glukose, CRP, Troponin T.

Als pathologischer Laborwert findet sich eine Serumlipase von 330 U/l.

### Wie lautet Ihre Verdachtsdiagnose?

Es könnte eine akute Pankreatitis vorliegen.

Bei der **Abdomensonografie** ist das Pankreas normal groß, die Bindegewebsstruktur ist aufgelockert und inhomogen; die Konturen sind unscharf begrenzt, vereinbar mit ödematöser Pankreatitis. Der Ductus pancreaticus stellt sich nicht erweitert dar. Es finden sich weder peripankreatische Flüssigkeit noch Verkalkungen oder Zysten.

**ZUSATZINFORMATION**

Nicht selten lässt sich das Pankreas bei der akuten Pankreatitis sonografisch nicht ausreichend gut beurteilen oder imponiert morphologisch unauffällig. Der bildmorphologische Befund ist für die Diagnose nicht relevant. Alleine die Bauchschmerzen zusammen mit der erhöhten Lipase genügen, um die Diagnose sicher stellen zu können. Die Sonographie ist dennoch bei Erstdiagnose zwingend erforderlich, um die Wahrscheinlichkeit einer biliären Genese durch Beurteilung der Gallenwege abschätzen zu können.

### Was sind neben der idiopathischen Form Ursachen einer akuten Pankreatitis? In welche sechs pathophysiologischen Gruppen lassen sie sich einteilen?

- Mechanisch
- Metabolisch
- Infektiös
- Maligne
- Autoimmun
- Genetisch

### Nennen Sie für jede der pathophysioligischen Gruppen ein bis zwei Beispiele.

Mechanisch:
- Obstruktion des Ductus pancreaticus durch Gallengangskonkrement in der Papille (biliäre Pankreatitis)
- Traumatisch (z. B. stumpfes Bauchtrauma)

Metabolisch:
- Alkoholexzess
- Hypertriglyzeridämie
- Hyperparathyreoidismus
- Medikamente (z. B. Azathioprin)

Infektiös:
- Virusinfektion (z. B. Mumpsvirus)

Maligne:
- Tumoren oder Zysten des Pankreas

Autoimmun:
- Autoimmunpankreatitis

Genetisch:
- Hereditäre Pankreatitis (sehr selten)

## Welche Maßnahmen ergreifen Sie bei der Patientin zur Therapie der akuten Pankreatitis?

- Flüssigkeitssubstitution (über peripheren Zugang) (Beyer et al. 2021, S. 438).
- Analgesie: z. B. mit Buprenorphin oder Pethidin (Beyer et al. 2021, S. 440).
- Absetzen von Azathioprin (wegen Verdacht auf eine durch Azathioprin induzierte Pankreatitis; dies ist eine typische Nebenwirkung einige Wochen nach Therapiebeginn).
- Nahrungskarenz nach aktueller Studienlage nicht mehr zwingend: Die Patientin kann essen, wenn sie es toleriert.

Bei der Patientin kommt es nach Absetzen von Azathioprin innerhalb von 2 Tagen zu Schmerzfreiheit. Das CRP ist nach initialem Anstieg fallend.

## Unabhängig von der beschriebenen Kasuistik, welche Bildbefunde sprechen bei Patienten mit akuter Pankreatitis für eine biliäre Pankreatitis? Nennen Sie einen.

- Nachweis von gestautem Ductus choledochus und/oder
- Nachweis von Konkrementen in Gallenwegen oder Gallensteinen

## Was ist die kausale Therapie einer biliären Pankreatitis?

Eine ERCP mit Papillotomie und Steinentfernung.

## Was ist eine mögliche Komplikation einer ERCP? Gibt es eine Möglichkeit der Prophylaxe?

Es kann zu einer durch die ERCP induzierten Pankreatitis kommen (z. B. nach unbeabsichtigter Kontrastdarstellung des Ductus pancreaticus oder protrahierter Manipulation der Papille). Zur Prophylaxe wird die Gabe von Diclofenac 100 mg oder Indometacin 100 mg als Suppositorium vor der Untersuchung empfohlen. (Denzer et al. 2015. S. 275).

## Was sind Komplikationen einer Papillotomie?

- Perforation
- Blutung

## Was ist ein prognostisch ungünstiges Zeichen in der Computertomografie des Abdomens bei akuter Pankreatitis?

Prognostisch ungünstig sind Nekrosestraßen im peripankreatischen Fettgewebe.

### ZUSATZINFORMATION

Zum Erkennen (laborchemisch) einer akuten Pankreatitis genügt die Bestimmung vom Serumlipase (DGVS-Leitlinie 2021; S. 430). Die Bestimmung der Amylase ist obsolet.

Der **Modified Glasgow Acute Pancreatitis Severity Score** (nicht zu verwechseln mit Glasgow Coma Scale) hilft, einen möglicherweise komplikationsreichen Verlauf einer Pankreatitis zu erkennen. V.a. komplizierten Verlauf besteht bei ≥3 Punkten (1 Punkt pro erfülltem Kriterium):

- $p_aO_2$ < 60 mmHg
- Alter > 55 Jahre
- Leukozyten > 15.000/ul
- Kalzium < 2 mmol/l
- Harnstoff ≥ 96 mg/dl
- LDH > 600 IU/l, GOT (AST) > 200 IU/l
- Albumin < 32 g/l
- Blutzucker > 180 mg/dl

Umgekehrt zeigt der **HAP-Score** (Harmless Acute Pancreatitis) einen höchstwahrscheinlich unkomplizierten Verlauf an, wenn die folgenden drei Kriterien zutreffen:

- Hämatokrit im Normbereich,
- Krea im Normbereich und
- **Keine** Abwehrspannung, kein Loslassschmerz

## Wie lautet die Definition einer Angina abdominalis?

Abdominelle Schmerzen durch intestinale Hypoxämie durch stenosierende Arteriosklerose der A. mesenterica superior und/oder A. mesenterica inferior.

## Welche unspezifischen Laborwerte können hinweisend auf eine Angina abdominalis sein? Nennen Sie einen der beiden.

- Laktat als Ausdruck der Gewebsischämie
- LDH als Ausdruck des Gewebsuntergangs

## Wie lässt sich eine intestinale Ischämie diagnostizieren?

Durch ein Abdomen-CT mit Kontrastmittel oder durch eine A.-mesenterica-superior- und A.-inferior-Angiografie.

3

## Nennen Sie die wesentlichen Symptome einer chronischen Pankreatitis.

Abdominelle Schmerzen, Fettstühle (Steatorrhö) mit Gewichtsverlust, pankreopriver Diabetes mellitus

## Wie lautet die Definition einer chronischen Pankreatitis (in Abgrenzung zur akuten Pankreatitis)?

Es liegt eine Entzündung mit irreversiblen morphologischen Veränderungen vor, wie Pankreasverkalkungen und/oder Pankreasgangstenosen oder -dilatationen.

## Welche Gruppen von Verdauungsenzymen werden im Pankreas gebildet?

- Amylasen (Aufspalten von Kohlenhydraten)
- Lipasen (Aufspalten von Lipiden)
- Proteasen (z. B. Trypsin, Elastase)

## Welche Komplikation einer chronischen Pankreatitis liegt vor, wenn nicht mehr genügend dieser Enzyme gebildet werden?

Es handelt sich dann um eine exokrine Pankreasinsuffizienz.

## Durch welche Enzymbestimmung im Stuhl wird nach einer exokrinen Pankreasinsuffizienz gesucht?

Durch die Bestimmung der Elastase-1. Vorher evtl. Eingenommene Pankreasenzym-Präparate beeinflussen das Ergebnis nicht.

## Wie therapieren Sie eine exokrine Pankreasinsuffizienz?

Durch Pankreasenzym-Substitution: Pankreatin.

## Welche drei Enzymklassen sind darin enthalten?

Amylasen, Lipasen und Proteasen. Pankreatinpräparate werden normiert auf die Einheiten der Lipaseaktivität.

## Welche endoskopisch-invasive Maßnahme kann in Einzelfällen die Schmerzsymptomatik bei chronischer Pankreatitis verbessern?

Die endoskopische Extraktion von Steinen aus dem Pankreasgang oder die endoskopische Dilatation von dominanten Stenosen des Pankreasgangs (im Zuge einer endoskopisch retrograden Pankreatikografie, ERP). Zudem entwickeln sich häufig große Zysten, die interventionell drainiert werden können, wenn sie z. B. durch Druck auf das umliegende Gewebe symptomatisch werden.

LITERATUR
Beyer G, et al. S3-Leitlinie Pankreatitis – Leitlinie der Deutschen Gesellschaft für Gastroenterologie, Verdauungs- und Stoffwechselkrankheiten (DGVS). AWMF-Registernr. 021-003. Z Gastroenterol 2022;60:419–521. Stand 10.09.2021, gültig bis 30.04.2026.
Denzer U, et al. S2k-Leitlinie Qualitätsanforderungen in der gastrointestinalen Endoskopie. AWMF-Registernr. 021-022. Stand 8.7.2015, gültig bis 7.7.2020. (752 Seiten, aktuell in Überarbeitung).

## 3.8 Leitsymptom retrosternale Schmerzen

### KASUISTIK

Ein 47-jähriger Patient in gutem Allgemeinzustand stellt sich in der Praxis wegen nächtlicher retrosternaler Schmerzen vor, die zwar nur selten aufträten, aber dann stark seien. Die Schmerzen seien nicht auslösbar, auch nicht durch starke körperliche Belastung. Ansonsten sei er beschwerdefrei. Eine kardiologische Untersuchung vor 5 Jahren habe keinen Hinweis auf eine kardiale Erkrankung ergeben. Der Patient raucht zehn bis 15 Zigaretten pro Tag.
Die **körperliche Untersuchung** ist unauffällig. Einziger pathologischer Laborwert: γ-GT mit 97 U/l (Normalwert bei Männern bis 55 U/l). Alle übrigen untersuchten Laborwerte liegen im Normbereich: Leukozyten-, Thrombozytenzahl, Hb, mittleres Erythrozytenvolumen (MCV), CRP, Kreatinin, Natrium, Kalium, Kalzium, GOT, GPT, LDH, Lipase, Bilirubin, CK, Troponin T.

### Welche diagnostischen Maßnahmen ergreifen Sie als Nächstes?

- Ruhe-EKG; dann Belastungs-EKG zur Hinweissuche auf koronare Herzerkrankung (nur bei vorher negativem Troponin T)
- Ösophagogastroduodenoskopie
- Ggf. Echokardiografie

### Sie sehen folgendes Bild (➤ Abb. 3.17). An welcher Stelle wurde das endoskopische Bild aufgenommen? Beschreiben Sie den Befund und stellen Sie eine Verdachtsdiagnose.

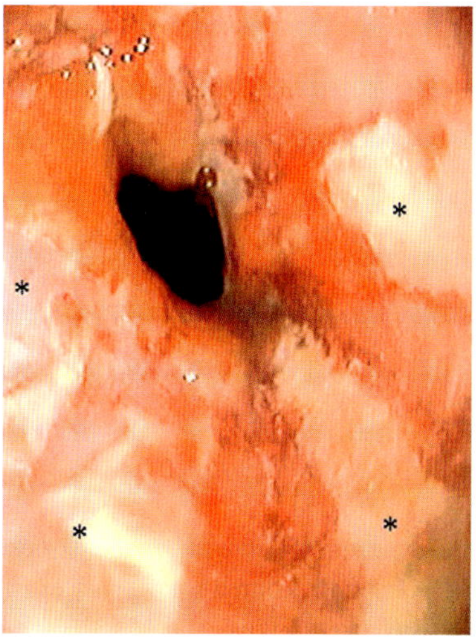


**Abb. 3.17** Endoskopische Bild des Ösophagus (Foto aus: Goldmann's Cecil Medicine. 24. Auflage 2011, Elsevier Inc.; Nachdruck mit freundlicher Genehmigung) [E355–24]

Das endoskopische Bild zeigt den distalen Ösophagus mit Erythem und vier flachen, zungenförmigen nach proximal auslaufenden weißlichen (fibrinbelegten) Schleimhautdefekten (Sternchen). Die Verdachtsdiagnose lautet: gastroösophageale Refluxerkrankung mit Refluxösophagitis.

**ZUSATZINFORMATION**

Die **Refluxkrankheit** ist häufig. In den Industrienationen liegt die Prävalenz bei bis zu 20 %. Bei 10 % der Refluxkranken lässt sich endoskopisch eine Refluxösophagitis nachweisen. Hauptursache der Erkrankung ist eine Insuffizienz des unteren Ösophagussphinkters oft assoziiert mit einer Hiatushernie.



## Welche Symptome treten bei einer gastroösophagealen Refluxerkrankung (mit oder ohne Refluxösophagitis) auf? Acht sind genannt, nennen Sie drei.

- Sodbrennen
- Retrosternale Schmerzen
- Luftaufstoßen
- Schluckbeschwerden, Regurgitation
- Schmerzen im Oberbauch
- Husten durch Reizbronchitis, Asthma bronchiale durch nächtlichen Reflux
- Selten Heiserkeit durch Refluxlaryngitis
- Dentale Erosionen

## Nennen Sie eine Klassifikation der gastroösophagealen Refluxerkrankung.

Empfohlen wird die Einteilung anhand der Los-Angeles-Klassifikation:

A) Eine oder mehrere Schleimhautläsionen < 0,5 cm.
B) Eine oder mehrere Läsionen > 0,5 cm. Die Läsionen überschreiten noch nicht zwei Mukosafalten.
C) Es werden mehrere Mukosafalten von den Läsionen überschritten, aber Defekte betreffen < 75 % der Zirkumferenz.
D) Defekte betreffen > 75 % der Zirkumferenz.

Der Befund in ➤ Abb. 3.17 entspricht einer gastroösophagealen Refluxerkrankung Stadium B nach der Los-Angeles-Klassifikation.

**ZUSATZINFORMATION**

An die Stelle der früheren Einteilung in Short-Segment- bzw. Long-Segment-Barrett-Ösophagus ist die **Prag-Klassifikation** getreten. Sie beschreibt zusätzlich zur maximalen Ausdehnung M die größte zirkumferenzielle Ausdehnung C (➤ Abb. 3.18).

## Welche Komplikationen können bei der fortgeschrittenen Refluxösophagitis auftreten?

- Barrett-Syndrom (Synonym: Barrett-Ösophagus): Zylinderzellmetaplasie (Ersatz des Plattenepithels des distalen Ösophagus durch spezialisiertes Zylinderepithel); selten innerhalb der Barrett-Mukosa Entwicklung eines Barrett-Ulkus

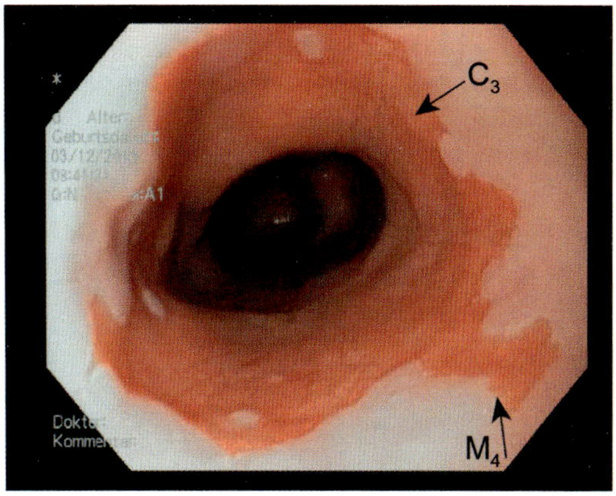


**Abb. 3.18** Endoskopie des Ösophagus bei einem 69-jährigen Patienten: Erkennbar lachsfarbene Schleimhaut kranial der Kardiafalten als Zeichen eines Barrett-Ösophagus (histologisch zu bestätigen); markiert ist die zirkuläre Ausdehnung mit 3 cm und der maximale Ausläufer mit 4 cm, also Stadium C3M4 nach Prag-Klassifikation. [G755]



- Stenosierung des Ösophagus
- Ulzerationen, selten Blutung
- Nächtliche Aspiration von Mageninhalt

## Warum muss ein Barrett-Syndrom endoskopisch kontrolliert werden?

Der Barrett-Ösophagus ist eine Präkanzerose, eine Entartung zum Adenokarzinom ist insbesondere bei Vorliegen einer intraepithelialen Neoplasie (IEN) möglich. Deshalb sind endoskopisch-bioptische Kontrollen erforderlich (Quadrantenbiopsie alle 2 cm).

### ZUSATZINFORMATION

Die **Indikation zur Kontrolluntersuchung** richtet sich nach dem Vorliegen einer niedriggradigen Dysplasie (LGD):

- Ohne Nachweis einer LGD: Kontrolle innerhalb von 1 Jahr, danach alle 3–5 Jahre.
- Bei Nachweis einer LGD: Kontrolle innerhalb von 2–3 Monaten. Histologische Befundkontrolle durch ein Referenzlabor, da sich die Diagnose einer LGD von nichtspezialisierten Pathologen in bis zu 85 % als falsch herausstellt. Findet sich bei der Kontroll-ÖGD nach 2–3 Monaten eine sichtbare Läsion, so soll eine endoskopische Resektion erfolgen. Findet sich keine sichtbare Läsion, so soll eine Radiofrequenzablation erfolgen.
- Bei hochgradiger-Dysplasie: endoskopische Mukosaresektion der Läsion oder Radiofrequenzablation erforderlich

Das Risiko der **Entwicklung eines Karzinoms** aus einem Barrett-Ösophagus ohne Nachweis einer Dysplasie wurde in der Vergangenheit überschätzt. Aktuell wird von einem Risiko der Progression eines nichtneoplastischen Barrett-Ösophagus hin zur hochgradigen IEN oder zum Adenokarzinom von 0,1–0,3 % pro Jahr ausgegangen, wobei das Risiko stark von der Längenausdehnung der Barrettmukosa abhängt. Demgegenüber ist der Nachweis einer niedriggradigen Dysplasie ein ernstzunehmender Befund: bei dieser Konstellation zeigten knapp 20 % der Patienten innerhalb von 42 Monaten einen Progress zu einer höhergradigen Dysplasie oder zu einem Karzinom (Madisch et al. 2022, S. 894).

## Welche Allgemeinmaßnahmen schlagen Sie für den Patienten mit Refluxösophagitis vor?

- Gewichtsnormalisierung, falls Übergewicht vorliegt
- Meiden später Mahlzeiten
- Hochstellen des Kopfendes des Betts um 15 cm (z. B. mit Holzklötzen)
- Meiden von Medikamenten, die den Druck im unteren Ösophagussphinkter senken, z. B. Betaadrenergika, Anticholinergika, Kalziumantagonisten, Nitropräparate

**ZUSATZINFORMATION**

Ein Vorteil durch den Verzicht auf auslösende Noxen ist, anders, als man denken würde, nicht belegt. Alkoholverzicht und Nikotinkarenz sind zwar grundsätzlich zu empfehlen, eine Besserung von Refluxsymptomen kann dadurch aber nicht erwartet werden (Madisch et al. 2022, S. 874).

## Was ist die medikamentöse Therapie der Wahl?

Protonenpumpeninhibitor.



## Wie lange therapieren Sie mit Protonenpumpeninhibitor bei nachgewiesener Refluxösophagitis?

Eine leichte Refluxösophagitis (Los Angeles A oder B) sollte über 4 Wochen mit einem Protonenpumpeninhibitor in Standarddosierung behandelt werden. Bei einer schweren Refluxösophagitis (Los Angeles C oder D) soll eine kontinuierliche Langzeittherapie erfolgen, da es bei Absetzen des PPI in bis zu 90 % zu Rezidiven kommt.

## Nennen Sie zwei der sechs in Deutschland gängigen Protonenpumpeninhibitoren.

Esomeprazol, Lansoprazol, Dexlansoprazol, Omeprazol, Pantoprazol und Rabeprazol.

**ZUSATZINFORMATION**

Handelsnamen dieser fünf Protonenpumpeninhibitoren:

- Esomeprazol (Nexium® und viele Generika)
- Lansoprazol (Agopton® und Generika)
- Omeprazol (Antra® und viele Generika)
- Pantoprazol (Pantozol® und Generika)
- Rabeprazol (Pariet® und Generikum)
- Dexlansoprazol (Dexilant®)

## Wie beurteilen Sie $H_2$-Blocker und Antazida in der Therapie der Refluxerkrankung?

- $H_2$-Blocker, z. B. Cimetidin, sind Mittel der zweiten Wahl. Sie führen zu einer geringeren Säuresuppression als die Protonenpumpenblocker und damit zu einer geringeren Heilungsrate.
- Antazida sind nur bei leichten Refluxbeschwerden ohne Ösophagitis indiziert.

Unter der Medikation mit Omeprazol 20 mg/d ist der Patient beschwerdefrei. Nach Dosisreduktion und Absetzen der Medikation kommt es erneut zu Sodbrennen.

### Was empfehlen Sie dem Patienten jetzt?

Da es sich nach Los Angeles Klassifikation nur um einen leichten Befund einer Refluxösophagitis handelte, bei der nicht mit einem komplizierten Verlauf zu rechnen ist, kann in der weiteren Behandlung die bedarfsweise Einnahme eines PPI erfolgen.

### Wann kommt eine operative Therapie bei der Refluxösophagitis infrage? Wie heißt die Operationsmethode?

Die offene oder laparoskopische Fundoplicatio nach Nissen wird nur noch durchgeführt bei Versagen der konservativen Therapie oder bei Unverträglichkeit von säuresuppressiven Medikamenten.



### Welche weiteren Ursachen einer Ösophagitis außer Reflux gibt es? Sechs sind genannt, nennen Sie vier.

- Infektionen (meist nur bei immunsupprimierten Patienten, vor allem Infektion mit *Candida albicans* → Soor-Ösophagitis), CMV, HSV
- Eosinophile Ösophagitis (allergisch, entzündlich)
- Festkleben von Tabletten (Tetrazyklin-, Bisphosphonat- oder Kaliumtabletten, evtl. Ulzera)
- Mechanisch, z. B. durch Magensonden
- Bestrahlungsfolgen
- Toxisch, z. B. nach Ingestion von Säuren oder Laugen, akzidentell oder in selbstschädigender Absicht

### Welche weiteren (außer Refluxösophagitis und anderen Ösophagitiden) Differenzialdiagnosen der Dysphagie gibt es? Neun sind genannt, nennen Sie vier.

- Ösophaguskarzinom
- Motilitätsstörungen des Ösophagus, z. B. diffuser Ösophagusspasmus, hyperkontraktiler Ösophagus (= Nussknacker-Ösophagus)
- Achalasie
- Narbige Ösophagusstenose (z. B. nach Verätzung)
- Ösophagusdivertikel:
  - 70 % der Fälle pharyngoösophageales (zervikales) Pulsionsdivertikel (Zenker-Divertikel)
  - 20 % Bifurkationsdivertikel
  - 10 % epiphrenales Pulsionsdivertikel
- Tumor im Larynx-Pharynx-Bereich
- Eisenmangel (Plummer-Vinson-Syndrom)
- Psychogen: somatoforme autonome Funktionsstörung
- Bei neurologischen Erkrankungen, z. B. nach Schlaganfall

### Was ist die Therapie der Wahl für eine eosinophile Ösophagitis?

Empfohlen wird die Therapie mit topischen Glukokortikoiden. Budesonid 1 mg als Schmelztablette ist bei dieser Indikation zugelassen. Die Gabe von systemisch wirkenden Glukokortikoiden wird nicht empfohlen (Madisch et al. 2022, S. 904)

Alternativ kann die Therapie mit hoch dosierten PPI versucht werden. Der allergische Charakter der Erkrankung wird durch den therapeutischen Erfolg einer Eliminationsdiät (6-Food-Eliminationsdiät: Vermeiden von Kuhmilchproteinen, Weizen, Soja, Ei, Nüssen und Fisch sowie anderen Meeresfrüchten) belegt.

### Wie wird die Achalasie therapiert?

Methode der Wahl ist die pneumatische Ballondilatation (Erfolgsquote etwa 70 %). Alternativ kommt die Myotomie des unteren Ösophagussphinkters infrage, bevorzugt durch perorale endoskopische Myotomie (POEM) oder alternativ durch die operative bzw. laparoskopische extramuköse Myotomie (Erfolgsquote bis 90 %). Die endoskopische Injektion von Botulinustoxin (Off-Label Use) in den unteren Ösophagussphinkter lähmt den Muskel. Die Beschwerdebesserung hält etwa 3–6 Monate an. Für die Wirksamkeit einer medikamentösen Therapie (Kalziumantagonisten, Nitrate) gibt es keine Evidenz.



### Was ist eine häufige und schwere Komplikation neurogener Schluckstörungen?

Aspirationsneigung mit Gefahr der Aspirationspneumonie.

### Welche therapeutischen Ansätze gibt es bei neurogener Schluckstörung?

- Therapie des Grundleidens
- Logopädie
- Andicken von Flüssigkeiten
- Anlage einer PEG
- Palliative Begleitung mit Best Supportive Care

**ZUSATZINFORMATION**

Wichtig ist bei neurogener Schluckstörung die präorale Phase: Reicht man einem Patienten mit Dysphagie sein Essen an, dann beginnt der Schluckakt in dem Moment, in dem der Patient selbst den Löffel in die Hand bekommt.

**LITERATUR**

Madisch A, et al. S2k-Leitlinie. Gastroösophageale Refluxkrankheit und eosinophile Ösophagitis der Deutschen Gesellschaft für Gastroenterologie, Verdauungs- und Stoffwechselkrankheiten (DGVS). AWMF-Registernr. 021-013. Z Gastroenterol 2023;61:862–933. Stand 31.07.2022, gültig bis 30.06.2027.

## 3.9 Leitsymptom Synkope und positiver Test auf okkultes Blut

**KASUISTIK**

Eine 58-jährige Patientin wird von der Notärztin in die Notaufnahme gebracht, nachdem sie zuhause morgens auf dem Gang zur Toilette gestürzt und wenige Sekunden (Angabe des Ehemanns) ohne Bewusstsein war. Sie gibt an, dass sie dünnen Stuhl bemerkt und seit dem Vorabend „Bauchgrummen" (vermehrte Darmkontraktionen) gespürt habe.
Der Blutdruck beträgt 138/86 mmHg, der Puls liegt bei 128/min und ist regelmäßig. Der abdominelle Befund ist unauffällig. Einzig pathologischer Laborwert ist ein grenzwertig niedriger Hb mit 12,6 g/dl bei normalem MCV.
Ergänzend wird eine rektale Untersuchung durchgeführt. Dabei zeigt sich Altblut am Fingerling. Bei bereits makroskopisch sichtbarem Altblut kann auf einen Test auf okkultes Blut im Stuhl (immunochemical Fecal Occult Blood Test, iFOBT) verzichtet werden.

## Welche Untersuchung führen Sie als Nächstes durch?

Ösophagogastroduodenoskopie.

## Es zeigt sich folgendes Bild (➤ Abb. 3.19). Beschreiben Sie den Befund.

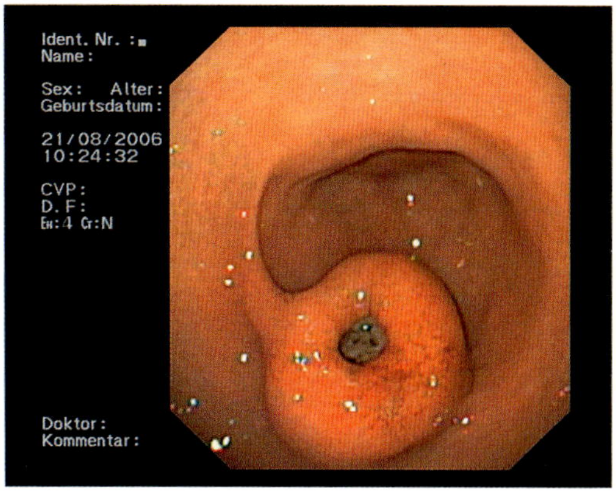


**Abb. 3.19** Ösophagogastroduodenoskopie bei Patientin mit grenzwertig niedrigem Hb-Wert [P088]

An der Majorseite des Antrums ringförmige Raumforderung (30 mm Durchmesser) mit zentraler tiefer Ulzeration; mit Brückenfalte. Keine Blutungsstigmata.

## Welche vier Schichten hat die Magenwand, von luminal nach außen?

- Mukosa
- Submukosa
- Muscularis propria
- Serosa

## Von welcher Schicht geht der hier vorliegende Tumor am ehesten aus?

Muscularis propria

## Welche Aspekte des Befunds sprechen für einen subepithelialen Tumor? Drei sind angeführt, nennen Sie zwei.

- Brückenfalte
- Zentrale Ulzeration
- In der überwiegenden Fläche des Tumors intakte Mukosa

Diese Präsentation wäre atypisch für ein Ulcus ventriculi oder für ein Magenkarzinom.

Welche Differenzialdiagnosen dieses subepithelialen Magentumors kennen Sie? Vier sind angeführt, nennen Sie zwei.

- GIST
- Lymphom
- Leiomyom
- Leiomyosarkom



Wofür steht GIST?

Gastrointestinaler Stromatumor

Welche weiteren diagnostischen Maßnahmen kommen infrage? Vier sind angeführt, nennen Sie drei.

- Abdomensonografie
- CT Abdomen
- Endosonografie
- Endoskopische Biopsie mit Histologie

Das CT des Abdomens zeigt folgendes Bild (➤ Abb. 3.20). Beschreiben Sie den pathologischen Befund.

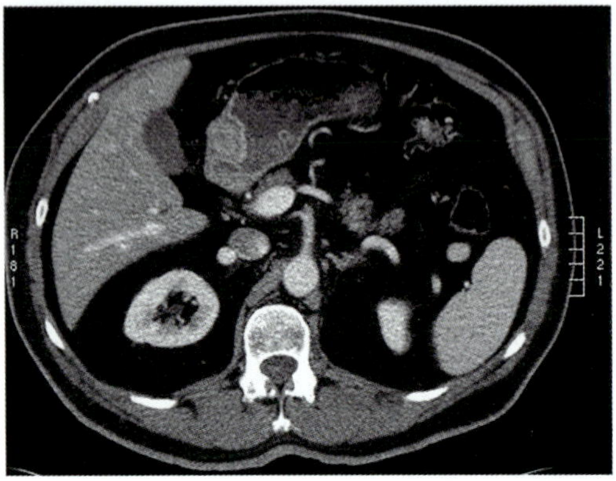


**Abb. 3.20** CT des Abdomens [P088]

Im Antrum des Magens Nachweis einer Raumforderung, der großen Kurvatur anliegend. Diese weist eine axiale Größenausdehnung von 3,6 × 2,7 cm auf. Es finden sich keine vergrößerten Lymphknoten und kein anderer Anhalt für eine Metastasierung.

Wegen der abgelaufenen Hb- und kreislaufwirksamen Blutung und der unklaren Dignität wird der Patientin zu einer Operation geraten. Bei geplanter Operation wird keine endoskopische Biopsie entnommen. Eine präoperative Endosonografie lehnt die Patientin ab.

Drei Tage später wird eine **Magenteilresektion** durchgeführt. Im Schnellschnitt eines Magenwandexzidats von 5 × 3 cm Durchmesser findet sich folgender Befund: submuköser, gegenüber der Mukosa verschieblicher Tumor von 2,2 cm Größe. Von der Morphologie (spindelförmige Zellen) vereinbar mit gastrointestinalem Stromatumor. Geringer Mitoseindex: 5 pro 50 High Power Fields (HPF). Tumor im Gesunden entfernt.

## Welcher Zelloberflächenmarker ist pathognomonisch für einen gastrointestinalen Stromatumor?

CD 117

## Welchem Protein entspricht dieser Marker?

c-kit-Rezeptor



### ZUSATZINFORMATION

Der **c-kit-Rezeptor** ist eine membranständige Tyrosinkinase. Bei 80 % der gastrointestinalen Stromatumoren ist dieser Rezeptor mutiert. Diese Mutation ist eine sogenannte Gain-of-Function-Mutation, d. h, es kommt zu einer verstärkten Phosphorylierung durch den mutierten Rezeptor. Dies führt schließlich zu einer vermehrten Proliferation. Bei 10–15 % der GIST liegt eine Mutation im PDGF (Platelet-Derived Growth Factor)-Rezeptor α vor.

Bei der immunhistochemischen Untersuchung zeigt sich eine kräftig positive membranöse Färbung mit Antikörpern gegen c-kit (= CD 117). Aufgrund der Größe und der geringen Proliferationsaktivität wird der Tumor als gutartig eingestuft.
Bei der Patientin wird wegen R0-Resektion, kleinen Tumors und fehlenden Hinweises auf Metastasierung keine weitere Therapie durchgeführt.

### ZUSATZINFORMATION

Typisch für gastrointestinale Stromatumoren ist eine vornehmlich hämatogene (Leber, Peritoneum) und keine lymphogene Metastasierung. Deshalb wird bei operativer Therapie keine Lymphknotenresektion durchgeführt.
Nach der **Risikostratifizierung** von Fletcher et al. (2002) werden gastrointestinale Stromatumoren basierend auf Größe und Mitoserate in vier Risikogruppen (für Rezidiv oder Metastasierung) eingeteilt:

- Very Low Risk: < 2 cm und ≤ 5 Mitosen pro 50 High Power Fields
- Low Risk: 2–5 cm und ≤ 5 Mitosen pro 50 High Power Fields
- Intermediate Risk: < 5 cm und 6–10 Mitosen pro 50 High Power Fields oder 5–10 cm und ≤ 5 Mitosen pro 50 High Power Fields
- High Risk: > 5 cm und > 5 Mitosen pro 50 High Power Fields oder > 10 cm und jede Mitoserate oder jede Größe und > 10 Mitosen pro 50 High Power Fields

Der Tumor der beschriebenen Patientin fällt in die Kategorie Low Risk.

## Welches ist die sensitivste Methode, um Metastasen oder Zweittumoren von gastrointestinalen Stromatumoren zu identifizieren?

Positronen-Emissionstomografie (PET), falls verfügbar eine kombinierte PET-Computertomografie (PET-CT).

### Welches Substrat wird bei dieser Untersuchung am häufigsten eingesetzt?

Radioaktiv markierte Fluor-Desoxyglukose (FDG).

### Für gastrointestinale Stromatumoren im metastasierten Stadium ein Wirkstoff zugelassen. Wie heißt er?

Imatinib

3

### Zu welcher Klasse von Wirkstoffen gehört Imatinib?

Es ist ein Tyrosinkinase-Inhibitor.

### Für welche weitere Erkrankung wird es erfolgreich eingesetzt und ist es zugelassen?

Für die chronische myeloische Leukämie

**ZUSATZINFORMATION**

Imatinib ist bei Patienten mit c-kit(= CD 117)-positivem GIST und signifikantem Rezidivrisiko nach Resektion auch für die adjuvante Situation zugelassen. Tritt die Erkrankung unter Imatinib erneut auf, ist der Tyrosinkinaseinhibitor Sunitinib die Zweitlinientherapie (Casali et al. 2018, S. 28). Regorafinib und Ripretinib sind die Dritt- bzw. Viertlinientherapie (Casali et al. 2018, S. 28).

**LITERATUR**

Casali PG, et al. Gastrointestinal stroma tumors: the ESMO-EURACAN clinical practice guidelines for diagnosis, treatment and follow-up. Ann Oncol 2022;33(1):20–33.

## 3.10 Leitsymptom Teerstuhl

### 3.10.1 Fall 1

**KASUISTIK**

Ein 78-jähriger Patient wird zu Ihnen in die Klinik überwiesen, weil zwei Tage zuvor Hämatemesis und im weiteren Verlauf Teerstuhl aufgetreten waren. Vor sechs Wochen wurde eine palliative Oberlappenmanschettenresektion der rechten Lunge bei Bronchialkarzinom durchgeführt. Wegen permanenten Vorhofflimmerns nimmt der Patient Phenprocoumon. Die Vitalparameter sind im Normbereich. Der Hb-Wert beträgt 9,8 g/dl bei einem mittleren Erythrozytenvolumen (MCV) von 87 fl. Das übrige kleine Blutbild ist normal. Der PTT-Wert ist normal, der Quick-Wert beträgt 58 %.

### Welche apparative Diagnostik führen Sie als Erstes durch?

Eine Ösophagogastroduodenoskopie.

## Wie bereiten Sie den Patienten dafür vor?

- Anlage zweier großlumiger peripherer venöser Zugänge
- Patient nüchtern lassen
- Pantoprazol 40 mg i. v.

## Welche weiteren Laborwerte bestimmen Sie?

An Laborwerten bedarf es der Blutgruppenbestimmung mit Kreuzprobe. Es sind zwei Erythrozytenkonzentrate zu bestellen, die vor Beginn der Notfallendoskopie bereitstehen sollen.

3

In der **Ösophagogastroduodenoskopie** zeigt sich folgender Befund (➤ Abb. 3.21): An der Minorseite des distalen Bulbus duodeni sitzt ein mitteltiefes, regelmäßig begrenztes Ulkus von maximal 10 mm Durchmesser. Auf dem Ulkusgrund ist ein adhärentes Koagel zu sehen, aber keine laufende Blutung.

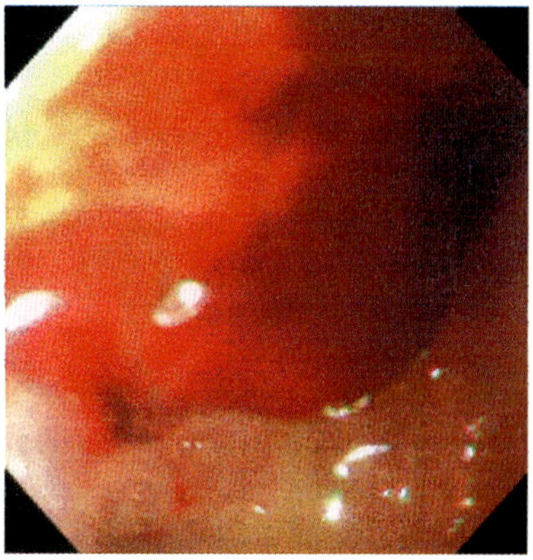

**Abb. 3.21** Befund der Ösophagogastroduodenoskopie [P088]

## Welches Blutungsstadium nach Forrest stellen Sie fest?

Es ist ein Blutungsstadium Forrest IIb: koagelbedeckte Läsion.

## Nennen Sie die vollständige Forrest-Klassifikation der Blutungsaktivität gastroduodenaler Ulzera (➤ Tab. 3.4).

**Tab. 3.4** Forrest-Klassifikation [F210-007]

| | |
|---|---|
| Forrest I | Aktive Blutung |
| • Ia | • Aktive spritzende Blutung |
| • Ib | • Aktive Sickerblutung |
| Forrest II | Zeichen einer stattgehabten Blutung |
| • IIa | • Nicht blutender sichtbarer Gefäßstumpf |
| • IIb | • Koagelbedecktes Ulkus |
| • IIc | • Flaches pigmentiertes Hämatin auf der Ulkusbasis |
| Forrest III | Ulkus ohne Zeichen einer aktiven Blutung |

Eine Abtragung des Koagels erfolgt wegen der initial eingeschränkten Blutgerinnung nicht. Aus dem gleichen Grund werden keine Biopsien für den Nachweis von *Helicobacter pylori* entnommen.

## Wie gehen Sie an diesem Tag weiter vor?

- Überwachung indiziert
- Absetzen von Phenprocoumon
- Nahrungskarenz
- PPI i. v., z. B. Omeprazol 8 mg/h i. v.
- Re-Ösophagogastroduodenoskopie, falls erneuter Blutungshinweis

**ZUSATZINFORMATION**

Gabe von PPSB (Vit.-K-abhängige Gerinnungsfaktoren F II, VII, IX, X) zur Restitution der eingeschränkten Gerinnung (hier nach vorangegangener Einnahme von Phenprocoumon):
- Indiziert bei hämodynamischer Instabilität durch persistierende Blutung.
- Die Dosierung richtet sich nach der Faustregel: (Soll-Quick – Ist-Quick) × Körpergewicht. Bei einem Ausgangs-Quick von 20 % und einem Zielwert von 50 % würde man bei einem Körpergewicht von 60 kg also 1.800 Einheiten veranschlagen.

Es kommt noch am selben Tag zu erneuter Hämatemesis.

## Was tun Sie?

Es bedarf einer Re-Ösophagogastroduodenoskopie.

An der Minorseite des Bulbus duodeni zeigt sich folgendes Bild (➤ Abb. 3.22).

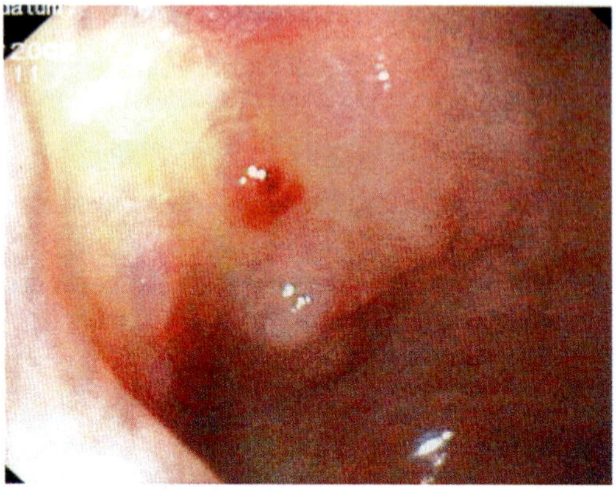

**Abb. 3.22** Befund der Re-Ösophagogastroduodenoskopie [P088]

## Beschreiben Sie den Befund.

Am Rand des Ulkus (gelblicher Grund) findet sich eine warzenförmige Vorwölbung von 2 mm Durchmesser mit dunklem zentralem Punkt. Dieser entspricht einem kleinen Gefäßstumpf.

## Welches Blutungsstadium nach Forrest stellen Sie fest?

Es ist ein Blutungsstadium Forrest IIa: einen nicht blutenden, sichtbaren Gefäßstumpf.

## Welche endoskopischen Therapiemöglichkeiten gibt es bei einem Ulcus ventriculi oder duodeni mit aktiver Blutung? Nennen Sie drei von vier.

- Injektion von Adrenalin.
- Setzen von Metallclips.
- Injektion von Fibrinkleber.
- Mineralische Pulver (z. B. Hemospray®, HemoCer™ und weitere) werden auf die blutende Läsion aufgesprüht und bildet dort eine feste Matrix mit Tamponade-Funktion.

Bei dem Patienten werden drei Metallclips gesetzt. Es kommt zu keiner Reaktivierung einer Blutung. Die ➤ Abb. 3.23 zeigt das endoskopische Bild nach Setzen der Clips. Im Rahmen einer dritten Endoskopie am Folgetag wird bei dem Patienten je eine Biopsie aus Korpus und Antrum entnommen. Der Urease-Schnelltest dieser Biopsate ist positiv.

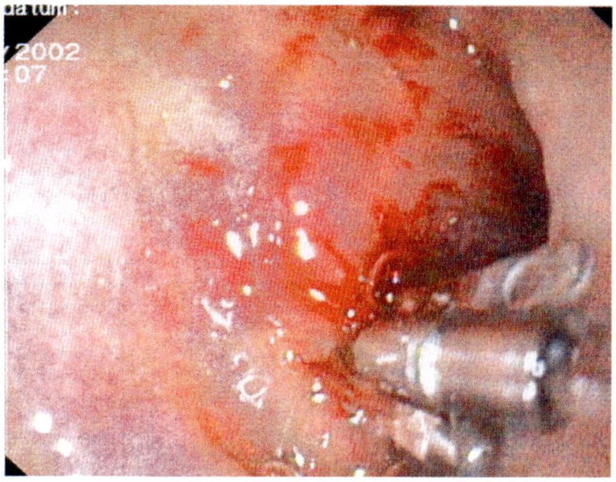


**Abb. 3.23** Endoskopiebefund nach Setzen der Clips [P088]

## Wie behandeln Sie den Patienten medikamentös?

Die begonnene Säuresuppression wird erweitert auf ein Helicobacter-pylori-Eradikationsschema.

## Für den Nachweis einer Infektion mit *Helicobacter pylori* stehen invasive (mit Biopsie) und nichtinvasive Verfahren zur Verfügung. Nennen Sie je drei.

**Invasiv:**
- Urease-Schnelltest in Biopsien aus Antrum und Korpus (wie bei dem hier beschriebenen Patienten durchgeführt)
- Histologischer Nachweis in der Biopsie
- PCR
- Kultureller Nachweis (Anzüchtung, falls Resistenztestung angestrebt)

**Nicht invasiv:**
- $^{13}C$-Atemtest
- Antigentest im Stuhl (empfohlen zur Eradikationsprüfung, falls keine Folge-Ösophagogastroduodenoskopie erforderlich ist)
- IgG-Antikörper im Blut

**ZUSATZINFORMATION**

Am häufigsten werden Urease-Schnelltest, Histologie, und Stuhlantigentest eingesetzt.

## Welcher Anteil von Ulcera duodeni und welcher Anteil von Ulcera ventriculi ist durch *Helicobacter pylori* bedingt?

- Ulcera duodeni: 97 %
- Ulcera ventriculi: 50 % (tendenziell abnehmend, bei rückläufiger Prävalenz von *H. pylori*)

### Welche weiteren Ursachen des Ulcus ventriculi gibt es? Nennen Sie drei der sieben aufgeführten.

- Einnahme von nichtsteroidalen Antiphlogistika
- Ulkus als Manifestation eines Magenkarzinoms
- Endokrine Erkrankungen wie Zollinger-Ellison-Syndrom (gastrinproduzierender Tumor im Pankreas) oder Hyperparathyreoidismus
- Stresssituation (z. B. intensivpflichtige Grunderkrankung)
- Idiopathisch (bis zu 20 %)
- Magenmotilitätsstörung, z. B. diabetische Gastropathie
- Z. n. Radiatio



### Welche Medikamentengruppen verordnen Sie bei einer Helicobacter-pylori-positiven Ulkuskrankheit?

Behandlung der Wahl ist eine Bismuth-haltige Quadrupeltherapie mit einem PPI und zwei Antibiotika über 10 Tage (Fischbach et al. S. 571).

### Nennen Sie ein Therapieschema.

Bismuthbikalzitrat (140 mg) plus Metronidazol (125 mg) plus Tetracyclin (125 mg) 4 ×/d plus PPI 2 ×/d Standarddosis über 10 Tage.

### Nennen Sie die jeweilige Standarddosis für die Protonenpumpenhemmer Omeprazol, Esomeprazol, Rabeprazol, Lansoprazol und Pantoprazol, also die Dosis, die bei der Helicobacter-Eradikation zweimal täglich und in der Therapie eines unkomplizierten Ulkus einmal täglich gegeben wird.

- Omeprazol, Esomeprazol und Rabeprazol: je 20 mg
- Lansoprazol: 30 mg
- Pantoprazol: 40 mg

### Welche (seltenen) Nebenwirkungen der Protonenpumpenhemmer kennen Sie? Nennen Sie eine der vier angegeben.

- Diarrhöen
- Kopfschmerzen
- Erhöhung von Transaminasen
- Hautausschlag

### Welche pharmakologischen Interaktionen der Protonenpumpenhemmer kennen Sie? Zwei sind angegeben.

- Verminderung der Clopidogrel-Wirkung durch verminderte Aktivierung des Prodrugs, klinisch wahrscheinlich aber nicht relevant. Clopidogrel und Pantoprazol dürfen zusammen verabreicht werden.
- Reduktion der Levothyroxin-Resorption um 30 % durch erhöhten Magen-pH. PPI und Levothyroxin sollten zeitversetzt eingenommen oder man muss die Dosis von Levothyroxin erhöhen.

**ZUSATZINFORMATION**

- Neben der gastritisfördernden Wirkung des Rauchens besteht auch eine pharmakologische Interaktion von Nikotin mit Protonenpumpeninhibitoren (mit herabgesetzter Wirkung von PPI)
- Protonenpumpeninhibitoren dürfen nicht zermörsert werden, da sie als magensaftresistente Tabletten formuliert sind. Ausnahme: Pellet-Formulierungen (z. B. Antra mups®) können auch über eine perkutane endoskopische Gastrostomie (PEG) verabreicht werden.

## Wann ist eine Helicobacter-pylori-Eradikation indiziert?

Sie ist insbesondere indiziert bei Nachweis von *Helicobacter pylori* und gleichzeitigem Vorliegen von:

- Ulcus ventriculi oder duodeni (wie in oben beschriebenem Fall).
- Symptomatischer Helicobacter-pylori-Gastritis.
- Vor Beginn folgender medikamentöser Langzeittherapien: ASS, NSAID, PPI, oralen Antikoagulanzien, SSRI (aufgrund der Beeinträchtigung der Thrombozytenfunktion durch die Hemmung der Serotoninaufnahme).
- Dysplastischer, lymphozytärer oder atrophischer Gastritis, Riesenfaltengastritis (M. Ménétrier).
- MALT-Lymphom.
- Immunthrombozytopenie = Werlhof-Krankheit (In etwa ⅓ der Fälle Anstieg der Thrombozytenzahl nach Helicobacter-pylori-Eradikation.)
- IgA-Vaskulitis bei Kindern (Purpura Schönlein-Henoch).

**ZUSATZINFORMATION**

Hier hat sich in den vergangenen Jahren ein Paradigmenwechsel vollzogen, indem *H. pylori* nun als obligat pathogener Erreger verstanden wird: *H. pylori* verursacht eine Entzündungsreaktion mit möglichen schwerwiegenden Komplikationen auch bei klinisch asymptomatischen Patienten. Etwa 90 % der Magenkarzinome sind mit *H. pylori* assoziiert. Hieraus ergibt sich eine Indikation zur Eradikation von *H. pylori* auch bei asymptomatischen Menschen (Malfertheiner et al. 2022, S. 1725).

## Wie therapieren Sie Helicobacter-pylori-negative Ulzera?

- Protonenpumpenhemmer
- Absetzen medikamentöser Noxen (NSAID, insbesondere in Kombination mit Glukokortikoiden), kein Rauchen, Vermeiden von Stress

## Welche weiteren Komplikationen neben einer Blutung können bei der Ulkuskrankheit auftreten? Vier sind genannt, nennen Sie drei.

- Perforation: bei 5 % aller Ulkuspatienten
- Penetration
- Narbige Magenausgangsstenose
- Karzinomatöse Entartung eines chronischen Ulcus ventriculi (selten, da Ulzera bei Erkennung immer therapiert werden)

**LITERATUR**

Fischbach W, et al. Aktualisierte S2k-Leitlinie Helicobacter pylori und gastroduodenale Ulkuskrankheit der Deutschen Gesellschaft für Gastroenterologie, Verdauungs- und Stoffwechselkrankheiten (DGVS). AWMF-Registernr. 021-001. Stand 01.05.2022, gültig bis 30.04.2027 (64 Seiten).

Malfertheiner P, et al. Management of Helicobacter pylori infection – the Maastricht VI/Florence Consensus Report. Gut 2022;71(9):1724–1762.

## 3.10.2 Fall 2



**KASUISTIK**

Ein 40-jähriger Patient stellt sich bei Ihnen in der Notaufnahme wegen zunehmender Atemnot, Leistungsminderung und Gewichtsabnahme vor. Seit 1–2 Wochen hat er auch Unterschenkelödeme beidseits bemerkt. Auf Nachfrage gibt er an, seit mehreren Tagen schwarzen Stuhlgang zu haben. Die Luftnot sei über die letzten drei Tage aufgetreten, die Leistungsminderung schreite jedoch seit Wochen voran.

Bislang sei er gesund gewesen. Weiterhin gibt der Patient an, in der Vergangenheit größere Mengen Bier getrunken zu haben, seit einigen Wochen jedoch nicht mehr. Es besteht ein Nikotinabusus von 1 Packung pro Tag seit 7 Jahren (= 7 Pack Years).

### An welche Differenzialdiagnosen denken Sie bei Teerstuhl?

- Blutungsquelle aus dem oberen Gastrointestinaltrakt (häufig): Ulcera duodeni oder ventriculi, Erosionen im Magen, Bulbus duodeni oder terminalen Ösophagus, Ösophagus- oder Magenfundusvarizen, Mallory-Weiss-Syndrom, Magenkarzinom
- Blutungsquelle im unteren Gastrointestinaltrakt: Bei träger Darmpassage können auch Blutungen aus dem unteren Gastrointestinaltrakt Teerstühle verursachen, z. B. Dünndarmtumoren, Kolonkarzinom, Polypen, Divertikulose, Angiodysplasien
- Schwarze Stuhlverfärbung nach Genuss von Heidelbeeren oder nach Einnahme bestimmter Medikamente (z. B. Kohle, Eisen)

Bei dem Patienten fällt im **Labor** eine hypochrome mikrozytäre Anämie mit einem Hb-Wert von 4,2 g/dl auf.

### Wie interpretieren Sie diesen Laborbefund?

Es könnte sich um eine chronische Eisenmangelanämie infolge einer chronischen Blutung mit jetzt zusätzlich akutem Blutungsereignis handeln.

### Wie gehen Sie diagnostisch weiter vor?

Es ist eine Ösophagogastroduodenoskopie indiziert.

Sie sehen folgende endoskopische Bilder von Ösophagus und Magen (➤ Abb. 3.24 und ➤ Abb. 3.25).

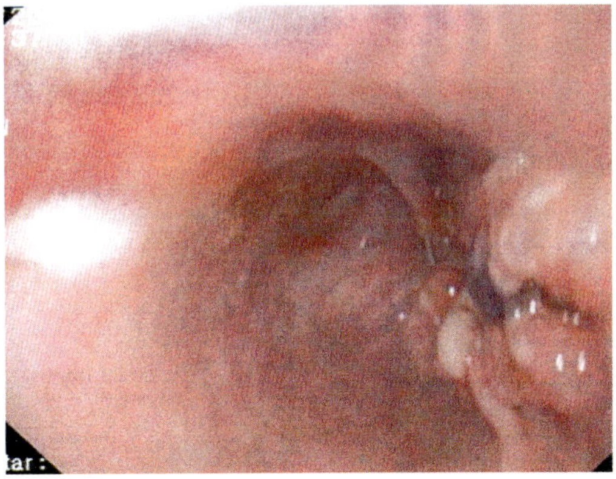

**Abb. 3.24** Endoskopiebefund des Ösophagus [P088]

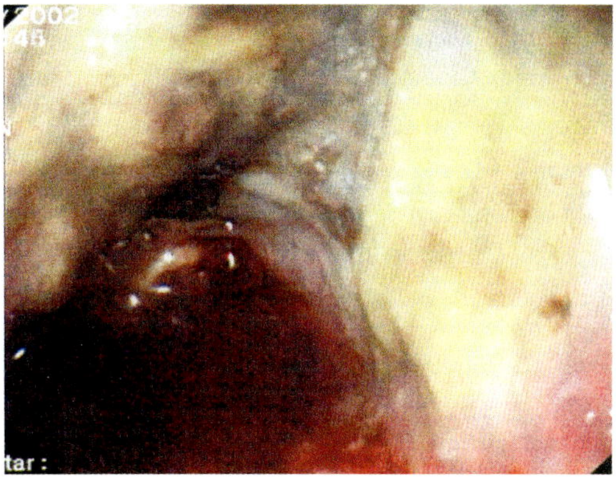

**Abb. 3.25** Endoskopiebefund des Magens [P088]

Im Ösophagus ist ein nichtstenosierender, exophytisch und exulzerierend (z. T. mit Hämatin belegter) wachsender Tumor zu sehen.

Im Corpus ventriculi von der Hinterwand über die Majorseite bis zur Vorderwand reichend, findet sich ein exophytisch-exulzerierender, maximal 80 mm großer teilstenosierender Tumor. Es findet sich ein großes Ulkus im Tumorbereich (Durchmesser etwa 5 cm), das z. T. hämatinbelegt ist.

## Stellen Sie eine makroskopische Verdachtsdiagnose.

Es könnte sich entweder um ein Ösophagus- oder um ein Magenkarzinom handeln.

Der histologische Befund ergibt ein gering differenziertes Adenokarzinom des Magens (intestinaler Typ nach Laurén).

## Erläutern Sie die Laurén-Klassifikation des Magenkarzinoms.

Die Laurén-Klassifikation orientiert sich am Wachstumsmuster:

- Intestinaler Typ: expansiv (polypös) wachsend und gut begrenzt; häufiger (70 %) und bessere Prognose
- Diffuser Typ: infiltrativ wachsend und schlecht begrenzt; schlechtere Prognose
- Mischtyp

## Welche weitere Diagnostik zur Metastasensuche und zum Staging schlagen Sie vor?

Indiziert sind eine Abdomensonografie, ein CT Abdomen und ein CT Thorax.

Mit dem endoskopischen Befund korrelierend zeigt sich im **Abdomen-CT** ein großer exulzerierender Magentumor mit Tumorinfiltration im Bereich des Oberbauchs mit Einmauerung des Truncus coeliacus, ausgeprägtem Aszites und Verdacht auf Peritonealkarzinose. Ferner bestehen eine Tumorinfiltration im Bereich des distalen Ösophagus sowie eine Metastasierung in multiple intraabdominelle und retroperitoneale Lymphknoten.
Im **Thorax-CT** finden sich Tumormetastasen mediastinal.

**ZUSATZINFORMATION**

Nur bei fehlendem Nachweis von Organüberschreitung und/oder Fernmetastasen (d. h. bei grundsätzlich möglicher Operabilität) umfasst das Staging zusätzlich Endosonografie und Skelettszintigrafie.



## Welches Tumorstadium nach TNM-Klassifikation liegt vor?

T4N1M1, d. h. der Primärtumor hat die Organgrenze überschritten, es liegen Lymphknoten- und Fernmetastasen vor.

## Welche Therapie schlagen Sie vor?

Wegen der Ausdehnung (T4N1M1) ist der Tumor nicht resezierbar. Es muss eine palliative Therapie erfolgen.

## Welche palliativen Therapiemaßnahmen kommen infrage?

- Substitution von Erythrozytenkonzentraten
- Palliative Chemotherapie

**ZUSATZINFORMATION**

**Palliative Chemotherapie bei metastasiertem Adenokarzinom des Magens**

**XELOX-Protokoll** gemäß ESMO Leitlinie 2022 (Lordick et al. 2022, S. 1012): Kombination von Capecitabin (Xeloda®) und Oxaliplatin.
Zusätzlich zur Chemotherapie kann bei positivem Her2-neu-Status mit Trastuzumab und bei hohem Combined Positive Score (CPS Score, Anteil der PDL-1-positiven Tumor- und Immunzellen an allen Tumorzellen im Gesichtsfeld) zusätzlich mit Nivolumab therapiert werden (Lordick et al. 2022, S. 1013).
In der Zweitlinientherapie kann der VEGFR2-Hemmer Ramucirumab alleine oder in Kombination mit Paclitaxel gegeben werden (DGVS 2019, S. 130).
Während früher in der postoperativen Nachsorge des Magenkarzinoms die Tumormarker CA 19–9 und CEA bestimmt wurden, soll dies heute aufgrund fehlender prognostischer Aussagekraft nicht mehr erfolgen (DGVS 2019, S. 160).

## Welche zusätzlichen palliativen Therapiemaßnahmen kommen bei einem stenosierenden Ösophagus- oder Kardiakarzinom infrage?

- Endoskopische Einlage eines Ösophagusstents (selbstexpandierender Metallstent)
- Ernährung über Sonde nach perkutaner endoskopischer Gastrostomie (PEG)

Wenn bei einem Patienten mit Magenkarzinom keine Fernmetastasen bestehen, wie sieht die Therapie dann aus?

Es erfolgt eine **chirurgische Therapie** mit kurativer Zielsetzung: R0-Resektion = Resektion ohne Residualtumor.

**ZUSATZINFORMATION**

Die Regeloperation besteht aus der Tumorentfernung (Gastrektomie oder subtotale Magenresektion) unter Einhaltung eines Sicherheitsabstands und der Mitnahme des großen und kleinen Netzes sowie einer Lymphknotendissektion. Bei Kardiakarzinom werden zusätzlich eine distale Ösophagusresektion und eine Splenektomie durchgeführt. Die Passageherstellung nach Gastrektomie erfolgt durch Ösophagojejunostomie oder Interposition einer gestielten Jejunalschlinge zwischen Ösophagus und Duodenum.

Die perioperative Chemotherapie bei lokal fortgeschrittenem, aber grundsätzlich resektablem Magen-Karzinom erfolgt seit 2016 nach FLOT4-Schema (5-Fluorouracil, Leucovorin, Oxaliplatin und Docetaxel). Dieses Taxan-haltige Schema verlängert im Vergleich zum vorher gängigen ECF-Schema (Epirubicin, Cisplatin, 5-FU) das Gesamtüberleben bei diesen Patienten im Median von 35 auf 50 Monate (DGVS 2019, S. 100).

**LITERATUR**

Deutsche Gesellschaft für Gastroenterologie, Verdauungs- und Stoffwechselkrankheiten e.V. (DGVS). S3-Leitlinie Magenkarzinom – Diagnostik und Therapie der Adenokarzinome des Magens und ösophagogastralen Übergangs. AWMF-Registernr. 032-009OL. Stand 31.8.2019, gültig bis 31.12.2023 (237 Seiten).

Lordick F, et al. Gastric cancer: ESMO clinical practice guideline for diagnosis, treatment and follow-up. Ann Oncol 2022;33(10):1005–1020.

## 3.11 Leitbefund Transaminasenerhöhung I

### 3.11.1 Fall 1

**KASUISTIK**

Ein 58-jähriger Patient, gebürtig in Griechenland, wird Ihnen von der Hausärztin zur Abklärung einer Transaminasenerhöhung zugewiesen. Im Rahmen einer Katarakt-Operation vor 16 Monaten war erstmals ein erhöhter GPT-Wert aufgefallen. Der Verlauf der GPT (Normalwerte bei Männern bis 45 U/l) war 128 U/l (vor 16 Monaten), 72 U/l (vor 12 Monaten), 290 U/l (vor 2 Monaten). Der Patient klagt über Kraftlosigkeit und gelegentliche Müdigkeit, weitere Beschwerden verneint er. Er nimmt keine Medikamente, trinkt keinen Alkohol und raucht nicht.

Welche weiteren anamnestischen Angaben interessieren Sie?

- Lebererkrankungen in der Familie
- Bluttransfusionen
- Auslandsreisen
- Berufliche Tätigkeit, Umgang mit lebertoxischen Stoffen
- Sexualanamnese
- Drogenabusus

Zur **Familienanamnese** gibt der Patient an, ein Bruder sei vor drei Jahren an einer chronischen Hepatitis, kompliziert durch Leberkrebs, verstorben. Bei der Mutter und den drei anderen Geschwistern sei eine Hepatitis nicht bekannt. Beruflich war der Patient bis zu seiner Frühpensionierung (aus betrieblichen Gründen) über mehrere Jahre als Kanalarbeiter am Flughafen tätig. Die körperliche Untersuchung ist unauffällig.

### Welche Laborwerte bestimmen Sie?

- GOT, GPT, γ-GT, Bilirubin, Hepatitis-Serologie (Suchtests)
- Ergänzend: kleines Blutbild, Harnstoff, Kreatinin, Natrium, Kalium, Glukose, Albumin, Prothrombinindex, PTT, Ferritin, Cholinesterase

Pathologische **Laborwerte** bei diesem Patienten sind: GPT 63 U/l (bei Kontrollen 110 und 194 U/l), GOT 49 U/l (Normalwert bei Männern bis 40 U/l), Bilirubin 2,4 mg/dl, mittleres Erythrozytenvolumen (MCV) 64 fl bei niedrig normalem Hb-Wert (12,2 g/dl). Die übrigen oben genannten Laborwerte sind normal.



### Nennen Sie den Normalbereich und die Einheit für das mittlere Erythrozytenvolumen (MCV).

Der Normalbereich liegt bei 87–95 fl, die Einheit ist der Femtoliter = $10^{-15}$ l.

### Welche Erkrankung ist die wahrscheinlichste Ursache für den erniedrigten MCV-Wert bei diesem Patienten?

Es ist in diesem Fall die **Beta-Thalassämie.** Sie tritt gehäuft bei Patienten aus Mittelmeerländern auf und ist ihnen oft schon bekannt, auch wenn sie dies bei der Anamnese nicht spontan angeben. Bei Symptomfreiheit ist keine weitere Diagnostik oder Therapie indiziert.

**ZUSATZINFORMATION**

Die häufigste Differenzialdiagnose für eine Mikrozytose (= erniedrigtes MCV) ist ein Eisenmangel (meist mit, seltener ohne Anämie). Dieser ist bei normalem Ferritin-Wert weitgehend ausgeschlossen.

### Welche Antigene und welche Antikörper bestimmen Sie im Rahmen der Suchtests für Virushepatitis?

- Hepatitis A: Anti-HAV-Antikörper
- Hepatitis B: HBsAg (Hepatitis-B-Surface-Antigen), Anti-HBs-Antikörper, Anti-HBc(Hepatitis-B-core-Antigen)-Antikörper
- Hepatitis C: Anti-HCV-Antikörper

**ZUSATZINFORMATION**

Nur, falls diese negativ ausfallen und trotzdem der Verdacht auf eine akute Virus-Hepatitis besteht, werden zusätzlich bestimmt: HCV-RNA (da Anti-HCV-Antikörper erst 1–5 Monate nach Infektion positiv werden) und Anti-HEV-IgM (zur Suche nach einer akuten Virushepatitis E).

Bei diesem Patienten ergibt sich virologisch im **Suchtest:** HBs-Ag positiv, Anti-HBs-Antikörper negativ, Anti-HBc-Antikörper positiv, Anti-HAV-Antikörper und Anti-HCV-Antikörper negativ.

### Welche ergänzenden virologischen Untersuchungen führen Sie durch?

- HBe (Hepatitis-B-Envelope)-Antigen
- Anti-HBe-Antikörper
- Quantitative PCR auf HBV-DNA
- Anti-HDV-IgG (HDV= Hepatitis-D-Virus)

Das HBe (Hepatitis-B-Envelope)-Antigen ist negativ, Anti-HBe-Antikörper sind positiv. Die quantitative PCR auf HBV-DNA zeigt eine hohe Viruslast mit 2.400.000 Geq (Genäquivalenten)/ml.



### In folgender Grafik sehen Sie den Verlauf von Virusantigenen und -antikörpern bei akuter, spontan ausheilender Virushepatitis B (➤ Abb. 3.26). Die zwei durchgezogenen Linien stehen für Virus-Antigene, die gestrichelte Linie steht für virale DNA, die vier gepunkteten Linien für gegen Virusantigene gerichtete Antikörper. Benennen Sie die Linien.

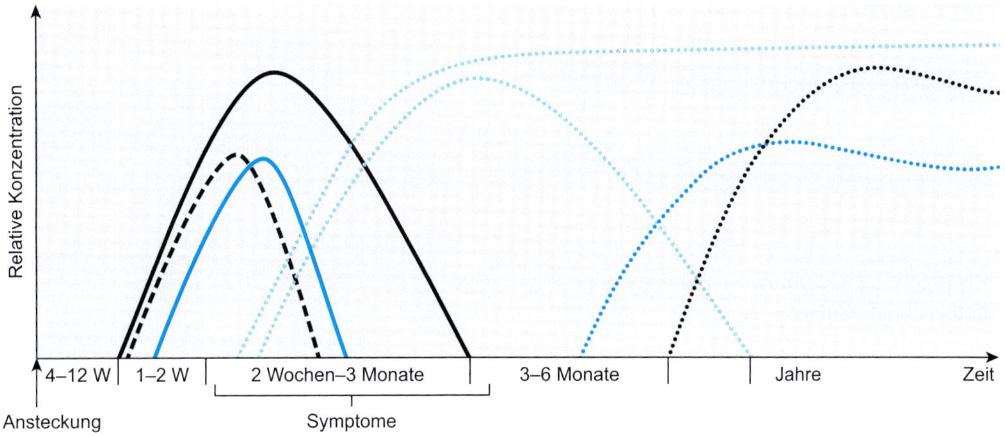


**Abb. 3.26** Zeitlicher Verlauf von Symptomen, Virusantigenen und Antikörpern bei akuter, spontan ausheilender Virushepatitis B [L231]

- Durchgezogen schwarz: HBsAg
- Durchgezogen blau: HBeAg
- Gestrichelt schwarz: HBV-DNA
- Gepunktet hellblau: Anti-HBc und Anti-HBc-IgM (fällt wieder ab)
- Gepunktet dunkelblau: Anti-HBe
- Gepunktet schwarz: Anti-HBs

(**Merkregel** für die Reihenfolge des Auftretens der Antigene bzw. Antikörper „SECCES for Success in Hepatitis B“)

### Wie lautet Ihre Verdachtsdiagnose bei diesem Patienten aufgrund der Laborwerte?

Es liegt vermutlich eine HBeAg-negative chronische Hepatitis B vor.

## Ab welchem Zeitraum spricht man von chronischer Hepatitis?

Eine Virushepatitis ist chronisch, wenn sie nach 6 Monaten nicht ausgeheilt ist.

## Welche apparative Untersuchung führen Sie durch?

Es ist eine Oberbauchsonografie indiziert.



Sonografisch ist die Leber normal groß und vermehrt echogen im Vergleich zur Niere, vereinbar mit Fetteinlagerungen. Es sind keine Umbauzeichen zu erkennen.

## Welchen ergänzenden Laborwert bestimmen Sie zum weitgehenden Ausschluss eines (sonografisch noch nicht erkennbaren) Leberzellkarzinoms?

α-Fetoprotein (AFP).

Das Alpha-Fetoprotein bei dem Patienten ist normal.

## Welche extrahepatischen Manifestationen einer chronischen Virushepatitis B kennen Sie? (Nennen Sie eine von zwei.)

- Polyangiitis (synonym: Panarteriitis) nodosa
- Glomerulonephritis

## Welche weiteren Untersuchungen benötigen Sie vor einer Therapieeinleitung?

Laut der Leitlinie der Deutschen Gesellschaft für Verdauungs- und Stoffwechselkrankheiten (DGVS) kann eine Leberbiopsie vor Therapiebeginn durchgeführt werden, ist aber nicht zwingend erforderlich.

Eine Entscheidung zur Leberpunktion sollte sich immer am Einzelfall orientieren:

- **Für** eine Leberbiopsie sprechen ein histologischer Ausgangsbefund vor der Therapieeinleitung und die Möglichkeit der Erkennung (seltener) anderer Ursachen für eine Transaminasenerhöhung (z. B. Hämochromatose, Autoimmunhepatitis). Diese sind aber durch die Laboruntersuchung bereits weitgehend ausgeschlossen.
- **Gegen** eine Leberbiopsie sprechen die Belastung des Patienten, das wenn auch geringe (Blutungs-)Risiko einer Leberpunktion sowie die bei deutlicher (über das Doppelte der Norm) Erhöhung der Transaminasen und eindeutigen virologischen Befunden fehlende Konsequenz für die Therapieentscheidung; bei dieser Konstellation wird unabhängig vom histologischen Befund ein antiviraler Therapieversuch durchgeführt.

## Welche zwei Gruppen von Therapeutika gibt es für die chronische Hepatitis B?

- Nukleosid- und Nukleotidanaloga
- Interferon-α (noch zugelassen, kommt aber praktisch nicht mehr zum Einsatz)

## Wie werden diese Substanzklassen verabreicht?

- Interferon-α ist ein Zytokin (Mediatorprotein); es wird subkutan injiziert.
- Nukleosid- und Nukleotidanaloga werden oral eingenommen.

## Welche Nukleosidanaloga sind in Deutschland für die Therapie der chronischen Virushepatitis B zugelassen? Vier sind aufgeführt, nennen Sie zwei.

(Cornberg et al. 2021, S. 715)
- Tenofovir Disoproxil: wird wegen hoher Wirksamkeit, guter Verträglichkeit und sehr niederer Rate der Resistenzentwicklung wird Tenofovir aktuell (2025) am häufigsten eingesetzt.
- Tenofovir Alafenamid, ein Tenofovir-Prodrug, seit 2017 in Europa zugelassen, postuliert wird eine geringere Nebenwirkungsrate bzgl. Osteporose und Nephrotoxizität.
- Entecavir (vermutlich geringfügig höhere Restistenzentwicklungen als Tenofovir).
- Lamivudin (hohe Rate von Resistenzentwicklung, Cornberg et al. 2021, S. 718).



## Was empfehlen Sie dem Patienten?

Grundsätzlich ergibt sich aus den Befunden die Indikation für einen antiviralen Therapieversuch.

Therapie der Wahl ist **Tenofovir** Disoproxil als Monotherapie.

Der beschriebene Patient mit der chronischen Virushepatitis B erhielt – vor Verfügbarkeit von Tenofovir Disoproxil – Lamivudin 100 mg 1–0–0. Er tolerierte das Medikament ohne Nebenwirkungen. Bei der ersten Transaminasenkontrolle nach 4 Wochen waren die GPT von 121 auf 56 U/l und die GOT von 45 auf 25 U/l abgefallen.
Die Transaminasen werden im ersten Jahr nach einem Monat, dann vierteljährlich und nach einem Jahr halbjährlich kontrolliert. Die HBV-DNA wird im ersten Jahr halbjährlich, dann einmal pro Jahr kontrolliert.
HBeAg-negative Patienten (wie der hier genannte) sollten dauerhaft therapiert werden, da es bei fast allen Patienten nach Beendigung einer Therapie zu einem virologischen Rezidiv (Wiederzunahme der Virämie) kommt. Bei Fehlen einer Leberzirrhose kann nach fünf Jahren ein Auslassversuch unternommen werden, dabei muss ein engmaschiges Monitoring der Transaminasen erfolgen

## Bei welchen Lebererkrankungen ist ein regelmäßiges Screening auf die Entwicklung eines hepatozellulären Karzinoms indiziert?

- Chronische Virushepatitis B.
- Chronische Virushepatitis C (chronische Virushepatitiden führen in 15 % der Fälle zu einer Leberzirrhose und in 0,5 % zu einem primären Leberzellkarzinom; dabei ist das Hepatitis-B-Virus direkt kanzerogen, während die Hepatitis C über die Entwicklung einer Zirrhose zum HCC führen kann.)
- Leberzirrhose, unabhängig von der Pathogenese.

## Welche zwei Untersuchungen kommen für das HCC-Screening zum Einsatz?

- Bestimmung des α-Fetoprotein-Werts im Serum
- Sonografie der Leber

**ZUSATZINFORMATION**

In den Leitlinien der deutschen Fachgesellschaft (DGVS) wird für das Screening bei chronischer Virushepatitis die halbjährliche Durchführung einer Abdomensonografie empfohlen (Cornberg et al. 2021, S. 706). Dieses Zeitintervall ergibt sich aus der mittleren Verdopplungszeit des hepatozellulären Karzinoms von 140–200 Tagen. Bei niedrigem HCC-Risiko kann das Screening-Intervall auf einmal pro Jahr ausgedehnt werden, Die zusätzliche Bestimmung der AFP-Konzentration kann die Sensitivität der Vorsorgeuntersuchung verbessern. Auf Grund der noch nicht final geklärten Datenlage besteht hierfür eine „Kann"-Empfehlung. (**Cave:** Bei hepatozellulärem Karzinom auf dem Boden einer Hämochromatose ist die AFP-Konzentration im Plasma nur in 50 % der Fälle erhöht.)



Welches sind die Verlaufsmöglichkeiten (Symptomatik und zeitlicher Verlauf) einer HBV-Infektion? Nennen Sie drei von vier aufgeführten.

- Asymptomatische Infektion (65 %), meist selbstlimitiert
- Symptomatische Infektion (= akute Hepatitis), selbstlimitiert (25 %)
- Symptomatische Infektion (= akute Hepatitis) mit Übergang in Viruspersistenz (10 %)
- Fulminante Hepatitis (kleiner 1 %, hohe Letalität)

**ZUSATZINFORMATION**

Die Viruspersistenz hat wiederum zwei Verlaufsformen:
- Klinisch gesunder HBsAg-Trägerstatus
- Chronische Hepatitis B (mit Virusreplikation und/oder entzündlicher Aktivität)

**LITERATUR**

Cornberg M, et al. S3-Leitlinie der Deutschen Gesellschaft für Gastroenterologie, Verdauungs- und Stoffwechselkrankheiten (DGVS) zur Prophylaxe, Diagnostik und Therapie der Hepatitis-B-Virusinfektion. AWMF-Registernr. 021-011. Z Gastroenterol 2021;59:691–776. Stand 28.6.2021, gültig bis 27.6.2026.

## 3.11.2 Fall 2

**KASUISTIK**

Bei einem Patienten mit akuter Virushepatitis B kommt es zu einem starken Anstieg von Bilirubin, auch die Enzyme AP und γ-GT sind erhöht.

Was könnte die Ursache sein?

Am wahrscheinlichsten ist eine cholestatische Verlaufsform der akuten Virushepatitis. Bei 5 % der akuten Virushepatitiden entwickelt sich ein intrahepatisches Verschlusssyndrom.

Differenzialdiagnostisch kommt eine intrahepatische Cholestase, z. B. durch Arzneimittel, oder eine extrahepatische Cholestase, z. B. durch Steine, Tumoren, infrage.

Welche zwei Antigene sind bei einer akuten Hepatitis-B-Infektion im Blut nachweisbar?

- HBsAg
- HBeAg

### Welcher Antikörper wird als Erstes positiv?

Das Anti-HBc

### Welche Subfraktion kann bei positivem Anti-HBc zusätzlich bestimmt werden?

Anti-HBc-IgM



### Wofür spricht ein Nachweis von Anti-HBc-IgM?

Für eine kürzlich zurückliegende Infektion, also eine akute Virushepatitis B.

### Welche Antikörper (zusätzlich zu Anti-HBc) werden bei einem selbstlimitierten Verlauf der akuten Hepatitis B positiv?

- Anti-HBeAg
- Anti-HBsAg

### Wie kontrolliert man den Impfschutz nach Jahre zurückliegender Impfung gegen Hepatitis-B-Impfung?

Man bestimmt das Anti-HBsAg

## 3.11.3 Fall 3

**KASUISTIK**

Ein Medizinstudent, der bisher (entgegen den Empfehlungen) nicht gegen Hepatitis-B-Virus geimpft ist, verletzt sich bei der Blutabnahme eines Patienten mit chronischer Hepatitis B mit der Nadel.

### Wie behandeln Sie den Studenten?

- Passive Immunisierung, möglichst früh, spätestens nach 48 Stunden, mit Hepatitis-B-Hyperimmunglobulin
- Gleichzeitiger Beginn der aktiven Immunisierung mit HBsAg, z. B. mit Engerix®-B (Einzelimpfstoff) oder mit Twinrix® (Kombinationsimpfstoff gegen Hepatitis-A-Virus und Hepatitis-B-Virus)

Vor Therapiebeginn müssen die Ausgangswerte von GOT, GPT, HBsAg, Anti-HBsAg und Anti-HBc bestimmt werden. Die Vorstellung bei einem Durchgangsarzt (D-Arzt) ist erforderlich. Zusätzlich sollte der Patient auf das Vorliegen einer HIV- (HIV Screening Assay) und HCV-Infektion (Anti-HCV-Antikörper) untersucht werden.

### Welches ist die häufigste Verlaufsform (Symptomatik, zeitlicher Verlauf) einer Infektion mit dem Hepatitis-C-Virus?

Am häufigsten ist die asymptomatische Infektion mit Übergang in Viruspersistenz (70 %).
**Merkregel:** $^4/_5$ der Hepatitis-C-Virus-Infektionen verlaufen asymptomatisch; und – symptomatisch oder nicht – die überwiegende Zahl der Fälle geht in einen chronischen Verlauf über (➤ Tab. 3.5).

**Tab. 3.5** Verlaufsformen der Hepatitis-C-Infektion

| Infektion | Selbstlimitiert | Chronische Hepatitis-C-Infektion |
|---|---|---|
| Asymptomatische Infektion (80 %) | 10 % | 70 % |
| Symptomatische Infektion (20 %) | 2 % (= akute Hepatitis C) | 18 % |

### Bei welchen Formen der Virushepatitis C ist eine Behandlung indiziert?

Bei der **chronischen Hepatitis C** (Erkrankungsdauer mindestens 6 Monate, definiert durch Virus-RNA-Nachweis). Erhöhte Transaminasen und/oder Nachweis einer Fibrose sind keine notwendigen Voraussetzungen für die Indikationsstellung zur Therapie.

**ZUSATZINFORMATION**

Bei Diagnosestellung einer **akuten Hepatitis C** (z. B. bei ikterischer Verlaufsform oder nach Nadelstichverletzung; sonst selten erkannt, da häufig asymptomatisch) kann in der Regel 3 Monate abgewartet werden, ob eine Spontanheilung eintritt. Nach (vermuteter) Erkrankungsdauer von 6 Monaten liegt definitionsgemäß eine chronische Virushepatitis C vor, dann mit Therapieindikation.

### Welche direkt antiviral wirkenden Substanzklassen zur Behandlung der Hepatitis C kennen Sie? Nennen Sie zwei von drei Klassen.

- Nukleosidische Polymerase (NS5B-)Inhibitoren (NS5B steht für nichtstrukturelles Protein 5B)
- NS5A-Inhibitoren
- Proteaseinhibitoren

### Nennen Sie für die drei Klassen jeweils einen Vertreter.

- Nukleosidische Polymerase(NS5B)-Inhibitoren: Sofosbuvir für die HCV-Genotypen 1–6
- NS5A-Inhibitoren:
  - Ledipasvir für die HCV-Genotypen 1, 4, 5 und 6 (nur in fixer Kombination mit dem nukleosidischen NS5B-Polymerase-Inhibitor Sofosbuvir verfügbar)
  - Elbasvir für die HCV-Genotypen 1 und 4 (nur in fixer Kombination mit dem Protease-Inhibitor Grazoprevir verfugbar)
  - Pibrentasvir für die HCV-Genotypen 1 bis 6. Nur in Fixkombination mit NS3-Proteasehemmer Glecaprevir
  - Velpatasvir für die HCV-Genotypen 1 bis 6

- Proteaseinhibitoren:
  - Glecaprevir Erst- und Re-Therapie für die HCV-Genotypen 1 bis 6 (nur in Fixkombination mit NS5A-Inhibitor Pibrentasvir)
  - Grazoprevir Erst- und Re-Therapie für die HCV-Genotypen 1 und 4 (nur in Fixkombination mit NS5A-Inhibitor Elbasvir)

**ZUSATZINFORMATION**

Seit 2014 sind die oben angeführten Interferon-freien Regime zugelassen. Oral eingenommene Kombinationstherapien erzielen sehr hohe Ansprechraten **(Sustained Viral Response, SVR)** von bis zu 97 % (Sarrazin et al. 2017, S. 779). Sie sind gut verträglich, aber mit hohen Kosten verbunden. Ein Beispiel ist die Gabe von Sofosbuvir 1 × 400 mg/d plus Velpatasvir 1 × 100 mg/d (Epclusa®, in einer Tabl.) über 12 Wochen zur Therapie aller Genotypen (Ansprechrate > 95 %, Kosten 30.000 Euro, Stand August 2024). Gleiche Kosten: Glecaprevir 3 × 100 mg plus Pibrentasvir 3 × 40 mg (Maviret® in 1 Tabl.) über 8 Wochen für alle Genotypen (Ansprechrate > 95 %, Kosten 30.000 Euro, Stand August 2024).

## Welche Übertragungswege der Hepatitis A, B, C, D und E gibt es?

- **Hepatitis A:** fäkal-oral. Sehr selten kann die Hepatitis A auch parenteral oder sexuell übertragen werden.
- **Hepatitis B, C und D:** durch Blut, Blutprodukte, i. v. Drogenabusus (mit kontaminierten Nadeln), sexuell (selten für Hepatitis C) oder perinatal. Bei der Hepatitis C ist der Infektionsweg oft (45 %) nicht eruierbar.
- **Hepatitis E:** Genotyp 1 und 2 fäkal-oral mit epidemischen Verläufen insbesondere in Asien und Nordafrika, begünstigt durch schwierige hygienische Verhältnisse. Typ 3 und 4 sind endemisch in Europa.
  Da neben dem Menschen Haus- und Wildschweine die Hauptwirte sind, ist die Erkrankung mit Hepatitis-E-Genotyp 3 und 4 als Zoonose zu betrachten, die Infektion erfolgt über den Verzehr nicht durchgegarten Fleisches.

**ZUSATZINFORMATION**

**Wie verlaufen die Infektionen mit Hepatitis-D-Viren?**

Die Hepatitis D ist an das Vorhandensein von Hepatitis-B-Virus gebunden. Sie tritt als Superinfektion eines Hepatitis-B-infizierten Patienten mit Hepatitis-D-Virus (HDV) oder, selten, als Simultaninfektion (= gleichzeitige Infektion) auf. Es kommt häufiger als bei Hepatitis-B-Monoinfektion zu fulminanten Verläufen und meist auch zum chronischen Verlauf sowie vermehrten Übergang in eine Leberzirrhose.
Bei der Simultaninfektion mit HBV und HDV verläuft die akute Hepatitis schwerer, es kommt aber in 90 % zur Heilung.
Seit 2020 ist zur Therapie der chronischen Hepatitis D der (in Deutschland entwickelte) Wirkstoff Bulevirtid zugelassen. Er hemmt das Eindringen von Hepatitis-D-Viren in die Leberzellen.

## Welche möglichen unspezifischen Symptome einer akuten Hepatitis A, B oder E können neben dem Ikterus auftreten? Aufgeführt sind drei gastrointestinale und drei weitere Symptome. Nennen Sie jeweils zwei.

- Gastrointestinale Symptome:
  - Inappetenz
  - Oberbauchschmerzen
  - Diarrhöen
- Weitere Symptome:
  - Abgeschlagenheit
  - Arthralgien
  - Exanthem

### Wie wird eine akute Hepatitis A diagnostisch gesichert?

Durch den Nachweis von Anti-HAV(Hepatitis-A-Virus)-IgM-Antikörpern

Anti-HAV-IgG-Ak bleiben nach durchgemachter Infektion, aber auch nach erfolgter Impfung lebenslang nachweisbar.

**LITERATUR**

Sarrazin C, et al. S3-Leitlinie Prophylaxe, Diagnostik und Therapie der Hepatitis-C-Virus (HCV)-Infektion. AWMF-Registernr. 021-012. Z Gastroenterol 2018; 56: 756–838. Stand 31.12.2017, gültig bis 30.12.2022, aktuell in Überarbeitung.



## 3.11.4 Fall 4

**KASUISTIK**

Eine Erzieherin im Kindergarten teilt Ihnen mit, dass bei einem Kind, das bis zum Vortag in ihrer Gruppe betreut wurde, eine akute Hepatitis A diagnostiziert wurde.

### Wie gehen Sie bei der Erzieherin vor?

Frage an die Erzieherin, ob sie gegen Hepatitis A geimpft ist, ob sie wissentlich eine Hepatitis A durchgemacht hat oder ob bei ihr ein früherer positiver Befund für Anti-HAV-Antikörper vorliegt. Ist nichts davon der Fall, erhält sie eine Postexpositionsprophylaxe durch aktive Impfung mit inaktivierten Hepatitis-A-Viren. Auch bei Kindern, die Kontakt mit dem erkrankten Kind hatten, ist die aktive Impfung gegen Hepatitis A angezeigt.

**ZUSATZINFORMATION**

Bei Kontraindikationen gegen eine aktive Immunisierung, oder falls ein besonders hohes Risiko mit einer Hepatitis A-Infektion einherginge, wie bei vorbestehender Hepatitis-B- oder Hepatitis C-Infektion, ist eine passive Immunisierung mit Immunglobulin (unspezifisches Immunglobulin, 0,02 ml/kgKG Hepatitis-A-Immunglobulin i. m.) angezeigt.
Die Meldung der Erkrankung des Kindes beim Gesundheitsamt ist erforderlich. In Absprache mit dem Gesundheitsamt sollten die Kinder, die geimpft wurden, für mehrere Wochen (Inkubationszeit einer möglichen Hepatitis A) der Einrichtung fernbleiben.

### Bei welchen Personen ist die Impfung (aktive Immunisierung) gegen das Hepatitisvirus A indiziert?

Sie ist angezeigt bei Anti-HAV-negativen Personen mit erhöhtem Hepatitis-A-Risiko. Dies sind:

- Reisende in HAV-Endemiegebiete
- Beschäftigte in medizinischen Einrichtungen, Kindertagesstätten, Abwasseranlagen
- Ehrenamtlich Tätige (z. B. Obdachlosenhilfe, Asylhilfe)
- Bewohner psychiatrischer Einrichtungen
- Patienten mit chronischen Lebererkrankungen (inkl. chronischer Virushepatitis B und C), die durch eine zusätzliche Virushepatitis A gefährdet sind
- Patienten mit Thrombophilie
- Männer, die Sexualkontakte mit Männern haben, und allgemein Personen mit Sexualverhalten mit erhöhter Infektionsgefährdung
- Personen mit engem Kontakt zu Hepatitis-A-erkrankten Patienten

## Bei welchen Personen ist die Impfung (aktive Immunisierung) gegen das Hepatitisvirus B indiziert?

Indikationen für eine Impfung (aktive Immunisierung) gegen das Hepatitisvirus B (STIKO-Empfehlung):
- Säuglinge (Beginn der Grundimmunisierung, d. h. erste Gabe von vier Teilimpfungen im 2. Lebensmonat)

Falls bisher nicht geimpft:
- Jugendliche (sogenannte Nachimpfung)
- Hepatitis-B-gefährdetes medizinisches Personal, Personal in psychiatrischen Einrichtungen, andere Personen mit Infektionsrisiko durch Blutkontakte mit möglicherweise infizierten Patienten (z. B. Ersthelfer, Polizisten)
- Dialysepatienten, Patienten mit häufiger Übertragung von Blut oder Blutbestandteilen (z. B. Hämophilie), vor ausgedehnten chirurgischen Eingriffen
- Patienten in psychiatrischen Einrichtungen oder vergleichbaren Anstalten oder Fürsorgeeinrichtungen für Menschen mit Zerebralschädigungen oder Verhaltensstörungen

**ZUSATZINFORMATION**

Seit 2012 ist in China eine Impfung gegen Hepatitis E zugelassen.

## An welche pathogenetischen Kategorien außer der Virushepatitis A, B oder C oder E denken Sie bei einer Transaminasenerhöhung? Nennen Sie drei der sechs aufgeführten Kategorien.

- Andere infektiöse Hepatitiden
- Toxische Hepatitis
- Autoimmunerkrankungen
- Stoffwechselkrankheiten (hereditär und/oder erworben)
- Maligne Erkrankungen
- Vasogen

## Für jede der sechs aufgeführten Kategorien sind zwei oder mehrere konkrete Erkrankungen (Differenzialdiagnosen) angegeben. Nennen Sie je Kategorie eine.

- **Infektiöse Hepatitiden** bei anderen Virusinfektionen (z. B. Epstein-Barr-Virus, Zytomegalievirus, Coxsackieviren) und bei bakteriellen Infektionen (Brucellose, Leptospirose)
- **Toxische Hepatitis:** alkoholtoxisch, arzneimittelinduziert (Drug Induced Liver Injury, DALI)
- **Autoimmunerkrankungen:** primär biliäre Cholangitis (früherer Begriff: primär biliäre Zirrhose), Autoimmunhepatitis
- **Stoffwechselkrankheiten:** hereditär: Hämochromatose, Morbus Wilson; erworben: Metabolic Dysfunction-associated Steatohepatitis (MASH), Übergewicht, Diabetes mellitus; alkoholinduzierte Fettleber
- **Maligne Erkrankungen:** Metastasen, primäres Leberzellkarzinom
- **Vasogen:** Stauungshepatitis bei Rechtsherzinsuffizienz, Schockleber

### 3.11.5 Fall 5

**KASUISTIK**

Bei einem 65-jährigen Rentner, der früher im Werkschutz gearbeitet hat, wird bei einer Routineuntersuchung ein γ-GT-Wert von 958 U/l (normal bei Männern bis 55 U/l) festgestellt. Er ist beschwerdefrei. Seit 3 Jahren ist eine essenzielle arterielle Hypertonie bekannt. Die einzige Medikation ist Metoprolol retard 1 × 100 mg/d. Der Patient gibt einen Alkoholkonsum von im Mittel maximal 0,5 l Bier pro Tag an.
An weiteren pathologischen **Laborwerten** finden sich GOT 54 U/l (normal bei Männern bis 40 U/l), GPT 108 U/l (normal bei Männern bis 45 U/l) und Nüchternblutzucker 140 mg/dl. Das Bilirubin liegt im Normbereich. Ein Diabetes mellitus ist nicht bekannt.



Welche apparative Untersuchung führen Sie durch?

Sonografie des Abdomens.

Hierbei ist die Leber vergrößert auf 12,8 cm in der Medioklavikularlinie. Die Echogenität ist deutlich vermehrt (echoreicher als Nieren und Milz), die Oberfläche glatt, der Rand abgerundet. Keine Darstellung von Rundherden, der Ductus hepaticus ist normal weit (6 mm).

Wofür können diese Veränderungen sprechen?

- Leberverfettung
- Leberfibrose
- Fettleber (Abgrenzung zu Leberverfettung histologisch: bei der Fettleber Ablagerung von Fetttropfen in mindestens 50 % der erfassten Hepatozyten)

Welche möglichen Ursachen (Grunderkrankungen) für eine Fettleber existieren? Nennen Sie vier der fünf angeführten.

- Alkoholkonsum
- Diabetes mellitus
- Adipositas
- Hyperlipoproteinämie

Welche Laboruntersuchungen führen Sie zur Suche nach den metabolischen Ursachen (Diabetes mellitus, Hämochromatose und Morbus Wilson) einer Transaminasenerhöhung durch?

- $HbA_{1c}$
- Ferritin
- Coeruloplasmin

## Was ist $HbA_{1c}$ und wo liegt die Obergrenze des Normbereichs für $HbA_{1c}$?

Glykosyliertes Hämoglobin (durch lang anhaltende Hyperglykämien); obere Normgrenze: 6,0 % Anteil an Gesamthämoglobin.

## Wie ist das Coeruloplasmin (Kupferbindungsprotein) bei Wilson-Krankheit verändert?

Es ist erniedrigt (Normalbereich 20–60 mg/dl).

Bei dem Patienten ist der $HbA_{1c}$-Wert auf 9,2 % erhöht, der Ferritinwert beträgt 1.117 µg/l (normal 30–300 µg/l), der Wert für Coeruloplasmin ist normal.



## Welche Differenzialdiagnosen eines erhöhten Ferritinwerts kennen Sie? Nennen Sie drei der fünf Diagnosen.

- Infektion (Ferritin erhöht wie andere Akute-Phase-Proteine, z. B. CRP)
- Alkoholkonsum
- Hämochromatose (primär = hereditär; oder sekundär, z. B. durch Polytransfusionen bei hämolytischen Anämien)
- Bei chronisch-entzündlichen Erkrankungen, wie dem Still-Syndrom (= systemische juvenile idiopathische Arthritis)
- Selten auch bei malignen Tumoren (z. B. Pankreaskarzinom, Leukosen)

## Welche beiden Laboruntersuchungen kommen im genannten Fall für die weitere Abklärung auf das Vorliegen einer hereditären Hämochromatose in Betracht?

- Transferrinsättigung
- Genetische Diagnostik

**ZUSATZINFORMATION**

Der weit überwiegende Anteil der Hyperferritinämien wird nicht durch eine Hämochromatose verursacht, sodass immer auch der Ausschluss anderer Ursachen erfolgen muss.
Beweisend für eine Hämochromatose ist die genetische Untersuchung in Kombination mit einer erhöhten Transferrinsättigung. Nur in Zweifelsfällen ohne Erhöhung der Transferrinsättigung ist eine weitere Diagnostik durch MRT oder Leberbiopsie erforderlich (EASL Clinical Practice Guidelines on haemochromatosis 2022, S. 485).

## Welche beiden Untersuchungen werden mit der Probe (Leberbiopsat) zum Nachweis einer Hämochromatose durchgeführt?

- Histologische Untersuchung, inkl. Eisenfärbung (pathognomonisch ist, dass neben Nachweis von Eisen in RES-Zellen wie den Kupffer-Sternzellen auch Eisengranula in Hepatozyten nachweisbar sind)
- Bestimmung des Eisenanteils am Trockengewicht von Lebergewebe

**ZUSATZINFORMATION**

Der obere Normwert für den Eisenanteil beträgt 10 mg/g Lebergewebe. Da der Eisengehalt physiologisch im Alter zunimmt, wird alternativ ein lebensalterabhängiger Eisenindex verwendet. Dieser ist pathologisch, wenn Eisen [µmol]/(Lebergewebe [g] × Lebensalter [Jahre]) > 2 liegt.

## Welche Werte gehen in die Transferrinsättigung ein, wo liegt die obere Normgrenze?

Die Transferrinsättigung berechnet sich aus dem Quotienten aus Serumeisen (µg/dl) und Transferrin (mg/dl). Der Wert des Quotienten wird mit einer Konstante (71 %) multipliziert.

Die obere Normgrenze ist 45 %.



## Wie verläuft der Erbgang der häufigsten hereditären Hämochromatose Typ I?

Autosomal-rezessiv. Das bedeutet,

- das Gen liegt auf einem autosomalen (weder X- noch Y-)Chromosom (hier Chromosom 6, im Bereich der Gene des HLA-Komplexes) und
- die Erkrankung wird nur manifest, wenn auf beiden Chromosomen eines Patienten das Gen mutiert ist.

## Welches Gen ist bei der Hämochromatose mutiert?

Das HFE-Gen ist mutiert. HFE steht für **H**LA-assoziiert und **Fe**rrum.

**ZUSATZINFORMATION**

Die **genetische Untersuchung** sucht nach einer Mutation im Hauptgenort (Austausch von Cytosin zu Tyrosin in Position 282 des HFE-Gens, abgekürzt C282Y). Daneben gibt es weitere mögliche Mutationen an anderen Stellen des Gens.

80 % aller kaukasischen Patienten mit hereditärer Hämochromatose sind homozygot für die Mutation C282Y, das entspricht der Sensitivität des Gen-Tests bezüglich der Erkrankung. Von allen C282Y-Homozygoten (Inzidenz etwa 0,1 %) innerhalb großer Populationen von unselektierten Probanden hat etwa die Hälfte eine pathologische Eisenüberladung und damit eine manifeste Hämochromatose; dies entspricht einer Spezifität des Gen-Tests von 50 %.

Heterozygote Träger dieser Mutation ohne weitere Mutationen an anderer Stelle weisen keine erhöhte Erkrankungswahrscheinlichkeit auf.

Die genetische Untersuchung ist teuer im Vergleich zur Bestimmung der Transferrinsättigung (etwa 7 €).

## Welcher Pathomechanismus liegt der hereditären Hämochromatose zugrunde?

Über eine Mutation des HFE-Gens kommt es zur Bildung eines mutierten Proteins und damit zur unkontrollierten, übermäßigen Aufnahme von Eisen aus dem Enterozyten in das Blut.

**ZUSATZINFORMATION**

Der Organismus hat keinen aktiven Ausscheidungsmechanismus für Eisen; Eisenverluste treten nur über die Abschilferung von Zellen (gastrointestinal und dermal) auf.

Das Protein des HFE-Gens wird u. a. im Hepatozyten und dient dort (zusammen mit anderen Proteinen wie Transferrinrezeptor 1 und 2) als Sensor der Eisenbeladung des Organismus und steuert die hepatische Sekretion des Proteins Hepcidin. Hepcidin wiederum reduziert die enterale Eisenaufnahme durch Hemmung des Eisentransporters Ferroportin im basalen Teil (der luminalen Seite abgewandten Seite) der Darmepithel-Zelle. Bei der Hämochromatose wird durch einen Defekt des HFE-Proteins unabhängig von der Höhe der Eisenspiegel nur wenig Hepcidin induziert. Dadurch wird die enterale Eisenaufnahme über Ferroportin nicht mehr gehemmt und es gelangt unkontrolliert Eisen in den Organismus.

## Welche sind die Manifestationsorgane einer Hämochromatose? Nennen Sie vier der sechs angeführten.

- Gelenke
- Haut
- Pankreas
- Hypophyse
- Leber
- Herz

## Welche Symptome einer Hämochromatose zeigen sich an Gelenken und Haut?

- Gelenke: Arthralgien
- Haut: Dunkelfärbung

## Welche Komplikationen einer Hämochromatose können in Pankreas, Hypophyse, Leber und Herz auftreten?

- Pankreas: Bronzediabetes
- Hypophyse: Hypophysenvorderlappeninsuffizienz mit sekundärem Hypogonadismus
- Leber: Fibrose, Übergang in Zirrhose; dann hohes (bis zu 30 % der Zirrhosepatienten) Risiko für hepatozelluläres Karzinom
- Herz: Kardiomyopathie (bei unbehandelter Erkrankung ist diese limitierend für die Lebenserwartung)

**ZUSATZINFORMATION**

Der **Hypogonadismus** ist überwiegend sekundär durch verminderte Bildung gonadotroper Hormone im Hypophysenvorderlappen; eine direkte Gonadenschädigung, wohl durch vermehrte testikuläre Eisenablagerung, kommt wesentlich seltener vor.

## Welche Therapie der hereditären Hämochromatose gibt es?

Aderlässe.

Bei dem oben genannten Patienten beträgt das Serumeisen 192 µg/dl, das Transferrin 258 mg/dl.

Errechnen Sie die Transferrinsättigung.

$$\frac{192\left(\mu g/dl\right)}{258\left(mg/dl\right)}=0{,}74$$

$$0{,}74\times 71\%=53\%$$

Damit liegt die Transferrinsättigung knapp über der Normgrenze von 45 %. Wegen dieses Grenzbefundes werden sowohl eine molekularbiologische Untersuchung (nicht sicher indiziert) als auch eine Leberbiopsie durchgeführt.
Die **molekularbiologische Untersuchung** ergibt einen heterozygoten Merkmalsträger für die C282Y-Mutation und damit genetisch kein erhöhtes Risiko für das Vorliegen einer hereditären Hämochromatose.
**Histologisch** findet sich in einem Leberstanzzylinder eine gemischttropfige Verfettung von 10–20 %. Für eine Hämochromatose findet sich kein Hinweis.
Damit ist bei dem Patienten eine Hämochromatose ausgeschlossen. Die Leberverfettung ist am ehesten nutritiv-toxisch oder durch den Diabetes mellitus bedingt. Therapeutisch wird eine strikte Alkoholkarenz empfohlen.
Beim nächsten Ambulanzbesuch beträgt der Spontanblutzucker 291 mg/dl. Der Patient wird stationär aufgenommen und eine Diabetestherapie eingeleitet.

**LITERATUR**

European Association for the Study of the Liver. EASL Clinical practice guidelines on haemochromatosis. J Hepatol 2022;77(2):479-502.

European Association for the Study of the Liver. EASL clinical practice guidelines for HFE hemochromatosis. J Hepatol 2010; 53(1):3–22.

Sarrazin C, et al. S3-Leitlinie Prophylaxe, Diagnostik und Therapie der Hepatitis-C-Virus (HCV)-Infektion. AWMF Registernr. 021/012. Z Gastroenterol 2018;56:756–838. Stand 31.12.2017, gültig bis 30.12.2022, aktuell in Überarbeitung.

## 3.12 Leitbefund Transaminasenerhöhung II

**KASUISTIK**

Eine 56-jährige Patientin stellt sich in Ihrer gastroenterologischen Ambulanz vor, weil bei der Hausärztin vor einem halben Jahr erhöhte Leberwerte (Transaminasen) und eine Blutsenkungsbeschleunigung festgestellt worden seien.
Sie fühle sich derzeit wohl bis auf starke berufliche Belastung, sie habe auch keine abdominellen Schmerzen. Das Körpergewicht sei konstant mit 69 kg bei 177 cm Größe.

An welche Erkrankungsgruppen denken Sie? Nennen Sie vier der sechs Gruppen.

- Virushepatitis
- Leberverfettung durch Alkohol, Medikamente, Hyperalimentation
- Autoimmunhepatitis
- Metabolische Ursachen (Hämochromatose, Morbus Wilson)
- Lebermetastasen
- Stauungshepatitis

Die Patientin verneint Nikotinkonsum. An Alkoholkonsum werden im Tagesdurchschnitt ein Schoppen Wein und 0,5 l Bier eingeräumt. Medikamente nimmt sie nicht ein.
Bei der **körperlichen Untersuchung** ist die Patientin in sehr gutem Allgemeinzustand, es besteht ein unauffälliger Untersuchungsbefund bis auf deutliche Spider naevi im Hals-Brust-Bereich und Palmarerythem beidseits. Die Leber ist 2 cm unter dem Rippenbogen tastbar, weich, nicht schmerzhaft, 7 cm in der MCL.

## Welche Laborwerte bestimmen Sie?

- Blutbild, Differenzialblutbild, Gerinnung, Blutkörperchensenkungsgeschwindigkeit (BSG), CRP, Transaminasen, LDH, AP, Cholinesterase, Bilirubin, Lipase, Gesamteiweiß und Elektrophorese, Albumin, INR-Quick-Wert.
- Hepatitis-Virusmarker: Anti-HAV-IgM, Anti-HAV-IgG, HBsAg, Anti-HBs, Anti-HBc, Anti-HCV-Ak.
- Ggf. Bestimmung des CDT, Carbohydrat-Deficient-Transferrin. Dieses ist zuverlässig erhöht bei regelmäßigem Konsum von 60–80 g Alkohol am Tag.

**Pathologische Werte** ergeben sich bei der BSG mit 80 mm/1 h, erniedrigte Thrombozytenzahl auf 115.000/µl, grenzwertig erniedrigter Quick-Wert 65 %, GOT 248 U/l (Normalwert bei Frauen bis 33 U/l), GPT 328 U/l (Normalwert bei Frauen bis 35 U/l), γ-GT 76 U/l (Normalwert bei Frauen bis 38 U/l), LDH 301 U/l, Gesamteiweiß mit hohem Anteil von γ-Globulinen (36,6 %), CRP 2,4 mg/dl. Noch im Normbereich ist die Cholinesterase mit 4,1 U/ml. Virologisch lediglich ein positiver Nachweis von Anti-HAV-IgG bei sonst negativer Serologie.

## Welche apparative Diagnostik schließen Sie an?

Eine Oberbauchsonografie.

In der **Oberbauchsonografie** findet sich die Leber mit 15 cm in der VAL (vordere Axillarlinie) mäßig vergrößert (different zum palpatorischen Befund) und erheblich verdichtet bei flachen Konturen. Die Vena lienalis hilusnah grenzwertig weit, die Milz gering vergrößert.

## Wie lautet nach den bis jetzt bekannten Laborbefunden und dem sonografischen Bild Ihre Verdachtsdiagnose?

Bisher gibt es keinen Hinweis auf eine infektiöse Ursache der Transaminasenerhöhung. Möglicherweise liegt eine Fettleber vor, eventuell nutritiv-toxisch bedingt. Die geringgradige Splenomegalie, die geringgradige Thrombopenie und die niedrig normalen Syntheseparameter machen auch eine Leberzirrhose möglich.

Beim zweiten Besuch bringt die Patientin Unterlagen zu den **Vorbefunden** mit: Vor 7 Jahren war wegen eines Ikterus mit computertomografischem Verdacht auf eine Cholezystitis und Choledocholithiasis eine Laparotomie durchgeführt worden. Die Gallenwege fanden sich dabei unauffällig und ohne Konkremente. Gleichzeitig war eine Leberbiopsie entnommen worden. Der Ikterus war spontan rückläufig gewesen. Dabei zeigten sich ein mäßig lebhaftes Infiltrat aus Lymphozyten mit teilweise follikulärer Lagerung, entzündliche Infiltrate auf die Pseudolobuli im peripheren Parenchym übergreifend sowie einzelne Zellnekrosen. Der Befund war als Hepatitis im subakuten Stadium interpretiert worden.

## Für welche Erkrankungsgruppe spricht ein lymphozytäres Infiltrat in der Leber (bei negativer Hepatitis-Virus-Serologie)?

Autoimmunhepatitis.

## Wie lässt sich die Autoimmunhepatitis weiterhin als Diagnose sichern?

Mit einer perkutanen Leberpunktion mit Histologie.

Histologisch zeigt sich jetzt im Stanzzylinder umgebautes Lebergewebe mit breiten fibrösen Septen sowie mäßig dichtes, entzündliches Infiltrat aus Lymphozyten und teilweisem Übergreifen auf die Pseudolobuli mit nachweisbaren Hepatozytenuntergängen. Der Befund wird als gut vereinbar mit einer Autoimmunhepatitis bewertet bei beginnendem zirrhotischem Umbau.

## Welche ergänzende Laboruntersuchung schließen Sie an?

Bestimmung von:
- IgG (oft erhöht bei Autoimmunhepatitis)
- IgM (oft erhöht bei primär biliärer Cholangitis)



## Welche Autoantikörper bestimmen Sie bei der Suche nach einer Autoimmunhepatitis? Nennen Sie drei der fünf aufgeführten.

- ANA, Antikörper gegen SP-100
- Antikörper gegen SMA (Aktin)
- Antikörper gegen LKM-1
- Antikörper gegen SLA/LP

(Strassburg et al. 2017, S. 1137)

## Wofür stehen die sechs Abkürzungen?

- ANA (antinukleäre Antikörper)
- Antikörper gegen SMA (Smooth Muscle Antigen)
- Antikörper gegen LKM-1 (Liver Kidney Microsome)
- Antikörper gegen SLA (Soluble Liver Antigen)

(Strassburg et al. 2017, S. 1137)

## Mit welcher Fragestellung werden AMA bestimmt?

Durch Bestimmung der antimitochondrialen Antikörper (AMA) wird nach dem Vorliegen einer primär biliären Cholangitis gesucht. Sehr spezifisch sind bei der primär biliären Cholangitis der Subtyp AMA-M2 erhöht. Bei Patienten mit negativen AMA-M2-Antikörpern aber hohem klinischen Verdacht sollten noch die Antikörper gegen SP-100 und GP-210 bestimmt werden, die eine hohe Spezifität aufweisen.

In der Untersuchung der Patientin auf Leberautoantikörper finden sich ein eindeutig positiver Befund für Anti-SLA-Antikörper, ein positiver Titer 1 : 80 für Anti-SMA-Antikörper, ein grenzwertiger ANA-Titer und ein negativer Befund für Anti-LKM-1-Antikörper.

**ZUSATZINFORMATION**

Die Internationale Autoimmunhepatitisgruppe hat 1999 die **Diagnosekriterien** zusammengefasst und mithilfe einer Punkteskala die Unterscheidung zwischen einer wahrscheinlichen und einer sicheren Autoimmunhepatitis erleichtert.

Diagnosekriterien der Autoimmunhepatitis sind z. B. weibliches Geschlecht, Quotient von alkalischer Phosphatase zu GPT >3,0, Gesamtglobuline, γ-Globuline oder IgG über der Norm, Autoantikörper (ANA, SMA oder LKM-1) positiv, keine Virusinfektion nachweisbar, keine hepatotoxischen Medikamente, geringer Alkoholkonsum, andere Autoimmunerkrankungen beim Patienten oder bei erstgradigen Verwandten, sowie entsprechende Histologie. Der vereinfachte sog. Hennes-Score, publiziert 2008, beschränkt sich auf die Parameter Histologie, erhöhtes IgG, Autoantikörper und Fehlen einer Virushepatitis (Strassburg et al. 2017, S. 1145).

## Wie lautet nun Ihre zusammenfassende Diagnose für die Patientin?

Es liegt eine Autoimmunhepatitis vom SLA-Typ mit histologisch nachgewiesener Leberzirrhose vor.



## Welche therapeutischen Empfehlungen geben Sie der Patientin?

- Absolute Alkoholkarenz
- Eine Glukokortikoidtherapie sollte hoch dosiert z. B. mit Prednisolon 60 mg p. o. 1–0–0 für 2 Wochen begonnen und dann auf 50, 40, 30 mg jeweils für eine Woche reduziert werden. Die weitere Reduktion erfolgt in 5-mg-Schritten jede Woche bis zu einer Erhaltungsdosis (nach Krankheitsaktivität, d. h. Transaminasenhöhe), die über mindestens 2 Jahre gegeben werden sollte.
- Wird nicht mindestens eine partielle Remission erreicht (mindestens Halbierung der erhöhten Leberwerte in den ersten zwei Behandlungsmonaten und stetiger Abfall danach), besteht die Indikation für eine Kombinationstherapie mit Glukokortikoiden (Prednisolon 40 mg/d, Ausschleichen auf 10 mg/d oder Budesonid 9 mg/d) plus Azathioprin (1,5 mg/kg KG)
- Auch eine initiale Kombinationstherapie mit Budesonid und Azathioprin bzw. wird empfohlen. Diese hat den Vorteil einer geringeren kumulativen Steroiddosis und entsprechend geringerer steroidbedingter Nebenwirkungen.

## Woran muss vor Einleitung einer hoch dosierten Kortikosteroidtherapie gedacht werden?

Osteoporoseprophylaxe mit Vitamin D, ggf. Gabe eines Bisphosphonats. Die Kalziumzufuhr über die Ernährung ist meist ausreichend.

Ab einem Prednisolon-Äquivalent von 20 mg/d über länger als 1 Monat plus zweiter immunsuppressiver Medikation: Pneumocystis-jirovecii-Pneumonie-Prophylaxe mit Cotrimoxazol 3 × 160 mg/800 mg/ Woche oral.

### ZUSATZINFORMATION

Budesonid oral 3 × 3 mg ist zur Therapie der Autoimmunhepatitis zugelassen, sofern nicht eine Leberzirrhose vorliegt. Wegen des hohen First-Pass-Effekts in der Leber hat es weniger systemische Nebenwirkungen. Weitere zugelassene Indikation für die orale Gabe von Budesonid ist akuter Morbus Crohn leichten bis mittelschweren Grades mit Beteiligung des Ileums und/oder des Colon ascendens. Neuer sind zudem noch eine retardierte Formulierung des Budesonid, die auch noch im Kolon wirkt und zur Behandlung der Colitis ulcerosa zugelassen ist (Cortiment MMX® 9 mg) sowie eine Formulierung als Schmelztablette zur Therapie der eosinophilen Ösophagitis (Jorveza® 0,5 oder 1 mg).

### Welche Nachuntersuchungen sind bei der Patientin angezeigt?

- In den ersten 3 Behandlungsmonaten: alle 2 Wochen Blutbild, Transaminasen und Blutzucker, Kalium, Natrium
- Später alle 3 Monate Transaminasen, Blutbild und Blutzucker
- Vor einem geplanten Absetzen der Erhaltungstherapie: evtl. Leberpunktion

### Wie schätzen Sie die Prognose der Autoimmunhepatitis ein?

Sie ist ohne Therapie schlecht, unter Therapie aber gut (10-Jahres-Überlebensrate 90 %).

**LITERATUR**
Strassburg CP, et al. S2k-Leitlinie Autoimmune Lebererkrankungen. AWMF-Registernr. 021-27. Z Gastroenterol 2017;55(11): 1135–1226. Stand 28.2.2017, gültig bis 27.2.2022, aktuell in Überarbeitung.

# 3.13 Leitsymptom Schmerzen im rechten Unterbauch

## 3.13.1 Fall 1

**KASUISTIK**

Eine 29-jährige Frau stellt sich wegen akut aufgetretener Schmerzen im rechten Unterbauch und subfebrilen Temperaturen vor. Der körperliche Untersuchungsbefund ist unauffällig bis auf leichten Druckschmerz im rechten Unterbauch.
Im **Labor** zeigen sich folgende Ergebnisse: CRP 0,6 mg/dl, Leukozyten 14.000/µl, im Differenzialblutbild vereinzelte Metamyelozyten und 30 % stabkernige Neutrophile.

### Erkrankungen welcher Organgruppen kommen für die Differenzialdiagnose in Betracht (n = 4)?

- Gastrointestinale Erkrankungen (n = 8 Beispiele für diese Gruppe im folgenden)
- Hepatobiliäre Erkrankungen (n = 1)
- Gynäkologische Erkrankungen (n = 4)
- Urologische Erkrankungen (n = 3)

### Nennen Sie eine bis drei einzelne Differenzialdiagnosen für diese Erkrankungsgruppen.

- Gastrointestinale Erkrankungen: Appendizitis, Gastroenteritis, Morbus Crohn, Colitis ulcerosa, Divertikulitis (aber Schmerz meist im linken Unterbauch), Infektion eines Meckel-Divertikels, Ulcus ventriculi oder duodeni (aber Schmerz meist im Epigastrium)
- Hepatobiliäre Erkrankungen: Cholezystitis
- Gynäkologische Erkrankungen: Adnexitis, Extrauteringravidität, stielgedrehte Ovarialzyste, Follikelsprung
- Urologische Erkrankungen: Zystitis, Pyelonephritis, Ureterstein

Die Patientin ist bereits appendektomiert. Sie raucht 1–1,5 Packungen Zigaretten pro Tag und hat 3–4 × Stuhlgang pro Tag, wässrig, selten mit Blutbeimengung.
Die **Abdomensonografie** (➤ Abb. 3.27) zeigt im rechten Unterbauch eine Darmschlinge mit verdickter und stark aufgelockerter Wand. Leber, Pankreas, Gallenwege und Nieren sind unauffällig.



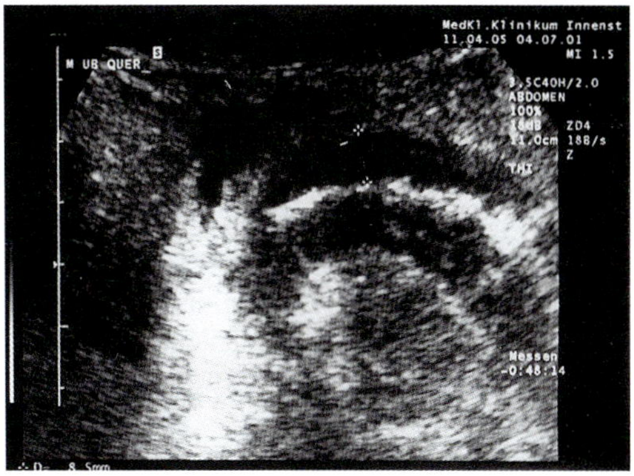


**Abb. 3.27** Abdomensonogramm bei Schmerzen im rechten Unterbauch [P088]

## Welche von den oben genannten Diagnosen kommen in die engere Wahl?

Morbus Crohn und Colitis ulcerosa

## Welche weiteren diagnostischen Maßnahmen ergreifen Sie?

- **Ileokoloskopie** mit Stufenbiopsien zur Suche nach makroskopischen und histologischen Zeichen einer chronisch-entzündlichen Darmerkrankung
- Bakteriologische und parasitologische **Stuhldiagnostik** zum Ausschluss einer infektiösen Darmerkrankung (z. B. Salmonellen, Yersinien, Shigellen, Campylobacter, *Clostridioides difficile* oder, bei Tropenanamnese, *Entamoeba histolytica,* Schistosomen, Wurmeier)
- Erweiterung der Laboruntersuchung um Ferritin, Nierenfunktion, Transaminasen und Cholestaseparameter; Calprotectin im Stuhl

## Welche weiteren diagnostischen Maßnahmen ergreifen Sie, falls sich endoskopisch und histologisch der Verdacht auf Morbus Crohn erhärtet?

- **Gastroskopie** zum Ausschluss eines Befalls von Magen oder Duodenum
- **MRT des Dünndarms** (z. B. bei Stenosesymptomatik wie postprandialen Koliken) zum Ausschluss eines Befalls des übrigen Dünndarms; die Kernspintomografie (hohe Auflösung, keine Strahlenbelastung) hat das konventionelle Röntgen des Dünndarms (Enteroklysma = Kontrastdarstellung nach Sellink) abgelöst

### Welches Befallsmuster (Verteilung der Läsionen), welche typischen Läsionen und welche histologischen Befunde erwarten Sie in der Ileokoloskopie bei Morbus Crohn?

- Am wahrscheinlichsten ist ein Befall des terminalen Ileums (➤ Abb. 3.28) und des proximalen Kolons (passt hier zur Schmerzlokalisation) und ein segmentaler, diskontinuierlicher Befall (Skip Lesions).
- Typische Läsionen sind fissurale Ulzerationen, Fibrinbeläge, Pflastersteinrelief der Schleimhaut (Cobble Stone Pattern), mukosales Ödem und ErythemHistologisch sind eine transmurale Entzündung, Epitheloidzellgranulome sowie mehrkernige Riesenzellen (in 40 % der Fälle) zu erwarten.

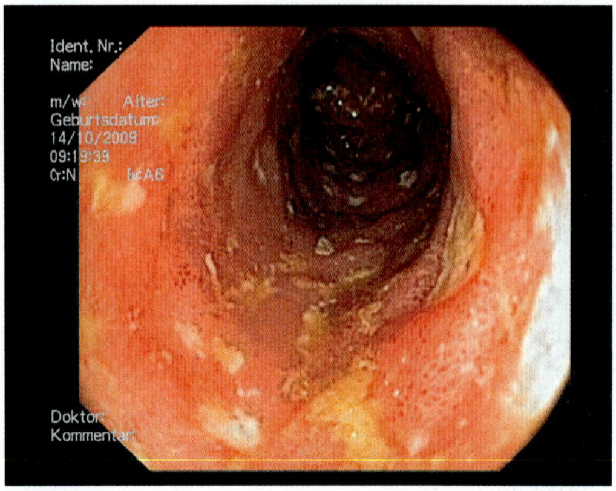


**Abb. 3.28** Endoskopie des terminalen Ileums bei einem 26-jährigen Patienten mit chronischer Diarrhö: Schleimhautrötung und Schwellung mit mehreren Ulzera und Erosionen im Sinne eines Morbus Crohn [G755]

### Welches Befallsmuster, welche typischen Läsionen und welche histologischen Befunde erwarten Sie bei Colitis ulcerosa (die aufgrund der Schmerzlokalisation bei dieser Patientin eher unwahrscheinlich ist)?

- Der Befall beginnt typischerweise im Rektum, breitet sich nach proximal aus. Eine Pankolitis kommt nur in 25 % der Fälle vor.
- Makroskopisch sind im frischen Stadium eine entzündlich gerötete Schleimhaut, Schleimhautulzerationen, eine Aufhebung der normalen Gefäßzeichnung und im chronischen Stadium Pseudopolypen zu erkennen. Die Entzündung imponiert flächig im Kontinuum über die gesamte Mukosa.
- Histologisch ist die Entzündung auf Mukosa und Submukosa begrenzt, es finden sich Kryptenabszesse.

Bei der Patientin zeigen sich makroskopisch Ulzerationen im terminalen Ileum, histologisch zeigen sich Epitheloidzellgranulome. Es wird die Diagnose eines Morbus Crohn gestellt.

### Wie therapieren Sie?

- Topisch wirksame Glukokortikoide wie orales Budesonid 3 × 3 mg/d (Es wird gegeben, wenn keine extraintestinalen Komplikationen bestehen; ist weniger wirksam, hat aber auch weniger Nebenwirkungen als systemische Glukokortikoide.) (Sturm et al. 2024, S. 1254).
- Zusätzlich Nikotinkarenz (senkt die Rezidivrate).

Unter Medikation mit Budesonid bessert sich bei dieser Patientin die Symptomatik und sie ist über zwei Jahre nahezu beschwerdefrei.
Dann erfolgt eine Wiedervorstellung in der Klinik wegen abdomineller Schmerzen und Blähungen. Das MRT zeigt eine ausgedehnte, hochfloride entzündliche Veränderung im Bereich des terminalen und präterminalen Ileums mit Stenose.

## Wie therapieren Sie?

- Da es sich um ein Rezidiv unter Einnahme von Budesonid in therapeutischer Dosis handelt, ist eine Therapie mit systemischen Glukokortikoiden (Prednisolon), zunächst oral, einzuleiten.
- Spricht die Patientin nicht auf die Glukokortikoide an erfolgt eine immunsuppressive Therapie mit Anti-Tumor-Nekrose-Faktor-α-Antikörper (Infliximab oder Adalimumab). Sie werden intravenös (Infliximab) bzw. subkutan (Adalimumab) gegeben. In schweren Fällen oder bei Rezidiven kann zur Induktion einer Remission eine Kombinationstherapie mit Azathioprin erfolgen (Sturm et al. 2024, S. 1255).
- Alternativen bei Nichtansprechen sind Vedolizumab als darmspezifischer Integrin-α4β7-Inhibitor sowie der Anti-IL-12/IL-23-Antikörper Ustekinumab, der zuvor schon für die Behandlung der Psoriasis zugelassen war.
- Neuere Medikamente bei M. Crohn sind der JAK-Inhibitor Upadacitinib und der anti-IL-23-Antikörper Risankizumab.
- Falls die Erkrankung weiter therapierefraktär ist, besteht die Indikation für eine Ileumresektion mit Ileo-Aszendostomie (grundsätzliche Strategie der operativen Therapie bei Morbus Crohn: darmerhaltende „minimal surgery").
- Thiopurine (Azathioprin) und Methotrexat haben einen Stellenwert bei der Remissionserhaltung, diese kann alternativ auch durch Fortführung der Gabe des Remissions-induzierenden Antikörpers erreicht werden.

**LITERATUR**

Sturm A, et al. S3-Leitlinie Diagnostik und Therapie des Morbus Crohn der Deutschen Gesellschaft für Gastroenterologie, Verdauungs- und Stoffwechselkrankheiten (DGVS) (Version 4.1). Stand 01.08.2021, aktualisiert am 18.03.2024, gültig bis 31.07.2026 (S. 1229-1318, 90 Seiten).

## 3.13.2 Fall 2

**KASUISTIK**

Bei einem anderen Patienten, Informatiker, 39 Jahre alt, besteht seit 16 Jahren ein Morbus Crohn. Damals wurde wegen eines Konglomerattumors eine Ileozökal-Resektion (8 cm) durchgeführt. Seit vier Jahren nimmt der Patient Azathioprin 175 mg/d (entsprechend 2,5 mg/kg Körpergewicht). Darunter war er beschwerdefrei. Er stellt sich jetzt in der Notaufnahme vor: Eine schmerzhafte Pustel in der Narbe rechts paraumbilikal habe sich am Morgen mit trübem Sekret entleert.

### Es zeigt sich folgender Lokalbefund. Wie lautet Ihre Verdachtsdiagnose (➤ Abb. 3.29)?

Es handelt sich hochwahrscheinlich um eine Fistel.

### Um welche Art von Fistel handelt es sich (anatomische Verbindung)?

Vermutlich um eine enterokutane Fistel (mit punktförmiger Fistelöffung)

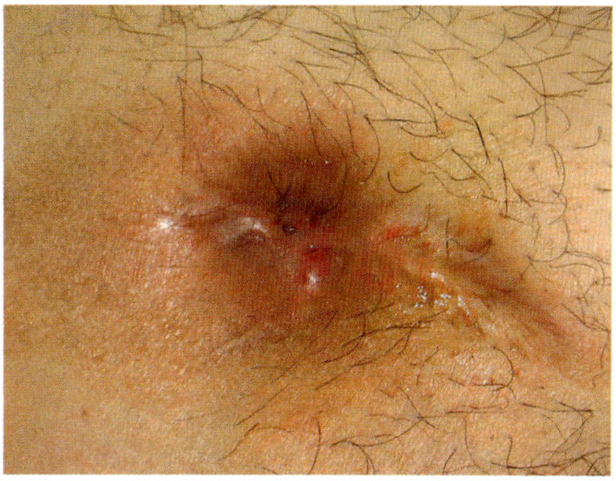

**Abb. 3.29** Lokalbefund an der Bauchdecke bei bekanntem Morbus Crohn [P088]

## Welche anderen Fistelformen treten beim Morbus Crohn auf? Nennen Sie zwei von vier angegebenen.

- Perianale Fisteln (sind im weiteren Sinne auch enterokutan)
- Enteroenterale Fisteln
- Enterovesikale Fisteln
- Rektovaginale Fisteln

## Welche Therapieoptionen gibt es für die Fistel? Nennen Sie drei.



- Antibiotische Therapie
- Therapie mit Anti-Tumor-Nekrose-Faktor-α-Antikörpern (Infliximab; Sturm A, et al. 2021, S. 85)
- Operation (Resektion der Fistel und des fisteltragenden Darmsegments)
- Darvadstrocel, welches allogene mesenchymale Stammzellen aus Fettgewebe enthält. Die Indikation für Darvadstrocel besteht bei komplexer Fistelbildung bei Morbus Crohn nach mindestens einem frustranen konventionellen Therapieversuch.

Eine **Ileokoloskopie** bei dem Patienten zeigte im neoterminalen Ileum auf 10 cm vereinzelt Ulzera mit Fibrinauflagerungen. Es fanden sich zwei Verengungen, einmal im Bereich der Anastomose auf einer Länge von 1 cm und zum Zweiten 10 cm oral der Anastomose, beide mit Gerät passierbar.
Es wurde eine antibiotische Therapie mit Metronidazol 3 × 500 mg/d plus Ciprofloxacin 2 × 500 mg/d eingeleitet, bei Fortführung der Immunsuppression.
Nach vorübergehendem Rückgang der Sekretförderung aus der Fistel war diese nach vier Wochen weiter gerötet und stark nässend. Einen Therapieversuch mit Anti-Tumor-Nekrose-Faktor-α-Antikörpern wollte der Patient wegen Sorge um Nebenwirkungen nicht durchführen. Es wurde eine Operation mit Exzision von Narbe und Fistelgang, Mobilisierung der Darmschlinge und Resektion des fisteltragenden Segments durchgeführt.

## Welche Komplikationen können beim Morbus Crohn außer Fisteln auftreten?

- Stenosierung mit Ileus
- Anorektale Abszesse
- Malabsorptionssyndrom mit Gewichtsverlust
- Perforation (selten)
- Spätkomplikation: maligne Entartung (Adenokarzinom, Dünndarmlymphom)

## Welche Manifestationen außerhalb des Magen-Darm-Trakts gibt es bei Morbus Crohn?

- Arthritis, ankylosierende Spondylitis
- Entzündliche Veränderungen im vorderen Auge: Episkleritis, Iritis, Keratitis
- Erythema nodosum, Pyoderma gangraenosum
- Gallenblasensteine (Cholesterin) und Diarrhö durch Gallensäureverlustsyndrom
- Amyloidose: Nieren, Milz
- Wachstumsstörung im Kindesalter
- Vitamin-$B_{12}$-Mangel bei ausgedehnter Ileitis terminalis

## Welche Komplikationen können bei Colitis ulcerosa auftreten?

- Toxisches Megakolon mit hohem Fieber, Peritonitis, Kreislaufschock und Perforationsgefahr (gefährlichste Komplikation, Letalität 30 %)
- Maligne Entartung (das Karzinomrisiko steigt mit der Dauer der Erkrankung und dem Ausmaß des Darmbefalls)
- Hb-wirksame Blutung



## Welche drei Schweregrade der Colitis ulcerosa kennen Sie?

- Geringe Aktivität
- Mäßige Aktivität
- Fulminanter Schub

## Definieren Sie diese Schweregrade.

- Colitis ulcerosa mit geringerer Aktivität: weniger als 4 Stuhlentleerungen/d, geringes Krankheitsgefühl, normale Körpertemperatur
- Colitis ulcerosa mit mäßiggradiger Aktivität: 4–6 Stuhlentleerungen/d, meist mit Blut, deutliches Krankheitsgefühl, Temperatur bis 38 °C
- Colitis ulcerosa mit fulminantem Schub: mehr als 6 Stuhlentleerungen/d, meist mit Blut, schweres Krankheitsgefühl, Temperatur über 38 °C

## Wie therapieren Sie eine distale Colitis ulcerosa?

- Bei **leichter bis mittlerer Aktivität:** topisch mit 5-ASA 1 g/d (bei Proktitis Suppositorien, bei Proktosigmoiditis Klysmen), die Kombination mit oraler 5-ASA ist sinnvoll, bei Nichtansprechen zusätzlich Glukokortikoide als Klysma oder Schaum (Budesonid)
- Bei **schwerem Schub:** zusätzlich zu topischer 5-ASA systemisch wirksame Glukokortikoide (Prednisolon 40 mg/d oral oder i. v.)

## Wie therapieren Sie eine ausgedehnte Colitis ulcerosa?

- Bei **leichter bis mittlerer Aktivität:** oral 5-ASA 3,0–4,8 g/d. Bei Nichtansprechen zusätzlich systemische Glukokortikoide oral, wie Prednisolon
- Bei **schwerem Schub:** primär systemische Glukokortikoide (oral oder intravenös), meist in Kombination mit oraler 5-ASA
- Bei **Therapieversagen:** Behandlung unter stationären Bedingungen; immunsuppressive Therapie mit Anti-Tumor-Nekrose-Faktor-α-Antikörper (Infliximab), alternativ Ciclosporin 4 mg/kg KG/d i. v. oder Tacrolimus (Ziel-Plasmaspiegel 10–15 ng/ml). Bei Nichtansprechen Operation (Pankolektomie mit Anlage eines Ileumpouches) (Harbord et al. 2017, S. 773)

**ZUSATZINFORMATION**

Weitere zugelassene Medikamente zur Therapie der Colitis ulcerosa sind:
- Vedolizumab (Anti-$\alpha 4\beta 7$-Antikörper)
- Ustekinumab (Anti-IL-12/IL-23-Antikörper)
- Mirikizumab (Anti-IL-23-Antikörper)
- Tofacitinib, Filgotinib, Upadacitinib (JAK-Inhibitoren)
- Ozanimod (S1P-Antagonist)

(Kucharzik T et al. S. 793)



**LITERATUR**

Harbord M, et al. Third European evidence-based consensus on diagnosis and management of ulcerative colitis. Part 2: current management. J Crohns Colitis 2017;11(7):769–784.

Kucharzik T, et al. Aktualisierte S3-Leitlinie Colitis ulcerosa (Version 6.2). AWMF-Registernr. 021-009. Z Gastroenterol 2024;62:769–858.

Sturm A, et al. Aktualisierte S3-Leitlinie Diagnostik und Therapie des Morbus Crohn der Deutschen Gesellschaft für Gastroenterologie, Verdauungs- und Stoffwechselkrankheiten (DGVS). AWMF-Registernr. 021–004. Stand 1.8.2021, gültig bis 31.7.2026.

### 3.13.3 Fall 3

**KASUISTIK**

Ein 34-jähriger Bankkaufmann stellt sich in der gastroenterologischen Ambulanz einer Klinik wegen Blähungen und Diarrhöen vor, die seit 7 Jahren auftreten. An 2–3 Tagen pro Woche habe er bis zu dreimal breiigen bis wässrigen Stuhl. Dazwischen sei die Stuhlkonsistenz normal. Die Blähungen mit Abgang von Winden seien oft störend im Beruf und im Privatleben.

#### Nach welchen weiteren Symptomen fragen Sie den Patienten? Nennen Sie drei.

- Befand sich Blut im Stuhl beigemengt?
- Treten begleitend abdominelle Schmerzen auf?
- Ist es zu Gewichtsabnahme gekommen?

Alle drei Fragen werden verneint. Eine Koloskopie vor 7 Jahren, bei Beginn der Symptomatik, war unauffällig gewesen. Eine erneute Untersuchung vor einem Jahr beim Internisten habe den Verdacht auf ein Reizdarmsyndrom ergeben. Der Vater ist mit 65 Jahren an einem Kolonkarzinom verstorben.

#### An welche (pathophysiologischen) Gruppen von Erkrankungen denken Sie bei chronischen Diarrhöen? Nennen Sie sechs von neun Gruppen.

- Malignome
- Chronisch-entzündliche Darmerkrankungen
- Infektiöse Kolitiden
- Erkrankungen, die zur Maldigestion führen
- Erkrankungen, die zur Malabsorption führen
- Nahrungsmittelallergien
- Endokrine Erkrankungen
- Funktionelle Störungen
- Arzneimittelinduzierte Diarrhö

## Nennen Sie zu jeder der neun Gruppen mindestens eine konkrete Erkrankung.

- Malignome: Kolonkarzinom
- Chronisch-entzündliche Darmerkrankungen: Morbus Crohn, Colitis ulcerosa, mikroskopische Kolitis (selten; Unterformen kollagene Kolitis und lymphozytäre Kolitis)
- Infektionen: pseudomembranöse Kolitis (Erreger: *Clostridioides difficile*), Salmonellen-Kolitis, Shigellose
- Maldigestion: exokrine Pankreasinsuffizienz bei chronischer Pankreatitis oder bei Pankreaskarzinom
- Malabsorption: Laktasemangel (primär oder sekundär), glutensensitive Enteropathie
- Nahrungsmittelallergien: Milcheiweißallergie
- Endokrine Erkrankungen: Hyperthyreose, Karzinoid, Gastrinom
- Funktionelle Erkrankungen: Reizdarmsyndrom (Synonym: Colon irritabile)
- Arzneimittelinduziert: Laxanzien, Eisenpräparate, als Nebenwirkung einer Chemotherapie, als Folge von Sondenkosternährung, bei Einnahme von Antidepressiva (SSRI)
- Weitere, seltene Ursache: Strahlenkolitis



## Welche Beschwerden, außer einer Diarrhö, können beim Reizdarmsyndrom auftreten?

- Abdominelle Schmerzen, die durch Defäkation gebessert werden; Schmerzen nie nachts, aber oft morgens beim Aufstehen
- Druckgefühl im Unterbauch, gelegentlich aber auch im Bereich der rechten oder linken Kolonflexur (Hepatic/Splenic Flexure Syndrome)
- Änderung der Stuhlfrequenz (weniger als 3× pro Woche oder häufiger als 3× pro Tag)
- Änderung der Stuhlkonsistenz (hart oder nicht geformt bis wässrig), eventuell Schleimbeimengungen (aber kein Blut)
- Blähungen, hörbare Darmgeräusche (Borborygmen, treten auch bei infektiöser Kolitis auf)
- Zunahme der Beschwerden bei Stress
- Typischerweise kein Gewichtsverlust; Anamnese über Jahre

### ZUSATZINFORMATION

Die **deutschen Leitlinien von 2021** setzen für die Definition eines Reizdarmsyndroms folgende Schwerpunkte:
Ein Reizdarmsyndrom (RDS; Irritable Bowel Syndrome [IBS]) liegt vor, wenn alle drei Punkte erfüllt sind (Layer et al. 2021, S. 1330).

1. Chronische, d. h. länger als 3 Monate anhaltende Beschwerden (z. B. Bauchschmerzen, Blähungen), die von Patient und Arzt auf den Darm bezogen werden und in der Regel mit Stuhlgangveränderungen einhergehen.
2. Der Patient sucht wegen der Beschwerden Hilfe und/oder sorgt sich, dass die Lebensqualität hierdurch relevant beeinträchtigt wird.
3. Es liegen keine für andere Krankheitsbilder charakteristischen Veränderungen vor, die wahrscheinlich für diese Symptome verantwortlich sind.

## Durch welche Untersuchungen (mit unauffälligen Befunden) sichern Sie die Verdachtsdiagnose Reizdarmsyndrom?

- Körperliche Untersuchung
- Labor: Blutbild, BSG/CRP, Urinstatus, Serum-Elektrolyte, Nierenretentionswerte, Leber- und Pankreasenzyme, TSH, Blutzucker/$HbA_{1c}$, Stuhl-Mikrobiologie (vor allem bei Diarrhö), Transglutaminase-AK, Calprotectin A/Lactoferrin im Stuhl

- Sonografie des Abdomens
- Ileokoloskopie
- Bei Frauen gynäkologische Vorstellung, da reizdarmähnliche Symptome auch bei Ovarialkarzinom auftreten können

Alle diese Untersuchungen bleiben beim Reizdarmsyndrom ohne pathologischen Befund. Die weitere Diagnostik erfolgt abhängig vom Alter des Patienten, der Dauer der Anamnese und der weiteren Symptomatik (Fieber, nächtliche Schmerzen, Gewichtsverlust und/oder sichtbares Blut im Stuhl sprechen für eine andere Ursache als Reizdarmsyndrom). Je kürzer die Anamnese und je älter der Patient, desto unwahrscheinlicher ist ein Reizdarmsyndrom.



**ZUSATZINFORMATION**

Die Diagnostik soll individuell unter Einbeziehung endoskopischer, bildgebender, funktionsdiagnostischer und ggf. weiterer Verfahren erweitert werden, um wichtige differenzialdiagnostische Krankheitsbilder auszuschließen:
Erweiterte Tests sind:
- Okkultblut-Test im Stuhl, Elastase im Stuhl
- Laktose-, Fruktose-, ggf. Sorbit-Atemtest
- Ausschluss bakterielle Fehlbesiedelung des Dünndarms durch Glukose-Atemtest

Die **körperliche Untersuchung** bei dem Patienten ergab RR 142/89 mmHg, 76 kg bei 170 cm, Abdomen weich, leicht adipös ohne Druckschmerz oder Resistenzen. Appendektomienarbe.
Pathologische **Laborwerte** waren GPT 105 U/l, GOT 53 U/l (ergänzende Anamnese: kein Alkoholkonsum). Triglyzeride 302 mg/dl (auswärts 423 mg/dl). Normalwerte für γ-GT, alkalische Phosphatase, TSH, Stuhlkultur.
In der **Oberbauchsonografie:** diffuse Parenchymverdichtung der Leber, Leberhöhe 16,3 cm in der mittleren Axillarlinie (MAL).
Bei dem Patienten wurde eine **Koloskopie** durchgeführt. Hierbei fanden sich vom proximalen Colon ascendens bis zum proximalen Colon descendens pathologische Befunde. Je ein Bild aus dem Colon ascendens (links, ➤ Abb. 3.30) und dem Colon transversum (rechts, ➤ Abb. 3.31) sind dargestellt.

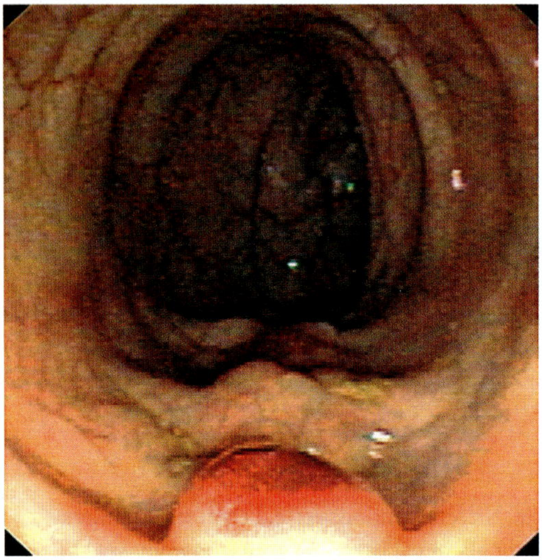

**Abb. 3.30** Koloskopisches Bild: Colon ascendens [P088]

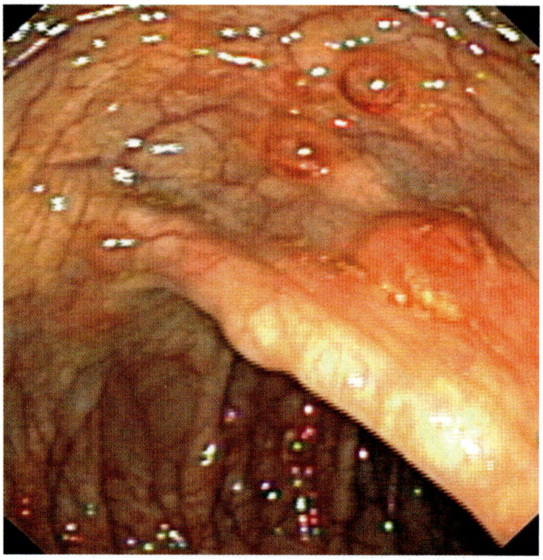

**Abb. 3.31** Koloskopisches Bild: Colon transversum [P088]

Beschreiben Sie den Befund.

Es finden sich multiple polypöse Veränderungen (bis zu 8 mm Durchmesser) bei normaler Schleimhaut und Gefäßzeichnung.

Histologisch unauffällige Kolonschleimhaut. Es wurde der Verdacht auf eine Pneumatosis coli gestellt. Bei der Computertomografie des Abdomens (➤ Abb. 3.32) bestätigten sich Gaseinschlüsse in der Kolonwand.

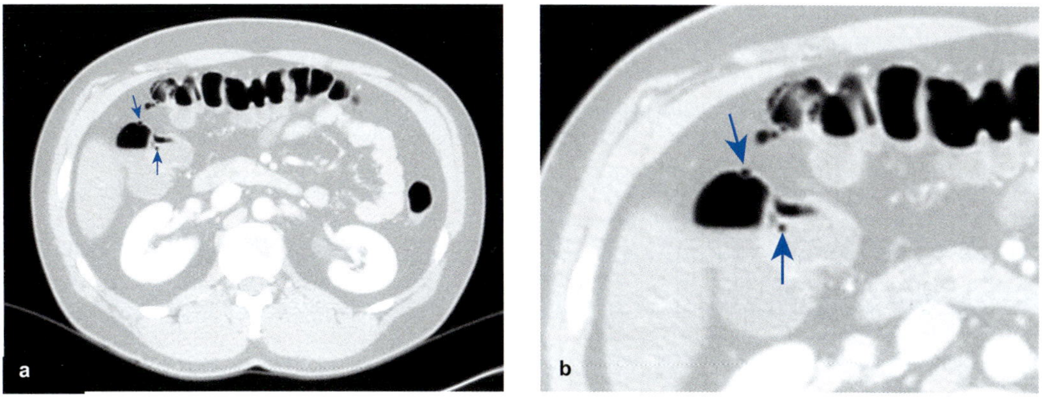


**Abb. 3.32** Computertomogramm des Abdomens. (b) zeigt einen vergrößerten Ausschnitt von (a). Die blauen Pfeile deuten auf Gaseinschlüsse in der Wand des Kolons [P088]

## ZUSATZINFORMATION

Die **Pneumatosis (cystoides) coli** ist eine seltene Darmerkrankung mit Gaseinschlüssen in der Kolonwand, die auch zu polypösen Vorwölbungen in das Lumen führen. Sie tritt **primär,** d. h. ohne identifizierbare Grunderkrankung, und **sekundär,** bei Darminfarkt, Morbus Crohn, Morbus Whipple, Z. n. Koloskopie und bei mechanischem Ileus, auf.

Pathogenetisch wird eine bakterielle Fehlbesiedlung mit Durchwanderung der Darmwand und dort Gasbildung vermutet. Therapeutisch wird eine probatorische, gegen Anaerobier gerichtete Antibiotikatherapie empfohlen.

Der Patient nahm Metronidazol 3 × 500 mg/d über 2 Wochen ein. Ab dem 3. Therapietag kam es zu einer abrupten Besserung der Blähungen (Sistieren der Symptomatik). Mehrere Wochen nach Absetzen der Antibiotikatherapie rezidivierten die Blähungen in geringerer Ausprägung.
Für die Erhöhung von GOT und GPT (im Verlauf rückläufig) fand sich keine virale (negatives Hepatitisvirus-Screening) oder immunologische (negative Leber-Autoantikörper) Ursache. Ebenso Normalwerte für Ferritin und Coeroluplasmin. Zusammen mit dem sonografischen Befund wurde der Verdacht auf eine Leberverfettung bei Hypertriglyzeridämie und geringem Übergewicht gestellt.

## LITERATUR

Layer P, et al. Update S3-Leitlinie Reizdarmsyndrom: Definition, Pathophysiologie, Diagnostik und Therapie des Reizdarmsyndroms der Deutschen Gesellschaft für Gastroenterologie, Verdauungs- und Stoffwechselkrankheiten (DGVS) und der Deutschen Gesellschaft für Neurogastroenterologie und Motilität (DGNM). AWMF-Registernr. 021-016. Z Gastroenterol 2021;59:1323–1415. Stand 31.1.2021, gültig bis 30.3.2026.

# 3.14 Leitsituation Vorsorgeuntersuchung

## 3.14.1 Fall 1

**KASUISTIK**

Ein 66-jähriger Pensionär kommt zur Vorsorgeuntersuchung in Ihre internistische Praxis. Er hat keine Beschwerden und war viele Jahre nicht beim Arzt.



Welche Maßnahmen sind im Rahmen der Krebsfrüherkennungsrichtlinien indiziert?

- Palpation der Prostata und der inguinalen Lymphknoten
- Darmkrebsvorsorge: Koloskopie (erstmals ab dem 50. Lebensjahr, dann nach 10 Jahren)
- Untersuchung der Haut am ganzen Körper

**ZUSATZINFORMATION**

**Krebsfrüherkennungsrichtlinien** (nach den Richtlinien des Gemeinsamen Bundesausschusses der Ärzte und Krankenkassen G-BA; Krebsfrüherkennungs-Richtlinie, KFE-RL, zuletzt geändert mit Inkrafttreten am 1. Juli 2024; www.g-ba.de/informationen/richtlinien/17/ und Richtlinie für organisierte Krebsfrüherkennungsprogramme, oKFE/RL, zuletzt geändert mit Inkrafttreten am 7. Juli 2023).

**Krebsfrüherkennung bei Frauen**

Die Maßnahmen zur Früherkennung von Krebserkrankungen des Genitales, der Brust, der Haut, des Rektums und des übrigen Dickdarms bei Frauen umfassen folgende Leistungen:

- **Klinische Untersuchungen (einmal pro Jahr)**
  - Vom Beginn des 20. Lebensjahrs an: gezielte Anamnese, bimanuelle gynäkologische Untersuchung, Spiegeleinstellung der Portio, Entnahme von Untersuchungsmaterial von der Portiooberfläche und aus dem Zervikalkanal, Fixierung des Untersuchungsmaterials für die zytologische Untersuchung
  - Zusätzlich vom Beginn des 30. Lebensjahrs an: Abtasten der Brustdrüsen und der regionären Lymphknoten einschließlich der Anleitung zur regelmäßigen Selbstuntersuchung
  - Zusätzlich vom Beginn des 35. Lebensjahrs an: visuelle Ganzkörperinspektion (Hautkrebsfrüherkennung)
- **Zytologische Untersuchung des Untersuchungsmaterials**
- **Früherkennungsuntersuchungen auf kolorektales Karzinom:** Frauen haben vom 50. Lebensjahr an bis zur Vollendung des 55. Lebensjahrs Anspruch auf die jährliche Durchführung eines Schnelltests auf okkultes Blut im Stuhl.

Ab dem Alter von 55 Jahren haben Frauen Anspruch auf insgesamt zwei Koloskopien zur Früherkennung des kolorektalen Karzinoms: auf die erste Koloskopie ab dem Alter von 55 Jahren und auf die zweite Koloskopie frühestens 10 Jahre nach Durchführung der ersten Koloskopie. Frauen ab dem 56. Lebensjahr, bei denen keine Koloskopie oder keine zweite Koloskopie nach Ablauf von 10 Jahren nach der ersten Koloskopie durchgeführt worden ist, haben Anspruch auf die zweijährliche Durchführung eines Schnelltests auf okkultes Blut im Stuhl. Bei einem positiven Befund des Schnelltests besteht ein Anspruch zur Abklärung durch eine Koloskopie.

- **Beratung:** Der Arzt hat die Versicherte möglichst frühzeitig nach Vollendung des 50. Lebensjahrs einmalig über das Gesamtprogramm eingehend zu informieren. Möglichst bald nach Vollendung des 55. Lebensjahrs soll die Versicherte eine weitere Beratung erhalten.
- **Screening-Mammografie (alle 24 Monate):** ab dem Alter von 50 Jahren bis zum Ende des 75. Lebensjahrs

**Krebsfrüherkennung bei Männern**

Die Maßnahmen zur Früherkennung von Krebserkrankungen des Rektums und des übrigen Dickdarms, der Prostata und des äußeren Genitales und der Haut beim Mann umfassen folgende Leistungen:

- **Klinische Untersuchungen (einmal pro Jahr)**
  - Vom Beginn des 35. Lebensjahrs an: visuelle Ganzkörperinspektion (Hautkrebsfrüherkennung)

- Zusätzlich vom Beginn des 45. Lebensjahrs an: gezielte Anamnese, Inspektion und Palpation des äußeren Genitales, Abtasten der Prostata vom After aus, Palpation regionärer Lymphknoten
- **Früherkennungsuntersuchungen auf kolorektales Karzinom:** wie bei Frauen, jedoch erste Koloskopie bereits im 50. Lebensjahr (Änderungsbeschluss des Gemeinsamen Bundesausschusses vom 19. Juli 2018)
- **Beratung:** wie bei Frauen

Nicht in diesen Richtlinien aufgeführt, aber von der Deutschen Gesellschaft für Urologie e.V. (DGU) empfohlen: bei Wunsch des Patienten, nach Aufklärung über Vor- und Nachteile des Screenings: ab dem 45. Lebensjahr einmal pro Jahr Bestimmung des Blutwerts für Prostatakarzinom (Prostata-spezifisches Antigen, PSA) im Serum.



## Zum Thema Screening mit Okkultblut-Test: Wie ist die Sensitivität eines Tests, bezogen auf eine Erkrankung, definiert?

Die Sensitivität ist die Zahl aller richtig positiven Tests (d. h. Test ist positiv und Erkrankung liegt vor) geteilt durch die Zahl aller Erkrankten. Das heißt, bei einem absolut sensitiven Test (Sensitivität 1,0 = 100 %) ist bei jedem Erkrankten der Test positiv.

## Wie ist die Spezifität eines Tests, bezogen auf eine Erkrankung, definiert?

Die Spezifität ist die Zahl aller richtig negativen Tests (d. h. Test ist negativ und Erkrankung liegt nicht vor) geteilt durch die Zahl aller Gesunden. Das heißt, bei einem absolut spezifischen Test (1,0 = 100 %) sind alle Gesunden testnegativ; d. h. im Umkehrschluss, jeder Testpositive hat auch die Erkrankung.

**Beispiel:** Unter 1 000 Personen zwischen 50 und 60 Jahren liegt bei 3 ein Kolonkarzinom vor. Bei einem dieser Patienten ist der Okkultblut-Test positiv. Aber auch bei 29 Personen ohne Kolonkarzinom ist der Okkultblut-Test positiv.

## Welches Format hat eine Vier-Felder-Tafel zu einem Test-Ergebnis in Bezug auf Vorliegen einer Erkrankung? Zeichnen Sie eine solche Tafel für das Beispiel Test auf okkultes Blut (iFOBT) bei Kolonkarzinom auf.

| | | **Kolonkarzinom** | | **Summe** |
|---|---|---|---|---|
| | | **Ja** | **Nein** | |
| Okkultblut-Test positiv? | Ja | x | x | x |
| | Nein | x | x | x |
| Summe | | x | x | x |

## Füllen Sie die Vier-Felder-Tafel mit den obigen Zahlenangaben aus.

| | | **Kolonkarzinom** | | **Summe** |
|---|---|---|---|---|
| | | **Ja** | **Nein** | |
| Okkultblut-Test positiv? | Ja | 1 | 29 | 30 (alle positiven Tests) |
| | Nein | 2 | 968 | 970 |
| Summe | | 3 (alle Erkrankten) | 997 | 1 000 |

## Wie ist nach diesen Angaben die Sensitivität des Okkultblut-Tests für die Detektion eines Kolonkarzinoms?

Sensitivität des Okkultblut-Tests = richtig positive Tests geteilt durch alle Erkrankten = $1/3$ = 0,33 = 33 %.

**ZUSATZINFORMATION**

Die Sensitivität eines Tests, bezogen auf eine Erkrankung, ist also unabhängig von der Prävalenz der Erkrankung in der untersuchten Population.

Die Wahrscheinlichkeit, dass ein Patient mit positivem Test auch tatsächlich krank ist, ist der „positive Vorhersagewert". Er errechnet sich aus richtig positiven (im Beispiel oben n = 1) geteilt durch alle positiven Tests (n = 30), ergibt $^{1}/_{30}$ = 0,03 = 3 %. Hier geht die Prävalenz der Erkrankung mit ein.



## Was ist nach diesen Angaben die Spezifität?

Spezifität des Okkultblut-Tests = richtig negativen Tests geteilt durch alle Gesunden = $^{968}/_{997}$ = 0,97 = 97 %.

## Wie bereiten Sie den Patienten für eine Koloskopie vor?

- Der Patient soll am Nachmittag des Vortags ein Abführmittel (z. B. 4 Dragees Bisacodyl) nehmen – alternativ kein Abführmittel, aber 2 l isotone Reinigungsflüssigkeit – und ab dann viel Flüssigkeit trinken und nur noch flüssige Nahrung (Suppe, Getränke) zu sich nehmen.
- Am Untersuchungstag soll der Patient ab dem Aufwachen keine Nahrung zu sich nehmen und viel (2–3 Liter) isotone Reinigungsflüssigkeit trinken.

## Welche Laborwerte müssen vor einer Koloskopie bestimmt werden?

Vor einer Vorsorgekoloskopie müssen keine spezifischen Blutwerte bestimmt werden, außer es ergeben sich aus der Anamnese Hinweise auf Erkrankungen mit vermehrter Blutungsneigung oder eine Leberzirrhose (Denzer et al. 2015, S. 24).

## Über welche möglichen Komplikationen der Koloskopie müssen Sie den Patienten aufklären?

- Blutung
- Darmperforation
- Atemdepression (im Rahmen der Sedierung)

Bei der Koloskopie des Patienten findet sich bei 32 cm ab ano im Sigma folgender Befund (➤ Abb. 3.33).

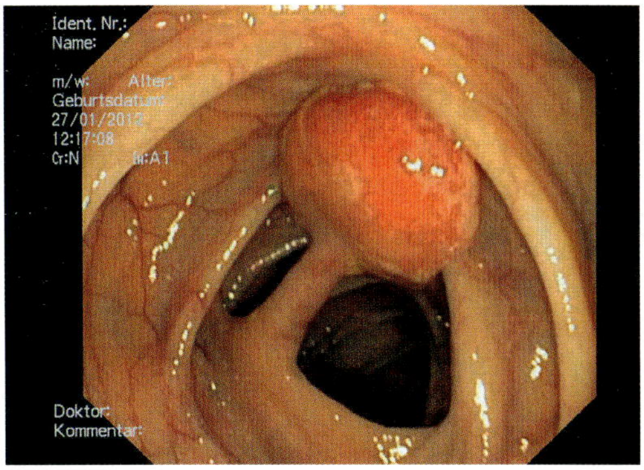


**Abb. 3.33** Koloskopiebefund [G755]

## Beschreiben Sie den Befund.

Eine kugelige, gestielte Vorwölbung der Darmschleimhaut mit glatter Oberfläche: ein gestielter Polyp.

**ZUSATZINFORMATION**

Nach kompletter Abtragung von bis zu zwei Adenomen < 1 cm ohne höhergradige intraepitheliale Neoplasie sollte eine Kontrollkoloskopie nach 5–10 Jahren erfolgen. Bei Patienten mit mehr als zwei Adenomen oder einem Adenom ≥ 1 cm oder einem Adenom mit überwiegend villöser Histologie oder höhergradigen Dysplasien sollte die erste Kontrollkoloskopie nach 3 Jahren erfolgen. (DGVS 2017, S. 100–101)

Weiter findet sich jedoch bei dem oben beschriebenen Patienten im Colon ascendens bei 74 cm ein flächiger Tumor von 3 cm Durchmesser, zentral mit flacher Exulzeration. Aus dem flächigen Tumor werden Biopsien entnommen, der Polyp wird mit Schlinge reseziert. Die Histologie aus der Läsion im Colon ascendens ergibt ein Adenokarzinom, beim Polyp ein tubuläres Adenom.

**LITERATUR**

Denzer U et al. S2k-Leitlinie Qualitätsanforderungen in der gastrointestinalen Endoskopie, AWMF-Registernr. 021-022. Stand 08.07.2015, gültig bis 07.07.2020 (in Überarbeitung)

Deutsche Gesellschaft für Gastroenterologie, Verdauungs- und Stoffwechselkrankheiten e.V. (DGVS). Kolorektales Karzinom. AWMF-Leitlinie 021-007, Stand 30.11.2017, gültig bis 29.11.2022 (in Überarbeitung).

## 3.14.2 Fall 2

**KASUISTIK**

Bei einem 67-jährigen Patienten mit Eisenmangelanämie wird bei einer Koloskopie der folgende Befund erhoben (➤ Abb. 3.34). Beschwerden hat der Patient nicht.

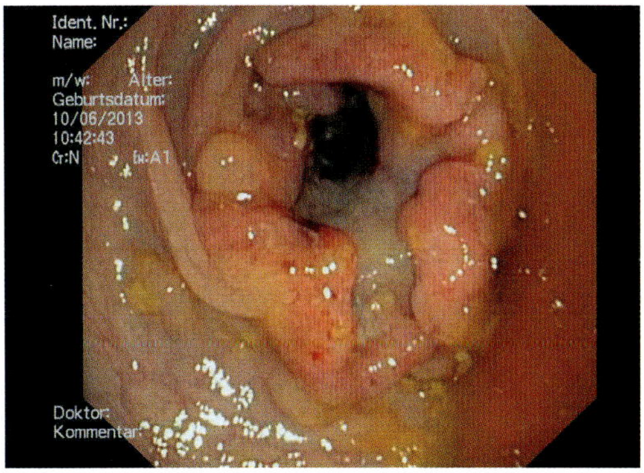


**Abb. 3.34** Koloskopiebefund: zirkulär wachsender, exulzerierender Tumor, verdächtig auf Kolonkarzinom [G755]

## Bei welchen Symptomen (n = 4) denken Sie an ein kolorektales Karzinom?

Typische Symptome sind:
- Blutbeimengung zum Stuhl
- Eine kurzfristige Änderung der Stuhlgewohnheiten (Diarrhöen oder Obstipation; „bleistiftdünner“ Stuhl bei distalem stenosierendem Rektumkarzinom)
- Gewichtsverlust

Symptom des fortgeschrittenen Stadiums: abdominelle Schmerzen

## Welcher häufige, aber unspezifische (Blut-)Laborbefund findet sich bei kolorektalem Karzinom?

Anämie als chronische Blutungsanämie (mikrozytär, MCV < 80 fl) und/oder als Tumoranämie (normozytär).

## Nennen Sie einen körperlichen Befund und eine Komplikation im fortgeschrittenen Stadium.

- Befund: tastbarer abdomineller Tumor
- Komplikation: mechanischer Ileus

## Welche sieben großen Gruppen von Erkrankungen können zu einem ungewollten Gewichtsverlust führen?

- Maligne Erkrankungen
- Chronische Infektionskrankheiten
- Chronisch-entzündliche Erkrankungen
- Endokrine Erkrankungen
- Gastrointestinale Erkrankungen
- Kardiopulmonale Erkrankungen
- Psychische Erkrankungen

## Nennen Sie für jede der Gruppen eine Beispielerkrankung.

- Maligne Erkrankungen, z. B. Pankreaskarzinom
- Chronische Infektionskrankheiten, z. B. AIDS, Tuberkulose
- Chronisch-entzündliche Erkrankungen, z. B. Morbus Crohn, systemischer Lupus erythematodes
- Endokrine Erkrankungen, z. B. Diabetes mellitus Typ 1, Hyperthyreose, Addison-Krankheit
- Gastrointestinale Erkrankungen, z. B. Ulcus duodeni oder ventriculi, Malabsorptionssyndrom
- Kardiopulmonale Erkrankungen, z. B. Kachexie bei Herzinsuffizienz
- Psychische Erkrankungen, z. B. Depressionen, Psychosen, Demenz

### Wie gehen Sie bei dem genannten Patienten mit Kolonkarzinom diagnostisch weiter vor (präoperatives Staging)?

- Oberbauchsonografie
- CT Abdomen und CT Thorax
- Tumormarker CEA (als Ausgangswert für die postoperative Verlaufskontrolle)

Im Röntgen-Thorax, in der Oberbauchsonografie und im CT Abdomen ergibt sich kein Hinweis auf Metastasen.



### Worin besteht die Therapie der Wahl für den Patienten?

Laparotomie mit Hemikolektomie rechts und Ileotransversostomie.

Histologisch findet sich ein Adenokarzinom. Die Darmwand ist überschritten, ein Lymphknoten ist befallen. Fernmetastasen liegen nicht vor.

### Aufgrund dieser und der bildgebenden Befunde: Wie lautet die Tumorausbreitung dieses Patienten nach dem TNM-System?

Sie lautet: T4N1M0.

### Welchem UICC(Union International contre le Cancer)-Stadium und welcher Dukes-Klassifikation entspricht dies?

Es entspricht dem UICC-Stadium III, synonym Dukes C.

**ZUSATZINFORMATION**

- UICC-Stadium 0 = TIS N0 M0 (Tis = Tumor *in situ*)
- UICC-Stadium I = T1–2 N0 M0 = Dukes A
- UICC-Stadium II = T3–4 N0 M0 = Dukes B
- UICC-Stadium III = Tx N1–3M0 = Dukes C
- UICC-Stadium IV = Tx Nx M1 = Dukes D

### Welche postoperative Therapie ist nach kurativer Resektion eines kolorektalen Karzinoms im Stadium III (d. h. Lymphknotenbefall, aber keine Fernmetastasen) indiziert?

Es ist eine adjuvante Therapie angezeigt. Bei ausgewählten Patienten (z. B. Tumorgröße T4, mit hohem Rezidivrisiko) ist auch im Stadium II eine adjuvante Therapie indiziert.

## Nennen Sie ein adjuvantes Chemotherapie-Schema für das kolorektale Karzinom. Zwei sind angeführt.

- Orale Capecitabin-Monotherapie, z. B. Capecitabin Tag 1–14 alle 3 Wochen über 8 Zyklen (adjuvante Therapie im Stadium II)
- Oxaliplatin-basiertes Protokoll (FOLFOX4, basierend auf MOSAIC-Studie, 2004): 5-Fluorouracil, Folinsäure und Oxaliplatin (adjuvante Therapie im Stadium III)

(DGVS 2017, S. 157; Heinemann et al. 2000, S. 315)



### ZUSATZINFORMATION

**Schemata zur adjuvanten Therapie beim nodal-positiven resezierten Kolonkarzinom (= UICC-Stadium III = Dukes C)**

**Orales Schema mit Capecitabin-Monotherapie** (bei Kontraindikationen gegen Oxaliplatin oder bei Patienten über 70 Jahren)
- Capecitabin 1.250 mg/m² (2 × täglich) Tag 1–14 alle 21 Tage. 8 Zyklen über 6 Monate.

**Kombinationsschema (FOLFOX-4) mit Oxaliplatin** (MOSAIC-Studie. André et al. N Engl J Med 2004; gilt aktuell, 2019, als therapeutischer Standard bei Patienten in gutem Allgemeinzustand)
- Folinsäure (Folinic Acid, FA) 200 mg/m² (2 h) Tag 1 und 2 alle 14 Tage
- 5-Fluorouracil (5-FU) 400 mg/m² -Bolus, dann Tag 1 und 2 alle 14 Tage 600 mg/m²-Infusion (22 h)
- Oxaliplatin 85 mg/m² (2 h) Tag 1 alle 14 Tage
- 12 Zyklen über 6 Monate

Irinotecan und die beiden monoklonalen Antikörper Bevacizumab und Cetuximab haben aufgrund von Studien mit negativem Ergebnis keinen Stellenwert in der *adjuvanten* Therapie des kolorektalen Karzinoms (Heinemann et al. 2020, S. 316).

## Welche Kontraindikationen gibt es für die adjuvante Chemotherapie beim Kolonkarzinom?

- Allgemeinzustand schlechter als WHO Grad 2 entsprechend Karnofsky 60 %
- Unkontrollierte Infektion
- Leberzirrhose Child B und C
- Schwere KHK oder Herzinsuffizienz (NYHA III und IV)
- Präterminale und terminale Niereninsuffizienz
- Eingeschränkte Knochenmarkfunktion

### ZUSATZINFORMATION

Beurteilung des Allgemeinzustands nach WHO/ECOG:
- Grad 0 – Der Patient zeigt volle Aktivität und ist zu einem normalen Leben und Arbeiten befähigt.
- Grad 1 – Eingeschränkte Aktivität, leichte Arbeit ist allerdings noch möglich.
- Grad 2 – Die Patienten können sich noch selbst versorgen, sind aber nicht arbeitsfähig; allerdings sind sie nicht bettlägerig und weniger als 50 % der Tageszeit werden als Ruhezeit benötigt.
- Grad 3 – Die Selbstversorgung ist stark eingeschränkt, die Person auf Pflege und Hilfe angewiesen und benötigt mehr als 50 % der Tageszeit als Ruhezeit.
- Grad 4 – Die Person ist ständig bettlägerig und pflegebedürftig.

## Welche Nachsorgeempfehlungen geben Sie dem Patienten nach der Hemikolektomie?

- In den ersten 2 Jahren alle 6 Monate, dann jährlich für weitere 3 Jahre, Anamnese, körperliche Untersuchung, CEA, Abdomen-Sonografie

- Koloskopie nach 1 Jahr, dann alle 5 Jahre (zur Erkennung von Polypen und ggf. metachronen Karzinomen)
- CT Abdomen nur bei Hinweis auf Rezidiv bei den genannten Maßnahmen

(DGVS 2017, S. 235)

**ZUSATZINFORMATION**

Regelmäßige Nachuntersuchungen sind nur dann sinnvoll, wenn Allgemeinzustand und Lebenserwartung einen operativen Eingriff bei Rezidiv vertretbar erscheinen lassen.
Die American Society of Oncology (ASCO-2006) geht bei der Frequenz der CEA-Kontrollen über die Empfehlungen der Deutschen Gesellschaft für Gastroenterologie, Verdauungs- und Stoffwechselerkrankungen (DGVS) hinaus und empfiehlt die CEA-Bestimmung in den ersten 2 Jahren alle 3 Monate.

**LITERATUR**

André T, et al. Oxaliplatin, fluorouracil, and leucovorin as adjuvant treatment for colon cancer. N Engl J Med. 2004;350(23):2343–2351.
Deutsche Gesellschaft für Gastroenterologie, Verdauungs- und Stoffwechselkrankheiten e.V. (DGVS). S3-Leitlinie kolorektales Karzinom. AWMF-Registernr. 021-007. Stand 30.11.2017, gültig bis 29.11.2022 (328 Seiten).
Heinemann V, et al. Kolonkarzinom. In: Werner J.: Manual Gastrointestinale Tumoren. 10. Aufl. Tumorzentrum München und Zuckschwerdt-Verlag, 2020 (554 Seiten).

## 3.14.3 Fall 3

**KASUISTIK**

Bei einem anderen Patienten werden bei Erstdiagnose Fernmetastasen eines kolorektalen Karzinoms festgestellt.

### Welche Behandlung des Primärtumors am Darm wird durchgeführt?

Auch bei nachgewiesener Fernmetastasierung ist die operative Entfernung des Primärtumors zur Sicherstellung der Darmpassage indiziert.

### Welche Behandlungsformen der Metastasen kommen infrage?

- Wenn eine R0-Resektion des Primärtumors möglich ist und die Operabilität des Patienten es erlaubt, ist in manchen Fällen die Resektion von Fernmetastasen (vor allem Leber und Lunge) indiziert und mit einer Heilungschance verbunden.
- Bei nichtresektabler Metastasierung erfolgt die palliative Chemotherapie.

### Welche Wirkstoffe werden in den palliativen Chemotherapien des metastasierten kolorektalen Karzinoms (allein oder in Kombinationen) eingesetzt?

- 5-Fluorouracil
- Irinotecan, ein Topoisomerasehemmer
- Oxaliplatin, ein Platinanalogon
- Capecitabin, ein oral verfügbares 5-Fluoropyrimidin
- Monoklonale Antikörper

**ZUSATZINFORMATION**

**Folgende Regime kommen zum Einsatz:**

- 5-Fluorouracil und Folinsäure werden in Kombination mit Irinotecan und/oder Oxaliplatin gegeben.
- Irinotecan sowohl in der Mono- als auch in der Kombinationstherapie mit 5-FU und/oder Antikörpern.
- Orale Monotherapie mit Capecitabin; Capecitabin ist ein 5-FU-Prodrug, das erst in der Leber bzw. den Tumorzellen aktiviert wird. Capecitabin wurde in zwei Phase-III-Studien mit einem Bolus-5-FU-Regime verglichen. Dabei zeigte sich eine vergleichbare Effektivität bei günstigerem Nebenwirkungsspektrum von Capecitabin.
- Kombinationen von 5-Fluorouracil mit Irinotecan und monoklonalen Antikörpern.



### Welche Antikörper kommen in der palliativen Therapie des metastasierten Kolonkarzinoms zum Einsatz? Nennen Sie zwei.

- Cetuximab
- Panitumumab
- Bevacizumab

### Gegen welche Proteine sind diese Antikörper jeweils gerichtet?

- Cetuximab und Panitumumab: Antikörper gegen Epidermal-Growth-Factor-Rezeptor (EGFR)
- Bevacizumab: Antikörper gegen Vascular Endothelial Growth Factor (VEGF)

### Welcher Biomarker muss im Tumorgewebe histologisch untersucht werden, bevor die Gabe eines Anti-EGFR-Rezeptors indiziert ist?

Mutationsstatus des Signaltransduktionsproteins KRAS. Anti-EGFR-Antikörper, wie Cetuximab oder Panitumumab, sollen nur bei Nachweis eines KRAS-Wildtyps (60–70 % der Patienten) im Tumorgewebe eingesetzt werden. Ist KRAS mutiert (sogenannte Gain-of-Function-Mutation), sind Anti-EGFR-Antikörper nicht wirksam. Ein Anti-VEGF-Antikörper ist jedoch auch bei KRAS-Mutation wirksam.

**ZUSATZINFORMATION**

Bei der molekulargenetischen Untersuchung wird zusätzlich auf Mutationen von BRAF getestet (kommen in 10 % der kolorektalen Karzinome vor und sind mit schlechter Prognose assoziiert). Therapeutisch kommt hier die Gabe des BRAF-Inhibitors Vemurafenib in Frage.

Weiterhin werden alle Kolonkarzinome auf Mikrosatelliteninstabilität (MSI) überprüft. Etwa 5 % der Patienten haben MSI-Kolonkarzinome, diese qualifizieren sich für eine Immuntherapie mit PD-1-Inhibition und haben damit eine gute Prognose.

### Welche Personen bzw. Patienten haben im Vergleich zur Normalbevölkerung ein erhöhtes Risiko, ein sporadisches kolorektales Karzinom zu entwickeln? Nennen Sie drei Gruppen von Personen bzw. Patienten.

- Verwandte ersten Grades von Patienten mit kolorektalem Karzinom oder Adenom
- Patienten mit kolorektalem Adenom
- Patienten mit lang dauernder (über 10 Jahre) Colitis ulcerosa oder Morbus Crohn des Kolons

## Patienten mit welchen Erkrankungen sind Anlageträger für ein hereditäres (im engeren Sinn) kolorektales Karzinom?

- Familiäre adenomatöse Polyposis coli
- Hereditäres Non-Polyposis-coli-Kolonkarzinom (HNPCC) = Lynch-Syndrom
- Hamartomatöse Polyposis (z. B. Peutz-Jeghers-Syndrom)

## Wie schätzen Sie die Fünf-Jahres-Überlebensrate beim Kolonkarzinom ein, von welchen Faktoren hängt sie ab?

Die Überlebensrate hängt vom UICC-Stadium bei Diagnosestellung und von weiteren Faktoren wie dem Alter und der Erfahrung des Operateurs ab:

- UICC-Stadium I: relative Überlebensrate (bereinigt um nicht tumorbedingte Todesfälle) 96 %
- UICC-Stadium II: 85 %
- UICC-Stadium III (wie bei dem eingangs genannten Patienten): 61 % (adjuvante Chemotherapie verbessert die Prognose um 25 %)
- UICC-Stadium IV: 9 %

KAPITEL

# 4

Fuat Oduncu und Andreas Völkl

# Hämatologie und Onkologie

# 4.1 Leitbefund hämolytische Anämie I

Fuat Oduncu

## 4.1.1 Fall 1

**KASUISTIK**

Eine 24-jährige Patientin stellt sich in Ihrer Klinik vor. Seit Mitte letzten Jahres bemerkt sie eine verstärkte Müdigkeit und seit etwa ein bis zwei Monaten zusätzlich gelb verfärbte Skleren. Ambulant sei eine Therapie mit einem Eisenpräparat erfolgt, jedoch ohne Effekt. Es werden keine weiteren Medikamente angegeben.
Die **körperliche Untersuchung** zeigt einen Sklerenikterus, Blässe der Haut und Schleimhäute, ein Strömungsgeräusch bei der Herzauskultation mit P.m. über Erb, keine Hepatosplenomegalie, keine vergrößerten Lymphknoten.



### Welche Laboruntersuchungen ordnen Sie an?

Kleines Blutbild, Retikulozyten, Haptoglobin (**Cave:** Akutphaseprotein), LDH, Bilirubin gesamt und indirekt, Coombs-Test, evtl. ANA

Die **Laboruntersuchung** ergibt folgende Werte: Hb 10,0 g/dl, Erythrozyten 2,7 T/l, MCV 102 fl (Normalwert 80–96 fl), MCH 38 pg (Normalwert 28–33 pg), Retikulozyten 238 ‰ (Normalwert 5–15 ‰), Haptoglobin < 10 mg/dl (Normalwert 30–200 mg/dl), LDH 512 U/l, Bilirubin gesamt 3,1 mg/dl, Bilirubin indirekt 2,4 mg/dl, direkter Coombs-Test mit IgG-Antikörper positiv, ANA negativ.

### Welche apparative Diagnostik führen Sie durch?

Oberbauchsonografie und Röntgen-Thorax

### Welchen sonografischen Befund der Milz erwarten Sie?

Eine Vergrößerung der Milz

Die Oberbauchsonografie zeigt eine leichte Milzvergrößerung (12,0 × 5,4 × 8,1 cm), Leber und Gallenwege sind unauffällig. Das Röntgenbild des Thorax ist unauffällig.

### Wie lautet Ihre Diagnose?

Autoimmunhämolytische Anämie (AIHA), vermutlich idiopathischer Genese

### Welche Erkrankungsursachen kommen bei dieser Patientin theoretisch infrage (sekundäre AIHA)?

- Virusinfektionen
- Non-Hodgkin-Lymphome, Hodgkin-Lymphom

- Medikamente: z. B. Antibiotika, wie Penicilline und Cephalosporine, Diclofenac
- Kollagenosen: insbesondere systemischer Lupus erythematodes

Die Medikamentenanamnese ist bei Ihrer Patientin ohne Hinweis, die ANA sind negativ und auch eine entsprechende Klinik fehlt.

### Welche Therapie schlagen Sie vor?

- Prednison: 1–2 mg/kg KG/d, stufenweise Dosisreduktion nach Erreichen einer kompensierten Hämolyse, Fortführung nach Erreichen der Remission über mind. 6 Monate zur Vermeidung eines raschen Rezidivs.
- Alternativ: Dexamethason 40 mg/d an Tag 1–4, alle 4 Wochen (max. 6 Zyklen).
- Bei Nichtansprechen auf Prednison intravenöse Immunglobuline (IVIG) 0,5–1 g/kg KG/d über 5 Tage.
- Bei Nichtansprechen immunsuppressive Therapie mit Rituximab 375 mg/m² wöchentlich für 4 Gaben, nachrangig Azathioprin 2–3 mg/kg KG/d, Mycophenolat Motefil (MMF) 500–1000 mg/d (Steigerung), Cyclophosphamid 1–2 mg/kg KG/d.
- Evtl. Splenektomie: Ansprechrate kurzfristig etwa 75 %, selten langfristige Remission bei chronischer Verlaufsform, daher Indikation zurückhaltend stellen.
- Als Notfallbehandlung/Ultima Ratio: Plasmapherese, Hochdosis Cyclophosphamid (Einzelfallberichte: Alemtuzumab, Bortezomib, Daratumumab, Eculizumab).

## 4.1.2 Fall 2

**KASUISTIK**

Ein weiterer Patient, 45 Jahre alt, stellt sich bei Ihnen vor. Seit 2 Jahren bemerkt er eine blaurote, schmerzlose Verfärbung der Fingerspitzen bei Temperaturen unter 15 °C, auch sei im Winter der Urin manchmal bierbraun bis rot.
Die **körperliche Untersuchung** ist unauffällig.

### Welche Untersuchungen veranlassen Sie?

- Labor: Blutbild, Retikulozyten, LDH, Haptoglobin, Bilirubin, Kälteagglutinine, Coombs-Test, Suche nach monoklonalen Antikörpern (sensitivste Methode: Immunfixation), Kryoglobuline, ANA
- Oberbauchsonografie und Röntgen-Thorax

**Laborwerte:** Hb 12,9 g/dl, Erythrozyten 3,3 T/l, MCV 107 fl, MCH 40,9 pg, Leukozyten 5,4 G/l, Thrombozyten 301 G/l, Retikulozyten 34 ‰, Haptoglobin < 10,0 mg/dl, LDH 699 U/l, Bilirubin gesamt 1,5 mg/dl, Kälteagglutinintiter stark erhöht, direkter Coombs-Test mit Anti-C3 positiv, Immunfixation: IgM-Kappa-Paraprotein, keine Kryoglobuline, ANA negativ.
Die Oberbauchsonografie ist unauffällig, keine Milz-, Leber-, Lymphknotenvergrößerung. Im Röntgen-Thorax keine Lymphadenopathie oder andere Pathologie.

### Welche weitere Untersuchung veranlassen Sie?

Aufgrund der hohen Assoziation von Kälteagglutininen mit malignen hämatologischen Erkrankungen (> 75 %) eine Knochenmarkpunktion.

Die Knochenmarkpunktion zeigt keinen Anhalt für ein Lymphom oder sonstige Bluterkrankungen.

## Welche Diagnose kommt in Betracht?

Eine Kälteagglutininkrankheit, vermutlich idiopathisch.

## Wann tritt die chronische Kälteagglutininkrankheit sekundär auf?

Sekundär bei malignen Non-Hodgkin-Lymphomen, vor allem beim Immunozytom.

Vorübergehende Hämolysen durch Kälteagglutinine können auch bei Infektionen mit *Mycoplasma pneumoniae,* Epstein-Barr-Virus und Listerien auftreten. Es handelt sich dabei um polyklonale Kälteagglutinine.



## Wie würden Sie den Patienten therapieren?

Patientenempfehlung: Schutz vor Kälte

## Wann sind darüber hinaus gehende Maßnahmen indiziert?

Bei symptomatischer Anämie, dauerhafter Transfusionsabhängigkeit oder Symptomen durch eingeschränkte Blutzirkulation

## Was sind spezifische Therapieoptionen?

- Rituximab 375 mg/m$^2$ wöchentlich für 4 Gaben, ggf. in Kombination mit Bendamustin oder Fludarabin (Berentsen, Fattizzo und Barcellini 2023, S. 5)
- Eventuell Cyclophosphamid bei ausgeprägter Hämolyse
- Bei refraktärer/lebensbedrohlicher Hämolyse: Plasmapherese, IVIG, (ggf. Bortezomib, Ibrutinib, Eculizumab), Transfusionen (Erythrozytenkonzentrate auf 37 °C erwärmen)
- Kürzlich erfolgte die Zulassung des Antikörpers Sutimlimab (Enjaymo®) bei Kälteagglutininkrankheit, der gegen die Komplementkomponente C1 s gerichtet ist. Dosierung 6.500 mg < 75 kg KG und 7.500 mg ≥ 75 kg KG in den ersten 2 Wochen wöchentlich, danach alle 2 Wochen (Röth et al. 2021)

**ZUSATZINFORMATION**

Glukokortikoide sind in konventioneller Dosierung zur Behandlung der Kälteagglutininkrankheit ineffektiv und daher im Regelfall nicht empfohlen.

Eine Splenektomie ist nicht indiziert, weil die Leber bei Kälteagglutininkrankheit der primäre Abbauort der Erythrozyten ist.

## Wie werden die autoimmunhämolytischen Anämien klassifiziert?

- Wärmeautoantikörper vom IgG-Typ (Häufigkeit 71 %): Coombs-Test mit Anti-IgG-Serum positiv
- Kälteagglutinine vom IgM-Typ (24 %): Coombs-Test mit Anti-C3 positiv
- Bithermische Antikörper (5 %): Donath-Landsteiner-Test

### Welche weiteren hämolytischen Anämien kennen Sie?

Angeborene hämolytische Anämie:

- Membrandefekt: z. B. hereditäre Sphärozytose, hereditäre Elliptozytose
- Stoffwechseldefekt: z. B. Glukose-6-Phosphat-Dehydrogenase-Mangel, Pyruvatkinasemangel
- Qualitative Hämoglobinanomalien: z. B. Sichelzellkrankheit
- Quantitative Hämoglobinanomalie: Thalassämien

Erworbene hämolytische Anämien:

- Immungenese: die genannten autoimmunhämolytischen Anämien, isoimmunhämolytischen Anämien (z. B. Transfusionszwischenfall, M. haemolyticus neonatorum), medikamentös bedingte immunhämolytische Anämien
- Erythrozytenfragmentierungssyndrom (z. B. bei Malignom), Hypersplenismus
- Paroxysmale nächtliche Hämoglobinurie (PNH)
- Infektiös, chemisch, toxisch oder medikamentös bedingte hämolytische Anämie



### Wie ist eine akute hämolytische Krise gekennzeichnet?

- Fieber, Schüttelfrost
- Ikterus, Hyperbilirubinämie
- Abdominale Schmerzen, Rücken- und Kopfschmerzen
- Hämoglobinurie mit bierbraunem Urin

### Wie differenzieren Sie laborchemisch einen Verschlussikterus von einem hämolytisch bedingten Ikterus?

- Hämolyse: im Serum indirektes Bilirubin erhöht, Haptoglobin erniedrigt, LDH erhöht
- Verschlussikterus: direktes Bilirubin erhöht, Haptoglobin und LDH im Normbereich

**LITERATUR**

Berentsen S, Fattizzo B, Barcellini W. The choice of new treatments in autoimmune hemolytic anemia: how to pick from the basket? Front Immunol 2023;14:1180509 (15 Seiten).

Röth A, et al. Sutimlimab in cold agglutinin disease. N Engl J Med 2021;384(4):1323–1334.

## 4.2 Leitbefund hämolytische Anämie II

Fuat Oduncu

**KASUISTIK**

Eine türkische Patientin, 40 Jahre alt, stellt sich bei Ihnen vor. Seit 5 Tagen bemerkt sie erstmals attackenartige Oberbauchschmerzen vor allem nachts, einhergehend mit zunehmender Gelbsucht, Müdigkeit, Schwäche und dunklem Urin, der wie „Cola" aussehe. Vor 2 Wochen erlitt sie einen Harnwegsinfekt, der mit Levofloxacin behandelt wurde.
**Vorerkrankungen:** Z. n. Splenektomie bei chronischer Immunthrombopenie vor 10 Jahren.

## Welche Untersuchungen veranlassen Sie?

- Labor: Blutbild mit morphologischem Ausstrich, Retikulozyten, LDH, Haptoglobin, CRP, Bilirubin, Transaminasen, Lipase
- Urinuntersuchung
- Oberbauchsonografie

**Laborwerte:** Hb 8,1 g/dl, MCV 99 fl, MCH 30 pg, Leukozyten 7,5 G/l, Thrombozyten 456 G/l, Retikulozyten 148 ‰, LDH 2.165 U/l, Bilirubin ges. 5,2 mg/dl, Bilirubin indirekt 4,5 mg/dl, Haptoglobin 0,6 mg/dl, CRP 6 mg/dl
Urin: Erythrozyten 200/µl, Leukozyten 15/µl, Bakterien +, Nitrit negativ
Oberbauchsonografie: Z. n. Splenektomie, sonst unauffällig

## Wie lautet Ihre vorläufige Diagnose?

Hämolytische Anämie



## An welche Differenzialdiagnosen der hämolytischen Anämie denken Sie bei der Anamnese, dem klinischen Befund und den Laboruntersuchungen?

- Paroxysmale nächtliche Hämoglobinurie (PNH)
- Glukose-6-Phosphat-Dehydrogenase-Mangel

## Welche anderen Symptome können bei der PNH auftreten?

- Sehr variable und unspezifische Symptomatik mit typisch schubweisem Verlauf
- Fatigue, Schwäche, Belastungsdyspnoe, erhöhte Infektions- und Thromboseneigung, Dyspnoe, abdominelle und thorakale Schmerzen, Kopfschmerzen, erektile Dysfunktion
- Auslöser für Hämolysen: Infektionen, Stress, Medikamente, Operationen

## Wie sichern Sie die Verdachtsdiagnose PNH?

Beweisend ist eine durchflusszytometrische Blutuntersuchung, die eine verminderte oder fehlende Expression von Glykosylphosphatidylinositol(GPI)-verankerten Oberflächenmolekülen anzeigt (EDTA-Blut).

## Was wissen Sie über die Pathogenese der PNH?

Die PNH ist eine sehr seltene Erkrankung mit einer Inzidenz von 1,3 Fällen/1 Mio. Einwohner. Sie entwickelt sich aufgrund einer erworbenen klonalen Erkrankung der pluripotenten Stammzellen des Knochenmarks, betroffen sind daher alle drei Zellreihen (Erythro-, Granulo- und Megakaryopoese). Durch die Mutation im PIG-A-Gen kommt es zur verminderten Synthese der komplementinaktivierenden GPI-Membranproteine (CD55, CD59), die auf der Oberfläche GPI-defizienter Zellklone fehlen. Die Folge sind eine verstärkte komplementvermittelte Hämolyse und die Aktivierung von Thrombozyten.

Bei der Patientin ergab die Durchflusszytometrie eine fehlende Expression der GPI-verankerten Antigene auf der Zelloberfläche von Erythrozyten, Lymphozyten, Granulozyten und Monozyten.

## Welche Komplikationen können bei der PNH auftreten und wie ist die Prognose?

Thromboembolische Komplikationen als Hauptursache für erhöhte Morbidität und Mortalität, überwiegend venöse Thrombosen, aber auch arteriell.

### ZUSATZINFORMATIONEN

- Starke Assoziation mit aplastischer Anämie und myelodysplastischem Syndrom
- Prognose: historisch mittlere Überlebenszeit 10 Jahre, mit spezifischer Therapie (Komplementinhibition) annähernd normale Lebenserwartung



## Welche Therapieoptionen stehen zur Behandlung der PNH zur Verfügung?

Die Behandlung der PNH fußt auf mehreren Säulen:

- **Supportive Maßnahmen:** Transfusion von Erythrozyten, Infektionsbehandlung, Substitution von Eisen, Folsäure, ggf. Vitamin $B_{12}$.
- **Antikoagulation:** Einzelfallabwägung in der Primärprophylaxe, dagegen Langzeitantikoagulation nach stattgehabter Thrombose. Antikoagulation mit Cumarinen oder Heparinen. Begrenzte Datenlage zum Einsatz von DOAK, allerdings führt ihr Einsatz bei gleichzeitiger Gabe von Komplement-Inhibitoren zu vergleichbaren Ergebnissen.
- **Zusätzlich spezifische Therapie** bei symptomatischer PNH Komplementinhibition mit spezifischem monoklonalen Anti-Komplement-C5-Antikörper (Eculizumab, Ravulizumab), Umstellung auf C3/C3-Umfeld Blockade mit Pegcetacoplan bei signifikanter, d. h. klinisch relevanter extravasaler Hämolyse (Schubert et al. 2023).
- **Neueste Entwicklungen:** 2024 wurden weitere spezifische Komplementinhibitoren zugelassen: orales Iptacopan (Faktor-B-Inhibition) und orales Danicopan (Faktor-D-Inhibition) in Kombination mit intravenöser C5-Inhibition.
- Bei refraktärem Verlauf, Knochenmarksinsuffizienz, PNH-Aplastische Anämie-Syndrom: allogene Stammzelltransplantation als potenziell kurative Therapieoption.

### ZUSATZINFORMATION

Nur bei etwa 26 % der PNH-Patienten findet sich zum Zeitpunkt der Erstdiagnose der dunkelbraune Morgenurin als klassische Manifestationsform. Viele PNH-Patienten haben keine klinisch augenscheinliche Hämoglobinurie. Die Hämolyse verläuft oft chronisch ohne Beziehung zum Tag-Nacht-Rhythmus. An das Vorliegen einer PNH sollte insbesondere gedacht werden bei jeder Coombs-negativen hämolytischen Anämie (ohne mikroangiopathische Genese), „atypischen" Thrombosen (u. a. Sinusvenenthrombose, Budd-Chiari-Syndrom, Mesenterial-, Pfortader- oder Milzvenenthrombose), Thrombosen mit Zeichen einer Hämolyse oder in Verbindung mit einer unklaren Zytopenie sowie Thrombosen (auch arteriell) in Abwesenheit von Risikofaktoren. Thromboembolische Komplikationen stellen die Hauptursache für die erhöhte Morbidität und Mortalität der Erkrankung dar.

### LITERATUR

Schubert J, et al. Onkopedia-Leitlinie Paroxysmale nächtliche Hämoglobinurie, Kapitel 6.2.3.1 Inhibition der Komplement-Komponente C5 durch Eculizumab oder Ravulizumab. Stand Juni 2023.

# 4.3 Leitbefund hämolytische Anämie III

Fuat Oduncu

## 4.3.1 Fall 1

**KASUISTIK**

Eine 39-jährige Patientin wird Ihnen vom Hausarzt zur Abklärung einer Anämie überwiesen. Die Patientin gibt an, unter Müdigkeit, Kopfschmerzen und verstärkter Reizbarkeit zu leiden. Vorerkrankungen sind keine bekannt. Sozial- und Familienanamnese: Hausfrau, fünf Kinder, bei zwei Kindern sei „das Blut auffällig", die Patientin stammt aus Afghanistan. An Medikamenten habe sie Eisenpräparate erhalten, darunter sei es zu keiner Besserung der Anämie gekommen.
Die körperliche Untersuchung ist bis auf eine blasse Haut unauffällig.



### Welche Laboruntersuchungen veranlassen Sie zur ersten Orientierung?

Kleines Blutbild, Differenzialblutbild mit morphologischem Ausstrich, Retikulozyten, Ferritin, Nierenretentionswerte, Bilirubin, Transaminasen, LDH, Haptoglobin.

Das Labor zeigt folgende Werte: Hb 9,9 g/dl, Erythrozyten 4,7 T/l, MCV 64 fl, MCH 21 pg, Segmentkernige 48 %, Lymphozyten 42 %, Eosinophile 7 %, Retikulozyten 33 ‰, Anisopoikilozytose, basophile Tüpfelung, Bilirubin 1,4 mg/dl, Haptoglobin 57 mg/dl (Normalwert 60–270 mg/dl). Im Normbereich liegen Leukozyten, Thrombozyten, Ferritin, Retentionswerte und Transaminasen, LDH.

### Was erkennen Sie auf folgendem Blutausstrich (➤ Abb. 4.1)?

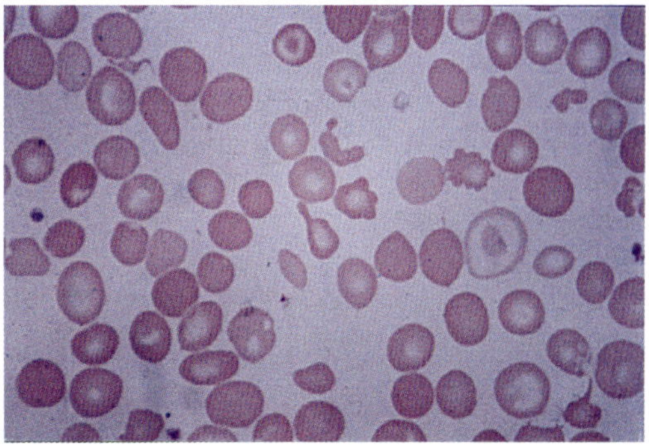

**Abb. 4.1** Blutausstrich bei Anämie [P091]

Es finden sich typische Veränderungen der Erythrozyten: Anisopoikilozytose, Fragmentozyten und Targetzellen.

### Wie interpretieren Sie die bisherigen Laborparameter?

Es liegt eine mikrozytäre und hypochrome Anämie ohne Eisenmangel vor mit gleichzeitigen diskreten Hämolysezeichen (Retikulozytenerhöhung, geringe Bilirubinerhöhung und Haptoglobinerniedrigung, allerdings normale LDH).

Welche Labordiagnostik schließen Sie jetzt an?

Direkter Coombs-Test, Hämoglobinelektrophorese, ANA

In der Hämoglobinelektrophorese: HbA2 5,4 % (Normalwert bis 3 %), HbF negativ. ANA und direkter Coombs-Test negativ.

Wie lautet Ihre Diagnose?

Es liegt eine β-Thalassaemia minor vor.

Wie therapieren Sie die Minorform einer Thalassämie?

4

Keine Eisensubstitution, in der Regel keine weitere Therapie erforderlich.

Schildern Sie die Pathogenese der Thalassämien.

Es liegt eine quantitative Störung der Globinsynthese durch genetisch fixierte Fehlregulation der Synthese der Globinketten vor. Bei der β-Thalassämie ist die Synthese der β-Ketten vermindert, bei der seltenen α-Thalassämie ist die Synthese der α-Ketten reduziert.

In welchen Ländern kommt die β-Thalassämie besonders häufig vor?

In den Mittelmeerländern.

## 4.3.2 Fall 2

**KASUISTIK**

Eine 18-jährige aus dem Iran stammende Patientin stellt sich in Ihrer Klinik vor. Sie leidet derzeit unter ischialgiformen Beschwerden. Auffällig sind ein Minderwuchs und ein Hypogonadismus. Seit 3 Jahren besteht ein insulinpflichtiger Diabetes mellitus, seit der Geburt ist eine Anämie bekannt.

Welche anamnestischen Fragen stellen Sie der Patientin?

- Bluterkrankungen in der Familie bekannt?
- Sonstige Vorerkrankungen bekannt?
- Operationen?
- Medikation?

- Vater und Mutter leiden an einer Thalassaemia minor.
- Vorerkrankungen: häufig Infektionen (z. B. Pneumonie).
- Im Alter von 9 Jahren wurde eine Splenektomie durchgeführt.

- Regelmäßige Erythrozytentransfusionen seien erfolgt. Aktuelle Medikation: Deferoxamin (subkutane 12-h-Pumpe, seit dem 8. Lebensjahr), Geschlechtshormonsubstitution (Progylut®, seit dem 15. Lebensjahr), Kalzium 3 g/d, Vitamin-D-Calcitriol 2 × 0,5 µg/d, Insulin.

In der **Laboruntersuchung** wird eine β-Thalassaemia major diagnostiziert.

## Erläutern Sie kurz, welche Krankheits- und Therapiefolgen bei der Patientin vorliegen.

- Anämiefolge: Wachstumsverzögerung mit Minderwuchs (mutmaßlich auch Folge einer Hypophyseninsuffizienz)
- Hämosiderose durch wiederholte Bluttransfusionen: Diabetes mellitus, Hypogonadismus, Hypoparathyreoidismus, Infektanfälligkeit

**ZUSATZINFORMATION**

500 ml Blut enthalten 250 mg Eisen: Durch 100 Transfusionen mit 500 ml Blut werden etwa 25 g Eisen zugeführt.



## Welche Leitbefunde außer Diabetes mellitus liegen bei einer Hämosiderose vor?

- Leberzirrhose und dunkle Haut („Bronzediabetes")
- Sekundäre Kardiomyopathie durch Eiseneinlagerung
- Weitere endokrine Störungen, z. B. Schädigung der Hypophyse, der Gonaden (meist sekundär) und der Nebennierenrinde
- Schmerzhafte Arthropathien

Aufgrund der ischialgiformen Beschwerden wird bei der Patientin ein CT veranlasst. Es wird ein intraspinaler Tumor gefunden.

## Können Sie einen Zusammenhang zwischen dem intraspinalen Tumor und der β-Thalassaemia major herstellen?

Es liegt eventuell ein Tumor durch extramedulläre Blutbildung vor, der nuklearmedizinisch durch Anreicherung von radioaktiv markiertem Eisen oder markierten Antikörpern gegen Zellen der Granulopoese (Knochenmarkszintigrafie, SPECT/CT) diagnostiziert werden kann.

## Welche kurative Therapieoption besteht bei der Thalassaemia major?

- Die allogene Stammzelltransplantation bei Vorhandensein eines gesunden HLA-identischen (Geschwister-)Spenders.
- Gentherapie mit Betibeglogene Autotemcel (Zynteglo®): autologe Stammzell-basierte Gentherapie für Patienten ab 12 Jahren mit transfusionsabhängiger β-Thalassämie (Transfusion Dependent Thalassemia, TDT), für die kein geeigneter Stammzell-Spender zur Verfügung steht.
- **CRISPR/Cas9-Therapie:** 2023 erfolgte in Großbritannien und USA die Zulassung dieser ersten Gentherapie gegen Beta-Thalassämie (und gegen Sichelzellanämie), „exa-cel" (britischer Handelsname: Casgevy™), welche die vermehrte Bildung von fetalem Hämoglobin induziert (Frangoul et al. 2021).

### Welche symptomatische Therapie führen Sie bei der Thalassaemia major durch?

- Transfusionstherapie (Basis-Hb 9,5–10 g/dl)
- Luspatercept bei transfusionsabhängiger β-Thalassämie (Cario et al. 2022)
- Medikamentöse Eiseneliminationstherapie
- Selten: Splenektomie
- Symptomatische Therapie bei Hämochromatose-bedingten und anderen Komplikationen

**LITERATUR**

Cario H, et al. Onkopedia-Leitlinie Beta Thalassämie, Kapitel 6.1.4. Stand Mai 2022.
Frangoul H, et al. CRISPR-Cas9 gene editing for sickle cell disease and β-thalassemia. N Engl J Med 2021; 384(3):252–260.

4

## 4.3.3 Fall 3

**KASUISTIK**

Bei einer 21-jährigen Patientin mit bekannter Sichelzellkrankheit (homozygote Form) kommt es zu einer akuten fieberhaften Erkrankung mit reduziertem Allgemeinzustand, Dyspnoe, erniedrigter $O_2$-Sättigung, Leukozytose und erhöhtem CRP.

### Welche apparative Diagnostik ordnen Sie an?

Einen Röntgen-Thorax

Sie sehen im Röntgen-Thorax basale Infiltrate.

### Was erkennen Sie in diesem Blutausstrich (➤ Abb. 4.2)?

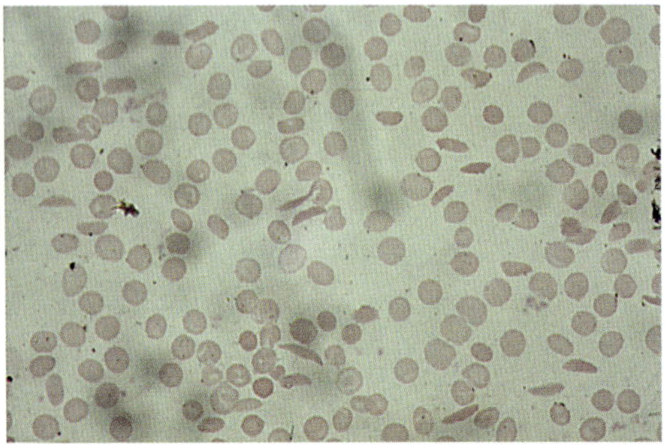

**Abb. 4.2** Blutausstrich [P091]

Es sind typische Sichelzellen zu sehen.

### Mit welcher Methode wird das Ausmaß der Sichelung bestimmt?

Anhand des Blutausstrichs.

## Wie gehen Sie therapeutisch weiter vor?

Es erfolgen Hydrierung, Analgesie, Oxygenierung und antiinfektiöse Therapie, z. B. mit einem Penicillin oder Cephalosporin (**Cave:** kein Ceftriaxon, da hierunter vereinzelt letal verlaufende hämolytische Krisen bei Sichelzellpatienten beschrieben sind!).

## Erläutern Sie Ätiologie und Pathogenese der Sichelzellkrankheit.

Es handelt sich um eine autosomal-kodominante Erbkrankheit mit qualitativer Hämoglobinveränderung. In der Betaglobinkette liegt eine Punktmutation vor, in der Position 6 ist Glutaminsäure durch Valin ersetzt (wird als HbS bezeichnet).

Im deoxygenierten Zustand präzipitiert HbS und bildet Fibrillen. Die Erythrozyten nehmen Sichelform an, verlieren ihre normale Verformbarkeit und verstopfen die Mikrozirkulation.



## Schildern Sie Symptome, Komplikationen und Prognose der Patienten mit homozygoter Form der Sichelzellkrankheit.

Bereits im Säuglingsalter treten Symptome auf: hämolytische Anämie und schmerzhafte vasookklusive Krisen mit Organinfarkten (z. B. in Milz, Nieren, Gehirn, Lunge, Knochen). Außerdem besteht eine gesteigerte Neigung zu bakteriellen Infekten: Pneumonie, Osteomyelitis, Sepsis.

Die Prognose variiert, ein Teil der Patienten stirbt früh, ein Teil erreicht das Erwachsenenalter (in Europa/USA 85–90 %). Haupttodesursache in den westlichen Ländern sind schwere pulmonale Hypertonie, akutes Thoraxsyndrom und schwere vasookklusive Krisen.

## Welche Maßnahmen empfehlen Sie betroffenen Patienten zur Prävention einer Schmerzkrise?

- Ausreichende Flüssigkeitszufuhr bei hohen Außentemperaturen, bei Fieber und bei körperlicher Anstrengung mit Schwitzen (Ziel: dauerhafter Hämatokrit 30 %, Hb < 10 g/dl)
- Unverzügliche Behandlung von Infektionen
- Vermeidung von Unterkühlung und anderen physikalischen Traumata, Alkohol, Rauchen

## Welche weiteren Therapieoptionen bestehen für schwere Verlaufsformen der Sichelzellkrankheit?

- Hydroxyurea (Erhöhung HbF).
- Austauschtransfusionen (vor allem akute lebensbedrohliche Krisen, Ziel-Hämatokrit 30 %!).
- Aderlässe (Senkung Hb unter 10 g/dl).
- Kurativ: allogene Stammzelltransplantation (HLA-identer Familienspender).
- Voxelotor verringert die Hämolyse und ist bei Patienten ab 12 Jahren zur Behandlung der hämolytischen Anämie infolge einer Sichelzellkrankheit als Monotherapie oder in Kombination mit Hydroxycarbamid zugelassen.
- CRISPR/Cas9-Therapie ➤ Kap. 4.3.2.
- **Cave:** Widerruf der EU-Zulassung für Crizanlizumab (monoklonaler Antikörper gegen P-Selektin) am 15.6.2023 (Rote Hand Brief von Novartis) aufgrund fehlender therapeutischer Wirksamkeit

**ZUSATZINFORMATION**

**Infektionsprävention** bei der homozygoten Form der Sichelzellkrankheit: Standard-Impfungen (STIKO-Empfehlungen), zusätzlich Immunisierung (bereits 2. Lebensmonat) gegen Meningokokken, Pneumokokken (Konjugat-Impfstoff, 2. LJ Polysaccharid-Impfstoff) und *Haemophilus influenzae* (Auffrischimpfung 7. Lebensjahr), Influenza (ab 6. Lebensjahr); Penicillinprophylaxe 3. Lebensmonat bis 6. Lebensjahr.

LITERATUR

Hoferer A. Onkopedia-Leitlinie Sichelzellkrankheiten. Stand März 2021.

Novartis. Widerruf der EU-Zulassung für Crizanlizumab aufgrund fehlender therapeutischer Wirksamkeit. Roter-Hand-Brief von Novartis 15.6.2023.

### 4.3.4 Fall 4

4

**KASUISTIK**

Ein 22-jähriger Grieche stellt sich nach einer Familienfeier in Ihrer Klinik zur Abklärung eines plötzlich aufgetretenen Ikterus vor, gleichzeitig sei ihm eine Braunfärbung des Urins aufgefallen.
Das **Blutbild** ergibt eine normochrome Anämie, eine Erhöhung der Retikulozyten, der LDH und des Bilirubins sowie eine Erniedrigung des Haptoglobins.

An welche Differenzialdiagnosen denken Sie bzw. welche wollen Sie ausschließen?

- Glukose-6-Phosphat-Dehydrogenase-Mangel
- Sphärozytose
- Hämoglobinopathien
- Autoimmunhämolytische Anämien

Welche Laboruntersuchungen lassen Sie zur weiteren Abklärung durchführen?

Morphologischer Ausstrich, osmotische Resistenz der Erythrozyten, Bestimmung der Erythrozytenenzyme, Hämoglobinelektrophorese, Coombs-Tests.

Die osmotische Resistenz ist leicht erhöht, Glukose-6-Phosphat-Dehydrogenase 0 U/g Hb (Normalwert 7–20 U/g Hb), normale Hämoglobinelektrophorese, Coombs-Tests negativ. Keine wegweisende Erythrozytenmorphologie.

Um welches Krankheitsbild handelt es sich?

Es liegt ein Glukose-6-Phosphat-Dehydrogenase-Mangel (Synonym: Favismus) vor.

**Anamnestisch** gab der zuletzt genannte Patient an, die Beschwerden seien nach dem Genuss von jungen Saubohnen aufgetreten.

## Welche anderen Auslöser einer hämolytischen Anämie bei Glukose-6-Phosphat-Dehydrogenase-Mangel sind Ihnen bekannt?

- Infektionen und andere akute Erkrankungen, z. B. diabetische Ketoazidose
- Medikamente: z. B. Malariamedikamente (Mefloquin, Chloroquin), Sulfonamide (z. B. Cotrimoxazol, Acetazolamid, Sulfasalazin), andere Antibiotika (Nitrofurane, Ciprofloxacin), Analgetika (z. B. Metamizol, Diclofenac), Anthelminthika, Metoclopramid

## Beurteilen Sie die Erythrozyten im nachfolgenden Blutausstrich eines anderen Patienten (➤ Abb. 4.3).

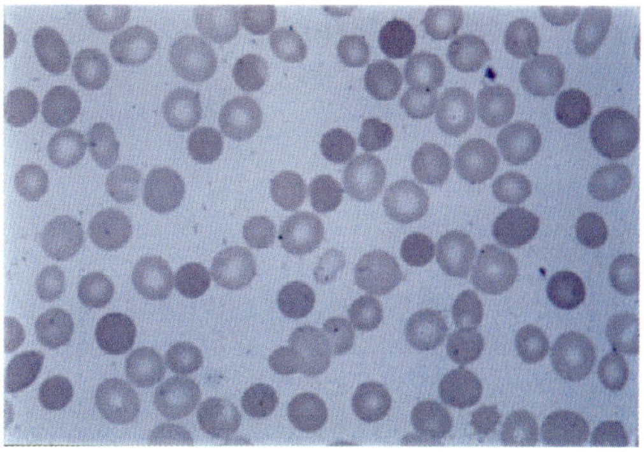

**Abb. 4.3** Erythrozyten im Blutausstrich [P091]

Der Blutausstrich zeigt Kugelzellen mit kleinem Durchmesser ohne zentrale Aufhellung.

## Welche weiteren Labortests interessieren Sie zur Diagnosesicherung?

Kleines Blutbild, Differenzialblutbild, Retikulozyten, Bilirubin, LDH, osmotische Resistenz der Erythrozyten (mit hypoosmolarer Kochsalzlösung).

Im **Labor** zeigt sich eine normochrome Anämie mit Hämolysezeichen und verminderter osmotischer Resistenz der Erythrozyten.

## Welche Diagnose kommt in Betracht?

Es könnte eine Sphärozytose (Kugelzellanämie) vorliegen.

## Mit welchem Test wird die Diagnose einer Sphärozytose gesichert?

Da kein Einzeltest eine sichere Diagnose der verschiedenen Formen der Sphärozytose ermöglicht, sollte die Untersuchung mit zwei verschiedenen Testverfahren durchgeführt werden, z. B. mit der Kombination von AGLT- (Acidified Glycerol Lysis Time) und EMA-(Durchflusszytometrie von Eosin-5-Maleimid) Test (Sensitivität von bis zu 100 %). Die Sensitivität des bisherigen Untersuchungsstandards zur Bestimmung der osmotischen Resistenz weist eine deutlich geringere Sensitivität als die Kombination von AGLT- und EMA-Test auf (Wörmann et al. 2022).

### Welche Therapie ist bei der Sphärozytose angezeigt, wenn rezidivierende hämolytische Krisen auftreten?

Bislang gibt es keine kausale Therapie. Die wirksamste Behandlung ist eine Splenektomie (mit vorheriger Impfung gegen Pneumokokken, Meningokokken und *Haemophilus influenzae).* Im Falle einer symptomatischen Cholelithiasis ist die Cholezystektomie zu erwägen.

**LITERATUR**

Wörmann B, et al. Sphärozytose, hereditär (Kugelzellenanämie). Onkopedia-Leitlinie, Kapitel 5.1 Diagnostik bei Verdacht auf hereditäre Sphärozytose. Stand Juli 2022.



# 4.4 Leitbefund makrozytäre Anämie

Fuat Oduncu

## 4.4.1 Fall 1

**KASUISTIK**

Ein 57-jähriger Patient stellt sich in Ihrer Klinik wegen Gewichtsabnahme (6 kg), Schwäche und Leistungsminderung vor. Die **körperliche Untersuchung** zeigt einen Patienten in reduziertem Allgemein- und Ernährungszustand, Strömungsgeräusch über dem Herzen und den Karotiden, Varizen beidseits, sonstige Untersuchung unauffällig.
Im mitgebrachten **Labor:** Hb 9,6 g/dl, Erythrozyten 2,1 T/l, MCV 129 fl, MCH 45,7 pg, Thrombozyten 134 G/l, LDH 1.331 U/l (Normalwert 80–240 U/l).

### Wie interpretieren Sie die Laborwerte?

Es liegt eine hyperchrome (MCH > 33 pg), makrozytäre (MCV > 96 fl) Anämie bei gleichzeitiger Thrombopenie und exzessiver LDH-Erhöhung vor.

### Was könnte eine Ursache für die exzessive LDH-Erhöhung bei diesem Patienten sein?

- Maligne Erkrankung
- Hämolyse
- Megaloblastäre Anämie (geht häufig mit sehr hoher LDH einher)

### Wie gehen Sie diagnostisch weiter vor?

- Abklärung der Anämie: Beurteilung des Differenzialblutausstrichs, Bestimmung von Retikulozyten/Retikulozytenproduktionsindex (RPI), Bilirubin, Vitamin $B_{12}$ und Folsäure sowie bei unklarem Befund Knochenmarkzytologie
- Gastroskopie

## Was sehen Sie in diesem Differenzialblutausstrich (➤ Abb. 4.4)?

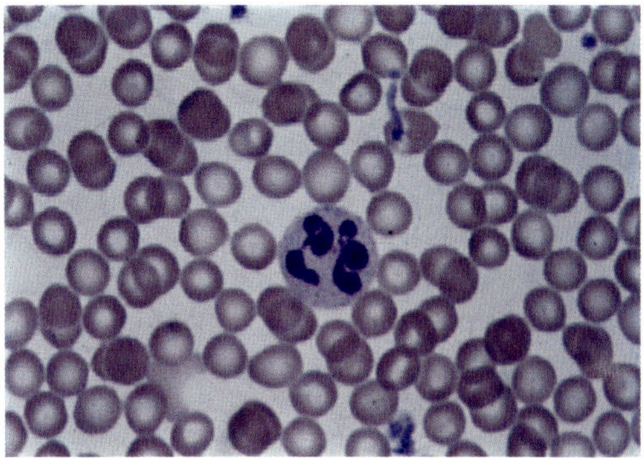

**Abb. 4.4** Differenzialblutausstrich [P091]

Es finden sich Megalozyten und ein übersegmentierter Granulozyt .

Inzwischen geht es dem Patienten zunehmend schlechter (Kräfteverfall), er wird stationär aufgenommen.
Bei der Endoskopie findet sich ein Z. n. Magenteilresektion mit unauffälligen gastrojejunalen Anastomosen. Keine Blutungsquelle. Das CT ist unauffällig, ein Anhalt für einen Tumor findet sich nicht.
**Laborwerte bei stationärer Aufnahme:** Hb 5,2 g/dl, Erythrozyten 1,2 T/l, MCV 130 fl, MCH 39,3 pg, Leukozyten 3,6 G/l; **im Differenzialausstrich:** neutrophile Granulozyten übersegmentiert (> 5 Segmente), Erythrozytenmorphologie: Megalozyten, Thrombozyten 114 G/l, Retikulozyten 2 ‰, RPI 0,4, LDH 1.800 U/l, Bilirubin 1,9 mg/dl, Vitamin $B_{12}$ 119 pg/ml (Normalwert 250–1.100 pg/ml), Folsäure 11,6 ng/l (Normalwert 3,0–15,0 ng/ml).

## Wie lautet Ihre Diagnose nach diesen Informationen?

Megaloblastäre Anämie bei Vitamin-$B_{12}$-Mangel.

## Nennen Sie einige Ursachen des Vitamin-$B_{12}$-Mangels.

- Streng vegetarische oder vegane Ernährung
- Malabsorption durch gastrale Ursachen: z. B. Mangel an Intrinsic Factor bei Typ-A-Gastritis (perniziöse Anämie), angeborener Mangel an Intrinsic Factor, Total- oder Teilresektion des Magens
- Malabsorption durch intestinale Ursachen: z. B. Syndrome der zuführenden Schlinge, Dünndarmdivertikulose, Strikturen, chronische tropische Sprue, Ileumresektion, Morbus Crohn, kongenitale selektive Malabsorption mit Proteinurie

**ZUSATZINFORMATION**

Andere Ursachen der Vitamin-$B_{12}$-Malabsorption (z. B. Fischbandwurm, schwere Pankreatitis, Zöliakie, Behandlung mit Metformin) führen in der Regel nicht zu einem klinisch relevanten Vitamin-$B_{12}$-Mangel.

### Sie haben den Patienten nicht selbst aufgenommen und die Anamnese wurde nur sehr spärlich notiert. Welche weiteren Fragen stellen Sie ihm zur Klärung der Ätiologie des Vitamin-$B_{12}$-Mangels?

- Ernährungsgewohnheiten?
- Bekannte Magen-Darm-Erkrankungen?
- Grund für Magenteilresektion? Weitere Operationen im Bereich des Magen-Darm-Trakts?
- Medikamenteneinnahme?

Auf diese Nachfragen berichtet der Patient: Er ernähre sich ganz normal und abwechslungsreich, Magen-Darm-Erkrankungen seien nicht bekannt, vor sieben oder acht Jahren sei er wegen wiederholter Magengeschwüre am Magen operiert worden. Ein Teil des Magens sei damals wohl entfernt worden, er habe sich trotzdem immer wohlgefühlt. In den ersten Jahren danach sei er regelmäßig bei seinem Hausarzt gewesen, um Spritzen zu bekommen, aber seit etwa zwei Jahren nicht mehr.



### Welche Genese des Vitamin-$B_{12}$-Mangels vermuten Sie jetzt?

Vitamin-$B_{12}$-Mangel aufgrund der Magenteilresektion.

### Welche Klinik kann ein Patient mit megaloblastärer Anämie grundsätzlich zeigen?

- Leichter Ikterus
- Atrophische Glossitis (Hunter-Glossitis: glatte rote brennende Zunge)
- Mundwinkelrhagaden
- Leichtes Malabsorptionssyndrom: Gewichtsabnahme
- Thrombopenie und Leukopenie
- Ausgedehnte Melaninpigmentierung der Haut (selten)
- Funikuläre Spinalerkrankung (nur bei Vitamin-$B_{12}$-Mangel): Befall sensibler Nerven, der Hinterstränge, der Kleinhirnstränge und der Pyramidenseitenstränge. Klinik: symmetrisches Kribbeln in den Füßen (Parästhesie 87 %), Schwierigkeiten beim Gehen (motorische Schwäche 82 %), Fallen in der Dunkelheit, Störung der Tiefensensibilität (Frühsymptom: abgeschwächtes Vibrationsempfinden), Optikusatrophie, Ataxie, psychiatrische Symptome, Pyramidenbahnzeichen (50 %), Störung der Oberflächensensibilität (47 %), Reflexausfälle (27 %)

## 4.4.2 Fall 2

**KASUISTIK**

Ein 63-jähriger Patient wird Ihnen von seinem Hausarzt wegen zunehmender Blässe und Anämiesymptomen überwiesen (Hb 6,6 g/dl beim Hausarzt). Weitere Erkrankungen des Patienten sind Diabetes mellitus Typ 2 und Leistenhernie (Operation geplant).

**Klinische Untersuchung:** guter Allgemeinzustand, Blässe, Sinustachykardie (100/min), Cor: Strömungsgeräusch; Leber, Milz, Lymphknotenstatus ohne pathologischen Befund, rektale Untersuchung unauffällig, reponibler Leistenbruch rechts.

## Welche Laboruntersuchungen ordnen Sie an?

Blutbild, Differenzialblutbild, Retikulozyten.

Das **Labor** zeigt folgendes Ergebnis: Hb 7,0 g/dl, Erythrozyten 1,9 T/l, MCH 37,2 pg, MCV 120 fl, Leukozyten 4,5 G/l, Thrombozyten 169 G/l, Retikulozyten 1 ‰, Differenzialblutbild: 66 % neutrophile Granulozyten z. T. übersegmentiert, Megalozyten.

## Welche weitere Diagnostik schließen Sie an?

- Labor: Vitamin-$B_{12}$-Spiegel, Folsäure, LDH, Bilirubin
- Knochenmarkpunktion (nur bei uneindeutigem Laborbefund zwingend indiziert)

**Laborbefunde:** Vitamin $B_{12}$ erniedrigt auf 59 pg/ml, Folsäure normal, LDH 1.600 U/l, Bilirubin 1,8 mg/dl. Im Knochenmark (Punktion bereits vor Erhalt des Vitamin-$B_{12}$-Spiegels durchgeführt) zeigen sich folgende Befunde: lebhafte, linksverschobene Erythropoese mit Megaloblasten, in der Granulozytopoese Riesenformen, Megakaryozyten übersegmentiert.



## Welche Diagnose stellen Sie jetzt?

Megaloblastäre Anämie bei Vitamin-$B_{12}$-Mangel und normalem Folsäurespiegel.

## Wie klären Sie die Genese des Vitamin-$B_{12}$-Mangels?

Anhand von Gastroskopie und evtl. Schilling-Test .

**Schilling-Test:** Vitamin-$B_{12}$-Resorption 4 % (normal 10–30 %), bei Zugabe des „Intrinsic Factor" Vitamin-$B_{12}$-Resorption normal. In der Gastroskopie zeigt sich eine atrophische Gastritis ohne Nachweis von *Helicobacter pylori* (Typ-A-Gastritis). Die **neurologische Untersuchung** ergibt eine diskrete funikuläre Myelose.

## Wie heißt die endgültige Diagnose?

Perniziöse Anämie.

## Wie therapieren Sie den Patienten?

- Hydroxocobalamin 1 × 1.000 µg/d i. m./s. c. für eine Woche, danach 1 × 1.000 µg/Woche für 4 Wochen, danach 1 × 1.000 µg alle 3 Monate
- Initial zusätzlich orale Eisen- und Folsäuresubstitution

## Wodurch kommt es zu einer perniziösen Anämie?

Ursache ist eine Autoantikörper-Bildung gegen Parietalzellen und Intrinsic Factor (in den Parietalzellen des Magens gebildet) mit atrophischer Autoimmungastritis vom Typ A.

## Treten gleichzeitig mit der perniziösen Anämie weitere Autoimmunerkrankungen auf?

Ja, z. B. Myxödem, Thyreoiditis, Nebennierenatrophie, Vitiligo, Hypoparathyreoidismus, Diabetes mellitus Typ 1 und Hypogammaglobulinämie.

## Welche Autoantikörper können Sie bei Patienten mit perniziöser Anämie im Serum finden?



- Autoantikörper gegen Parietalzellen bei 90 % der Patienten; Spezifität jedoch gering (bei 16 % der gesunden Frauen über 60 Jahren positiv)
- Autoantikörper gegen Intrinsic Factor bei 50 % der Patienten mit hoher Spezifität:
  - Typ I (blockierender Antikörper): Bindung von Vitamin-$B_{12}$ gestört
  - Typ II (Immunkomplextyp): Absorption gestört

## Wozu dient der Intrinsic Factor?

Die Bindung von Vitamin $B_{12}$ an den Intrinsic Factor ist Vorbedingung für die Resorption des Vitamins. Die Absorption von alimentär zugeführtem Vitamin $B_{12}$ erfolgt nur in Kombination mit dem Intrinsic Factor im Ileum.

**ZUSATZINFORMATION**

Der Schilling-Test ist in der Routinediagnostik des Vitamin-$B_{12}$-Mangels mittlerweile nicht mehr gebräuchlich. Die Diagnose einer perniziösen Anämie wird über das histologische Bild einer atrophischen Gastritis (Typ-A-Gastritis), ggf. in Verbindung mit dem Nachweis entsprechender Autoantikörper gegen Intrinsic Factor (Sensitivität 50–70 %) gestellt. Zur differenzialdiagnostischen Einordnung anderer Ursachen des Vitamin-$B_{12}$-Mangels (z. B. Erkrankungen des Ileums, [tropische] Sprue, Blind-Loop/bakterielle Überwucherung) sind in der Regel andere Nachweismethoden geeigneter.

## Wo wird Folsäure absorbiert?

Die Folsäureabsorption erfolgt im Duodenum und Jejunum nach Umwandlung aller durch die Nahrung zugeführten Formen zu Methylentetrahydrofolsäure.

## Nennen Sie einige Ursachen eines Folsäuremangels.

- Klinisch relevant: ernährungsbedingt; insbesondere im hohen Alter, bei Armut sowie Alkoholismus
- Malabsorption: tropische Sprue, Zöliakie, ausgedehnte Jejunumresektionen, Morbus Crohn

- Erhöhter Bedarf: physiologisch Schwangerschaft, Laktation; pathologisch: hämatologische Krankheiten (hämolytische Anämie, Osteomyelofibrose), maligne Erkrankungen (Karzinome, Lymphome), entzündliche Krankheiten (rheumatoide Arthritis, Psoriasis)
- Therapie mit Antikonvulsiva, Methotrexat

### Was sind andere mögliche Ursachen der makrozytären Anämie?

- Alkoholismus
- Beschleunigte Erythropoese (Retikulozytose): z. B. bei Blutung, Hämolyse, Erythropoetingabe
- Hypothyreose
- Nach zytostatischer Behandlung z. B. mit Methotrexat, Hydroxyurea



## 4.5 Leitbefund mikrozytäre Anämie

Fuat Oduncu

**KASUISTIK**

Ein 52-jähriger Patient stellt sich wegen Leistungsabfall bei körperlicher Belastung (Bergsteigen) vor. Außerdem klagt er über Müdigkeit, Schwäche und Dysphagie.
Die **körperliche Untersuchung** ist unauffällig bis auf eine deutliche Blässe der Haut und Schleimhäute. Das **Labor** zeigt folgende Werte: Hb 7,2 g/dl (Normalwert für Männer: 14–17,5 g/dl), Erythrozyten 4 T/l (4,5–5,9 T/l), MCV 64 fl (80–96 fl), MCH 17,9 pg (28–33 pg), Leukozyten 9,1 G/l (4–10 G/l), Thrombozyten 477 G/l (140–400 G/l), Serumferritin 3 µg/l (20–250 µg/l).

### Wie interpretieren Sie diese Befunde?

Die Erniedrigung von Hämoglobin, Erythrozyten, MCV und MCH bei gleichzeitig vermindertem Serumferritin spricht für eine Eisenmangelanämie. Die Erhöhung der Thrombozyten kann als Hinweis auf eine Blutung als Ursache angesehen werden, kommt aber auch im Rahmen des Eisenmangels vor.

### Nennen Sie weitere Symptome des Eisenmangels.

- Allgemeine Anämiesymptome: zusätzlich zur Blässe und Schwäche Tachykardie, Schwindel, Angina pectoris
- GIT-Symptome: Inappetenz, Oberbauchbeschwerden
- Trophische Störungen (Plummer-Vinson-Syndrom): außer der vom Patienten genannten Dysphagie Mundwinkelrhagaden, Glossitis (in einem Drittel der Fälle), trockene, rissige Haut, stumpfe brüchige Haare, spröde, brüchige Nägel, Gastritis, Atrophie der Magenschleimhaut
- Eventuell unspezifische psychische oder neurologische Störungen: Kopfschmerzen, Konzentrationsmangel, leichte Erregbarkeit, Pikazismus (abnorme Essgelüste)

## Welche Ursache kommt für eine Eisenmangelanämie bei diesem Patienten infrage?

Blutverluste, vor allem gastrointestinale Blutungen, z. B. bei Refluxösophagitis, erosiver Gastritis, Ulcus duodeni und ventriculi, Magen-, Kolon-, Rektumkarzinom, Hämorrhoiden, Kolitiden, Divertikelblutung, Angiodysplasien; seltener: Blutverluste aus anderen Organen (Urogenitaltrakt, Lunge, Oropharynx, Nase), operativ oder traumatisch bedingte Blutverluste, Blutverluste bei Hämodialyse oder im Rahmen einer hämorrhagischen Diathese.

## Welche zusätzlichen Fragen an den Patienten könnten diagnoseweisend sein?

- Blut im Stuhl, Teerstühle, Bluterbrechen, Makrohämaturie oder sonstige Blutungen?
- Vorerkrankungen, Operationen?
- Familienanamnese?



Auf Ihr Nachfragen gibt der Patient an, seit einem Jahr Blutbeimengungen im Stuhl bemerkt zu haben. Die Mutter sei mit 80 Jahren an einem Magenkarzinom und der Vater mit 72 Jahren verstorben.

## Welche Diagnostik veranlassen Sie jetzt als Erstes?

Eine Koloskopie.

Koloskopisch zeigt sich ein stenosierendes Karzinom im Colon ascendens.
Es wird eine Standard-**Hemikolektomie** durchgeführt. Es liegt ein UICC-Tumorstadium IIIB mit T3 N1 M0 vor.

## Wie gehen Sie postoperativ weiter vor und wie therapieren Sie die Eisenmangelanämie?

- Adjuvante Chemotherapie mit Capecitabin und Oxaliplatin (CAPOX) 4 Zyklen
- Orale Eisensubstitution, z. B. mit Fe(II)-Sulfat 2 × 100 mg/d für mindestens 3 Monate über die Normalisierung des Hämoglobinwerts hinaus

## Nennen Sie Kontraindikationen für die orale Eisensubstitution.

- Entzündungs-, Infekt-, Tumoranämie und andere Anämien mit normalen Ferritinwerten (Anämie bei chronischer Erkrankung)
- Unverträglichkeit oraler Eisenpräparate

## Was müssen Sie bei der Beurteilung des Serumferritins beachten?

- **Hohe Werte** können bei akuten Entzündungsreaktionen auftreten, da Ferritin ein Akute-Phase-Protein ist; in dieser Situation können erhöhte Werte noch mit einem Eisenmangel vereinbar sein. Auch Lebererkrankungen, virale Infektionen, Hyperthyreose und Malignome können zu erhöhten Ferritinwerten unabhängig vom Speichereisen führen.

- **Niedrige Werte** kommen außer bei Eisenmangel auch bei Hypothyreose und Vitamin-C-Mangel vor.

**ZUSATZINFORMATION**

Ferritinwerte unterhalb des unteren Normwerts (hier 3 µg/l [20–250 µg/l]) sind beweisend für einen absoluten Eisenmangel, höhere Werte schließen einen Eisenmangel jedoch nicht aus.

## Welche Laborparameter außer Ferritin stehen Ihnen zur Beurteilung des Eisenstoffwechsels zur Verfügung?

- Transferrinsättigung:
  - Erniedrigt bei Eisenmangelanämie, Entzündungs- oder Tumoranämie
  - Erhöht bei Hämolyse, ineffektiver Erythropoese, Hämochromatose u. a.
- Löslicher Transferrinrezeptor(-index):
  - Erhöht bei Eisenmangelanämie und gesteigerter Erythropoese
  - Erniedrigt oder normal z. B. bei Entzündungs-, Infekt- oder Tumoranämie
- Hämosiderin im Knochenmark:
  - Fehlt bei Eisenmangel
  - z. B. bei Thalassaemia major deutlich vermehrt

4

## Durch welche Veränderungen der Laborparameter sind die verschiedenen Stadien des Eisenmangels gekennzeichnet?

- Speichereisenmangel: nur Serumferritin erniedrigt
- Eisendefizitäre Erythropoese: zusätzlich Transferrinsättigung erniedrigt, löslicher Transferrinrezeptor erhöht, Sideroblasten im Knochenmark erniedrigt
- Eisenmangelanämie (manifester Eisenmangel): zusätzlich Hämoglobin, Erythrozyten und Hämatokrit erniedrigt

## Erläutern Sie kurz die Eisenresorptionsmechanismen und die Bedeutung von Ferritin, Transferrin und Hämosiderin.

Die Absorption des Nahrungseisens erfolgt überwiegend im Duodenum. Am Transportsystem der Mukosazelle sind mehrere Proteine beteiligt, insbesondere die Eisentransporter DMT-1 (Divalent Metal Transporter 1) an der apikalen Membran der Enterozyten (Aufnahme aus Darmlumen) sowie Ferroportin 1 an der basalen Membran (Transport ins Blut). Das absorbierte Eisen wird durch das spezifische Eisentransportprotein **Transferrin** an den Ort des Bedarfs vermittelt. Die Eisenabgabe an die Zelle erfolgt über spezifische Transferrinrezeptoren. Ein Transferrinmolekül (MW 80.000) kann zwei Atome Eisen binden. Transferrin wird nach Eisenabgabe an die Zelle erneut als Eisentransporteur verwendet.

Überschüssiges Eisen wird vor allem in Hepatozyten und Zellen des retikulozytären Systems in Form von **Ferritin** und Hämosiderin gespeichert. Ferritin ist ein Makromolekül (MW 465.000), das bis zu 4.500 Eisenatome aufnehmen kann.

**Hämosiderin** ist ein Degradationsprodukt des Ferritins, das entsteht, wenn bei Eisenüberschuss hohe Ferritinkonzentrationen in einer Zelle akkumulieren.

## Welche Einteilungskriterien der Anämien kennen Sie?

### Einteilung nach ätiologischen und pathogenetischen Faktoren

- Anämie durch **inadäquate Produktion (ineffektive Erythropoese)**
  - Mangel an Nährstoffen/Hormonen: Eisenmangel, Vitamin-$B_{12}$-Mangel, Folsäuremangel, Erythropoetinmangel (Nierenerkrankung), Endokrinopathien (Unterfunktion von Hypophyse, Schilddrüse, Gonaden, Nebenniere)
  - Suppression oder Aplasie der Erythropoese: toxisch (Zytostatika, Alkohol), Bestrahlung größerer Skelettabschnitte, aplastische Anämie, Fanconi-Anämie, isolierte aplastische Anämie (Pure Red Cell Aplasia), chronische Erkrankungen (heterogene Pathogenese, z. T. Eisenverwertungsstörung, verkürzte Erythrozytenlebenszeit, zusätzlich Blutverluste)
  - „Verdrängung" der normalen Erythropoese: Knochenmetastasen solider Tumoren, akute Leukämien, myelodysplastische Syndrome, chronische myeloproliferative Erkrankungen, Lymphome, Plasmozytom, Speicherkrankheiten, Knochenmarktuberkulose, andere Granulome
  - Seltene hereditäre Anämieformen: kongenitale dyserythropoetische Anämien (CDA), kongenitale sideroblastische Anämien
- Anämie durch **gesteigerten Abbau von Erythrozyten**
  - Extrakorpuskuläre Ursachen: autoimmunhämolytische Anämie unbekannter Genese („idiopathisch"), bei Lymphomen, SLE, andere Kollagenosen, Medikamente wie α-Methyldopa oder Penicillin, postinfektiös nach EBV, Mykoplasmen, direkte toxische Effekte (Malaria, Clostridien, Morbus Wilson, Vergiftungen), mechanisch-hämolytische Anämie (Marschhämoglobinurie, Herzklappen und Gefäßprothesen, DIC und Sepsis, TTP und hämolytisch-urämisches Syndrom, andere mikroangiopathische Anämien, z. B. bei Knochenmarkmetastasen)
  - Erythrozytenmembrandefekte: paroxysmale nächtliche Hämoglobinurie (PNH), hereditäre Sphärozytose bzw. Elliptozytose
  - Defekte des Erythrozytenstoffwechsels: Störungen der Glykolyse und des Hexosemonophosphat-Shunts (z. B. Pyruvatkinase-, G-6-PDH-Mangel), Hämoglobinvarianten (Sichelzellkrankheit, instabile Hämoglobine)
  - Störung der Hämoglobinsynthese (zusätzlich ineffektive Erythropoese): Thalassämien
- Anämie durch **Verlust von Erythrozyten:** akute Blutung, chronische Blutung
- **Verteilungsstörung:** physiologische Schwangerschaftsanämie, Hypersplenismus

### Einteilung nach Erythrozytenindizes

Die anhand der Erythrozytenindizes (> Tab. 4.1) festgelegten Hauptgruppen lassen sich anhand weiterer Parameter unterteilen:

**Tab. 4.1** Einteilung der Anämien nach Färbeindizes

| Bezeichnung, Befund | MCV | MCH | MCHC |
|---|---|---|---|
| Mikrozytär, hypochrom | ↓ | ↓ | N ↓ |
| Normozytär, normochrom | n | n | n |
| Makrozytär, hyperchrom | ↑ | ↑ | n |

- **Hypochrom-mikrozytäre Anämien:**
  - Ferritin vermindert: Eisenmangelanämie
  - Ferritin normal oder erhöht: sekundäre Anämie bei Tumor oder Entzündung
  - Ferritin erhöht: Thalassämien, seltene Anämieformen mit Eisenverwertungsstörung

- **Normochrom-normozytäre Anämien:**
  - Retikulozyten vermindert: renale Anämie, aplastische Anämie, seltene Anämieformen
  - Retikulozyten normal: sekundäre Anämie bei Tumor oder Entzündung
  - Retikulozyten erhöht: hämolytische Anämie, Regenerationsphase, Blutungsanämie
- **Hyperchrom-makrozytäre Anämien:**
  - Retikulozyten normal: megaloblastäre Anämie durch Vit.-$B_{12}$- oder Folsäuremangel, Alkoholismus, Lebererkrankung, Plasmozytom, Zytostatika
  - Retikulozyten erhöht: hämolytische Anämie, Regenerationsphase

Fassen Sie kurz die typischen Laborparameter zusammen, die zur Unterscheidung einer Anämie bei chronischer Erkrankung (ACD) und einer Eisenmangelanämie dienen.

- Serumferritin:
  - Erniedrigt bei Eisenmangelanämie
  - Erhöht bei ACD
- Löslicher Transferrinrezeptor(-index):
  - Erhöht bei Eisenmangelanämie
  - Erniedrigt oder normal bei Tumor-, Infekt- und Entzündungsanämie
- Knochenmarkbefund:
  - Hämosiderin fehlt bei Eisenmangelanämie
  - Eisen in Makrophagen bei Tumor-, Infekt- und Entzündungsanämie

LITERATUR
Hastka J, Metzgeroth G, Gattermann N. Onkopedia-Leitlinie Eisenmangel und Eisenmangelanämie. Stand Juli 2022.
Hofheinz RD, et al. Onkopedia-Leitlinie Kolonkarzinom. Stand Januar 2024.

## 4.6 Leitsymptom obere Einflussstauung

Fuat Oduncu

### 4.6.1 Fall 1

**KASUISTIK**

Eine 62-jährige Patientin stellt sich in Ihrer Klinik aufgrund einer langsam zunehmenden Atemnot sowie Schwellung des Halses und des Gesichts vor. Aufgrund der Atemnot sei sie in den letzten Wochen nicht mehr in der Lage gewesen zu arbeiten.
Bei der **klinischen Untersuchung** fallen Lymphknotenschwellungen zervikal rechts sowie eine Verdickung der Halsvenen auf. Der Allgemeinzustand ist deutlich reduziert (ECOG 3).

Welche apparative Diagnostik ordnen Sie als Erstes an?

Einen Röntgen-Thorax

## Welche Differenzialdiagnosen erwägen Sie bei einer oberen Einflussstauung?

- Kardiale Erkrankungen: Herzinsuffizienz, Pericarditis constrictiva, Herzbeuteltamponade, Myokardinfarkt, Cor pulmonale
- Lungenembolie
- Retrosternale Struma
- Pancoast-Tumor
- Mediastinaltumoren
- Aortenaneurysma
- Thrombose der Vena cava oder ihrer Äste

## Beschreiben Sie den Röntgen-Thorax der Patientin (➤ Abb. 4.5).

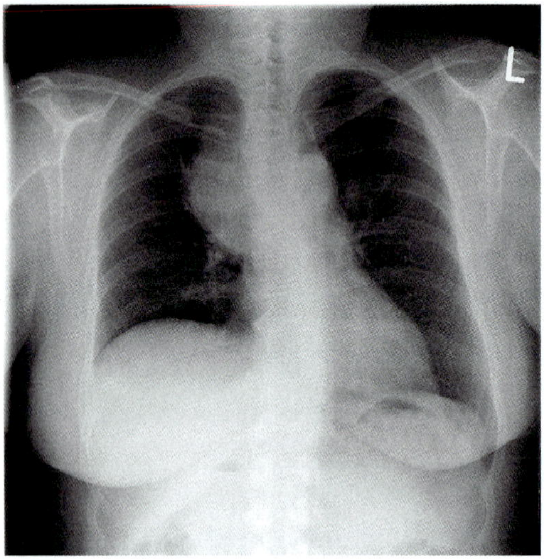


**Abb. 4.5** Röntgen-Thorax-Aufnahme [P091]

Er zeigt einen großen Mediastinaltumor.

## Was ist Ihr nächster diagnostischer Schritt?

Es sollte zügig eine Histologiegewinnung zur Diagnosesicherung folgen.

> Die Lymphknotenhistologie ergibt ein diffuses großzelliges B-Non-Hodgkin-Lymphom (DLBCL). Im **Labor** fallen folgende Werte auf: BSG 61 mm, Hb 11,2 g/dl, LDH auf 353 U/l erhöht (normal < 250 U/l).

## Welche Staging-Untersuchungen führen Sie bei der Patientin durch?

Ein CT-Hals, -Thorax, -Abdomen und eine Knochenmarkpunktion.

Heute wird zunehmend das FDG-PET-CT im Rahmen der Ausbreitungsdiagnostik eingesetzt, es gilt als internationaler Standard.

Im **CT Thorax** zeigen sich mediastinale Lymphknotenschwellungen und ein kleiner Pleuraerguss, im CT Abdomen paraaortale Lymphknotenschwellungen. Die Knochenmarkuntersuchung ergibt keinen Hinweis auf einen Lymphombefall. Eine B-Symptomatik (Fieber, Gewichtsverlust, Nachtschweiß) verneint die Patientin auf Befragen.

### Welches Erkrankungsstadium liegt vor?

Es handelt sich um ein Stadium IIIA nach der Ann-Arbor-Klassifikation (Befall von Lymphknotenregionen auf beiden Seiten des Zwerchfells), Internationaler Prognoseindex = IPI 4 („High-Risk").

## 4.6.2 Fall 2

**KASUISTIK**

Eine 30-jährige Patientin wird zur Abklärung eines druckdolenten Tumors im Bereich der rechten Schilddrüse zu Ihnen in die Klinik überwiesen. Außer Schluckbeschwerden gibt die Patientin keine Symptome an. Die Vorgeschichte ist unauffällig, Zustand nach Varizenoperation beidseits 1997 und Bandscheibenprolaps 2000.
Folgende **Laborergebnisse** werden ermittelt: Unauffällig sind Blutbild, klinische Chemie, Eiweiß, TSH, Transaminasen, serologische Befunde (EBV, CMV, HIV, Toxoplasmose, Quantiferon-Test). Die LDH beträgt 212 U/l, die Blutkörperchensenkungsgeschwindigkeit 8/22 mm, das $\beta_2$-Mikroglobulin ist normwertig.

### Welche weitere Diagnostik ist angezeigt?

Indiziert sind Schilddrüsensonografie und Tumorbiopsie.

Die **Tumorhistologie** und die weiteren Staging-Untersuchungen ergeben ein aggressives B-Zell-Non-Hodgkin-Lymphom (diffus großzellig) im Stadium IA mit IPI 0 (niedriges Risiko).

### Wie ist die Behandlung beim diffus großzelligen B-Zell-Non-Hodgkin-Lymphom (NHL)?

Die Therapie der diffus großzelligen B-Zell-Lymphome sollte im Rahmen von Studien bzw. nach den Studienprotokollen der Deutschen Studiengruppe Hochmaligne Non-Hodgkin-Lymphome (DSHNHL) erfolgen. Als Standard gilt derzeit das CHOP-Regime (Cyclophosphamid, Doxorubicin, Vincristin, Prednison) in Verbindung mit Rituximab (R) (Anti-CD20-Antikörper): 6 Zyklen R-CHOP-21 (+ 2 × R) im Abstand von jeweils 3 Wochen.

Bei der jungen Patientin ohne Risikofaktoren (IPI 0) und ohne Bulk reichen 4 Zyklen R-CHOP + 2 weitere Zyklen R aus.

### Wie groß ist der Stellenwert einer sogenannten Erhaltungstherapie beim diffus großzelligen B-Zell-Lymphom?

Eine Erhaltungstherapie (mit Rituximab oder Lenalidomid) hat zu keiner weiteren Verbesserung des Therapieerfolgs geführt und ist daher nicht indiziert.

## Wie groß ist der Stellenwert der Bestrahlung beim diffus großzelligen B-Zell-Lymphom?

In lokalisierten Stadien (I, II) führt die konsolidierende Bestrahlung zu keinem verbessertem Gesamtüberleben.

In fortgeschrittenen Stadien (III, IV) für die Bestrahlung von PET-positiven Resttumoren bei initialem Bulk-Lymphom (≥ 7,5 cm) zu einer Verbesserung im ereignisfreien (EFS) und Gesamtüberleben (OS).

## Haben Sie von neueren Entwicklungen auf dem Gebiet gehört? Sagt Ihnen die CAR-T-Zell-Therapie etwas?

Bei der Chimeric-Antigen-Receptor-(CAR-)T-Zell-Therapie werden autologe T-Zellen des Patienten extrakorporal gentechnisch mit synthetischen antigenspezifischen Rezeptoren ausgestattet und dann dem Patienten zurückinfundiert, um eine tumorspezifische (hier: Anti-CD19-spezifische) Immunantwort und damit tumorspezifische Behandlung zu ermöglichen.



## Welche Behandlungsoptionen kennen Sie im Falle eines (Spät)Rezidivs (> 12 Monaten)?

Als Standard gilt weiterhin eine Salvage-Therapie gefolgt von einer Hochdosistherapie (HD) mit autologer Stammzelltransplantation (ASCT) bei Hochdosis-fähigen Patienten.

Bei Nicht-Hochdosis-fähigen Patienten (sowie Rezidiv nach HD) stehen zahlreiche neuartige Therapieoptionen zur Verfügung:

- Rituximab/Bendamustin + Polatuzumab (Anti-CD79b-Antikörper)
- Tafasitamab (Anti-CD19-Antikörper) plus Lenalidomid
- Ab dem 2. Rezidiv: CAR-T-Zelltherapie, Epcoritamab oder Glofitamab (beide sind bispezifische Anti-CD3/Anti-CD20-Antikörper)

## Von welchen Faktoren hängt die Prognose beim diffus großzelligen B-Zell-Lymphom ab?

Abschätzung der Prognose mit Hilfe des Internationalen Prognoseindex (IPI), der folgende Risikofaktoren berücksichtigt:

- Alter des Patienten (≤ 60 oder > 60 Jahre)
- Ann-Arbor-Stadium (I, II vs. III, IV)
- Allgemeinzustand: ECOG-Status (0/1 oder ≥ 2)
- Höhe der Serum-LDH (normal oder erhöht)
- Anzahl der extranodalen Krankheitslokalisationen (0–1 vs. ≥ 2)

## Wie schätzen Sie die Prognose der jungen Patientin ein?

Durch die Behandlung mit R-CHOP kann die Patientin mit hoher Wahrscheinlichkeit geheilt werden. Ohne Therapie führen die diffus großzelligen B-Zell-Lymphome rasch zum Tod.

**ZUSATZINFORMATION**

Für jüngere Patienten (<60 Jahre) sind nur drei Risikofaktoren (Tumorstadium, LDH, Allgemeinzustand) prognostisch relevant, sog. altersadjustierter IPI (aaIPI).

Erläutern Sie kurz die Gradeinteilung des Allgemeinzustands von Tumorpatienten nach ECOG (Eastern Cooperative Oncology Group).

- Grad 0: normale körperliche Aktivität, keine besondere Pflege erforderlich
- Grad 1: mäßig eingeschränkte körperliche Aktivität, aber noch arbeitsfähig
- Grad 2: arbeitsunfähig, meist noch selbstständige Lebensführung, wachsendes Ausmaß an Pflege und Unterstützung notwendig, weniger als 50 % bettlägerig
- Grad 3: unfähig, sich selbst zu versorgen, kontinuierliche Pflege oder Hospitalisierung notwendig, rasche Progredienz des Leidens, mehr als 50 % bettlägerig
- Grad 4: krankheitsbedingt 100 % bettlägerig



Welche Therapieprinzipien gelten bei Patienten mit indolenten (niedrig malignen, follikulären) Lymphomen?

Die Therapie erfolgt ebenfalls nach Therapieprotokollen in spezialisierten Zentren, entsprechend den diagnostizierten Entitäten:
- Bei lokalisierten Stadien (Stadien I und II + Risikofaktoren): Bestrahlung ± Rituximab, Rituximab mono, ggf. Induktions-Chemo-Immuntherapie
- Bei generalisierten Stadien (Stadien III und IV) mit Symptomen oder rascher Progression: Immun-Chemotherapie, z. B. R-CHOP, Obinutuzumab-CHOP, Rituximab-Bendamustin, Obinutuzumab-Bendamustin. Ab zweitem Rezidiv: Mosunetuzumab (bispezfischer Anti-CD3/anti-CD20-Antikörper), CAR-T-Zelltherapie. Im asymptomatischen Stadium III/IV Watch ans Wait

**LITERATUR**


Buske C, et al. Onkopedia-Leitlinie Follikuläres Lymphom. Stand April 2023.
Lenz G, et al. Onkopedia Leitlinie Diffus großzelliges B-Zell-Lymphom. Stand Januar 2024.


## 4.7 Leitsymptom Fieber

Andreas Völkl

### 4.7.1 Fall 1

**KASUISTIK**

Ein 52-jähriger Patient ohne relevante Vorerkrankungen kommt mit schwerem, akutem Krankheitsbild in Ihre Klinik: Fieber bis 39 °C, Hämoptysen, Petechien, Schleimhautblutungen.
Bei der **klinischen Untersuchung** fallen Lymphknotenschwellungen und Milzvergrößerung auf. Im **Labor** zeigen sich: Leukozyten 138 G/l, Hb 7,5 g/dl, Thrombozyten 34 G/l.

## Welche Zelle sehen Sie im abgebildeten Blutausstrich des Patienten (➤ Abb. 4.6)?

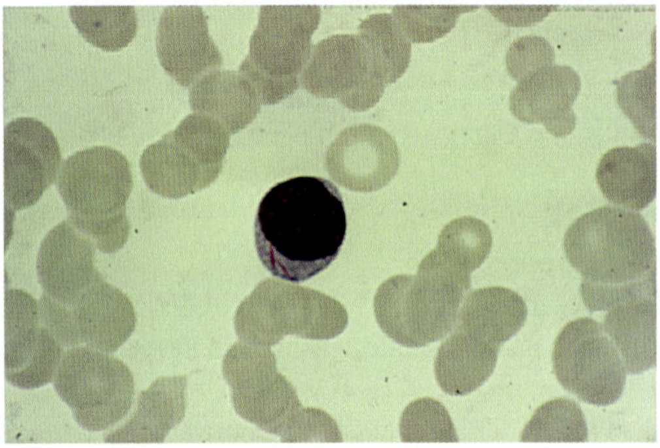

**Abb. 4.6** Blutausstrich [P091]



Einen Blasten mit Auer-Stäbchen.

## Wie lautet Ihre Diagnose?

Akute myeloische Leukämie.

## Welche Kriterien definieren eine akute myeloische Leukämie (AML)?

Nachweis von AML-definierenden genetischen Aberrationen oder AML, definiert durch Differenzierung (vor allem morphologische Kriterien). Ein bestimmter Schwellenwert für den Blastenanteil in peripherem Blut oder Knochenmark wird für die Diagnosestellung nur noch in der Minderzahl der Fälle gefordert (z. B. AML-MR Blasten ≥ 20 %).

## Schließt ein peripheres Blutbild mit normaler oder erniedrigter Leukozytenzahl ohne Blastennachweis eine akute Leukämie aus?

Nein. 40 % aller Fälle verlaufen ohne Leukozytose und teilweise ohne Nachweis von Blasten im peripheren Blut. Wenn jedoch alle drei Zellreihen quantitativ im Normbereich liegen, ist eine Leukämie weitgehend ausgeschlossen.

## Welche Symptome können bei einer akuten Leukämie auftreten?

- Häufig schleichend progrediente Allgemeinsymptome
- Symptome durch Verdrängung der normalen Hämatopoese: Infektionen infolge Granulozytopenie, Anämie-bedingte Symptome (Blässe, Dyspnoe, Müdigkeit), Blutungen infolge Thrombozytopenie oder DIC/Hyperfibrinolyse
- Extramedulläre Manifestationen (besonders häufig bei AML-MR oder [myelo]monozytärer Leukämie): Meningeosis leucaemica, Haut-, Schleimhaut- (hypertrophische Gingivitis [pathognomonisch]) und Organinfiltrationen (Milz, Leber)

## Welche weiteren Untersuchungen führen Sie bei dem Patienten durch?

Eine Knochenmarkbiopsie mit zytomorphologischer Differenzierung. Obligate Zusatzuntersuchungen sind: Zytochemie, Durchflusszytometrie sowie Zyto- und Molekulargenetik (Chromosomenanalyse, FISH, PCR).

Bei dem Patienten ist im Knochenmark die normale Hämatopoese durch myelomonozytäre Blasten verdrängt. Diese sind POX- undCD33-positiv (POX = Myeloperoxidase).

## Erläutern Sie die Grundzüge der WHO-Klassifikation der akuten myeloischen Leukämie.

Die WHO-Klassifikation ist eine Erweiterung der FAB(French-American-British)-Klassifikation (überarbeitete WHO-Klassifikation 2022):

- AML mit definierenden genetischen Anomalien:
  - Akute Promyelozyten-Leukämie (APL): mit PML-RARA Fusion
  - Fusionen: RUNX1::RUNX1T1 (AML1/ETO), CBFB::MYH11 (u. a. inv(16), FABM4Eo) DEK::NUP214, RBM15::MRTFA, BCR::ABL1
  - Rearrangements: KMT2A, MECOM, NUP98
  - Mutationen: NPM1, CEBPA
  - AML, Myelodysplasie-bezogen (AML-MR) (u. a. komplexer Karyoytp [≥ 3 Anomalien], del5q oder 17p, Anomalien Chromosom 7, somatische Mutationen ASXL1, EZH2, SF3B1, SRSF2 und weitere)
  - Andere (seltene) definierte genetische Veränderungen
- AML , definiert durch Differenzierung
  - Mit minimaler Differenzierung (FAB M0)
  - Ohne Ausreifung (FAB M1)
  - Mit Ausreifung (FAB M2)
  - Akute myelomonozytäre Leukämie (FAB M4)
  - Akute monoblastische (FAB M5a) und monozytäre Leukämie (FAB M5b)
  - Akute Erythroleukämie (FAB M6)
  - Akute Megakaryoblastenleukämie (FAB M7)
  - Akute Basophilenleukämie
- Myeloisches Sarkom
- Sekundäre myeloische Neoplasien
  - Myeloische Neoplasie nach zytotoxischer Therapie (MN-pCT) (z. B. tAML = Therapie-assoziiert)
  - Myeloische Neoplasie assoziiert mit Keimbahn Prädisposition (z. B. Down Syndrom)

## Welche molekularen Vorstufen myeloischer Neoplasien sind Ihnen bekannt?

Als klonale Hämatopoese von unbestimmtem Potenzial (CHIP = Clonal Hematopoiesis of Indeterminate Potential) wird der Nachweis mindestens einer somatischen Mutation mit Varianter Allelfrequenz (VAF) ≥ 2 % bezeichnet. Die Prävalenz dieser Mutationen steigt mit zunehmendem Lebensalter und geht besonders bei bestimmten Aberrationen (u. a. TET2, SRSF2, ASXL1, TP53, RUNX1) mit einem erhöhten AML-Risiko einher. Davon abzugrenzen ist der Begriff der klonalen Zytopenie unbestimmter Signifikanz (CCUS), wo zusätzlich zur CHIP anhaltende (≥ 4 Monate) Zytopenie(n) vorliegen, wobei die Kriterien für eine myelodysplastische Neoplasie nicht erfüllt sind.

## Welche Prognosefaktoren der AML sind Ihnen bekannt?

- Klassische ungünstige Prognosefaktoren: Alter, AML-pCT, hohe Leukozytose und LDH
- Zytogenetik/Molekulargenetik (ELN-Klassifikation)

**ZUSATZINFORMATION**

Neben Patientenfaktoren wie Alter und Allgemeinzustand spielt die Genetik die zentrale Rolle bei der prognostischen Abschätzung der akuten myeloischen Leukämie. Zur Risikostratifizierung wurden Prognose-Scores etabliert, z. B. für die Induktionstherapie (AML-Score), die Postremissionstherapie (PRT-Score) oder auch für ältere Patientenkollektive (z. B. PINA-Score) (Krug et al. 2010, Pastore et al. 2014).



## Wie sieht Ihr therapeutischer Ansatz für diesen Patienten aus?

Intensive Behandlungsstrategie mit kurativer Intention:

- Supportivtherapie (Blutprodukte, Antiinfektiva, Prophylaxe Tumorlyse)
- Induktionstherapie an hämatologischem Zentrum

## Welche Therapieregime werden initial bei der AML eingesetzt?

Kernelement in der Induktionsbehandlung von intensiv behandelbaren Patienten ist eine Cytarabin-haltige Chemotherapie, häufig in Kombination mit Anthrazyklin. Gebräuchlich ist das 7 + 3-Schema aus 7 Tagen Cytarabin und 3 Tagen Daunorubicin.

Bei definierten Untergruppen wird dieses Regime modifiziert:

- Hinzunahme von Gemtuzumab Ozogamicin (GO) bei CD33 + Core-Binding-Factor-AML (CBF-AML), bei CD33 + NPM1-Mutation bei FLT3wt sowie CD33 + Intermediär-Risiko-AML bei FLT3wt
- Hinzunahme von Midostaurin bei FLT3-Mutation
- Ljposomale Applikationsform (CPX-351) bei AML-MR oder tAML (MN-pCT)

Eine Sonderform ist die akute Promyelozytenleukämie (APL). Dort wird bereits bei klinischem Verdacht das Vitamin-A-Derivat ATRA gegeben, wodurch die durch Blutungskomplikationen verursachten Frühtodesfälle extrem reduziert wurden und die APL unter adäquater Therapie mittlerweile eine exzellente Prognose besitzt. Therapie der Wahl bei Standardrisiko (niedriges und intermediäres Risiko) ist die Kombination aus Arsentrioxid (ATO) mit ATRA. Therapiestandard der APL mit hohem Risiko (initiale Leukozytose > 10 G/l) bleibt bis auf Weiteres die simultane Kombination von ATRA mit Anthrazyklin und höherdosiertem Cytarabin (z. B. AIDA-Protokoll der GINEMA/PETHEMA) (Lengfelder 2022).

**ZUSATZINFORMATION**

Das in der Vergangenheit gültige Dogma, dass mit Diagnosestellung einer akuten myeloischen Leukämie eine unmittelbare Therapieeinleitung indiziert ist, gilt heute nicht mehr. Für eine korrekte Zuordnung zur jeweiligen Prognosegruppe mit entsprechend korrespondierender Therapieempfehlung sind die genetischen Befunde essenziell.

Angesichts der Überlebensvorteile durch den Einsatz der neuen Substanzen erscheint bei klinisch stabilen Patienten (z. B. keine schwere Infektion, keine Hyperleukozytose, keine Leukostase) geboten, die genetischen Ergebnisse vor Therapieeinleitung abzuwarten. Dies stellt einen Paradigmenwechsel in der Behandlung der AML dar.

### Wie ist eine morphologisch komplette Remission (CR) definiert?

Normalisierung von Blutbild und Knochenmark (im Knochenmark < 5 % Blasten, keine Auer-Stäbchen) nach Regeneration des peripheren Blutbilds (Neutrophile > 1,0 G/l, Thrombozyten > 100 G/l) sowie Verschwinden eventuelle extramedulläre Manifestation.

### Wie geht die Therapie nach der Induktion weiter?

Nach Erreichen der kompletten Remission ist eine weitere Therapie zur Remissionserhaltung erforderlich. Die Art der Postremissionstherapie hängt entscheidend von Prognose- und Patientenfaktoren ab.

### Was müssen Sie zur Risikostratifizierung und Planung der weiteren Therapie des geschilderten Patienten wissen?

Die Befunde der Zytogenetik und Molekulargenetik.

Es liegt ein normaler Karyotyp (46, XY) mit Nachweis einer NPM1-Mutation (ohne FLT3-ITD) vor.

### Wie behandeln Sie den Patienten?

Aufgrund der ELN-Risikostratifizierung (ELN Recommendations www.leukemia-net.org) in die günstige Risikogruppe ist nach Erreichen einer kompletten Remission nach Induktion mit Cytarabin/Daunorubicin (7+3) plus GO als Postremissionstherapie eine Konsolidierung mit hochdosiertem Cytarabin (z. B. 3 Zyklen) indiziert. Wenn im Falle eines Rezidivs eine allogene Transplantation keine Option darstellt, ist im Anschluss zudem eine Erhaltungstherapie mit oralem Azacitdin (CC-486) angezeigt.

### Wie wäre das Vorgehen bei normalem Karyotyp mit Nachweis von mutiertem TP53?

Es erfolgt die Risikostratifizierung in die prognostisch ungünstige Gruppe. Daher sollte eine allogene Stammzelltransplantation als Postremissionstherapie angestrebt werden.

### Welche Behandlungsoptionen existieren für nicht intensiv behandelbare Patienten oder allgemein im Rezidiv?

- Primärtherapie: 1. Wahl: Azacitidin plus Venetoclax, bei IDH1mut alternativ auch Azacitidin plus Ivosidenib, 2. Wahl: hypomethylierende Substanzen (HMA) (Azacitidin, Decitabin), niedrig dosiertes Cytarabin (LDAC) + Glasdegib, LDAC plus Venetoclax (bei Kontraindikation oder Unwirksamkeit HMA)
- Rezidiv: Prüfung Option allogene (Re-)Transplantation, HMA +- Venetoclax, Giltiritinib (FLT3mut), LDAC, IDH-Inhibitoren Ivosidenib (IDH1), Enasidenib (IDH2), GO (CD33+) (alle EMA Off-Label-Use, Stand 09/2023) (Röllig et al. 2023)

4

### Wie hoch schätzen Sie bei der AML die Heilungschancen (Rate der anhaltenden kompletten Remissionen nach 5 Jahren)?

Die Chance für das Erreichen einer anhaltenden Remission hängt neben dem genetischen Risiko stark vom Patientenalter ab. Die 5-Jahres-Überlebensraten betragen gemäß schwedischen Registerdaten (bis 2006) bei Patienten < 30 Jahren 60 %, zwischen 45 und 54 Jahren 43 %, zwischen 55 und 64 Jahren 23 % und sinken im höheren Alter weiter deutlich ab (< 10 % bei über 75 Jahren).

**LITERATUR**

European Leukemia Network (ELN). Recommendations for project 5: acute myeloid leukemia (AML). www.leukemia-net.org

Khoury JD, et al. The 5th edition of the World Health Organization Classification of Haematolymphoid Tumours: Myeloid and Histiocytic/Dendritic Neoplasms. Leukemia 2022;36(7):1703–1719.

Krug U, et al. Complete remission and early death after intensive chemotherapy in patients aged 60 years or older with acute myeloid leukaemia: A web-based application for prediction of outcomes. Lancet 2010;376(9757):2000–2008.

Lengfelder E. Onkopedia-Leitlinie Akute Promyelozyten Leukämie (APL). Stand November 2022.

Pastore F, et al. Combined molecular and clinical prognostic index for relapse and survival in cytogenetically normal acute myeloid leukemia. J Clin Oncol 2014;32(15):1586–1594.

Röllig C, et al. Onkopedia-Leitlinie Akute Myeloische Leukämie (AML). Stand August 2023.

4

## 4.7.2 Fall 2

**KASUISTIK**

Bei einer 60-jährigen Patientin mit metastasiertem Mammakarzinom muss die Chemotherapie mit liposomalem Doxorubicin wegen anhaltender Leukopenie nach vier Zyklen abgebrochen werden. **Laborwerte** bei Therapieabbruch: Leukozyten 0,9 G/l, Erythrozyten 2,6 T/l, Hb 9,1 g/dl, Thrombozyten 70 G/l.

### An welche möglichen Ursachen der Blutbildveränderungen denken Sie?

- Toxische Knochenmarkschädigung durch Chemotherapie
- Knochenmarkkarzinose (bei Krankheitsprogression)
- Andere (primäre oder sekundäre) Knochenmarkerkrankung

### Welche Zellen sehen Sie im folgenden Blutausstrich (➤ Abb. 4.7)?

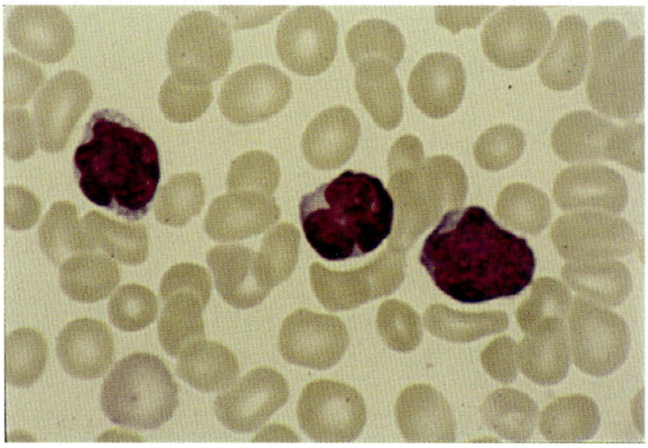

**Abb. 4.7** Blutausstrich [P091]

Es finden sich morphologisch auffällige Lymphozyten, wahrscheinlich lymphatische Blasten.

## Welche Untersuchung ordnen Sie zur weiteren Abklärung an?

Eine Knochenmarkpunktion und weitergehende Charakterisierung der mononukleären Zellen im peripheren Blut (Durchflusszytometrie, Zytogenetik, Molekulargenetik).

Die Knochenmarkzytologie zeigt eine akute, unreifzellige Leukämie. Durchflusszytometrie: Immunphänotyp einer frühen T-ALL (akute lymphatische Leukämie) mit sehr schwacher TdT-Expression und aberranter Koexpression myeloischer Marker. Zytogenetik: Karyotyp 47, XX + 4.

## Was besagt der Karyotyp 47,XX + 4?

Der Karyotyp zeigt einen weiblichen Chromosomensatz mit Trisomie 4 (insgesamt 47 statt 46 Chromosomen durch überzähliges Chromosom 4).



## Erläutern Sie die Grundzüge der ALL-Therapie im Allgemeinen.

Die spezifische Therapie der ALL besteht aus einer Polychemo- und einer Strahlentherapie. Die Behandlung für die ALL mit Standardrisiko besteht aus einem komplexen Protokoll (deutsche GMALL-Studiengruppe) (Gökbuget et al. 2024):

- Remissionsinduktion, u. a. mit Vincristin, Dexamethason, Daunorubicin, Cyclophosphamid, Cytarabin und PEG-Asparaginase
- Konsolidation, u. a. Hochdosis-Methotrexat, Hochdosis-Cytarabin, Etoposid, Vindesin, ggf. MRD-basiert Blinatumomab (CD19 BiTE)
- ZNS-Prophylaxe durch Schädelbestrahlung (24 Gy) plus intrathekales Methotrexat und Cytarabin sowie Hochdosis-Methotrexat und -Cytarabin systemisch
- Erhaltungstherapie, z. B. Mercaptopurin, Methotrexat

Die Therapiedauer beträgt bei konventioneller Therapie und Standardrisiko ALL etwa 1 Jahr, gefolgt von einer etwa 1,5-jährigen Erhaltungstherapie.

**ZUSATZINFORMATION**

Voraussetzung für eine adäquate Therapie ist eine korrekte Risikostratifizierung durch Evaluation des frühen Ansprechens und Zuordnung zu den ALL-Subgruppen, die erhebliche Unterschiede im klinischen Verlauf und in ihrer Prognose zeigen. Entsprechend werden auch risikoadaptierte, subgruppenspezifische Therapiekonzepte eingesetzt.
Die Therapie der ALL sollte nur an spezialisierten Zentren und im Rahmen von Studien erfolgen (GMALL-Studienregister).

## Was versteht man unter minimaler residualer Erkrankung und worin liegt ihre Bedeutung?

Bei einer minimalen residualen Erkrankung (MRD) lassen sich konventionell (Zytologie) keine leukämischen Zellen mehr im Blut oder Knochenmark nachweisen (komplette Remission), was mit sensitiveren Methoden (z. B. PCR und/oder Durchflusszytometrie) hingegen noch gelingt. Ein MRD-basiertes Vorgehen

(Remissionskontrollen, Risikostratifizierung, Therapiesteuerung) ist obligater Bestandteil der ALL-Behandlung.

## In bestimmten Fällen erfolgt bei der ALL eine allogene Stammzelltransplantation. Welche Komplikationen können dabei auftreten?

- Toxische Nebenwirkungen der Konditionierungstherapie:
  - Frühtoxizität: u. a. Erbrechen, Mukositis, Haarausfall, hämorrhagische Zystitis, Kardiomyopathie, hepatische Verschlusskrankheit (Budd-Chiari, VOD), Neuropathie
  - Spättoxizität: Gonadenstörung, sekundäre Malignome
- Infektionen
- Graft-versus-Host-Disease (GvHD):
  - Akut innerhalb der ersten 3 Monate, Schädigung von Haut, Darm und Leber
  - Chronisch: später als 100 Tage nach Transplantation, Verlauf ähnlich einer Kollagenose
- Transplantatversagen (Graft Failure)
- Leukämierezidiv

## Wie hoch schätzen Sie die Heilungsrate der ALL ein?

Die Langzeitüberlebensraten bei Erwachsenen haben sich in den letzten Jahrzehnten verbessert und liegen bis zum Alter von 55 Jahren bei 60–70 % mit großer Variationsbreite je nach Alters- und Risikogruppe (Gökbuget et al. 2022).

## Welche Behandlungsmöglichkeiten bestehen im Rezidiv?

- Salvage-Therapie: Blinatumomab (CD19 BiTE), Inotuzumab Ozogamicin (CD22), Nelarabin (T-ALL)
- Allogene Stammzelltransplantation (in Remission)
- Tisagenlecleucel (CD19 CAR-T) (Zulassung bis 25. LJ, Stand 09/2023), Brexucabtagene autoleucel (CD19 CAR-T) (Off Label, FDA-Zulassung, Stand 09/2023)

**ZUSATZINFORMATION**

Für ein kuratives Ziel im Rezidiv ist eine allogene Stammzelltransplantation anzustreben. Eine Behandlung mit CAR-T-Zellen ist eine weitere Option, die zu langfristigen Remissionen führen kann. Ein Einsatz primär als **Bridge to AlloTX** ist bisher – auch aufgrund der immensen Kosten – in Deutschland nicht vorgesehen (Stand 2023, EMA-Zulassung, Kostenübernahmepraxis Krankenkassen).

**LITERATUR**

Gökbuget N, et al. Onkopedia-Leitlinie Akute Lymphatische Leukämie (ALL). Stand Mai 2022.
Kompetenznetz Leukämien – GMALL-Therapieempfehlungen.
Gökbuget N, et al. Management of ALL in adults: 2024 ELN recommendations from a European expert panel. Blood 2024;143(19):1903–1930.

# 4.8 Leitbefund monoklonale Gammopathie

Andreas Völkl

**KASUISTIK**

Ein 54-jähriger Patient wird Ihnen von seinem Hausarzt zur weiteren Abklärung einer auffälligen Serumelektrophorese überwiesen. Die Elektrophorese wurde im Rahmen eines Routinechecks durchgeführt. Bei seiner Vorstellung berichtet der Patient keinerlei Beschwerden.
Ihre **Laboruntersuchung** erbringt folgende Ergebnisse: Blutbild, CRP, Kalzium, Kreatinin normal, Gesamteiweiß 8,5 g/dl, Albumin 3,9 g/dl, Serumelektrophorese M-Gradient 22 g/l, IgG 26,1 g/l, $\beta_2$-Mikroglobulin 1,5 mg/l. Im Urin findet sich eine geringgradige Proteinurie. Die CT des Ganzkörperskeletts zeigt keine Osteolysen oder Zeichen der Osteoporose.

## Wie interpretieren Sie dieses Ergebnis der Eiweißelektrophorese des Patienten (➤ Abb. 4.8)?

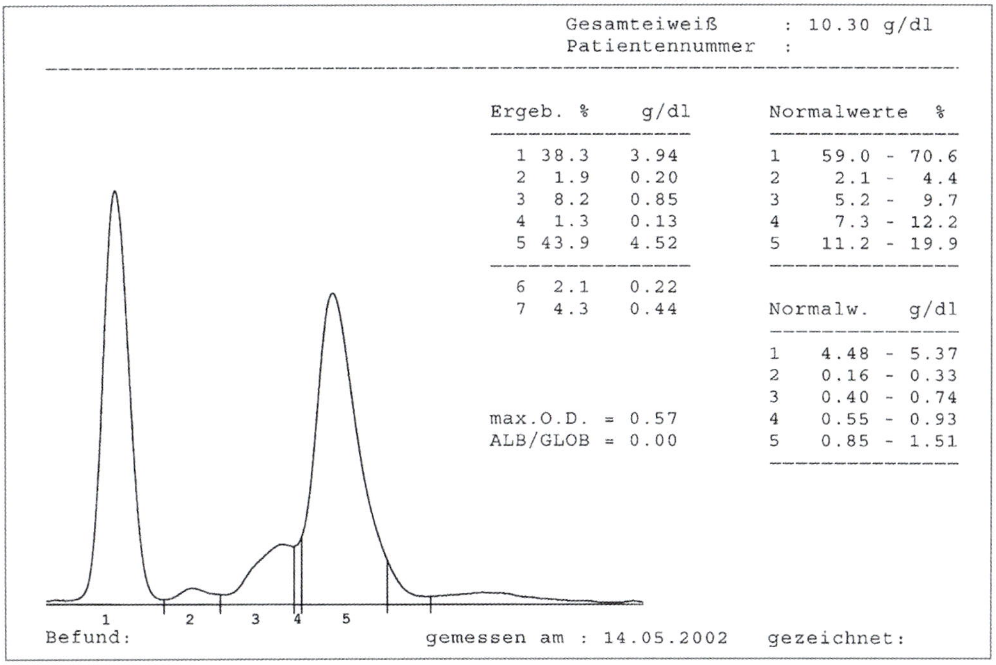


**Abb. 4.8** Befundbericht Eiweißelektrophorese [P091]

Es findet sich ein pathologischer M-Gradient.

## Welche Verdachtsdiagnose stellen Sie?

Es liegt eine monoklonale Gammopathie vor.

## Wie sichern Sie die Diagnose?

Die Immunfixation mit Nachweis einer Leichtkettenrestriktion beweist den monoklonalen Ursprung. Es handelt sich hier um eine mittelgradige IgG-κ-Paraproteinämie.

## Welche Formen der monoklonalen Gammopathie kennen Sie?

- Monoklonale Gammopathie unbestimmter Signifikanz (MGUS)
- Multiples Myelom
- Lymphoplasmozytisches Lymphom (Waldenström-Krankheit) mit monoklonalem IgM-Paraprotein
- Leichtketten-Amyloidose (AL Amyloidose)
- Begleitparaproteinämien, z. B. bei Lymphomen, Autoimmunerkrankungen



## Welche Diagnose stellen Sie in dem genannten Fall?

Es könnte sich um eine MGUS oder ein multiples Myelom handeln.

## Nennen Sie einige Diagnosekriterien der MGUS in Abgrenzung zum multiplen Myelom und weiteren lymphoplasmozytären Neoplasien.

- Niedrige Konzentration des monoklonalen Paraproteins (< 30 g/l)
- Keine Endorganschäden (keine Hyperkalzämie, keine Niereninsuffizienz, keine Anämie, keine Osteolysen)
- Klonale Plasmazellen im Knochenmark < 10 %
- Keine solitären ossären oder extramedullären Herde (= Plasmozytom)
- Ausschluss einer anderen malignen hämatologischen Erkrankung (z. B. Begleitparaproteinämie bei CLL oder lymphoplasmozytischem Lymphom)
- Kein Hinweis auf Leichtketten Amyloidose (AL Amyloidose) oder andere Organschädigung (z. B. Monoklonale Gammopathie renaler Signifikanz [MGRS])

(Scheid et al. 2021)

## Wie ist die Prognose der MGUS?

Eine MGUS findet sich bei 3 % der Allgemeinbevölkerung im Alter über 50 Jahre. Das Risiko eines Übergangs in ein multiples Myelom oder ein anderes malignes Lymphom beträgt unselektioniert 1–1,5 % pro Jahr.

Gemäß International Myeloma Working Group (IMWG) Kriterien und Mayo Clinic Risikostratifizierung können Niedrig-Risiko MGUS (IgG, M-Gradient < 1,5 g/l, normale FLC-Ratio) von MGUS mit intermediärem oder hohem Risiko abgegrenzt werden. Das kumulative Progressionsrisiko über einen Zeitraum von 20 Jahren liegt bei Low-Risk-MGUG bei 5 % gegenüber etwa 60 % bei High-Risk-MGUS (alle drei Risikofaktoren erfüllt). Anhand der Risikostratifizierung wird entsprechend ein differentielles Vorgehen zum Zeitpunkt der Erstdiagnose sowie für die Verlaufsbeobachtung empfohlen (van de Donk et al. 2014).

Vier Jahre später präsentiert sich der Patient mit starken Schmerzen im Rücken- und Rippenbereich sowie rezidivierenden Bronchitiden. Entgegen der ärztlichen Empfehlung hatte sich der Patient nicht mehr zu den Verlaufskontrollen bei diagnostiziertem MGUS vorgestellt. In den **Laboruntersuchungen** fallen auf: IgG 58,6 g/l, M-Gradient 44,3 g/l, Gesamteiweiß 10,7 g/dl, BSG > 120 mm, Albumin 3,4 g/dl, $\beta_2$-Mikroglobulin 2,7 mg/l.

## Welche weiteren diagnostischen Schritte leiten Sie ein?

- Knochenmarkpunktion: Zytomorphologie, Histologie, Zytogenetik
- Ganzkörper-CT des Skeletts

Die **Knochenmarkhistologie** zeigt eine mittelgradige Knochenmarkinfiltration durch Plasmazellen (>> 10 %), die FISH erbringt t(11;14)(q13;q32) (IGH-CCND1-Rearrangement). In der CT (Ganzkörperskelett) finden sich eine ausgedehnte Osteolyse des Wirbelkörpers BWK3 mit Frakturgefährdung ohne Hinterkantenbeteiligung sowie diffus kleinfleckige Osteolysen in nahezu allen Skelettabschnitten.

4

## Welche Diagnose stellen Sie jetzt?

Es liegt mittlerweile ein behandlungsbedürftiges, d. h. symptomatisches multiples Myelom vor.

## Welche Klassifikation zur Stadieneinteilung des multiplen Myeloms wird heute genutzt? Erläutern Sie diese kurz.

Die Stadieneinteilung erfolgt nach dem Revised International Staging System (R-ISS, ➤ Tab. 4.2) der International Myeloma Working Group, das die Kriterien Albumin, $\beta_2$-Mikroglobulin, LDH und Zytogenetik umfasst. Als Hochrisiko-Zytogenetik (25 %) gelten dabei die Veränderungen del(17p), t(4;14) und t(14;16).

**Tab. 4.2** Revised ISS [W881-007]

| Stadium | Kriterien | 5-Jahres-Überlebensrate |
|---|---|---|
| I | • $\beta_2$-Mikroglobulin ≤ 3,5 mg/l **und**<br>• Albumin ≥ 3,5 g/dl **und**<br>• Zytogenetik Standardrisiko **und**<br>• LDH ≤ oberer Normwert | 82 % |
| II | • Weder Stadium I noch Stadium III | 62 % |
| III | • $\beta_2$-Mikroglobulin ≥ 5,5 mg/l **und**<br>• Zytogenetik Hochrisiko* **oder**<br>• LDH > oberer Normwert | 40 % |

* Hochrisiko-Zytogenetik: del(17p), t(4;14) t(14;16)

## Anhand welcher Kriterien wird eine Behandlungsindikation für das multiple Myelom (MM) abgeleitet?

Eine Therapie ist bei symptomatischem MM gemäß Kriterien der International Myeloma Working Group (IMWG) indiziert. Sie hat hierfür die so genannten **CRAB-SLiM-Kriterien** zur Feststellung einer Behandlungsindikation beim MM definiert (Palumbo et al. 2015):

- **C** Hyperkalzämie : Serumkalzium > 2,75 mmol/l oder > 0,25 mmol/l oberhalb des oberen Normwertes
- **R** (Renal impairment) Niereninsuffizienz : Serumkreatinin > 2,0 mg/dl oder Kreatinin-Clearance < 40 ml/min

- **A** Anämie : Hb < 10,0 g/dl oder > 2,0 g/dl unterhalb des unteren Normwertes
- **B** (Bone) Knochenbeteiligung: mindestens eine Osteolyse

Bereits ein erfülltes Kriterium ist als Behandlungsindikation ausreichend, ebenso das Vorliegen eines Hyperviskositätssyndroms, einer B-Symptomatik oder anderer Symptome, die durch Behandlung der Plasmazellerkrankung positiv beeinflusst werden können **(SLIM-Erweiterung):**

- **S** (Sixty) ≥ 60 % klonale Plasmazellen im Knochenmark
- **L** (Light Chain Ratio) Freier-Leichtketten-Quotient (FLC-Ratio) ≥ 100 : 1 (betroffene zu nicht betroffener Leichtkette; betroffene Leichtkette mind. 100 mg/l)
- **M** MRT > 1 fokale knöcherne Läsion im MRT (jede Läsion ≥ 5 mm)

## Mit welchen Komplikationen müssen Sie beim multiplen Myelom rechnen?

4

- Hyperkalzämische Krisen
- Niereninsuffizienz durch Tubulusschaden (Cast-Nephropathie) oder glomeruläre Schädigung (Amyloidose)
- Verdrängung des Knochenmarks mit ggf. Panzytopenie
- Pathologische Frakturen
- Erhöhte Anfälligkeit für Infektionen aufgrund sekundären Antikörpermangels
- Hyperviskositätssyndrom
- AL-Amyloidose
- Polyneuropathien
- Übergang in eine Plasmazellleukämie

## Welche grundlegenden Behandlungsstrategien existieren beim multiplen Myelom?

Die Erstlinienbehandlung des multiplen Myeloms besteht bei transplantablen Patienten in der Sequenz Induktionstherapie gefolgt von Hochdosistherapie mit autologer Blutstammzelltransplantation (ASCT; ggf. Tandem-Transplantation) und anschließender Erhaltungstherapie. Der Stellenwert einer Konsolidierung nach Hochdosistherapie vor Beginn der Erhaltung ist bislang nicht abschließend geklärt. Bei Patienten, die nicht für eine Hochdosistherapie geeignet sind, werden als Primärtherapie meist Therapieprotokolle eingesetzt, die zeitlich unbegrenzt bis zum Progress oder intolerablen Toxizität fortgeführt werden.

## Nennen Sie Substanzklassen mit Beispielen für Arzneimittel zur Therapie des multiplen Myeloms.

- Glukokortikoide: Dexamethason, Prednisolon
- Proteasom-Inhibitoren: Bortezomib, Carfilzomib, Ixazomib
- Imide: Lenalidomid, Thalidomid, Pomalidomid
- Antikörper: Daratumumab (Anti-CD38), Elotuzumab (Anti-SLAMF7), Belantamab-Mafodotin (Anti-BCMA), Isatuximab (Anti-CD38)
- „Neue" Immuntherapien: bispezifische Antikörper wie Teclistamab (Anti-BCMA/CD3), Talquetamab (Anti-GPRC5D/CD3) und CAR-T Zellen wie Ciltacabtagene autoleucel (Cilta-cel) und Idecabtagen vicleucel (Ide-cel) (beide Anti-BCMA)
- „Klassische Zytostatika": Melphalan, Cyclophosphamid, Doxorubicin, Bendamustin

## Welche Behandlung empfehlen Sie dem geschilderten Patienten konkret?

Standard für Transplantations-geeignete Patienten ist eine Induktionstherapie mit 4 Zyklen nach Dara-VTD-Schema gefolgt von Hochdosis-Melphalan mit autologer Blutstammzelltransplantation, ggf. zwei Zyklen Konsolidation Dara-VTD (Daratumumab, Bortezomib, Thalidomid, Dexamethason) und anschließender Erhaltungstherapie mit Lenalidomid.

## Welche Auswahlmöglichkeiten bestehen für die Primärtherapie von Patienten, die nicht für eine Hochdosis-Therapie geeignet sind?

Allgemein steigt die Wirksamkeit der Behandlung, je mehr Substanzen kombiniert werden können. Für geeignete Patienten sind insbesondere folgende Kombinationen Standard:

- Daratumumab, Lenalidomid und Dexamethason (Dara-Rd) (1. Wahl)
- Daratumumab, konventionell dosiertes Melphalan, Prednison und Bortezomib (Dara-VMP)



**ZUSATZINFORMATION**

Bei geeigneten Patienten ist zudem grundsätzlich der Einschluss in klinische Studien zu prüfen. Derzeit wird beispielsweise innerhalb der CARTITUDE-5-Studie (Dytfeld et al. 2021) bei Patienten mit neu diagnostiziertem multiplen Myelom, für die eine Hochdosistherapie nicht vorgesehen ist, der Einsatz von Cilta-cel untersucht. Verglichen wird dabei die zeitlich befristete Therapie mit VRD Induktion gefolgt von Cilta-cel gegen VRD gefolgt von Rd Erhaltungstherapie. Auf diese Weise stehen innovative neue Therapieansätze, die sich bei refraktärer Erkrankung als hocheffektiv erwiesen haben, bereits zur Erstlinienbehandlung zur Verfügung.

## Welche Auswahlmöglichkeiten bestehen für die Primärtherapie von Patienten, die nicht für eine Hochdosis-Therapie geeignet sind?

Allgemein steigt die Wirksamkeit der Behandlung, je mehr Substanzen kombiniert werden können. Für geeignete Patienten sind insbesondere folgende Kombinationen Standard:

- Daratumumab, Lenalidomid und Dexamethason (Dara-Rd)
- Daratumumab, konventionell dosiertes Melphalan, Prednison und Bortezomib (Dara-VMP)

## Welche Therapieoptionen gibt es bei rezidivierter/refraktärer Erkrankung? Welche Begrifflichkeiten sind zur Beurteilung der Refraktärität bedeutsam?

In der Terminologie werden Begriffe wie z. B. Tripel-Class Exposed oder Penta-refraktär verwendet, um das Ausmaß der Vorbehandlung und den Grad an Refraktärität widerzuspiegeln:

- Exposed = mit Substanzklasse vorbehandelt (ggf. noch sensibel)
- Refraktär = vorbehandelt und nicht mehr auf Substanzklasse ansprechend
- Tripel Class = vorbehandelt mit Imid, Proteasominhibitor und Anti-CD38-Antikörper
- Penta Class = vorbehandelt mit Lenalidomid, Pomalidomid, Bortezomib, Carfilzomib und Anti-CD38-Antikörper

Je nach Vorbehandlung und Komorbiditäten werden Triplet-, Doublet- und Monotherapien eingesetzt und zunehmend hocheffektive neue Immuntherapien (bispezifische Antikörper, CAR-T-Zellen). Die allogene Transplantation ist kein fester Bestandteil in der Behandlung des MM. Im Rezidiv ist sie jedoch bei ausgewählten Patienten zu diskutieren, sollte aber im Rahmen von klinischen Studien durchgeführt werden.

**LITERATUR**

Dytfeld D, et al. Bortezomib, lenalidomide and dexamethasone (VRd) followed by ciltacabtagene autoleucel versus VRd followed by lenalidomide and dexamethasone (Rd) maintenance in patients with newly diagnosed multiple myeloma not intended for transplant: a randomized, phase 3 study (CARTITUDE-5). Blood 2021;138(Suppl 1):1835.
Kompetenznetz Maligne Lymphome. Multiples Myelom. www.lymphome.de/studien/multiples-myelom-plasmozytom
Palumbo A, et al. A Report From International Myeloma Working Group. J Clin Oncol 2015;33(26):2863–9.
Scheid C, et al. Onkopedia Leitlinie Monoklonale Gammopathie unklarer Signifikanz (MGUS). Stand Juli 2021.
van de Donk NW, et al. The clinical relevance and management of monoclonal gammopathy of undetermined significance and related disorders: recommendations from the European Myeloma Network. Haematologica. 2014;99(6):984–996.
Wörmann B, et al. Onkopedia Leitlinie Multiples Myelom. Stand Mai 2018.

## 4.9 Leitsymptom Gesichtsrötung und Juckreiz

Andreas Völkl

4

**KASUISTIK**

Ein 52-jähriger Patient stellt sich mit Kopfschmerzen, Schwindel und Juckreiz in Ihrer Praxis vor. Relevante Vorerkrankungen oder kardiovaskuläre Risikofaktoren sind nicht bekannt.
Die **körperliche Untersuchung** zeigt eine auffallend livide Gesichtsfarbe.

### Nennen Sie Erkrankungen, die mit einer auffallenden Gesichtsrötung einhergehen können.

- Arterielle Hypertonie
- Chronischer Alkoholkonsum (mit Angiektasien)
- Erkrankungen mit Fieber
- Mitralklappenstenose(gerötete Wangen mit gleichzeitiger Lippenzyanose)
- Karzinoid (anfallsweise Rötung, Flush)
- Polyglobulie
- Systemischer Lupus erythematodes, Cushing-Syndrom, Hauterkrankungen

Das **Routinelabor** zeigt einen Hämatokrit von 66 % mit deutlicher Erhöhung von Erythrozytenzahl und Hämoglobin. Die übrigen Laborparameter liegen im Normbereich.

### Welchen Einfluss hat ein erhöhter Hämatokrit auf die Blutzirkulation?

- Bereits ein Hämatokrit > 55 % führt zu einem Anstieg der Blutviskosität mit Absinken der Sauerstoff-Transportkapazität des Blutes.
- Bei einem Hämatokrit > 60 % ist die Mikrozirkulation gestört, es besteht die Gefahr von thromboembolischen Komplikationen (bei gleichzeitiger Thrombozytose besonders kritisch).

### Welche Ursachen kommen für eine Polyglobulie infrage?

- Autonome Proliferation der Erythropoese: Polycythaemia vera (PV)
- Sekundäre Proliferation der Erythropoese (sekundäre Polyglobulie):

- Autonome Erythropoetin-Vermehrung (Sauerstoffpartialdruck normal): paraneoplastische Syndrome (z. B. Nierenzellkarzinom, Ovarialkarzinom), polyzystische Nierenkrankheit, familiäre Erythrozytose (EPO-Rezeptor-Mutation)
- Kompensatorische hypoxiebedingte Polyglobulie: Raucherpolyglobulie, Aufenthalt in großen Höhen, Erkrankungen von Lunge oder Herz (z. B. Vitien, Herzinsuffizienz), Obesitas-Hypoventilations-Syndrom (Pickwick-Syndrom), selten Hämoglobinerkrankungen (z. B. kongenitale Methämoglobinämie)
- Exogene Erythropoetinzufuhr
- Hormonelle Stimulation der Erythropoese (z. B. Cushing-Krankheit, Therapie mit Androgenen)

• Pseudopolyglobulie (Plasmavolumen vermindert) bei Dehydratation

## Welche Diagnostik veranlassen Sie zur Einordnung der Polyglobulie?

• Blutgase, Lungenfunktionsprüfung (in unserem Fall: beides unauffällig).
• Oberbauchsonografie, Echokardiografie.
• PCR aus peripherem Blut zum Nachweis einer Mutation im JAK2-Gen (in 95 % der PV-Fälle nachweisbar, dadurch ist der EPO-Signalweg konstitutiv aktiviert).



## Welche Diagnosekriterien für die Polycythaemia vera kennen Sie?

Die Diagnose der PV wird anhand der WHO-Kriterien von 2016 gestellt (Arber et al. 2022).
**Hauptkriterien:**
1. Hämoglobin > 16,5 g/dl oder Hämatokrit > 49 % bei Männern, Hämoglobin > 16,0 g/dl oder Hämatokrit > 48 % bei Frauen
2. Knochenmark mit gesteigerter trilineärer Hämatopoese mit pleomorphen Megakaryozyten
3. Nachweis einer $JAK2^{V617F}$-Mutation oder JAK2-Exon-12-Mutation

**Nebenkriterium:** erniedrigter Erythropoetin-Spiegel

Die Diagnose PV wird gestellt, wenn alle drei Hauptkriterien oder die ersten beiden Hauptkriterien und das Nebenkriterium erfüllt sind.

In Fällen mit ausgeprägter Erythrozytose – Hb > 18,5 g/dl (Hämatokrit > 55 %) bei Männern, Hb > 16,5 g/dl (Hämatokrit > 49,5 %) bei Frauen – ist bei Nachweis von JAK2-Mutation und erniedrigtem Erythropoetin-Spiegel der typische Knochenmarkbefund für die Diagnosestellung prinzipiell verzichtbar. Zur Bestimmung des prognostisch bedeutsamen Fibrosegrades sollte eine Knochenmarkbiopsie dennoch grundsätzlich erfolgen.

> Die Oberbauchsonografie zeigt eine auf 12,5 × 4,5 × 8,0 cm vergrößerte Milz, die Echokardiografie einen Normalbefund. Eine $JAK2^{V617F}$-Mutation wird im Blut nachgewiesen. Das Knochenmark ist stark hyperzellulär mit trilineär gesteigerter, ausreifender Hämatopoese ohne Fibrose. Da der Patient somit alle Hauptkriterien erfüllt, liegt eine Polycythaemia vera vor.

## Welche Therapie schlagen Sie dem Patienten vor?

Es sind regelmäßige Aderlässe indiziert, zudem eine Primärprophylaxe mit ASS 100 mg/d.

## Welchen Hämatokritwert streben Sie an?

Ziel ist ein dauerhafter Hämatokrit unter 45 %.

## Durch die Aderlässe induzieren Sie einen Eisenmangel. Wie gehen Sie damit um?

Eisen sollte nicht substituiert werden, da sonst die Erythropoese angeregt wird.

Der Patient bleibt unter der Therapie mit Aderlässen 7 Jahre lang stabil. Danach steigen die Leukozyten auf 13 G/l und die Thrombozyten auf 850 G/l an, die Milz ist erstmals palpabel (asymptomatisch).

## Wie gehen Sie weiter vor?

Bei Progression der Myeloproliferation ist aufgrund des damit verbundenen erhöhten Risikos für thromboembolische Ereignisse eine zytoreduktive Therapie mit Hydroxyurea, alternativ mit (pegyliertem) Interferon-α, indiziert (Lengfelder et al. 2021).



## Welche Nebenwirkungen können bei der Therapie mit Hydroxyurea auftreten?

- Etwa 10 % der Fälle: Mundulzera, Exantheme
- Selten: Ulzerationen am Bein, Übelkeit, Diarrhö
- Langzeittoxizität: Leukämierisiko möglicherweise erhöht

## Welche weiteren Therapieoptionen gibt es bei der Polycythaemia vera?

- Ruxolitinib (nach Versagen von Hydroxyurea)
- Bei bedrohlicher Thrombozytose Gabe von Anagrelid (führt zu isolierter Thrombozytenreduktion)
- Reserve: Busulfan (ältere Patienten)

## Nennen Sie Indikationen für eine zytoreduktive Therapie bei Polycythaemia vera.

- Primär bei Hochrisikopatienten: Alter > 60(–65) Jahre, stattgehabte Thromboembolien
- Progrediente Myeloproliferation (Splenomegalie, Leukozytose, Thrombozytose, leukoerythroblastisches Blutbild) oder anderweitig hohes Thromboserisiko (kardiovaskuläres Risikoprofil!)
- Symptomatische, anderweitig nicht kontrollierbare Erkrankung (z. B. Mikrozirkulationsstörungen trotz ASS, symptomatische Splenomegalie, quälender Juckreiz, symptomatischer schwerer Eisenmangel)

Der Patient klagt zusätzlich über anfallsartige brennende Schmerzen der Füße. Sie stellen eine ödematöse Schwellung mit Rötung und Überwärmung fest.

## Worum handelt es sich vermutlich?

Es liegt vermutlich eine Erythromelalgie vor. Dabei handelt es sich um eine schmerzhafte paroxysmale Vasodilatation der kleinen Arterien, deren Pathogenese im Rahmen der Polycythaemia vera bislang nur unvollständig verstanden ist.

## Welche Komplikationen drohen bei Polycythaemia vera?

- Thromboembolische Komplikationen (40 % der Todesfälle)
- Entwicklung einer sekundären Myelofibrose (post-PV MF) (10–20 %)
- Transformation in AML/MDS, häufig aus post-PV MF (7 % in 20 Jahren)

## Wie schätzen Sie die Prognose der Polycythaemia vera ein?

Bei konsequenter Behandlung mit guter Krankheitskontrolle ist die Prognose mit einem medianen Überleben von knapp 19 Jahren günstig.

## Wie ist die primäre Myelofibrose (PMF) charakterisiert?

Sie zählt ebenfalls zu den myeloproliferativen Neoplasien. Diagnosekriterien (WHO 2016):
**Hauptkriterien:**
- Typische Knochenmarkhistologie: megakaryozytäre Proliferation und Atypien, begleitet von Retikulin- und/oder Kollagenfibrose Grad 2 oder 3
- WHO-Kriterien für PV, ET, CML und MDS nicht erfüllt
- JAK2-Mutation (bis 60 %), CALR (Calreticulin, 35 %) oder MPL515-Mutation (5 %) oder seltenere klonale Marker (z. B. ASXL1, EZH2, TET2, IDH1/IDH2, SRSF2, SF3B1) oder, falls kein klonaler Marker vorliegt kein Hinweis auf sekundäre Myelofibrose

**Nebenkriterien:**
- Leukoerythroblastisches Blutbild
- Erhöhte LDH
- Anämie
- Leukozytose > 11 G/l
- Palpable Splenomegalie

Die Diagnose PMF wird gestellt, wenn alle Hauptkriterien und mindestens ein Nebenkriterium vorliegen. Seit Hinzunahme der Calreticulin-Mutation (CALR 35 %, 88 % aller JAK2-neg. Fälle) ist bei > 95 % aller PMF-Fälle eine der drei häufigen Mutationen nachweisbar (Grießhammer et al. 2021).

## Zu den myeloproliferativen Neoplasien gehört auch die essenzielle Thrombozythämie (ET). Welche Befunde definieren die ET?

**Hauptkriterien:**
- Anhaltende Thrombozytose > 450 G/l
- Megakaryozytenhyperplasie mit vergrößerten, hyperlobulierten Megakaryozyten (im peripheren Blut häufig Riesenthrombozyten)
- WHO-Kriterien für CML, PV, PMF oder andere myeloische Neoplasie nicht erfüllt
- Nachweis von $JAK2^{V617F}$, CALR oder MPL Mutation

**Nebenkriterien:** Nachweis eines anderen klonalen Markers, kein Anhalt für reaktive Thrombozytose.

Die Diagnose ET wird gestellt, wenn alle Hauptkriterien oder die ersten drei Hauptkriterien und ein Nebenkriterium erfüllt sind (Petrides et al. 2021).

### Wann tritt eine reaktive Thrombozytose auf?

Sie tritt z. B. nach größeren Blutverlusten, nach Splenektomie, bei Eisenmangel und als Akute-Phase-Reaktion bei Infektionen, entzündlichen sowie malignen Erkrankungen auf.

#### LITERATUR

Arber DA, et al. International Consensus Classification of Myeloid Neoplasms and Acute Leukemias: integrating morphologic, clinical, and genomic data. Blood 2022;140(11):1200–1228.

Grießhammer M, et al. Onkopedia Leitlinie Primäre Myelofibrose (PMF). Stand Dezember 2021.

Lengfelder E, et al. Onkopedia Leitlinie Polycythaemia vera (PV). Stand August 2021.

Petrides PE, et al. Onkopedia Leitlinie. Essentielle (oder primäre) Thrombozythämie (ET). Stand August 2021.

## 4.10 Leitsymptom Gewichtsverlust

Fuat Oduncu

#### KASUISTIK

Eine 20-jährige Patientin stellt sich in Ihrer Klinik mit folgenden Leitsymptomen vor: Dyspnoe, Thoraxschmerzen, Reizhusten, Heiserkeit und Gewichtsverlust von etwa 10 kg in vier Monaten.
Bei der **klinischen Untersuchung** zeigen sich die Halsvenen abnorm erweitert und gefüllt.

### Beurteilen Sie den Röntgen-Thorax p. a. der Patientin (➤ Abb. 4.9).

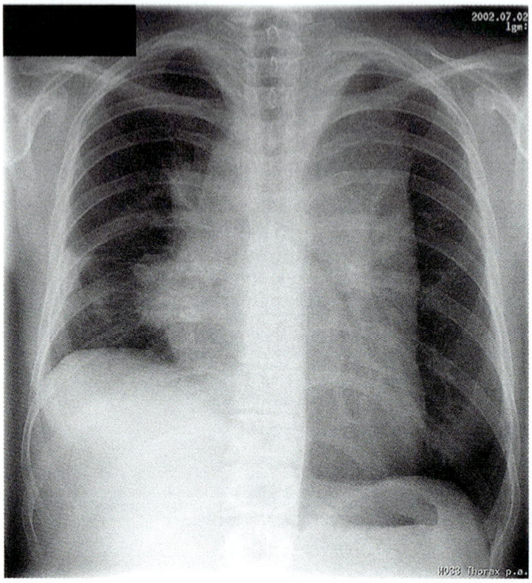

**Abb. 4.9** Röntgen-Thorax p. a. [P091]

Die Röntgenaufnahme zeigt einen großen Mediastinaltumor.

## Welche weitere Diagnostik veranlassen Sie als Nächstes?

Es ist eine Biopsie des Tumors indiziert. Diese sollte möglichst transbronchial (bronchoskopisch) oder CT-gesteuert transthorakal erfolgen; sonst durch Mediastinoskopie.

Es wird ein Hodgkin-Lymphom vom Mischtyp diagnostiziert.

## Welche histologischen Formen der Hodgkin-Lymphome kennen Sie?

Nach der histologischen Klassifikation (WHO Classification of Lymphoid Neoplasms) werden unterschieden:
Klassisches Hodgkin-Lymphom:

- Nodulär-sklerosierender Typ (NS) (> 60 % der Fälle)
- Mischtyp (MC) (etwa 20 %)
- Lymphozytenreicher Typ (LR) (3 %)
- Lymphozytenarmer Typ (LD) (1 %)
- Nodulär-lymphozytenprädominantes Hodgkin-Lymphom (NLPHL, LPHD, noduläres Paragranulom, 5 %)



## Welche Staging-Untersuchungen halten Sie bei der Patientin für erforderlich?

- Ausführliche Anamnese: B-Symptome
- Körperliche Untersuchung: vor allem Lymphknotenschwellungen
- Labordiagnostik inkl. BSG
- CT-Hals, -Thorax und -Abdomen
- FDG-PET-CT im Rahmen des initialen Stagings
- Knochenmarkhistologie und -zytologie (Verzicht bei unauffälligem Befund hinsichtlich des Skelettsystems und des Knochenmarks im initialen FDG-PET-CT)

## Beschreiben Sie die Stadieneinteilung der Hodgkin-Lymphome.

Die Stadieneinteilung der Hodgkin-Lymphome nach Ann Arbor lautet:

- Stadium I: Befall einer einzigen Lymphknotenregion (I) oder Vorliegen eines einzigen extranodalen Herdes (I/E)
- Stadium II: Befall von zwei oder mehr Lymphknotenregionen auf **einer** Seite des Zwerchfells (II); Stadium II/E: Vorliegen eines extranodalen Herdes und Lymphknotenbefall auf **einer** Seite des Zwerchfells (II/E)
- Stadium III: Befall von Lymphknotenregionen auf **beiden** Seiten des Zwerchfells (III); Stadium III/E: Befall eines extranodalen Herdes und von Lymphknoten auf **beiden** Seiten des Zwerchfells (III/E)
- Stadium IV: disseminierter Befall eines oder mehrerer extralymphatischer Organe mit/ohne Lymphknotenbefall

Zusatz A: ohne Allgemeinsymptome

Zusatz B: Fieber > 38 °C und/oder Nachtschweiß und/oder Gewichtsverlust von mehr als 10 % des Körpergewichts in 6 Monaten.

## Nennen Sie definierte Risikofaktoren, die mit einem ungünstigeren Verlauf und erhöhten Rezidivrisiko assoziiert sind.

- Großer Mediastinaltumor (wie bei unserer Patientin): mindestens ein Drittel des maximalen Thoraxdurchmessers in der konventionellen Röntgenaufnahme des Thorax p. a.
- Extranodaler Befall
- Stark beschleunigte BSG (≥ 50 mm/h, bei Vorliegen von B-Symptomen ≥ 30 mm/h)
- ≥ 3 befallene Lymphknotenareale

## Unter Zugrundelegung des Krankheitsstadiums und der genannten Risikofaktoren hat die Deutsche Hodgkin-Lymphom-Studiengruppe (GHSG) drei Prognosegruppen definiert. Sind Ihnen diese bekannt?



- Frühe Stadien: Stadien I und II ohne einen der oben genannten Risikofaktoren
- Intermediäre Stadien: Stadien I und IIA mit mindestens einem der oben genannten Risikofaktoren sowie Stadium IIB mit hoher BSG und/oder ≥ 3 befallenen Lymphknotenregionen
- Fortgeschrittene Stadien: Stadium IIB mit Risikofaktor großer Mediastinaltumor und/oder Extranodalbefall sowie alle Stadien III und IV

Nach den Staging-Untersuchungen wird bei der beschriebenen Patientin ein Stadium IIB mit großem Mediastinaltumor diagnostiziert.

## Welche Therapiestrategie kommt für die Patientin infrage?

Die Behandlung des Hodgkin-Lymphoms wird durch Studien kontinuierlich optimiert. Die Patientin sollte gemäß den Therapieempfehlungen der GHSG behandelt werden.

Nach den aktuellen Ergebnissen der HD21-Studie ist der neue Standard in **fortgeschrittenen Stadien** eine Chemotherapie mit 4–6 Zyklen BrECADD gefolgt von einer Bestrahlung PET-positiver Reste (Borchmann et al. 2023).

## Für welche Substanzen steht die Abkürzung BrECADD?

Sie steht für: Brentuximab (Anti-CD30-Antikörper) -Vedotin, Etoposid, Cyclophosphamid, Adriamycin, Doxorubicin, DTIC, Dexamethason. Zusätzliche Gabe von pegyliertem G-CSF

## Welche Untersuchungen sind vor Einleitung und unter der Therapie zur Beurteilung von therapiebedingten Toxizitäten notwendig?

- EKG, Echokardiografie
- Lungenfunktion
- TSH

## Was sollte mit der Patientin in Bezug auf mögliche Toxizitäten vor Therapieeinleitung insbesondere obligat thematisiert werden?

Bei dem häufig jungen Patientenkollektiv (wie im konkreten Fall) die Gonadentoxizität der Polychemotherapie sowie mögliche fertilitätserhaltende Maßnahmen. Männern sollte bei nicht abgeschlossener Familienplanung eine Spermienkryokonservierung; Frauen die Kryokonservierung von (un)befruchteten Eizellen oder von Ovargewebe (z. B. via FertiPROTEKT) sowie medikamentöse Optionen der Ovarprotektion (z. B. GnRH-Analoga) angeboten werden.

## Welche weiteren Symptome außer den genannten können beim Hodgkin-Lymphom auftreten?

Es kann neben den B-Symptomen zu weiteren Allgemeinerscheinungen kommen, z. B. Juckreiz, selten Lymphknotenschmerzen nach Alkoholgenuss.



## Wie werden frühe und mittlere Stadien des Hodgkin-Lymphoms therapiert?

- **Frühe Stadien** (Stadien IA, IB, IIA und IIB ohne Risikofaktoren): Therapieempfehlung (außerhalb von Studien) 2 × ABVD-Schema (Adriamycin, Bleomycin, Vinblastin, Dacarbacin) mit anschließender 20-Gy-IS-Bestrahlung (IS: Involved-Site)
- **Mittlere Stadien** (Stadien IA, IB, IIA mit mindestens einem Risikofaktor oder Stadium IIB mit hoher BSG und/oder mit drei LK-Arealen): Therapieempfehlung (außerhalb von Studien) 2 × BeACOPP (esc) + 2 × ABVD + 30-Gy-IS-Bestrahlung bei PET-Positivität

**ZUSATZINFORMATION**

- Im Rezidiv stellt die Hochdosistherapie mit autologer Stammzelltransplantation (HD/ASCT) die Standardtherapie dar, sofern sich die Patienten für eine HD/ASCT eignen.
- Bei Rezidiv nach HD/ASCT sowie bei Patienten, die sich für eine HD/ASCT nicht qualifizieren, ist der monoklonale Anti-CD30-Antikörper Brentuximab-Vedotin als Monotherapie zugelassen.
- Die Immuncheckpointinhibitoren Nivolumab und Pembrolizumab (Anti-PD1 Antikörper) sind jeweils als Monotherapie zur Behandlung des rezidivierten oder refraktären lymphozytenreichen Hodgkin-Lymphoms nach Vorbehandlung mit Brentuximab Vedotin indiziert.
- Im Rahmen einer Phase-III-Studie (Kuruvilla et al. 2021) war Pembrolizumab dem Brentuximab Vedotin signifikant überlegen und wird sich sicherlich als neuer Standard für Patienten mit Rezidiv nach HD/ASCT sowie für transplantationsungeeignete Patienten mit Rezidiv etablieren.

## Wodurch wird die insgesamt günstige Prognose des Hodgkin-Lymphoms negativ beeinflusst?

Durch die Langzeittoxizität der Chemo- und Radiotherapie:

- Erhöhtes Risiko für Zweitneoplasien, insbesondere Mamma-, Schilddrüsenkarzinom, akute myeloische Leukämie, Non-Hodgkin-Lymphome
- Kardiotoxizität durch Anthrazykline und mediastinale Bestrahlung
- Pulmonale Toxizität durch Bleomycin und Radiatio
- Gonadentoxizität
- Schilddrüsenfunktionsstörungen

### Welche Nachsorgeuntersuchungen sind indiziert?

- Anamnese (B-Symptome), klinische Untersuchung, Labor
- CT, ggf. PET-CT

Weiterführende Diagnostik bei Rezidivverdacht, Spättoxizitäten oder Sekundärmalignomen

**LITERATUR**

Borchmann P, et al. BrECADD is non-inferior to eBEACOPP in patients with advanced stage classical Hodgkin lymphoma: efficacy results of the GHSG Phase III HD21 trial. Hematologic Oncol 2023;41(Suppl. 17):881–882.

Fuchs M, et al. Onkopedia Leitlinie Hodgkin Lymphome. Stand Dezember 2023. Deutsche Studiengruppe Hodgkin-Lymphom (GHSG): www.ghsg.org.

Kuruvilla J, et al. Pembrolizumab versus brentuximab vedotin in relapsed or refractory classical Hodgkin lymphoma (KEYNOTE-204): an interim analysis of a multicentre, randomised, open-label, phase 3 study. Lancet Oncol 2021;22(4):512–524.



## 4.11 Leitbefund Leukozytose

Andreas Völkl

**KASUISTIK**

Bei einem 60-jährigen Patienten wurde per Zufallsbefund beim Hausarzt eine Leukozytose von 23 G/l mit pathologischer Linksverschiebung im Differenzialblutbild festgestellt. Der Patient fühlt sich wohl, allenfalls etwas leistungsgemindert. Vorerkrankungen sind nicht bekannt, eine regelmäßige Medikation wird nicht eingenommen.
Die **körperliche Untersuchung** ist unauffällig.

### Wie beurteilen Sie den daraufhin angefertigten Blutausstrich (➤ Abb. 4.10)?

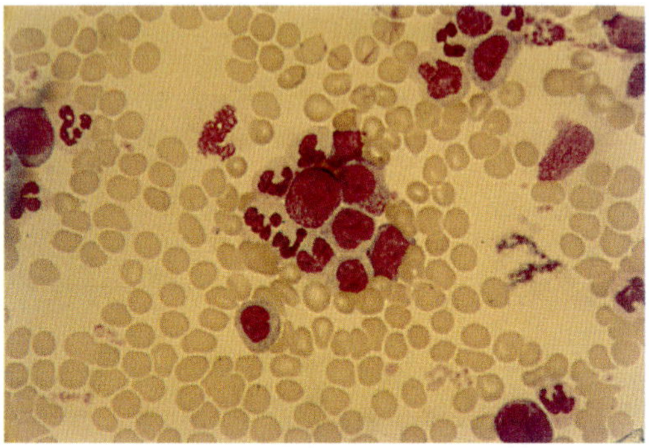

**Abb. 4.10** Blutausstrich [P091]

Es finden sich alle Reifungsstadien inklusive Vorstufen der Granulozyten, d. h. es liegt eine pathologische Linksverschiebung vor.

### An welche Differenzialdiagnosen denken Sie bei einer Leukozytose?

- Bakterielle und virale Infektionen (bei viralen Infektionen meist relative Lymphozytose, auch Leukopenie möglich)
- Entzündliche (nichtinfektiöse) Erkrankungen: rheumatisches Fieber, Kollagenosen, Vaskulitiden

- Tumoren, hämatologische Neoplasien
- Medikamente: z. B. Glukokortikoide
- Sonstige Ursachen: Nikotinkonsum, akute Blutungen, Traumata, Schock
- Physiologische Leukozytose: Neugeborene, Stress, körperliche Belastung, Schwangerschaft
- Gewebsnekrosen: Organinfarkte, Verbrennungen
- Metabolische Störungen: Gichtanfall, thyreotoxische Krise, diabetisches und urämisches Koma

## Wie würden Sie bei unserem Patienten vorgehen?

Wenn Anamnese, Routinelabor und Oberbauchsonografie keine Hinweise auf eine reaktive Ursache ergeben, sollte eine weiterführende hämatologische Diagnostik durchgeführt werden:

- Peripheres Blut: molekulargenetische Bestimmung des BCR-ABL-Fusionstranskripts mittels PCR (Polymerase-Kettenreaktion)
- Knochenmark: Zytologie, Histologie und Zytogenetik mit Metaphasen Chromosomenanalyse (insbesondere Translokation t(9;22)(q34;q11) = Philadelphia-Chromosom; ggf. FISH = Fluoreszenz-in-situ-Hybridisierung)



Die LDH ist auf 320 U/l erhöht. Die Oberbauchsonografie ist unauffällig. Im peripheren Blut lässt sich das BCR-ABL-Fusionstranskript nachweisen. Die Knochenmarkuntersuchung ergibt die Diagnose einer chronischen myeloischen Leukämie (CML) in der chronischen Phase: FISH t(9;22) in 74/200 Zellen.

## Charakterisieren Sie die verschiedenen Krankheitsphasen der CML.

Im Spontanverlauf der Erkrankung werden drei Phasen unterschieden:

- **Chronische Phase:** Typisch ist eine oft ausgeprägte Leukozytose (> 30 G/l) mit pathologischer Linksverschiebung, häufig bis zu Myeloblasten (< 15 %). Weitere Diagnosekriterien sind eine variable Basophilie und/oder Eosinophilie, ein hyperzelluläres Knochenmark mit Hyperplasie der Myelopoese und eine Splenomegalie. Diese Phase schreitet im natürlichen Krankheitsverlauf fort.
- **Akzelerationsphase:** kurze Übergangsphase zwischen chronischer Phase und Blastenkrise mit zunehmender Myeloproliferation und neuen chromosomalen Aberrationen. Gemäß WHO Klassifikation 2022 wird diese Phase als obsolet eingestuft und stattdessen die Beachtung von Resistenzkriterien unter Tyrosinkinaseinhibitor Therapie betont.
- **Blastenkrise:** Progression in eine akute Leukämie. Kriterien nach WHO 2022 sind Myeloblasten ≥ 20 % in Blut oder Knochenmark, extramedulläre Proliferation von Blasten oder erhöhte Anzahl von Lymphoblasten in Blut oder Knochenmark. Es sind verschiedene blastäre Phänotypen möglich (⅔ myeloisch, ⅓ lymphatisch). Der Verlauf gleicht einer akuten Leukämie mit ungünstiger Prognose.

## Wie können Sie das Risikoprofil des Patienten einschätzen?

Mithilfe des ELTS Score (EUTOS Long-Term Survival Score www.leukemia-net.org), der zum Zeitpunkt der Diagnosestellung erhoben wird, kann die Prognose bei Patienten > 18 Jahren sehr präzise abgeschätzt werden. Die Berechnung des Scores erfolgt anhand der Variablen Alter, Milzgröße, Blastenanteil und Thrombozytenzahl im peripheren Blut.

Wichtige verlaufsabhängige Prognosefaktoren und zugleich maßgebliche Zielkriterien (Meilensteine) unter medikamentöser Therapie sind die komplette zytogenetische Remission nach 6 Monaten sowie das molekulargenetische Ansprechen mit mindestens Major Molecular Remission (MMR = Quotient von bcr-abl zum Kontrollgen $< 0{,}1\,\%$ $[10^{-3}]$) innerhalb von 12 Monaten.

## Wie wird die CML in der chronischen Phase behandelt?

Es werden Tyrosinkinaseinhibitoren (TKI) eingesetzt, die selektiv die vom BCR-ABL-Gen gebildete aberrante Tyrosinkinase hemmen.

- Erstlinie: Imatinib, Dasatinib, Nilotinib, Bosutinib
- Zweitlinie: (nach Resistenzmutationsanalyse) anderer Erstlinien-TKI oder Ponatinib (insbesondere bei T315I-Mutation)
- Ab Drittlinie: Asciminib (allosterischer Inhibitor)



**ZUSATZINFORMATION**

Eine Heilung der CML war bislang nur durch eine allogene Knochenmarktransplantation möglich. Neuere Studienergebnisse legen nahe, dass Imatinib und auch die neueren TKI in manchen Fällen eine Heilung erzielen können. In mehreren Absetzstudien (u. a. EURO-SKI [Saussele et al. 2018]) bei tiefer molekularer Remission (Molecular Response, MR) wurde gezeigt, dass ein Absetzen des TKI im Rahmen definierter Kriterien sicher ist (anhaltende molekulare Remissionen in etwa 50 % der Fälle nach ≥ 2 Jahren, erneutes Therapieansprechen bei einem molekularen Rezidiv). Die MR ist dabei definiert als Abfall der Zahl der bcr-abl-Fusionstranskripte im peripheren Blut um mindestens 4,5 Logstufen ($10^{-4,5}$) entsprechend einem Quotienten der bcr-abl-Transkripte von $< 0{,}0032\,\%$ im Verhältnis zum Kontrollgen.
Imatinib ist die am längsten erprobte Erstlinientherapie der CML mit einer 10-Jahres-Überlebensrate von 83 % bei sehr guter Langzeitverträglichkeit. Die Zweitgeneration-TKI Nilotinib, Dasatinib und Bosutinib zeigen im Vergleich noch geringere Raten an primärem Therapieversagen (< 1 % vs. 5 %) sowie raschere und tiefere molekulare Remissionen, sodass diese aufgrund der prognostischen Bedeutung der Remissionstiefe speziell in Bezug auf die Perspektive eines späteren Absetzversuchs zunehmend an Bedeutung gewinnen. Das Gesamtüberleben wird jedoch durch die Zweitgeneration-TKI nicht verbessert. Die früher bei jüngeren Patienten gängige allogene Stammzelltransplantation rückt daher immer weiter in den Hintergrund (Hochhaus et al. 2018, Kap. 61)

## Die CML gehört zu den myeloproliferativen Neoplasien. Welche weiteren Erkrankungen werden zu den rein myeloproliferativen Neoplasien gezählt?

- Polycythaemia vera
- Essenzielle Thrombozytämie
- Primäre Myelofibrose
- Selten: chronische Eosinophilenleukämie (CEL), chronische Neutrophilenleukämie (CNL), systemische Mastozytose (Khoury et al. 2022)

## Wie sind myeloproliferative Neoplasien (MPN) definiert?

MPN sind monoklonale Erkrankungen der myeloischen Stammzellen mit autonomer Proliferation und Differenzierung in Richtung einer oder mehrerer hämatopoetischer Zellreihen.

### Was sind gemeinsame Befunde und Verlaufsformen dieser Erkrankungen?

MPN können gekennzeichnet sein durch:
- Vermehrung aller drei Zellreihen (Leuko-, Erythro- und Thrombozytose) im Initialstadium
- Splenomegalie
- Tendenz zur Fibrosierung des Knochenmarks
- Eventuell extramedulläre Blutbildung (in Leber, Milz, Lymphknoten)
- Eventuell terminale Blastenkrise (wie bei akuter Leukämie, vor allem bei CML)

**LITERATUR**

European Leukemia Network (ELN). Euro- and Sokal-Score. Calculation of relative risk of CML patients. www.leukemia-net.org
European Leukemia Network (ELN). European LeukemiaNet recommendations for the management of chronic myeloid leukemia (CML). 2013 www.leukemia-net.org
European Leukemia Network (ELN). EUTOS-Score. Online calculation of the EUTOS Score. www.leukemia-net.org
European Leukemia Network (ELN). The EUTOS long-term survival (ELTS) score. www.leukemia-net.org
Hochhaus A, et al. Onkopedia Leitlinie Chronische Myeloische Leukämie (CML). Stand Juni 2018.
Khoury JD, et al. The 5th edition of the World Health Organization classification of haematolymphoid tumours: myeloid and histiocytic/dendritic neoplasms. Leukemia 2022a;36(7):1703–1719.
Saussele S, et al. Discontinuation of tyrosine kinase inhibitor therapy in chronic myeloid leukaemia (EURO-SKI): a prespecified interim analysis of a prospective, multicentre, non-randomised, trial. Lancet Oncol 2018;19(6):747–757.



## 4.12 Leitbefund Lymphknotenschwellung

Andreas Völkl

**KASUISTIK**

Eine 58-jährige Patientin wird Ihnen von einer Hausarztpraxis überwiesen. Vor 8 Wochen ist der Patientin erstmals eine Lymphknotenschwellung in der linken Axilla aufgefallen. An chronischen Erkrankungen sind eine arterielle Hypertonie und ein saisonales allergisches Asthma bronchiale bekannt. Weitere Vorerkrankungen sind eine Meniskus-OP nach einem Skiunfall vor 5 Jahren, eine Bandscheibenoperation der LWS vor 14 Jahren, eine Melanomentfernung (Rücken) vor 10 Jahren, eine Hysterektomie bei Uterus myomatosus sowie eine Appendektomie. An regelmäßiger Medikation nimmt die Patientin Ramipril und HCT ein, zusätzlich saisonal bedarfsorientiert Salbutamol und Budesonid inhalativ. Außer der Pollenallergie sind keine Allergien oder Unverträglichkeiten bekannt, die Patientin ist Nie-Raucherin.

### An welche Differenzialdiagnosen denken Sie bei Lymphknotenschwellungen?

- Infektionskrankheiten: z. B. HIV, infektiöse Mononukleose (EBV), Tbc, Pharyngitis (Streptokokken), Hautinfektionen, Lues, Bartonellose
- Reaktive Lymphknotenschwellungen z. B. nach Trauma, Impfung
- Maligne Lymphome, Leukämien
- Metastasen
- Kollagenosen, rheumatoide Arthritis
- Sarkoidose
- Arzneimittelreaktion
- Atopische Diathese

## Wie gehen Sie bei dieser Patientin weiter vor?

- Gezielte Anamnese: lokale Symptome Lymphknoten oder im Drainagegebiet des Lymphknotens? Zeitliche Dynamik? Allgemeinsymptome (B-Symptomatik)? Epidemiologische Anhaltspunkte (u. a. Reiseanamnese, Tierkontakt, Zeckenbisse, Sexualanamnese)?
- Körperliche Untersuchung: Lymphknotenpalpation (weich, druckdolent, verschieblich versus derb, indolent, fixiert), generalisierte Lymphadenopathie? Hepatosplenomegalie? Hautveränderungen (insbesondere im Drainagegebiet des Lymphknotens)? Gelenkschwellungen? Palpation der Mamma

Die Patientin gibt an, außer der sukzessive zunehmenden Schwellung keinerlei Symptome verspürt zu haben, weder lokal im Bereich von Lymphknoten und Drainagegebiet noch generalisiert im Sinne von B-Symptomen oder Krankheitsgefühl. Die Leistungsfähigkeit sei gut. Eine Impfung sei in jüngster Vergangenheit nicht erfolgt. Sie sei in den letzten zwei Jahren nicht im Ausland gewesen, ein Zeckenbiss sei nicht erinnerlich, engerer Tierkontakt (insbesondere Kratzverletzung durch Katze) habe nicht stattgefunden.
**Körperlicher Befund:** derber, nicht druckdolent vergrößerter Lymphknoten linke Axilla, darüber hinaus keine Lymphadenopathie, keine Organomegalie, unauffälliger Hautbefund, unauffälliger Palpationsbefund der Mamma.

4

## Welche Untersuchungen veranlassen Sie nun?

- Labor: Blutbild mit Differenzialblutbild, Leber- und Nierenwerte, Gerinnung, LDH
- Sonografie der Lymphknoten, ggf. Mammadiagnostik (Sono, Mammografie)

Die bestimmten **Laborwerte** sind normwertig. Sonografisch lässt sich die klinisch diagnostizierte pathologische Lymphknotenschwellung links axillär nachvollziehen (drei prominente Lymphknoten, größter Lymphknoten 4,3 × 3,8 cm).

## Wie interpretieren Sie den sonografischen Befund (➤ Abb. 4.11)?

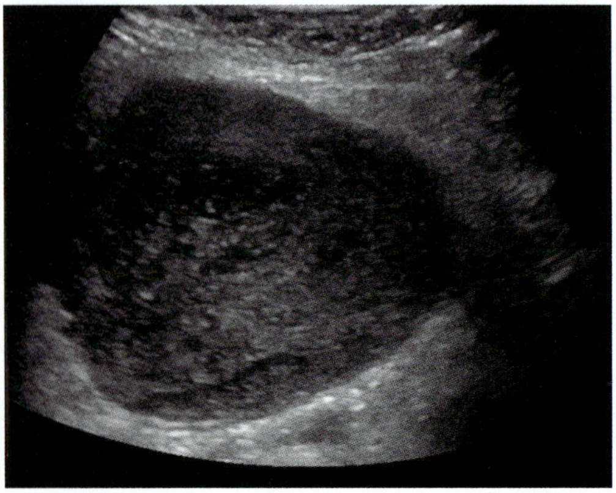

**Abb. 4.11** Sonografiebefund [M1003]

Es zeigt sich ein scharf begrenzter, rundlich konfigurierter Lymphknoten, echoarm mit inhomogenem Binnenmuster und fehlendem Hiluszeichen, somit hochgradig malignitätsverdächtig.

## Wie gehen Sie weiter vor?

Eine Histologiegewinnung ist anzustreben, bevorzugt durch sonografisch gesteuerte Biopsie (ausreichend dicke Punktionsnadel für Histologie) oder chirurgische Probeexzision.

Mit Bestätigung eines Malignoms sind weitere Staging-Untersuchungen zur Erfassung des Ausbreitungsstadiums der Erkrankung indiziert.

Histologisch findet sich eine subtotale Lymphknoteninfiltration durch ein malignes Melanom.
Im Staging mittels PET-CT (nach Kostenübernahme durch die Krankenkasse) findet sich neben der bekannten Lymphadenopathie links axillär eine disseminierte kleinknotige intrapulmonale Metastasierung. Die cMRT ist unauffällig. Ein neuer Primarius kann nicht identifiziert werden (Inspektion Haut und Schleimhäute, Augenhintergrund), die alte OP-Narbe (kutanes Melanom Scapula links) ist reizlos. LDH und S100B im Serum sind nicht erhöht.

4

## Welches Stadium der Erkrankung liegt vor? Welche Klassifikation zur Stadieneinteilung des malignen Melanoms kennen Sie?

Es liegt eine disseminierte Erkrankung mit pulmonaler Fernmetastasierung und normwertiger LDH, entsprechend einem Stadium IV (T0, N2b, M1b(0)) nach AJCC (American Joint Committee on Cancer) vor (Amin et al. 2017).

## Welche weiteren Informationen in Bezug auf den histopathologischen Befund benötigen Sie für die Behandlungsplanung?

Obligat wird die Kenntnis des BRAF-Mutationsstatus gefordert (mutiert in etwa 50 % aller Melanome). Falls negativ, soll nach einer aktivierenden Mutation im NRAS-Gen (15 %), sowie bei Schleimhaut- und akrolentiginösen Melanomen nach einer c-Kit Mutation (5 %) gesucht werden. Als Voraussetzung für den möglichen Einschluss in klinische Studien mit zielgerichteten Therapien kann bei Uveamelanomen die Bestimmung von GNA11 und GNAQ erwogen werden.

Molekularpathologisch wird eine BRAF-V600E-Mutation nachgewiesen.

## Welche systemischen Therapieoptionen kommen für die Patientin infrage?

- Immuntherapien: Nivolumab, Pembrolizumab (Anti-PD-1-Antikörper), Kombination Nivolumab/Ipilimumab (Anti-CTLA-4-Antikörper)
- Zielgerichtete Therapien aus Kombination BRAF- + MEK-Inhibitor: Vemurafenib/Cobimetinib, Dabrafenib/Trametinib oder Encorafenib/Binimetinib

(Garbe et al. 2022, Leitlinienprogramm Onkologie 2020, Michielin et al. 2019)

Da aktuell kein erhöhter Remissionsdruck besteht, wird in diesem Fall eine Immuntherapie favorisiert.
Nach ausführlicher Aufklärung über mögliche Vor- und Nachteile (verbesserte Ansprechrate, verlängertes progressionsfreies Überleben, numerisch verlängertes Gesamtüberleben versus erhöhtes Toxizitätsrisiko) wird angesichts des exzellenten Allgemeinzustands und der guten Organfunktion die Entscheidung für die duale Checkpoint-Blockade mit Nivolumab/Ipilimumab getroffen (Larkin et al. 2015).

Die ersten drei Infusionen im Abstand von je 3 Wochen werden von der Patientin bis auf leichten generalisierten Juckreiz gut vertragen. In der Folgewoche (Behandlungswoche 10) erfahren Sie, dass Ihre Patientin aufgrund von über Tage hinweg zunehmenden starken krampfartigen Bauchschmerzen mit wässriger, im Verlauf auch geringfügig blutiger Diarrhö stationär aufgenommen wurde (Stuhlfrequenz zuletzt etwa 8 × pro Tag, auch nachts).

## Was assoziieren Sie mit der geschilderten Symptomatik?

Es besteht der hochgradige Verdacht auf eine schwere Kolitis mit Diarrhö (CTC Grad 3) als Ausdruck einer schwerwiegenden immunvermittelten unerwünschten Wirkung. Parallel zum Ausschluss infektiöser Ursachen ist daher eine unverzügliche hoch dosierte intravenöse Glukokortikoidtherapie mit (1–)2 mg/kg pro Tag Methylprednisolon-Äquivalent indiziert.



## Welche weiteren immunvermittelten unerwünschten Wirkungen (irAE = Immune Related Adverse Event) sind Ihnen bekannt?

- Pneumonitis
- Hepatitis
- Nephritis
- Arthritis
- Endokrinopathien (Hypophysitis [Hypophyseninsuffizienz], Diabetes mellitus Typ I, Nebennierenrindeninsuffizienz [auch sekundär], Hyper-/Hypothyreose)
- Hautveränderungen

**ZUSATZINFORMATION**

Zur Abwendung bzw. Verringerung der Häufigkeit lebensbedrohlicher Verläufe mit Todesfällen ist eine frühzeitige konsequente Behandlung von immunvermittelten unerwünschten Wirkungen durch ausreichend hoch dosierte Glukokortikoide essenziell.

Unter hoch dosierten Glukokortikoiden bessert sich die Symptomatik prompt. Die Patientin kann nach 2 Wochen aus der Klinik entlassen, die Glukokortikoidbehandlung in reduzierter Dosis ambulant weitergeführt werden. Die Immuntherapie bleibt ausgesetzt. In den folgenden Monaten zeigt sich ein gutes Ansprechen: sehr gute partielle Remission nach RECIST (Response Evaluation Criteria in Solid Tumours) und irRC (Immune-Related Response Criteria), langfristig ein stabiler Krankheitsverlauf.
Nach 2 Jahren verschlechtert sich der Allgemeinzustand akut. Es zeigt sich eine massive Progression der intrapulmonalen Metastasen, daneben neu disseminierte Lymphknotenschwellungen, neue Hautmetastasen sowie eine diffuse Lebermetastasierung.

## Welche Behandlung ist nun aus onkologischer Sicht indiziert?

Eine zielgerichtete Therapie mit der Kombination BRAF- und MEK-Inhibitor. Insbesondere bei hohem Remissionsdruck bei hochgradig symptomatischen Hirnmetastasen, großer Tumormasse oder rasch progredienter Erkrankung ist unter zielgerichteter Therapie ein rascheres Ansprechen verglichen mit einer Immuntherapie zu erwarten.

**ZUSATZINFORMATION**

Die Wirksamkeit der zugelassenen Kombinationen Vemurafenib + Cobimetinib und Dabrafenib + Trametinib sowie Encorafenib + Binimetinib ist als vergleichbar einzustufen. Die Auswahl orientiert sich daher patientenindividuell vor allem an den potenziellen unerwünschten Wirkungen, die sich substanzspezifisch in einzelnen Punkten unterscheiden. Unter Vemurafenib ist beispielsweise mit erhöhter Photosensitivität, unter Dabrafenib vermehrt mit hoch fieberhaften Zuständen (Pyrexie) zu rechnen.

## Wie ist aktuell die Prognose des metastasierten malignen Melanoms?

Verglichen mit dem historischen Therapiestandard Dacarbazin als Monotherapie mit einem medianen Gesamtüberleben zwischen 5–10 Monaten werden durch moderne Immuntherapien und zielgerichtete Substanzen in klinischen Studien mediane Überlebenszeiten von bis zu 60(!) Monaten (5-Jahres-Gesamtüberleben bis 50 %) erreicht (Larkin et al. 2019, Wolchok et al. 2017, Wolchok et al. 2022). Speziell unter Behandlung mit Immuntherapien wird dabei immer eine relevante Anzahl an Langzeit-Überlebenden (Plateau) beobachtet (10–40 %).



**ZUSATZINFORMATION**

Immuntherapeutische Ansätze werden in klinischen Studien weiterverfolgt. Neben der Kombination von CTLA-4- und PD-1-Blockern (Ipilimumab plus Pembrolizumab, Studie KEYNOTE 029 mit sehr guten frühen Ergebnissen) werden auch Kombinationen mit neuen Anti-Checkpoint-Antikörpern geprüft (Nivolumab plus Relatlimab, Anti-LAG3, Studie RELATIVITY 047).

## Mit welchen Komplikationen ist im weiteren Krankheitsverlauf zu rechnen? Mit welchen Behandlungsansätzen können Sie diesen begegnen?

- Hirnmetastasen mit epileptischen Anfällen: Radiatio, Umstellung Systemtherapie, antikonvulsive Therapie, Dexamethason bei Hirnödem
- Knochenmetastasen mit Schmerzen, pathologischen Frakturen: Bisphosphonate oder Denosumab, Radiatio, ggf. chirurgischer Eingriff
- Maligner Pleuraerguss: ggf. Pleurodese oder getunnelter Katheter (z. B. PleurX®)
- Leberkapselschmerz, Leberversagen, hepatorenales Syndrom: Dexamethason bei Leberkapselschmerz

## Welche weiteren Aspekte sollten frühzeitig im Krankheitsverlauf bei metastasiertem Melanom berücksichtigt werden?

- Rehabilitationspotenzial, ggf. Hilfsmittelversorgung
- Palliativmedizinische Angebote: Information über Versorgungsstrukturen und Unterstützungsangebote, Advance Care Planning (u. a. Patientenverfügung, Vorsorgevollmacht, weitere Vorausverfügungen), Aktivierung von Ressourcen/Einbindung von Angehörigen
- Sozialmedizinische Aspekte: z. B. Arbeitsfähigkeit, ggf. berufliche Wiedereingliederung, Erwerbsminderung/-unfähigkeit

### Welche Formen palliativmedizinischer Versorgung kennen Sie?

- Allgemeine Palliativversorgung (APV; überwiegende Mehrzahl aller Patienten)
  - Ambulant: Hausarzt, Pflegedienst/-heim, ambulante Hospizdienste
  - Stationär: allgemeine Krankenhausstationen
- Spezialisierte Palliativversorgung (SPV; besondere Komplexität als Voraussetzung)
  - Ambulant: spezialisierte ambulante Palliativversorgung (SAPV), Palliativambulanz
  - Stationär: Hospiz, Palliativstation, spezialisierter Palliativ-Konsiliardienst im Krankenhaus

### Nennen Sie einige medizinische, rechtliche und politische Grundlagen, auf denen die palliativmedizinische Versorgung in Deutschland beruht.



- S3-Leitlinie Palliativmedizin (Leitlinienprogramm Onkologie 2020)
- Rechtsanspruch aus Gesetzen: u. a. Sozialgesetzbuch V (§ 37b – spezialisierte ambulante Palliativversorgung, § 39a – stationäre und ambulante Hospizleistungen), Gesetz zur Verbesserung der Hospiz- und Palliativversorgung (HPG)
- Charta zur Betreuung schwerstkranker und sterbender Menschen in Deutschland (www.charta-zur-betreuung-sterbender.de)

#### LITERATUR


Amin MB, et al. The Eighth Edition AJCC Cancer Staging Manual: Continuing to build a bridge from a population-based to a more "personalized" approach to cancer staging. CA Cancer J Clin 2017;67(2):93–99.

Garbe C, et al. European consensus-based interdisciplinary guideline for melanoma. Part 2: Treatment – Update 2022. Eur J Cancer 2022;170:256–284.

Gesetz zur Verbesserung der Hospiz- und Palliativversorgung in Deutschland (Hospiz- und Palliativgesetz – HPG) vom 1. Dezember 2015. Bundesgesetzblatt Jahrgang 2015 Teil I Nr. 48, ausgegeben zu Bonn am 7. Dezember 2015.

Larkin J, et al. Combined Nivolumab and Ipilimumab or monotherapy in untreated melanoma. N Engl J Med 2015;373(1):23–34.

Larkin J, et al. Five-year survival with combined nivolumab and ipilimumab or monotherapy in advanced melanoma. N Engl J Med. 2019;381(16):1535–1546.

Leitlinienprogramm Onkologie (Deutsche Krebsgesellschaft, Deutsche Krebshilfe, AWMF). S3-Leitlinie Diagnostik, Therapie und Nachsorge des Melanoms. AWMF-Registernr. 032/024OL. Version 3.3 – Juli 2020.

Leitlinienprogramm Onkologie (Deutsche Krebsgesellschaft, Deutsche Krebshilfe, AWMF): Palliativmedizin für Patienten mit einer nichtheilbaren Krebserkrankung, Langversion 2.2, 2020. AWMF-Registernr. 128/001OL. Stand 27.8.2019, gültig bis 26.8.2024.

Michielin O, et al. Cutaneous melanoma: ESMO clinical practice guidelines. Ann Oncol 2019;30(12):1884–1901.

Sozialgesetzbuch (SGB V). Fünftes Buch. Gesetzliche Krankenversicherung. Zuletzt geändert durch Art. 38 G v. 20.8.2021 I 3932. § 37b SGB V (Spezialisierte ambulante Palliativversorgung) und § 39a SGB V (Stationäre und ambulante Hospizleistungen).

Wolchok JD, et al. Overall survival with combined nivolumab and ipilimumab in advanced melanoma. N Engl J Med 2017;377(14):1345–1356.

Wolchok JD, et al. Long-term outcomes with nivolumab plus ipilimumab or nivolumab alone versus ipilimumab in patients with advanced melanoma. J Clin Oncol 2022;40(2):127–137.


## 4.13 Leitbefund Lymphozytose

Fuat Oduncu

#### KASUISTIK

Bei einem 60-jährigen Patienten werden im Rahmen einer Operationsvorbereitung für eine Hüftgelenkendoprothese folgende **Laborwerte** festgestellt: Leukozyten 29,7 G/l, im Differenzialblutbild 85 % Lymphozyten, Hb 15,7 g/dl, Thrombozyten 232 G/l.

## An welche Differenzialdiagnose denken Sie bei einer Lymphozytose?

- Chronische lymphatische Leukämie, insbesondere bei älteren Menschen
- Reaktiv: Virusinfektionen (z. B. Mononucleosis infectiosa, Virushepatitis, HIV), „lymphozytäre“ Heilphase bakterieller Infektionen, Tuberkulose, Lues, Keuchhusten, Autoimmunerkrankungen

## Was sehen Sie auf diesem Blutausstrich (➤ Abb. 4.12)?

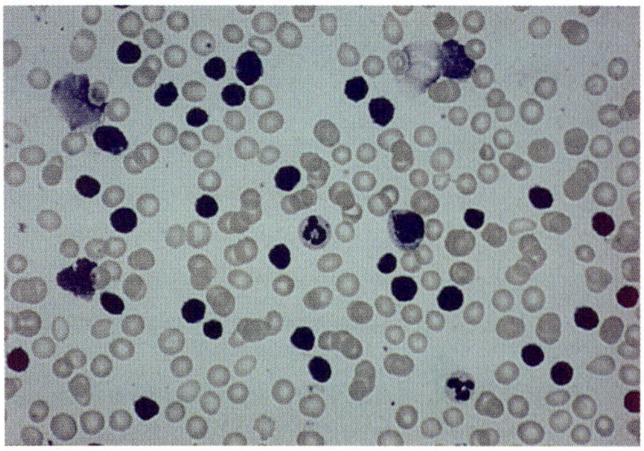

**Abb. 4.12** Blutausstrich [P091]

Eine Vermehrung von Lymphozyten und mehrere Gumprecht-Kernschatten

## Worauf achten Sie bei der klinischen Untersuchung dieses Patienten vor allem?

- Lymphknotenschwellungen
- Leber- und Milzvergrößerung

## Welche Fragen zur Anamnese stellen Sie dem Patienten?

- Fieber?
- Nachtschweiß?
- Gewichtsverlust > 10 % in den letzten sechs Monaten?
- Vermehrt Infektionen in letzter Zeit?

Bei der **körperlichen Untersuchung** zeigen sich vergrößerte Lymphknoten in der rechten und linken Leiste. Sonografisch ist die Milz auf 15 cm vergrößert, die Leber normal. In der Immunelektrophorese zeigt sich ein geringer IgG-Kappa-M-Gradient, IgG 529 mg/dl. Eine B-Symptomatik verneint der Patient.

## Wie lautet Ihre Verdachtsdiagnose?

Es liegt wohl eine chronische lymphatische Leukämie (CLL) vor.

## Welche Kriterien sichern die Diagnose einer CLL?

Gemäß dem International Workshop on CLL (IWCLL) zuletzt von 2018 liegt die Diagnose einer CLL vor, wenn folgende Kriterien erfüllt sind:

- Anhaltende Blutlymphozytose von $> 5 \times 10^9$ Zellen/l über mindestens 3 Monate
- Vorherrschen kleiner, reifer Lymphozyten in der zytologischen Untersuchung des Blutausstrichs
- Nachweis des B-CLL-Immunphänotyps ($CD5^+$, $CD19^+$, $CD23^+$, $CD20^{(+)}$, $CD79b^{(+)}$) mit Leichtkettenrestriktion Kappa oder Lambda

## Was können Sie zum Erkrankungsalter und Prognose der CLL sagen?

4

Die CLL ist die häufigste Leukämie in westlichen Ländern und tritt überwiegend in höherem Alter auf („Altersleukämie"), das mediane Alter bei Erstdiagnose liegt bei 70 Jahren.

Die Prognose der CLL ist gut, so sterben heute Patienten zunehmend **mit** der CLL und seltener durch die CLL. Die 5-Jahres-Überlebensrate liegt bei 87 %.

## Welche weiteren Untersuchungen halten Sie für die Stadieneinteilung, Prognoseabschätzung und Erfassung von Begleiterscheinungen für sinnvoll?

- Labor: LDH, Haptoglobin, Bilirubin, Leberwerte, Kreatinin, Gesamteiweiß, Albumin, Immunglobuline, Serumelektrophorese, Coombs-Test.
- Zytogenetische Untersuchung (FISH, PCR) der Lymphozyten des peripheren Blutes.
- Abdomensonografie (Lymphknoten, Milz Leber).
- Knochenmarkpunktion, zur Diagnosestellung nicht notwendig, kann zur Beurteilung unklarer Zytopenien erforderlich sein.
- Lymphknotenhistologie, nur bei fehlender leukämischer Aussaat oder zur Abklärung einer möglichen Transformation in ein aggressives Lymphom (Richter-Syndrom).

Bei dem Patienten wird die Diagnose CLL im Stadium Binet A gestellt.

## Erläutern Sie kurz die Stadieneinteilung nach Binet.

Die Stadieneinteilung nach Binet (in Europa gebräuchlicher als nach Rai) umfasst lediglich die körperliche Untersuchung und ein Blutbild (Sonografie, CT nicht relevant)

- Stadium A: Hämoglobin $\geq 10{,}0$ g/dl, Thrombozytenzahl $\geq 100.000/\mu l$, $< 3$ betroffene Regionen
- Stadium B: Hämoglobin $\geq 10{,}0$ g/dl, Thrombozytenzahl $\geq 100.000/\mu l$, $\geq 3$ betroffene Regionen
- Stadium C: Hämoglobin $< 10{,}0$ g/dl oder Thrombozytenzahl $< 100.000/\mu l$, unabhängig von der Zahl der betroffenen Regionen

Zervikale, axilläre oder inguinale Lymphknotenvergrößerungen (> 1 cm) unilateral oder bilateral sowie Leber- und Milzvergrößerungen (klinisch) gelten als je eine Region.

### Welche Behandlungsmöglichkeiten haben wir bei der CLL?

Neben der konventionellen Chemotherapie wurde in den vergangenen Jahren eine Vielzahl an Antikörper-basierten Therapien (gegen CD20) und spezifischen Inhibitoren (z. B. gegen BTK, Pi3 K, BCL2) entwickelt. Allerdings bietet weiterhin nur die allogene Stammzelltransplantation eine kurative Behandlungsmöglichkeit.

### Würden Sie unserem Patienten eine Therapie empfehlen?

Nein. Im derzeitigen Stadium Binet A ist eine Therapie nicht indiziert, insbesondere da krankheitsassoziierte Symptome fehlen (Watch-and-Wait-Strategie).

### Wann ist eine Therapie der CLL indiziert?

4

Eine Behandlung der CLL ist grundsätzlich im Stadium Binet C unabhängig von weiteren Faktoren sowie im Stadium Binet A oder B, sofern zusätzliche Kriterien vorliegen:

- B-Symptome (Fieber, Nachtschweiß, Gewichtsverlust),
- Fatigue, symptomatische Anämie
- Progrediente und/oder symptomatische Splenomegalie oder Lymphadenopathie
- Lymphozytenverdopplungszeit < 6 Monate oder Anstieg um 50 % in 2 Monaten, (bei Ausgangswert von 30.000 Lymphozyten/µl)
- Autoimmunzytopenie (ITP, AIHA) refraktär auf Standardtherapie

**ZUSATZINFORMATION**

Bei Nachweis von < 5.000 klonalen B-Lymphozyten pro µl im peripheren Blut wird die Diagnose einer monoklonalen B-Lymphozytose (MBL) gestellt, wenn keine Krankheitszeichen (z. B. B-Symptome, Lymphadenopathie, Hepatomegalie, Splenomegalie, Zytopenie) vorliegen. Bei > 5 % der über 60-Jährigen ist eine MBL nachweisbar. Das Risiko der Transformation in eine behandlungsbedürftige CLL beträgt etwa 1 % pro Jahr.

Drei Jahre nach der Erstdiagnose stellt sich bei dem Patienten Nachtschweiß ein. Die Milz ist palpabel, Lymphknoten sind beidseits axillär und inguinal vergrößert. Die Leukozyten liegen bei 64.000/µl, die Thrombozyten bei 119.000µ/l. Es handelt sich jetzt um ein Stadium Binet B mit Symptomen. Da der Patient keine Therapie wünschte, wurde vorerst keine Therapie eingeleitet.
Weitere 1,5 Jahre später steigt die Leukozytenzahl auf 133.000/µl, die Thrombozyten fallen auf 85.000/µl ab, das Hb auf 12,5 g/dl.

### Welche Therapieempfehlung geben Sie dem Patienten jetzt?

Bei dem Patienten liegt jetzt das Stadium Binet C vor. Da der Patient zwar 65 Jahre alt, aber körperlich fit ist, besteht nach Ausschluss genetischer Risikofaktoren die Indikation z. B. für ein chemotherapiefreies Regime mit Obinutuzumab plus Venetoclax (BCL2-Inhibitor).

## Welche Therapiemöglichkeiten bieten sich derzeit für die CLL?

Grundsätzlich sollten alle Patienten mit CLL nach Möglichkeit im Rahmen von Studien der Deutschen CLL-Studiengruppe (DCLLSG) behandelt werden. Die Behandlungsbedürftigkeit der CLL hängt vom Stadium und von Begleitsymptomen ab (s. o.).

Die Therapiestruktur der CLL richtet sich nach Allgemeinzustand (fit/gebrechlich) und dem Vorliegen genetischer Risikofaktoren (del(17p13)/TP53-Mutation, komplexer Karyotyp, IGHV mutiert/unmutiert) (➤ Tab. 4.3)

**Tab. 4.3** Therapiestruktur der CLL [W318-001]

| Therapieoptionen bei Patienten ohne genetische Risikofaktoren | |
|---|---|
| Patienten fit („go go"), IGHV unmutiert | • BTK-Inhibitor ± Anti-CD20-AK: Acalabrutinib ± Obinutuzumab oder Zanubrutinib oder Ibrutinib ± Obinutuzumab<br>• Obinutuzumab plus Venetoclax (BCL2-Inhibitor)<br>• Ibrutinib + Venetoclax |
| Patienten fit („go go"), IGHV mutiert | • Obinutuzumab + Venetoclax<br>• Acalabrutinib ± Obinutuzumab oder Zanubrutinib oder Ibrutinib ± Obinutuzumab<br>• Ibrutinib + Venetoclax |
| **Therapieoptionen bei Patienten mit genetischen Risikofaktoren (alle)** | |
| • Acalabrutinib oder Zanubrutinib oder Ibrutinib<br>• Obinutuzumab + Venetoclax<br>• Ibrutinib + Venetoclax | |

**ZUSATZINFORMATION**

Die allogene Stammzelltransplantation ist auch weiterhin die einzige kurative Therapieoption. Allerdings wird ihr Stellenwert aufgrund der Verfügbarkeit molekular wirksamer Therapien zunehmend relativiert. Sie kann bei Wirkungsverlust von BTKI oder Venetoclax bei TP53-Alteration oder komplexem Karyotyp in Betracht gezogen werden, oder wenn beide Substanzklassen unabhängig vom TP53-Status versagt haben (Wendtner et al. 2023, Kap. 6.1.4).

## Nennen Sie einige Komplikationen der CLL.

- Erhöhte Infektionsneigung infolge Antikörpermangelsyndrom
- Erhöhte Blutungsneigung
- Hypersplenismus
- Autoimmunzytopenien: autoimmunhämolytische Anämien (in 10–20 % der Fälle), Immunthrombozytopenien, „Pure-red-cell"-Aplasie (schwere Anämie mit Retikulozytopenie)
- Transformation in ein hochmalignes Non-Hodgkin-Lymphom (Richter-Syndrom)

## Wie gehen Sie bei einer autoimmunhämolytischen Anämie therapeutisch vor?

- Standardtherapie (➤ Kap. 4.1): Glukokortikoide, z. B. Prednison
- Bei fehlendem Ansprechen Monotherapie mit Rituximab 375 mg/m$^2$ wöchentlich für 4 Gaben oder in Kombinationen zur Behandlung der CLL (z. B. R-Bendamustin)

**LITERATUR**
Deutsche CLL Studiengruppe (DCLLSG) www.dcllsg.de
Wendtner C-M, et al. Therapiestruktur. Kap. 6.1 Onkopedia Leitlinie Chronische Lymphatische Leukämie (CLL). Stand Januar 2023.

## 4.14 Leitbefund Panzytopenie

Andreas Völkl

**KASUISTIK**

Ein 54-jähriger Patient kommt wegen seit Wochen zunehmender körperlicher Abgeschlagenheit und chronischer Müdigkeit zu Ihnen in die Klinik. Bis vor 2 Monaten habe er keine ernsteren Erkrankungen gehabt. Er sei Bergsteiger und deshalb vor 3–4 Monaten im asiatischen Ausland gewesen. Dort habe er einen gastrointestinalen Infekt über 2 Tage erlitten.
Der **körperliche Aufnahmebefund** zeigt blasse Schleimhäute sowie Petechien an Unterschenkeln und Unterarmen.



### Welche Labordiagnostik ordnen Sie an?

Blutbild, Differenzialblutbild, Retikulozyten, BSG, CRP, Ferritin, Haptoglobin, Kreatinin, Harnsäure, Elektrolyte, Transaminasen, LDH, Bilirubin, Eiweiß, Elektrophorese, Gerinnung.

Auffällig sind folgende **Parameter:** Leukozyten 2,3 G/l, Hb 6,5 g/dl, mittleres Erythrozytenvolumen (MCV) 95,7 fl, Hämoglobingehalt der Einzelerythrozyten (MCH) 35 pg, Retikulozyten 10 G/l (Normalwert 26–78 G/l), Thrombozyten 5 G/l, Ferritin 563,7 µg/l (Normalwert 30–300 µg/l).

### An welche Differenzialdiagnosen denken Sie bei diesen Laborwerten?

- Aplastische Anämie
- Akute Leukämie
- Knochenmarkinfiltration durch maligne Lymphome oder Karzinome
- Myelodysplastisches Syndrom
- Vitamin-$B_{12}$-, Folsäuremangel
- Virusinfektionen

### Welche weiterführende Diagnostik ist angezeigt?

- Knochenmarkuntersuchung mit Zytomorphologie, Durchflusszytometrie, Zytogenetik (Chromosomenanalyse, FISH, ggf. PCR), Histologie
- Serologie: z. B. HIV, Hepatitis, CMV, EBV, Parvovirus B19, ANA
- Durchflusszytometrie: PNH-Diagnostik
- Telomerlängenbestimmung bei Verdacht auf hereditäre Formen

## Was sehen Sie in dieser Knochenmarkzytologie (➤ Abb. 4.13)?

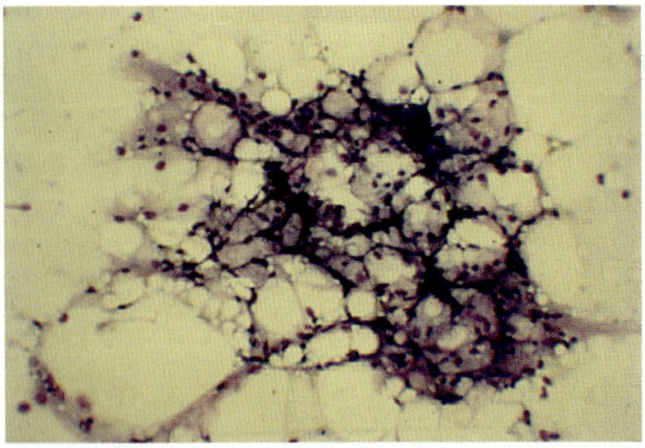

**Abb. 4.13** Knochenmarkzytogramm [P091]



Es zeigt sich eine hochgradige Markatrophie im Sinn eines aplastischen Syndroms.

In der Zytogenetik finden sich keine numerischen oder strukturellen Aberrationen. Die Serologie ist negativ.

## Welche Diagnose stellen Sie jetzt?

Es liegt eine schwere aplastische Anämie vor.

## Welche Symptome könnte der Patient bei der aplastischen Anämie außer den genannten zeigen?

- Symptome durch Granulozytopenie: Infektionen (häufig Mund-/Rachenraum, Pneumonie)
- Symptome durch Thrombozytopenie zusätzlich zu den Petechien, z. B. Zahnfleischbluten oder sonstige Blutungen

## Wie kommt es zu einer aplastischen Anämie?

Sie ist meist erworben (nur selten angeboren, z. B. Fanconi-Anämie) und > 80 % idiopathisch. Seltener (< 20 %) wird sie medikamentös ausgelöst (z. B. nichtsteroidale Antiphlogistika, Chloroquin, Allopurinol, Phenytoin, Carbamazepin, Sulfonamide, Thyreostatika, Tuberkulostatika, Clozapin, Colchicin) oder tritt postinfektiös auf (< 5 %).

Die sekundären Knochenmarkinsuffizienzen entstehen durch:

- Toxische Stoffe: z. B. Benzol, Zytostatika
- Ionisierende Strahlen
- Virusinfektionen
- Autoimmunerkrankungen (vor allem SLE)

**ZUSATZINFORMATION**

Die aplastische Anämie zählt mit einer Inzidenz von 2–3/1 Mio./Jahr in Mitteleuropa zu den seltenen Erkrankungen. Eine erworbene aplastische Anämie kann in jedem Lebensalter auftreten. Die Altersverteilung zeigt zwei Gipfel: zwischen 10 und 25 Jahren sowie bei über 60-Jährigen, ohne Geschlechtsprädilektion.
Die aplastische Anämie muss streng von der isoliert aplastischen Anämie (PRCA, Pure Red Cell Aplasia) abgegrenzt werden, die nur die Erythropoese betrifft und sich in Bezug auf Pathogenese und therapeutisches Vorgehen unterscheidet.

## Schildern Sie kurz die Pathogenese der aplastischen Anämie.

Die aplastische Anämie basiert auf einer T-Zell-vermittelten Autoimmunreaktion gegen hämatopoetische Stammzellen. Die genaue Pathogenese ist dabei nicht vollständig geklärt, eine genetische Prädisposition (Assoziation mit HLA-DR2 und -DPW3) ist beschrieben.

## Wie lautet Ihr Behandlungskonzept für den Patienten unseres Falls?

Die Behandlung erfolgt in einem hämatologischen Zentrum durch:

- Supportivtherapie: u. a. restriktive, symptomorientierte Substitution von Blutprodukten, Chelattherapie
- Immunsuppressive Therapie: Tag 1–4 Antithymozytenglobulin (ATG) vom Pferd (Off-Label-Use); Tag 1–30 Prednisolon; > 1 Jahr Ciclosporin A (sehr langsam ausschleichen)

Bei dem Patienten sind unter der ATG-Therapie eine allergische Reaktion sowie eine Herpes-simplex-Virusreaktivierung aufgetreten.

## Nennen Sie weitere Komplikationen der aplastischen Anämie, die immunsuppressiv behandelt wurde.

- Häufigste Frühkomplikation: Infektionen
- Spätkomplikationen: PNH, myelodysplastisches Syndrom und akute Leukämie

**ZUSATZINFORMATION**

Bei etwa 5 % der Patienten mit aplastischer Anämie kommt es innerhalb von 6 Jahren zu einem myelodysplastischen Syndrom (gehäuft Monosomie 7) oder einer akuten Leukämie (auch möglich ohne vorherige immunsuppressive Therapie).

## Wann ist primär eine allogene Stammzellentransplantation indiziert?

Die Indikation zur Knochenmarktransplantation besteht bei Patienten < 50 Jahren mit HLA-identischem Geschwisterspender und

- Schwerer aplastischer Anämie: Granulozyten < 0,5 G/l, Thrombozyten < 20 G/l, Retikulozyten < 20 G/l
- Sehr schwerer aplastischer Anämie: Granulozyten < 0,2 G/l, Thrombozyten < 20 G/l, Retikulozyten < 20 G/l

(Schrezenmeier et al. 2018)

## Wie schätzen Sie die Prognose der aplastischen Anämie ein?

Die Prognose ist je nach Ausprägungsgrad und altersabhängig sehr heterogen (Bacigalupo et al. 2016, Vaht et al. 2017):

- 70–80 % Ansprechrate der immunsuppressiven Kombinationstherapie (ATG, Prednisolon, Ciclosporin A), 5-Jahres-Überlebensrate altersabhängig 90 % (bis 40 Jahre) bzw. etwa 40 % (> 60 Jahre)
- Cave: langfristig bis 40 % Rezidivrate oder Übergang in PNH, MDS oder AML
- > 90 % krankheitsfreies Überleben für 5 Jahre (etwa 80 % für 10 Jahre) nach Knochenmarktransplantation (gilt für jüngere Patienten mit zumeist Geschwisterspender)

## Sie haben das myelodysplastische Syndrom (MDS) als Spätfolge der aplastischen Anämie aufgeführt. Nennen Sie weitere Ursachen für ein MDS.

4

- 90 % sind primäre, idiopathische myelodysplastische Syndrome oder gehen aus anderer hämatologischer Erkrankung hervor (insbesondere aplastische Anämie, PNH)
- 10 % sind sekundäre myelodysplastische Syndrome, induziert durch vorangegangene Zytostatika- oder Strahlentherapie

## Welche Subtypen des MDS kennen Sie (> Tab. 4.4)?

**ZUSATZINFORMATION**

Bei medullärem oder peripherem Blastenanteil > 20 % liegt definitionsgemäß eine akute myeloische Leukämie vor.

**Tab. 4.4** Klassifikation der MDS nach den Vorschlägen der WHO 2022 [W318-006]

| | Blastenanteil | Zytogenetik | Mutationen |
|---|---|---|---|
| **Genetisch definierte MDS** | | | |
| MDS mit niedrigen Blasten und isolierter Deletion (5q) | < 5 % KM<br>< 2 % Blut | Deletion (5q) isoliert oder mit 1 anderen Anomalie außer Monosomie 7 oder Deletion (7q) | SF3B1, TP53 möglich<br>2 Subtypen<br>a) MDS del(5q) mit mono-allelischer TP53-Mutation<br>b) MDS del(5q) mit SF3B1-Mutation |
| MDS mit niedrigen Blasten und SF3-B1-Mutation[1] | < 5 % KM<br>< 2 % Blut | Keine Deletion (5q), keine Monosomie 7, kein komplex aberranter Karyotyp | SF3B1 |
| MDS mit bi-allelischer TP53 Inaktivierung | Jeglicher | Typischerweise hochkomplex aberrant mit > 3 Aberrationen | 2 oder mehr TP53-Mutationen oder 1 Mutation + Verlust der Kopienzahl von TP53[5] |
| **Morphologisch definierte MDS[2]** | | | |
| MDS mit niedrigen Blasten | | | |
| • MDS mit niedrigen Blasten[3] | < 5 % KM<br>< 2 % Blut | | |
| • MDS, hypoplastisch[4] | < 5 % KM<br>< 2 % Blut | | |
| MDS mit erhöhten Blasten | | | |

**Tab. 4.4** Klassifikation der MDS nach den Vorschlägen der WHO 2022 [W318-006] *Forts.*

| | Blastenanteil | Zytogenetik | Mutationen |
|---|---|---|---|
| • MDS mit erhöhten Blasten -1 | 5–9 % KM, und/ oder 2–4 % Blut | | |
| • MDS mit erhöhten Blasten -2 | 10–19 % KM und/ oder 5–19 % Blut | | |
| • MDS mit Fibrose | 5–19 % KM, und/ oder 5–19 % Blut | | |

[1] Nachweis von ≥ 15 % Ringsideroblasten kann den Nachweis einer SF3B1-Mutation ersetzen.
[2] ≥ 10 % Dysplasiezeichen in mind. einer Zelllinie
[3] 2 Typen: MDS mit niedrigen Blasten und Single Lineage Dysplasia (MDS-0-SLD); MDS mit niedrigen Blasten und Multi Lineage Dysplasia (MDS-0-MLD)
[4] ≤ 25 % histologische Knochenmarkzellularität, altersadaptiert
[5] Kopienzahlverlust entweder zytogenetisch (durch Bänderungsanalyse oder FISH darstellbare 17p-Deletion) oder Kopienzahl-neutraler Verlust der Heterozygotie (darstellbar mittels Array-Analysen oder spez. NGS-Verfahren). Bei einer VAF von 50 % oder höher besteht ebenfalls eine hohe Wahrscheinlichkeit für eine biallelische TP53-Inaktivierung.

## Welche krankheitsspezifischen Faktoren sprechen für eine ungünstige Prognose beim myelodysplastischen Syndrom?

Eine ungünstige Prognose besteht bei ausgeprägten Zytopenien, erhöhtem Blastenanteil und bei komplexen chromosomalen Aberrationen. Die Prognoseabschätzung gelingt anhand von Scores (z. B. International Prognostic Scoring System Revised [IPSS-R]).

## Stellen Sie kurz Therapieoptionen beim myelodysplastischen Syndrom dar.

- Supportive Therapie: z. B. bedarfsgerechte Transfusionen, Chelattherapie, konsequente antiinfektiöse Behandlung, Impfungen gemäß STIKO-Empfehlungen
- Wachstumsfaktoren (Erythropoetine)
- Bei MDS-RS (nach EPO Versagen): Luspatercept
- Hochrisiko-MDS (IPSS-R high und very high): Azacitidin bei Patienten, die für eine allogene Stammzelltransplantation nicht geeignet sind; bei fehlendem Ansprechen evtl. Decitabin als weitere hypomethylierende Substanz (HMA)
- Bei 5q-Deletion: Lenalidomid
- Hypozelluläres MDS: Immunsuppressive Therapie (ATG, CyA)
- Allogene Knochenmark- oder hämatopoetische Stammzelltransplantation

(Hofmann et al. 2021)

### LITERATUR


Arber DA, et al. International consensus classification of myeloid neoplasms and acute leukemias: integrating morphologic, clinical, and genomic data. Blood 2022;140(11):1200–1228.

Bacigalupo A, Giammarco S, Sica S. Bone marrow transplantation versus immunosuppressive therapy in patients with acquired severe aplastic anemia. Int J Hematol 2016;104(2):168–174.

Hofmann W-K, et al. Onkopedia Leitlinie Myelodysplastische Neoplasien (Myelodysplastische Syndrome, MDS). Kap. 5.3 Klassifikation. Stand März 2021.

Khoury JD, et al. The 5th edition of the World Health Organization classification of haematolymphoid tumours: myeloid and histiocytic/dendritic neoplasms. Leukemia 2022;36(7):1703–1719.

Schrezenmeier H, et al. Onkopedia Leitlinie Aplastische Anämie. Stand August 2018.

Vaht K, et al. Incidence and outcome of acquired aplastic anemia: real-world data from patients diagnosed in Sweden from 2000–2011. Haematologica 2017;102(10):1683–1690.


4

# 4.15 Leitbefund Thrombopenie

Andreas Völkl

**KASUISTIK**

Eine 63-jährige Patientin wird von ihrem Hausarzt wegen einer unklaren Thrombopenie überwiesen. Bei einem „Routinecheck" der Blutwerte wurde dort die Thrombozytopenie zufällig festgestellt. Die Patientin fühlt sich sehr gut und hat keinerlei Krankheitsgefühl.

## Welche weiteren Informationen benötigen Sie?

- Frühere Blutwerte, um festzustellen, seit wann eine Erniedrigung der Thrombozyten vorliegt
- Vorerkrankungen: durchgemachte Infekte, frühere Episoden mit evtl. diskreten Blutungszeichen (z. B. Petechien)
- Medikamenten- und Alkoholanamnese



## Worauf achten Sie bei der körperlichen Untersuchung?

- Blutungszeichen, insbesondere Petechien an Schleimhäuten und Extremitäten
- Lymphadenopathie, Hepatosplenomegalie
- Hautveränderungen (Exanthem)

Die Patientin gibt an, dass vor etwa einem Jahr im Rahmen einer Arthroskopie erstmals niedrige Thrombozyten um 80 G/l bei sonst unauffälligen Blutwerten aufgefallen seien, allerdings ohne weitere Abklärung. Infektionen seien in der jüngeren Vergangenheit nicht aufgetreten, auch nimmt sie keine Medikamente ein und trinkt keinen Alkohol.
**Körperlicher Befund:** keine Blutungszeichen, keine Organomegalie, keine Lymphadenopathie, kein Exanthem, insgesamt unauffälliger Untersuchungsbefund.

## Welche Verdachtsdiagnose ist Ihre primäre Arbeitshypothese und welche Untersuchungen veranlassen Sie nun?

Es könnte sich um eine Immunthrombozytopenie (ITP) handeln. Die Konstellation aus isolierter Thrombopenie und klinisch „gesunder" Patientin ist hierfür typisch.

- Blutbild mit Thrombozyten (EDTA + Zitratblut), Differenzialblutbild, morphologischer Blutausstrich (F: Thrombozytenmorphologie? Agglutinate? Fragmentozyten? Auffälligkeiten andere Zellreihen?); LDH, Kreatinin, INR, PTT, Fibrinogen, Transaminasen, TSH, **erythro**zytäre Autoantikörper (häufige subklinische Assoziation mit ITP), fakultativ bereits ANA, HIV- und Hepatitis-Serologien
- Oberbauchsonografie: Hepatosplenomegalie? Lymphadenopathie?

**ZUSATZINFORMATION**

In der Primärdiagnostik der ITP besitzt die Bestimmung von thrombozytären Autoantikörpern aufgrund der geringen Sensitivität und Spezifität keinen Stellenwert.
In Einzelfällen kann im Krankheitsverlauf insbesondere bei Zweifeln an der Diagnose die Bestimmung von Thrombozytenglykoprotein-spezifischen Antikörpern hilfreich sein (60–80 % positiv).

**Laborwerte:** Thrombozyten 58 G/l (EDTA + Zitratblut), Hb 13,3 g/dl, Leukozyten 6,8 G/l, morphologischer Blutausstrich ohne wegweisenden Befund. Übrige Laborwerte incl. Gerinnung, TSH, ANA im Normbereich; HIV- und Hepatitis-Serologie negativ.
In der Oberbauchsonografie findet sich eine Cholezystolithiasis, aber keine Hepatosplenomegalie oder Lymphadenopathie.

## Was versteht man unter einer „Pseudothrombozytopenie"?

Der Begriff bezeichnet eine Thrombozytopenie als Messartefakt bei maschineller Thrombozytenzählung infolge einer Agglutination nach Kontakt mit EDTA, seltener auch anderen Antikoagulanzien.

## Wie können Sie das verifizieren bzw. ausschließen?

Durch Thrombozytenzählung im Zitrat- oder Heparinblut sowie Nachweis bzw. Ausschluss von Agglutinaten im morphologischen EDTA-Blutausstrich.



## Können Sie generell etwas zur Thrombozytenzahl und Blutungsneigung bei funktionell intakten Thrombozyten sagen?

Bis zu einem Thrombozytenschwellenwert von 50–80 G/l besteht ohne weitere Risikofaktoren im Regelfall keine signifikant erhöhte Blutungsneigung. Unterhalb von 30 G/l steigt das Risiko für Blutungen allgemein nahezu exponentiell an.

## Wie gehen Sie bei Ihrer Patientin weiter vor?

Aufgrund des höheren Lebensalters (> 60 Jahre) sollte zum sicheren Ausschluss anderer hämatologischer Erkrankungen eine Knochenmarkbiopsie erfolgen.

**Knochenmarkuntersuchung:** Es zeigt sich eine gesteigerte Megakaryopoese mit regelrechter Ausreifung der Granulo- und Erythropoese ohne Dysplasiezeichen, passend zu erhöhtem peripherem Thrombozytenverbrauch wie bei ITP.

## Was wissen Sie über den Pathomechanismus der ITP?

Bei der ITP handelt es sich um eine erworbene Thrombozytopenie (wiederholte Messungen < 100 G/l), verursacht durch eine Autoimmunreaktion gegen Thrombozyten und Megakaryozyten.

- **Autoantikörper:** beschleunigter Thrombozytenabbau und direkte Schädigung der Thrombozyten(-funktion), Hemmung der Megakaryozyten
- **Immundysregulation:** Verminderung von regulatorischen T-Lymphozyten (Tregs) führt zur direkten Thrombozyten-/Megakaryozyten-Schädigung durch T-Lymphozyten
- **Relativer Thrombopoetin (TPO)-Mangel:** verstärkter TPO-Abbau (Elimination internalisiert in Thrombozyten aus Zirkulation), verminderte Bildung (geschädigte Megakaryozyten, verminderte TPO-Bildung durch Leber)

(Swinkels et al. 2018)

**ZUSATZINFORMATION**

Bei ITP-Patienten sind die Thrombopoietinspiegel im Vergleich zu Gesunden zwar erhöht, aber nicht so hoch wie bei anderen Erkrankungen, die mit einer vergleichbaren Thrombopenie einhergehen (z. B. aplastische Anämie). Man spricht deshalb von einem relativen Thrombopoietinmangel. Physiologisch werden alternde Thrombozyten, die im Lebenszyklus Sialinreste an der Oberfläche verlieren, via Ashwell-Morell-Rezeptoren in die Leber internalisiert und abgebaut, was konsekutiv die TPO-Bildung in der Leber triggert. Bei der ITP werden Antikörper-beladene Thrombozyten bevorzugt in der Milz entfernt. Zudem befinden sich kaum mehr alternde Thrombozyten in der Zirkulation, die über Ashwell-Morell-Rezeptoren abgebaut werden, sodass dies den TPO-Mangel verstärkt.

## Kennen Sie eine ätiologische Einteilung der Immunthrombozytopenien?

Immunthrombozytopenien werden eingeteilt in primäre und sekundäre ITP. Darüber hinaus werden immunologisch vermittelte, aber nicht als ITP bezeichnete Thrombozytopenien unterschieden (Matzdorff et al. 2021):

**Primäre ITP** (80 %): keine auslösende Ursache erkennbar

**Sekundäre ITP** (20 %):

- Medikamentös induzierte Immunreaktion (u. a. Checkpoint-Inhibitoren)
- Autoimmunerkrankung (SLE, RA, CED, Autoimmunthyreoiditis u. a.)
- Antiphospholipid-Syndrom
- Immundefizienz-Syndrome (z. B. CVID)
- Infektionen (HIV; HBV, HCV, CMV, SARS-CoV-2, *H. pylori*)
- Nach Impfung
- Evans-Syndrom (= plus Autoimmunhämolyse)

**Immunologisch vermittelt, aber nicht als ITP bezeichnet:**

- Heparininduzierte Thrombozytopenie (HIT)
- Posttransfusionelle Purpura
- Schwangerschaftsassoziierte Thrombozytopenie
- Neonatale Alloimmunthrombozytopenie

## Wie lautet die gültige Stadieneinteilung bei ITP?

Weil sich Therapie und die Therapieziele mit der Krankheitsdauer und Schwere ändern, wurde von Matzdorff et al. 2021 eine Einteilung in drei Krankheits- und Therapiephasen vorgeschlagen und von den internationalen Konsensus-Leitlinien übernommen (➤ Tab. 4.5).

## Kennen Sie einen Zusammenhang zwischen *Helicobacter pylori* und ITP?

Eine Helicobacter-pylori-Infektion kann in Einzelfällen das Auftreten oder Persistieren einer ITP begünstigen. Angesichts der einfachen Diagnostik und erfolgversprechenden Eradikationstherapie sollte der Test auf *Helicobacter pylori* in die erweiterte Diagnostik bei persistierender ITP aufgenommen werden.

## Wann und wie behandeln Sie die ITP?

Therapieindikationen sind Blutungen und/oder im Allgemeinen Thrombozyten < 30 G/l. Ein fixer Thrombozytenschwellenwert existiert jedoch nicht. Die zur Blutungsprophylaxe notwendige Thrombozytenzahl hängt

**Tab. 4.5** Stadieneinteilung und Therapieziele (Matzdorff et al. 2021, Tab. 9, ➤ Kap. 5.3.2)

| Stadium | Definition | Therapieziel |
|---|---|---|
| Neu diagnostiziert | Bis zu 3 Monate nach Diagnosestellung. Spontanremissionen sind noch häufig. | • Blutungsstillung und Kuration<br>• Bei kurzer Therapiedauer unter Inkaufnahme von Nebenwirkungen |
| Persistierend | Zwischen 3 und 12 Monaten nach Diagnosestellung, Spontanremissionen sind weniger häufig. | • Blutungsstillung und Kuration<br>• Da Therapie häufiger längerfristig, sind Nutzen und Nebenwirkungen gegeneinander abzuwägen. |
| Chronisch | Mehr als 12 Monate nach Diagnosestellung, eine spontane Remission ist jetzt nicht mehr wahrscheinlich. | • Blutungsstillung und Kuration<br>• Lebensqualität, ggf. unter Inkaufnahme einer chronischen Thrombozytopenie<br>• Therapie nur bei schwereren Blutungen zwingend, bei oligo- oder asymptomatischen Patienten auch Watch-and-Wait möglich |

ab von Lebensalter, individueller Blutungsneigung und zusätzlichen Risikofaktoren (z. B. Antikoagulation, Hypertonus, geplanten Operationen, Beruf, Lebensstil).

- Leichte Blutungen (WHO Grad 0-II):
  - Prednison 1 mg/kg KG/d p. o. über 2 Wochen, Dosis zügig reduzieren und absetzen (kumulativ mind. 3, max. 6 Wochen Therapiedauer)
  - Dexamethason-Stoßtherapie: 40 mg/d p. o. Tag 1–4, nach 4 Wochen wiederholen, 2(–3) Zyklen
- Schwere oder lebensbedrohliche Blutungen (WHO Grad III-IV):
  - Immunglobuline 1–2 g/kg KG i. v., verteilt über 2–3 Tage, plus Glukokortikoidstoß (z. B. Methylprednisolon 5–10 mg/kg KG/d i. v. über 3 Tage), ggf. zusätzlich Thrombozytentransfusionen
  - Im Einzelfall erwägen (Off-Label-Use): Thrombopoietin-Rezeptor-Agonisten (TRA), Rituximab, Notfall-Splenektomie
- Bei fehlendem Ansprechen (nach 2–4 Wochen) oder chronischem Verlauf:
  - Thrombopoietin-Rezeptor-Agonisten (TRA): Romiplostim 1 × 1–10 µg/kg KG/Woche s. c., Eltrombopag 25–75 mg/d p. o., kurzfristige Ansprechrate (TZ 50–150 G/l) > 90 %, langfristig 30–90 %. Zudem Avatrombopag (Startdosis 1 × 20 mg/d p. o.) ab einer Krankheitsdauer von mind. 12 Monaten
  - Fostamatinib (SYK-Inhibitor = Spleen Tyrosine Kinase) 2 × 100–150 mg/d p. o.
  - Splenektomie bei therapierefraktärer ITP (> 12 Monate Krankheitsdauer) mit Gefährdung, Impfung gegen Pneumokokken, Haemophilus, Meningokokken; dauerhafte Remissionsrate 60 %.
  - Splenektomie-aufschiebende Therapien: vor allem Rituximab 375 mg/m$^2$ i. v. wöchentlich für 4 Wochen, Ansprechen etwa 50 % (Off-Label-Use), nachrangig z. B. Azathioprin, Cyclophosphamid, Ciclosporin

## ZUSATZINFORMATION

Speziell durch den Einsatz neuerer Therapien wie den TPO-Rezeptor-Agonisten (TRA) hat sich die Prognose der ITP weiter verbessert. Obwohl das Risiko für schwerwiegende Blutungen bei ITP geringer ausgeprägt ist als bei vergleichbaren Thrombozytopenien anderer Genese, liegt das Risiko für tödliche Blutungsereignisse bei Patienten > 60 Jahren noch bei bis zu 7 %. Darüber hinaus berichten ITP-Patienten häufig von einer deutlich reduzierten Lebensqualität, besonders zu Beginn der Erkrankung, wenn Blutungssymptome noch häufig sind und Patient und Angehörige erst lernen müssen, mit der Thrombozytopenie umzugehen. Unabhängig von der Blutungsneigung leiden viele Patienten unter Erschöpfungssymptomen (Fatigue), deren Ursachen noch nicht geklärt, mutmaßlich jedoch multifaktoriell sind.

Die bisher verfügbaren TRAs sind nicht kreuzresistent, d. h. bei fehlendem Ansprechen auf ein Präparat ist der Wechsel auf einen anderen TRA gerechtfertigt. Nach Ansprechen mit über längere Zeit (> 6[–12] Monate) stabilen Thrombozytenwerten, kann ein Absetzversuch mit langsamem Ausschleichen über viele Monate unternommen werden. Bei einem erheblichen Anteil der Patienten kann eine Therapie-freie Remission erzielt werden (etwa 30 %).

4

## Welche anderen Ursachen für Thrombozytopenien kennen Sie?

- Thrombotische Mikroangiopathien (TMA): Coombs-negative hämolytische Anämie mit Nachweis von Fragmentozyten (mikroangiopathisch-hämolytische Anämie, MAHA) plus Thrombozytopenie und ischämischem Endorganschaden
  - Hämolytisch-urämisches Syndrom (HUS): Trias aus mikroangiopathischer hämolytischer Anämie, Thrombozytopenie und Nierenversagen
  - Thrombotisch-thrombozytopenische Purpura (TTP): definiert durch erniedrigtesADAMTS13 (< 10 %), klinisch häufig unspezifisch (Fatigue, Übelkeit, Dyspnoe), > 70 % neurologische Symptome (Kopfschmerzen, Verwirrtheit, Fokalneurologie). Plasmic Score zur Abschätzung der Wahrscheinlichkeit einer TTP (Bendapudi et al. 2017)
  - Mögliche Pathogenese für HUS und TTP: Auftreten nach vorausgegangenen Infektionen, Medikamenteneinnahme, Schwangerschaft, oft idiopathisch
  - Schwangerschaft: HELLP-Syndrom
- Erhöhtes Pooling: Hypersplenismus, Gestationsthrombozytopenie
- Toxisch (Alkoholabusus, Radiatio, Chemotherapie)
- Hepathopathie-assoziierte Thrombozytopenie
- Verdrängung der Megakaryopoese durch primäre Erkrankungen oder Befall des Knochenmarks (Leukämien, Lymphome, Myelom, Metastasen, Speicherkrankheiten)
- Verbrauchskoagulopathie (DIC)
- Heparininduzierte Thrombopenie (HIT)

(Kreuzer et al. 2021)

## Sie nannten die HIT, können Sie diese weiter charakterisieren?

Man unterscheidet zwei Formen der HIT, die als Nebenwirkung von unfraktioniertem, seltener niedermolekularem Heparin auftritt:

- **HIT Typ I** (Häufigkeit bis 5 %): Beginn sofort bis 5 Tage nach Heparinexposition über direkte Interaktion mit Thrombozyten, Abfall der Thrombozyten bis etwa 30 % des Ausgangswertes, selten unter 100 G/l. Normalisierung der Thrombozyten innerhalb einer Woche. Heparin muss nicht abgesetzt werden, durch engmaschige Kontrolle der Thrombozytenwerte muss eine HIT Typ II ausgeschlossen werden.
- **HIT Typ II** (Häufigkeit 0,2–1 %): Beginn 5–10 Tage nach Heparinexposition über Bildung von Antikörpern gegen den Plättchenfaktor-4/Heparin-Komplex, Abfall der Thrombozyten auf < 100 G/l oder um mehr als 50 % des Ausgangswertes. Diagnose durch immunochemischen Screening Test (z. B. ELISA oder Antigen-Schnelltest), Bestätigung durch funktionelle Tests (HIPA). Komplikationen: bei 10–25 % venöse oder arterielle Thromboembolien. Ersatztherapie mit Danaparoid oder Argatroban (Alternativen [Off-Label-Use]: Fondaparinux oder Bivalirudin, evtl. DOAK).

## Wie kann die Vortestwahrscheinlichkeit einer HIT II abgeschätzt werden?

Anhand des „4T-Score" (4 T = **T**hrombocytopenia, **T**iming, **T**hrombosis and o**t**her causes for thrombocytopenia) (➤ Tab. 4.6)

Der 4T-Score hat einen sehr hohen negativ prädiktiven Wert (99,8 %), d. h. Patienten mit einem Score ≤ 3 haben mit hoher Wahrscheinlichkeit keine HIT (Cuker et al. 2012). Er eignet sich somit insbesondere zum Ausschluss einer HIT. Der positive Vorhersagewert eines höheren Scores variiert abhängig vom klinischen

**Tab. 4.6** 4T-Score (Vortest Scoring System für HIT) [F896-002]

| 4Ts | 2 Punkte | 1 Punkt | 0 Punkte |
|---|---|---|---|
| Thrombozytopenie | Abfall der Thrombozyten um > 50 % **und** Nadir ≥ 20 G/l | Abfall der Thrombozyten um 30–50 % **oder** Nadir 10–19 G/l | Abfall der Thrombozyten um < 30 % **oder** Nadir < 10 G/l |
| Zeitpunkt des Thrombozytenabfalls | Klarer Beginn 5–10 Tage oder ≤ 1 Tag bei Heparinexposition innerhalb der letzten 30 Tage | Weniger eindeutiger Beginn 5–10 Tage **oder** Beginn > 10 Tage oder≤ 1 Tag bei Heparinexposition innerhalb der letzten 30–100 Tage | < 4 Tage ohne frühere Heparinexposition |
| Thrombose oder andere Folgen | Neue Thrombose; Hautnekrose; akute systemische Reaktion nach i. v. Heparinbolus | Progrediente oder wiederholte Thrombosen; erythematöse Hautläsionen; klinischer Thromboseverdacht (unbestätigt) | Keine |
| Andere Ursache der Thrombozytopenie | Keine andere Ursache erkennbar | Mögliche andere Ursache vorhanden | Andere Ursache nachgewiesen |
| **Wahrscheinlichkeit einer HIT II** | | | |
| 0–3 Punkte niedrige Wahrscheinlichkeit<br>4–5 Punkte mittlere Wahrscheinlichkeit<br>6–8 Punkte hohe Wahrscheinlichkeit | | | |

Kontext stark. Ab einer mittleren Wahrscheinlichkeit sollte Heparin durch ein alternatives Antikoagulans ausgetauscht und eine weiterführende Labordiagnostik bezüglich HIT veranlasst werden.

### LITERATUR


Bendapudi PK, et al. Derivation and external validation of the PLASMIC score for rapid assessment of adults with thrombotic microangiopathies: a cohort study. Lancet Haematol 2017;4(4):e157-e164.

Cuker A, et al. Predictive value of the 4Ts scoring system for heparin-induced thrombocytopenia: a systematic review and meta-analysis. Blood 2012;120(20):4160–4167.

Kreuzer K-A, et al. Onkopedia Leitlinie Thrombozytopenien. Stand März 2021.

Matzdorff A, et al. Onkopedia Leitlinie Immunthrombozytopenie (ITP). Stand März 2021.

Swinkels M, et al. Emerging cncepts in immune thrombocytopenia. Front Immunol 2018;9:880.


4

KAPITEL

# 5 Infektiologie

Felix Röpcke, Philipp Schommers, Stefan Schewe und Florian Steiner

## 5.1 Leitsymptome Dyspnoe und Halsschmerzen

Florian Steiner

**KASUISTIK**

Februar 2021: Ein 72-jähriger Patient, Exraucher (50 sog. Cig-Pack Years), stark adipös BMI 41,5 kg/m2, Vollbart, stellt sich auf Eigeninitiative mit mäßiger Luftnot, erhöhter Temperatur und Halsschmerzen in der Notaufnahme vor. Der alleinstehende Rentner verlässt seit dem Herbst aufgrund der Corona-Pandemie nur noch selten sein Haus zum Einkaufen, sowie 1 ×/Woche zum Skatspielen mit seinen zwei ehemaligen Kollegen. Er trägt außerhalb des Hauses und auch beim Skatspielen konsequent eine FFP2-Maske und beim Einkaufen zusätzlich noch medizinische Schutzhandschuhe. Heute Mittag hatte er bei seiner Hausarztpraxis angerufen und die Beschwerden geschildert. Dort wollte man ihn zum „Coronaausschluss per Abstrich am Folgemorgen" einbestellen. Der Patient schließt aber eine COVID-19 aufgrund der praktizierten Schutzvorkehrungen für sich aus. Da er eine Behandlungsverzögerung befürchtet durch den Abstrich erst am Folgetag, kommt er zu Ihnen in die Notaufnahme.

Nennen Sie drei Krankheitsgruppen (organbezogen), die zu einer Belastungsdyspnoe führen können.

5

- Kardiale Erkrankungen (z. B. Linksherzinsuffizienz unterschiedlicher Genese)
- Bronchopulmonale Erkrankungen (z. B. COPD, Pneumonie)
- Nicht kardiopulmonale Erkrankungen (z. B. Anämie, Urämie)

Welche infektiologischen Verdachtsdiagnosen aus dem Bereich der bronchopulmonalen Erkrankungen ziehen Sie in Betracht (vier sind genannt)?

- COVID-19
- Influenza
- Sog. banale virale Atemwegsinfektion (z. B. Rhinoviren, ECHO-Viren)
- Bakterielle ambulant erworbene Pneumonie

Welche nicht infektiologischen Verdachtsdiagnosen aus dem Bereich der bronchopulmonalen Erkrankungen ziehen Sie in Betracht (drei sind genannt)?

- Akut exazerbierte COPD
- Lungenarterienembolie
- Bronchialkarzinom

Die Vitalparameter und die weitere körperliche Untersuchung ergeben: Puls rhythmisch, HF 96/min, Blutdruck 145/90 mm Hg. Atemfrequenz 22/min. Temperatur 38,5 °C aurikulär, Finger-Pulsoxymetrie $O_2$-Sättigung 93 %. Glasgow Coma Scale (GCS 15). Bei der Auskultation der Lunge beidseits basal leise, aber eindeutige feuchte Rasselgeräusche.

Welche Laborwerte fordern Sie an?

Großes Blutbild, CRP, ggf. Procalcitonin, Krea, Na, K, GOT(AST), GPT (ALT), LDH, TSH, ggf. auch D-Dimere, NT-proBNP; bevorzugt arterielle, ggf. venöse Blutgasanalyse, Blutkulturen sowie Urin für Urinstix und Legionellen-Ag-Schnelltest im Urin.

Das Blutbild zeigt eine niedrig normale Leukozytenzahl mit Lymphopenie, Hb normal, Thrombozyten 131.000/µl, CRP 42 mg/l (normal bis 5 mg/l), Krea, Na, K normwertig. GPT (ALT) leicht erhöht, LDH 313 IU/ml, D-Dimere 1174 µg/l (normal bis 500 µg/l). Der Urinstix ist unauffällig, Legionellen-Ag im Urin negativ.

### Weshalb haben Sie die unspezifischen D-Dimere sowie das recht teure TSH bestimmen lassen?

Während einer Pandemie muss zügig gearbeitet und müssen alltägliche Vorgehens- und Denkweisen ggf. angepasst werden.

- D-Dimere: Erhöhte D-Dimere sind bekannterweise unspezifisch, können aber bei COVID-19 prognostisch relevant sein und beeinflussen so ggf. die weitere Versorgung. Außerdem kann bei negativem D-Dimer z. B. einen Lungenarterienembolie ausgeschlossen werden.
- TSH: Sollte eine Bildgebung mit Kontrastmittel notwendig werden, würde das Nachfordern von TSH recht viel Zeit brauchen. Die Abläufe würden sich verzögern. Dies muss in der Pandemie vermieden werden, damit sich nicht unnötig viele Patienten in der Notaufnahme ansammeln, da das Raummanagement erschwert wird und das Ansteckungsrisiko für Patienten und Personal steigt.

Dem Patienten wurde erklärt, wie er die Urinprobe gewinnen muss, nämlich in Form eines Mittelstrahlurins: Vorhaut zurückziehen, vorsichtig reinigen, den ersten Strahl in die Toilette und dann erst in den Proben-Becher urinieren, ohne den Becher mit dem Penis zu berühren.



### Nennen Sie mindestens zwei Gründe, warum es sinnvoll sein kann, in einer Notfallsituation den Mittelstrahlurin (mit Urin-Stix und Legionellen-Ag-Schnelltest) zu untersuchen.

- Feststellen einer Leukozyturie als H. a. Harnwegsinfektion, Pyelonephritis
- Urin-Legionellen-Schnelltest mit hoher Spezifität einer Infektion mit *Legionella pneumophila* der Serogruppe 1. (Ein Urin-Pneumokokken-Schnelltestest ist ebenfalls verfügbar, wird aber in der Pneumonie-Leitlinie nicht empfohlen.)
- Bei COVID-19 steigt bei pathologischem Urinbefund (Leukozyturie, Erythrozyturie, Albuminurie) das Risiko eines schweren Verlaufs mit intensivpflichtigkeit (Kluge et al. 2024, S. 35 ff.). Daher können auch wiederholte Urinuntersuchungen mit U-Stix bei stationären COVID-19-Patienten sinnvoll sein.

Jeder Befund sollte aber kritisch auf klinische Relevanz hinterfragt werden.

### Welche zwei etablierten Standard-Möglichkeiten haben Sie zum Nachweis von SARS-CoV-2?

- SARS-CoV-2-Antigen-Schnelltest: Das Ergebnis ist schnell verfügbar, aber weniger zuverlässig als bei der PCR.
- SARS-CoV-2-PCR: Das Ergebnis ist langsamer verfügbar, aber zuverlässiger als beim Schnelltest.

Hinweis: Die Antikörperdiagnostik ist in der Akutdiagnostik nicht sinnvoll.

### Wenn der Schnelltest negativ gewesen wäre, welche Maßnahmen neben den Blutkulturen und Urindiagnostik würden Sie zur Erregerdiagnostik durchführen?

- Nasopharyngealabstrich zur PCR mit Fragestellung COVID-19, Influenza, ggf. andere Viren
- Ggf. Sputumkultur, um ggf. Erregerspektrum von Infektion bei COPD abzuklären

### Was ist an der Sputumdiagnostik in der Corona-Pandemie problematisch?

Die korrekte Gewinnung von Sputum ist eine aerosolproduzierende Maßnahme. Daher sollte je nach Raumgröße und Lüftung genau abgewogen werden, ob man dieses potenziell erhöhte Risiko für Mitarbeiter und andere Patienten in der aktuellen Lage eingehen will.

### Für welche Bildgebung würden Sie sich entscheiden?

- Röntgen-Thorax (schnell, kostengünstig, ggf. mobil)
- Ggf. CT-Thorax, ggf. mit Niedrigdosisprotokoll (LDCT), insofern sich daraus Therapiekonsequenzen ergeben würden (Zylka-Menhorn 2020)
- Ggf. Sonografie der Lunge (durch erfahrenen Ultraschaller; auch zur Verlaufskontrolle sinnvoll)



Der Antigen-Schnelltest ist positiv (ebenso das später eingehende PCR-Ergebnis), sodass Ihre Verdachtsdiagnose von COVID-19 bestätigt ist.

### Nennen Sie drei Risikofaktoren für die Transmission von SARS-CoV-2 (acht sind genannt).

- Hohe Anzahl der Menschen, mit denen man Kontakt hat und lange Dauer der Kontakte.
- Geringer Abstand zu Mitmenschen
- Fehlende Schutzmaßnahmen (Masken, Plexiglas-Spuckschutz u. a.)
- Schlecht gelüftete, kleine, überfüllte Räume
- Lautes Reden, Singen
- Fehlende Hände- und Hustenhygiene, unkontrolliertes Sich-in-das-Gesicht-fassen
- Arbeit mit COVID-19-Patienten z. B. Notaufnahme, COVID-19-Station, Intensivstation
- Kontakt mit Menschen, die selbst viele Risikokontakte haben.

### Auf welche Hygienemaßnahmen soll bei der stationären Versorgung von Patienten mit COVID-19(-Verdacht) geachtet werden?

- Kontakt mit dem Patienten unter strengen Hygienemaßnahmen
- Falls vorhanden, Isolierzimmer mit Vorraum
- Händedesinfektion
- FFP2-Masken für Mitarbeiter, ggf. FFP3 bei stark aerosolproduzierenden Maßnahmen wie Bronchoskopie oder Intubation. Wenn toleriert, Mund-Nasen-Schutz für Patienten

Der Patient wird auf Normalstation verlegt, bekommt $O_2$ 2 l/min über die Nasensonde und wird überwacht. Bei der mehrmals täglich gemessenen Pulsoxymetrie werden Sie von der Pflege über einen Abfall der $O_2$-Sättigung auf 89 % informiert. Der Patient verneint eine Zunahme der mäßigen Dyspnoe.

## Wie erklären Sie sich, dass der Patient keine vermehrte Atemnot angibt?

Eine „stille Hypoxie“ ist insbesondere bei älteren Patienten zu beobachten. Patienten mit kardiopulmonalen Vorerkrankungen können eine subjektive Dyspnoe ggf. als weniger bedrohlich empfinden (Xie et al. 2020). Daher ist ein Screening mit Pulsoxymetrie zu empfehlen.

Unter Wechsel auf Maske mit Reservoirbeutel und zusätzlicher Sauerstoffgabe steigt die $O_2$-Sättigung auf 94 %.

## Welche Kontrollen sollten Sie bei dem Patienten durchführen und warum?

Sie kontrollieren den Patienten auch aufgrund seiner bekannten COPD mit regelmäßiger Einschätzung und Kontrolle von Atemfrequenz, Wachheit und venöser BGA, um eine sog. $CO_2$-Narkose durch verminderten Atemantrieb nicht zu übersehen.

## Nennen Sie die antivirale oral einzunehmende Therapieoption, die man besonders Risikopatienten in der Frühphase einer COVID-19 auch in einer Hausarztpraxis anbieten kann.

- Nirmatrelvir plus Ritonavir (Zweiwirkstoff-Medikament, Therapiedauer: 5 Tage, auf Medikamenteninteraktionen achten)

Es wird eine Computertomografie des Thorax angefertigt (➤ Abb. 5.1).

## Bitte befunden Sie die Schnittbilder und bewerten Sie den Befund.

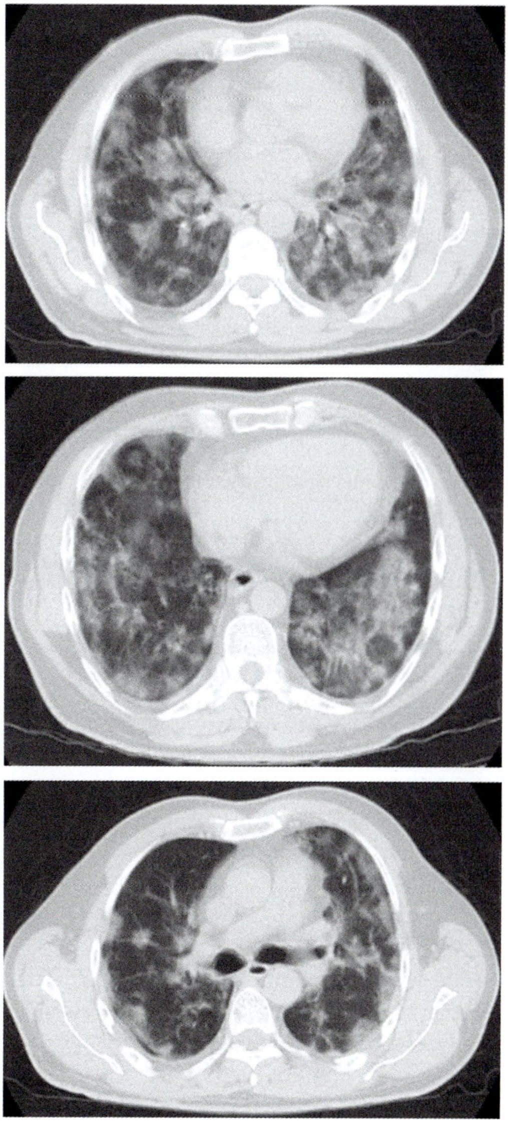

**Abb. 5.1** Computertomografie des Patienten [E1072]

Milchglasartige Infiltrate, bilaterale Verdichtungen, interstitielle Zeichnungsvermehrungen.

Diese unspezifischen Befunde treten bei verschiedenen Viruspneumonien auf, auch (wie im vorliegenden Fall) bei der COVID-19-Pneumonie. Zeichen für eine bakterielle Superinfektion zeigen sich keine.

## Der Patient wird bei Verschlechterung auf Intensivstation verlegt. Was sind Indikationen zur Aufnahme auf die Intensivstation?

- Hypoxämie $SpO_2 < 90\,\%$ (unter 2–4 l $O_2$/min) und Dyspnoe
- Atemfrequenz > 25–30/min

(Kluge et al. 2024, S. 34 ff.)

## Welche Lungenerkrankung liegt der respiratorischen Insuffizienz vermutlich zu Grunde?

Akutes Lungenversagen = Acute Respiratory Distress Syndrome (ARDS). Das COVID-19-assoziierte ARDS wird entsprechend der aktuellen Leitlinie therapiert.



> Im Verlauf verschlechtert sich der klinische Zustand des Patienten trotz Sauerstoffgabe von 4 l $O_2$/min und einem High-Flow-Sauerstofftherapie-Versuch (HFOT; mit etwa 15 l/min Sauerstoffgasgemisch über Brille oder Maske) auf eine $O_2$-Sättigung von 87 %. Die Atemfrequenz beträgt 33/min.

## Was ist nun indiziert?

Der Versuch einer nichtinvasiven Beatmung (NIV).

> Die NIV ist nicht erfolgreich, der Zustand des Patienten verschlechtert sich weiter.

## Kennen Sie den Horovitz-Quotienten und die Berlin-Definition?

Der **Horovitz-Quotient** (oder Horovitz-Index) ist das Verhältnis des $p_aO_2$ zur inspiratorischen Sauerstoffkonzentration ($FiO_2$). Bei Raumluft rechnet man mit einer $FiO_2$ von 0,21. Bei Beatmung mit 50 % bzw. 100 % Sauerstoff beträgt die $FiO_2$ 0,5 bzw. 1,0. Bei gesunden Menschen liegt der Horovitz-Quotient meist zwischen 350–450 mmHg. **Beispiel:** Die arterielle BGA ergibt einen unauffälligen $p_aO_2$ von 80 mmHg. Die $FiO_2$ beträgt 0,21, da 21 % Sauerstoff in der Raumluft vorhanden ist.

$$\text{Horovitz-Quotient} = \frac{p_aO_2}{FiO_2} = \frac{80\ \text{mmHg}}{0{,}21} = 381\ \text{mmHg}$$

Nach der **Berlin-Definition** (gemeinsame Konferenz von europäischen und US-amerikanischen Fachgesellschaften 2011 in Berlin) wird das ARDS bei einem PEEP $\geq 5\ cmH_2O$ mithilfe des Horovitz-Quotienten in mild, moderat und schwer eingeteilt:

- $\leq 300$ mmHg = mildes ARDS
- $\leq 200$ mmHg = moderates ARDS
- $\leq 100$ mmHg = schweres ARDS

Eine Rechenaufgabe zum Patienten bei High-Flow-Sauerstofftherapie: Der $p_aO_2$ beträgt 56 mmHg. Den $O_2$-Anteil der Einatmungsluft setzen wir bei High-Flow-Sauerstofftherapie (etwa 15 l/min) mit 40 % an.

Welchen Wert hat der aktuelle Horovitz-Quotient des Patienten?

Bei dem Patienten beträgt der Horovitz-Quotient 140 mmHg ($\frac{56\,\text{mmHg}}{0{,}4}$).

Wie gehen Sie bei diesem Verlauf und diesem Horovitz-Quotienten weiter vor?

Bei einem Horovitz-Quotienten ($p_aO_2/FiO_2$) < 150 mmHg ist eine Intubation zu erwägen, bei < 100 mmHg sollte man intubieren und maschinell beatmen (Kluge et al. 2024, S. 49 ff.)

**ZUSATZINFORMATION**

Besonders bei schwer kranken, sehr alten Menschen sollte stets, insbesondere aber vor einer Intubation, nach dem ggf. mutmaßlichen Patientenwillen gefragt werden. In dieser Patientengruppe mit schlechter Prognose kann eine Therapiezieländerung auf Palliation eine sinnvolle und humane Alternative zur Beatmung sein. Neben dem Patientenwillen, den es zu respektieren und umzusetzen gilt, stellt eine Pandemie eine besondere Situation dar. Es muss an die begrenzten Ressourcen gedacht werden. Es wäre unethisch z. B. den letzten Beatmungsplatz für einen Patienten zu belegen, der keine Maximaltherapie wünscht.

Der Patient hat wiederholt geäußert, dass er leben möchte und wenn nötig auch eine Maximaltherapie wünscht. Der Zustand des Patienten verschlechtert sich weiter. Wie gehen Sie jetzt vor?

- Bei nicht erfolgreichem Therapieversuch mit High-Flow-Sauerstofftherapie unter ständiger Intubationsbereitschaft ist die Intubation mit maschineller Beatmung nun der nächste Schritt.
- Intubation vorbereiten (sog. COVID-RSI, Rapid Sequence Induction – ohne Zwischenbeatmung, um die Aerosolbildung zu minimieren) und maschinelle Beatmung

**ZUSATZINFORMATION**

Initiale Einstellung des Beatmungsgeräts:
- $V_T \leq 6$ ml/kg Standard-Körpergewicht
- Endinspiratorischer Atemwegsdruck ≤ 30 $cmH_2O$
- Einstellung des PEEP orientierend anhand ARDS-Network-Tabelle ($FiO_2$/PEEP-Tabelle)
- Bei fehlendem Schock oder Gewerbeminderperfusion zurückhaltende Flüssigkeitstherapie

(Kluge et. al, S3-Leitlinie COVID-19, S. 49 ff.)

**ZUSATZINFORMATION**

Weitere Therapiemaßnahmen bei COVID-19-Patienten auf Intensivstation
- Thromboembolieprophylaxe mit NMH, ggf. Fondaparinux. Je nach Thromboserisiko in einer für den Hochrisikobereich zugelassenen Dosierung (Kluge et al. 2024, S. 27 ff.)
- Immunmodulatorische Therapien: starke Empfehlung für Dexamethason 6 mg/d p. o. oder i. v. über 10 Tage bei Patienten mit zusätzlichem Sauerstoffbedarf sowie beatmeten Patienten. Bzgl.: IL-1 und IL-6-Antagonisten und JAK-Inhibitoren: aktuelle Datenlage beachten.(Kluge et al. 2024, S. 15 ff.)
- Antivirale Medikation (bitte aktuellen Stand der Wissenschaft beachten): Nirmatrelvir plus Ritonavir p. o. sowie Remdesivir i. v. nur in der Frühphase. Die vorübergehend genutzten monoklonalen Antikörper spielen aufgrund der sogenannten Immunflucht *(immune escape)* der Viren aktuell (Stand 09/2024) kaum bis keine Rolle mehr.

- Ggf. Antipyretika, Volumenmanagement.
- Atemtechniken und Atemschulung.
- Sekretmanagement: Physiotherapie, maschinelle Hustenassistenten, sekretmobilisierende Westen-Systeme, oszillierende PEP-Systeme (Positive Expiratory Pressure).
- Bei Patienten ab CPAP oder NIV sollte zusätzlich eine Bauchlagerund durchgeführt werden.
- Hämodialyse: bei etwa ¼ der beatmeten Patienten im Verlauf nötig.
- Bei schwerem ARDS und therapierefraktärer Hypoxämie ($p_aO_2/FiO_2 < 60$ mmHg) ist die extrakorporale Membranoxygenierung (ECMO) eine Option, die aber z. B. bei sehr alten COVID-19-Patienten eine sehr schlechte Prognose hat (siehe RESP-Score zur Prognose ARDS ECMO).

### Neben dem oben angesprochenen Thromboembolierisiko, auf welche weiteren Komplikationen muss geachtet werden? Nennen Sie zwei.

- Hyperinflammationssyndrom (ggf. Therapieversuch mit IVIG für 3 Tage plus Dexamethason)
- Nierenversagen (Flüssigkeitsmanagement, Vermeiden nephrotoxischer Substanzen, Dialyse)
- Cholestatisches Leberversagen
- Herzrhythmusstörungen, myokardiale Schädigung
- Bakterielle Superinfektion

5

Das Ergebnis der Blutkulturen, die man in der Notaufnahme abgenommen hatte, kommt nach wenigen Tagen und zeigt ein mäßiges Wachstum von *Staphylococcus epidermidis* in einer von zwei Blutkulturpaaren (1 von 4 Flaschen).

### Was ist nun indiziert?

Das Ergebnis ist als wahrscheinliche Kontamination zu werten und bedarf keiner weiteren Schritte.

**ZUSATZINFORMATION**

Es ist ratsam, trotz recht hoher Kosten stets vier **Blutkulturen** abzunehmen (zwei Paare je anaerob und aerob) um die Sensitivität zu erhöhen und auch um Ergebnisse besser interpretieren zu können. *S. epidermidis* ist selten bei Immunkompetenten pathogen, kann jedoch z. B. Katheterinfektionen auslösen.
Bei positivem Urin-Stix und Einsendung zur **U-Bakt-Untersuchung:** Ein später eingehenden Ergebnis mit Nachweis von *S. aureus* im Mittelstrahlurin ist immer ein Alarmzeichen, auch wenn es dem Patienten unter antiinfektiver Therapie erst einmal besser geht. Dieser Befund sollte akribisch unter anderem mit wiederholten Blutkulturen, Fokussuche, insbesondere TEE zum Ausschluss einer lebensgefährlichen Endokarditis, abgeklärt werden.

Im Verlauf verschlechtert sich der Patient weiter. Der Horovitz-Quotient fällt trotz intensivmedizinischer Maßnahmen weiter ab. Es wird die Indikation zur extrakorporalen Membranoxygenierung (ECMO) gestellt. Der Patient verstirbt während der Vorbereitungsmaßnahmen zur ECMO.

### In welchen Situationen konnte sich der Patient vermutlich mit SARS-CoV-2 infizieren, obwohl er so genau auf die Einhaltung seiner Schutzmaßnahmen geachtet hat?

Das größte Risiko scheinen nicht die Einkäufe, sondern die Skatrunde gewesen zu sein, weil dabei drei Menschen dicht und über längere Zeit zusammen an einem Tisch sitzen. Zudem war der Schutz durch die FFP2-Maske bei ihm eingeschränkt (Bartträger!).

Die vom Patienten beim Einkauf getragenen medizinischen Schutzhandschuhe stellen nur einen scheinbaren Schutz dar und sind aus hygienischen und ökologischen Gründen abzulehnen.

**ZUSATZINFORMATION**

Die FFP2-Maske gibt keinen 100%-igen Schutz. Nicht jedes Gesicht passt optimal zu jeder Maske. Insbesondere Vollbartträger sind schlechter geschützt, da die Maske nicht dicht anliegen kann. Die Luft und die Aerosole suchen sich beim Atmen den Weg des geringsten Widerstands durch den Bart hindurch, ohne dass die Filterfunktion der Maske zum Einsatz kommt.

Das Risiko beim Einkaufen ist als deutlich geringer anzusehen, wenn man sich schützt, Abstand hält und die Kontakte mit Menschen z. B. an der Kasse nur kurz sind.

**LITERATUR**

Kluge S, et al. S3-Leitlinie – Empfehlungen zur Therapie von Patienten mit COVID-19. AWMF-Registernr. 113-001. Stand 31.1.2024, gültig bis 30.11.2024 (Living Guideline, 84 Seiten).

Xie J, et al. Critical care crisis and some recommendations during the COVID-19 epidemic in China. Intensive Care Med 2020;46(5):837–840.

Zylka-Menhorn V. Radiologie und COVID-19: Ein Lungen-CT nicht ohne rechtfertigende Indikation. Dtsch Arztebl 2020;117(17):A-872/B-732.



## 5.2 Leitsymptom Dysurie

Philipp Schommers

**KASUISTIK**

Ein 23-jähriger Patient erscheint in Ihrer allgemeinärztlichen Praxis und teilt mit, dass er sich auf Geschlechtskrankheiten testen lassen möchte. Er ist Single, habe sporadisch wechselnde Geschlechtspartnerinnen und zwischendurch auch homosexuelle Geschlechtskontakte. Weitere Symptome bestehen aktuell nicht. Zudem habe er vor wenigen Wochen einen Ganzkörperausschlag gehabt. Da dieser jedoch nicht gejuckt habe und von selbst wieder verschwunden ist, habe er dem keine Beachtung geschenkt. Er war bereits beim Gesundheitsamt und bringt einen aktuellen negativen HIV-Test und eine negative Hepatitis-Serologie mit.

### Welche zwei große Klassen von Erregern verursachen sexuell übertragbare Erkrankungen (STD)?

Bakterien und Viren

### Nennen Sie je zwei sexuell übertragbare bakterielle und virale Erkrankungen.

Bakteriell:
- Chlamydien-Infektion *(Chlamydia trachomatis)*
- Gonorrhö (Tripper) *(Neisseria gonorrhoeae)*
- Syphilis *(Treponema pallidum)*
- Bakterielle Vaginose (nicht immer sexuell übertragen, aber möglich)

Viral:
- HIV-Infektion, AIDS (Humanes Immundefizienz-Virus)
- Hepatitis B und C (HBV und HCV)

- Genitale Warzen, Zervixkarzinom (humanes Papillomavirus, HPV)
- Herpes genitalis (Herpes-simplex-Virus, HSV)

## Auf welche Erkrankungen testen Sie den Patienten bei der beschriebenen Symptomatik zunächst?

- Chlamydien-Infektion *(Chlamydia trachomatis)*
- Gonorrhö (Tripper) *(Neisseria gonorrhoeae)*
- Syphilis *(Treponema pallidum)*

## Welches Untersuchungsmaterial gewinnen Sie für diese drei Infektionen und welchen Test nutzen Sie?

- Chlamydien-Infektion: PCR aus Urin oder einem oralen, rektalen oder urethralen Abstrich
- Gonorrhö (Tripper): PCR oder Kultur aus Urin oder einem oralen, rektalen oder urethralen Abstrich. Bei Nachweis einer Gonorrhö sollte eine Kultur nachgefordert werden, da bei *Neisseria gonorrhoeae* zunehmende Resistenzen beobachtet werden.
- Syphilis: serologische Testung aus Blut
  - Suchtest: Treponema-Pallidum-Hämagglutinations-Assay (TPHA) oder Treponema-pallidum-Partikel-Agglutination (TPPA)
  - Bestätigungstest: Fluoreszenz-Treponema pallidum-Antikörper-Absorptions-Test (FTA-ABS)
  - Beurteilung Infektionsstadium: Bestimmung IgM-Antikörper und Veneral-Disease-Research-Laboratory-(VDRL-)Test.

Bei dem Patienten zeigt sich ein positiver PCR-Befund von *Chlamydia trachomatis* aus der Urethra. Die Lues-Serologie dauert etwas länger, sodass diese bei der nächsten Vorstellung noch aussteht.

## Welche Beschwerden können bei einer Infektion mit *Chlamydia trachomatis* vorliegen?

- Die Urethritis durch *C. trachomatis* bei Männern geht mit Brennen und/oder Schmerzen beim Wasserlassen und glasig-trübem Ausfluss einher.
- 30 % der infizierten Männer zeigen keine Symptome.
- 70 % der infizierten Frauen zeigen keine Symptome.
- Extragenitale Infektionen (z. B. pharyngeal und anal) sind in 90 % der Fälle symptomfrei.
- Aufsteigende Infektionen bei Männern verursachen Prostatitis, Vesikulitis oder Epididymitis.
- Bei Frauen treten ebenfalls aufsteigende Infektionen auf.

## Im Vergleich dazu: Wie sehen die Symptome einer Gonorrhö aus?

Klinisch ist eine Infektion mit Chlamydien nur schwer bis gar nicht von einer Gonorrhö zu unterscheiden.

## Zu welcher akut schweren Verlaufsformen können sowohl Infektionen mit *Chlamydia trachomatis* als auch Infektionen mit Gonokokken bei der Frau führen? Mit welchen Symptomen ist dann zu rechnen?

Eine Komplikation von aszendierenden Infektionen mit Chlamydien oder Gonokokken bei Frauen ist die Pelvic Inflammatory Disease (PID).

- Mögliche Symptome der PID: Unterbauchschmerzen, Dyspareunie (Schmerzen beim Geschlechtsverkehr), atypische Blutungen, Fieber, Peritonitis
- Postentzündliche Verwachsungen können auftreten und sind verantwortlich für Schmerzen, Extrauteringravidität, Sterilität

## Zu welcher postentzündlichen Erkrankung können beide Infektionen führen? Beschreiben Sie diese.

In seltenen Fällen kann es Wochen nach einer Infektion zu einer reaktiven Arthritis kommen. Sie geht mit der Trias aus Arthritis, Urethritis und Konjunktivitis einher und wird auch als Reiter-Syndrom bezeichnet. Die reaktive Arthritis gehört zur Gruppe der seronegativen Spondylarthritiden und ist mit dem Leukozytenantigen HLA-B27 assoziiert.

## Muss die Chlamydien-Infektion Ihres Patienten behandelt werden obwohl er aktuell keine Symptome hat?

5

Auch bei einer asymptomatischen Infektion ist eine antiinfektive Therapie erforderlich, um oben genannte Komplikationen bzw. Verlaufsformen zu vermeiden. Die Standardtherapie erfolgt mit Doxycyclin 2 × 100 mg/d für 7 Tage. Alternativ kann Azithromycin 1,5 g als Einmaldosis gegeben werden (Bremer et al. 2016). Bei einer Infektion mit *C. trachomatis* Serovar L1, L2 oder L3 (verursacht Lymphogranuloma venereum) erfolgt die Doxycyclin-Therapie für 21 Tage. Spezifische Lokalisationen wie Epididymitis erfordern ebenfalls eine längere Behandlungsdauer.

## Wie sähe die Therapie bei Nachweis von *Neisseria gonorrhoeae* aus?

Bei nachgewiesenen Gonokokken ohne begleitende weitere Infektionen sollte die Therapie mit Ceftriaxon 1–2 g i. v. oder i. m. als Einmaldosis erfolgen.

Falls der Erreger noch nicht nachgewiesen wurde, aber eine dringende Therapieindikation besteht (z. B. Fieber, Schmerzen, Ausfluss), sollte eine duale Therapie mit Ceftriaxon und Azithromycin 1,5 g p. o. in Betracht gezogen werden, insbesondere aufgrund der häufigen Koinfektionen mit Chlamydien (RKI 2023).

**ZUSATZINFORMATION**

Bei Gonorrhö treten vermehrt Resistenzen gegen Azithromycin auf.

## Was besprechen Sie noch mit dem Patienten hinsichtlich seiner vergangenen Sexualkontakte und dem weiteren Vorgehen in den nächsten Wochen? Muss der Therapieerfolg kontrolliert werden?

Es ist von großer Bedeutung, die Sexualpartner der letzten 6 Monate zu untersuchen und ggf. zu behandeln, besonders wenn deren Infektion asymptomatisch verläuft. Dies ist entscheidend, um die Übertragungsketten zu unterbrechen.

Nach Abschluss der Therapie sollte für weitere sieben Tagen auf Geschlechtsverkehr verzichtet werden, um eine erneute Ansteckung zu verhindern.

Zur Überprüfung des Therapieerfolgs (auch als Test of Cure [TOC] bezeichnet) sollte bei Gonokokkeninfektionen vier Wochen nach der Behandlung und bei Chlamydieninfektionen acht Wochen nach der Therapieeinheit eine PCR (?) durchgeführt werden, um sicherzustellen, dass die Infektion erfolgreich behandelt wurde.

> Sie verschreiben dem Patienten zur Behandlung seiner Chlamydien-Infektion sieben Tage lang Doxycyclin. Zudem fragen Sie ihn, wann die letzte Testung auf Syphilis erfolgt ist. Der Patient kommt in den Folgetagen wieder zu Ihnen. Die Lues-Serologie ist nun fertig und es zeigt sich ein positiver TPHA- und TPPA-Test, ein erhöhtes Treponema-pallidum-IgM und eine hohe Aktivität im VDRL-Test. Er hat mittlerweile zu Hause auch noch einen Befund von vor fünf Monaten gefunden, in dem die Serologie noch negativ ausgefallen ist. Wegen des Ganzkörperausschlags vor einigen Wochen und der jetzt positiven Lues-Serologie hat der Patient vermutlich das Sekundärstadium einer Syphilis.

5

## Wieso spielt der Zeitpunkt der letzten negativen Syphilis-Serologie hier eine Rolle?

Eine sogenannte Frühsyphilis (Diagnose innerhalb eines Jahres ab dem Zeitpunkt der Infektion) wird anders behandelt als eine Spätsyphilis (≥ 1 Jahr nach Infektion oder bei unbekannter Infektionsdauer).

Patienten, die in der Praxis erstmalig eine positive Syphilis-Serologie haben, häufige wechselnde Geschlechtspartner haben, noch nie eine Testung auf Syphilis erhalten haben und bei denen somit fraglich ist, wann die Ansteckung erfolgt ist, werden wie bei einer Spätsyphilis behandelt.

Wegen der vor fünf Monaten dokumentierten negativen Lues-Serologie ist die aktuell nachgewiesene Infektion als Frühsyphilis einzuordnen.

## Wie behandeln Sie den Patienten?

Ausreichend ist die einmalige i. m. Injektion eines Benzathin-Benzylpenicillins (z. B. Tardocillin) gluteal links und rechts, je 1,2 Mio. IE (DSTIG 2020).

> Der Patient verlässt nach der Gabe des Tardocillins Ihre Praxis. Kurz danach kommt er wieder zu Ihnen, da er am gleichen Tag später Fieber und Schüttelfrost entwickelt hat. Zudem ist er tachykard. Ihr älterer Kollege fragt Sie, ob Sie daran gedacht haben, dem Patienten Prednisolon vor der Antibiotikagabe zu verabreichen.

## Um welche Reaktion handelt es sich bei dem Patienten?

Die Jarisch-Herxheimer-Reaktion, auch bekannt als Herxheimer-Reaktion, ist eine akute systemische Entzündungsreaktion, die unmittelbar nach Beginn einer Antibiotikatherapie auftritt. Diese Reaktion wird durch die Freisetzung von bakteriellen Endotoxinen aus den abgetöteten Mikroorganismen im Körper des Patienten ausgelöst. Sie tritt ab dem Sekundärstadium der Frühsyphilis häufig unmittelbar nach der Antibiotikagabe auf.

Wie vermeiden Sie eine solche Reaktion?

Bei einer Infektion ab dem Sekundärstadium wird vorab die Gabe von Prednisolon empfohlen.

**LITERATUR**

Bremer V, et al. S2k-Leitlinie: Infektionen mit Chlamydia trachomatis. AWMF-Registernr. 050-005, Stand 30.08.2016, gültig bis 29.08.2021 (derzeit in Überarbeitung, 62 Seiten).

Deutsche STI-Gesellschaft e. V. (DSTIG). S2k-Leitlinie Diagnostik und Therapie der Syphilis. AWMF-Registernr. 059-002. Stand 27.04.2020, gültig bis 26.04.2025 (83 Seiten).

Robert Koch Institut. RKI-Ratgeber Gonorrhö (Tripper). Stand: 06.02.2023.

## 5.3 Leitsymptom Fieber

Felix Röpcke

### 5.3.1 Fall 1

**KASUISTIK**

Ein 45-jähriger Patient wird in Ihre Klinik wegen unklaren Fiebers eingewiesen. Seit drei Tagen treten Fieberschübe mit Temperaturen bis 40 °C, Schüttelfrost, Kopfschmerzen sowie schwerem Krankheitsgefühl auf. Die Krankenvorgeschichte ist unauffällig, eine regelmäßige Medikamenteneinnahme besteht nicht.

Bei der **körperlichen Untersuchung** präsentiert sich ein Patient in reduziertem Allgemeinzustand und gutem Ernährungszustand. Temperatur aurikulär 38,2 °C, Blutdruck 115/60 mmHg, Puls regelmäßig, Herzfrequenz 96/min. Kein Exanthem. Auskultation des Herzens und der Lunge unauffällig. Bauchdecken weich, kein Druckschmerz, Leber 2 cm unter dem Rippenbogen tastbar. Milz nicht tastbar. Die orientierende **neurologische Untersuchung** ist unauffällig.

Zu welchen drei großen (ätiologischen) Krankheitsgruppen lässt sich eine Fieber verursachende Erkrankung meist zuordnen?

- Infektionskrankheiten
- Maligne Erkrankungen, z. B. Hodgkin-Lymphom, Leukämien
- Entzündliche Erkrankungen:
  - Autoimmunerkrankungen (z. B. Kollagenosen, rheumatoide Arthritis, Vaskulitiden)
  - Chronisch-entzündliche Darmerkrankungen (z. B. Morbus Crohn)
  - Familiäres Mittelmeerfieber und periodische Fiebersyndrome

Was sind weitere Gruppen von Erkrankungen, die seltener Fieber verursachen können? Fünf sind aufgeführt, nennen Sie zwei.

- Thrombotische Erkrankungen
- Endokrine Erkrankungen
- Psychische Erkrankungen

- Intoxikationen
- Arzneimittelfieber (z. B. als Ausschlussdiagnose in der Intensivmedizin)

## Nennen Sie für die ersten drei Gruppen je ein Beispiel.

- Thrombotische Erkrankungen: Thrombosen (inkl. Hirnvenenthrombose), Lungenarterienembolie
- Endokrine Erkrankungen: z. B. Hyperthyreose
- Psychische Erkrankungen: maligne Katatonie, Münchhausen-Syndrom (vorgetäuschtes Fieber)

## Welche anamnestischen Fragen sind bei Fieber von besonderer Bedeutung? Nennen Sie vier der fünf aufgeführten.

- Weitere Symptome von fieberhaften Erkrankungen, wie Husten, Diarrhöen, Halsschmerzen, Gelenkschmerzen, Kopfschmerzen, Dysurie
- Auslandsreisen wegen Malaria, Typhus, Amöbenruhr, Dengue-Fieber, tropischen Viruserkrankungen
- Umgang mit (erkrankten) Tieren u. a. wegen Brucellose
- Kontakt zu Patienten mit Infektionskrankheiten
- Einnahme von Medikamenten vor dem Fieber



Auf Ihre Nachfrage gibt der Patient an, vor zwei Wochen von einer Geschäftsreise aus Ghana zurückgekommen zu sein. Er habe keine Malaria-Chemoprophylaxe eingenommen.

## Welche Laboruntersuchungen ordnen Sie an?

- Kleines Blutbild mit Blutausstrich zur Suche nach Malariaerregern; zusätzlich Anfärbung eines „Dicken Tropfens" zur Suche nach Malariaerregern
- CRP, Kreatinin, Harnstoff, Elektrolyte, Blutzucker, Transaminasen, Bilirubin, AP, LDH, TSH, Gerinnung und Urinstatus
- Malaria-Schnelltest mit Nachweis plasmodienspezifischer Proteine

## Wie heißt die vital bedrohliche Form der Malaria, was ist der Erreger?

Die Malaria tropica wird verursacht durch *Plasmodium falciparum.*

## Was sind die beiden weiteren Formen der Malaria mit den zugehörigen Erregern?

Die Malaria tertiana wird verursacht durch *Plasmodium vivax* und *Plasmodium ovale,* die Malaria quartana durch *Plasmodium malariae.*

**ZUSATZINFORMATION**

Die 2012 neu entdeckte sog. Knowlesi-Malaria aus Südostasien (auch fünfte Malaria oder Affenmalaria genannt) wird durch *Plasmodium knowlesi* verursacht und kann ebenfalls tödlich verlaufen.

## Zu welcher Erregerklasse gehören die Plasmodien?

Sie gehören zu den Protozoen.

Das **Labor** bei Aufnahme zeigt folgende Parameter: Leukozyten 8.400/µl, Hb 11,5 g/dl, Thrombozyten 84.000/µl, CRP 15,9 mg/dl, γ-GT 120 U/l, Bilirubin 2,3 mg/dl, restliche Werte unauffällig.

## Wie beurteilen Sie die Laborbefunde?

Das hohe CRP spricht für eine akute Infektion. Die Thrombopenie kann im Rahmen dieser Infektion auf eine Sepsis hindeuten, ist aber unspezifisch.

Zusätzlich findet sich folgender pathologischer Labor-Befund (➤ Abb. 5.2). Beurteilen Sie das Bild. (Es stammt von einem anderen Patienten mit dem gleichen Krankheitsbild.)

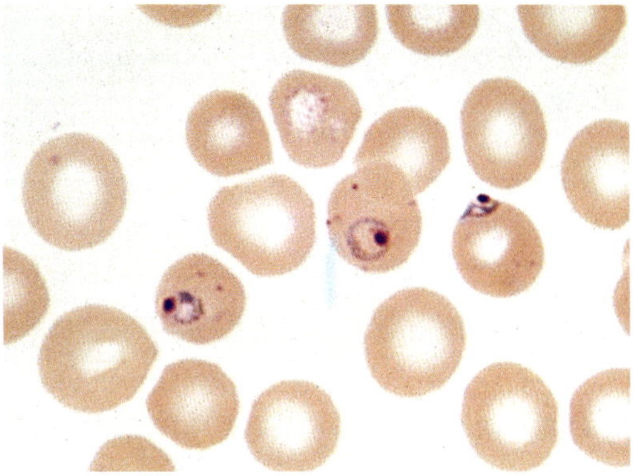

**Abb. 5.2** Blutausstrich [E324]

## Um welche Untersuchung handelt es sich? Welche Strukturen sehen Sie? Was ist die Diagnose?

Es ist die Mikroskopie eines Blutausstrichs. Zu sehen sind Ringstrukturen innerhalb der Erythrozyten mit manchmal einem, manchmal zwei dunklen Punkten.

Der Befund lautet Plasmodienbefall der Erythrozyten, beweisend für das Vorliegen einer Malaria.

Bei dem hier beschriebenen Patienten findet sich eine Plasmodien-Dichte von 1,3 Prozent bei Nachweis von *Plasmodium falciparum.*

## Um welche Form der Malaria handelt es sich?

Es liegt eine Malaria tropica *(Plasmodium falciparum)* vor.

## Wie ermittelt sich der Befund „Erregerdichte 1,3 %"?

Das heißt, dass in der mikroskopischen Auszählung (hochgerechnet) 13 von 1.000 Erythrozyten von *Pl. falciparum* befallen sind.

## Passt die Thrombozytopenie zur Diagnose Malaria?

Die Thrombozytopenie kann bei entsprechender Reiseanamnese auf eine Malaria hinweisen. Sie ist aber unspezifisch und kein Kriterium für eine kompliziert verlaufende Malaria.

## Welche weiteren Symptome, außer den eingangs genannten, könnte der Patient bei der Malaria zeigen?

- Gastrointestinale Symptome: Erbrechen, Diarrhö, abdominelle Schmerzen
- Ikterus (durch Hämolyse)
- Neurologische Symptome (Kopfschmerzen, Krampfanfall, Somnolenz, Koma)
- Dyspnoe
- Akutes Nierenversagen
- Anämie vor allem bei Kindern in Endemiegebieten als Zeichen einer schweren Malaria (u. a. durch vermehrten Erythrozytenabbau in der Milz und ineffektive Erythropoese)

## Welche metabolischen Komplikationen treten bei der schweren Malaria auf? Zwei sind genannt, nennen Sie eine.

- Hypoglykämie < 40 mg/dl u. a. durch eingeschränkte hepatische Glukoneogenese.
- Laktatazidose durch anaerobe Glykolyse. Eine resultierende Kußmaul-Atmung kennzeichnet den schwerkranken Malariapatienten.



## Wie wird die unkomplizierten Malaria tropica (definiert als symptomatische Malaria ohne Organdysfunktion und mit Parasitämie kleiner 5 %) behandelt?

- Orale Therapie mit einer Kombinationstherapie auf der Basis von Artemisinin: Artemether plus Lumefantrin oder Dihydroartemisinin plus Piperaquin jeweils über 3 Tage (DTG 2021, S. 9).
- Vor der Therapie soll die Beratung mit einem tropenmedizinischen Institut erfolgen. Dies darf den Beginn einer Therapie aber nicht deutlich verzögern.

**ZUSATZINFORMATION**

Die Behandlung von Malaria tropica und Malaria tertiana erfolgt nicht mehr mit Chloroquin. Resistenzentwicklungen auch gegen weitere Wirkstoffe erschweren die Therapie bei *Plasmodium falciparum.*

## Was sind klinische Zeichen (sechs sind genannt) oder laborchemische Befunde (sieben sind genannt) einer komplizierten Malaria tropica?

**Klinische Zeichen:**
- Bewusstseinsstörung
- Respiratorische Insuffizienz (durch nichtkardiales Lungenödem bei Capillary Leak) mit $S_aO_2$ < 92 %
- Hypotonie mit RR systolisch < 90 mmHg trotz Volumengabe
- Spontanblutungen
- Oligurie und/oder Hämoglobinurie (Schwarzwasserfieber)
- Prostration mit Unfähigkeit zu stehen oder zu sitzen

**Laborchemische Befunde:**
- Schwere Anämie (Hb < 7 g/dl) durch Hämolyse, Erythrozytenabbau in der Milz und ineffektive Erythropoese
- Hyperparasitämie (*P. falciparum:* > 5 % der Erythrozyten von Plasmodien befallen)
- Akutes Nierenversagen mit Kreatinin > 2,5 mg/dl

- Laktatazidose mit Laktat > 5 mmol/l durch anaerobe Glykolyse
- Hypoglykämie < 40 mg/dl durch eingeschränkte hepatische Glukoneogenese
- Hyperbilirubinämie > 3,0 mg/dl
- Hyperkaliämie > 5,5 mmol/l

**ZUSATZINFORMATION**

**Welches ist das Medikament der Wahl bei schweren Organkomplikationen und/oder hoher Parasitendichte > 5 %?**

Artesunat i. v., gefolgt von einer oralen Standard-Therapie (s. o.). Artesunat muss über die internationale Apotheke aus dem Ausland bezogen werden, ist aber in den tropenmedizinischen Zentren vorrätig (DTG 2021, S. 11).

**Anmerkung:** Chinindihydrochlorid wird aufgrund des ungünstigeren Wirkungsprofiles nur noch in Ausnahmefällen gegeben.

Bei dem Patienten erfolgt bei unkomplizierter Malaria tropica eine Behandlung mit Artemether plus Lumefantrin über 3 Tage. Hierunter zeigt sich der Malarianachweis wiederholt negativ, der Patient entfiebert nach 2 Tagen und kann 3 Tage nach Aufnahme nach Hause entlassen werden.

### Welche Fortsetzung der Malariatherapie zur Behandlung der Leberformen bei Plasmodium-vivax- oder Plasmodium-ovale-Infektion (überdauernde Parasitenformen in Hepatozyten) ist erforderlich?

Eine Therapie mit Primaquin (z. B. Primaquinsulfax tablets Sanofi®, Importpräparat, über die internationale Apotheke) über 14 Tage ist indiziert (DTG 2021, S. 13).

### Welche Laboruntersuchung ist vor einer Primaquintherapie erforderlich?

Vor der Therapie mit Primaquin muss die Aktivität der Glukose-6-Phosphat-Dehydrogenase bestimmt werden. Bei einem Mangel an Glukose-6-Phosphat-Dehydrogenase-Mangel, der besonders bei Patienten aus Endemiegebieten gehäuft auftritt, besteht die Gefahr einer durch Primaquin induzierten Hämolyse.

### Sie beraten einen Patienten vor einer Urlaubsreise in ein Malariaendemiegebiet. Auf welche zwei Arten von Prophylaxe ist zu achten?

- Expositionsprophylaxe
- Chemoprophylaxe

### Welche Maßnahmen zur Expositionsprophylaxe gibt es? Nennen Sie vier der aufgelisteten.

- Mückensicheres **Verschließen von Fenstern** und Türen
- Schlafen unter – insektizidbeschichteten – **Moskitonetzen**
- Tragen von **schützender Kleidung** mit langen Ärmeln und Hosen
- Einreiben von freien Körperstellen mit insektenabweisenden **Repellents**
- In ländlichen Gebieten **Aufenthalt im Freien** während der Dämmerung und in der Nacht reduzieren

### Wonach richtet sich die zu empfehlende Chemoprophylaxe?

Die Chemoprophylaxe muss entsprechend den Resistenz-Zonen durchgeführt werden. Sie verhindert nicht sicher die Infektion, schützt aber vor dem klinischen Ausbruch der Malaria. Die Empfehlungen zur Chemoprophylaxe werden regelmäßig angepasst.

Die Länder der Erde werden in Zonen eingeteilt, abhängig vom Malariarisiko. Als Zone P (P für Prophylaxe) werden die Länder zusammengefasst, für die eine medikamentöse Prophylaxe angeraten wird.

### In welchem Kontinent liegt der größte Teil der Zone P?

Afrika (Fast der gesamte Kontinent, bis auf Teile des südlichen Afrikas und die nördlichen afrikanischen Länder, die an das Mittelmeer grenzen.)

**ZUSATZINFORMATION**

Weitere, kleinere P-Zonen liegen in Südamerika (Venezuela, Guyana und frz. Guyana) und in Ozeanien (Region um Papua-Neuguinea sowie die Inseln westlich von Sumatra).

5

### Welche medikamentöse Prophylaxe wird für Reisen in Länder der Zone P empfohlen (derzeitige Empfehlung, Stand 2021)?

Proguanil plus Atovaquon oder Doxycyclin (Off-Label Use) (Rothe et al. 2021, S. 169).

**ZUSATZINFORMATION**

- Für Endemieländer außerhalb der Zone P wird in der Regel keine medikamentöse Prophylaxe empfohlen, sondern eine Stand-by-Therapie (= Notfallmedikation bei Fieber ab dem 6. Tag nach dem ersten Betreten eines Malariagebiets, wenn kein Arzt erreicht werden kann), unterschiedlich für verschiedene Regionen: Proguanil plus Atovaquon oder Artemether plus Lumefantrin.
- Seit 2021 wird die Malaria-Vakzine RTS,S in gezielten Programmen in Subsahara-Afrika an Kinder abgegeben. Für die Reisemedizin ist dieser Impfstoff nicht erhältlich.

**LITERATUR**

Deutsche Gesellschaft für Tropenmedizin, Reisemedizin und Globale Gesundheit e.V. (DTG). S1-Leitlinie Diagnostik und Therapie der Malaria. AWMF-Registernr. 042-001. Stand 28.02.2021, gültig bis 31.02.2025 (36 Seiten).

Rothe C, et al. Empfehlungen zur Malariaprophylaxe. Flug u Reisemed. 2021;28(4):162–198.

## 5.3.2 Fall 2

**KASUISTIK**

Ein 28-jähriger Patient stellt sich in der Notaufnahme der Klinik mit Fieber vor. Seit drei Tagen treten Fieberschübe mit Temperaturen bis 39,5 °C auf. Seit dem Vortag bemerke er Halsschmerzen. Zusätzlich sei ein Hautausschlag aufgetreten. Bei der **körperlichen Untersuchung** ist der Patient in reduziertem Allgemeinzustand. Temperatur 39,4 °C, Blutdruck 130/70 mmHg, Puls regelmäßig, Herzfrequenz 96/min. Nuchal und zervikal deutlich vergrößerte Lymphknoten. Auskultation des Herzens und der Lunge unauffällig. Bauchdecken weich, kein Druckschmerz, Leber und Milz nicht tastbar. Am Stamm und am Hals findet sich ein kleinfleckiges Exanthem.

## Welche infektiösen Erkrankungen kommen grundsätzlich infrage?

- Virusinfektion der oberen Luftwege (z. B. Influenza-Virus, SARS-CoV-2)
- EBV-Infektion (= infektiöse Mononukleose), CMV-Infektion
- Andere spezifische Virusinfektionen (z. B. HIV-Infektion, Masern, Röteln, Varizellen)
- Bakterielle Infektionen (z. B. Streptokokken-Angina, Endokarditis, Lues)

## Wie formulieren Sie in einem Anamnesegespräch die Frage nach einer möglichen HIV-Infektion?

„Besteht bei Ihnen ein Risikoverhalten für eine HIV-Infektion, wie z. B. intravenöser Drogenkonsum oder ungeschützter Geschlechtsverkehr mit Partnern mit HIV-Risiko?"

Der Patient gibt an, dass er mit seinem Freund zusammenlebe. Im letzten Monat habe er auch mit einem anderen Mann ungeschützten Geschlechtsverkehr gehabt.
Bei den **Laboruntersuchungen** findet sich eine Leukopenie mit 2600/µl mit normalem Differenzialblutbild, Hämoglobin und normaler Thrombozytenzahl. GOT 106 U/l (normal bis 40 U/l), GPT 80 U/l (normal bis 45 U/l), LDH 862 U/l. Der Patient wird stationär aufgenommen. Bei den virologischen Untersuchungen finden sich Anti-HBs-IgG-Antikörper und Anti-HBc-Antikörper als Zeichen einer abgelaufenen Hepatitis-B-Infektion. Zusätzlich findet sich im Suchtest ein positiver HIV-ELISA-1/2.
Im Anschluss an einen positiven ELISA-Suchtest muss ein bestätigender Immunoblot oder Lineblot durchgeführt werden. Bevor die Diagnose HIV-Infektion gestellt werden kann, ist eine zweite Untersuchung nach erneuter Blutentnahme nötig.

**ZUSATZINFORMATION**

Seit 2020 können in Beratungsstellen Selbsttests auch ohne ärztliche Aufsicht durchgeführt werden. Diese Schnelltests haben eine Spezifität von > 99,9 %.

## Welche Symptome einer akuten HIV-Infektion hat der Patient gezeigt?

- Fieber
- Halsschmerzen
- Lymphknotenvergrößerung
- Exanthem

## Um welche Virusart handelt es sich bei dem HI-Virus?

Um ein humanes Retrovirus.

## Was sind Symptome einer chronischen HIV-Infektion?

- Gewichtsabnahme
- Lymphknotenvergrößerung
- Opportunistische Infektionen
- HIV-assoziierte Malignome

## Nach welchen Kriterien wird die HIV-Infektion in Stadien eingeteilt?

Nach klinischer Symptomatik und nach Zahl der T-Helferzellen.

## Was sind die drei klinischen Kategorien?

A) Asymptomatische Infektion, akute Infektion oder Lymphadenopathiesyndrom (definiert als Lymphknotenvergrößerung ohne Allgemeinsymptome)
B) Symptomatische Infektion, aber nicht A und nicht C
C) Vorliegen einer AIDS-definierenden Erkrankung

## In welche vier übergreifenden Gruppen werden AIDS-definierende Erkrankungen eingeteilt? Nennen Sie zwei von vier.

1. Opportunistische Infektionen
2. Malignome (Zusatzinformation: In etwa 20 % der Fälle führen Malignome zur Erstdiagnose von AIDS.)
3. Wasting-Syndrom mit Gewichtsverlust > 10 % und chronischer Diarrhö > 30 Tage oder Fieber > 38,5 °C
4. HIV-Enzephalopathie als subkortikale Demenz mit motorischen und vegetativen Störungen

## Welche vier Gruppen von Erregern umfassen AIDS-definierende opportunistische Infektionen?

1. Pilzinfektionen
2. Protozoonosen
3. Bakterielle Infektionen
4. Virusinfektionen

## Nennen Sie für die vier Gruppen jeweils ein Beispiel.

1. Pilzinfektionen: Candida-(Soor-)Ösophagitis, Pneumocystis-jirovecii-Pneumonie, Kryptokokkenmeningitis, Histoplasmose, Kokzidioidomykose (in den USA)
2. Protozoonosen: Toxoplasmose (Reaktivierung), Kryptosporidiose, Isosporiasis (genauere, aber in der Klinik selten verwendete Bezeichnung, Cystoisosporiasis)
3. Bakterielle Infektionen: atypische Mykobakteriosen, rezidivierende bakterielle Pneumonien > 2 ×/Jahr
4. Virusinfektionen: JC-Virus als Agens der multifokalen Leukenzephalopathie, CMV-Retinitis, invasive HSV-Infektionen

**ZUSATZINFORMATION**

Nicht AIDS-definierende Infektionen sind oropharyngeale Candida-Infektionen, orale Leukoplakie (weißliche Beläge am Zungenrand verursacht durch Epstein-Barr-Virus) und Herpes Zoster.

## Nennen Sie zwei von drei AIDS-definierenden Malignomen.

- Kaposi-Sarkom (gesprochen „Kaposchi")
- Non-Hodgkin-Lymphome
- Invasives Zervix-Karzinom

## Welche Untersuchungen gehören zur erweiterten Labordiagnostik nach Erstdiagnose einer HIV-Infektion? Nennen Sie drei von fünf genannten.

- Zellulärer Immunstatus inkl. absoluter und prozentualer $CD4^+$ T-Zellzahl und $CD4^+/CD8^+$-T-Zell-Ratio
- HI-Viruslast (NAAT quantitativ), genotypischer Resistenztest (erfolgt inklusive Bestimmung des HIV-Subtyps)
- Serologisches Screening auf sexuell übertragbare Erkrankungen (Syphilis, Gonorrhö und Chlamydieninfektionen)
- Virushepatitis-Serologie: Hepatitis A, B und C
- Tuberkulose: Anamnese, IGRA Test (Interferon-γ-Release-Assay) zum Nachweis der induzierten Interferon-γ-Ausschüttung von für *Mycobacterium tuberculosis* spezifischen T-Lymphozyten



## Wann besteht die Indikation für eine ART und wann sollte möglichst rasch damit begonnen werden?

Begonnen wird die ART (antiretrovirale Therapie) bei Diagnose einer HIV-Infektion unabhängig von der Anzahl der T4-Helferzellen.

Insbesondere soll die ART so zügig wie möglich begonnen werden bei:
- Symptomatischer HIV-Infektion
- (Auch asymptomatischer) Beeinträchtigung der T-Zell-Immunität (Labor-Kategorien CDC-2 und CDC-3)
- Immunkompetenz und fehlender Symptomatik, wenn individuelle Begleiterkrankungen oder andere Gründe gegen eine Verzögerung der ART sprechen.
- HIV-assoziierter Nephropathie (HIVAN)
- HIV-assoziiertem neurokognitiven Defizit (HAND)
- Hepatitis-B-Koinfektion
- Chronischer Hepatitis-C-Koinfektion
- Lebensalter > 50 J.
- Systemischer Immunsuppression oder zytostatische Chemotherapie oder Bestrahlung im Rahmen von onkologischen oder autoimmunen Erkrankungen oder nach Transplantation
- Schwangerschaft (vertikale Transmissionsprophylaxe)
- Gründen für eine horizontale Transmissionsprophylaxe („Treatment as Prevention/TasP")

(DAIG 2020, S. 14)

## Welche Gruppen von Wirkstoffen kommen in der antiretroviralen Therapie zum Einsatz (sieben sind genannt, nennen Sie zwei)?

- Reverse Transkriptase-Inhibitoren:
  - Nukleosidische oder nukleotidische reverse Transkriptase-Inhibitoren (NRTI)
  - Nichtnukleosidische reverse Transkriptase-Inhibitoren (NNRTI)

- Protease-Inhibitoren (PI)
- Anti-HIV-Fusions-Inhibitoren (hemmen die Bindung von HIV an die Zelloberfläche)
- Integrasehemmer
- HIV-Korezeptor-CCR 5-Hemmer
- Hemmer des viralen gp120-Untereinheit
- CYP-450-Hemmer zur „Boosterung", d. h. zu Verlängerung der Halbwertszeit antiviraler Wirkstoffe

**ZUSATZINFORMATION**

**HIV-Postexpositionsprophylaxe (PEP)**

(Gelegentliche Fragestellung in der Klinik):

- **Indikation:** nach ungeschütztem Sexualkontakt mit sicher oder wahrscheinlich HIV-infiziertem Partner oder nach Nadelstichverletzung mit wahrscheinlich HIV-kontaminierter Nadel
- **Beginn:** möglichst innerhalb weniger Stunden, bis max. 72 h nach Ereignis
- **Medikamentenwahl:** Kombinationspräparat Raltegravir plus Tenofovir plus Emtricitabin (nebenwirkungsarm, Off-Label Use)
- **Dauer:** 4 Wochen.

(DAIG 2022, S. 3, 4, 19, 22)

**HIV-Präexpositionsprophylaxe (PrEP)**

Seit 2017 steht das Kombinationspräparat Tenofovir plus Emtricitabin für HIV-negative Menschen mit erhöhtem Risiko für eine HIV-Infektion als Präexpositionsprophylaxe zur Verfügung (DAIG 2024, S. 13). Darauf hingewiesen werden sollte, dass es ausschließlich vor einer Ansteckung mit HIV, nicht aber vor anderen sexuell übertragbaren Erkrankungen schützt (DAIG 2024, S. 15).

5

## LITERATUR

Deutsche AIDS-Gesellschaft (DAIG) et al. Deutsch-Österreichische Leitlinien zur antiretroviralen Therapie der HIV-1-Infektion. AWMF-Registernr. 055-001. Stand 31.12.2021a, gültig bis 30.06.2024 (39 Seiten).

Deutsche AIDS-Gesellschaft (DAIG) et al. Deutsch-Österreichische Leitlinien zur HIV-Präexpositionsprophylaxe. AWMF-Registernr. 055-008. Stand 21.03.2024, gültig bis 31.12.2027 (31 Seiten).

Deutsche AIDS-Gesellschaft (DAIG) et al. Deutsch-Österreichische Leitlinie zur medikamentösen Postexpositionsprophylaxe (PEP) nach HIV-Exposition. AWMF-Registernr. 055-004. Stand 31.12.2021b, gültig bis 31.12.2025 (32 Seiten).

## 5.4 Leitsymptom Fieber im Krankenhaus

Philipp Schommers

**KASUISTIK**

Bei einem 71-jährigen Patienten erfolgte vor 4 Tagen eine laparoskopische Cholezystektomie nach akuter Cholezystitis. Der Verlauf bisher war komplikationslos. Am 5. Tag post-OP entwickelte der Patient Fieber bis 39,1 °C und der Patient wirkt stark abgeschlagen. Sie werden nun einen Tag später im Dienst konsiliarisch zu dem Patienten gerufen. Der Patient ist dem diensthabenden Chirurgen auch nicht bekannt, laut Brief bestehen jedoch ein schlecht eingestellter Diabetes mellitus Typ 2, eine arterielle Hypertonie sowie eine chronische Niereninsuffizienz.

### An welche Krankheitsgruppe denken Sie anhand der Anamnese?

Bei dem Patienten besteht der Verdacht auf eine nosokomiale Infektion.

## Was sind die fünf häufigsten Entitäten nosokomialer Infektionen (➤ Tab. 5.1)?

**Tab. 5.1** Die häufigsten nosokomialen Infektionen in deutschen Krankenhäusern 2016 (Behnke et al. 2017, S. 854)

| Nosokomiale Infektion | Anteil nosokomialer Infektionen (gerundet) |
|---|---|
| Infektionen der unteren Atemwege | 24 % |
| Postoperative Wundinfektionen | 22 % |
| Harnwegsinfektionen | 22 % |
| C.-difficile-Erkrankungen | 10 % |
| Primäre Sepsis | 5 % |
| Andere | 17 % |

## Ab welcher Dauer des Krankenhausaufenthalts gilt eine Infektion als nosokomiale Infektion?

Als nosokomial werden Infektionen bei einem zeitlichen Zusammenhang mit einem Aufenthalt in einer medizinischen Einrichtung bezeichnet. Dies kann ein Krankenhaus oder z. B. auch eine Pflegeeinrichtung sein. Wenn die Infektion bereits vor dem Aufenthalt in der Einrichtung bestand, wird sie nicht als nosokomial betrachtet. In der Regel werden Infektionen, die frühestens 48 Stunden nach der Aufnahme in die Einrichtung auftreten, als nosokomial eingestuft.

5

## Was ist generell bei der Behandlung einer nosokomialen Infektion gegenüber ambulant erworbenen Infektionen zu beachten?

Es ist ein anderes Erregerspektrum zu erwarten. Außerdem treten vermehrt Resistenzen bei den nachgewiesenen Erregern auf.

## Nennen Sie prädisponierende Faktoren für eine nosokomiale Infektion.

- Hohes Alter
- Lange Dauer des Krankenhausaufenthalts
- Stoffwechselerkrankungen wie Diabetes mellitus
- Immunsuppression
- Einliegende Gefäßkatheter
- Weitere Eintrittspforten, wie ein Endotrachealtubus
- Einliegende Fremdkörper

## Worauf achten sie bei der Anamnese?

Atemwege:
- Husten
- (Purulenter) Auswurf
- Ruhe- oder Belastungsdyspnoe

- Thorakale Schmerzen oder Rückenschmerzen (pleuritischer Schmerz)
- Chronische Lungenerkrankungen
- Raucheranamnese

Wundgebiet:
- Schmerzen im Wundgebiet
- Implantiertes Fremdmaterial

Harnwege:
- (Zustand nach) Blasenkatheter
- Miktionsbeschwerden
- Suprapubische Schmerzen
- Flankenschmerzen

Gastrointestinaltrakt:
- Diarrhöen
- Bauchschmerzen

Zusätzlich, soweit möglich, detaillierte Angaben zu:
- Vorerkrankungen
- Vorheriger Medikation
- Allergien
- Vorhandensein von multiresistenten Erregern (MRE)
- Auslandsaufenthalte



## Worauf ist bei der körperlichen Untersuchung neben der Bestimmung der Vitalparameter besonders zu achten?

- Inspektion der Wunde
- Überprüfung von Eintrittsstellen von liegenden oder bereits entfernten Gefäßkathetern und Drainagen sowie der übrigen Haut
- Auskultation des Herzens und der Lunge
- Untersuchung des gesamten Abdomens und der Nierenlogen
- Orientierende neurologische Untersuchung

Die genannten Schritte sind bei Verdacht auf eine nosokomialen Infektion entscheidend für die Diagnosestellung und angemessene und effektive Therapie.

## Nennen Sie drei Beispiele für einzelne bzw. Gruppen von multiresistenten Erregern.

- Methicillin-resistenter *Staphylococcus aureus* (MRSA)
- Multiresistente gramnegative Stäbchen (MRGN)
- Vancomycin-resistente Enterokokken (VRE)

## Wofür steht 3MRGN bzw. 4MRGN?

Ein bakterieller Erreger wird als MRGN klassifiziert, wenn er gegenüber mindestens drei der vier am häufigsten für die Behandlung dieser Erreger verwendeten Antibiotikaklassen resistent ist. Diese vier Antibiotikaklassen sind:

- Acylureidopenicilline (Leitsubstanz Piperacillin)
- Cephalosporine der Generationen 3 und 4 (Leitsubstanzen Cefotaxim und/oder Ceftazidim)
- Fluorchinolone (Leitsubstanz Ciprofloxacin)
- Carbapeneme (Leitsubstanz Meropenem und/oder Imipenem)

Die Einteilung in 3-MRGN und 4-MRGN erfolgt anhand des Antibiogramms:

- 3-MRGN: Der Erreger ist gegen drei der vier Leitsubstanzen resistent, wobei Carbapeneme in der Regel noch wirksam sind.
- 4-MRGN: Der Erreger ist gegen alle vier Leitsubstanzen resistent oder produziert eine Carbapenemase.

**ZUSATZINFORMATION**

Die Bezeichnung MRGN wurde 2012 von der Kommission für Krankenhaushygiene und Infektionsprävention (KRINKO) als Reaktion auf eine kontinuierliche Zunahme der Antibiotikaresistenzen bei gramnegativen Erregern über einen längeren Zeitraum eingeführt. Der Bedarf einer vereinfachten und einheitlichen Herangehensweise an das Hygienemanagement im Krankenhaus beim Umgang mit diesen problematischen Erregern wurde immer dringlicher.

Sie erheben eine gründliche Anamnese bei dem Patienten und führen eine körperliche Untersuchung durch. Es fällt lediglich ein leicht gerötete Eintrittsstelle des ZVK auf, der zur OP eingebracht wurde. Wegen schlechter Venenverhältnisse wurde der ZVK „sicherheitshalber" noch in situ belassen. Der chirurgische Kollege berichtet, dass eine Infektion der Laparatomiewunden bereits klinisch und sonografisch ausgeschlossen wurde. Zudem wurde bereits am Vortag ein Röntgenbild angefertigt sowie eine Urin-Diagnostik durchgeführt, welche beide ohne pathologische Befunde blieben. Das CRP ist leicht erhöht und es besteht eine leichte Leukozytose.



## Welche Verdachtsdiagnose stellen Sie jetzt?

Gefäßkatheter-assoziierte Blutstrominfektion

## Welche Untersuchung ordnen Sie als nächstes an? Worauf sollten Sie achten?

Die Entnahme von Blutkulturen beinhaltet idealerweise mindestens zwei Paare von Proben aus dem zentralen Venenkatheter (ZVK) sowie ein Paar aus einer peripheren Punktion.

- Wird die Blutkultur aus dem zentralen Katheter mindestens 2 Stunden früher positiv als die Blutkultur aus dem peripheren Zugang, deutet dies auf eine positive Differenzialzeit hin und legt nahe, dass der Infektionsherd im zentralen Zugangsbereich lokalisiert ist.
- Werden beide Blutkulturen gleichzeitig positiv, könnte der Infektionsherd an einer anderen Stelle im Körper liegen.

Sie empfehlen die Abnahme von Blutkulturen sowie zunächst die weitere klinische Beobachtung des Patienten. Zudem wird der ZVK gezogen und die Spitze eingeschickt. Am nächsten Tag teilt die Mikrobiologie telefonisch mit, dass in beiden Blutkulturen grampositiven Haufenkokken gefunden wurden. Die Differential Time to Positivity (DTP) ist positiv und es finden sich grampositive Haufenkokken an der ZVK-Spitze.

## Warum haben Sie nicht gleich nach der Entnahme der Blutkulturen eine empirische Antibiotikatherapie begonnen?

Wir haben uns zunächst gegen eine frühe empirische Antibiotikatherapie entschieden, weil der Patient zwar gefiebert hatte und ein leicht erhöhtes CRP und eine Leukozytose aufwies, ansonsten jedoch klinisch stabil war. Hier kann es von Vorteil sein, wenn man zunächst die Diagnostik abwartet. Wäre aus der Blutkultur bzw. der Kultur der ZVK-Spitze kein Erregernachweis gelungen, hätte man weiter nach einem Fokus suchen müssen, was durch eine verfrühte Antibiotikagabe erschwert worden wäre.

Anders hätte es sich verhalten, wenn der Patient bereits klinische Anzeichen für eine beginnende Sepsis gezeigt hätte. Hier wäre eine frühe empirische Therapie noch vor Eingang der Kulturergebnisse geboten gewesen. Auch bei stark immungeschwächten Patienten (z. B. in Aplasiephasen nach Chemotherapie) wird häufig direkt nach der Blutkulturabnahme eine Antibiotikatherapie eingeleitet. Eine mögliche Sepsis würde bei diesen Patienten aufgrund der fehlenden eigenen Immunabwehr sonst sehr schnell verlaufen.

**ZUSATZINFORMATION**

Die Spitze eines Gefäßkatheters wird mikrobiologisch untersucht, wenn ein Infektionsverdacht vom Katheter ausgeht. Vor der Entfernung des Katheters bei Verdacht sollte die Einstichstelle antiseptisch behandelt werden. Die Katheterspitze darf nur steril berührt werden und sollte rasch ins Labor transportiert werden.

Die Untersuchung erfolgt oft durch die semiquantitative Abrollkultur nach Maki, wobei eine positive Kultur zusammen mit klinischen Infektionszeichen und dem Erregernachweis in der Blutkultur auf eine katheterassoziierte Blutstrominfektion hinweist. Die kritische Keimzahl (≥ 15 KBE) gilt vor allem für Koagulase-negative Staphylokokken (CoNS), während niedrigere Keimzahlen bei anderen Erregern bedeutsam sein können.

Von einem generellen Einsenden von ZVK-Spitzen nach Entnahme, wird abgeraten, da dies zu falsch positiven Erregernachweisen führen kann.

5

## Wie gehen Sie weiter vor?

Der Verdacht der Katheter-assoziierten Infektion hat sich bestätigt. Der Patient sollte zeitnah antibiotisch behandelt werden.

## Mit welchem Antibiotikum beginnen Sie die Therapie?

Da bisher nicht klar ist welche Staphylokokken vorliegen und somit z .B. auch *S. epidermidis* oder ein MRSA denkbar sind, sollte initial ein Therapiestart mit Vancomycin i. v. erfolgen.

Am Folgetag erfolgt eine Rücksprache mit der Mikrobiologie. Aus beiden Blutkulturen sowie dem Abrollpräparat des ZVK wurde *Staphylococcus aureus* nachgewiesen. Weitere Erreger wurden nicht identifiziert. Das Antibiogramm zeigt ➤ Tab. 5.2.

**Tab. 5.2** Antiobiogramm (gleicher Erreger in peripherer und zentraler Blutkultur)

| Antibiotikum | Sensibilität (S sensibel; R resistent) |
|---|---|
| Flucloxacillin | S |
| Cefaclor | S |
| Cefuroxim | S |
| Gentamicin | S |
| Erythromycin | S |
| Clindamycin | S |
| Ciprofloxacin | S |
| Vancomycin | S |
| Daptomycin | S |

## Wie lautet Ihre abschließende Diagnose?

Katheter-assoziierte Blutstrom-Infektion mit Methicillin-sensitivem *Staphylococcus aureus* (MSSA)

**ZUSATZINFORMATION**

**Blutstrominfektion:** Anwesenheit von Krankheitserregern wie Bakterien oder Pilzen im Blut, die zu einer entzündlichen Reaktion führt und entsprechende Veränderungen in klinischen, laborchemischen oder hämodynamischen Parametern verursacht. Der Nachweis der Erreger erfolgt in der Regel durch eine positive Blutkultur oder gelegentlich durch PCR. Blutstrominfektionen können schwerwiegend sein und zur Entwicklung einer Sepsis führen.
**Bakteriämie:** Vorhandensein von Bakterien im Blut, das vorübergehend, z. B. nach dem Zähneputzen, und auch ohne Veränderung der oben genannten Parameter auftreten kann.

## Stellen Sie die Therapie nun um?

Ja. Der Patient sollte jetzt eine Antibiotikatherapie mit Schmalspektrum-β-Laktamantibiotika wie Cefazolin oder Flucloxacillin erhalten (Jung et al. 2016, S. 609). Diese beiden Antibiotika gelten als „Staphylokokken-gerichtet", da ihr Spektrum zwar eng (was man ja immer im Sinne eines guten Antibiotic Stewardship wählen würde), gleichzeitig aber sehr effektiv gegen Staphylokokken gerichtet ist.

5

## Wie lange behandeln Sie den Patienten und wovon hängt die Therapiedauer ab?

Die Therapiedauer hängt davon ab, ob eine komplizierte oder unkomplizierte Blutstrominfektion mit *S. aureus* vorliegt. Kriterien für eine komplizierte Blutstrominfektion mit *S. aureus* sind:

- Vorliegen einer Endokarditis
- Vorhandensein von tiefen „metastatischen" Erreger-Absiedelungen oder Foci
- Vorhandensein von implantierten intravaskulären Fremdkörpern
- Prolongierte Bakteriämie oder Fieberpersistenz > 48–72 h nach Einleitung einer adäquaten Antibiotikatherapie
- Bei unklarem Fokus oder Eintrittspforte

Da keine der oben genannten Befunde vorliegen, liegt eine unkomplizierte Blutstrominfektion vor. Die Behandlung beträgt 2 Wochen i. v. (Holland et al. 2014).

## Was ist zudem noch wichtig bei Erstdiagnose einer Blutstrominfektion mit *S. aureus?*

Es sollten bis zur Negativierung (auch zur Abschätzung kompliziert vs. unkompliziert, siehe oben) täglich mindestens 2–3 Paare Folgeblutkulturen abgenommen werden. Zudem sollte eine Echokardiografie erfolgen, um eine eventuelle Herzklappenbeteiligung zu eruieren (Thwaites et al. 2011).

**LITERATUR**

Behnke M, et al. The Prevalence of Nosocomial Infection and Antibiotic Use in German Hospitals. Dtsch Arztebl Int 2017;114:851–857.
Holland TL, et al. Clinical management of Staphylococcus aureus bacteremia: a review. JAMA 2014;312(13):1330–41.
Jung N. Klug Entscheiden in der Infektiologie. Dtsch Arztebl 2016;113(13):A-608/B-514/C-510.
Thwaites GE, et al. Clinical management of Staphylococcus aureus bacteraemia. Lancet Infect Dis 2011;11(3):208–2022.

## 5.5 Leitsymptom Gelenkschmerzen

Philipp Schommers und Stefan Schewe

**KASUISTIK**

Eine 62-jährige Patientin stellt sich in der ZNA vor. Sie hat starke Gelenkschmerzen im rechten Knie, welches deutlich geschwollen aber nicht überwärmt ist. Die Schmerzen sowie die Schwellung seien vor 2 Monaten erstmalig aufgetreten und hätten seitdem kontinuierlich zugenommen. Die Patientin wird dem Unfallchirurgen in der ZNA vorgestellt, der bei Verdacht auf ein Kniegelenksempyem, ausgelöst durch eine bakterielle Infektion, eine Gelenkpunktion durchführt und Material in die Mikrobiologie verschickt, um dort eine Kultur anfertigen zu lassen.

Welche weiteren Fragen sollten Sie der Patientin bei den beschriebenen Gelenkschmerzen noch stellen, um die Anamnese zu komplettieren?

- Bestanden schon früher geschwollene und oder schmerzhafte Gelenke?
- Sind die Schmerzen belastungsabhängig?
- Besteht eine Morgensteifigkeit, wie lange hält sie an?
- Bestehen noch Schmerzen in anderen Gelenken oder dem Rücken?
- Bestehen Hautphänomene wie eine lokalisierte Rötung oder Schuppung?



Die Patientin verneint frühere Gelenkbeschwerden. Die Schmerzen seien nicht belastungsabhängig. Sie sei zwar keine Frühaufsteherin, aber eine Steifigkeit morgens habe Sie noch nie bemerkt. Auch sonst habe sie aktuell, abgesehen vom rechten Knie, keine Beschwerden in den Gelenken. Sie habe zudem keinerlei Hautveränderungen. Auch in der Familie sind keinerlei Rheuma- oder Hautprobleme bekannt.

Nennen Sie mindestens drei Verdachtsdiagnosen, die – unabhängig von der aktuellen Anamnese der Patientin – zu einer chronischen Monoarthritis führen können.

- Entzündliche Ursachen:
  - Villonoduläre (pigmentierte) Synovitis
  - Juvenile idiopathische Arthritis (JiA)
  - Spondyloarthritis
  - Persistente reaktive Arthritis
  - Aktivierte Arthrose
  - Löfgren-Syndrom
  - Rheumatoide Arthritis
  - Spondyloarthritis ankylosans
  - Psoriasis Arthritis
- Infektiös bzw. postinfektiös:
  - Borrelien
  - Mykobakterien
- Stoffwechselbedingt
  - Gicht
  - Pseudogicht (synonym Chondrokalzinose, synonym Kalziumpyrophosphat-Dihydrate-Arthropathie, DPPD)

### Schließen Sie sich der Verdachtsdiagnose Kniegelenksempyem bei bakterieller Infektion an?

Ein Kniegelenksempyem durch eine bakterielle Infektion scheint bei der Patientin wenig wahrscheinlich, da sich dieses eher innerhalb von wenigen Tagen entwickelt, meist nach einem Eingriff im betroffenen Knie.

> Nachdem der Unfallchirurg aus der ZNA den Fall in der Mittagspause seiner Kollegin aus der Rheumatologie geschildert hatte, hat nun auch er Zweifel an seiner Verdachtsdiagnose. Er fordert daher noch eine breite serologische Diagnostik nach, um eine mögliche autoimmune oder rheumatologische Genese der Beschwerden auszuschließen.

### Welche Untersuchungen fordern Sie aus dem Blut nach?

- Entzündungsparameter (CRP, Leukozyten)
- Blutsenkungsgeschwindigkeit (BSG)
- CCP
- Leber- und Nierenwerte
- ANA und ANCA
- Rheumafaktoren



### Welche Untersuchungen fordern Sie aus dem Gelenkpunktat nach, um Ihren Verdacht auf eine rheumatologische bzw. autoimmune Genese zu überprüfen?

- Kristalle
- Leukozyten

> Alle nachgeforderten Werte liegen im Normbereich. Lediglich das CRP ist leicht erhöht. Somit sind die Werte letztlich nicht wirklich wegweisend.
> Am nächsten Tag werden sie konsiliarisch zu der Patientin gerufen. Bei der Anamnese berichtet die Patientin von sich aus stolz, dass sie jeden Tag mindestens einmal mit ihrem Hund durch den Wald laufe und hierbei häufig auch die Waldwege verlasse um z. B. Pilze zu suchen. Daher könne sie auch mit Sicherheit sagen, dass sie vorher noch nie Gelenkbeschwerden hatte. Kontakt zu Tieren außer ihrem Hund habe sie eigentlich keine. Sie fahre auch selten in den Urlaub und habe immer in Deutschland gelebt. Eine Autoimmunerkrankung ist bisher bei ihr noch nie aufgefallen und in der Familie sei auch keine bekannt.

### Welche der oben genannten Differenzialdiagnosen wird nun wahrscheinlicher?

Eine späte disseminierte Borrelien-Infektion (Stadium III), die sich bei der Patientin mit einer Lyme-Arthritis manifestiert.

### Welche drei Stadien der Lyme-Borreliose kennen Sie?

- Stadium I: lokale Frühmanifestation
- Stadium II: frühe disseminierte Infektion
- Stadium III: späte disseminierte Infektion

## Mit welchen Symptomen gehen die drei Stadien der Lyme-Borreliose einher?

- **Stadium I:** lokale Frühmanifestation
  - Inkubationszeit: Tage bis Wochen
  - Erythema migrans (Wanderröte) bei etwa 50 % der Lyme-Borreliose-Patienten
  - Häufig Erythema migrans als einziges Symptom
- **Stadium II:** frühe disseminierte Infektion
  - Inkubationszeit: Wochen bis Monate
  - Erythema migrans kann wieder auftreten, oft multiple Befunde nach Dissemination
  - Akute Neuroborreliose (auch „frühe Neuroborreliose“)
  - Lyme-Karditis mit Herzrhythmusstörungen
- **Stadium III:** späte disseminierte Infektion
  - Inkubationszeit: Monate bis Jahre
  - Lyme-Arthritis: Mono- oder Oligoarthritis der großen Gelenke (häufig Knie), chronische Synovialitis, teils mit massivem Gelenkerguss
  - Acrodermatitis chronica atrophicans: chronisch-progrediente dermatologische Erkrankung mit Hautveränderungen und Neuropathie
  - Chronische Neuroborreliose: chronische Meningitis, progrediente Enzephalitis oder Enzephalomyelitis mit neurologischen Symptomen
  - Augenbeteiligung: Konjunktivitis, Keratitis, Uveitis, Papillitis, retinale Vaskulitis
  - Begleithepatitis mit erhöhten Cholestaseparametern

Wichtig ist, dass die Symptome der Borreliose variieren können und nicht alle Patienten alle Stadien oder Manifestationen erleben.

**ZUSATZINFORMATION**

**Erythema migrans:** kreisförmiges, hellrotes, nicht stationäres Erythem (Wanderröte) im Bereich der Zeckenbissstelle mit oder ohne zentrale Abblassung, gelegentlicher Juckreiz, selten schmerzhaft. Mögliche Formen: typisches Erythema migrans, atypisches Erythema migrans, Zeckeneinstichstelle, Lymphadenosis cutis benigna (Borrelien-Lymphozytom)
**Akute Neuroborreliose:** Bannwarth-Syndrom (Polyneuroradikulopathie, radikuläre nächtliche Schmerzen, asymmetrische Paresen, Hirnnervenausfälle), lymphozytäre Meningitis. Seltene Manifestationen wie Mononeuritis multiplex, Plexusneuritis, Myelitis, Enzephalitis

## Welche Diagnostik fordern Sie nun an anhand ihrer aktuellen Differentialdiagnose nach?

- Borrelien-IgG und -IgM
- PCR auf *Borrelia burgdorferi* aus dem Gelenkpunktat

Die PCR im Gelenkpunktat auf Borrelien ist positiv und es werden Borrelien-IgG nachgewiesen bei negativen IgM. Sie diagnostizierten somit die bereits von Ihnen im Verdacht stehende Lyme-Arthritis. Die Patientin glaubt jedoch nicht an eine Borreliose, da sie nie einen Zeckenbiss bemerkt habe.

## Hat die Patientin hier recht, dass ohne einen Zeckennachweis eine Lyme-Borreliose ausgeschlossen ist?

Nein. Häufig sind den Patienten keine Zeckenbisse erinnerlich. Auch ein Erythema Migrans nach Zeckenbiss und Infektion mit Borrelien ist häufig nicht vorhanden.

## Erläutern Sie die Antikörperdiagnostik bei der Lyme-Borreliose bzw. wann welche Verfahren genutzt werden.

Es erfolgt eine Stufendiagnostik (aus Serum) zunächst mit ELISA, seltener Immunfluoreszenztest (Suchtest), dann mit Immunoblot (Bestätigungstest).

## Ist die Antikörperdiagnostik ein geeignetes Screening-Verfahren, um eine Lyme-Borreliose zu diagnostizieren?

Nein, eine Antikörperdiagnostik sollte nur bei Patienten mit typischer Anamnese und Klinik durchgeführt werden, weil:

- IgG- (und gelegentlich IgM-)Antikörper können über Jahre, auch nach symptomfreier ausgeheilter Borreliose, persistieren.
- Es besteht eine hohe Antikörperprävalenz in der Normalbevölkerung (7 % bei Jugendlichen, bis zu 25 % bei Über-70-Jährigen).
- Eine positive Serologie allein reicht nicht für die Borreliose-Diagnose aus. Sie muss im Kontext der klinischen Symptome betrachtet werden.
- Es kommt zu falsch-positiven Ergebnissen bei anderen Krankheiten, wie Lues und verschiedenen Virusinfektionen (z. B. EBV, VZV, HBV, HCV).



## Welche Therapie sollte die Patientin erhalten?

Bei einer Lyme-Arthritis wird eine Therapie mit Doxycyclin p. o. für 30 Tage empfohlen. Alternativen sind Amoxicillin p. o. oder Ceftriaxon i. v. für jeweils 30 Tage (DDG 2023). Da die Patientin mit ihrem Hund häufig weiterhin draußen unterwegs ist, sollte man sie auf die erhöhte Lichtempfindlichkeit der Haut unter der Einnahme von Doxycyclin hinweisen.

## Wie würde die Therapie der Patientin aussehen, wenn sie rasch nach Zeckenbiss mit einem typischen Erythema migrans zu Ihnen gekommen wäre?

Während dem Stadium der lokalen Frühmanifestation beträgt die Therapiedauer 2 Wochen mit Doxycyclin oder Amoxicillin p. o. (DDG 2023).

Sie behandeln die Patientin für 30 Tage mit Doxycyclin. Die Beschwerden werden besser. Bei der Kontrolle nach Beendigung der Therapie bringt die Patientin ihre Schwester mit. Diese habe in der Kindheit einmal einen Zeckenbiss gehabt und habe nun seit mehreren Wochen vermehrt Konzentrationsstörungen und Schlafstörungen. Sie habe zunächst gedacht, diese lägen an der Trennung von ihrem Mann. Nun habe Sie jedoch, aufgrund der Diagnose bei ihrer Schwester, im Internet die Symptome einer Neuroborreliose „gegoogelt" und glaube dies zu haben. Sie bringt als externe Befunde positive Borrelien-IgG und einen positiven Lymphozytentransformationstest (LTT-Borrelien) mit. Zudem wurde sie bereits 30 Tage lang mit Ceftriaxon i. v. behandelt, wozu sie regelmäßig in eine benachbarte Arztpraxis gegangen ist. Die Symptome seien darunter nicht besser geworden.

### Die Patientin fragt Sie nun, ob sie sich weiter vor Zeckenbissen schützen müsse, oder ob sie nun „immun" gegen eine Borreliose sei. Was antworten Sie ihr?

Eine zurückliegende Erkrankung oder noch vorhandene Antikörpertiter sind kein Schutz vor einer Neuinfektion. Zudem werden durch Zecken auch andere Krankheiten, wie die Frühsommer-Meningoenzephalitis (FSME) übertragen. Daher empfiehlt es sich bei häufigen Aufenthalten in Risikogebieten weiterhin präventive Maßnahmen durchzuführen:

- Gebiete hohen Risikos meiden
- Nach Aufenthalt in Risikogebieten Absuchen des Körpers auf Zecken
- Bei Zeckenbiss umgehendes Entfernen der Zecken

### Entsprechen die Symptome und der Verlauf bei der Schwester einer Neuroborreliose? Wie stufen Sie die Situation ein?

Es kommt immer wieder vor, dass bei Patienten mit verschiedenen neurologischen oder psychiatrischen Beschwerden und positiven Borrelien-IgG die Verdachtsdiagnose einer chronischen Neuroborreliose oder eines Post-Borreliose Syndroms gestellt wird. Eine wirkliche Neuroborreliose ist jedoch sehr selten. Der Nachweis von Borrelien-IgG zusammen mit unspezifischen Symptomen rechtfertigt in den meisten Fällen keine Antibiotikatherapie. Häufig erhalten Patienten, auch auf eigenen dringenden Wunsch hin, dennoch eine nicht indizierte Antibiotikatherapie, welche dann nicht zur Besserung führt. Auch das Post-Borreliose-Syndrom ist umstritten und den damit assoziierten Symptomen liegen häufig andere Differenzialdiagnosen, wie somatoforme Störungen, Depressionen, rheumatische Erkrankungen oder z. B. eine Hypothyreose, zu Grunde.



### Wie bewerten sie den Lymphozytentransformationstest (LTT-Borrelien), den die Schwester der Patientin mitbringt?

Die Durchführung von Funktionstests zur Prüfung der zellulären Immunität (Lymphozytentransformationstests [LTT], Zytokin-Nachweis) wird nicht empfohlen. Bisher fehlen wissenschaftliche Untersuchungen, die einen diagnostischen Nutzen belegen. Insbesondere wegen der mangelnden Spezifität der verfügbaren Tests, soll der Borrelien-LTT nicht angewendet werden (DDG 2023, S. 34).

**LITERATUR**

Deutsche Dermatologische Gesellschaft e. V. (DDG). S2k-Leitlinie Kutane Lyme-Borreliose. AWMF-Registernr. 013-044. Stand 28.02.2023, gültig bis 27.02.2028 (75 Seiten).

## 5.6 Leitsymptom Hypotonie und Tachykardie

Philipp Schommers

**KASUISTIK**

Eine 77-jährige Patientin wird von ihrer Freundin zu Hause in der Wohnung liegend aufgefunden, da sie nicht zu einem vereinbarten Treffen erschienen war. Beim Eintreffen des Notarztes ist die Patientin verwirrt. Bei einem ersten Check finden sich ein Blutdruck von 68/45 mmHg, eine Herzfrequenz von 113/min, eine Sauerstoffsättigung ($SO_2$) von 96 %, eine Atemfrequenz von 14/min und ein Blutzuckerwert von 193 mg/dl. Die Extremitäten sind kalt und teils marmoriert. Eine Eigenanamnese kann nicht erhoben werden, die Freundin berichtet jedoch, sie wisse ihre Freundin habe „Zucker" und „Blutdruck". Außerdem habe sie in den letzten Jahren häufiger Harnwegsinfekte gehabt.

## Was ist Ihre erste grobe Verdachtsdiagnose?

Die Patientin ist im Kreislaufschock. Welcher Genese dieser ist, lässt sich bisher noch nicht sagen.

## Wie gehen Sie nach Eintreffen der Patientin in Ihrer Klinik weiter vor?

- Schockraumversorgung in der Notaufnahme, Anwendung des ABCDE-Schemas.
- Überwachung der Vitalparameter und Einrichtung von i. v. Zugängen, eventuell auch großlumigen zentralen Zugängen.
- Zur Differenzialdiagnose verschiedener Schockarten Hinweise aus Anamnese und klinischer Untersuchung zusammentragen und eine schnelle, fokussierte Sono- und Echokardiografie zur Beurteilung des Volumenstatus, der Herzfunktion und möglicher Fokuspunkte durchführen.
- Schnelle Behandlung, um eine weitere, lebensbedrohliche Verschlechterung zu vermeiden.

Sie haben die Patientin im Schockraum versorgt und daher nun gemeinsam mit Ihrem Team innerhalb von 15 min ein bereits umfassendes Bild von ihr erhalten. Sie haben folgende Befunde erhoben:
- Blutdruck 70/35 mmHg, Temperatur 35,3 °C
- BGA (venös): Laktat 52 mg/dl, pH 7,21, $p_aCO_2$ 58 mmHg, $p_aO_2$ 64 mmHg, Glukose 180 mg/dl, Hb 13,4 g/dl
- Orientierende übrige Untersuchung von Herz, Lunge und Abdomen unauffällig
- EKG: HF 113/min, Sinusrhythmus, Rechtsschenkelblock (bekannt laut Arztbriefen), keine Erregungsrückbildungsstörung
- Orientierende Echokardiografie: leicht hypertropher linker Ventrikel, orientierend normale Pumpfunktion, inspiratorisch kollabierende V. cava inferior
- Weitere sonografische Untersuchung: keine freie Flüssigkeit abdominell, keine Pleuraergüsse, keine Auffälligkeiten der intraabdominellen Organe, kein Stau der ableitenden Harnwege

## Welche Schockarten gibt es?

- Hypovolämischer Schock, inklusive hämorrhagischem Schock
- Kardiogener Schock
- Anaphylaktischer Schock
- Septischer Schock

## Welche Schockform ist anhand dieser Werte nun die wahrscheinlichste Verdachtsdiagnose?

Am wahrscheinlichsten ist aufgrund des bekannten Diabetes mellitus und der relativen Häufigkeit dieser Schockart ein septischer Schock.

Ein hypovolämischer Schock ist aufgrund des normalen Hb-Werts unwahrscheinlich. Ein kardiogener Schock ist aufgrund der normalen Pumpfunktion ausgeschlossen. Für einen anaphylaktischer Schock gibt es keine anamnestischen Hinweise.

## Welche Ursache vermuten Sie?

Aufgrund der fremdanamnestisch berichteten Neigung zu Harnweginfektionen in den letzten Monaten, des vermutlich vorliegenden Diabetes mellitus und der sonografischen Hinweise auf einen intravasalen Volumenmangel besteht der dringende Verdacht auf eine Urosepsis als Ursache des septischen Schocks.

**ZUSATZINFORMATION**

Sepsis und septischer Schock sind medizinische Notfälle, die unverzüglich und insbesondere mit hämodynamischer Stabilisierung behandelt werden müssen.

## Definieren Sie die Begriffe Sepsis und septischer Schock.

**Sepsis:** akut lebensbedrohliche Organdysfunktion als Reaktion auf eine (vermutliche) Infektion durch eine gestörte systemische Immunantwort. Eine *sepsisassoziierte Organdysfunktion* besteht bei einer Änderung des SOFA-Scores um ≥ 2 Punkte für das jeweilige Organ.

**Septischer Schock:** die schwerste Form der Sepsis mit der Notwendigkeit einer Katecholamintherapie aufgrund von Hypotonie (MAP < 65 mmHg) trotz ausreichender Volumengabe und einem Serum-Laktatwert > 2 mmol/L (> 18 mg/dl).

5

**ZUSATZINFORMATION**

Der Begriff schwere Sepsis ist inzwischen obsolet, da er größtenteils durch die Begriffe Sepsis, sepsisassoziierte Organdysfunktion und septischen Schock ersetzt wurde.

## Mit welchem Score kann man die Organdysfunktion einstufen?

Eine Organdysfunktion kann auf verschiedene Weisen erkennbar sein, sei es durch offensichtliche klinische Anzeichen. wie schwere Bewusstseinsstörungen, oder durch Informationen aus der Anamnese, wie das Vorliegen eines akuten Nierenversagens. Zudem können folgende Scores bei der Einschätzung helfen:

- **Sequential Organ Failure Assessment (SOFA) Score:** Er zeigt bei Patienten auf der Intensivstation durch eine Zunahme des organbezogenen Scores um ≥ 2 Punkte eine Organdysfunktion an (➤ Tab. 5.3). Die Gesamtpunktezahl ergibt sich aus der Summe der Bewertungspunkte der einzelnen Organsysteme.

**Tab. 5.3** Sequential Organ Failure Assessment (SOFA) Score [H017-001]

| Parameter | Punkte | | | | |
|---|---|---|---|---|---|
| | 0 | 1 | 2 | 3 | 4 |
| **Atmung:** $p_aO_2/F_iO_2$ (mmHg) | ≥ 400 | < 400 | < 300 | < 200 (Beatmung) | < 100 (Beatmung) |
| **Gerinnung:** Thrombos/nl | ≥ 150 | < 150 | < 100 | < 50 | < 25 |
| **Leberfunktion:** Serumbilirubin (mg/dl) | < 1,2 | 1,2–1,9 | 2,0–5,9 | 6,0–11,9 | > 12,0 |
| **Kardiovaskuläre Funktion:** mittlerer arterieller Druck, erforderliche Katecholamindosen (µg/kg KG/Min.) | ≥ 70 | < 70 | < 70<br>Dopamin ≥ 5/ Dobutamin in jeder Dosis | < 70<br>Dopamin > 5 oder Adrenalin/Noradrenalin ≤ 0,1 | < 70<br>Dopamin > 15 oder Adrenalin/ Noradrenalin > 0,1 |
| **ZNS-Funktion:** Glasgow Coma Scale-Score | 15 | 13–14 | 10–12 | 6–9 | < 6 |
| **Nierenfunktion:** Serumkrea (mg/dl) bzw. Urinmenge (ml/d) | < 1,2 | 1,2–1,9 | 2,0–3,4 | 3,5–4,9 bzw. < 500 (Oligurie) | 5,0 bzw. < 200 (Anurie) |

- **Quick-Sequential Organ Failure Assessment (qSOFA) Score:** Er zeigt bei Risikopatienten mit einer Infektion außerhalb der Intensivstation oder einer Klinik frühzeitig eine potenzielle Bedrohung lebenswichtiger Funktionen an. Er betrachtet nur 3 Kriterien ($RR_{systol} \leq 100$ mmHg, Glasgow Coma Scale Score $\leq 14$, Atemfrequenz $\geq 22$/Min.). Er ist positiv, wenn 2 der 3 Kriterien erfüllt sind und ist mit einer deutlich erhöhten Sterblichkeit assoziiert. Der qSOFA-Score zeigt aber nur ein Organversagen und ist nicht sepsisspezifisch.

## Was sind die häufigsten Ursachen einer Sepsis?

Prinzipiell kann nahezu jede schwere Infektion eine Sepsis auslösen. Die häufigsten Infektionsherde sind:
- Pneumonien
- Harnwegsinfektionen
- Infektionen des Abdomens und des Gastrointestinaltrakts (z. B. Darm)
- Infektionen von Haut, Weichteilen und Wunden

Zusätzlich gibt es primäre Blutstrominfektionen, bei denen der Infektionsherd nicht offensichtlich ist. Je nach individuellem Risikoprofil sind auch katheter- und fremdkörperassoziierte Infektionen von Bedeutung.



## Welche Erreger sind bei einer Sepsis häufig ursächlich?

- *Escherichia coli* und *Staphylococcus aureus* gehören zu den häufigsten Erregern. Koagulasenegative Staphylokokken werden ebenfalls oft nachgewiesen, aber mit einer insgesamt geringeren Sterblichkeitsrate.
- In Risikogruppen wie Immunsupprimierten, Patienten mit bekannter Besiedlung, Langzeit-Intensivaufenthalten oder parenteraler Ernährung muss auch an *Candida* spp. und multiresistente Erreger (MRE) gedacht werden. Hierzu gehören:
  - Grampositive Erreger wie methicillinresistente *Staphylococcus aureus* (MRSA) und gelegentlich vancomycinresistente Enterokokken (VRE).
  - Gramnegative Erreger, darunter Extended-Spectrum-β-Lactamase (ESBL)-bildende Erreger sowie MRGN, die gegenüber drei (3-MRGN) oder seltener vier Antibiotikaklassen (4-MRGN) resistent sind.

## Welche Diagnostik sollte initial bei dem Verdacht auf eine Sepsis erfolgen?

Die Sepsis ist in erster Linie eine klinische Diagnose, die anhand der Vitalparameter Blutdruck, Puls, Atemfrequenz, $SO_2$, Temperatur und dem Glasgow Coma-Scale Score (GCS-Score) gestellt wird. Wichtige (wenn auch nicht obligate) Befunde sind Temperaturveränderungen (Fieber oder Hypothermie).

Laborwerte sind nicht spezifisch und unterstützen die Diagnose nur, wenn die Vitalparameter auf eine Sepsis hindeuten. Zudem können sie Organdysfunktionen aufzeigen (z. B. erhöhtes Kreatinin ein beginnendes akutes Nierenversagen, erhöhte Bilirubinwerte ein beginnendes Leberversagen). Ein Laktatspiegel ermöglicht die Bewertung der Gewebehypoperfusion.

## Was ist für die mikrobielle Diagnostik zu beachten?

- Vor Beginn der antimikrobiellen Therapie Proben für die mikrobiologische Diagnostik entnehmen.
- Mindestens 2 Paare Blutkulturen (aerob und anaerob) und ggf. zusätzliche Proben je nach vermutetem Infektionsherd.

- Blutkulturen sofort hintereinander entnehmen, keine Verzögerungen.
- Asservieren von Material idealerweise vor der Antibiotika-Gabe. Hierbei muss nicht auf Fieberschübe gewartet werden.
- Wichtig: Die Entnahme der mikrobiologischen Proben darf die Antibiotikagabe nicht verzögern. Eine zeitnahe Therapie ist entscheidend.

## Was sind die drei Hauptschienen bei der Behandlung der Patientin?

1. Kreislaufstabilisierung
2. Ggf. weitere Unterstützung der Organfunktion ($O_2$-Gabe, Beatmung)
3. Antiinfektive Therapie

## Was sollte innerhalb der ersten Stunde nach Verdacht auf eine Sepsis erfolgen?



Das rechtzeitige Erkennen und Einleiten einer angemessenen Therapie sind entscheidend für die Prognose der Sepsis und sollten idealerweise innerhalb der ersten Stunde erfolgen, die oft auch als „goldene Stunde der Sepsis" bezeichnet wird (Brunkhorst et al. 2018, S. 9)

**1-Stunden-Sepsis-Bundle:**

- Messung des Laktatspiegels (und wiederholte Messungen bei erhöhten Werten)
- Abnahme von Blutkulturen vor der Gabe von Antibiotika
- Einsatz eines Antibiotikums (Gabe intravenös) mit ausreichend breitem Wirkungsspektrum, das den vermuteten Infektionsherd abdeckt
- Schnelle Volumengabe von etwa 30 ml/kg KG kristalloider Lösung bei Hypotonie oder erhöhtem Laktatwert
- Gabe von Vasopressoren, bevorzugt Noradrenalin, bei einem arteriellen Mitteldruck < 65 mmHg

### ZUSATZINFORMATIONEN

**Maßnahmen zur Kreislaufstabilisierung**

- Intravenöse Volumentherapie mit kristalloider Lösung (keine kolloidale Lösung, insbesondere keine Hydroxyethylstärke).
- Anfangsbolus von 30 ml/kg KG.
- Weitergabe von Flüssigkeiten bei fortbestehender Gewebehypoperfusion unter kontinuierlicher Überwachung der Hämodynamik (z. B. durch Ultraschall: kollabierende V. cava als Zeichen intravasalen Volumenmangels).
- Vasopressortherapie mit dem Ziel, den arteriellen Mitteldruck (MAP) zunächst auf mindestens 65 mmHg zu erhöhen (bei Patienten mit Hypertonie möglicherweise auf 85 mm Hg).
- Noradrenalin ist Vasopressor der ersten Wahl.
- Wenn Noradrenalin nicht ausreicht, können Vasopressin oder Adrenalin zusätzlich in Betracht gezogen werden.
- Bei initial erhöhtem Laktatwert ist die Überwachung der Laktatspiegel als Parameter für die hämodynamische Stabilisierung bis zur Normalisierung wichtig.

## Welche Überlegungen zur kalkulierten Antibiotikatherapie haben Sie? Welche Faktoren sind zu berücksichtigen?

- Rasche intravenöse Gabe von Antibiotika
- Initial kalkulierte Therapie mit einem Breitbandantibiotikum
- Bei völlig unklarem Fokus Gabe z. B. von Piperacillin plus Tazobactam

- Bei bekannter Besiedlung z. B. mit MRSA oder ESBL Spektrum der antiinfektiven Therapie erweitern (z. B. Vancomycin?)
- Die Datenlage für die empirische Kombinationstherapie schwach und nur für einige Foci (z. B bei schwerer Pneumonie: Piperacillin plus Tazobactam plus Makrolid) vorhanden.
- Bei ausgeprägter Immunsuppression oder Zustand nach großen intraabdominellen Eingriffen zusätzlichen Antimykotika erwägen

Die Patientin wird nach initialer Versorgung im Schockraum mit der Arbeitsdiagnose „septischer Schock bei Urosepsis" auf die Intensivstation verlegt. Es wird eine antiinfektive Therapie mit Piperacillin plus Tazobactam begonnen. Am Folgetag werden die Blutkulturen der Patientin bereits positiv und es werden gramnegative Stäbchen nachgewiesen. Zudem zeigt sich der gleiche Erreger massenhaft in dem durch Einmalkatheterisierung entnommenen Urin. Es bestätigt sich somit ein septischer Schock infolge einer Harnwegsinfektion. Es zeigt sich, dass der Erreger neben Piperacillin auf viele andere Antibiotika, z. B. Ceftriaxon, Cotrimoxazol und Fosfomycin, sensibel ist.

## Stellen sie die Therapie um? Reicht eine orale Antibiotikatherapie?

Die antibiotische Therapie sollte z. B. auf Ceftriaxon intravenös umgestellt werden. Eine orale Therapie ist bei septischen Patienten nicht zu empfehlen, auch wenn der Erreger prinzipiell oral zu behandeln wäre. Durch die verminderte Darmdurchblutung und die nicht physiologische Ernährung kann eine reguläre Resorption oral eingenommener Antibiotika nicht gewährleistet werden.



## Wie lang soll die Therapie erfolgen?

Im Allgemeinen reichen 7–10 Tage für die meisten Infektionen und Infektfoki aus. Eine längere Therapie kann für spezielle Infektionen wie die Endokarditis, eine Bakteriämie mit *Staphylococcus aureus* und Pilzinfektionen erforderlich sein. Sondersituationen, wie ein verzögertes Ansprechen, eine anhaltende Infektion und eine Immundefizienz oder Neutropenie, machen ebenfalls eine längere Behandlung erforderlich. Bei unkomplizierten Infektionen mit rascher Besserung und kontrolliertem Fokus kann die Therapiedauer verkürzt werden.

Eine tägliche Überprüfung der Therapie ist wichtig. Das Absinken von Biomarkern wie Procalcitonin im Behandlungsverlauf kann dazu beitragen, die Behandlungsdauer zu verkürzen.

Die Patientin ist bereits nach 2 Tagen Katecholamin-frei und kann am 3. Tag auf die Normalstation verlegt werden. Nach 7 Tagen kann die antibiotische Therapie beendet werden. Es erfolgt eine urologische Vorstellung, bei der festgestellt wird, dass eine Anomalie an den Eintrittsstellen der Ureteren für die häufigen Harnwegsinfektionen verantwortlich ist. Nach Beheben der Anomalie durch die Urologie ist die Patientin in den Jahren danach beschwerdefrei.

### LITERATUR

Brunkhorst FM, et al. S3-Leitlinie Sepsis – Prävention, Diagnose, Therapie und Nachsorge. AWMF-Registernr. 079-001. Stand 31.12.2018, gültig bis 30.12.2023. Derzeit in Überarbeitung (125 Seiten).

KAPITEL

# 6

Volker Klauss und Andreas König

# Kardiologie

# 6.1 Leitsymptom zunehmende Atemnot und Müdigkeit

Volker Klauss

**KASUISTIK**

Ein 55-jähriger Patient stellt sich mit zunehmender Atemnot in der kardiologischen Ambulanz Ihrer Klinik vor. Er habe bereits in den letzten Monaten über zunehmende Kurzatmigkeit und Müdigkeit geklagt. Der überweisende Hausarzt hat bei Strömungsgeräuschen über dem Herz den Verdacht auf ein Herzklappenvitium.
**Körperlicher Untersuchungsbefund:** 165 cm, 75 kg, reduzierter Allgemeinzustand. Keine Zyanose, periphere Ödeme. RR: 150/70 mmHg, Frequenz 90/min, Atemfrequenz 18/min. Keine Jugularvenenstauung. Cor: $^3/_6$ Diastolikum sowie betonter 1. Herzton über der Herzspitze. Pulmo: Klopfschall sonor, Vesikuläratmung; an Vorerkrankungen sind bekannt: eine arterielle Hypertonie sowie paroxysmales Vorhofflimmern.

## Wie gehen Sie bei dem Patienten diagnostisch zunächst vor?

- Labor: Blutbild, Harnstoff, Kreatinin, Elektrolyte, TSH, Myokardmarker
- EKG: Rhythmus? Hypertrophiezeichen? ST-Senkung, T-Negativierung?
- Röntgen-Thorax: bei Dekompensation Linksherzverbreiterung, pulmonale Stauung, Pleuraergüsse, Hinweise auf pulmonale Hypertonie, pulmonale Dyspnoe – Ursache?
- Echokardiografie: Quantifizierung der Klappenvitien (auch Trikuspidalklappe und Aortenklappe), begleitende Insuffizienz, PA-Druck, Vorhofgröße?

## Befunden Sie bitte das Aufnahme-EKG (➤ Abb. 6.1).

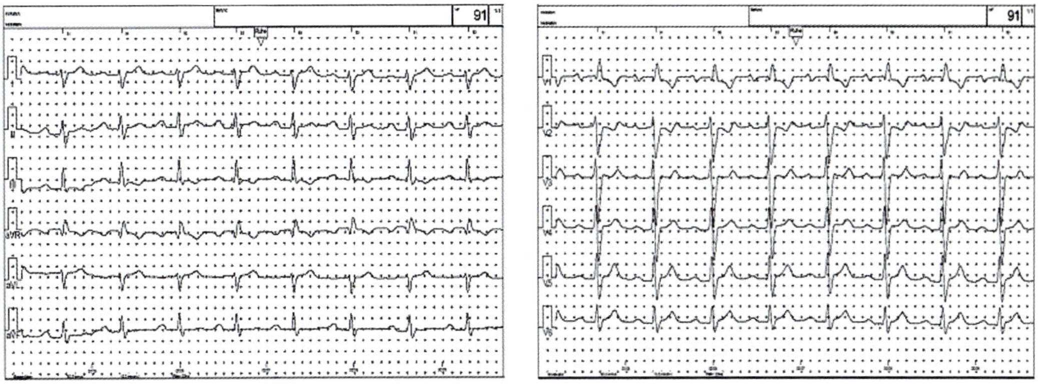

**Abb. 6.1** Aufnahme-EKG [M756]

Sinusrhythmus, Rechtstyp, Frequenz 90/min, P mitrale (P verbreitert und doppelgipflig in Ableitung I, biphasisch in $V_1$). Zeichen der rechtsventrikulären Hypertrophie.

## Ein Rechtstyp ist ein eher seltener Befund. Wie können Sie feststellen, dass das EKG nicht verpolt ist?

Eine positive p-Welle in Ableitung I bei Sinusrhythmus spricht für eine korrekte Ableitung der Armelektroden.

## Befunden Sie die folgenden Röntgenaufnahmen des Thorax (➤ Abb. 6.2).

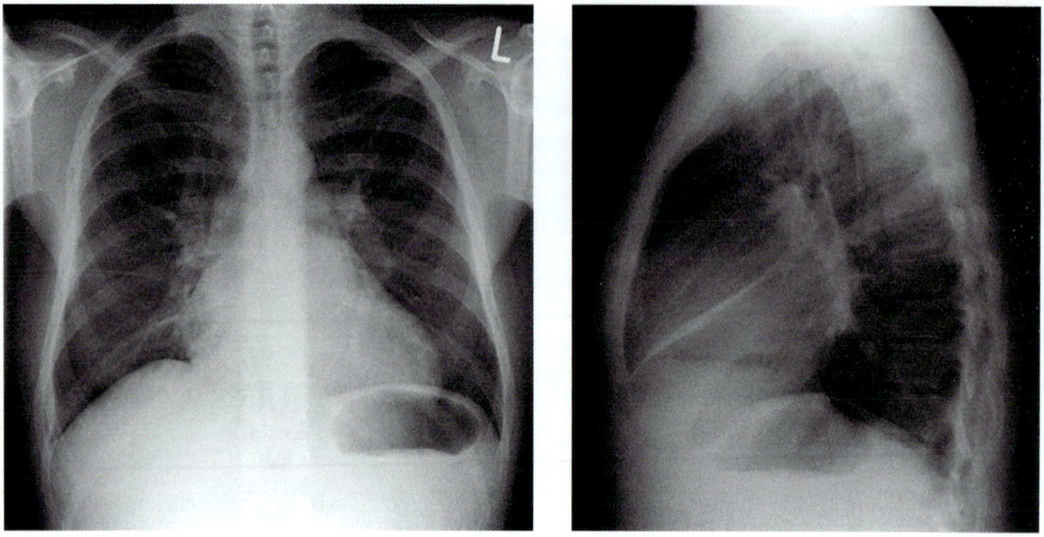


**Abb. 6.2** Röntgen-Thorax [M756]



Deutliche Vergrößerung des linken Vorhofs, Einengung des Retrokardialraums sowie Aufspreizung der Trachea. Vergrößerter Herzschatten. Aortenelongation und Aortensklerose. Keine Stauungszeichen, keine Infiltrate, Interlobärerguss. Insgesamt mitralkonfiguriertes Herz.

**Echokardiografie:** Aortenwurzel normal weit (32 mm), Aortenklappe: altersentsprechend, Öffnungsbewegung normal, keine Insuffizienz, keine Stenose. Rechter Vorhof: gering vergrößert (visuell beurteilt); linker Vorhof: deutlich vergrößert (63 mm); rechter Ventrikel: vergrößert; linker Ventrikel: normale Größe (LVED: 48 mm, LVES: 32 mm), Wanddicken normal (interventrikuläres Septum [IVS]: 9 mm, LHW: 8 mm), systolische Globalfunktion noch normal (planimetrische EF ~ 55 %), paradoxe Septumbewegung; Mitralklappe: deutlich verdickt, Bewegung verändert, geringe Insuffizienz, Stenose: $V_{max}$: 2,5 m/s, $\Delta P_{max}$: 25 mmHg, PHT (Pressure Half Time): 280 ms, Mitralklappenöffnungsfläche: 0,8 $cm^2$ (berechnet über PHT nach der Formel 220/PHT); Trikuspidalklappe: altersentsprechend, Bewegung normal, deutliche Insuffizienz, $\Delta P_{max}$ RV/RA: 64 mmHg.

## Wie wird der Schweregrad einer Mitralklappenstenose definiert?

- Leicht: mittlerer Gradient < 5 mmHg, Mitralklappenöffnungsfläche (MÖF) > 1,5 $cm^2$
- Mittelgradig: mittlerer Gradient 5–10 mmHg, MÖF > 1,0–1,5 $cm^2$
- Schwer: mittlerer Gradient > 10 mmHg, MÖF < 1,0 $cm^2$

## Welche Symptome würden Sie bei einem Patienten mit Mitralklappenstenose erwarten?

Leistungsminderung, Belastungsdyspnoe, Atemnot in Ruhe, Symptomverstärkung durch Tachykardie/Vorhofflimmern, evtl. embolische Komplikationen bei Vorhofflimmern.

## Welche Ätiologie liegt der Mitralklappenstenose zugrunde?

Es handelt sich um den klassischen rheumatischen Herzklappenfehler, allerdings mit abnehmender Häufigkeit in den Industrieländern. Zwei Drittel der Patienten sind weiblich.

Seltene Ursachen: Z. n. Endokarditis, kongenital, Karzinoid, SLE, Fabry-Krankheit, Whipple-Krankheit, Mukopolysaccharidosen.

## Erklären Sie die Pathophysiologie der Mitralklappenstenose.

Bei rheumatischem Fieber als Ursache kommt es nach entzündlichen Prozessen zu einer Verdickung und Kalzifizierung der Klappen; die Verschmelzung der Kommissuren und des Mitralklappenhalteapparats führt zur Stenosierung. Der transmitrale diastolische Druckgradient führt zu einer Drucksteigerung im linken Vorhof und Einschränkung der linksventrikulären Füllung und des Herzzeitvolumens (HZV). Infolge der erhöhten pulmonal-venösen Drücke kann es zum Lungenödem kommen. Bei chronischer Mitralstenose kommt es zur Vasokonstriktion und Wandhypertrophie der Pulmonalarterien/-arteriolen mit Entwicklung einer pulmonalen Hypertonie und infolge Rechtsherzbelastung. Die Vorhofvergrößerung begünstigt Vorhofflimmern. Durch den Wegfall der atrialen Kontraktion wird das HZV weiter reduziert. Das Risiko für Thrombenbildung und systemische Embolien steigt.

## Wie sind die Mitralklappenstenose und die Symptomatik verknüpft?



Der transmitrale Gradient hängt von der Flussrate und der diastolischen Füllungszeit ab. Symptome entwickeln sich daher bei Belastung oder Vorhofflimmern. Es besteht eine exponentielle Beziehung zwischen dem transvalvulären Druckgradienten und dem Mitralfluss sowie eine relativ gute Korrelation zwischen der Mitralklappenöffnungsfläche (MÖF) und der Klinik der Patienten. Die MÖF beträgt normalerweise 4–5 $cm^2$. Ab einer MÖF < 2,5 $cm^2$ sind Beschwerden zu erwarten.

## Welche Besonderheiten erwarten Sie bei den weiteren apparativen Untersuchungen?

- **Transösophageale Echokardiografie** (➤ Abb. 6.3): Thromben im linken Vorhof oder Vorhofohr
- **Invasive Diagnostik:** erhöhte Druckwerte im kleinen Kreislauf, Druckgradient zwischen pulmonal-kapillärem Verschlussdruck und linksventrikulärem Füllungsdruck

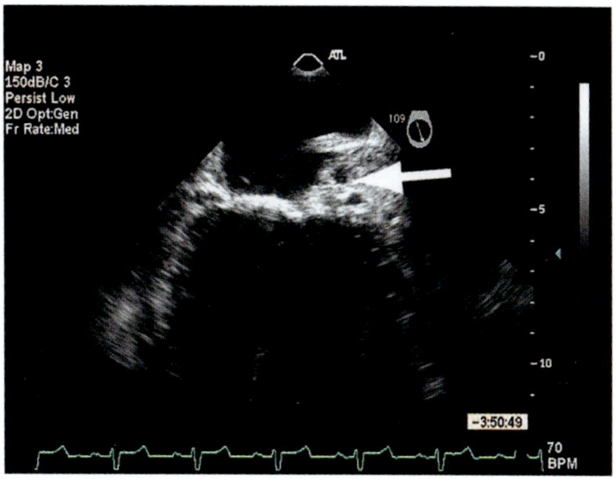


**Abb. 6.3** Transösophageale Echokardiografie mit Beispiel für einen Thrombus im Vorhofohr. Die Mitralklappe ist deutlich verdickt. [M756]

**Transösophageale Echokardiografie:** linker und rechter Vorhof und Vorhofohr: kein Thrombus, linker Vorhof vergrößert. Trotz Sinusrhythmus nur schwacher Fluss im Vorhofohr (pw-Doppler: 0,2 m/s). Vorhofseptum: kein Hinweis auf einen Shunt auf Vorhofebene im Farbdoppler. Mitralklappe deutlich verdickt mit sehr geringer Öffnungsbewegung (MÖF planimetrisch: 1 $cm^2$), mäßige Insuffizienz, PHT: 198 ms, $V_{max}$: 2,7 m/s. Wilkins-Score etwa 14 Punkte. Eine Rekonstruktion oder Sprengung der Mitralklappe erscheint daher nicht vielversprechend.

## Nach welchen Kriterien beurteilen Sie die Mitralklappenanatomie gemäß dem Wilkins-Score?

Mobilität – Verdickung – Kalzifizierung – subvalvuläre Verdickung

1. Hochmobile Klappe, nur die Segelspitzen sind eingeschränkt. Segel haben nahezu normale Dicke (4–5 mm). Einzelnes Areal mit erhöhtem Echokontrast. Minimale Verdickung knapp unter den Mitralklappensegeln.
2. Segelmitte und -basis zeigen normale Beweglichkeit. Mitte der Segel normal, beträchtliche Verdickung der Ränder (5–8 mm). Verstreute Bereiche mit erhöhtem Echokontrast, die sich auf die Segelränder beschränken. Verdickung der Sehnenfäden erstreckt sich auf ein Drittel der Sehnenfadenlänge.
3. Klappe bewegt sich in der Diastole weiterhin vorwärts, vorwiegend an der Basis. Verdickung erstreckt sich auf das ganze Segel (5–8 mm). Erhöhter Echokontrast erstreckt sich bis in die mittleren Bereiche des Segels. Verdickung ausgedehnt bis zum distalen Drittel der Sehnenfäden.
4. Keine oder minimale Vorwärtsbewegung der Segel in der Diastole. Beträchtliche Verdickung des gesamten Segelgewebes (> 8–10 mm). Auf das ganze Segelgewebe ausgedehnte erhöhte Echokontrastierung. Umfassende Verdickung und Verkürzung aller Sehnenfaden bis hinunter zu den Papillarmuskeln.

## Benötigen Sie weitere invasive Diagnostik?

Die invasive Diagnostik zur Graduierung des Vitiums ist bei eindeutigen echokardiografischen Befunden nicht notwendig, jedoch bei Diskrepanzen zwischen klinischem und echokardiografischem Befund (Klasse IIa). Lävokardiografie und Koronarangiografie werden vor Eingriffen (Sprengung oder Operation) empfohlen (Klasse I), außer bei sehr jungen Patienten.

6

**Lävokardiografie in zwei Ebenen:** Die biplane Lävokardiografie zeigt einen vergrößerten linken Ventrikel mit normaler Funktion (EF > 60 %). Keine relevanten Kontraktionsstörungen. Keine relevante Mitralklappeninsuffizienz
**Rechtsherzkatheter:** schwere pulmonale Hypertonie mit fast systemischen Drücken (Pulmonarterie s/d/m: 100/43/65 mmHg; PC m/v-Welle 30/40 mmHg); berechnete Mitralklappenöffnungsfläche (MÖF) 0,7 $cm^2$
**Selektive Koronarangiografie:** Die selektive Darstellung der linken Herzkranzarterie zeigt einen unauffälligen Hauptstamm. Der Ramus descendens anterior, der Ramus circumflexus und die rechte Herzkranzarterie zeigen lediglich Wandunregelmäßigkeiten ohne Stenosen.

## Welche Therapieoptionen gibt es bei der Mitralklappenstenose?

- Diuretika
- Bei Vorhofflimmern Frequenzkontrolle (Digitalis, Kalziumantagonisten, Betablocker) und Antikoagulation (auch bei Sinusrhythmus mit Z. n. Embolie)
- Valvuloplastie (Klappensprengung)
- Klappenrekonstruktion/-ersatz

## Nennen Sie Indikationen der Mitralklappenvalvuloplastie

- **Symptomatische Patienten** (NYHA II–IV), MÖF < 1,5 $cm^2$ mit geeigneter Klappenmorphologie ohne relevante Mitralklappeninsuffizienz und nach Ausschluss eines linksatrialen Thrombus (IB) bzw. Kontraindikation oder hohes Risiko für Mitralklappenoperation (IC)

- **Asymptomatische Patienten,** MÖF < 1,5 cm$^2$, pulmonale Hypertonie in Ruhe (PA-Druck > 50 mmHg) oder neu aufgetretenem Vorhofflimmern mit geeigneter Klappenmorphologie ohne relevante Mitralklappeninsuffizienz und nach Ausschluss eines linksatrialen Thrombus

**ZUSAMMENFASSUNG**

Bei asymptomatischen Patienten sollte eine Echokontrolle durchgeführt werden (PA-Druck, Klappengradient). Bei hochgradiger Stenose (MÖF < 1,0 cm$^2$) jährlich, bei mittelgradiger Stenose (MÖF < 1,5 cm$^2$) alle 1–2 Jahre, bei progredienter Stenose (MÖF > 1,5 cm$^2$) alle 3–5 Jahre.

## Fassen Sie ungünstige Bedingungen und Kontraindikationen der Mitralklappenvalvuloplastie zusammen

**Ungünstige Bedingungen:** hohes Alter, bereits stattgehabte Valvuloplastie, NYHA IV, permanentes Vorhofflimmern, schwere pulmonale Hypertonie, sehr kleine Öffnungsfläche, schwere Trikuspidalklappeninsuffizienz
**Kontraindikationen:** Öffnungsfläche > 1,5 cm$^2$, Thrombus im linken Vorhof, schwere Mitralklappeninsuffizienz, schwere oder bi-kommissurale Kalzifizierung, schweres Aortenklappenvitium oder kombiniertes Trikuspidalklappenvitium, bei KHK erforderliche Bypass-Operation

## Welche Resultate sind von einer erfolgreichen Mitralklappenvalvuloplastie zu erwarten?

Eine erfolgreiche Mitralklappenvalvuloplastie führt im Schnitt zu einer Verdopplung der Mitralklappen-Öffnungsfläche bzw. zu einer 50- bis 60%-igen Abnahme des transvalvulären Gradienten.

Die Mortalität liegt unter 1 %; es besteht eine 80- bis 95%-ige Erfolgsrate (MÖF > 1,5 cm$^2$ und linksatrialer Druck < 18 mmHg).

Gute Langzeitergebnisse sind nach erfolgreicher Valvuloplastie zu erwarten.

## Nennen Sie Komplikationen der Mitralklappenvalvuloplastie.

- Neue relevante Mitralklappeninsuffizienz in 2–10 % der Fälle (meist OP-bedürftig)
- Relevanter residualer Vorhofseptumdefekt in < 5 %
- Embolische Komplikationen mit 0,5–5 %

## Nennen Sie Indikationen zum Mitralklappenersatz bzw. zur Mitralklappenrekonstruktion.

Sie ist indiziert bei für die Valvuloplastie nicht geeigneter Mitralklappenmorphologie (einschließlich begleitender relevanter Mitralklappeninsuffizienz), klinisch gelten ansonsten die gleichen Kriterien wie bei der Valvuloplastie (➤ Abb. 6.4). Die Indikationen für eine Intervention orientieren sich an der Klappenöffnungsfläche und der Klinik des Patienten.

Bei der zunehmend in der älteren Bevölkerung der westlichen Welt angetroffenen nicht rheumatischen Mitralstenose (senil kalzifizierend) führt eine schwere Kalzifizierung des Mitralklappenrings mit Ausdehnung in die Klappen zu einer Verengung des Klappenrings und Versteifung der Segel und Verklebung der Kommissuren. Aufgrund der schweren Verkalkung ist eine Valvuloplastie oder chirurgische Kommissurotomie schwierig.

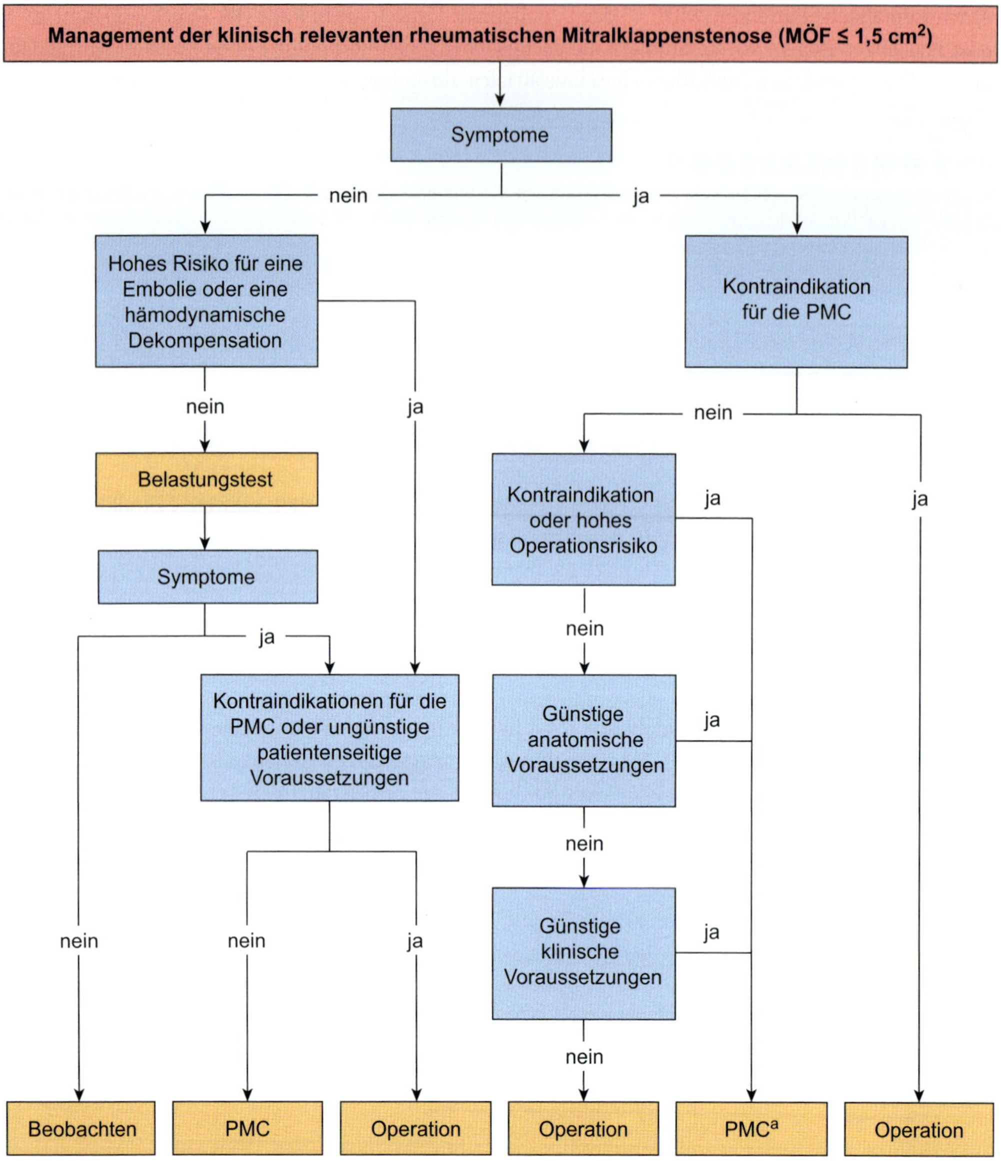


**Abb. 6.4** Management der klinisch relevanten rheumatischen Mitralklappenstenose (MÖF < 1,5 cm²). AF = atrial fibrillation; LA = left atrium/left atrial; MÖF = Mitralklappenöffnungsfläche, NCS = nichtkardiale Operation; PMC = perkutane Mitralklappen-Kommissurotomie. [a]Bei Kontraindikationen für eine PMC kann eine chirurgische Kommissurotomie durch ein erfahrenes Team erwogen werden. [W854-033/L143]

## Welche Klappenart würden Sie empfehlen?

Prinzipiell mechanische Klappe bis zum 65. Lebensjahr, ab dem 70. Lebensjahr Bioprothese (Vahanian et al. 2021). Nach einer Analyse von Goldstone et al. (2017, S. 1848) profitieren Patienten sogar bis zum 70. Lebensjahr von einer mechanischen Prothese.

Nennen Sie anhand der folgenden Röntgenaufnahmen des Thorax das vorliegende Klappenvitium (➤ Abb. 6.5, ➤ Abb. 6.6).

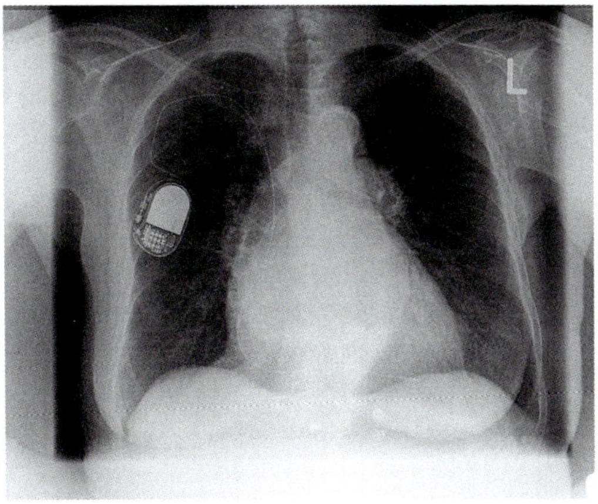


**Abb. 6.5** Röntgenaufnahme des Thorax bei Klappenvitium [M589]

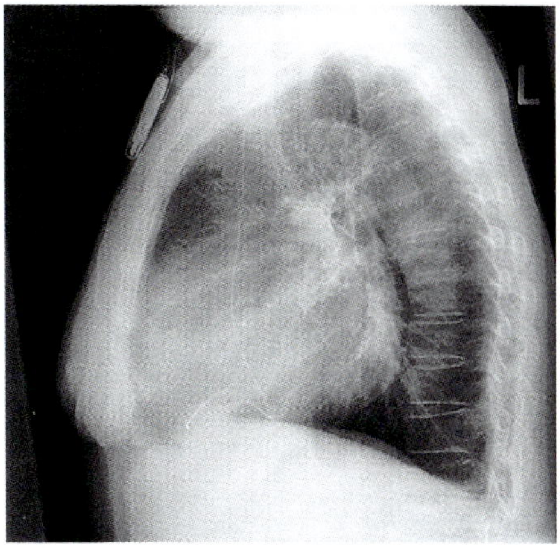


**Abb. 6.6** Röntgenaufnahme des Thorax seitlich [M589]

Mitralklappenstenose mit deutlicher Vergrößerung des linken Vorhofs, Einengung des Retrokardialraums sowie Aufspreizung der Trachea. Aortenelongation und Aortensklerose. Schrittmacher (1-Kammersystem) mit Projektion der Sondenspitze auf den rechten Ventrikel.



**LITERATUR**


Goldstone B, et al. Mechanical or biological protheses for aortic-valve and mitral-valve replacement. N Eng J Med. 2017;377(19):1847–1857.

Vahanian A, et al. 2021 ESC/EACTS Guidelines for the management of valvular heart disease. Eur Heart J 2021;43(7):561–632.


## 6.2 Leitsymptom Umfangsvermehrung der Beine

Volker Klauss

### 6.2.1 Fall 1

**KASUISTIK**

Ein 39-jähriger Patient stellt sich bei Ihnen in der Notaufnahme vor. Seit einigen Tagen bemerke er eine Umfangszunahme seiner Beine und ein steigendes Körpergewicht. Außerdem schwitze er seit 3–4 Tagen stark und müsse nachts 2–3 × Wasserlassen. Er verneint Thoraxschmerzen. Vor 3 Wochen habe er eine Abgeschlagenheit bemerkt, ebenso hellen Auswurf und Reizhusten. Bis auf eine Unterschenkelthrombose vor einem Jahr sind keine Vorerkrankungen erinnerlich. Kardiovaskuläre Risikofaktoren liegen nicht vor.

**Körperlicher Untersuchungsbefund** bei Aufnahme: 181 cm, 89,4 kg, Puls 100/min, arrhythmisch, Blutdruck 110/80 mmHg, 3/6-Holosystolikum über der Herzspitze fortgeleitet in die Axilla, leicht erhöhter Jugularvenendruck, beidseits Vesikuläratmen, rechts basal ohrnahe leise, feuchte Rasselgeräusche, Dämpfung perkutorisch rechts bis knapp unterhalb der Skapula, Unterschenkelödeme prätibial beidseits, geringgradig (Grad 1 von 6), eindrückbar, ansonsten unauffälliger körperlicher Untersuchungsbefund.

Befunden Sie bitte das nachfolgende Ruhe-EKG (Rhythmusstreifen, Brustwandableitungen) des Patienten bei Aufnahme (➤ Abb. 6.7).

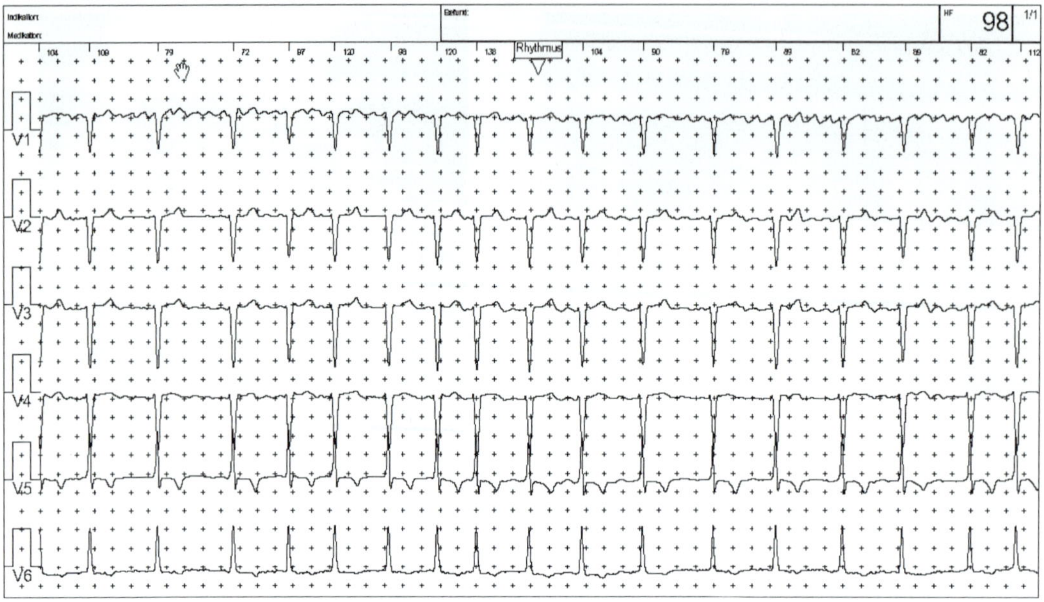


**Abb. 6.7** Ruhe-EKG: Rhythmusstreifen, Brustwandableitungen [M589]

Es besteht Vorhofflimmern (Herzfrequenz 79–130/min), T-Negativierungen über $V_5$ und $V_6$. Zögerliche R-Progression.

Wie beurteilen Sie den Röntgen-Thorax des Patienten bei Aufnahme (➤ Abb. 6.8 und ➤ Abb. 6.9)?

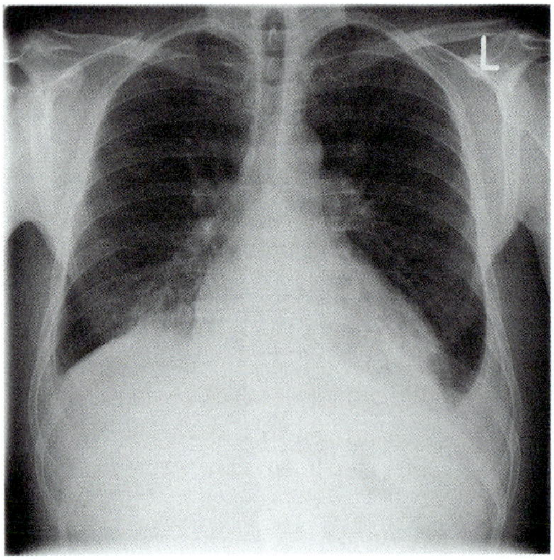


**Abb. 6.8** Röntgenaufnahme des Thorax [M589]

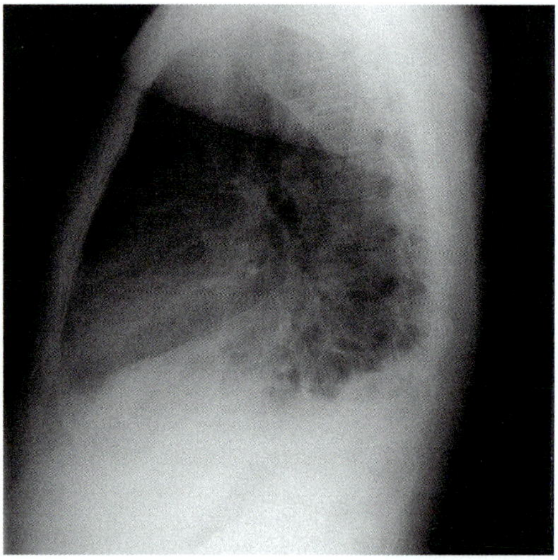

**Abb. 6.9** Röntgenaufnahme des Thorax [M589]

Linksventrikulär betontes Herz. Deutliche Pleuraergüsse beidseits. Ein pneumonisches Infiltrat ist nicht sicher auszuschließen. Keine relevante pulmonalvenöse Stauung

Bei der Blutuntersuchung finden sich bei Aufnahme erhöhte Entzündungsparameter, eine doppelt über die Norm erhöhte CK sowie ein gering positives Troponin T. NT-proBNP ist 20fach über Norm erhöht. Alle übrigen abgenommenen Werte (Elektrolyte, Nieren- und Leberwerte, sowie TSH) sind normal.

## Welche Differenzialdiagnosen der Troponinerhöhung sind Ihnen bekannt?

- Akutes Koronarsyndrom (ACS)
- Kardiale Dekompensation bei
  - Akuter oder chronischer Herzinsuffizienz
  - Progredientem Klappenvitium
  - Tachykarden und bradykarden Herzrhythmusstörungen
  - Perikarditis, Myokarditis
  - Hypertensiver Entgleisung oder Krise
  - Kardiomyopathie
- Infiltrative Myokard- und Speichererkrankungen
- Lungenembolie
- Rhabdomyolyse

## Wie lautet Ihre Verdachtsdiagnose bei unserem Patienten unter besonderer Berücksichtigung der Anamnese? Welche Differenzialdiagnosen erwägen Sie?

Am ehesten scheint die kardiale Dekompensation auf eine Myokarditis zurückzuführen zu sein. Das Vorhofflimmern ist am ehesten sekundär. Mögliche Differenzialdiagnosen:

- Ein ACS, dessen Abklärung auch bei jüngeren Patienten notwendig ist, insbesondere bei Patienten mit Nikotin- oder Kokainabusus.
- Eine progrediente oder neue Mitralklappeninsuffizienz. Der Ausschluss einer Mitralklappenendokarditis oder eines Mitralklappenprolapses erfolgt mittels Echokardiografie.
- Eine Lungenembolie bei bereits stattgehabter Unterschenkelthrombose. Der Ausschluss erfolgt echokardiografisch (Isolierte Rechtsherzbelastung) oder ggf. mittels CT-Thorax bzw. Laborabnahme mit D-Dimer.

## Der Patient wird stationär aufgenommen. Welche weitere Diagnostik würden Sie anordnen?

- **Ergänzendes Labor** inklusive Serologie der kardiotropen Viren, ggf. pro-B-NP als Ausgangswert vor Rekompensation. Evaluierung kardiovaskulärer Risikofaktoren (Glukose, LDL-Cholesterin; Lp (a)).
- **Echokardiografie** mit Fragestellung linksventrikuläre Funktion (globale Funktionseinschränkung oder regionale Wandbewegungsstörungen), linksventrikulärer Diameter, Abklärung linksventrikulärer Thromben, Klappenmorphologie, Graduierung Mitralklappeninsuffizienz, rechtsventrikuläre Größe und Funktion, Abschätzung pulmonalarterieller Druck (Druckgradient über Trikuspidalklappe und rechtsatrialer [RA-]Druck), Durchmesser und Atemspiel der V. cava (subkostale Anlotung), Perikarderguss.
- **Herzkatheteruntersuchung** nach individueller Nutzen-Risiko-Abwägung ggf. erst nach erfolgter Rekompensation zum Ausschluss einer KHK.

6

- **Endomyokardbiopsie** mit Histologie, Immunhistologie und Virusdiagnostik nur unter Berücksichtigung der möglichen Risiken und dem zu erwartenden diagnostischen und infolge therapeutischen Vorteil, z. B. immunsuppressive Therapie bei seltenen entzündlichen Myokarditiden. Zudem besteht die Gefahr einer Probeentnahme an nicht erkranktem Gewebe (Sampling Error).
- **Kardiales MRT:** Methode der Wahl (Sensitivität/Spezifität) zum Nachweis einer Myokarditis nach vorausgegangenem Ausschluss eines ACS bei positiven kardialen Markern. Anzeichen einer Entzündung mit regional/globalen Signalveränderungen in T2-Wichtung, pathologische KM-Aufnahme im Myokard (Early/Late Gadolinium Enhancement).
- **Langzeit-EKG:** Ausschluss von Arrhythmien über das Vorhofflimmern hinaus.

Die Untersuchungen haben folgende Ergebnisse erbracht:
**Labor:** erhöhter IgM-Titer für Coxsackie-Virus B6
**Echokardiografie:** Aortenwurzel und Aortenklappe unauffällig, rechter Ventrikel normal, rechter Vorhof mäßig, linker Vorhof und Ventrikel deutlich vergrößert, Wanddicken normal, Globalfunktion deutlich eingeschränkt, Mitralklappe leicht myxomatös verdickt, Bewegung normal, mäßige Insuffizienz, über der Trikuspidalklappe Druckgradient 30 mmHg, kein Perikarderguss
**Linksherzkatheter:** Herzkranzarterien unauffällig. Lävokardiografie: deutlich vergrößerter linker Ventrikel mit reduzierter Ejektionsfraktion (29 %), diffuse Hypokinesie, erhöhter Füllungsdruck (LV-end: 25 mmHg). Mitralklappeninsuffizienz Grad II
**Rechtsherzkatheter:** pulmonale Hypertonie (mittlerer PA-Druck 35 mmHg)
**CT-Thorax:** kein Hinweis auf eine Lungenembolie
**Kardio-MRT:** Anzeichen einer Entzündung (Ödem), ggf. Hinweis auf eine verstärkte Durchblutung (Hyperämie) im Rahmen eines Entzündungsgeschehens; Identifizierung von irreversibel geschädigtem Myokard (nekrotisch im akuten Stadium/fibrotisch im chronischen Stadium)



## Wie würden Sie bei dem Patienten zunächst vorgehen?

- Körperliche Schonung, EKG-Monitoring
- Kardiale Rekompensation: Diuretika ggf. i. v., ACE-Hemmer, Antikoagulation, Betablocker bei tachykardem Vorhofflimmern – Ziel Normofrequenz. Ggf. auch Digitalis zur Frequenzkontrolle bei Hypotonie. Im Verlauf kann auch eine Erweiterung oder Komplettierung der medikamentösen Herzinsuffizienztherapie notwendig sein.
- Ggf. Punktion der Pleuraergüsse. **Cave:** erhöhtes Blutungsrisiko bei Antikoagulation.
- Nach Rekompensation: Versuch der elektrischen Kardioversion unter Betablocker, wenn keine Spontankonversion erfolgt.

## Welche apparative Untersuchung ist vor der Kardioversion indiziert?

Eine transösophageale Echokardiografie zum Ausschluss von Thromben. Dabei kann gleichzeitig die Mitralinsuffizienz evaluiert werden, die bei unserem Patienten am ehesten sekundär infolge der linksventrikulären Dilatation entstanden ist.

Die elektrische Kardioversion unter Betablocker ist bei dem Patienten nicht anhaltend erfolgreich.

## Würden Sie eine erneute Kardioversion empfehlen?

Insbesondere aufgrund des Alters des Patienten ist eine erneute Kardioversion nach Höherdosierung des Betablockers und/oder periprozedural oder zeitlich befristet die Gabe von Amiodaron nach Aufklärung über Nebenwirkungen und Vorsichtsmaßnahmen zu empfehlen.

## Auf welche Nebenwirkungen müssen Sie unter einer Therapie mit Amiodaron achten? Welche Monitoringmaßnahmen sind notwendig?

- Schilddrüsendysfunktion aufgrund des Jodgehalts (bis 40 %) → regelmäßige TSH-Kontrolle, da Hyper- und Hypothyreose möglich
- Mikroablagerungen in der Kornea (bis 90 %) → Kontrolle durch Augenarzt
- Photosensibilisierung und Hyperpigmentation der Haut unter Sonnenexposition → Sonnenschutz
- Entwicklung einer schweren interstitiellen Lungenfibrose, fibrosierende Alveolitis (bis 5 %) → Lungenfunktionstests
- Toxische Hepatitis
- Wechselwirkung: Erhöhung des Digoxinspiegels (ggf. Dosisreduktion von Digoxin erforderlich)

## Nach der zweiten Kardioversion – nach Aufsättigung mit Amiodaron – erhalten Sie bei dem Patienten folgendes Ruhe-EKG (➤ Abb. 6.10). War die Kardioversion erfolgreich?

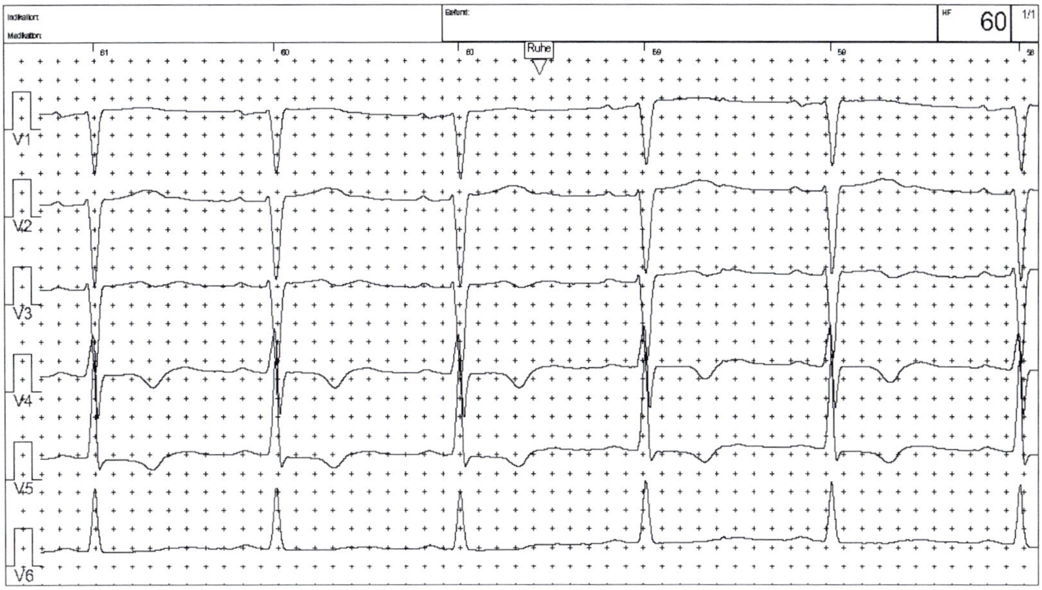


**Abb. 6.10** Ruhe-EKG [M589]

Ja, es liegt ein Sinusrhythmus vor, 62/min, T-Negativierung in $V_3$–$V_6$, positiver Sokolow-Lyon-Index. QTc-Zeit unter Amiodaron verlängert.

Vermutlich liegt eine Herzinsuffizienz auf dem Boden einer Myokarditis vor, am ehesten bedingt durch eine Infektion mit Coxsackie-Virus B6 (bei Aufnahme erhöhter IgM-Titer). Im weiteren Verlauf wird der Titer negativ.

## Halten Sie zur weiteren Abklärung eine Myokardbiopsie für notwendig?

Aufgrund des serologischen Befundes und der fehlenden therapeutischen Relevanz ist eine Myokardbiopsie nicht zwingend erforderlich.

Bei unklarer Ätiologie und therapierefraktärem Krankheitsbild wäre jedoch eine Myokardbiopsie indiziert.

## Nennen Sie weitere Erreger, die zu einer Myokarditis führen können.

- Viren (überwiegend), besonders Enteroviren, weitere Coxsackieviren (Coxsackie B1–B6, Coxsackie A), Herpes-, Influenza-, Adeno- und ECHO-Viren, SARS-CoV-2-Viren
- Bakterien, z. B. *Borrelia burgdorferi,* Staphylokokken, Enterokokken, β-hämolysierende Streptokokken der Gruppe A, Brucellen, *Corynebacterium diphtheriae, Mycobacterium tuberculosis* und *Streptococcus pneumoniae* (alle selten bei Patienten mit intaktem Immunsystem)

Sehr selten:

- Pilze bei Abwehrschwäche
- Protozoen, z. B. *Trypanosoma cruzi,* häufig in Südamerika (Chagas-Krankheit), in Europa selten
- Helminthen, z. B. Trichinen



## War der Verlauf bei dem genannten Patienten typisch für eine Myokarditis?

In der Mehrzahl der Fälle verläuft die Myokarditis asymptomatisch oder nur mit geringer Symptomatik, selten kommt es zu fulminanten Verläufen mit tödlichem Ausgang.

## Welche Verläufe sind im Rahmen einer Myokarditis möglich?

- **Fulminanter Verlauf:** akut kranker Patient; vorausgegangene Viruserkrankung; hochgradig eingeschränkte linksventrikuläre Funktion; Histologie: multiple Foci einer aktiven Myokarditis; Spontanremission, aber auch tödlicher Ausgang möglich
- **Akute Myokarditis:** linksventrikuläre Funktion zunächst erhalten; Übergang in dilatative Kardiomyopathie möglich
- **Chronisch aktive Myokarditis:** linksventrikuläre Funktionsstörung mit Inflammation (wie bei dem oben genannten Patienten)
- **Chronisch persistierende Myokarditis:** persistierend histologisch Infiltrate, fokal Myokardnekrose; keine linksventrikuläre Funktionsstörung

## Fassen Sie die Symptomatik der infektiösen Myokarditis kurz zusammen.

Müdigkeit, Schwäche (Leistungsminderung), Herzklopfen, Tachykardie, andere Herzrhythmusstörungen, unspezifische Thoraxschmerzen, Zeichen der Herzinsuffizienz (wie bei dem genannten Patienten). Die Beschwerden stehen meist mit einer vor Wochen stattgehabten Infektion in Zusammenhang.

## Wie schätzen Sie die Prognose einer Virusmyokarditis ein?

- In 80 % der Fälle Ausheilung oder Persistenz nichtkomplexer Rhythmusstörungen (Extrasystolie)
- In 15 % der Fälle chronischer Verlauf mit Entwicklung einer dilatativen Kardiomyopathie mit Herzinsuffizienz, besonders bei hochgradig eingeschränkter linksventrikulärer Funktion
- Selten Tod bei akuten Komplikationen (z. B. Rhythmusstörungen)
- Schlechtere Prognose bei Entwicklung einer pulmonalen Hypertonie

## Welche Ursachen außer einer infektiösen Myokarditis kennen Sie für eine kardiale Dekompensation?

- Ischämie: akutes Koronarsyndrom (ggf. akute Mitralklappeninsuffizienz), rechtsventrikulärer Infarkt
- Herzklappenerkrankung: Klappenstenose, -insuffizienz; Endokarditis, Aortendissektion mit infolge Aortenklappeninsuffizienz und Perikarderguss
- Herzmuskelerkrankung (Kardiomyopathie):
  - H(O)CM, kardiale Amyloidose, Fabry-Krankheit
  - Postpartale Kardiomyopathie
  - Diabetische Kardiomyopathie
  - Alkoholische Kardiomyopathie
  - Medikamenten-toxisches Kardiomyopathie (nach Therapie mit Phenothiazinen, trizyklischen Antidepressiva, Anthrazyklinen)
- Entzündliche-nicht-infekiöse Myokarditis: Autommunmyokarditis, isoliert oder im Rahmen von systemischen Autoimmunerkrankungen, wie Sarkoidose, SLE, Sklerodermie, Vaskulitiden. Sehr selten nach mRNA-Coronaschutzimpfung
- Hypertonie, hypertensive Herzerkrankung
- Arrhythmogen: z. B. tachykardes Vorhofflimmern (akut), Tachykardiomyopathie (chronisch)
- Perikardbedingt: Perikarderguss (in ausgeprägter Form Perikardtamponade), Perikardverkalkung (Panzerherz)
- Kreislaufversagen: Sepsis, Hyperthyreose, Anämie
- Neuromuskuläre Erkrankungen

6

## Wie ist Perikarditis gegenüber der Myokarditis abzugrenzen?

Bei der Perikarditis ist zunächst nur der bindegewebige Herzbeutel betroffen, echokardiografisch liegt bei guter Pumpfunktion häufig ein Perikarderguss vor. Die Patienten klagen primär über heftige stechende thorakale Schmerzen, im EKG zeigen sich ggf. ST-Hebungen oder anderweitige schwere Erregungsrückbildungsstörungen, die eine invasive Diagnostik zum Ausschluss eines ACS notwendig machen können. Sind auch das Myokardgewebe oder das Endokard betroffen, spricht man von einer Perimyokarditis bzw. Pankarditis.

## Nehmen Sie eine klinische Einteilung bezüglich des zeitlichen Verlaufs bei Perikarditis vor.

- **Akut:** Thoraxschmerzen, Perikardreiben, EKG-Veränderungen (ST-Hebung), Perikarderguss, Entzündungsmarker
- **Persistierend:** Perikarditis > 4–6 Wochen
- **Rezidivierend:** Rezidiv nach einem symptomfreien Intervall von 4–6 Wochen
- **Chronisch:** > 3 Monate

**ZUSATZINFORMATION**

**Kriterien für eine stationäre Behandlung** von Patienten mit Perikarditis:
- **Majorkriterien:** Fieber, subakuter Beginn, großer Perikarderguss bzw. -tamponade sowie fehlendes Ansprechen auf ASS oder NSAIDs
- **Minorkriterien:** myokardiale Beteiligung, Immunsuppression, stattgehabtes Trauma, Therapie mit Antikoagulanzien, Verdacht auf spezifische Ursachen (Tbc, autoimmun, Neoplasie)

## Was sind mögliche Ursachen einer Perikarditis?

- Infektiös:
  - Häufig viral – gleiche Erreger wie bei Myokarditis
  - Tuberkulose mit HIV-Erkrankung nur in Entwicklungsländern oder bei entsprechendem Einwanderungshintergrund
- Nichtinfektiös:
  - Autoimmun: Vaskulitiden, Kollagenosen
  - Metabolisch: Urämie, Myxödem
  - Medikamentenassoziiert, neoplastisch
- Traumatisch: Post-Myokardinfarkt (Dressler-Syndrom), nach Perikardiotomie



## Wie gehen Sie vor?

- Virusserologie bei Verdacht auf eine HIV- und/oder HCV-Infektion
- Tuberkulose-Diagnostik bei entsprechendem Verdacht

## Wann würden Sie eine Perikardiozentese durchführen?

- Verdacht auf einen purulenten, tuberkulösen oder neoplastischen Perikarderguss
- Herzbeuteltamponade und/oder großer (> 20 mm in Diastole) Perikarderguss
- Symptomatischer Perikarderguss (10–20 mm) ohne Therapieansprechen

## Wie würden Sie eine Perikarditis therapieren?

Die First-Line-Therapie der akuten Perikarditis ist ASS oder ein NSAID in Kombination mit Colchicin:
- NSAID: Ibuprofen 600 mg alle 8 h, je nach Ansprechen Reduktion um 200–400 mg alle 1–2 Wochen
- ASS: 500–1000 mg alle 6–8 h, je nach Ansprechen. Reduktion um 250–500 mg alle 1–2 Wochen
- Colchicin bei akuter, chronischer und rezidivierender Perikarditis (0,5 mg/d bzw. 2 × 0,5 mg/d bei Patienten > 70 kg KG)
  - Nicht bei eingeschränkter Leberfunktion, bei Dialysepatienten und während Schwangerschaft
  - Dosishalbierung bei eingeschränkter Nierenfunktion (GFR < 60 ml/min)
- Glukokortikoide niedrig dosiert bei nicht ausreichendem Ansprechen auf ASS und NSAID. **Cave:** nicht bei infektiöser Genese

## Wann würden Sie eine Kardiomyopathie vermuten?

Eine Kardiomyopathie besteht, wenn bei Vorliegen einer Herzinsuffizienz und zumeist auffälliger Struktur des Herzmuskels in der Echokardiografie (Hypertrophie und/oder Dilatation) eine kardiale Ischämie, hypertensive Herzerkrankung, Herzklappenerkrankung oder ein kongenitales Vitium ausgeschlossen wurde.

## Nennen Sie die Einteilung der wichtigsten Kardiomyopathien und beschreiben Sie jeweils einige Charakteristika.

(Arbelo et al. 2023, 3.553 ff.)

**Dilatative Kardiomyopathie:** Der linke Ventrikel ist vergrößert und die systolische Ejektionsfraktion ist eingeschränkt. Zusätzlich treten Störungen der diastolischen Funktion auf (Störung der Dehnbarkeit des Herzmuskels).

- **Klinische Leitbefunde:** Herzinsuffizienz, Vorhofflimmern und ventrikuläre Arrhythmie
- **Ursachen:** familiär, infektiöse Myokarditis, entzündliche Myokarditis, toxische oder metabolische Kardiomyopathie, Schwangerschaft, Tachykardie

**Hypertrophische Kardiomyopathie mit oder ohne Obstruktion:** Die diastolische Ventrikelfunktion ist gestört, das linksventrikuläre Volumen normal oder reduziert. Der systolische Druckgradient über der Obstruktion wird durch eine Myokardhypertrophie (bei betonter Septumhypertrophie) verursacht.

- **Ursachen:** meist genetische Defekte (Sarkomerproteine, mitochondriale DNA), insbesondere auch α-Galaktosidase-Mangel wie bei Fabry-Krankheit oder aTTR-Amyloidose, aber auch möglich bei Kindern diabetischer Mütter
- **Symptomatik:** oft keine oder nur geringe Symptome, aber Gefahr des plötzlichen Herztods vor allem bei jugendlichen Patienten

**Restriktive Kardiomyopathie:** Eine endomyokardiale Vernarbung führt zu einer Füllungsstörung (diastolische Dysfunktion) bei meist erhaltener systolischer Funktion. Die idiopathische restriktive Kardiomyopathie tritt ohne ventrikuläre Dilatation und Hypertrophie bei vergrößerten Vorhöfen auf.

- **Ursachen:** kardiale Amyloidose (ATTR), Bestrahlung, Endomyokardfibrose, Karzinoid
- **Leitbefund:** Herzinsuffizienz. Typisch ist die Diskrepanz zwischen Herzgröße und Ausmaß der Herzinsuffizienz

**Arrhythmogene rechtsventrikuläre Kardiomyopathie:** RV-Funktion häufig reduziert, Funktion und Dimension des linken Ventrikels häufig normal, ventrikuläre Tachyarrhythmie.

- Ursachen: genetische Erkrankungen
- Symptomatik: plötzlicher Herztod auch bei jungen Patienten.

**ZUSATZINFORMATION**

Grundsätzlich können alle Kardiomyopathien infolge von genetischen Defekten entstehen. Die dadurch bedingte Variabilität der Symptome, insbesondere auch der neurologischen Symptomatik, macht bei Diagnostik und Therapie oft eine interdisziplinäre Zusammenarbeit erforderlich. Auch aufgrund der Behandelbarkeit sind die kardiale Amyloidose als infiltrative und die Fabry-Krankheit als Speichererkrankung in den klinischen Fokus gerückt (Arbelo et al. 2023, S. 3.555 ff.).

## Welche Symptome oder Komplikationen können bei der hypertrophischen Kardiomyopathie auftreten?

Sie verläuft meist asymptomatisch. Nur in 10–20 % der Fälle treten erhebliche **Symptome** auf: allgemeine Leistungsminderung, Dyspnoe überwiegend bei Belastung, typische oder atypische Angina pectoris, Palpitationen, Schwindel und Synkope (bei Synkopen ist die Inzidenz an ventrikulären Tachykardien erhöht).

6

**Komplikationen** sind Vorhofflimmern, ventrikuläre Tachykardien, Kammerflimmern, bradykarde Rhythmusstörungen, systemische Embolien, infektiöse Endokarditis und Herzinsuffizienz.

Der **plötzliche Herztod** ist mit 50–90 % die häufigste Todesursache. Es besteht ein erhöhtes Risiko bei positiver Familienanamnese für hypertrophische Kardiomyopathie, Adoleszenz oder jungem Erwachsenenalter, vorausgegangenen Synkopen unklarer Genese, schwerer Hypertrophie, ventrikulären Tachykardien und ausgeprägter Obstruktion. Ein plötzlicher Herztod ereignet sich vor allem bei oder unmittelbar nach körperlicher Belastung. Die hypertrophische Kardiomyopathie ist die häufigste Todesursache bei jungen Leistungssportlern.

## Würden Sie einem Patienten mit hypertrophischer Kardiomyopathie die Untersuchung der Familienangehörigen empfehlen?

Ja, eine echokardiografische Screening-Untersuchung der Familienangehörigen ist sinnvoll, da es sich bei der hypertrophischen Kardiomyopathie in 50 % um familiäre Fälle handelt, die autosomal-dominant mit inkompletter Penetranz vererbt werden.

Eine genetische Beratung und Untersuchung werden bei Pat. mit Kardiomyopathien zur Diagnostik und Therapiestratifizierung (I B), z. B. Therapie der Fabry-Krankheit oder ICD-Implantation bei hohem Risiko für ventrikuläre Arrhythmien, empfohlen

6

## Welche Empfehlungen geben Sie einem asymptomatischen Patienten mit hypertrophischer Kardiomyopathie?

Sie sollten schwere körperliche Belastungen vermeiden (kein Wettkampfsport), insbesondere bei obstruktiver Hypertrophie bzw. belastungsabhängigen ventrikulären Rhythmusstörungen. Auch hypovolämische Zustände sollten vermieden werden. Ggf. können Betablocker oder Verapamil erwogen werden (II B).

## Wie therapieren Sie einen asymptomatischen oder nur gering symptomatischen Patienten mit hypertrophischer Kardiomyopathie?

- Beim asymptomatischen Patienten ist die Behandlungsindikation nicht gesichert: Die medikamentöse Therapie verhindert weder die Hypertrophieprogression noch Komplikationen.
- Bei gering symptomatischen Patienten (Belastungsdyspnoe, Thoraxschmerzen) ist ein Betablocker oder Verapamil als Basistherapie zu empfehlen (Reduzierung der Auswurfgeschwindigkeit, verspäteter Spitzenfluss im linken Ventrikel verringert die Obstruktion und verhindert den mitral-septalen Kontakt – Verlängerung der Diastole, Reduzierung der Inotropie). (Klasse I).
- Bei weiter bestehenden Beschwerden ggf. Disopyramid (I) oder Mavacamten (II A)
- Eine Antikoagulation wird bei allen Patienten mit hypertropher Kardiomyopathie oder kardialer Amyloidose bei Vorhofflimmern empfohlen (I B).
- Bei rezidivierend Vorhofflimmern unter Betablocker oder Verapamil ist eine Katheterablation insbesondere bei Tachykardien zur symptomatischen und funktionellen Verbesserung (LV-EF) empfohlen (I B). Die primär prophylaktische ICD-Implantation ist abhängig vom 5-Jahres-Risiko für einen plötzlichen Herztod („HCM Risk-SCD Score“) indiziert.

Als allgemeine Regeln gelten:

- Keine positiv inotropen Substanzen einsetzen. Digitalis nur bei Vorhofflimmern, wenn Betablocker oder Kalzium-Antagonisten vom Verapamil-Typ ineffektiv sind.
- Keine potenten Vasodilatatoren wie Nitrate und ACE-Hemmer einsetzen.
- Vorsicht mit Diuretika. Sie sind nur indiziert bei kongestiven Verläufen in Verbindung mit Betablockern oder Verapamil; Diuretika reduzieren die Nachlast und verstärken dadurch die Obstruktion.

### Wann ist eine interventionelle (TASH – Transcoronary Ablation of Septal Hypertrophy) oder operative Behandlung (Myektomie) der hypertrophischen obstruktiven Kardiomyopathie indiziert?

Nach sorgfältiger Evaluierung des Mechanismus der Obstruktion (Aortenklappenstenose), Ausschluss anderer Ursachen (z. B. Vorhofflimmern, KHK) und bei konservativ unter Betablocker und Kalziumantagonisten oder Disopyramid oder Mavacamten nicht erreichbarer Besserung des Krankheitsbilds. Als neue medikamentöse Therapie der HOCM ist seit 2023 der Myosin-Inhibitor Mavacamten zugelassen.

**LITERATUR**

Arbelo E, et al. 2023 Guidelines for the management of cardiomyopathies. Task Force on the management of cardiomyopathies of the European society of cardiology (ESC). Eur Heart J 2023;44(37):3503–3626.

## 6.2.2 Fall 2

**KASUISTIK**

Ihnen wird ein Patient vorgestellt, bei dem im Rahmen einer kardialen Dekompensation echokardiografisch eine linksventrikuläre Hypertrophie festgestellt wurde.

### Welche Differenzialdiagnosen müssen Sie berücksichtigen?

- Hypertensive Herzerkrankung mit diastolischer und/oder systolischer Dysfunktion
- Linksventrikuläre Hypertrophie bei fortgeschrittener Aortenklappenstenose
- Speichererkrankungen, wie kardiale Amyloidosen, Fabry-Krankheit
- Hypertrophische Kardiomyopathie ohne oder mit Obstruktion (HCM bzw. HOCM)

### Welche klinischen Befunde würden zum klinischen Bild einer Amyloidose passen?

- Kardial: restriktive Kardiomyopathie, AV-Überleitungsstörungen
- Niere: Niereninsuffizienz
- Neurologisch: Polyneuropathie (unsicheres Gangbild), Karpaltunnelsyndrom, Spinalkanalstenose

### Wie gehen Sie diagnostisch zunächst vor?

Sie veranlassen eine Immunfixation in Serum und Urin.

Es lassen sich keine monoklonalen Banden sowie keine pathologisch erhöhten Leichtketten in Serum und Urin nachweisen. Daher kann zunächst eine AL-Amyloidose wie bei monoklonaler Gammopathie ausgeschlossen werden. Eine Knochenmarkbiopsie ist nicht notwendig.

## Welche diagnostische Maßnahme ist bei begründetem Verdacht auf eine Amyloidose mit kardialer Beteiligung indiziert?

Zum Nachweis einer kardialen Beteiligung der Amyloidose wäre grundsätzlich eine **Biopsie** indiziert. Alternativ kann aufgrund des nicht zu unterschätzenden Risikos hier auch eine nicht invasive Bildgebung erfolgen.

- **Kardio-MRT:** Analyse der Herzfunktion und -anatomie, Ermittlung der Myokardinfiltration mit Late Enhancement, Darstellung diffuser Veränderungen des myokardialen Extrazellulärraums
- **99Tc-Szintigrafie:** gesteigerte Affinität der Radionuklide für kardiale Amyloidablagerungen (insbesondere aTTR-Amyloidose)

## Sie lassen bei Ihrem Patienten eine 99Tc-Szintigrafie durchführen und erhalten den folgenden Befund.

Szintigrafisch kein Anhalt für ein tumorsuspektes knöchernes Geschehen in der Ganzkörperstudie. Kein Anhalt für Knochenmetastasen. Deutliche Nuklidaufnahme des linksventrikulären Myokards, vereinbar mit einer kardialen Amyloidose.



Die Befundkonstellation spricht jetzt für eine aTTR-Amyloidose mit kardialer Beteiligung.

## Welche möglichen Therapien kommen bei kardialer Beteiligung in Frage?

- Herzinsuffizienztherapie: Diuretika (**Cave:** Hypotonie durch Betablocker und ACE-Hemmer)
- TTR-Stabilisierung mit Tafamidis (Vyndaqel®) bei Amyloidneuropathie, positive Effekte auch bei Amyloid-Kardiomyopathie beschrieben
- Individuelle Entscheidung im Einzelfall für eine Device-Therapie (Schrittmacher ohne oder mit ICD) abhängig von der Prognose

## Wie häufig ist die kardiale Amyloidose?

Die Inzidenz der AL-Amyloidose liegt nach Studien in den USA bei 1/100.000. Die ATTR-Amyloidose Wildtyp tritt überwiegend bei Männern höheren Alters auf. Sie ist nach Studienlage bei bis zu 10 % der älteren Patienten ursächlich für eine Herzinsuffizienz. Diskutiert wird eine ätiologisch wichtige Rolle bei Patienten mit diastolischer Dysfunktion und erhaltener systolischer Funktion (Heart Failure with Preserved Ejection Fraction, HFpEF).

## An welche weitere genetisch bedingte Ursachen der HCM würden Sie bei jüngeren Patienten denken und welche Symptome würden dann vorliegen?

An eine Fabry-Krankheit mit folgenden typischen Symptomen:
- Neuropathien und Hypästhesien bereits in der Kindheit
- Ischämische Schlaganfälle bei jungen Erwachsenen
- Angiokeratome bereits in der Kindheit
- Endothelschäden und Gefäßdilatation, können auch fehlen
- Chron. Niereninsuffizienz mit Albuminurie, Proteinurie mit meist progredientem Verlauf
- Kardiovaskuläre Manifestation bereits bei jungen Erwachsenen mit Arrhythmien, fehlender Herzfrequenzvariabilität. Später fortschreitende Myokardfibrose pathognomonisch
- Mögliche Trübung der Hornhaut, Cornea verticillata

Die Fabry-Krankheit sollte insbesondere bei möglichen Multiorganerkrankungen wie oben beschrieben differenzialdiagnostisch ausgeschlossen werden.

## Wie sichern Sie die Diagnose?

Die Fabry-Krankheit ist eine lysosomale Speicherkrankheit und wird durch die Bestimmung der eingeschränkten Aktivität der α-Galaktosidase in Leukozyten oder Plasma diagnostiziert. Die reduzierte oder fehlende Aktivität wird X-chromosomal-rezessiv vererbt und führt zur intrazellulären lysosomalen Akkumulation von Glyco-Sphingo-Lipiden. Die Anreicherung kann insbesondere im Gefäßendothel oder in Organen erfolgen.

Die Enzymaktivität bestimmt den Phänotyp der Erkrankung. Eine spät auftretende Variante der Fabry-Krankheit zeigt ggf. nur kardiale Manifestationen in Form einer linksventrikuläreren Hypertrophie, weitere typische Organbeteiligungen können fehlen.

6

## Welche bildgebende Diagnostik kann zwischen HCM, Amyloidose und Fabry unterscheiden?

Die kardiale MRT mit T1- und T2-Mapping erlaubt die Darstellung und Quantifizierung fibrotischer Areale. Das T1-Mapping hat ein großes Potenzial bei der Früherkennung der Fabry-Krankheit, da es bereits eine frühe kardiale Beteiligung aufdeckt, noch bevor morphologische Veränderungen offensichtlich sind (Arbelo et al. 2023).

### LITERATUR

Arbelo E, et al. 2023 Guidelines for the management of cardiomyopathies. Task Force on the management of cardiomyopathies of the European society of cardiology (ESC). Eur Heart J 2023;44(37):3503–3626.

Adler Y, et al. 2015 ESC Guidelines for the diagnosis and management of pericardial diseases: The Task Force for the Diagnosis and Management of Pericardial Diseases of the European Society of Cardiology (ESC). Endorsed by: The European Association for Cardio-Thoracic Surgery (EACTS). Eur Heart J 2015;36(42):2921–2964.

McDonagh TA, et al. ESC Guidelines for the diagnosis and treatment of acute and chronic heart failure: Developed by the Task Force for the diagnosis and treatment of acute and chronic heart failure of the European Society of Cardiology (ESC). With the special contribution of the Heart Failure Association (HFA) of the ESC. Eur Heart J 2021a;42(36):3599–3726.

Yilmaz A, et al. Diagnostik und Therapie der kardialen Amyloidose. Positionspapier der Deutschen Gesellschaft für Kardiologie – Herz- und Kreislaufforschung (DGK). Der Kardiologe 2019;13:264–291.

## 6.3 Leitsymptom Belastungsdyspnoe und Angina pectoris

Volker Klauss

**KASUISTIK**

Eine 63-jährige Patientin wird mit Verdacht auf die Progression der bekannten KHK (Z.n. Myokardinfarkt und Dreifach-Bypass-Operation vor 7 Jahren) bei pathologischer Ergometrie vom betreuenden Hausarzt stationär eingewiesen. Die Patientin klagt über zunehmende Belastungsdyspnoe, Angina pectoris wird verneint. Orthopnoe, subjektiv bemerkte Rhythmusstörungen und Schwindel bestehen nicht. Seit 4 Wochen treten immer wieder Beinödeme auf. Das Gewicht wurde nicht kontrolliert.

**Kardiovaskuläre Risikofaktoren:** NIDDM Typ 2, Hypercholesterinämie, kein Nikotinkonsum, Familienanamnese negativ, arterieller Hypertonus, Adipositas.

Bei der **körperlichen Untersuchung** beträgt der Blutdruck am rechten Arm 190/110 mmHg, am linken Arm 200/110 mmHg, HF 80/min, Gewicht 90 kg, Größe 164 cm. Pulmonale und kardiale Auskultation sind unauffällig. JVD bei Adipositas nicht beurteilbar. Geringe prätibiale Ödeme.

In der **Laboruntersuchung** am Aufnahmetag sind pathologisch: Kreatinin 1,3 mg/dl, GFR 53 ml/min, Glukose 220 mg/dl, $HbA_{1c}$ 9,0 %, LDL-Cholesterin 180 mg/dl, TG 230 mg/dl, Lipoprotein (a) 45 mg/dl. Hs-TpT ist negativ. UACR nicht erhöht.

Die **medikamentöse Therapie** besteht aus ASS 100 mg, Enalapril 2 × 40 mg/d, Metoprololsuccinat 2 × 23,75 mg/d, HCT 25 mg/d, Amlodipin 2 × 2,5 mg/d, Metformin 2 × 1.000 mg/d, Candesartan 2 × 8 mg/d. Kein Statin

### Was fällt Ihnen bei dieser medikamentösen Einstellung auf?

Fünffachkombination bei arterieller Hypertonie, offensichtlich nicht ausreichend eingestellter Blutdruck. Enalapril über die Empfehlung hinausgehend (2 × 20 mg/d) dosiert. Metoprolol sowie Amlodipin sind noch unterhalb der empfohlenen oberen Tagesdosis. Es findet sich eine Kombination aus ACE- und $AT_1$-Blockern, die nicht eingesetzt werden soll. Der Diabetes mellitus ist nicht optimal eingestellt, man könnte z. B. Sitagliptin 50 mg/d und Dapaglifozin 10 mg/d dazugeben. Auch ein Statin ist erforderlich (LDL-Ziel < 55 mg/dl).

### Sind solche über die Empfehlungen hinausgehenden Dosierungen sinnvoll?

In Einzelfällen sind sie sicher möglich, wenn ein therapeutischer Effekt dokumentiert werden kann, sollten grundsätzlich aber vermieden werden, da außerhalb der Zulassung.

### Wie beurteilen Sie die Blutdruckdifferenz zwischen beiden Armen?

Eine systolische Blutdruckdifferenz > 15–20 mmHg zwischen beiden Armen kann Hinweis auf eine arteriosklerotische Erkrankung sein und ist mit einem erhöhten kardiovaskulären Risiko verbunden. Bei einer Blutdruckdifferenz sollte der Arm mit dem höheren Wert für weitere Messungen verwendet werden.

### Wie sollte der Blutdruck korrekt gemessen werden?

Bei der Erstpräsentation eines Patienten sollte der Blutdruck immer an beiden Armen gemessen werden, auch sollten die Pulse an beiden unteren Extremitäten nicht nur getastet, sondern der Blutdruck auch systolisch palpatorisch bestimmt werden.

Der Blutdruck sollte in sitzender Position gemessen werden mit einem Gerät mit einer Manschette mit geeignetem Durchmesser. In der ärztlichen Praxis sollten drei serielle Messungen im Abstand von je 1 Minute erfolgen, der Mittelwert dann aus den beiden Letzten errechnet werden. Bei Heimblutdruckmessungen genügen zwei Messungen im Abstand von 1 Minute, der Mittelwert wird verwendet.

Das folgende Ruhe-EKG wurde bei Aufnahme der Patientin geschrieben (➤ Abb. 6.11). Bitte befunden Sie es!

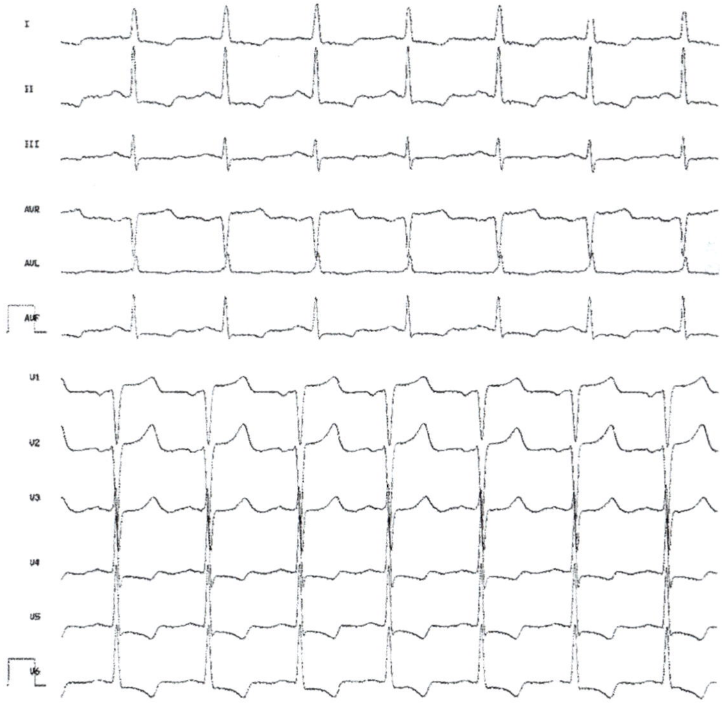


**Abb. 6.11** EKG [M589]

Deszendierend ST-Strecken-Veränderungen über der Hinter- und Vorderwand vereinbar z. B. mit einer hypertensiven Herzerkrankung.

## Wie beurteilen Sie den Röntgen-Thorax der Patientin bei Aufnahme (➤ Abb. 6.12)?

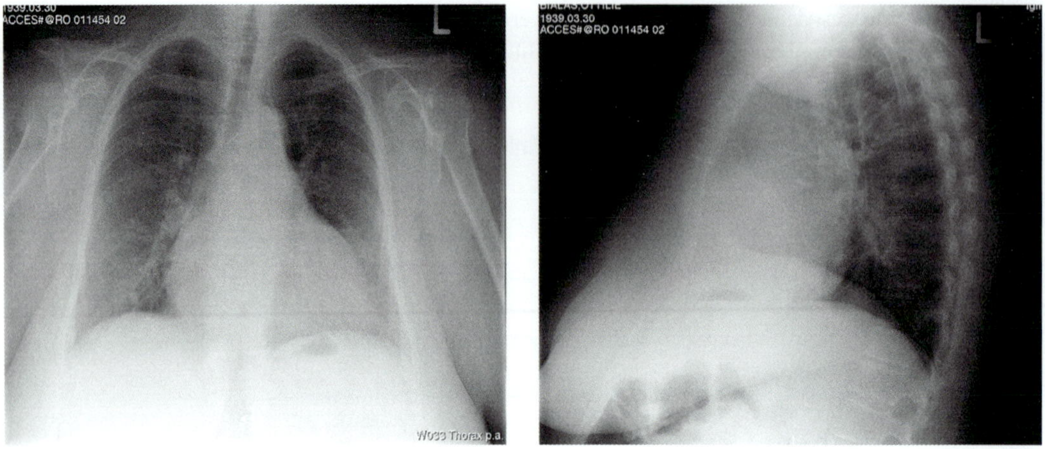


**Abb. 6.12** Röntgen-Thorax bei Aufnahme [M589]

Z. n. Sternotomie. Global über die Norm vergrößertes Herz. Geringe Verbreiterung des oberen Mediastinums nach rechts.

Die vom Hausarzt mitgegebene **Ergometrie** zeigt eine eindeutige belastungsabhängige Zunahme der vorbestehenden ST-Strecken-Senkungen.

## Welche Untersuchung schlagen Sie zur Abklärung der pathologischen Ergometrie vor?

Eine Herzkatheteruntersuchung

## Der Stationsarzt möchte den Herzkatheter am gleichen Tag durchführen lassen. Wie stehen Sie dazu?

Mehrere Gründe sprechen gegen diesen Zeitplan:

1. Die Patientin nimmt Metformin ein und hat gleichzeitig eine eingeschränkte Nierenfunktion (Kreatinin 1,3 mg/dl). Unter diesen Medikamenten wurde – allerdings nur wenigen Fällen – eine schwere Laktatazidose mit fatalem Ausgang beobachtet.
2. Die aktuellen Blutdruckwerte sind im Hinblick auf eine invasive Untersuchung mit einer arteriellen Punktion bei gleichzeitig bestehender Adipositas nicht unproblematisch. Hier sollte, wenn entsprechende Erfahrung besteht, ein Zugang über die A. radialis erfolgen.
3. Die Aufklärung zur elektiven Herzkatheteruntersuchung muss 24 Stunden vor dem Eingriff erfolgen. Nur bei dringlichen bzw. notfallmäßigen Untersuchungen kann auf diese Frist verzichtet werden, diese besonderen Indikationen treffen in unserem Fall aber nicht zu.

Man beschließt, zunächst die blutdrucksenkende Behandlung weiter zu optimieren.
Während 2 Tagen stationären Aufenthalts wurden Amlodipin auf 1 × 10 mg/d sowie Metoprolol auf 2 × 47,5 mg/d erhöht. Enalapril wurde auf 2 × 20 mg/d reduziert, Candesartan wurde abgesetzt. Darunter jetzt RR-Werte zwischen 150 und 170 mmHg systolisch. Der klinische Zustand ist deutlich gebessert.
Zur weiteren Diagnostik wird ein Herzultraschall durchgeführt.

## Wie beurteilen Sie das Ultraschallbild (➤ Abb. 6.13)?

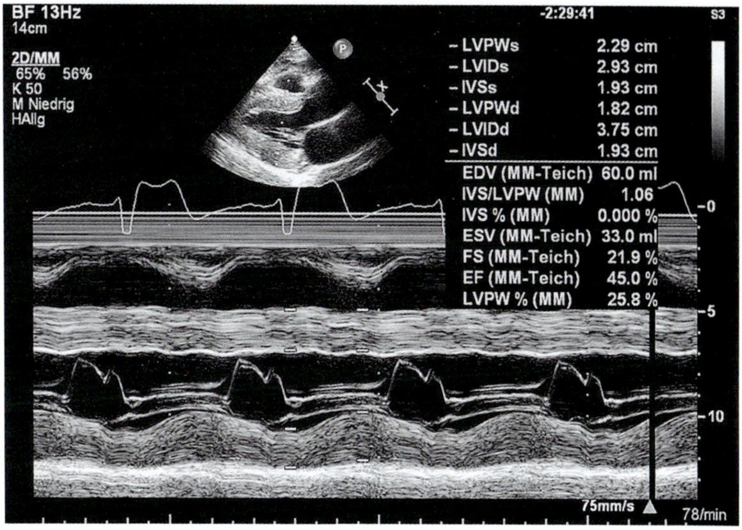


**Abb. 6.13** Ultraschall [M589]

Es findet sich eine ausgeprägte linksventrikuläre Hypertrophie.

Das Ausmaß dieser Wandverdickung und die Echogenität passen nicht zu einer nur durch Hypertonie bedingten Hypertrophie, sondern eher zu einer Speichererkrankung.

Es stellt sich heraus, dass diese Befunde von einem anderen Patienten stammen und irrtümlicherweise in die Unterlagen aufgenommen wurden.
Nun liegt der richtige Herzultraschallbefund vor.

## Wie beurteilen Sie den Befund (➤ Abb. 6.14)?

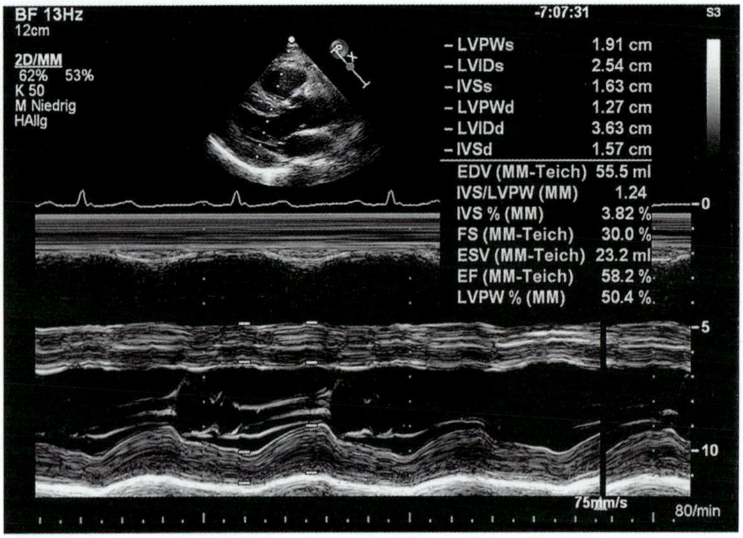


**Abb. 6.14** Ultraschall [M589]

Es zeigt sich eine konzentrische Hypertrophie.

6

Am 3. Tag erfolgt die **Herzkatheteruntersuchung** mit folgendem Ergebnis:
Der Füllungsdruck war mit 16 mmHg erhöht. Auf eine Lävokardiografie wurde aufgrund der eingeschränkten Nierenfunktion verzichtet, um Kontrastmittel einzusparen. Die linke und die rechte Herzkranzarterie waren ostiumnah verschlossen.
**Selektive Bypass-Darstellung:** ACVB zum Ramus marginalis und ACVB zur RKA ohne Stenose, LIMA zur LAD unauffällig. Es wurden insgesamt 90 ml Kontrastmittel appliziert.
Im Anschluss an den Herzkatheter klagt die Patientin über Kopfschmerzen, die **Blutdruckmessung** ergab einen Wert von 240/140 mmHg.

## Wie bezeichnen Sie diese Blutdruckerhöhung?

Hypertensive Krise.

## Wie ist die hypertensive Krise definiert?

Anstieg des Blutdrucks über 180/110 mmHg ohne Organdysfunktion.

## Mit welcher i. v.-Therapie würden Sie den Blutdruckwert senken?

- Urapidil: Mittel der 1. Wahl, initial 12,5 mg i. v.
- Alternativ: (Nitroglyzerin) Glyceroltrinitrat, z. B. 50 mg/50 ml, 0,5–5 ml/h über Perfusor; Clonidin 0,45 mg/ml, Perfusor 2–6 ml/h
- Enalapril 1,25–2,5 mg i. v.
- Metoprolol 2,5–5 mg i. v.

## Welche Therapiealternativen gibt es in der ambulanten Ersttherapie bei einer hypertensiven Krise?

- Evtl. Gabe einer zusätzlichen Dosis des vom Patienten verwendeten Antihypertonikums
- Nitroglyzerinspray: Mittel der 1. Wahl bei AP, Linksherzinsuffizienz oder Lungenödem, 1–2 Hübe sublingual
- ACE-Hemmer oral: z. B. Captopril 12,5 mg oral
- Urapidil: 12,5–25 mg langsam i. v., ggf. wiederholen
- Clonidin: 0,075 mg langsam i. v., ggf. wiederholen
- **Cave:** Kurz wirksame Kalziumantagonisten (z. B. Nifedipin) sind bei ACS kontraindiziert.

## Wie ist der hypertensive Notfall definiert?

Hypertensive Krise mit Organschädigung bzw. -dysfunktion, z. B. Hochdruckenzephalopathie, akute Linksherzinsuffizienz, Lungenödem, Angina pectoris, Herzinfarkt, Aortendissektion.

## Wie wird die arterielle Hypertonie eingeteilt?

➤ Tab. 6.1

**Tab. 6.1** Einteilung der arteriellen Hypertonie [W1027-002]

| Kategorie | Systolischer RR (mmHg) | | Diastolischer RR (mmHg) |
|---|---|---|---|
| Optimal | < 120 | und | < 80 |
| Normal | 120–129 | und/oder | 80–84 |
| Hoch normal | 130–139 | und/oder | 85–89 |
| Hypertonie Grad 1 | 140–159 | und/oder | 90–99 |
| Hypertonie Grad 2 | 160–179 | und/oder | 100–109 |
| Hypertonie Grad 3 | ≥ 180 | und/oder | ≥ 110 |
| Isolierte systolische Hypertonie | ≥ 140 | und | < 90 |
| Isolierte diastolische Hypertonie | < 140 | und | < 90 |

Während in den früheren ESC Guidelines vor allem Praxis-Blutdruckmessungen als Entscheidungsgrundlage für eine Therapie herangezogen wurden, wird in den aktuellen Richtlinien die Bedeutung von ambulanten 24-RR-Messungen sowie RR-Messungen zuhause herausgehoben (ESH 2023).

Zusätzlich zu den Gradeinteilungen (Kategorien) werden folgende Stadien der Hypertonie unterschieden:

- Stadium 1: unkomplizierte Hypertonie (ohne HMOD [Hypertension Mediated Organ Damage]) oder kardiovaskuläre Erkrankung, aber mit CKD Stadium 1 und 2
- Stadium 2: Vorliegen von HMOD oder CKD Stadium 3 oder Diabetes mellitus
- Stadium 3: gesicherte kardiovaskuläre Erkrankung oder CKD Stadium 4 oder 5

## Nennen Sie die Normwerte für die ambulante 24-h-Blutdruckmessung.

- Tagesmittelwert: max. 135/85 mmHg.
- Nächtlicher Mittelwert: maximal 120/70 mmHg.
- 24-Stunden-Mittelwert: maximal 130/80 mmHg.
- Zur Nacht sollte eine Senkung der Blutdruckwerte um mindestens 10 % erfolgen.

## Wie sind die Normwerte für die Heim-Blutdruckmessungen?

< 135 mmHg und/oder < 85 mmHg.

## Was versteht man unter Weißkittel-Hypertonie und maskierter Hypertonie?

**Weißkittel-Hypertonie:** Als sog. Weißkittel-Effekt wird die Differenz zwischen einem erhöhten Blutdruck in der Praxis und einem niedrigeren zuhause bezeichnet (unabhängig vom Vorhandensein einer Medikation). Die Weißkittel-Hypertonie ist häufig (30–40 % der Pat. mit einem erhöhten Blutdruck in der Praxis), vor allem bei Frauen, in höherem Alter und bei Nichtrauchern. Sie tritt in allen Blutdruckstadien auf, ist jedoch bei der Hypertonie Grad 1 am häufigsten. Patienten mit Weißkittel-Hypertonie haben ein erhöhtes CV-Risiko im Vergleich zu Patienten mit normalen Blutdruckwerten sowohl in der Praxis als auch zuhause („true normotensive").

**Maskierte Hypertonie:** normaler Blutdruck in der Praxis bei unbehandelten Patienten, außerhalb aber ein erhöhter Blutdruck. Betroffen sind etwa 15 % der Patienten mit normalem Praxis-Blutdruck. Die maskierte Hypertonie kommt häufiger bei jungen Patienten, Männern und Rauchern vor sowie bei erhöhtem Alkoholkonsum und beruflicher Belastung. Übergewicht, Diabetes, chronische Nierenerkrankungen, Hypertonie in der Familienanamnese und hochnormale Praxisblutdruckwerte sind häufig assoziiert mit einer maskierten Hypertonie.

6

**ZUSATZINFORMATION**

Bei Verdacht auf eine Weißkittel- oder eine maskierte Hypertonie sollten daher 24-h-Blutdruckmessungen oder Blutdruckeigenmessungen zuhause erfolgen.

## Nennen Sie weitere Indikationen für Blutdruckmessungen außerhalb der Praxis.

- Überprüfung einer Blutdrucktherapie
- Abklärung von Symptomen, die möglicherweise auf eine Hypertonie und Blutdruckmedikation zurückzuführen sind
- Beurteilung nächtlicher Blutdruckwerte (z. B. bei Schlafapnoe)
- Abklärung einer therapierefraktären Hypertonie

## Woran sollte sich die Therapie der arteriellen Hypertonie neben einer Senkung der RR-Werte orientieren?

Nur ein geringer Prozentsatz der Patienten mit arterieller Hypertonie leidet an einer isolierten Erhöhung der Blutdruckwerte. Die meisten Patienten haben weitere kardiovaskuläre Risikofaktoren. Arterielle Hypertonie und kardiovaskuläre Risikofaktoren potenzieren sich gegenseitig, führen also zu einem Gesamtrisiko, das größer als die Summe der einzelnen Komponenten ist.

Welche Faktoren, außer dem Blutdruck selbst, beeinflussen das kardiovaskuläre Risiko bei Patienten mit Hypertonie?

➤ Tab. 6.2

**Tab. 6.2** Einflussfaktoren auf das kardiovaskuläre Risiko bei Patienten mit Hypertonie

| Risikofaktoren, die in SCORE2 und SCORE 2-OP enthalten sind | Etablierte und neue Risikofaktoren (Auswahl) | Hypertoniebedingte Organschädigung (HMOD) | Etablierte kardiovaskuläre und Nierenerkrankungen |
|---|---|---|---|
| • Geschlecht (m > w)<br>• Alter (m > 55 J., w > 65 J.)<br>• Rauchen (aktuell oder früher)<br>• Non-HDL Cholesterin | • Diabetes mellitus<br>• Positive Familienanamnese für kardiovaskuläre Erkrankungen (m < 55 J., w < 65 J.)<br>• Frühe Menopause<br>• Psychosoziale und sozioökonomische Faktoren<br>• Hyperurikämie<br>• Lp(a)-Erhöhung<br>• Übergewicht<br>• Umweltfaktoren<br>• Migration | • Hypertrophiezeichen im EKG (z. B. Sokolow-Lyon-Index > 3,5 mV)<br>• Zeichen der LVH im Herzultraschall<br>• Knöchel-Arm-Index < 0,9<br>• Mikroalbuminurie/AUCR (30–300 mg/24 h)<br>• Chronische Nierenerkrankung<br>• Retinopathie | • Zerebrovaskuläre Erkrankungen: TIA, ischämischer oder hämorrhagischer Schlaganfall<br>• KHK: Myokardinfarkt, Z. n. Revaskularisation (PCI oder ACVB), AP<br>• Zeichen der Herzinsuffizienz, auch bei erhaltener systolischer Funktion<br>• PAVK<br>• Vorhofflimmern<br>• Chronische Nierenerkrankungen Stadium 4 und 5<br>• Urinary Albumin Creatinin Ratio (UACR) > 300 mg/g |

Welche weiteren Untersuchungen werden dementsprechend vorgeschlagen?

- **Routineuntersuchungen:** EKG, Labor einschließlich Retentionswerte, Stoffwechselparameter einschließlich Harnsäure und $HbA_{1c}$, Leberwerte, BB sowie Urin (UACR).
- **Untersuchungen zur Beurteilung einer Hypertension-mediated Organ Damage (HMOD):** Echokardiografie, Duplexsonografie der hirnversorgenden Arterien, Abdomensonografie, evtl. Proteinurie quantitativ, Knöchel-Arm-Index, Beurteilung des Augenhintergrunds, ggf. zerebrale Bildgebung.
- Das kardiovaskuläre Risiko wird anhand des Stadiums der Hypertonie sowie der Blutdruckwerte abgeschätzt. Im Stadium 1 spielt die Anzahl der Risikofaktoren eine wichtige Rolle im Hinblick auf eine Therapieeinleitung (➤ Abb. 6.15).

In ➤ Abb. 6.16 sind die Empfehlungen für die Einleitung einer antihypertensiven Therapie in Abhängigkeit der Blutdruckwerte sowie Vorliegen weiterer Risikofaktoren zusammengefasst.

6

| Stadium der Hypertonie | Weitere Risikofaktoren (HMOD, KHK oder chronische Niereninsuffizienz) | Klassifikation des Blutdrucks | | | |
|---|---|---|---|---|---|
| | | Hochnormal Systol. RR 130–139 Diastol. RR 85–89 | Grad 1 Systol. RR 140–159 Diastol. RR 90–99 | Grad 2 Systol. RR 160–179 Diastol. RR 100–109 | Grad 3 Systol. RR ≥180 Diastol. RR ≥110 |
| Stadium 1 | Keine weiteren Risikofaktoren | Niedriges Risiko | Niedriges Risiko | Mittleres Risiko | Hohes Risiko |
| | 1 oder 2 Risikofaktoren | Niedriges Risiko | Mittleres Risiko | Mittleres bis hohes Risiko | Hohes Risiko |
| | ≥3 Risikofaktoren | Niedriges bis mittleres Risiko | Mittleres bis hohes Risiko | Hohes Risiko | Hohes Risiko |
| Stadium 2 | HMOD, Niereninsuffizienz Grad 3 oder Diabetes mellitus | Mittleres bis hohes Risiko | Hohes Risiko | Hohes Risiko | Sehr hohes Risiko |
| Stadium 3 | Gesicherte KHK oder chronische Niereninsuffizienz Stadium ≥4 | Sehr hohes Risiko | Sehr hohes Risiko | Sehr hohes Risiko | Sehr hohes Risiko |

| | <50 Jahre | 50–69 Jahre | ≥70 Jahre |
|---|---|---|---|
| (grün) | <2,5 % | <5 % | <7,5 % |
| (orange) | 2,5 bis <7,5 % | 5 bis <10 % | 7,5 bis <15 % |
| (rot) | ≥7,5 % | ≥10 % | ≥15 % |

Ergänzende Risikoeinstufung im Stadium 1 mit SCORE2/SCORE2-OP*

**Abb. 6.15** Kardiovaskuläres Risiko abhängig von Grad und Stadium der Hypertonie. * SCORE2/2OP= Systematic COronary Risk Evaluation. Das SCORE System schätzt das 10-Jahres-Risiko für tödliche und nicht-tödliche atherosklerotische Ereignisse anhand von Alter, Geschlecht, Raucherstatus, Non-HDL-Cholesterin und systolischem Blutdruck bei Menschen mit Risikofaktoren, aber ohne offensichtliche Erkrankung für die Altersgruppe 40–69 J. bzw. 70–89 J. [W912-002/L138]

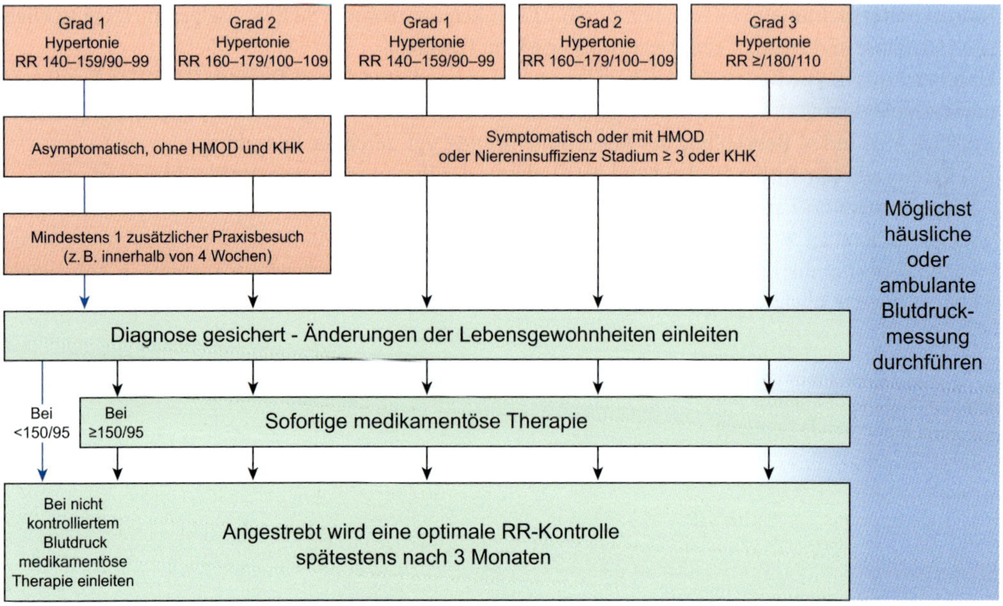


**Abb. 6.16** Diagnose der Hypertonie durch Blutdruckmessung in der Praxis und initiale Behandlung [W912-002/L138]

## Wie gehen Sie bei der Auswahl einer antihypertensiven Therapie vor?

Der Haupteffekt einer antihypertensiven Therapie liegt in der Blutdrucksenkung per se. Fünf große Klassen an blutdrucksenkenden Medikamenten (Diuretika, Betablocker, Kalziumantagonisten, ACE-Hemmer und Angiotensin-Rezeptor-Antagonisten) stehen allein oder in Kombination für die Einleitung und Aufrechterhaltung einer antihypertensiven Therapie zur Verfügung.

Seit 2007 ist der direkte Reninhemmer Aliskiren zur Behandlung der arteriellen Hypertonie zugelassen. Aliskiren darf bei Patienten mit Diabetes mellitus oder Nierenfunktionsstörung (< 60 ml/min) nicht zusammen mit ACE-Hemmern oder Sartanen gegeben werden. Aliskiren spielt heute nur noch eine sehr untergeordnete Rolle in der Blutdrucktherapie.

Alpha-1-Rezeptorblocker sind weitere Alternativen in der Hypertoniebehandlung.

Je nach Patientencharakteristika und Begleiterkrankungen können die verschiedenen Klassen von Antihypertensiva eingesetzt und kombiniert werden (➤ Abb. 6.17). In den aktuellen Richtlinien wird der frühe Einsatz von Kombinationstherapien empfohlen, möglichst in einer Tablette zusammengefasst (Single-Pill Combination).

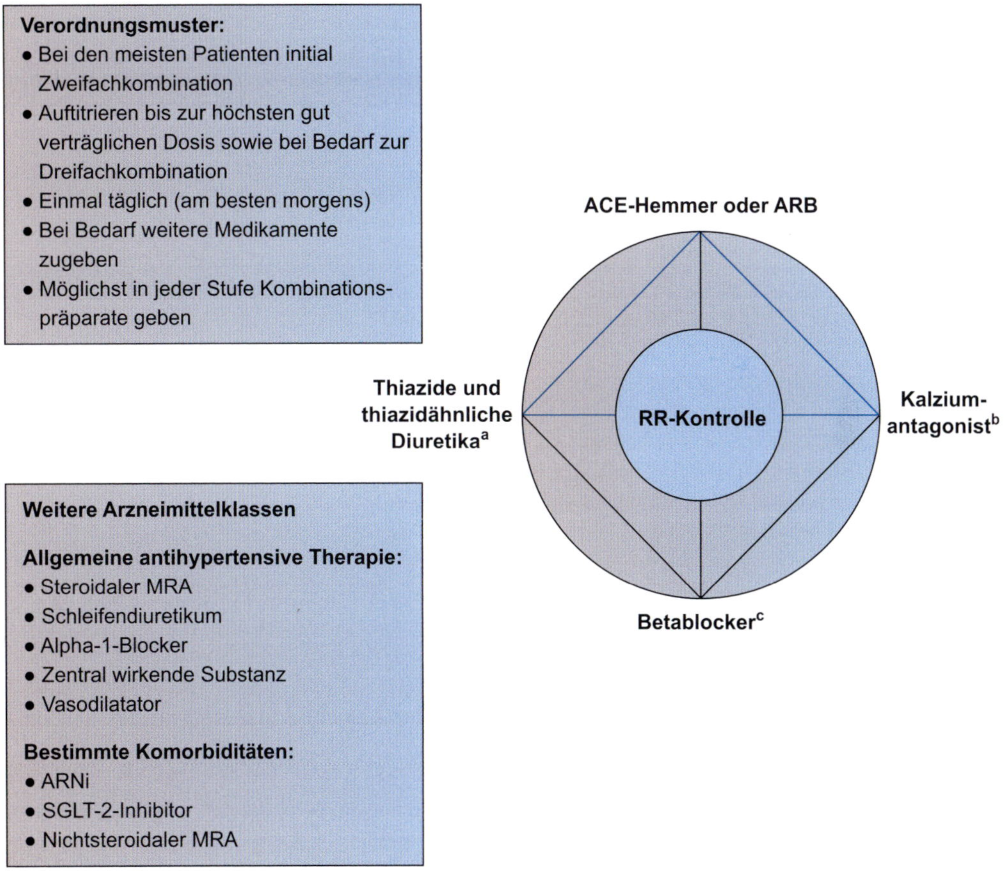


**Abb. 6.17** Arzneimittelklassen zur antihypertensiven Therapie. (a) Diuretikagabe: Bei einer GFR von 30–45 ml/min/1,73 m² Umstellung auf Schleifendiuretika erwägen, bei eGFR < 30 ml/min/1,73 m² auf Schleifendiuretikum umsteigen. (b) Kalziumantagonisten vom Nicht-Dihydropyridin-Typ sollten nicht mit Betablockern kombiniert werden. (c) Betablocker sollten bei den jeweiligen Indikationen leitliniengemäß eingesetzt werden. Initial wird eine Zweierkombination aus einem RAS-Blocker (ACE-Hemmer oder ARB) und einem Thiazid oder thiazidähnlichen Diuretikum oder einem Kalziumantagonisten empfohlen (dicke blaue Linien). Die Triple Therapie besteht aus einer Kombination der drei Klassen (siehe blaue Linien). [W912-002/L138]

Die Zielkorridore für die Blutdruckeinstellung nach den ESH-Richtlinien von 2023 zeigt ➢ Tab. 6.3.

**Tab. 6.3** Zielwerte der antihypertensiven Therapie [W912-002]

| Empfehlungen und Feststellungen | Empfehlungsklasse | Evidenzniveau |
|---|---|---|
| Patientenalter 18–64 Jahre | | |
| Ziel ist eine Absenkung des in der Praxis gemessenen RR auf < 130/80 mmHg. | I | A |
| Patientenalter 65–79 Jahre | | |
| Primäres Behandlungsziel ist eine RR-Absenkung auf < 140/80 mmHg. | I | A |
| Sofern die Therapie gut vertragen wird, kann eine Absenkung auf < 130/80 mmHg erwogen werden. | II | B |
| Patientenalter 65–79 Jahre (plus isolierte systolische Hypertonie) | | |
| Primäres Behandlungsziel ist eine Absenkung des systolischen RR auf 140–150 mmHg. | I | A |
| Sofern die Therapie gut vertragen wird, kann eine Absenkung des in der Praxis gemessenen systolischen RR auf 130–139 mmHg erwogen werden. Sofern der diastolische RR bereits < 70 mmHg liegt, muss dies jedoch vorsichtig erfolgen | I | B |
| Patientenalter ≥ 80 Jahre | | |
| Der in der Praxis gemessene systolische RR sollte auf 140–150 mmHg gesenkt werden. | I | A |
| Sofern die Therapie gut vertragen wird, kann eine Absenkung des in der Praxis gemessenen systolischen RR auf 130–139 mmHg erwogen werden. Sofern der diastolische RR-Wert < 70 mmHg liegt, muss dies jedoch vorsichtig erfolgen. | II | B |
| Zusätzlich empfohlene Sicherheitsmaßnahmen | | |
| Bei gebrechlichen Patienten sollten die Zielwerte für den diastolischen und systolischen RR individuell festgelegt werden. | I | C |
| Keinesfalls angestrebt werden sollte die Absenkung des in der Praxis gemessenen systolischen RR auf < 120 mmHg oder diastolischen RR auf < 70 mmHg. | III | C |
| Auch bei Patienten mit einem niedrigen in der Praxis gemessenen diastolischen RR-Wert (z. B. < 70 mmHg) sollte der systolische RR gesenkt werden, dies jedoch nur vorsichtig und sofern der systolische RR unter der Behandlung weit über dem Zielwert liegt. | II | C |
| Bei einem Patientenalter ≥ 80 Jahre, niedrigem systolischem RR (< 120 mmHg), bei ausgeprägter orthostatischer Hypotonie oder starker Gebrechlichkeit kann eine Reduktion der Behandlung erwogen werden. | II | C |

Wie ist das Blutdruckziel bei unserer Patientin? Mit welcher medikamentösen Therapie würden Sie die Patientin entlassen? Machen Sie einen Vorschlag.

Das Blutdruckziel ist systolisch < 130 mmHg und diastolisch 70–79 mmHg. Weitere Therapieziele: LDL-Cholesterin < 55 mg/dl und $HbA_{1c}$ < 6,5 %.

Entlassungsmedikation: ASS 100 mg, Valsartan 1 × 320 mg/d plus HCT 1 × 25 mg/d plus Amlodipin 1 × 10 mg/d (als Single Pill, drei Wirkstoffe), Sitagliptin plus Metformin 2 × 50/1.000 mg/d, Dapagliflozin 10 mg/d, Metoprololsuccinat 1 × 95 mg/d, Rosuvastatin 1 × 20 mg/d, Ezetimib 1 × 10 mg/d (oder besser Kombinationspräparat)

Zur Überprüfung des Therapieerfolgs empfehlen Sie Ihrer Patientin eine 24-h-Langzeitblutdruckmessung oder Blutdruck-Eigenmessungen.

## Wann sollten Sie an sekundäre Hypertonieformen denken? Wie häufig sind sie und welche sind die klinisch relevantesten?

- Junge Patienten (< 40 J.) mit Hypertonie Grad 2 oder Manifestation einer Hypertonie bereits in der Kindheit
- Patienten mit arterieller Hypertonie und Schlafapnoe-Syndrom
- Patienten mit therapieresistenter Hypertonie
- Ausgeprägte Hypertonie-bedingte Organschädigung
- Patienten mit spontaner oder diuretikaassoziierter Hypokaliämie

10–15 % aller Hypertoniker leiden an einer sekundären Hypertonieform. Renoparenchymatöse und renovaskuläre Formen sowie endokrine Hochdruckformen (primärer Hyperaldosteronismus [PHA], Hyperkortisolismus und Phäochromozytom) sind klinisch relevant (Relevanz in absteigender Reihenfolge). Salzsensitive monogenetische Hochdruckformen sind sehr selten, müssen aber in Betracht gezogen werden, wenn keine anderen Ursachen gefunden werden.

## Welche klinischen Manifestationen können auf eine sekundäre Hypertonieform hinweisen?

- Kopfschmerzen, Schweißausbruch, Palpitationen, Gesichtsblässe: Phäochromozytom
- Muskelschwund, atrophe Haut, Büffelnacken, Stammfettsucht, Osteoporose, Hirsutismus, Amenorrhö: Cushing-Syndrom
- Kopfschmerzen, Retinopathie, Sehstörungen, hypokaliämische Hypertonie: klassisches Vollbild des PHA

6

## Welche Diagnostik und Therapie leiten Sie bei Verdacht auf eine PHA ein? Welche Ursachen kennen Sie?

Bei den meisten Patienten findet sich ein normokaliämischer Verlauf. Die Häufigkeit beträgt 5–12 % aller Patienten mit arterieller Hypertonie. Ursache des PHA ist zu je 50 % ein Aldosteron-produzierendes NNR-Adenom bzw. eine bilaterale idiopathische NNR-Hyperplasie.

Für die Diagnostik essenziell ist die Bestimmung der Renin- sowie der Aldosteron-Konzentration und des Aldosteron-Renin-Quotient (ARQ). Verschiedene Antihypertensiva beeinflussen den ARQ und müssen daher vor der Bestimmung pausiert werden (Betablocker, Schleifendiuretika, Sartane sowie ACE-Hemmer 1 Woche, Aldosteron-Antagonisten 4 Wochen), nicht aber Amlodipin. Bei einem pathologischen Screeningtest ist ein Bestätigungstest notwendig (Kochsalzbelastungstest, i. v. oder oral; Fludrocortison-Suppressionstest; Captopril-Belastungstest).

Die Therapie besteht in der unilateralen Adrenalektomie bzw. einer lebenslangen Therapie mit Aldosteron-Antagonisten, wobei die Prognose nach Adrenalektomie besser ist.

### LITERATUR

Bundesärztekammer (BÄK), Kassenärztliche Bundesvereinigung (KBV), Arbeitsgemeinschaft der Wissenschaftlichen Medizinischen Fachgesellschaften (AWMF). Nationale VersorgungsLeitlinie Hypertonie – Langfassung, Version 1.0. Stand 29.06.2023, gültig bis 28.06.2028 (119 Seiten).

Mancia G, et al. 2023 ESH Guidelines for the management of arterial hypertension. J Hypertens 2023;41(12):1874–2071. S. 1895–1899.

# 6.4 Leitsymptom Belastungsdyspnoe

## 6.4.1 Fall 1

Andreas König

**KASUISTIK**

Ein 73-jähriger Patient wird in Ihre kardiologische Sprechstunde überwiesen. Er klagt über ein belastungsabhängiges Engegefühl über der Brust sowie zunehmende Atemnot. Außerdem besteht eine Schwindelsymptomatik, Synkopen haben sich bisher nicht ereignet. An kardiovaskulären Risikofaktoren sind eine arterielle Hypertonie, ein ausgeprägter früherer Nikotinabusus sowie eine Dyslipidämie bekannt.
**Körperlicher Untersuchungsbefund:** Größe 180 cm, Gewicht 83 kg, guter AZ und EZ, wach und orientiert. Keine Zyanose, keine Ödeme. RR 160/80 mmHg, HF 65/min, unregelmäßig, Atemfrequenz: 12/min keine Jugularvenenstauung, Cor: Herztöne rein, raues $^3/_6$-Systolikum über ICR III re. mit Fortleitung in die Karotiden; $^1/_6$-Diastolikum; $^1/_6$–$^2/_6$-Systolikum über dem Mitralareal. Pulmo: beidseits basale RG. Abdomen und peripherer Pulsstatus o. p. B. Sie ordnen ein 12-Kanal-EKG, einen Röntgen-Thorax sowie eine Echokardiografie an.

### Welche Differenzialdiagnosen existieren nach Ausschluss eines akuten Koronarsyndroms?

- Verdacht auf hochgradige Aortenklappenstenose
- Mitralklappeninsuffizienz

6

### Wie gehen Sie bei dem Patienten diagnostisch zunächst vor?

- Labor: BB, Harnstoff, Kreatinin, Elektrolyte, Myokardmarker, TSH
- EKG: Zeichen der linksventrikuläre Hypertrophie? (Sokolow-Lyon-Index: $SV_1 + RV_5$ oder $_6 > 3{,}5$ mV), ST-Senkung, T-Negativierung
- Röntgen-Thorax: bei Dekompensation Linksherzverbreiterung, pulmonale Stauung
- Echokardiografie: Quantifizierung des Vitiums (Doppler: Flussgeschwindigkeit, Gradient), Aortenklappenöffnungsfläche (AÖF) nach Kontinuitätsgleichung, Grad der Verkalkung; assoziierte Klappenerkrankungen (Mitralklappeninsuffizienz), kardiale Strukturen, systolische und diastolische LV-Funktion und -Diameter, Wanddicken, Erweiterung der Aorta, pulmonal-arterieller Druck (Trikuspidalklappeninsuffzienz).

### Befunden Sie bitte das Aufnahme-EKG (Brustwandableitungen; ➤ Abb. 6.18).

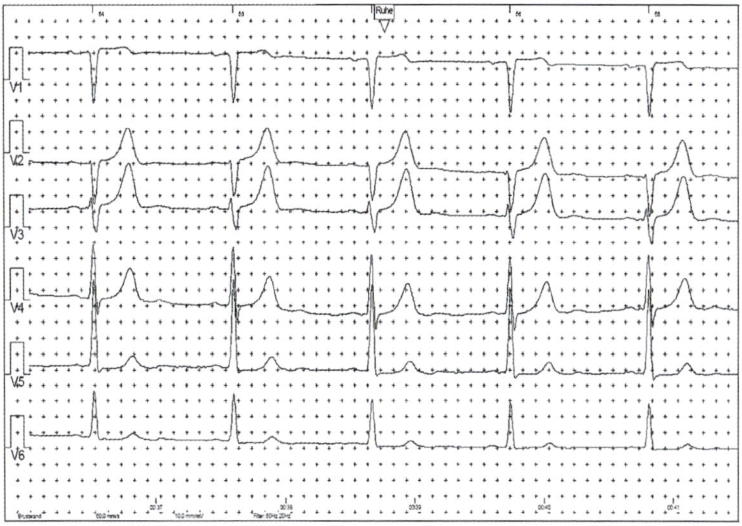


**Abb. 6.18** EKG (Brustwandableitung) [M756]

Sinusrhythmus, Frequenz 56/min, Zeichen der linksventrikulären Hypertrophie (Sokolow-Index > 3,5 mV), Erregungsrückbildungsstörungen mit ST-Senkung, U-Welle in $V_2$–$V_5$ (Hypokaliämie?)



Bitte befunden Sie das folgende Röntgenbild des Thorax (➤ Abb. 6.19).

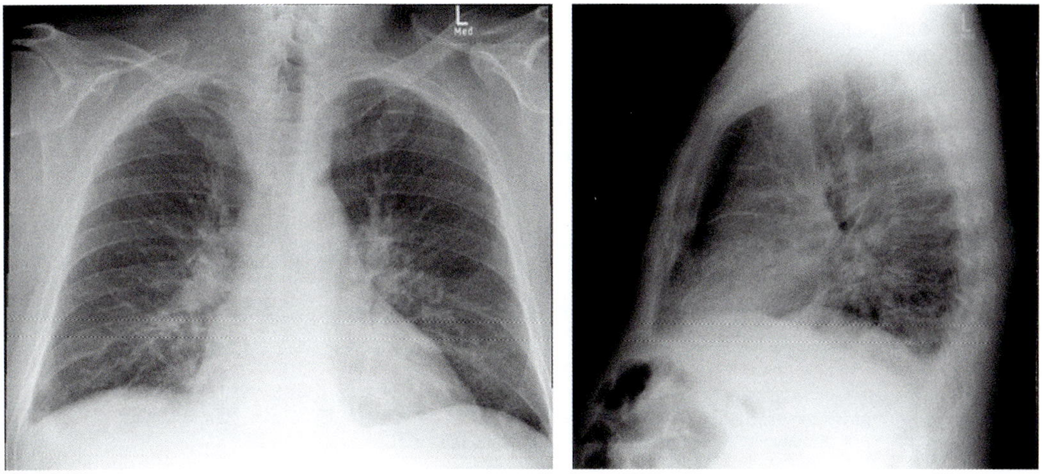


**Abb. 6.19** Röntgen-Thorax [M756]

Abgeflachtes Zwerchfell, Emphysemaspekt. Allseitige Herzvergrößerung mit prominenten Hili. Aortenelongation und Aortensklerose. Unscharfe Gefäßzeichnung als Zeichen für eine akute pulmonalvenöse Stauung. Basale Pleuraergüsse beidseits. Keine Atelektasen. Kein Pneumothorax. Kein frisches pneumonisches Infiltrat.

## Was ist die häufigste Ätiologie der Aortenklappenstenose?

Neben der bikuspiden Klappenanlage und der rheumatischen Aortenklappenstenose liegt diesem häufigsten erworbenen Herzklappenfehler meist eine Degeneration und Verkalkung des Klappenapparats als Folge eines inflammatorischen, der Atherosklerose ähnlichen Prozesses zugrunde. Die Manifestation liegt zwischen der 6. und 8. Dekade. Eine Aortenklappenstenose besteht bei etwa 25 % der über 65-Jährigen. Sie ist assoziiert mit Alter, männlichem Geschlecht, arterieller Hypertonie, Nikotinabusus, LDL- und Lp(a)-Spiegel und Diabetes mellitus.

## Erläutern Sie die Pathophysiologie und Evolution der Aortenklappenstenose

Eine relevante Aortenklappenstenose entwickelt sich für gewöhnlich asymptomatisch über Jahrzehnte. Die hämodynamisch relevante AS führt durch Zunahme der Wandspannung im LV zu einer konzentrischen Hypertrophie. Im Verlauf der Erkrankung kommt es nach Erschöpfung der Kompensationsmechanismen zu einer Gefügedilatation mit Funktionseinschränkung, bedingt durch eine reduzierte Kontraktilität des linken Ventrikels oder die stark erhöhte Nachlast.

Mit der Entwicklung einer konzentrischen Hypertrophie kann der erhöhte intraventrikuläre Druck kompensiert werden. Dies führt jedoch (auch ohne relevante KHK) zu einer relativen Koronarinsuffizienz. Bei Belastung oder tachykarden Rhythmusstörungen kann eine subendokardiale Ischämie weiter begünstigt werden und die systolische und diastolische Funktion des linken Ventrikels beeinträchtigt werden.

Während der langen Latenzzeit sind Morbidität und Mortalität gering. Nach Entwicklung einer mittelgradigen Stenose ($V_{max} \geq 3$ m/s) muss jedoch mit einer jährlichen Progression gerechnet werden (Erhöhung der Flussgeschwindigkeit um etwa 0,3 m/s und des mittleren Druckgradienten um etwa 7 mmHg, Reduktion der Klappenfläche um etwa 0,1 $cm^2$).

Auftretende Symptome (Angina pectoris, Synkope, Herzinsuffizienz) kündigen eine dramatische Verschlechterung der Prognose an (mittleres Überleben 2–3 Jahre) und triggern daher die Entscheidung zur Klappenintervention. Bei asymptomatischen Patienten werden Funktionstests (Ergometrie, Stressecho) und individuelle Parameter (LV-Funktion, OP-Risiko) ergänzend beurteilt (➤ Abb. 6.20). Darüber hinaus können anhand der Analyse der natriuretischen Peptide der Verlauf bei asymptomatischen Patienten ergänzend beurteilt und ggf. der Zeitpunkt für eine Intervention festgelegt werden.

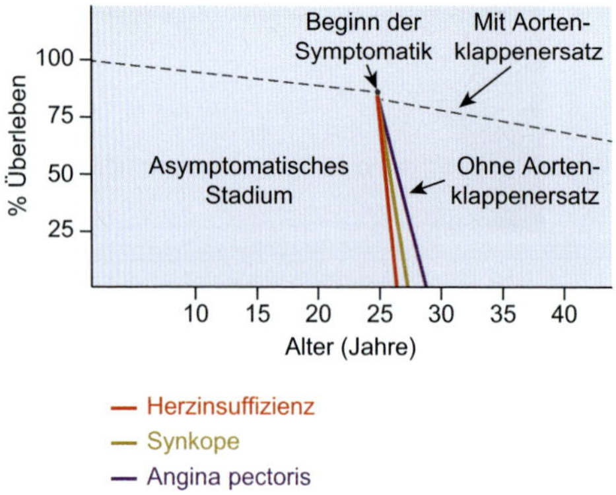


**Abb. 6.20** Verlauf der Aortenklappenstenose [L106]

Die **Echokardiografie** zeigt eine normal weite Aortenwurzel (32 mm) und Aorta ascendens. Aortenklappe trikuspid, verdickt, stark verkalkt, Öffnungsbewegung stark eingeschränkt, geringe, zentrale Insuffizienz. Spitzenflussgeschwindigkeit $V_{max}$: 5,2 m/s, $\Delta P_{max}$: 107 mmHg, $\Delta P_{mean}$ 57 mmHg, Aortenklappenöffnungsfläche nach der Kontinuitätsgleichung etwa 0,7 $cm^2$. Linker Ventrikel (LV): normale Größe (LVED: 55 mm, LVES: 28 mm), Wände mäßig verdickt mit septaler Betonung (interventrikuläres Septum [IVS]: 15 mm, Dicke der linksventrikulären Hinterwand [LHW]: 12 mm). Systolische Globalfunktion normal, eher hyperkontraktil (fraktionelle Verkürzung [FS]: 59 %). Keine regionalen Kontraktionsstörungen. Diastolische Funktionseinschränkung Grad 1. Mitralklappe: geringe Ringverkalkung, altersentsprechende Segel, Bewegung normal, geringe Insuffizienz, keine Stenose. Trikuspidalklappe: altersentsprechend, Bewegung normal, physiologische Insuffizienz, $\Delta P_{max}$ RV/RA = 38 mmHg.

## Beschreiben Sie die hierbei ggf. verwendeten echokardiografischen Methoden und Parameter genau

- $V_{max}$: Spitzenflussgeschwindigkeit über der Aortenklappe, cw-Doppler im 5-Kammerblick
- $\Delta P_{mean}$: mittler***er*** Druckgradient über der Aortenklappe, cw-Doppler im 5-Kammerblick
- Linker Ventrikel: Durchmesser, Wanddicken, LV-EF planimetrisch, E/e' Verhältnis, sPAP
- Longitudinale LV-Funktion: globaler longitudinaler Strain (GLS) bei früher LV-Dysfunktion
- Klappenöffnungsfläche (KÖF): Kontinuitätsgleichung
- Low-flow (Schlagvolumenindex [SVI] ≤ 35 ml/$m^2$) in der 2D-Echokardiografie:

$$\frac{EDV - ESV}{BSA}$$

EDV = linksventrikuläres enddiastolisches Volumen, ESV = linksventrikuläres endsystolisches Volumen, BSA = Body Surface Area

- Low-gradient: $\Delta P_{mean}$ 20–39 mmHg

6

## Wie beurteilen Sie den Stenosegrad, welche weitere Diagnostik ist erforderlich?

Nach den hämodynamischen Parametern der Spitzenflussgeschwindigkeit über der Aortenklappe ($V_{max}$ > 4 m/s) liegt eine hochgradige Aortenklappenstenose vor. Die systolische Globalfunktion ist bei konzentrischer linksventrikulärer Hypertrophie gut erhalten. Damit sind die klinischen Beschwerden des Patienten und das Klappenvitium gut vereinbar.

Zur Planung der Klappenersatzoperation wird eine Herzkatheteruntersuchung durchgeführt (➤ Kap. 1.11).
**Befunde:** Der linke Hauptstamm ist unauffällig. Der Ramus descendens anterior zeigt proximal eine 50%-ige und medial eine 75%-ige Stenose. Der Ramus circumflexus weist distal eine 50%-ige Stenose auf. Die rechte Herzkranzarterie zeigt proximal eine subtotale Stenose.

### Wann ist eine Intervention bei einer Aortenklappenstenose indiziert? (➤ Abb. 6.21)

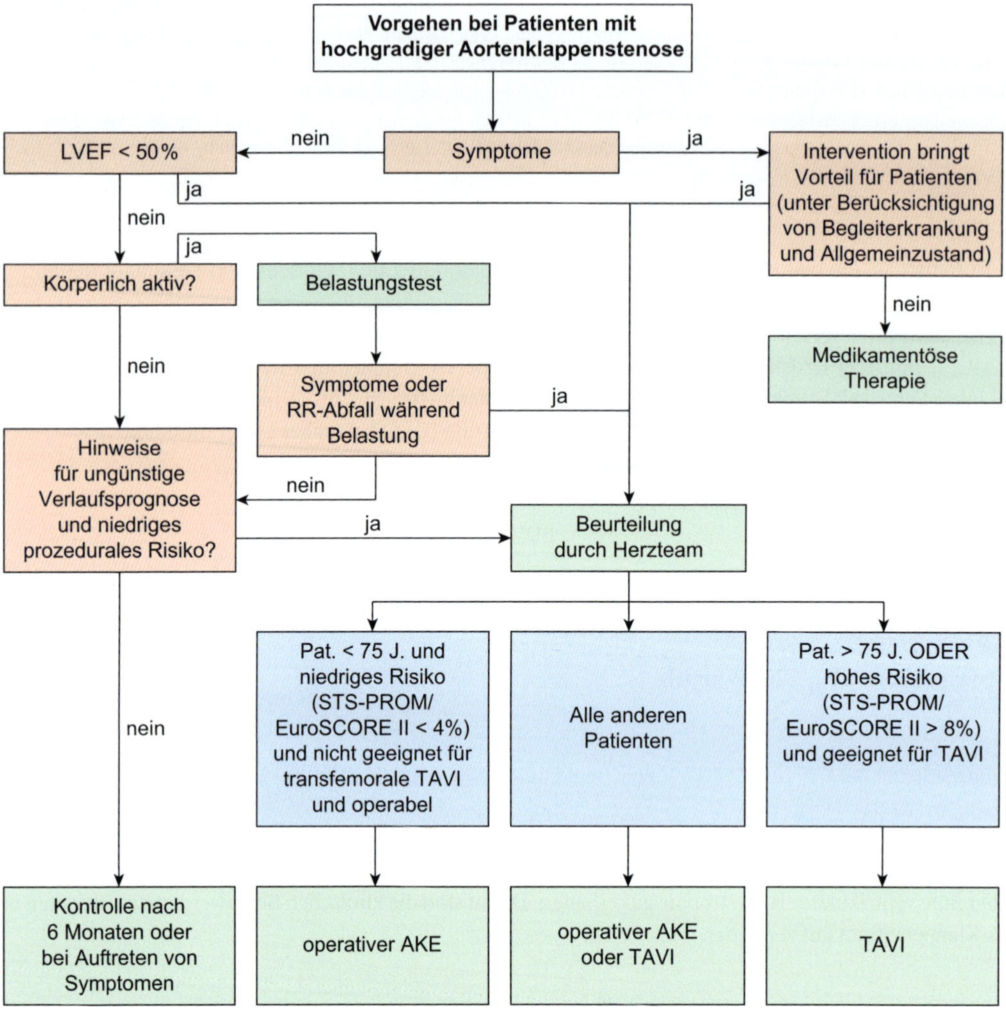


**Abb. 6.21** Interventionsplanung bei Aortenklappenstenose (mod. nach ESC 2021) [W854-033/L231]

Grundsätzlich wird dem Heart Team bei der Diskussion des Verfahrens aufgrund der Vielzahl individueller Faktoren neben dem Alter der Patienten eine größere Rolle zugewiesen.

- Lebenserwartung, Mobilität
- Ausschluss: Porzellanaorta
- Ergebnisorientierung: TAVI vs. Aortenklappenersatz nach Beurteilung des Verkalkungsgrad
- Langzeitverlauf: höhere Degenerationsrate bei TAVI, Re-Intervention
- Prozedur:
- TAVI: paravalvuläre Leckage, Risiko für Schrittmacherpflichtigkeit
- Aortenklappenersatz: Blutungskomplikation, Niereninsuffizienz, Vorhofflimmern
- Patientenwunsch nach umfassender Aufklärung, Klasse-I-Empfehlung

Bei asymptomatischen Patienten mit hochgradiger Aortenklappenstenose ist eine Reduktion der linksventrikulären Funktion < 55 % oder eine $V_{max}$ > 5 m/s bereits eine Klasse IIa-Indikation zur Klappensanierung. Als zusätzlicher Parameter wird ein Globale Longitudinal 2D Strain (GLS) < 15 % angegeben.

## Welche Medikamente sind bei einer manifesten Linksherzinsuffizienz aufgrund einer schweren Aortenklappenstenose kontraindiziert?

ACE-Hemmer führen zu einer peripheren Vasodilatation, die bei schwerer Aortenklappenstenose nicht durch eine Zunahme des Schlagvolumens kompensiert werden kann und somit zu einer ausgeprägten Hypotonie führen kann. Neuere Studien zeigen, dass eine vorsichtige ACE-Hemmer-Therapie bei hypertensiven Blutdruckwerten möglich und auch kardioprotektiv ist bzgl. myokardialer Umbauprozesse (Fibrosierung).

Statine können die Progression einer Aortenklappenstenose nicht beeinflussen. Die Patienten können bei Herzinsuffizienz medikamentös entsprechend den Herzinsuffizienz-Leitlinien behandelt werden. Auch eine arterielle Hypertonie sollte behandelt werden, wobei eine Hypotonie vermieden werden sollte. Wenn möglich sollte Sinusrhythmus erhalten oder erreicht werden.

## Welche Befunde können Sie bei der körperlichen Untersuchung typischerweise erheben?

- Raues, spindelförmiges Geräusch über Aorta und Erb mit Fortleitung in die Karotiden
- Schwirren über der Ausflussbahn
- Hebender Herzspitzenstoß
- Pulsus parvus et tardus
- Eventuell leiser 2. Herzton, paradoxe Spaltung.
- Fehlender 2. Herzton bei hochgradiger Stenose

## Welche Therapie der Aortenklappenstenose und der koronaren Herzerkrankung diskutieren Sie mit dem Patienten?

Bei der hochgradigen **symptomatischen Aortenklappenstenose** und der gleichzeitig bestehenden stenosierenden KHE sind ein Klappenersatz sowie eine koronare Revaskularisierung dringend indiziert. Die Empfehlungen der aktuellen Leitlinien sehen ein interventionelles Vorgehen (PCI und TAVI) unter Berücksichtigung patientenbezogener Faktoren als Alternative zum chirurgischen Ansatz vor (AHA 2020).

Sobald eine Aortenklappenstenose Symptome verursacht, ist aufgrund des dann sehr ungünstigen natürlichen Verlaufs eine Operation indiziert. Davon profitieren auch Patienten in hohem Lebensalter!

Dagegen haben Patienten mit **asymptomatischer AS** eine gute Prognose (nur 1–2 % zeigen eine rasche Progression), sodass diese Patienten nur regelmäßig klinisch und echokardiografisch untersucht werden sollten, um eine Progression rechtzeitig zu erkennen. Dabei ist der Druckgradient über der Aortenklappe prädiktiv für die Entwicklung von Symptomen, d. h. je höher der Gradient, desto wahrscheinlicher das Auftreten von Symptomen.

6

Einen interventionellen (TAVI)/operativen Klappenersatz bei *asymptomatischen* Patienten mit schwerer Aortenklappenstenose sollte man in Erwägung ziehen bei:

- Eingeschränkter LV-Funktion (< 50 %) (I B) oder < 55 % (IIa B)
- Auffälligem Belastungstest (Symptome, RR-Abfall), schwerer AS (Spitzenflussgeschwindigkeit: > 5 m/s; mittlerer Gradient > 60 mmHg), schwere Aortenklappenverkalkung im CCT (I C, IIa B, IIa C).

**ZUSATZINFORMATIONEN**

Zusammengefasst besteht für Patienten mit *symptomatischer* Aortenklappenstenose eine eindeutige (Klasse I) Indikation zum Aortenklappenersatz (TAVI/OP), ebenso für Patienten mit hochgradiger, (noch) asymptomatischer Stenose, die sich einer Bypass-Operation oder anderen Klappenoperationen unterziehen müssen.

Für sogenannte Klappensprengungen (Valvuloplastie) bestehen bei der Aortenklappenstenose im Erwachsenenalter nur palliative Indikationen, da die Akut- und Langzeitergebnisse sehr schlecht sind. Außerdem erfolgt sie bei schwer kranken Patienten als Überbrückung bis TAVI oder operativem Klappenersatz.

## Sie werden gefragt, welche Klappe (mechanische oder biologische) am besten geeignet ist.

Die Auswahl der Klappe bei Erwachsenen erfolgt nach Abwägung des Risikos von Blutung (Antikoagulation) und möglichen Thrombembolien bei mechanischem Klappenersatz bzw. dem Risiko für strukturelle Klappenschädigungen bei einer Bioprothese sowie Parametern wie Alter des Patienten, erwartete Lebensdauer bzw. Haltbarkeit der Bioprothese, mögliche Klappen-Re-Intervention.

Die Wünsche des Patienten müssen ebenfalls berücksichtigt werden: Vermeidung einer lebenslangen Antikoagulation bei einem mechanischen Klappenersatz mit notwendigem Monitoring, Ernährungsauflagen, medizinische Nebenwirkungen und Interaktionen, Einschränkung sportlicher Aktivitäten (➤ Tab. 6.4; ➤ Abb. 6.22).

**Tab. 6.4** Ausgewählte Faktoren, welche die Entscheidung beeinflussen können

| | Bevorzugt mechanische Klappe | Bevorzugt Bioklappe |
|---|---|---|
| Alter* | < 60 J. | > 65 J. |
| Patientenwunsch | | Vermeiden des Risikos einer Antikoagulation |
| Patientenseitige Faktoren | Bereits Antikoagulation wegen einer mechanischen Prothese in einer anderen Klappenposition | Patientinnen mit Kinderwunsch |
| | | Adäquate Antikoagulation nicht gewährleistet |
| | | Bereits Behandlung mit einem DOAK |

* Die ACC/AHA-Leitlinien von 2020 empfehlen abweichend von den ESC-Leitlinien von 2021 einen mechanischen Klappenersatz bei Patienten < 50 Jahren und die Möglichkeit einer biologischen oder mechanischen Klappenprothese bei Patienten zwischen 50 und 65 Jahren.

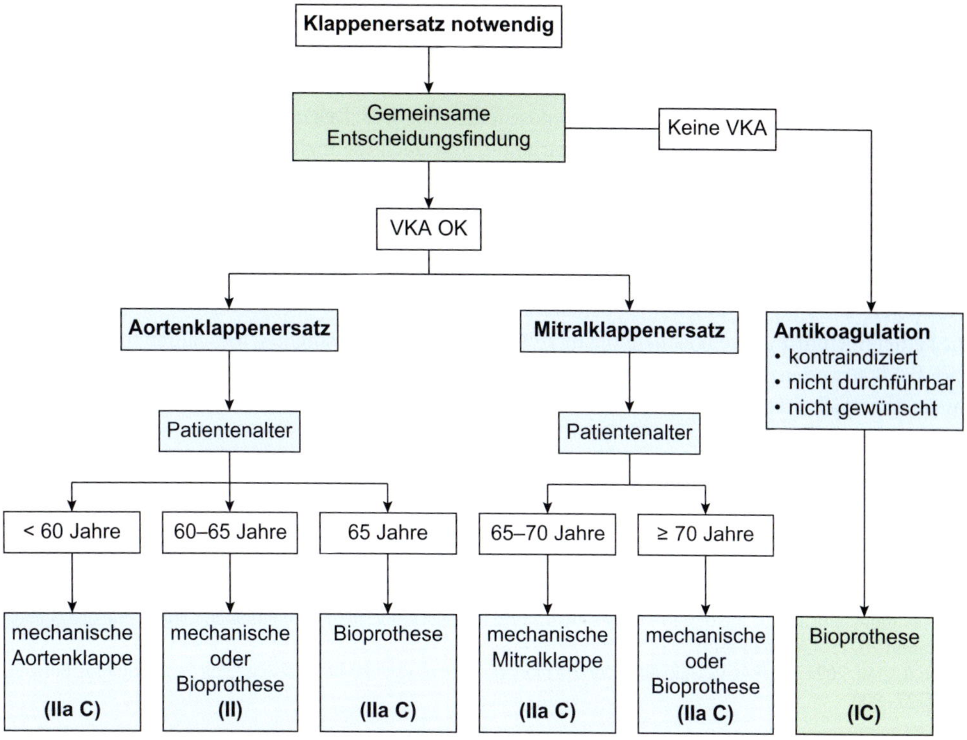


**Abb. 6.22** ACC/AHA-Empfehlung zur Wahl des Prothesentyps; mod. ESC 2021 Empfehlung zur Wahl des Prothesentyps bei chirurgischem Klappenersatz [L231]

## Wie schätzen Sie die Prognose nach Aortenklappenersatz ein?

- Frühletalität des elektiven AKEs 2–8 %, sehr hohes Operationsrisiko bei Notfalloperation mit einer Letalität von 10–25 %.
- Erhöhtes Operationsrisiko bei ausgeprägter Symptomatik (NYHA III, IV), eingeschränkter linksventrikulärer Funktion, begleitender koronarer Herzerkrankung, ventrikulären Arrhythmien, begleitender mittelschwerer bis schwerer Aorteninsuffizienz, hohem Lebensalter.
- Durchschnittliche perioperative Mortalität bei kombiniert AKE/ACVB: 5,5–6,8 % (Society of Thoracic Surgeons) bzw. 4 % (ACC/AHA 2020/Society of Thoracic Surgeons Adult Cardiac Surgery Database 2019).
- Langzeitprognose: 10-Jahres-Überlebensrate: 70 %, 15-Jahres-Überlebensrate: 50 %, bei begleitender KHK sowie PAH (PAP > 30 mmHg) deutlich schlechtere Prognose.

## Welche Kontrolluntersuchungen führen Sie als niedergelassener Kardiologe bei bekannter, nicht operationspflichtiger Aortenklappenstenose durch?

Bei leichter asymptomatischer Stenose sind im Intervall von 1 Jahr und bei höhergradiger, asymptomatischer Stenose im Intervall von 3–6 Monaten folgende Kontrollen angezeigt:

- Anamnese: Angina pectoris? Schwindel? Synkopen? Dyspnoe? Zeichen der Herzinsuffizienz?
- Echokardiografie, EKG, BNP oder NT-proBNP als Verlaufsmarker

### Erläutern Sie die Bedeutung der demografischen Veränderung der Bevölkerung für die Inzidenz und Therapie der Aortenklappenstenosen

Die degenerative kalzifizierte Aortenklappenstenose tritt in der 6.–8. Dekade auf. Der Anteil der älteren Bevölkerung (Octogenerians, > 80 J.) wird zunehmen und damit auch die Inzidenz der Aortenklappenvitien. Die medikamentöse Therapie ist nicht effektiv und die Valvuloplastie hat nur palliativen Charakter. Bei symptomatischen Patienten muss daher ein Klappenersatz auch bei dieser Patientengruppe erwogen werden. Patienten mit KHK und reduzierter linksventrikulärer Funktion haben eine eingeschränkte perioperative Prognose. Darüber hinaus spielt die erhöhte Komorbidität (maligne Erkrankungen, Schlaganfall) eine limitierende Rolle. Die operativen Komplikationen sind ebenfalls erhöht.

Die kathetergeführte Aortenklappenimplantation (TAVI) bietet für Patienten > 75 Jahren mit hohem (EuroSCORE II > 8 %) und inzwischen auch für jene mit mittlerem Risiko nach individueller Entscheidung im Heart Team ein Therapiekonzept (➤ Kap. 1.11).

**LITERATUR**

Baldus S, et al. Gemeinsamer Kommentar der DGK und DGTHG zu den Leitlinien (2021) der ESC/EACTS zum Management von Herzklappenerkrankungen. Kardiologie 2022;16:270–278.

Goldstone B, et al. Mechanical or biological prostheses for aortic-valve and mitral-valve replacement. N Engl J Med 2017;377(19):1847–57.

Otto CM, et al. ACC/AHA Guideline for the management of patients with valvular heart disease: executive summary: a report of the American College of Cardiology/American Heart Association Joint Committee on Clinical Practice Guidelines. Circulation 2021;143(5):e35–e71.

Vahanian A, et al. 2021 ESC/EACTS Guidelines for the management of valvular heart disease. Eur J Cardiothorac Surg. 2021; 60(4):727–800.

6

## 6.4.2 Fall 2

**KASUISTIK**

Über die Notaufnahme wird ein 65-jähriger Patient stationär aufgenommen. Die Überweisung erfolgt durch den Hausarzt. Seit etwa zwei Wochen besteht eine belastungsabhängige Atemnot.

Die **körperliche Untersuchung** zeigt einen Patienten mit normalem EZ und reduziertem Allgemeinzustand, keine Zyanose, kein Ikterus, Jugularvenendruck gering erhöht, die Herzfrequenz liegt bei 145/min, der Puls ist arrhythmisch, die Atemfrequenz liegt bei 18/min, RR: 120/85 mmHg, $SO_2$: 95 %. Bei Auskultation sind die Herztöne rein, $^2/_6$-Systolikum über der Aorta mit Fortleitung in die Karotiden, Pulmo: basal feuchte Rasselgeräusche, kein Giemen

**BGA:** $SO_2$: 92 %, $p_aO_2$: 64,8, $p_aCO_2$: 30,3, pH: 7,44

**Labor:** kardiale Marker und D-Dimer erhöht

### Welche möglichen Ursachen für die Belastungsdyspnoe müssen Sie ausschließen?

Die belastungsinduzierte Dyspnoe ist das Leitsymptom der Linksherzinsuffizienz (➤ Tab. 6.5).

**Tab. 6.5** Ursachen der Belastungsdyspnoe

| Ursache | Differenzialdiagnosen |
|---|---|
| Kardial | • Akutes Koronarsyndrom (ACS), instabile und stabile Angina pectoris<br>• Herzrhythmusstörungen, z. B. tachykard übergeleitetes Vorhofflimmern<br>• Dilatative Kardiomyopathie<br>• Hämodynamisch relevantes Klappenvitium<br>• Hypertensive Entgleisung, hypertensive Herzerkrankung, Myokarditis, Perikarderguss |
| Pulmonal | • Lungenembolie<br>• Chronisch obstruktive Lungenerkrankung<br>• Exazerbierte Pneumonie |
| Andere | • Anämie, Hyperthyreose, AV-Fistel, Sepsis, muskuläre Erkrankungen |

## Welches sind die ersten diagnostischen Schritte, die Sie durchführen?

Ein 12-Kanal-EKG sowie eine Röntgen-Thorax-Aufnahme.

## Wie befunden Sie das folgende EKG (➤ Abb. 6.23)?

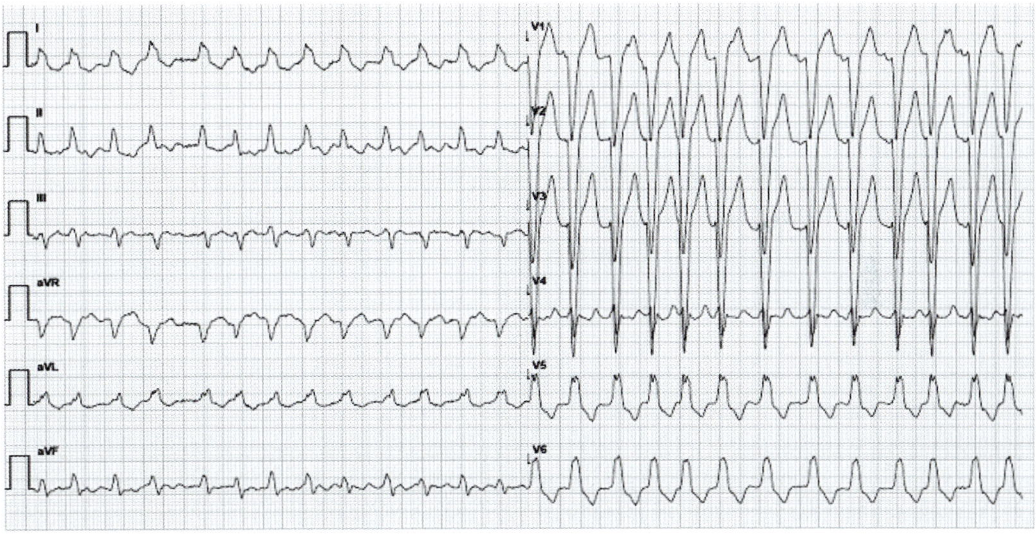


**Abb. 6.23** EKG [M756]

Vorhofflimmern mit tachykarder Überleitung, Kammerfrequenz 145/min. Verbreiterter Kammerkomplex bei Linksschenkelblock. Der Linksschenkelblock ist entweder vorbekannt oder liegt vor als Aberration bei Vorhofflimmern vor.

## Wie befunden Sie das folgende Röntgen-Thorax-Bild (➤ Abb. 6.24)?

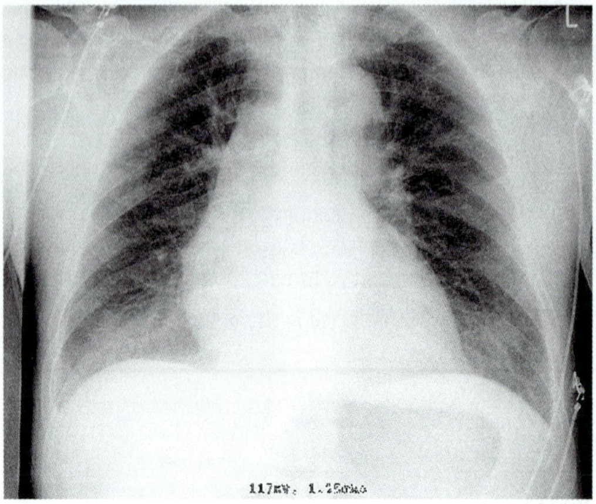

**Abb. 6.24** Röntgen-Thorax [M756]

Soweit in der Liegendposition beurteilbar, über die Norm vergrößertes Herz, unscharfe pulmonalvenöse Gefäße im Sinne einer Stauung, kein sicheres umschriebenes Infiltrat, Trachea ist mittelständig, prominentes Mediastinum, Minderbelüftung basal (DD Erguss), geringe Verdichtung links basal



## Welche Verdachtsdiagnosen sind wahrscheinlich?

- Lungenembolie bei erhöhtem D-Dimer
- Akutes Koronarsyndrom bei möglicherweise neu aufgetretenem Linksschenkelblock (nicht vorbekannt)
- Kardiale Dekompensation mit beginnendem Lungenödem bei tachykard übergeleitetem Vorhofflimmern

## Welche weitere Diagnostik ist erforderlich?

Bei führender Dyspnoe und fehlender AP wird zunächst ein CT-Thorax mit der Frage Lungenembolie durchgeführt.

**Befund CT-Angiografie:** kein Nachweis einer zentralen oder peripheren Lungenembolie, keine Rechtsherzbelastungszeichen, Pleuraergüsse beidseits, rechts führend (nicht punktionswürdig) mit angrenzenden Verdichtungsarealen rechts und Bronchialwandverdickungen (DD initiale Bronchopneumonie rechts oder Atelektasen). Kein Nachweis von suspekten intrapulmonalen Rundherden oder eines Pneumothorax. Das Herz ist deutlich über die Norm vergrößert und linksventrikulär konfiguriert. Ausgeprägte Verkalkungen der Aortenklappe. Die übrige Aorta thoracalis weist nur vereinzelte kleine harte Plaques auf. Zudem zeigen sich Verkalkungen der LAD und der LCX. Die übrigen großen thorakalen Gefäße stellen sich regelrecht dar.
Nach Ausschluss einer Lungenembolie und erhöhten kardialen Markern (Troponin) wird bei kardialer Dekompensation und **akutem** Koronarsyndrom (ACS) eine invasive Diagnostik durchgeführt.

## Beurteilen Sie den Herzkatheterbefund (➤ Abb. 6.25).

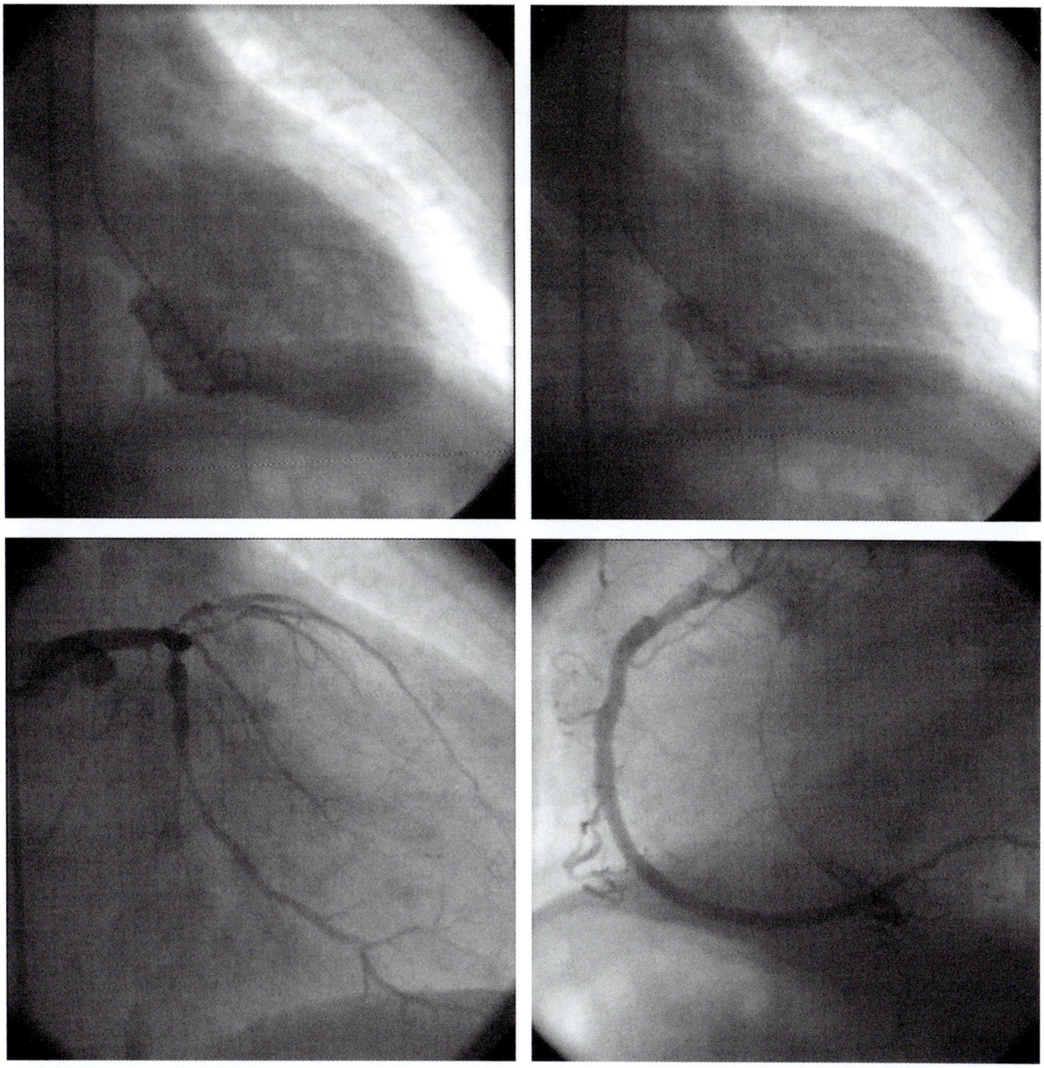

Abb. 6.25 Herzkatheter [M756]

**Befund Linksherzkatheter:**

- **Lävokardiografie:** vergrößerter linker Ventrikel mit global eingeschränkter Funktion (LV-EF: 27 %, LV-EDP: 18 mmHg). Regionale Kontraktionsstörungen anterior und apikal. Keine relevante Mitralklappeninsuffizienz. Es findet sich ein Druckgradient über der Aortenklappe (Peak to Peak: 15 mmHg).
- **Koronarangiografie:** Der Hauptstamm ist distal mittelgradig stenosiert, der RIVA medial verschlossen. Der RCX ist ostial sowie im Verlauf mehrfach hochgradig stenosiert. Die RKA ist mehrfach mittelgradig stenosiert und versorgt über Kollaterale die distale RIVA als Hinweis für einen chronischen Verschluss.

Die invasive Diagnostik ergibt jetzt eine ischämische Kardiomyopathie sowie einen Druckgradienten über der Aortenklappe. Die akute kardiale Dekompensation wird am wahrscheinlichsten durch ein tachykard übergeleitetes Vorhofflimmern verursacht. Daher wird zunächst eine elektrische Kardioversion geplant. Davor soll eine Echokardiografie einschließlich TEE erfolgen.

## Wie beurteilen Sie die Reihenfolge der durchgeführten Diagnostik?

Die transthorakale Echokardiografie sollte in aller Regel, auch aufgrund der leichten und mobilen Anwendbarkeit in der Notaufnahme, früher durchgeführt werden. Durch sie können orientierend bereits wichtige Informationen für die weitere Stratifizierung der Patienten gewonnen werden wie:

- LV-Morphologie und -funktion, regionale Kontraktionsstörungen, abgelaufene Infarktareale
- Klappenmorphologie und -vitien
- Morphologie und Funktion des rechten Ventrikels, ggf. Gradient über der Trikuspidalklappe
- Perikarderguss, ggf. mit hämodynamischer Relevanz

**Echokardiografie:** Die Aortenwurzel ist normal weit. Aortenklappe: mäßige Insuffizienz (Druckhalbwertszeit, *Pressure Half Time,* PHT 335 ms, Vena contracta 6 mm). Hämodynamik: $V_{max}$ = 3,05 m/s, $\Delta P_{max}$ = 37 mmHg, $\Delta P_{mean}$ = 22 mmHg. Rechter Vorhof: normale Größe (visuell beurteilt). Linker Vorhof gering vergrößert. Rechter Ventrikel: normale Größe, Wanddicke normal, RV-Funktion gering eingeschränkt. Linker Ventrikel: normale Größe, Wände gering verdickt. Systolische Global-Funktionseinschränkung (planimetrische EF ~ 32 %). Mitralklappe: Bewegung normal, deutliche Insuffizienz (V. contracta 8 mm), keine Stenose; Trikuspidalklappe: Bewegung normal, geringe Insuffizienz, $\Delta P_{max}$ RV/RA = 27 mmHg.
**TEE:** keine intrakavitären Thromben im eingesehenen Bereich (LA, LAA, RA, LV). Aortenklappe verdickt und kalzifiziert; Öffnungsbewegung deutlich reduziert. Planimetrie der Aortenklappe bei tachykarder Kammerfrequenz nicht durchgeführt.

## Was sehen Sie auf dieser Doppler-echokardiografischen Untersuchung (➤ Abb. 6.26)?

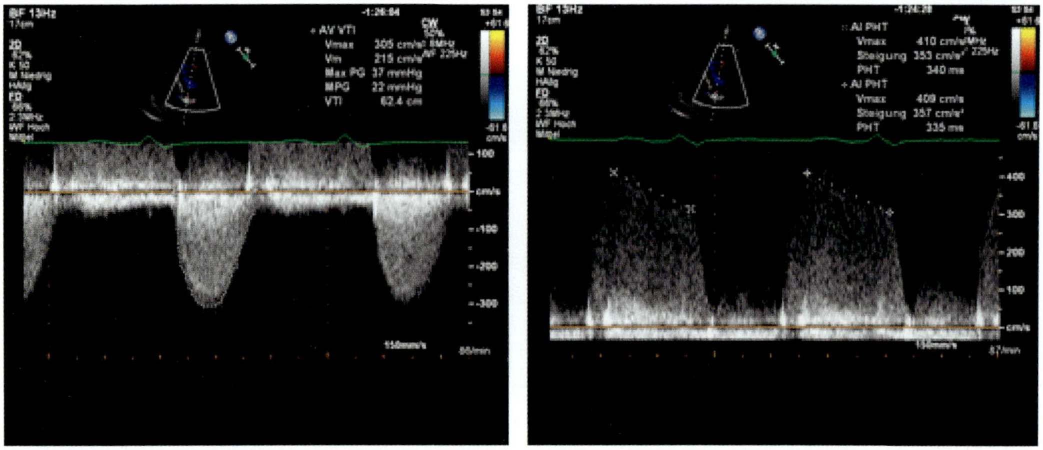

**Abb. 6.26** Links dargestellt das Flussgeschwindigkeitsprofil über dem linksventrikulären Ausflusstrakt (cw-Doppler, 5-Kammerblick) sowie rechts die Ermittlung der Druckhalbwertszeit des Insuffizienzjets (cw-Doppler, 5-Kammerblick) [M756]

Es besteht nun bei vorliegendem kombiniertem Aortenklappenvitium der Verdacht auf eine möglicherweise hochgradige Aortenklappenstenose, die aufgrund der eingeschränkten LV-Funktion hämodynamisch nicht eindeutig klassifiziert werden kann (Niedrig-Gradient-Aortenklappenstenose).

Zunächst ist eine kardiale Rekompensation notwendig. Nach den Befunden der TEE kann eine elektrische Kardioversion durchgeführt werden. Dabei gelingt es, einen Sinusrhythmus zu etablieren.

## Erläutern Sie die Problematik der linksventrikulären Funktionseinschränkung bei Aortenklappenstenose, Entwicklung einer Niedrig-Gradient-Aortenklappenstenose und Vorhofflimmern.

Die hämodynamisch relevante Aortenklappenstenose führt durch Zunahme der Wandspannung im linken Ventrikel zu einer konzentrischen Hypertrophie. Die reduzierte Compliance des Ventrikels und die Erhöhung des linksventrikulären enddiastolischen Füllungsdrucks resultieren in einer diastolischen Dysfunktion. Die Folgen sind eine Erhöhung der Vorlast und kardiale Ischämie, auch bei fehlender KHK bedingt durch erhöhten Sauerstoffverbrauch und Einschränkung des koronaren Flusses.

Die vermehrte atriale Kontraktion trägt jetzt entscheidend zur Kammerfüllung bei, zunächst ohne Erhöhung des mittleren atrialen oder pulmonal-venösen Drucks. Bei einem Ausfall der atrialen Kontraktion, wie z. B. bei Vorhofflimmern, kann es daher zu einer plötzlichen klinischen Verschlechterung kommen, wie im vorliegenden Fall.

Im Verlauf der Erkrankung kommt es nach Erschöpfung der Kompensationsmechanismen zu einer Gefügedilatation mit Funktionseinschränkung, bedingt durch eine reduzierte Kontraktilität des linken Ventrikels oder die stark erhöhte Nachlast. Dadurch wird der transvalvuläre Gradient reduziert (Niedrig-Gradient-Aortenklappenstenose) und die hochgradige Aortenklappenstenose verkannt.

## Welches ist die Rationale der niedrig dosierten Dobutamin-Stressechokardiografie?

Eine hochgradige Aortenklappenstenose ist unwahrscheinlich, wenn eine normale Auswurffraktion (normaler transvalvulärer Fluss) bei niedrigem Gradienten vorliegt ($\Delta P_{mean} < 40$ mmHg) – Normal Flow/Low Gradient. Die Echokardiografie unter niedrig dosierter Dobutaminstimulation (Low-Dose DSE) ist hilfreich zur Beurteilung des Schweregrades der Aortenklappenstenose bei Patienten mit reduzierter linksventrikulärer Funktion und zur Klärung der Ursache der Funktionseinschränkung.

Unter einer Dosierung von Dobutamin bis 20 µg/kg/min kam es nach Studien nicht zu Komplikationen bei Patienten mit Aortenstenosen. Bei dieser Untersuchung wird die Zunahme des linksventrikulären Schlagvolumens (kontraktile Reserve) sowie des transvalvulären Druckgradienten gemessen.

Kommt es unter erhöhtem Schlagvolumen zu einer Erhöhung des Druckgradienten (> 40 mmHg/fixierte Stenose), so ist die Aortenklappenstenose ursächlich für die Funktionsverschlechterung und eine OP-Indikation gegeben. Kommt es hingegen unter erhöhtem Schlagvolumen zu einem Rückgang der Stenose mit größerer Klappenfläche (Pseudostenose), ist von einer Intervention keine Besserung zu erwarten.

Neben der diagnostischen Wertigkeit ermöglicht diese Methode auch eine Risikostratifizierung. Patienten mit einer guten kontraktilen Reserve (Erhöhung der EF um etwa 20 %) haben eine geringere perioperative Mortalität. Es besteht überdies bei diesen Patienten die Möglichkeit einer Verbesserung der Pumpfunktion postoperativ. Bei fehlender kontraktiler Reserve ist offenbar der Myokardschaden irreversibel und das perioperative Risko höher.

Eine weitere Diagnostik der Klappenöffnungsfläche kann durch TEE erfolgen (direkte Planimetrie), insbesondere auch die Untersuchung evtl. begleitender Mitralklappenvitien.

## Was erkennen Sie auf der Stressechokardiografie unter 20 µg/kg/min Dobutamin (➤ Abb. 6.27)?

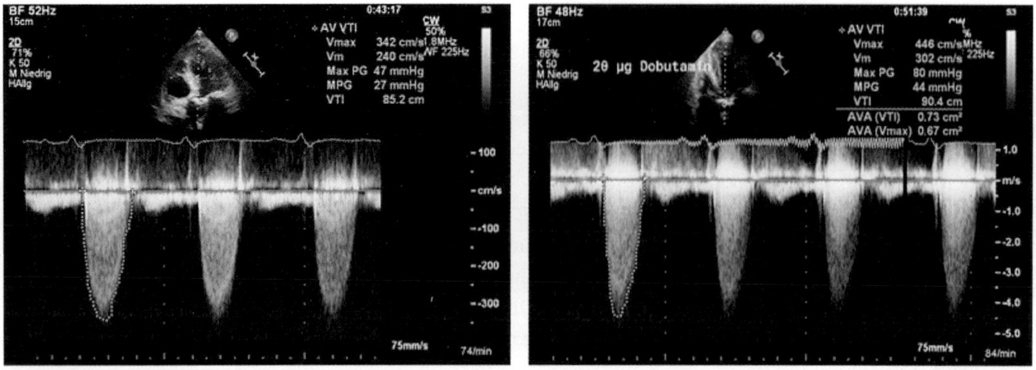


**Abb. 6.27** Oben dargestellt das Flussgeschwindigkeitsprofil über der Aortenklappe vor Belastung (links) und nach Gabe von 20 µg/kg/min Dobutamin (rechts). Nach Kardioversion in Sinusrhythmus ist bereits der Ruhegradient über der Aortenklappe angestiegen ($V_{max}$: 3,05 m/s auf 3,42 m/s) [M756]

Es besteht eine hochgradige Aortenklappenstenose: Klappenöffnungsfläche nach Kontinuitätsgleichung: 0,7 $cm^2$; Steigerung der $V_{max}$ von 3,40 m/s auf 4,50 m/s, des maximalen Gradienten $\Delta P_{max}$ von 47 mmHg auf 80 mmHg, des mittleren Gradienten $\Delta P_{mean}$ von 27 mmHg auf 44 mmHg. Im Vierkammerblick zeigt sich unter Dobutamin eine Normalisierung der Pumpfunktion, lediglich eine geringe Hypokinesie apikoseptal.

6

Nach den vorliegenden Ergebnissen geht man aufgrund der Erhöhung des Stenosegrades unter Belastung von einer **relevanten Aortenklappenstenose mit linksventrikulärer Funktionseinschränkung** aus. Daneben besteht eine **ischämische Kardiomyopathie** auf dem Boden einer schweren **koronaren Dreigefäßerkrankung.**

Mit Dobutamin-Stressechokardiografie konnte eine gute kontraktile Reserve mit deutlicher Verbesserung der Pumpfunktion nachgewiesen werden. Dies stellt auch einen Vitalitätsnachweis für das Myokard, insbesondere das RIVA-Stromgebiet dar.

Es besteht daher eine Indikation für einen Aortenklappenersatz sowie eine Revaskularisation der Herzkranzarterien. Dies kann nach Evaluierung aller Patienten-bezogenen Parameter operativ (Aortenklappenersatz mit kompletter Bypassversorgung) oder ggf. interventionell (Alter 65 Jahre, Intervention des chron. verschlossenen RIVA sowie ggf. Druckdraht-gesteuert in RCA und RCX) durchgeführt werden.

Die niedriggradiente (mittlerer Gradient: < 40 mmHg) schwere Aortenklappenstenose (Fläche < 1,0 $cm^2$, Index Aortenklappenfläche: < 0,6 $cm^2/m^2$, Index Schlagvolumen: < 35 $ml/m^2$, restriktive diastolische Funktionsstörung) kann auch mit gut erhaltener LVEF auftreten; insbesondere bei älteren Patienten mit arterieller Hypertonie und infolge relevanter konzentrischer Hypertrophie des linken Ventrikels mit kleinen linksventrikulären Dimensionen. Mit Dopplerflussmessungen kann in Einzelfällen eine Klappenstenose unterschätzt werden. Bildgebung mit Kardio-MRT oder invasive Analyse der Hämodynamik kann hier ergänzend angewendet werden. Für diese Patienten mit hochgradiger Aortenklappenstenose bei erhaltener systolischer Ejektionsfraktion besteht eine Klasse-I-Indikation für den Klappenersatz bei sicherer Korrelation der Beschwerdesymptomatik mit der pathologischen Aortenklappe.

## LITERATUR

Baumgartner H, et al. Kommentar zu den Leitlinien (2017) der ESC/EACTS zum Management von Herzklappenerkrankungen. Kardiologe 2018;12:184–193.

Goldstone B et al. Mechanical or biological protheses for aortic-valve and mitral-valve replacement. N Eng J Med. 2017;377(19):1847–1857.

Otto CM, et al. 2020 ACC/AHA Guideline for the management of patients with valvular heart disease: a report of the American College of Cardiology/American Heart Association Joint Committee on Clinical Practice Guideline. J Am Coll Cardiol. 2021;77(4):e25–e197.

Vahanian A, et al. 2021 ESC/EACTS Guidelines for the management of valvular heart disease. Eur J Cardiothorac Surg 2021;60(4):727–800.

## 6.5 Leitsymptom reversibler Bewusstseins- und Tonusverlust

Volker Klauss

**KASUISTIK**

Ein 28-jähriger Patient wird von der chirurgischen Abteilung zur weiteren Diagnostik auf Ihre Station verlegt. Bei dem Patienten war es vor einigen Wochen zu einer Bewusstlosigkeit mit Sturzereignis gekommen. Infolge des Sturzes erlitt der Patient eine Kalottenfraktur mit einer frontalen Kontusionsblutung sowie einer traumatischen Subarachnoidalblutung. Der Patient berichtet, vor dem Ereignis sei ihm für wenige Sekunden schwarz vor Augen geworden. Zuvor seien keine ähnlichen Ereignisse aufgetreten. Lediglich beim schnellen Aufstehen sei es zuvor schon zu Sehstörungen gekommen.
**Körperlicher Untersuchungsbefund** bei Aufnahme: 181 cm, 85 kg, Puls 75/min, rhythmisch, RR: 130/80 mmHg, unauffälliger Auskultationsbefund. Über der Lunge beidseits Vesikuläratmen, keine Jugularvenenstauung, keine peripheren Ödeme, neurologische Untersuchung unauffällig.

### Wie ist eine Synkope definiert?

Plötzliche, kurzzeitige, spontan reversible Bewusstlosigkeit mit Tonusverlust der Muskulatur bedingt durch Verminderung der zerebralen Oxygenierung

### Nennen Sie mögliche Differenzialdiagnosen zur Synkope.

Epilepsie, Sturz ohne Bewusstseinsverlust, intrazerebrale oder subarachnoidale Blutung, Vertebrobasilar-Syndrom, TIA bei Karotisstenose, Subclavian-Steal-Syndrom, metabolische Störung (Hypoglykämie, Hypoxie, Hyperventilation), Intoxikation, Herzstillstand, Koma.



### Wie wird die vorübergehende Bewusstlosigkeit klassifiziert?

Unterschieden werden zunächst traumatische und nicht traumatische Formen. Letztere werden in Synkopen, epileptische Anfälle und psychogene Anfälle unterteilt.

### In welche drei Gruppen werden Synkopen eingeteilt?

In reflexbedingte, orthostatische und kardiale (= kardiovaskuläre) Synkopen.

### Nennen Sie für jede der drei Gruppen zwei Untergruppen oder Beispiele.

- **Reflexbedingte Synkope:**
  - Vasovagal: im Stehen (seltener im Sitzen) oder emotional (Angst, Schmerz, Phobie) bedingt
  - Situativ: Husten, Schlucken, Miktion, Defäkation, Schmerzen, nach Anstrengung
  - Karotis-Sinus-Syndrom
- **Orthostatische Synkope:**
  - Medikamentös: Vasodilatatoren, Diuretika, Phenothiazine, Antidepressiva
  - Volumenmangel: Hämorrhagie, Diarrhö, Erbrechen
  - Neurogen-orthostatisch bedingt:

  - Primär: Multisystematrophie, Parkinson-Syndrom, Demenz (mit Lewy-Körpern)
  - Sekundär: diabetische Neuropathie, Amyloidose, paraneoplastisch
- **Kardiale Synkope (kardiovaskulär):**
  - Rhythmogen: Bradyarrhythmien (Adams-Stokes-Anfall): Sick-Sinus-Syndrom, höhergradiger AV-Block (z. B. bei kardialer Ischämie/Hinterwandinfarkt; kardialer Amyloidose/Borreliose), Tachyarrhythmien: ventrikuläre Tachykardie, supraventrikuläre Tachykardie, angeborene rhythmogene Syndrome (Long-QT-Syndrom, Brugada-Syndrom); medikamentös induzierte Rhythmusstörungen
  - Strukturelle Herz- oder Gefäßerkrankung: KHK inkl. Herzinfarkt mit Pumpversagen, Aortenstenose, hypertrophische obstruktive Kardiomyopathie (HOCM), Lungenembolie, Pulmonalstenose, pulmonale Hypertonie, Myxom, Perikardtamponade

Alle diese kardialen Mechanismen lösen über eine oft sehr plötzliche Reduktion des Herzminutenvolumens, die nicht kompensiert werden kann, eine Synkope aus.

## Welche Mechanismen der reflexbedingten Synkope kennen Sie?

- Kardioinhibitorisch: Erhöhung des Parasympathikotonus → Sinusbradykardie oder Asystolie
- Vasodepressorisch: niedriger Sympathikotonus → Hypotension
- Gemischt

6

### ZUSATZINFORMATION

Die Diagnose Synkope umfasst eine sehr heterogene Gruppe von Patienten. Die Diagnose wird nicht selten im Vorfeld von anderen Fachdisziplinen (z. B. der Chirurgie) gestellt. Das Management dieser Patientengruppe wird sehr unterschiedlich gehandhabt. Problematisch ist, dass häufig eine ganze Reihe von wenig zielführenden diagnostischen Maßnahmen durchgeführt wird.

Zunächst erfolgt eine Risikostratifizierung bezüglich plötzlichen Herztodes und kardialer Ereignisse.

- Liegt tatsächlich eine Synkope vor und gibt es bei eindeutiger Synkope eine sichere Diagnose, die rasch behandelt werden kann?
- Liegt bei unsicherer Diagnose ein hohes Risiko für plötzlichen Herztod vor mit zwingend rascher Abklärung bzw. Therapie?
  - Ruhe-EKG: Hinweis auf strukturelle Herzerkrankung? – KHK?

**Cave:** Ursache einer Synkope kann auch eine akute kardiale Ischämie (z. B. Verschluss der rechten Kranzarterie) mit AV-Block III.° und dadurch ausgelöstem Ersatzrhythmus sein.

## Wann sind die einzelnen diagnostischen Schritte jeweils indiziert und warum?

- Immer Anamnese (in den meisten Fällen zur Diagnose führend), auch Fremdanamnese, körperliche Untersuchung, Blutdruckmessung, Ruhe-EKG.
- EKG-Monitoring bei Verdacht auf eine rhythmogene Synkope.
- Echokardiografie bei bekannter Herzerkrankung, Verdacht auf kardiale Synkope (Aortenklappenstenose, Perikardtamponade, Aortendissektion), zum Ausschluss einer Strukturerkrankung.
- **Karotissinus-Druckmassage:** bei Pat. > 40 J. bei unklarer Ätiologie, nicht bei Pat. nach TIA oder Schlaganfall. Der Test gilt als positiv bei einer Verlängerung des RR-Intervalls auf > 3 s und/oder ausgelöster Symptomatik (d. h. Bewusstseinsverlust) oder Abfall von systolischem Blutdruck und Herzfrequenz. **Cave:** Wird in Deutschland kritisch gesehen (unzureichender positiver prädiktiver Wert) und ist bei Fehlen einer typischen Situation verzichtbar.

- **Schellong-Test:** indiziert bei Verdacht auf orthostatische Synkope. Der Test gilt als positiv bei ausgelöster Symptomatik und systolischem Blutdruckabfall um mindestens 20 mmHg oder auf < 90 mmHg.
- **Kipptisch-Untersuchung:** kann erwogen werden bei Verdacht auf eine orthostatische oder Reflexsynkope bei häufigen Episoden, nach Ausschluss kardialer Ursachen. Das Auftreten einer Hypotonie und/oder Bradykardie mit Symptomatik ist diagnostisch für die reflexbedingte Synkope. **Protokoll:** 60°-Kippwinkel über 20 Minuten, bei negativem Verlauf Nitroglyzerin 400 µg s. l. über 20 Minuten.
- **Langzeit-EKG:** bei Herzinsuffizienz, KHK, Verdacht auf eine rhythmogene Synkope.
- **Implantierbarer Loop-Rekorder:** bei rezidivierenden Synkopen unklarer Genese, zunehmend im Einsatz bei Verdacht auf eine rhythmogene Synkope.
- **Elektrophysiologische Untersuchung:** Verdacht auf Sinusarrest bei asymptomatischer Sinusbradykardie, bifaszikulärer Block mit drohendem höhergradigen AV-Block, Verdacht auf eine intermittierende Tachykardie, ggf. bei Postinfarktpatienten mit EF > 35–40 %, jedoch initial eher Loop-Rekorder.
- **Koronarangiografie:** Myokardischämie bei Koronarstenosen als seltene Ursache einer Synkope.
- EEG, Doppler Karotiden, Schädel-CT und -MRT: nicht routinemäßig.

## Welche Differenzialdiagnosen von vorübergehender Bewusstlosigkeit müssen beachtet werden?

Vorübergehende Bewusstlosigkeit, aber definitionsgemäß keine Synkope:
- Angstattacken und Hyperventilationssyndrom
- Hypoglykämie
- Akute Blutungen, z. B. gastrointestinal
- Bei Verdacht auf TIA: Schädel-CT oder -MRT



## Welche anamnestischen Angaben zum Entstehungsablauf der Synkope können Hinweise auf die Ätiologie geben?

- Auftreten innerhalb weniger Sekunden
- Vorbestehender Volumenmangel, antihypertensive Medikation
- Auftreten innerhalb mehrerer Minuten
- Auftreten während oder nach Belastung
- Auftreten bei Positionsänderung

## Auf welche Ätiologien können die einzelnen dieser fünf anamnestischen Angaben hinweisen?

- Auftreten innerhalb weniger Sekunden: hypersensitiver Karotissinus, Orthostase, AV-Block, Asystolie, ventrikuläre Tachykardie, Vorhofflimmern
- Vorbestehender Volumenmangel, antihypertensive Medikation: orthostatische Synkope
- Auftreten innerhalb mehrerer Minuten: Hyperventilation, Hypoglykämie (dann definitionsgemäß keine Synkope); falls zusätzlich Dyspnoe hinweisend auf Lungenembolie, falls zusätzlich Angina pectoris hinweisend auf kardiale Ursache
- Auftreten während oder nach Belastung: Aortenstenose, Aorteninsuffizienz, HOCM (= hypertrophische obstruktive Kardiomyopathie), ventrikuläre Tachykardie, pulmonale Hypertonie
- Auftreten bei Positionsänderung: orthostatische Synkope

## Welche Prodromi können bei Synkopen auftreten?

- Schwindel, Erbrechen, Schweißausbruch, Blässe bei betontem vagalem Tonus
- Fokalneurologie, ggf. Sehstörungen

## Welche weitere Diagnostik würden Sie bei dem oben genannten Patienten durchführen?

- Ggf. ergänzende Fremdanamnese
- Labor: Blutbild, Elektrolyte, Kreatinin, Blutzucker, Herzenzyme, TSH
- Ruhe-EKG, zur Suche nach Sinusbradykardie, AV-Block, QT-Verlängerung, WPW-Syndrom, Hinweisen auf KHK oder akuten Myokardinfarkt
- 24-h-EKG, ggf. Event-Recorder

In der **Blutuntersuchung** sind Blutbild und Differenzialblutbild unauffällig, die Retentionsparameter, Blutzucker, Herzenzyme sowie Elektrolyte und TSH liegen im Normbereich. Im **24-h-EKG** zeigt sich durchgehend ein Sinusrhythmus, Frequenzrahmen von 44/min bis 109/min. Es bestehen keine ventrikulären oder supraventrikulären Extrasystolen und keine relevanten Rhythmusstörungen.



## Befunden Sie das nachfolgende Ruhe-EKG des Patienten bei Aufnahme (➤ Abb. 6.28).

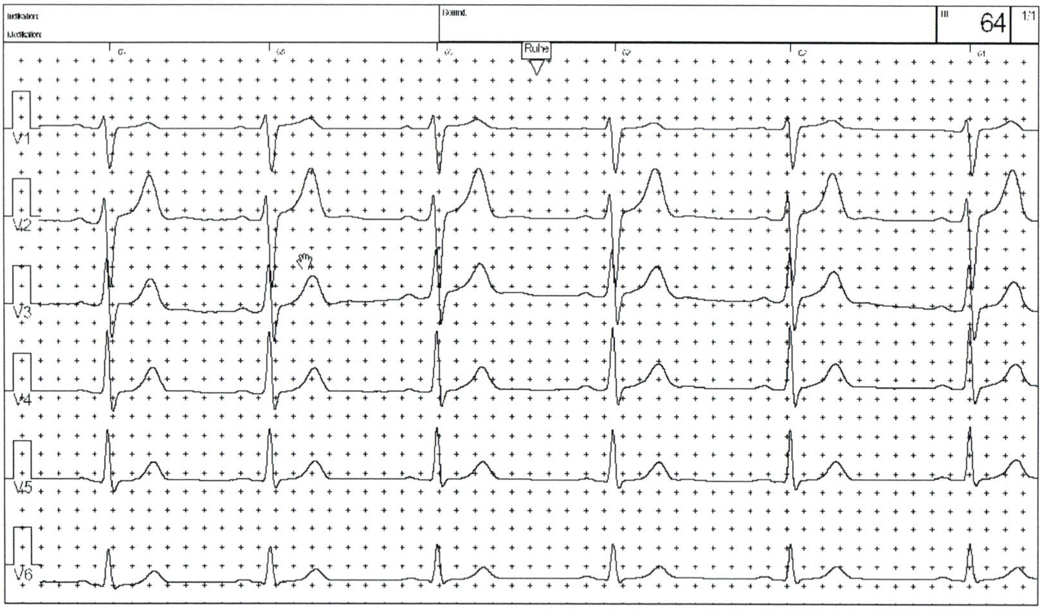


**Abb. 6.28** Ruhe-EKG [M589]

Sinusrhythmus, Herzfrequenz: 60/min, kein Hinweis auf Präexzitation, spitz hohe T in $V_2$, $V_3$ (Hinweis auf Vagotonie), ansonsten unauffällige Repolarisation.

## Bei den bisher durchgeführten Untersuchungen konnte keine Ursache für die Synkope identifiziert werden. Welche weitere Diagnostik würden Sie anordnen?

- Echokardiografie: linksventrikuläre Dysfunktion? Hypertrophische Kardiomyopathie? Aortenklappenstenose? Pulmonale Hypertonie
- Kipptisch-Untersuchung
- Neurologische Untersuchung, EEG

Die **Farbdopplerechokardiografie** ergibt normal große linke und rechte Herzhöhlen, normale Wanddicken des linken Ventrikels, gute systolische und diastolische linksventrikuläre Funktion, keine regionalen Wandbewegungsstörungen, Mitralklappe zart, systolischer Prolaps des anterioren Mitralklappensegels, minimale Mitralklappeninsuffizienz. Übrige Klappen unauffällig. Keine Zeichen einer Rechtsherzbelastung, kein Perikarderguss.
Die **Kipptisch-Untersuchung** zeigt eine frühe, nach 10 Minuten auftretende, gemischt kardioinhibitorische, vasodepressorische Reaktion mit Bewusstseinstrübung als Äquivalent einer Präsynkope. Die Herzfrequenz fällt von 92/min auf 34/min, im gleichen Zeitraum kommt es zu einem Blutdruckabfall von 95/65 mmHg auf 60/35 mmHg. Im EKG während der Kipptisch-Untersuchung zeigt sich ein Ersatzrhythmus aus dem AV-Knoten-Gebiet. Die Symptomatik wie auch die Blutdruckwerte sind nur langsam rückläufig. Der Ersatzrhythmus persistiert bis 6 Minuten nach dem Zurückkippen.

## Ist bei dem hier beschriebenen Patienten eine elektrophysiologische Untersuchung indiziert?

Nein, da die Diagnose jetzt klar ist. Aufgrund der ausgeprägten Bradykardie sowie des schweren Traumas besteht die Indikation zu einer Schrittmacherimplantation.



## Wie würden Sie einen Patienten mit Z. n. Synkope therapieren?

Die Behandlung erfolgt entsprechend der zugrunde liegenden Ursache:
- **Reflexbedingte Synkope:** physikalische Manöver (Beine überkreuzen), Stehtraining, Volumenzufuhr, Volumenretention, salzreiche Kost, Kompressionsstrümpfe, ggf. Schrittmacher bei primär kardioinhibitorischer Synkope mit Asystolie (IIa-Indikation)
- **Orthostatische Synkope:** Absetzen von begünstigenden Medikamenten (Antihypertensiva, Nitrate, Diuretika, Antidepressiva), Verhaltensmodifikation, orthostatisches Trainingsprogramm, physikalische Maßnahmen, Volumenzufuhr, Volumenretention, salzreiche Kost
- **Kardiale Synkope:**
  - Aortenklappenstenose: Aortenklappenersatz/TAVI
  - HOCM: Betablocker, Kalziumantagonisten, Myosin-Inhibitor (Mavacamten), TASH, Myektomie
  - Rhythmogen: antiarrhythmische Therapie, Schrittmachertherapie, implantierbarer Cardioverter-Defibrillator (ICD), bei supraventrikulärer oder ventrikulärer Tachyarrhythmie mit Katheterablation oder antiarrhythmischer Therapie

## Wann würden Sie einen Patienten zur weiteren Diagnostik stationär einweisen?

- Synkope, die zu einer Verletzung geführt hat, rezidivierende Synkopen
- Schwere Begleiterkrankung, die eine stationäre Behandlung notwendig macht

- Notwendige weitere Diagnostik: z. B. EKG-Monitoring, Echokardiografie, Belastungstest, elektrophysiologische Untersuchung, Koronarangiografie, Schrittmacherkontrolle
- Patienten mit hohem Alter
- Verdacht auf arrhythmogene Synkope bei kardiovaskulärer Grunderkrankung, insbesondere pathologisches EKG und eingeschränkte Pumpfunktion
- Notwendige akute Therapie der Synkope

### Welche Patienten dürfen nicht Auto fahren?

Zu den Hauptursachen einer plötzlichen Bewusstlosigkeit am Steuer zählen die reflexbedingten Synkopen (nach oben genannter Gliederung; vasovagale = neurokardiogene Synkope, die situationsgebundenen Synkopen und die Synkope bei Karotis-Sinus-Syndrom) und Rhythmusstörungen. Bei rezidivierenden und ausgeprägten Reflexsynkopen darf ein Fahrzeug von Privatfahrern erst nach Symptomkontrolle, von Berufsfahrern (Beförderung) erst nach effektiver Therapie geführt werden. Bei Arrhythmien mit Synkope muss bei beiden Gruppen vor Fahreignung eine effektive Therapie durchgeführt werden. Nach erfolgreicher Ablation oder pharmakologischer Behandlung einer supraventrikulären Tachykardie kann im Intervall die Fahrtüchtigkeit wieder gegeben sein. Patienten mit Synkope und eingeschränkter LV-Funktion (EF < 35 %) sind vor ICD-Implantation nicht fahrtauglich.

**LITERATUR**

Brignole M, et al. 2018 ESC Guidelines for the diagnosis and management of syncope. Eur Heart J 2018;39(21):1883–948.

Deutsche Gesellschaft für Neurologie. S1-Leitlinie Synkopen – Leitlinien für Diagnostik und Therapie in der Neurologie. AWMF-Registernr. 030-072. Stand 15.01.2020, gültig bis 14.01.2025 (50 Seiten, derzeit in Überarbeitung).

Glikson M, et al. 2021 ESC Guidelines on cardiac pacing and cardiac resynchronization therapy. Eur Heart J 2021;42(35):3427–3520.

6

## 6.6 Leitbefund große Blutdruckamplitude

Volker Klauss

**KASUISTIK**

Bei einer 57-jährigen Patientin besteht seit mehreren Monaten eine belastungsinduzierte Dyspnoe. Ihnen fällt bei einer Routineuntersuchung eine große Blutdruckamplitude mit niedrigem diastolischem Druck auf. Bei der Herzauskultation bemerken Sie ein diastolisches Decrescendogeräusch. Der Blutdruck beträgt 150/60 mmHg, Puls 75/min, regelmäßig. Die weitere körperliche Untersuchung ist unauffällig; die Patientin gibt sonst keine weiteren Beschwerden an.

Kein Fieber; keine bekannten kardiovaskulären Risikofaktoren.

### An welche Differenzialdiagnosen denken Sie?

Der Auskultationsbefund ist vereinbar mit:

- Einer Stenose der AV-Klappen, meist einer Mitralklappenstenose
- Ein funktionelles AV-Klappengeräusch bei erhöhtem Blutfluss
- Eine Insuffizienz der Semilunarklappen: Aortenklappeninsuffizienz durch organischen Klappenfehler oder relative Pulmonalisinsuffizienz bei pulmonaler Hypertonie

Eine hohe Blutdruckamplitude tritt auf bei:
- Aortenklappeninsuffizienz, Aortendissektion, peripheren Shunts, Anämie
- Peripherer Vasodilatation, z. B. Hyperthyreose

## Wie klären Sie Ihre Verdachtsdiagnose weiter ab?

Labordiagnostik, Ruhe-EKG, Röntgen-Thorax, Echokardiografie.

## Welche Symptome und Befunde können bei Aortenklappeninsuffizienz erhoben werden?

- Palpitationen, im weiteren Verlauf Abnahme der Leistungsbreite und Linksherzinsuffizienz mit nächtlicher paroxysmaler Dyspnoe, Belastungsdyspnoe, Lungenödem
- Pulsatorische Phänomene als Folge der großen Blutdruckamplitude, insbesondere niedriger diastolischer Druck: pulssynchrones Dröhnen im Kopf, sichtbare Pulsationen der Karotiden, sichtbarer Kapillarpuls nach leichtem Druck auf Fingernagel, pulssynchrones Kopfnicken (Musset-Zeichen)
- Herzspitzenstoß bei exzentrischer Linkshypertrophie verbreitert und nach unten außen verlagert
- Diastolisches Decrescendogeräusch sowie ggf. funktionelles spindelförmiges Systolikum infolge relativer Aortenklappenstenose und Austin-Flint-Geräusch (rumpelndes spätdiastolisches Geräusch)
- Atypische Thoraxschmerzen, pektanginöse Beschwerden bei subendokardialer Ischämie

**ZUSATZINFORMATION**

Rhythmusstörungen, Angina pectoris und plötzlicher Herztod sind bei der Aortenklappeninsuffizienz seltener als bei der Aortenklappenstenose.

## Welche apparativen Befunde erwarten Sie bei einer Aortenklappeninsuffizienz im Ruhe-EKG, Röntgen-Thorax und in der Echokardiografie?

- **Ruhe-EKG:** Linkstyp oder überdrehter Linkstyp, Linkshypertrophiezeichen, unspezifische ST-Strecken-Veränderungen bei lang dauernder Volumenbelastung, positiver Sokolow-Lyon-Index, T-Negativierung in I, aVL, $V_5$, $V_6$
- **Röntgen-Thorax:** großer, nach links ausladender linker Ventrikel, Dilatation und Elongation der Aorta ascendens, prominenter Aortenknopf („Schuhform" des Herzens; ➤ Abb. 6.29)

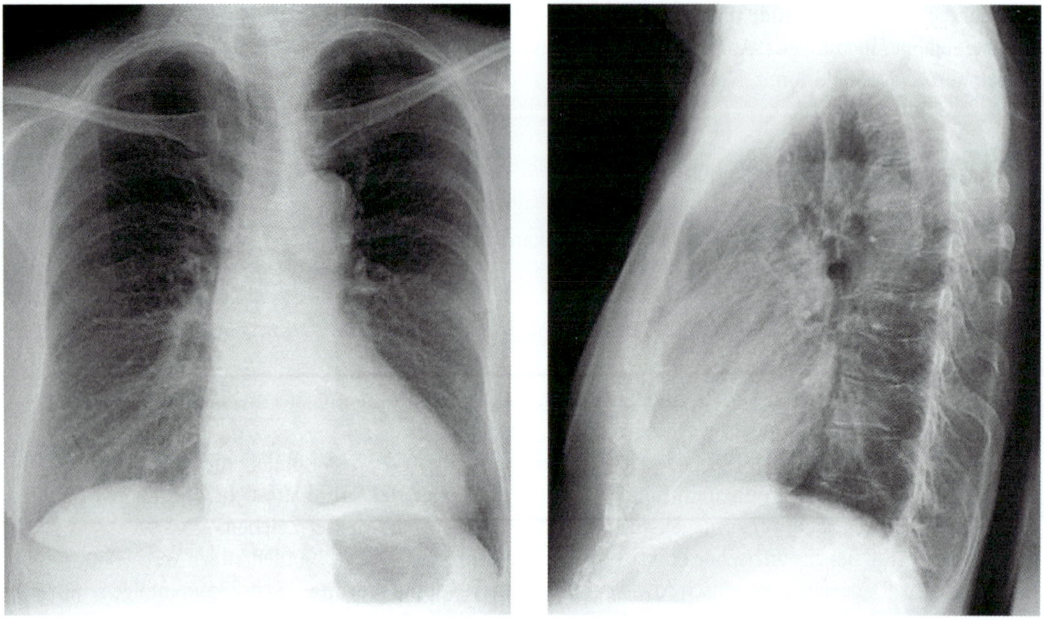

**Abb. 6.29** Röntgen-Thorax unserer Patientin: allseits über die Norm vergrößertes Herz; Aorta ascendens in der p. a.-Aufnahme rechts randbildend, Aufweitung des Aortenbogens, die Seitaufnahme zeigt eine Vorverlagerung der ventralen Kontur der A. ascendens; kein umschriebenes Infiltrat, kein Pleuraerguss; Trachea ist mittelständig; prominentes Mediastinum. [M756]



- **Echokardiografie, wichtige Untersuchung für Diagnostik, Quantifizierung und Stratifizierung:** Refluxnachweis und Ausmaß der Aorteninsuffizienz mit Farbdoppler (u. a. Bestimmung der Vena contracta), semiquantitative Einschätzung anhand der Druckhalbwertszeit mittels CW-Doppler (PHT; ➤ Abb. 6.30; ➤ Tab. 6.6), Nachweis eines retrograden diastolischen Flusses in der Aorta descendes bei relevanter Insuffizienz mittels PW-Doppler, Bestimmung und Verlauf von LV-Funktion sowie -Dimension, Dilatation der Aortenwurzel oder Aneurysma als Ursache für eine sekundäre Insuffizienz sowie Morphologie der

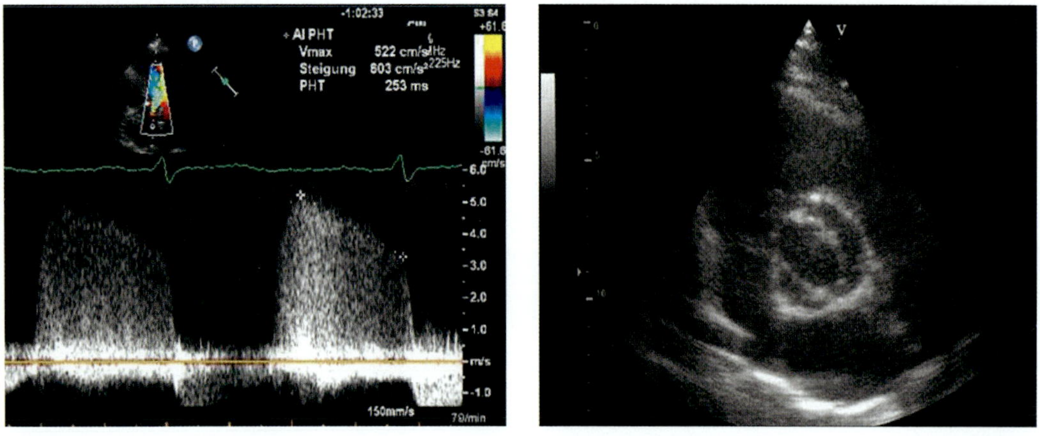


**Abb. 6.30** Echokardiografie: Spektrumprofil des Insuffizienzjets mit Druckhalbwertszeit (PHT). Dargestellt wird links das Flussgeschwindigkeitsprofil des Insuffizienzjets über der Aortenklappe mit Analyse über dem linksventrikulären Ausflusstrakt (kontinuierlicher Doppler, 5-Kammerblick) mit der Ermittlung der Druckhalbwertszeit des Insuffizienzjets; diese beträgt > 250 ms. Rechts in der parasternal kurzen Achse die Ansicht auf die bikuspide Aortenklappe. [M756]

**Tab. 6.6** Echokardiografie-Kriterien für die Graduierung der Aortenklappeninsuffizienz

| Parameter | Semiquantitative Analyse | | |
|---|---|---|---|
| | Gering | Mäßig | Schwer |
| Fläche des farbkodierten Insuffizienzjets in % des LVOT | < 25 | > 25–65 | > 65 |
| Vena contracta, mm | < 3 | 3–6 | > 6 |
| Druckhalbwertszeit, ms | > 500 | 200–500 | < 200 |
| Regurgitationsvolumen, ml | < 30 | 30–59 | > 60 |
| Regurgitationsfraktion, % | < 30 | 30–59 | > 60 |

Klappensegel (Anomalien, Verkalkung, endokarditische Vegetationen), Abschätzung der Druckverhältnisse im kleinen Kreislauf, Analyse der RV-Funktion. Eine bikuspid angelegte Aortenklappe kann ebenfalls ursächlich für eine Insuffizienz sein (> Abb. 6.30).

- **Kardio-MRT oder CT,** Untersuchung der Aorta bei Patienten mit Marfan-Syndrom.

**Echokardiografie bei unserer Patientin:** Die Aortenwurzel ist gering dilatiert (Aow: 44 mm). Bikuspide Aortenklappe: mäßiger Insuffizienzjet (PHT: 253 ms, V. contracta: 6 mm), keine Stenose. RA: normale Größe (visuell beurteilt), LA: gering vergrößert, RV: gering vergrößert, Wanddicke normal, RV-Funktion normal. LV: gering vergrößert (LVES: 47 mm, LVED: 63 mm), Wände nicht verdickt. Systolische Globalfunktion noch normal (planimetrische EF ~ 55 %). Mitralklappe: Bewegung normal, geringe Insuffizienz, keine Stenose; Trikuspidalklappe: Bewegung normal, geringe Insuffizienz, $\Delta p_{max}$ RV/RA = 27 mmHg. Keine relevanter retrograder Fluss in der A. descendens.

## Wie wird eine Aortenklappeninsuffizienz graduiert?

Die Graduierung der Aortenklappeninsuffizienz erfolgt zunächst echokardiografisch semiquantitativ. Als nicht-invasive Diagnostik steht alternativ die MR-Angiografie zur Verfügung, die auch eine Quantifizierung der Regurgitationsfraktion erlaubt (> Tab. 6.6).

Quantitative Doppleruntersuchungen erlauben die Analyse des Regurgitationsvolumens (RVol), der effektiven Regurgitationsfläche (EROA, Effective Regurgitant Orifice Area) und der Regurgitationsfraktion (RF). Diese quantitativen Messungen sind zeitaufwändig und erfordern Erfahrung, sind jedoch Inhalt des Flussdiagramms.

Weitere Kriterien, die für eine schwere Aortenklappeninsuffizienz sprechen, sind die Dichte des CW-Signals und die holodiastolische Flussumkehr in der Aorta descendens (enddiastolische Geschwindigkeit > 20 cm/s).

## Wann halten Sie eine invasive Diagnostik für indiziert?

Wenn nach nichtinvasiver Bildgebung Unklarheit oder eine Diskrepanz zu den klinischen Untersuchungsergebnissen besteht, ist eine Darstellung der Aortenwurzel sowie die Messung der linksventrikulären Füllungsdrücke indiziert (I B). Vor geplanter Klappenersatzoperation ist bei Patienten mit erhöhtem KHK-Risiko eine Koronarangiografie indiziert.

6

## Wie wird das Ausmaß der Aortenklappeninsuffizienz angiografisch beurteilt?

- Grad I: geringe Kontrastmittelmenge erreicht diastolisch den linksventrikulären Ausflusstrakt und wird systolisch wieder vollständig ausgeworfen; Regurgitationsfraktion < 20 %
- Grad II: diastolisch Anfärbung des gesamten linken Ventrikels; Regurgitationsfraktion 20–40 %
- Grad III: deutliche Anfärbung des gesamten linken Ventrikels; gleiche Kontrastintensität in linkem Ventrikel und Aorta; Regurgitationsfraktion 40–60 %
- Grad IV: komplette Anfärbung des gesamten linken Ventrikels während eines Herzzyklus; Kontrastierung im linken Ventrikel intensiver als in der Aorta; Regurgitationsfraktion > 60 %

**ZUSATZINFORMATION**

Ist die Echokardiografie zur Quantifizierung nicht eindeutig, kann hierfür ein MRT zur Analyse der Regurgitationsfraktion herangezogen werden.

Die Verdachtsdiagnose einer Aortenklappeninsuffizienz hat sich damit bestätigt. Es handelt sich jedoch nicht um eine schwere, sondern um eine mäßige Aortenklappeninsuffizienz.

## Was ist die wahrscheinliche Ätiologie?



- Chronisch: kongenitale Klappenanomalien, bikuspide Aortenklappe, Verkalkung
- Z. n. rheumatischem Fieber, arterielle Hypertonie, Aortendilatation, Separation der Klappensegel
- Akut: infektiöse Endokarditis, Aortendissektion, Trauma
- Entzündliche Ursachen: rheumatoide Arthritis, Spondylitis ankylosans, Lupus erythematodes disseminatus, Syphilis (heute selten)
- Strukturelle Klappendefekte: rupturiertes Sinus-Valsalvae-Aneurysma

Vom zeitlichen Verlauf her handelt es sich nicht um eine akute Aortenklappeninsuffizienz. Sie sehen auch keine Vegetationen oder eine Dissektion.

## Beschreiben Sie den Pathomechanismus der Aortenklappeninsuffizienz.

Bei **akuter Aortenklappeninsuffizienz** kommt es zum raschen Anstieg des linksventrikulären enddiastolischen (LV-end) und atrialen Drucks. Aufgrund der fehlenden kompensatorischen Dilatation des linken Ventrikels sinkt das Schlagvolumen. Eine kompensatorische Tachykardie hält die Pumpleistung aufrecht. Lungenödem und kardiogener Schock sind häufige Komplikationen. Die Annäherung des LVEDP an den diastolischen Aortendruck bzw. den koronaren Perfusionsdruck reduziert die myokardiale Perfusion mit möglicher kardialer Ischämie.

Bei der **chronischen Aortenklappeninsuffizienz** entsteht ein vergrößertes Schlagvolumen mit nachfolgender Volumenbelastung des linken Ventrikels. Durch eine Zunahme der Ventrikelcompliance steigt der Füllungsdruck zunächst nicht an. Es entwickelt sich eine kombiniert exzentrische und konzentrische Linksherzhypertrophie, die von einer Neuordnung myokardialer Muskelfasern begleitet wird. Die andauernde systolische Wandbelastung erhöht die kardiale Nachlast (Kombination aus Volumen- und Druckbelastung). Im Spätstadium sinkt die Ventrikelcompliance, während der enddiastolische Ventrikeldruck und das endsystolische Volumen wie oben beschrieben steigen. Bei lang andauernder Insuffizienz drohen irreversible Myokardschäden. Die systolische linksventrikuläre Funktion sowie die endsystolische Dimension sind die entscheidenden Prädiktoren für die Prognose und die postoperative Pumpfunktion.

Im Rahmen einer bakteriellen Endokarditis, nach einem Trauma oder bei einer Aortendissektion Typ A kann es zu einer akuten Aortenklappeninsuffizienz kommen. Welche Leitbefunde finden Sie dann?

- Akute, schwere Herzinsuffizienz
- Akute Dyspnoe, Tachykardie, Schock, pulmonale Stauung und Low-output-Syndrom
- Keine Puls- und Auskultationsbefunde wie bei der chronischen Aortenklappeninsuffizienz

Wann stellen Sie die Indikation zur Operation bei schwerer Aortenklappeninsuffizienz und Erkrankung der Aortenwurzel (unabhängig vom Insuffizienzgrad; ➤ Abb. 6.31)?

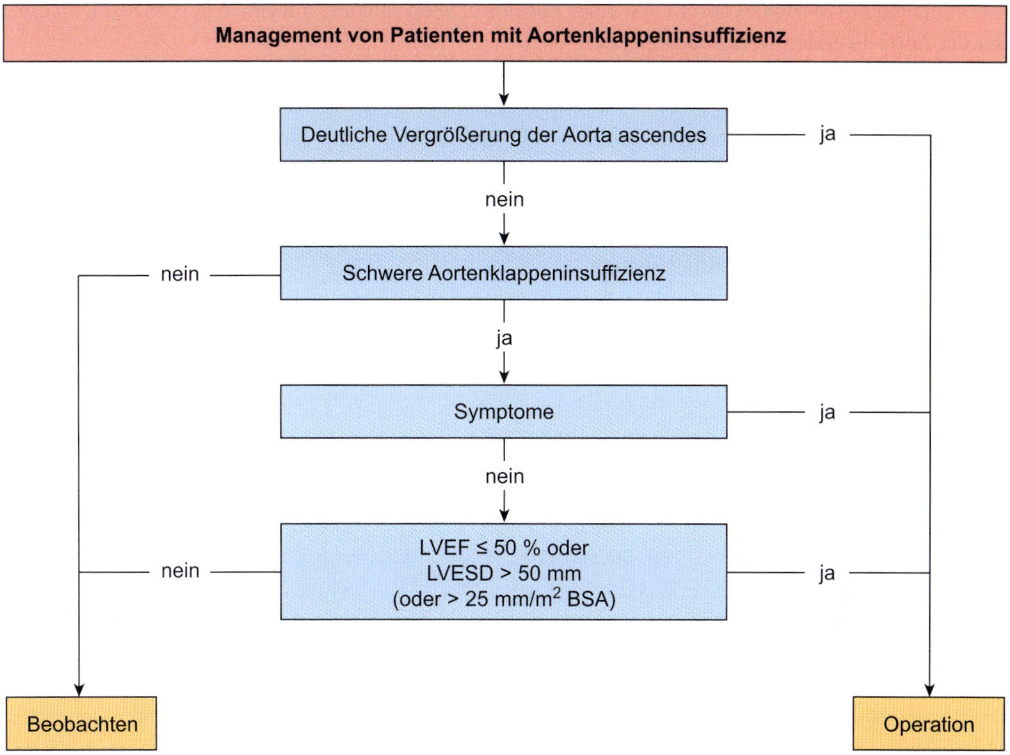


**Abb. 6.31** Flussdiagramm für die chronische schwere Aortenklappeninsuffizienz, modifiziert nach ESC 2021 (BSA: body suface area = Körperoberfläche) [FW854-033/L143]

**Symptomatische Patienten:** bei jeder symptomatischen Aortenklappeninsuffizienz (I B)

## ZUSATZINFORMATION

Bei akuter Insuffizienz bei Aortendissektion können Betablocker die kompensatorische Tachykardie blockieren. Patienten mit einer schweren akuten Insuffizienz aufgrund einer infektiösen Endokarditis infolge kardialer Dekompensation müssen rasch einer Operation zugeführt werden.

**Asymptomatische Patienten (ESC 2021):**

- Bei schwerer chronische Aortenklappeninsuffizienz und linksventrikuläre Dysfunktion, LV-EF ≤ 50 % I B und LVESD > 50 mm oder bei Patienten mit geringerer Körpergröße (BSA < 1,68 $m^2$) LVESD > 25 mm/$m^2$ (I B)
- Bei geplanter anderweitiger Herzoperation bei schwerer Aortenklappeninsuffizienz (I C).
- Bei Patienten mit asymptomatischer schwerer Aortenklappeninsuffizienz, gut erhaltener Pumpfunktion (LV-EF ≥ 55 %) und LVESD > 25 mm/$m^2$ bei geringer Körpergröße (IIb C).
- Bei asymptomatische Niedrigrisikopatienten mit noch geringen Veränderungen von LV-Volumina und -Funktion, LVESD > 20 mm/m2 und LV-EF < 55 % nur bei ESC/EATS (IIb)
- Unabhängig von echokardiografischen Grenzwerten evtl. bei LVEDD > 65 mm mit rascher Zunahme der LV-Dimension oder Abnahme der LV-Funktion
- Bei Patienten mit Marfan-Syndrom und einer Aortenwurzelerkrankung mit einem maximalen Durchmesser der Aorta ascendens von ≥ 50 mm (I C)
- Erwägen (IIa C) bei Patienten mit Aortenwurzelerkrankung und einem maximalen Durchmesser der Aorta ascendens von:
  1. ≥ 45 mm bei Marfan-Syndrom mit familiärer Aortendissektion, Progredienz > 2 mm/Jahr, schwerer Aorten- oder Mitralklappeninsuffizienz, Kinderwunsch oder bei Patienten mit TGFBR1- oder TGFBR2-Mutation (einschl. Loeys-Dietz-Syndrom)
  2. ≥ 50 mm bei bikuspider Klappe, arterieller Hypertonie, familiärer Aortendissektion, Progredienz > 2 mm/Jahr oder Aortenisthmusstenose
  3. ≥ 55 mm bei bikuspider Klappe ohne die zuvor genannten Risikofaktoren

6

**ZUSATZINFORMATION**

- Bei ausgewählten eine Rekonstruktion der Aortenklappe in Zentren mit großer Erfahrung erwägen (IIb C).
- Wenn die Operation primär wegen der Aortenklappe indiziert ist, sollte ein Ersatz der Aortenwurzel oder der tubulären Aorta ascendens erwogen werden, falls deren Durchmesser ≥ 45 mm ist (IIa C).

## Wie schätzen Sie die Langzeitprognose bei schwerer symptomatischer Aortenklappeninsuffizienz mit und ohne Aortenklappenersatz ein?

Patienten mit einer schweren symptomatischen Aortenklappeninsuffizienz haben eine schlechte Langzeitprognose. Bei Auftreten von Symptomen liegt das Mortalitätsrisiko ohne operative Behandlung bei 10–20 %/Jahr. Die perioperative Mortalität ist bei isoliertem Klappenersatz niedrig (1–4 %). Die Mortalität steigt jedoch mit dem Alter, eingeschränkter Pumpfunktion sowie der Notwendigkeit einer Bypass-Operation (3–7 %). Die Fünf-Jahres-Überlebensrate beträgt mit Aortenklappenersatz etwa 85 %, ohne Ersatz etwa 40 %, die Zehn-Jahres-Überlebensrate mit Ersatz etwa 80 % und ohne Ersatz etwa 30 %.

Die Langzeitprognose ist umso besser, je geringer die präoperative linksventrikuläre Dysfunktion und je jünger die Patienten zum Zeitpunkt des Klappenersatzes sind.

## Welche Empfehlungen zum weiteren Vorgehen geben Sie einem asymptomatischen Patienten?

- Bei schwerer Aortenklappeninsuffizienz und gut erhaltener linksventrikulärer Funktion ist das Risiko für klinische Ereignisse gering. Bei einer Strukturveränderung des linken Ventrikels mit einem auf > 50 mm erhöhten endsystolischen Diameter steigt das Risiko für Mortalität, Symptome und eingeschränkte Pumpfunktion bis auf 20 %/Jahr. Bei Patienten mit Erstdiagnose, einer deutlichen Veränderung (bis hin zu den Grenzwerten für eine Operation) des linksventrikulären Diameters und/oder der Ejektionsfraktion sollte die Nachkontrolle alle 3–6 Monate erfolgen. In unklaren Fällen kann BNP hilfreich sein.

- Regelmäßige Verlaufskontrolle: bei erhaltener systolischer Ventrikelfunktion und endsystolischem Durchmesser des linken Ventrikels < 50 mm alle 12 Monate klinische Evaluation.
- Körperliche Bewegung, jedoch kein Wettkampfsport oder schwere körperliche Belastung bei hämodynamisch signifikanter Aortenklappeninsuffizienz.
- Vasodilatatoren bei Aorteninsuffizienz jeden Grades zusammen mit arterieller Hypertonie und bei schwerer Aorteninsuffizienz mit vergrößertem linken Ventrikel.
- Bradykardisierende Medikation eher zurückhaltend anwenden.

**ZUSATZINFORMATION**

- Eine Antibiotikaprophylaxe der infektiösen Endokarditis wird nach Aktualisierung der Leitlinien 2007 nur noch für kardiale Erkrankungen mit sehr hohem Risiko empfohlen.
- Bei Patienten mit einer bikuspiden Aortenklappe und Dilatation der Aortenwurzel oder A. ascendens (> 4 cm) sollten jährliche Kontrollen durchgeführt werden (Echokardiografie, MRT; I C).

Da unsere Patientin eine mäßige Aortenklappeninsuffizienz hat, besteht derzeit keine Indikation für eine Operation. Es wird zunächst eine medikamentöse Therapie zur Nachlastsenkung mit Vasodilatatoren sowie einem Diuretikum begonnen. Die Patientin ist im weiteren Verlauf asymptomatisch.

### Wie führen Sie die postoperativen Untersuchungen durch?

Echokardiographische Kontrollen werden postoperativ durchgeführt zur Analyse der LV-Dimension und -Funktion sowie Überprüfung der Prothesenfunktion. Die Normalisierung der enddiastolischen Dimensionen postoperativ ist ein Prädiktor für eine Verbesserung der LV-Funktion im Verlauf. Kontrolluntersuchungen können nach initialer Evaluierung nach 6 und 12 Monaten, dann jährlich bei klinischer Beschwerdefreiheit durchgeführt werden.

**LITERATUR**

Baldus S, et al. Gemeinsamer Kommentar der DGK und DGTHG zu den Leitlinien (2021) der ESC/EACTS zum Management von Herzklappenerkrankungen. Kardiologie 2022;16:270–278.

Vahanian A, et al. 2021 ESC/EACTS Guidelines for the management of valvular heart disease. Eur Heart J 2021;43(7):561–632.

## 6.7 Leitsymptom akute Brustschmerzen I

Volker Klauss

**KASUISTIK**

Ein 61-jähriger Patient hat wegen seit 3 Tagen rezidivierender Brustschmerzen die Rettungsleitstelle alarmiert. Der Patient wird in die Chest Pain Unit Ihrer Klinik verbracht. Bis zuletzt hätten keine kardialen Symptome bestanden, keine wesentlichen Vorerkrankungen. An kardiovaskulären Risikofaktoren bestehen ein Nikotinkonsum, eine grenzwertige, nicht medikamentös behandelte Hyperlipoproteinämie, eine gut eingestellte arterielle Hypertonie sowie eine familiäre Diathese.

**Körperlicher Untersuchungsbefund:** 179 cm großer und 87 kg schwerer Patient in gutem Allgemein- und etwas adipösem Ernährungszustand. Puls 85/min, regelmäßig, gelegentliche Extrasystolie, Blutdruck 140/85 mmHg, normaler 1. und 2. Herzton, keine pathologischen Geräusche, normaler Jugularvenendruck, beiderseits Vesikuläratmung, keine Rasselgeräusche. Ansonsten unauffälliger körperlicher Untersuchungsbefund.

## Skizzieren Sie die umfangreiche Differenzialdiagnose (➤ Tab. 6.7) möglichst genau.

**Tab. 6.7** Differenzialdiagnose der Angina pectoris (AP)

| | |
|---|---|
| Kardiovaskuläre Erkrankungen | Koronare Herzkrankheit |
| | Myokarditis, Perikarditis, Perimyokarditis |
| | Akutes Aortensyndrom (Aortendissektion, Aortenaneurysma) |
| | Hypertrophe obstruktive Kardiomyopathie |
| | Vitien (Aortenklappenstenose) |
| | Hypertensive Herzkrankheit |
| | Tachykarde Rhythmusstörungen |
| Pulmonale Erkrankungen | Pleuritis, Pneumonie, Pneumothorax |
| | Lungenembolie |
| Nerven- und Bewegungsapparat | HWS- oder BWS-Syndrom |
| | Rippenfraktur, Rippenprellung, Interkostalneuralgien |
| | Tietze-Syndrom, Herpes Zoster, Myopathien, Metastasen |
| Gastrointestinale Erkrankungen | Refluxösophagitis, Ösophagusruptur |
| | Ösophagusspasmen, Achalasie |
| | Gastritis, Ulkuskrankheit |
| | Akute Pankreatitis, Gallenkolik |
| | Roemheld-Syndrom |
| Mediastinale Erkrankungen | Raumforderungen, Mediastinitis |
| Funktionelle Herzbeschwerden | Panikattacken, Hyperventilationssyndrom |
| | Somatisierte Depression |
| | Rentenbegehren |

## Welche Primärdiagnostik würden Sie veranlassen?

Bestimmung von Blutbild, Glukose, Na, K, hochsensitivem Troponin (hs-cTn), wenn verfügbar, sonst Troponin, Kreatinin, eGFR, Harnstoff, PTT, TP, TSH, D-Dimer, NT-pro BNP; EKG.

**ZUSATZINFORMATION**

Die Bestimmung von CK, CK-MB, Myoglobin und CRP wird nicht mehr empfohlen (Byrne et al. 2023, S. 23).

## Welche Vorteile hat der hoch sensitive Troponin-Test (hs-cTn)?

Die sensitiven und vor allem hoch sensitiven Troponin (hs-cTn)-Tests sind wesentlich empfindlicher als die sog. Point-of-Care- bzw. Bedside-Tests. Letztere zeigen das Testergebnis zwar in sehr kurzer Zeit an, haben aber eine geringere diagnostische Genauigkeit und einen niedrigeren negativen prädiktiven Wert.

Der hoch sensitive Troponin-Test (hs-cTn) hat dagegen eine sehr hohe diagnostische Genauigkeit, speziell bei Patienten, die sich früh nach Schmerzbeginn vorstellen, und erlaubt eine frühere Einschluss- bzw. Ausschlussdiagnostik hinsichtlich ACS („rule-in" bzw. „rule-out"). Der 0 h/1 h- und der 0 h/2 h-Algorithmus werden heute gegenüber dem früheren 0 h/3 h-ECS-Algorithmus empfohlen, wobei das 0 h/1 h-Protokoll vorzuziehen ist.

Die Labordiagnostik ergibt: hs-cTn > ULN (Upper Limit of Normal, 99. Perzentile bei gesunden Kontrollen), übrige Laborparameter im Normbereich.

## Wie befunden Sie das folgende EKG (➤ Abb. 6.32)?

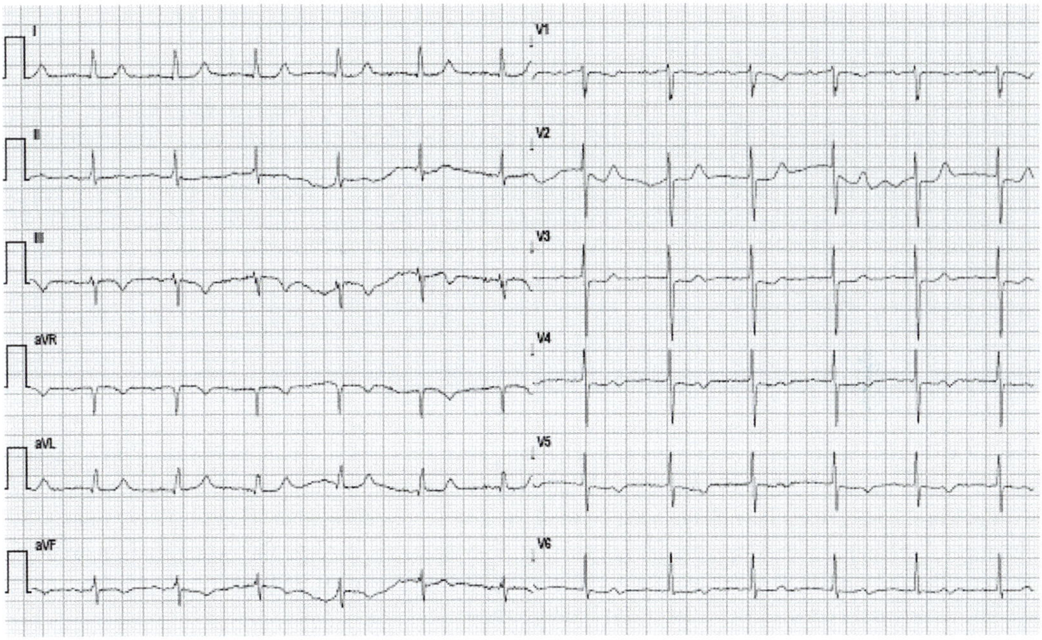


**Abb. 6.32** EKG [M755/M589]

Sinusrhythmus, Herzfrequenz 79/min, Linkstyp, regelrechte Zeitintervalle, präterminal negatives T in den Brustwandableitungen $V_2$–$V_5$. Ansonsten unauffällige Stromkurvenmorphologie.

## Welchen Stellenwert haben das 12-Kanal-EKG und die hs-cTn-Bestimmung bei der Diagnose?

Das 12-Kanal-EKG und die hs-c-Troponin-Bestimmung bilden die Entscheidungsgrundlage:

**Diagnose STEMI:**

- **EKG:** ST-Streckenhebungen sollten am J-Punkt in zwei benachbarten Ableitungen gemessen werden. Sie sollten bei Männern < 40 Jahren ≥ 0,25 mV, bei Männern > 40 Jahren ≥ 0,2 mV liegen sowie bei Frauen in den Ableitungen $V_2$–$V_3$ ≥ 0,15 mV und/oder in den anderen Ableitungen ≥ 0,1 mV betragen. Zusätzliche Ableitungen, wie $V_7$, $V_8$ und $V_9$, können in bestimmten Fällen zur Diagnosestellung hilfreich sein. Bei Patienten mit Verdacht auf einen inferioren Infarkt sollten auch die Ableitungen $V_3R$ und $V_4R$ beurteilt werden (I B).
- **Troponin-Test:** Das Ergebnis des muss innerhalb von 60 min verfügbar sein. Bei einem STEMI ist das Troponin immer positiv, das Ergebnis muss jedoch nicht abgewartet werden (I B).

**Diagnose NSTEMI:**

- **EKG:** kein Nachweis von ST-Hebungen entsprechend oben stehender Definition. Möglicher Nachweis von horizontalen oder deszendierenden ST-Senkungen ≥ 0,05 mV in zwei konsekutiven Ableitungen, möglicher Nachweis von präterminal negativen oder invertierten T-Wellen. Ein unauffälliges EKG schließt einen NSTEMI nicht aus.

- **hs-c-Troponin:** Ein einmalig normaler hs-c-Troponin-Wert schließt einen NSTEMI ebenfalls nicht aus. Bei normalem Erstwert muss eine Wiederholung nach 1 h bzw. 2 h erfolgen („Rule-in-and-rule-out"-Protokoll bei 0 und 1 bzw. 2 h). Bei nicht eindeutigen Ergebnissen und klinisch weiter bestehendem Verdacht auf ACS sollte nach 3 h eine erneute Bestimmung erfolgen I B.

**Diagnose instabile AP:** kein Nachweis von ST-Hebungen, hs-c-Troponin normal (2 Messungen im Abstand von 0–1 bzw. 2 h) (I B).

**ZUSATZINFORMATION**

- Das übliche 12-Kanal-EKG erfasst nicht alle Myokardinfarkte. Bei unklarem EKG an rechtspräkordiale ($V_3R$, $V_4R$ – Rechtsherzbeteiligung) und erweiterte Brustwandableitungen ($V_7$–$V_9$ – posteriore Infarkte) denken (I C).
- Ein 12-Kanal-EKG muss innerhalb von 10 min nach Erstkontakt mit dem Patienten aufgezeichnet und von einem qualifizierten Arzt beurteilt werden (I B).
- ST-Strecken-Senkungen ≥ 1 mm (0,1 mV) sind mit einem Risiko von 11 % für Tod/Myokardinfarkt innerhalb eines Jahres assoziiert. Eine Senkung von ≥ 2 mm erhöht das Sterblichkeitsrisiko um das 6-Fache. ST-Strecken-Senkungen, kombiniert mit transienten ST-Strecken-Hebungen, charakterisieren eine Untergruppe mit besonders hohem Risiko.
- Bei Links- oder Rechtsschenkelblock (neu aufgetreten oder unklaren Alters) erfolgt bei anhaltenden Brustschmerzen eine Behandlung wie beim STEMI.

## Welche Möglichkeiten zur prognostischen Abschätzung kennen Sie?

Der **GRACE-Risk-Score** kann zur Prognoseabschätzung erwogen werden, da er aus einem großen Register erstellt wurde, das am ehesten die Realität abbildet (IIa B). Das Programm kann aus dem Internet (http://www.outcomes.org/grace/) heruntergeladen werden. In den Score gehen Alter, Herzfrequenz, systolischer Blutdruck, Kreatinin, Killip-Klasse bei der Einweisung, ST-Senkungen, kardiale Biomarker und ein eventueller Herzstillstand ein (IIa B). Alternativ kann mit dem **TIMI Risk Score for NSTEMI** die Sterblichkeit abgeschätzt werden, mit dem CRUSADE Score das Blutungsrisiko.

Die **Echokardiografie** ist als nichtinvasives, kostengünstiges Verfahren frühzeitig einzusetzen, sofern entsprechende Kenntnisse vorliegen (I C). Sie ist geeignet, die linksventrikuläre Funktion global und regional zu beurteilen, und kann wichtige differenzialdiagnostische Hinweise auf z. B. Aortendissektion, Aortenstenose, Lungenembolie, hypertrophe Kardiomyopathie liefern.

Die **koronare Computertomografie** (CCTA – Coronary Computed Tomography Angiography) kann ebenfalls zur Ausschlussdiagnostik bei Patienten mit niedriger und intermediärer Wahrscheinlichkeit für eine KHK und negativem EKG und nicht eindeutigen Troponin-Tests eingesetzt werden (IIa A). Für die CCTA-Diagnostik ist eine geeignete apparative Ausstattung ebenso Voraussetzung wie entsprechende ärztliche Expertise.

**ZUSATZINFORMATION**

Grundsätzlich wird die Untersuchung und Behandlung von Patienten mit Verdacht auf ACS in Chest Pain Units empfohlen (I C).

Ihr Patient hat bei anhaltenden Brustschmerzen ein positives Risikoprofil, das hs-cTn ist erhöht, das EKG (siehe oben) weist nur unspezifisches ST-Streckenveränderungen auf, die zusätzlich durchgeführte Echokardiografie zeigt eine normale linksventrikuläre Funktion ohne regionale Wandbewegungsstörungen.

## Wie lautet Ihre Verdachtsdiagnose?

NSTEMI (Non-ST-Elevation Myocardial Infarction).

## Welche primären therapeutischen Maßnahmen werden empfohlen?

- Sauerstoff über Nasensonde oder Maske (nur bei $O_2$-Sättigung < 90 %) (I C).
- Symptomatisch Glyzeroltrinitrat 0,4–0,8 mg s. l., bei Beschwerdepersistenz Infusion mit 1–6 mg/h, systolischer Blutdruck nicht unter 90–100 mmHg, bei fehlender Schmerzfreiheit trotz Nitratgabe nach Prämedikation mit 10 mg Metoclopramid i. v. Gabe von 3–5 mg Morphin i. v. bis zur Schmerzfreiheit (I C).
- ASS oral 150–300 mg oder i. v. 75–250 mg (I A).
- $P2Y_{12}$-Rezeptorblocker zusätzlich zu ASS über einen Zeitraum von 12 Monaten. Prasugrel und Ticagrelor haben Vorteile gegenüber Clopidogrel bezüglich ischämischer Endpunkte und Mortalität (I A).
  - Prasugrel wird in einer Loading-Dosis von 60 mg verabreicht, danach 10 mg/d (5 mg/d bei Alter > 75 Jahre oder Gewicht < 60 kg). Die Gabe wird nur empfohlen bei Patienten mit bekannter koronarer Anatomie und geplanter PCI und ohne Kontraindikationen (TIA, vorausgegangener ischämischer Schlaganfall) (I B).
  - Ticagrelor wird in einer Startdosis von 180 mg und einer Erhaltungsdosis von 2 × 90 mg/d gegeben. Ticagrelor ist indiziert sowohl bei Patienten ohne geplante PCI als auch bei mit Clopidogrel vorbehandelten Patienten (KI: vorausgegangener hämorrhagischer Schlaganfall, schwere Lebererkrankung) (I B).
  - Clopidogrel ist nur bei Patienten indiziert, bei denen Prasugrel und Ticagrelor nicht gegeben werden können (Klasse IA). Die Loading-Dosis beträgt 300 mg bzw. 600 mg bei geplanter PCI, die Erhaltungsdosis 75 mg/d (I B).
  - Bei NSTEMI-Patienten mit geplanter PCI sollte Prasugrel gegenüber Ticagrelor der Vorzug gegeben werden (IIa B).
  - Cangrelor kann erwogen werden bei $P2Y_{12}$-Inhibitor-naiven Patienten, die sich einer PCI unterziehen (IIb A).
  - Eine routinemäßige Vorbehandlung mit einem $P2Y_{12}$-Inhibitor wird bei nicht bekannter Koronaranatomie sowie geplanter invasiver Diagnostik nicht empfohlen (III A).

**ZUSATZINFORMATION**

- Bei einer Bypass-Operation sollte die DAPT anschließend für mindestens 12 Monate fortgeführt werden (I C). Während einer DAPT wird die zusätzliche Einnahme eines Protonenpumpeninhibitors (möglichst nicht Omeprazol) bei erhöhtem gastrointestinalem Blutungsrisiko empfohlen (I A).
- Die Testung der Thrombozytenfunktion unter einer Clopidogrel-Therapie sollte nur in Ausnahmefällen erfolgen.

- Betablocker (p. o.) bei Tachykardie oder erhöhtem Blutdruck sowie eingeschränkter LV-Funktion ohne Zeichen der Herzinsuffizienz (I B).
- Antikoagulation:
  - Unfraktioniertes Heparin als Bolus 70–100 IU/kg i. v. (I C)
  - Fondaparinux 2,5 mg/d s. c. (nur vor PCI) (I B)
  - Enoxaparin als Bolus 0,5 mg/kg i. v. bei Pat. vorbehandelt mit Enoxaparin s. c. (IIa B)

## Wie entscheiden Sie sich bei unserem Patienten?

Unter Monitorkontrolle und nach Legen eines i. v.-Zugangs erhält der Patient zunächst Nitrospray, da er weiterhin Schmerzen hat.

- Sie geben 250 mg ASS i. v.
- Aufgrund der EKG-Veränderungen sowie der Klinik entschließen Sie sich zu einer baldigen Koronarangiografie. Sie geben weiter 5.000 IE UFH.

### Der anwesende PJ-Student fragt nach dem Einsatz von IIb/IIIa-Rezeptorantagonisten. Was antworten Sie ihm?

Eine routinemäßige Vorbehandlung wird nicht empfohlen (III A). Nur bei angiografischem Hinweis auf eine ausgeprägte Thrombuslast oder „no-reflow" kann der Einsatz eines IIb/IIIa-Rezeptorantagonisten (Eptifibatid oder Tirofiban) erwogen werden (IIa C).

### Der PJ-Student fragt Sie weiter nach dem richtigen Zeitpunkt für eine invasive Strategie. Wie beantworten Sie seine Frage?

- Bei Patienten mit sehr hohem Risiko (z. B. therapierefraktäre Angina, hämodynamische Instabilität, akute Herzinsuffizienz, Kammertachykardien, -flimmern, wiederauftretenden ST-Streckenveränderungen) wird eine sofortige (< 2 h) invasive Diagnostik empfohlen („sofortige invasive Strategie"; I C).
- Bei Patienten mit hohem Risiko (mindestens eines der folgenden Kriterien muss erfüllt sein: NSTEMI-Diagnose bestätigt anhand des aktuellen ESC hs-cTn Algorithmus, dynamische ST-Segment- oder T-Wellen-Veränderungen, vorrübergehende ST-Streckenhebungen, GRACE-Risiko-Score > 140) ist eine invasive Abklärung innerhalb von 24 h nach Erstkontakt angezeigt („frühe invasive Strategie"; IIa A).
- Im Falle einer invasiven Diagnostik bzw. PCI wird der radiale Zugang empfohlen, wenn die entsprechende Erfahrung vorliegt (I A).
- Bei Patienten, die keines der zuvor genannten Kriterien erfüllen, wird eine nichtinvasive Ischämiediagnostik oder eine CCTA empfohlen (IIa C).

6

Inzwischen ist der Hintergrunddienst eingetroffen und führt die Koronarangiografie (➤ Abb. 6.33) und Intervention durch. Die Herzkatheteruntersuchung ergab eine deutliche diffuse Koronarsklerose und eine subtotale Stenosierung der LAD medial. Es erfolgte eine Stentimplantation mit gutem Resultat.

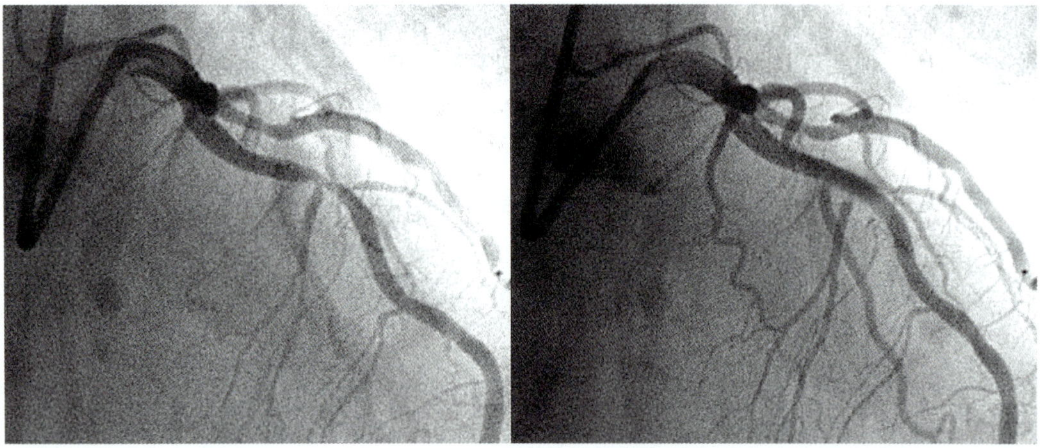

**Abb. 6.33** Koronarangiografie der linken Kranzarterie (RAO-Projektion) vor und nach Stentimplantation in die LAD [M755/M589]

### Wie soll man bei Patienten vorgehen, bei denen sich neben der IRA noch andere Stenosen finden?

In den neuen Leitlinien wird eine vollständige Revaskularisierung gleich während der Indexprozedur empfohlen (IIa C). Eine funktionelle Beurteilung der Nicht-IRA kann erwogen werden (IIb B).

## Welche Kriterien sollten zur Auswahl von beschichteten (DES) vs. unbeschichteten Stents (BMS) herangezogen werden?

Generell werden DES gegenüber BMS empfohlen (I A), unabhängig von der geplanten Dauer einer DAPT oder begleitenden Antikoagulation. Als Zugangsweg sollte die A. radialis gewählt werden (I A), um Blutungskomplikationen zu verringern.

## Welche antithrombotische Therapie führen Sie durch?

Eine duale Plättchenhemmung wird für eine Dauer von 12 Monaten empfohlen. Individuell kann dieser Zeitraum in Abhängigkeit vom individuellen Risiko verlängert oder verkürzt werden. Eine Verkürzung kann bei erhöhtem Blutungsrisiko erwogen werden. Dabei kann entweder der $P2Y_{12}$-Inhibitor nach 3 Monaten abgesetzt (IIa B) oder alternativ ASS nach 3–6 Monaten gestoppt werden (IIa A) (➤ Abb. 6.34). Eine Deeskalation von Prasugrel bzw. Ticagrelor auf Clopidogrel ist ebenfalls möglich (IIb A). Eine Deeskalation innerhalb der ersten 30 Tage wird nicht empfohlen (III B).

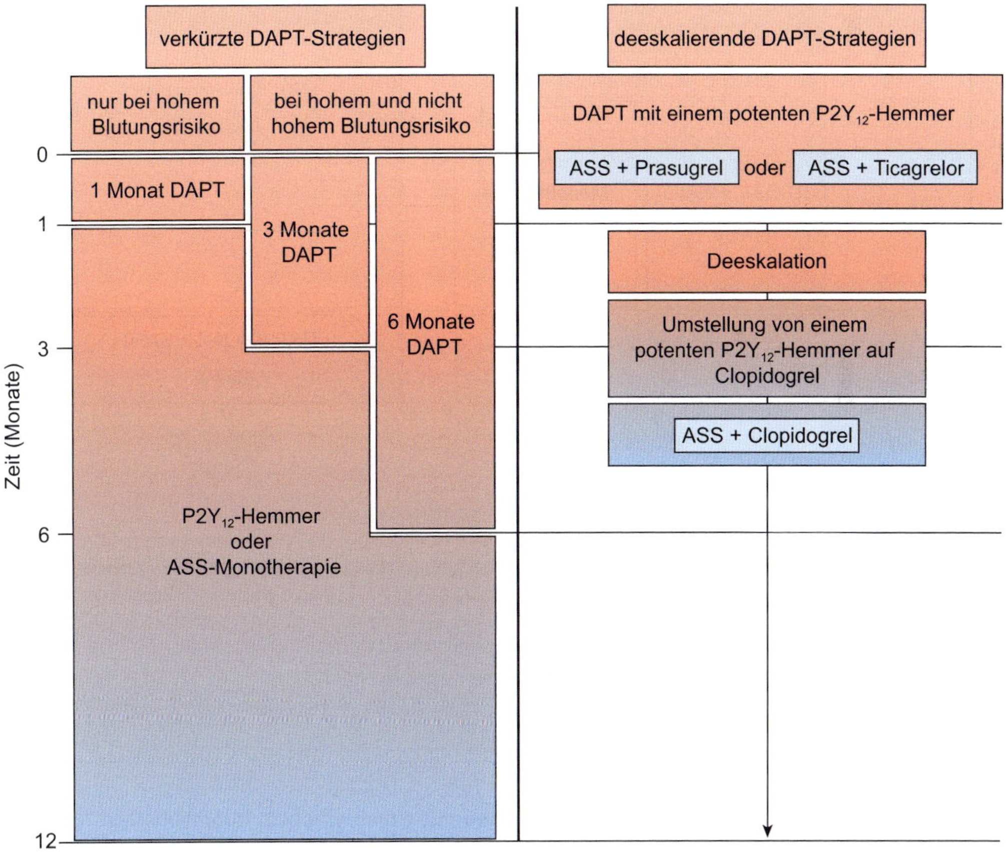


**Abb. 6.34** Alternative antithrombotische Therapien zur Reduktion des Blutungsrisikos in den ersten 12 Monate nach ACS. HBR = hohes Blutungsrisiko; PFT = Plättchenfunktionstest [F849-034/L138]

6

Bezüglich der antithrombotischen Therapie bei Patienten mit Vorhofflimmern und NSTEMI siehe ➤ Abb. 6.35 (➤ Kap. 2.1).

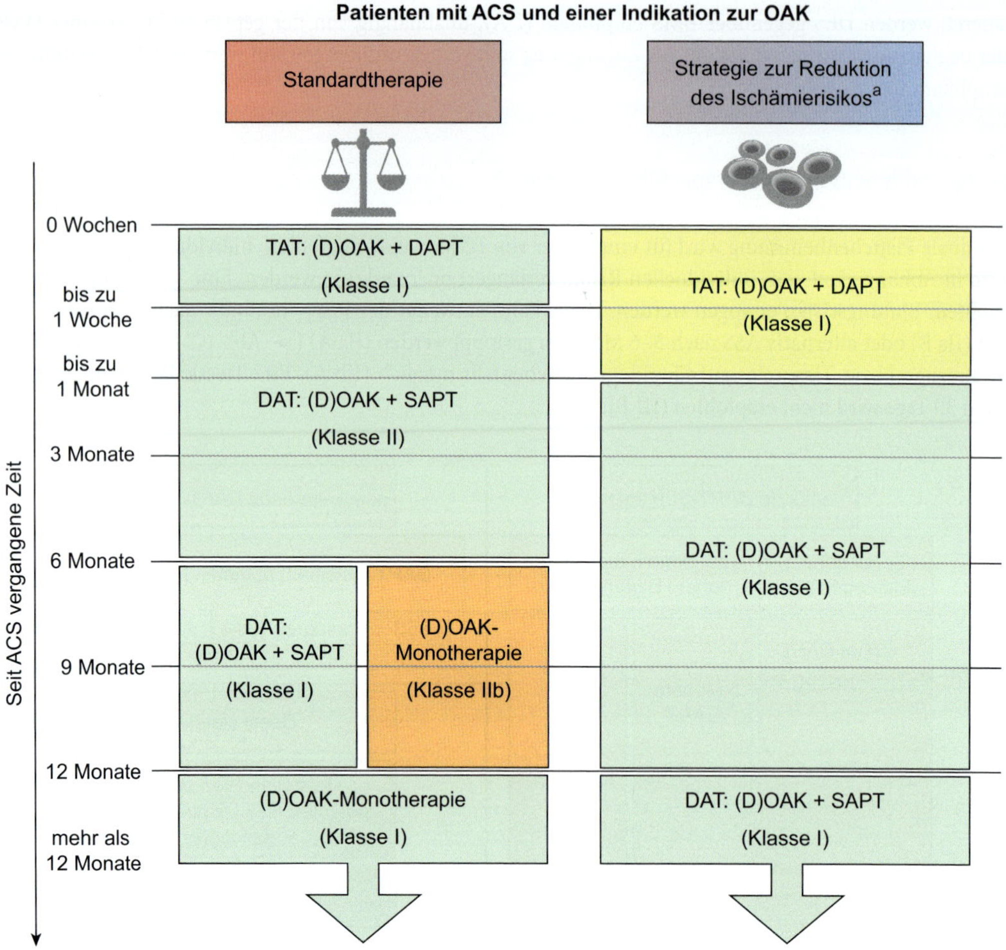


**Abb. 6.35** Antithrombotische Regimes bei Patienten mit ACS und einer Indikation für eine Antikoagulation.
SAPT = einfache antithrombozytäre Therapie; TAT = antithrombozytäre Tripeltherapie; OAC = Bevorzugung eines DOAC gegenüber einem VKA als Standardvorgehen und in allen Situationen ohne Kontraindikationen. Bei TAT- und DA-Regimen werden für DOAC folgende Dosierungen empfohlen: Apixaban 2 × 5 mg/d, Dabigatran 2 × 110 mg/d oder 2 × 150 mg/d, Edoxaban 1 × 60 mg/d, Rivaroxaban 1 × 15 mg/d oder 1 × 20 mg/d. Für jedes der DOAC werden abhängig von bestimmten patientenseitigen Faktoren (wie Nierenfunktion, Körpergewicht, Begleitmedikation und Alter) Dosisreduktionen empfohlen. SAPT = Bevorzugung eines P2Y12-Rezeptorhemmers (i. d. R. Clopidogrel) gegenüber ASS. [F849-034/L138]

## Wann kann eine Verlängerung einer kombinierten antithrombotischen Therapie sinnvoll sein?

Bestimmte klinische und technische Charakteristika sind mit einem erhöhten thrombotischen Risiko verbunden. Dazu zählen z. B. Patienten mit Mehrgefäßerkrankung, rasch progredienter KHK, die Implantation mehrerer Stents sowie eine Stent-Thrombose in der Vorgeschichte.

## Nennen Sie Kombinationen, die für eine verlängerte antithrombotische Therapie empfohlen werden.

Es handelt sich um Kombinationen aus ASS sowie $P2Y_{12}$-Inhibitoren oder auch Faktor-Xa-Antagonisten (in niedriger Dosierung; ➤ Tab. 6.8).

**Tab. 6.8** Plättchenhemmung und Antikoagulationstherapie

| **Duale Therapie** (d. h., jeweils in Kombination mit ASS 100 mg/d) bei Patienten mit **hohem ischämischem Risiko** (IIa A) oder **moderat erhöhtem ischämischem Risiko** (IIb A) und vertretbarem Blutungsrisiko | | |
|---|---|---|
| Ticagrelor | 2 × 60 mg/d | Nach ACS, wenn 12 Monate DAPT gut toleriert |
| Rivaroxaban | 2 × 2,5 mg/d l | Bei Hochrisikokollektiven (Vorsicht bei Kreatinin-Clearance 15–29 ml/min) |
| Clopidogrel | 1 × 75 mg/d | Nach ACS, wenn 12 Monate DAPT gut toleriert |
| Prasugrel | 1 × 10 mg/d oder 5 mg/d | Nach ACS, wenn 12 Monate DAPT gut toleriert (Vorsicht bei Patienten > 75 J.) |

**ZUSATZINFORMATION**

Die Therapie des NSTEMI unterscheidet sich vom STEMI im Wesentlichen nur durch den Zeitpunkt der invasiven Maßnahmen. Eine Lysetherapie ist beim NSTEMI grundsätzlich kontraindiziert.

## Welche ACS-Patienten haben ein erhöhtes Risiko für kardiale Ereignisse und benötigen eine besondere Behandlungsstrategie?

Diese Subgruppen sind z. B. ältere Patienten, Frauen, Patienten mit Nierenfunktionseinschränkung, Diabetes mellitus und Anämie.

Bei **älteren Patienten** (> 80 J.) sollten die gleichen diagnostischen und therapeutischen Strategien angewendet werden wie bei jüngeren Patienten (I B). Bei der Auswahl und der Dosierung der antithrombotischen Therapie sollte vor allem die Nierenfunktion berücksichtigt werden (I B).

Bei **Frauen** tritt ein ACS im Schnitt 10 Jahre später als bei Männern auf, daher sind sie bei Präsentation älter und haben oft mehr Begleiterkrankungen. Dies ist bei der Indikation zu einem invasiven Vorgehen sowie bei der Auswahl der Antikoagulation und Plättchenhemmung zu berücksichtigen. Grundsätzlich sollte das gleiche Vorgehen wie bei Männern gelten.

**Diabetiker** präsentieren sich häufiger mit atypischen Symptomen im Vergleich zu Nicht-Diabetikern. Sie haben häufiger eine Mehrgefäßerkrankung und bekommen seltener eine richtlinienbasierte Versorgung. Die Indikationsstellung zu einem invasiven Vorgehen sowie die Auswahl der antithrombotischen Therapie sollte sich von denen bei Nicht-Diabetikern unterscheiden.

Patienten mit **Niereninsuffizienz** werden häufig nicht optimal behandelt, obwohl sie ein sehr hohes Risiko aufweisen. Die initiale Behandlung sollte wie bei jedem anderen Patienten erfolgen (I C). Maßnahmen zur Vorbeugung der kontrastmittelinduzierten Nephropathie müssen beachtet werden (IIa C).

Eine **Anämie** ist ein unabhängiger Prädiktor für Komplikationen innerhalb der ersten 30 Tage nach ACS und muss daher in der Risikostratifizierung berücksichtigt werden (I B). Besonders sollte auf die Vermeidung von Blutungskomplikationen geachtet werden (I B). Die Indikation zu einer Bluttransfusion sollte sehr zurückhaltend gestellt werden (IIb C).

6

Der PJ-Student fragt Sie nach dem Begriff „MINOCA", den er kürzlich in einer Überschrift einer medizinischen Fachzeitung in Zusammenhang mit dem Thema Herzinfarkt gesehen hatte. Was antworten Sie ihm?

2017 wurde eine neue Terminologie (Myocardial Infarction With Non-Obstructive Coronary Arteries, MINOCA) für den akuten Myokardinfarkt ohne obstruktive Koronarstenose (> 50 % Diameterstenose eines epikardialen Koronargefäßes) eingeführt. Die Prävalenz eines MINOCA wird auf etwa 1–14 % aller Myokardinfarkte geschätzt. Voraussetzungen für die Verdachtsdiagnose sind neben dem Fehlen einer signifikanten Koronarobstruktion (definiert als Stenosen > 50 %) klinische Hinweise für eine Ischämie bzw. der Ausschluss anderer pathophysiologischer Mechanismen der akuten Myokardschädigung, z. B. einer Myokarditis oder auch das Takotsubo-Syndrom.

Es wird hier eine erweiterte nicht-invasive (Kardio-MR, I B) und ggf. auch invasive (IVUS/OCT) Bildgebung empfohlen, ggf. auch invasive Funktionstests mit Acetylcholin.

**LITERATUR**

Byrne RA, et al. 2023 ESC Guidelines for the management of acute coronary syndromes. Eur Heart J 2023;44(38):3720–3826.

## 6.8 Leitsymptom akute Brustschmerzen II

Andreas König

6

**KASUISTIK**

Ein 65-jähriger Patient wird vom Hausarzt zum Ausschluss eines akuten Koronarsyndroms in Ihre Notaufnahme überwiesen. Seit etwa drei Stunden verspürt er intermittierend stärkste Schmerzen in der Brustgegend mit Ausstrahlung in den Rücken. Er habe in der Vergangenheit nie Probleme gehabt. Seit einigen Jahren ist ein hoher Blutdruck bekannt. Da er nie Beschwerden hatte, habe er die empfohlene Medikation nicht eingenommen. Der Hausarzt informiert Sie, dass ihm im EKG eine ST-Streckensenkung aufgefallen sei.

**Körperlicher Untersuchungsbefund** bei Aufnahme: Größe: 170 cm, Gewicht: 76 kg, reduzierter AZ. Keine Zyanose, keine Ödeme. RR initial 130/80 mmHg re. und 100/70 mmHg li., HF 55/min, AF 12/min. Keine Jugularvenenstauung. Cor: $^{4}/_{6}$-Systolikum und $^{2}/_{6}$-Diastolikum über der Aorta. Pulmo: Klopfschall sonor, Vesikuläratmung ubiquitär. Abdomen, Wirbelsäule, Fußpulse und die orientierende neurologische Untersuchung sind unauffällig.

An welche Differenzialdiagnosen denken Sie?

- Akutes Koronarsyndrom
- Aortendissektion
- Akute Aortenklappeninsuffizienz/DD kombiniertes Aortenklappenvitium bei Progression einer Aortenklappenstenose/ggf. akute Endokarditis
- **Cave:** notwendige Abgrenzung zu Mitralklappenvitien!
- Perikarditis, Refluxerkrankung
- Pankreatitis, muskuloskelettales Syndrom
- Pleuritis, Lungenembolie

Welches sind die ersten diagnostischen Schritte, die Sie durchführen?

Ein Ruhe-EKG, eine Laboranalyse zum Ausschluss eines akuten Koronarsyndroms.

Wie befunden und bewerten Sie das folgende EKG (➤ Abb. 6.36)?

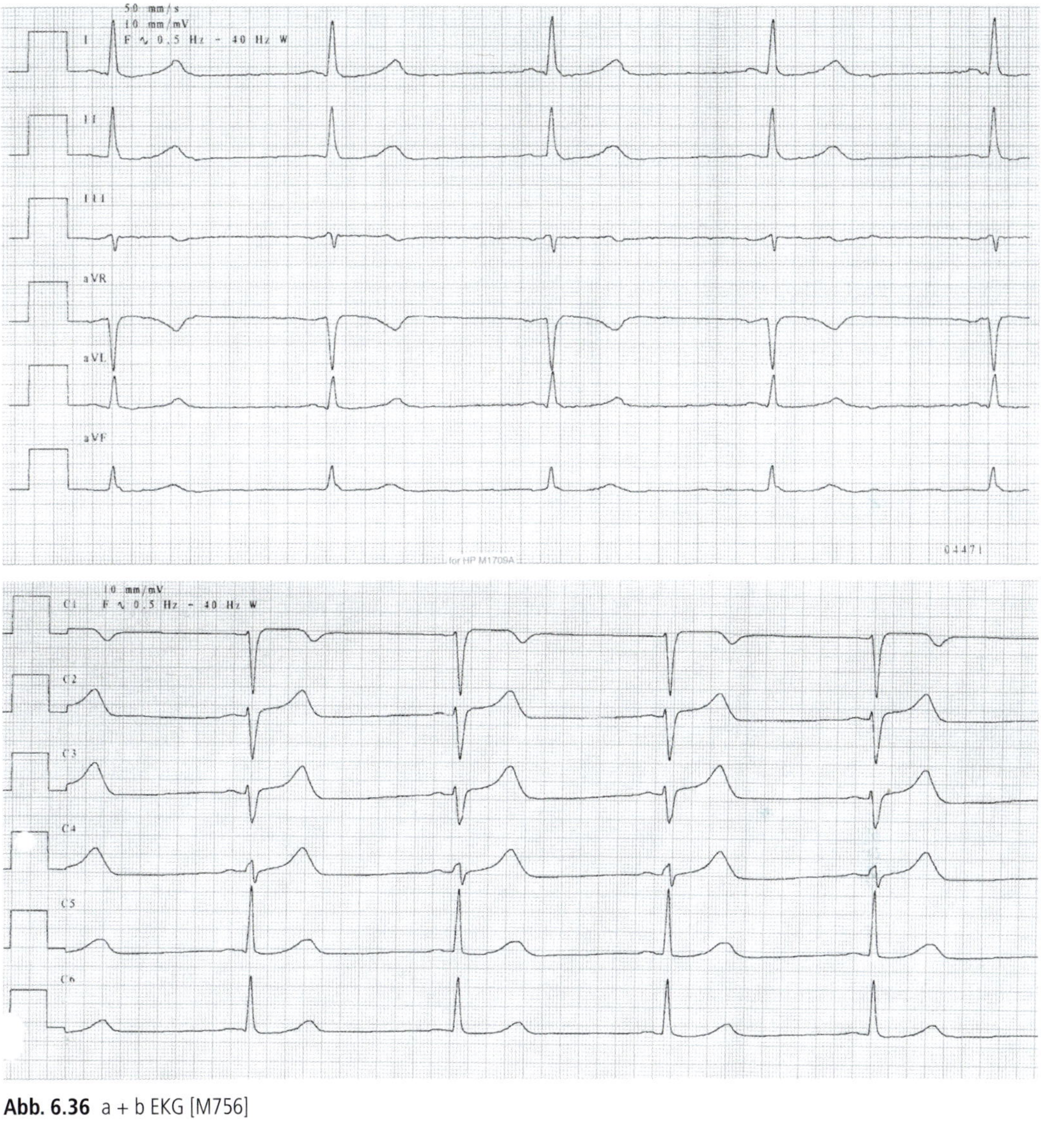


**Abb. 6.36** a + b EKG [M756]

Es zeigen sich ein Sinusrhythmus mit einer Herzfrequenz von 55/min, diskrete muldenförmige ST-Senkungen in $V_5$, $V_6$ sowie eine diskrete Hebung in $V_1$.

EKG-Befunde sind bei Aortendissektion nicht spezifisch. Bei einem Drittel der Patienten zeigen sich EKG-Veränderungen im Sinne einer linksventrikulären Hypertrophie. Bei Verlegung einer Koronararterie durch ein Dissektionssegel können ST-Hebungen wie bei einem Myokardinfarkt resultieren.

Am Monitor des Patienten sehen Sie einen Blutdruck von 80/60 mmHg re., HF: 55/min. Die Schmerzen des Patienten persistieren. Die transthorakale Echokardiografie zeigt eine Dilatation (etwa 5 cm) der Aorta ascendens. Die Hypotonie und die Bradykardie können auf einen ausgeprägten Vagusreiz hinweisen. Die Aortenklappe selbst ist trikuspid und morphologisch unauffällig. Im Farbdoppler Aorteninsuffizienz-Jet nachweisbar, linker Ventrikel normal groß, keine Kontraktionsstörung. Kein Perikarderguss. Keine Dissektionsmembran im eingesehenen Bereich.

## Welche Laborwerte geben Ihnen nun wichtige Informationen?

- Rotes/weißes Blutbild: Blutung/Infektion
- CRP: Inflammation, Resorption
- PCT: bakterielle Infektion, Sepsis
- Kreatininkinase: Reperfusionsschaden, Rhabdomyolyse
- Troponin I/T: Myokardischämie, Myokardinfarkt, Aortendissektion, Lungenembolie
- D-Dimer: Aortendissektion, Lungenembolie, Thrombose
- Kreatinin: Niereninsuffizienz
- GOT/GPT: Leberischämie oder -schädigung
- Laktat: Darmischämie
- BGA: metabolische Störung, Oxygenierung



## Welche Diagnose müssen Sie jetzt ausschließen, welche weiteren diagnostischen Maßnahmen sind notwendig?

Eine akute Aortenklappeninsuffizienz aufgrund einer Aortendissektion. Diagnostisch stehen neben der notfallmäßigen transthorakalen Echokardiografie die CT-Angiografie, die TEE und die MRT zur Verfügung. Die Auswahl der Bildgebung hängt von Kreislaufstabilität, Nierenfunktion, Kontrastmittelallergie und Verfügbarkeit ab.

## Bitte vergleichen Sie die verfügbaren Methoden. Welche sind Ihrer Ansicht nach die beste Wahl?

(Evangelista et al. 2023, S.65 ff.; Isselbacher et al. 2022, S. e352 ff.)

**Transthorakale Echokardiografie:**

- Vorteile: gut verfügbar für alle Patienten mit Thoraxschmerz in der Notaufnahme. Sensitivität 80 %, Spezifität etwa 96 %
- Diagnostische Möglichkeiten:
  - Parasternal lange Achse: Beurteilung von AK-morphologie/-funktion, Aortenwurzel sowie proximaler Aorta ascendens, ggf. Darstellung des Intimasegels
  - Parasternal kurze Achse: Darstellung von Aortenwurzel, AK
  - Apikale Anlotung: Beurteilung von LV-Funktion, Ausmaß der AI
  - Subxiphoidale Anlotung: Darstellung von Perikarderguss bzw. Perikardtamponade
  - Ggf. suprasternale Anlotung: Darstellung von Aortenbogen, Aorta descendens
  - Ggf. thorako-abdominelle Anlotung: Darstellung von Aorta descendens, Aorta abdominalis

**Transösophageale Echokardiografie:** bei bereits erfolgter Diagnosestellung häufig als präoperative Referenztechnik eingesetzt.

- Vorteile: schnelle Verfügbarkeit bei instabilen Patienten. Die Durchführung des CT darf aber nicht verzögert werden. Sensitivität 89–99 %, Spezifität 89 %
- Diagnostische Möglichkeiten:
  - Nachweis der flottierenden Intimamembran
  - Lokalisierung des Intimaeinrisses: Typ A oberhalb des Aortenanulus; Typ B nahe dem Isthmus aortae oder Abgang A. subclavia links
  - Differenzierung wahres vs. falsches Lumen, wahres Lumen meist kleiner und komprimiert

**Computertomografie:** Bildgebung der Wahl.

- Vorteile: Sensitivität 95 %, Spezifität 98 %
- Diagnostische Möglichkeiten:
  - Darstellung der gesamten Aorta bis in die Beckengefäße, genaue Lokalisierung des Intimaeinriss und Ausdehnung der Dissektion
  - Darstellung großer abgehender Gefäße
  - Diagnose der Organischämien
  - Ausschluss LE bei DD Thoraxschmerz (Sensitivität 83–94 %, Spezifität 87–100 %)

**MRT:** Sensitivität und Spezifität höher als bei CT; Anfertigung einer MR-Aortografie möglich, jedoch längere Untersuchungsdauer und geringere Verfügbarkeit

**DSA:** vorteilhaft zur Beurteilung der Organperfusion

**Koronarangiografie:** Der präoperative Einsatz zur Erhebung des Koronarstatus wird uneinheitlich beurteilt, aber aufgrund der zeitlichen Verzögerung und möglicher Komplikationen eher nicht empfohlen; Absprache mit dem Operateur wird empfohlen.

**Fazit:** Die Kombination von TTE und CT bietet die beste Bildgebungsstrategie zur effektiven Diagnostik der Aortendissektion und ihrer Komplikationen.



## Nennen Sie die Ätiologie der akuten Aortenklappeninsuffizienz

Bakterielle Endokarditis, Aortendissektion, Thoraxtrauma.

## Welche sind die Risikofaktoren (Vortestwahrscheinlichkeit) für eine thorakale Aortendissektion/thorakales Aortensyndrom?

- Erhöhte Beanspruchung der Gefäßwand: arterielle Hypertonie, Phäochromozytom, Drogen (Kokain), Dezeleration(-strauma), Schwangerschaft?
- Veränderungen der Media:
  - Genetisch: Marfan-Syndrom, Ehlers-Danlos-Syndrom, bikuspide Aortenklappe, Turner-Syndrom, zystische Medianekrose, familiäres thorakales Aortenaneurysma
  - Vaskulitis: Takayasu-, Riesenzell- und Behcet-Arteriitis, Lues
- Stattgehabte aortale Intervention (chirurgisch, Katheterverfahren)

## Was sehen Sie auf den CT-Aufnahmen (➤ Abb. 6.37)?

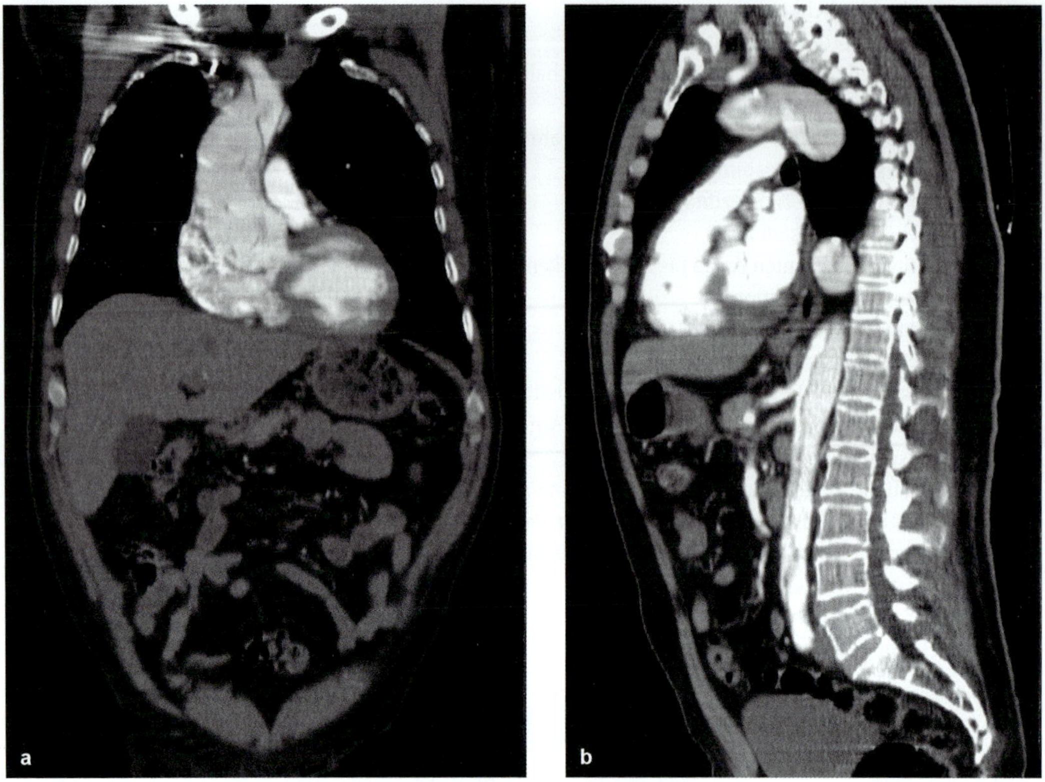


**Abb. 6.37** CT-Aufnahmen [M589]

In den Bildausschnitten ist eine Dissektion im Aortenbogen sowie in der Aorta descendens zu erkennen. Diese beginnt anhand der Gesamtbefundung auf der Höhe der Aortenklappe mit Ausdehnung bis in die Iliakalgefäße. Die supraaortalen Gefäße sind ebenfalls betroffen. Der Truncus coeliacus, die A. mesenterica superior und inferior sowie die Nierenarterien beidseits gehen vom wahren Lumen aus.

## Welche weiteren akuten Erkrankungen der Aorta sind Ihnen bekannt?

(Isselbacher et al. 2022, S. e407 ff.)

- Akute Aortendissektion: Unterbrechung der Media durch intramurale Blutung, Entstehung eines wahren und falschen Lumens; auch iatrogen bei katheterbasierten Prozeduren
- Intramurales Hämatom (Media), kein falsches Lumen oder Intimaeinriss
- Penetrierendes Aortenulkus: ulzerierende Aortenplaque mit Beteiligung der Media, mögliche Entwicklung zu Pseudoaneurysma, Aortenruptur oder akuter Aortendissektion
- Pseudoaneurysma der Aorta: Unterbrechung einiger Aortenwandabschnitte, begrenzt durch periaortales Bindegewebe

6

- Schwere Atherosklerose der Aorta: Thromboembolie, atherosklerotischer Verschluss abdominell (Leriche-Syndrom)
- Aortenverletzung: Dezelerationstrauma bei Autounfall oder Sturz mit Intimaeinriss, intramuralem Hämatom, Pseudoaneurysma oder Ruptur

## Welche Klassifikation wird für die Aortendissektionen verwendet und welche Konsequenzen ergeben sich daraus?

(Isselbacher et al. 2022, S. e345 ff.)
Primär die Stanford-Klassifikation (> Abb. 6.38; ESC-Guidelines 2014):

- Typ-A-Dissektion (häufiger): Dissektion mit Eintritt in der Aorta ascendens proximal der A. subclavia sinistra bis zum Aortenbogen, eventuell bis in die Iliakalgefäße.
- Typ-B-Dissektion: Dissektion ist beschränkt auf die Aorta descendens (Eintritt ist distal der A. subclavia sinistra), eventuell bis in die Iliakalgefäße. Die Aorta ascendens und der Aortenbogen sind nicht betroffen.

Die akute Typ-A-Dissektion ist eine dringliche Operationsindikation. Die Typ-B-Dissektion kann unter gewissen Voraussetzungen primär konservativ behandelt werden (Bettruhe, Blutdruckeinstellung).

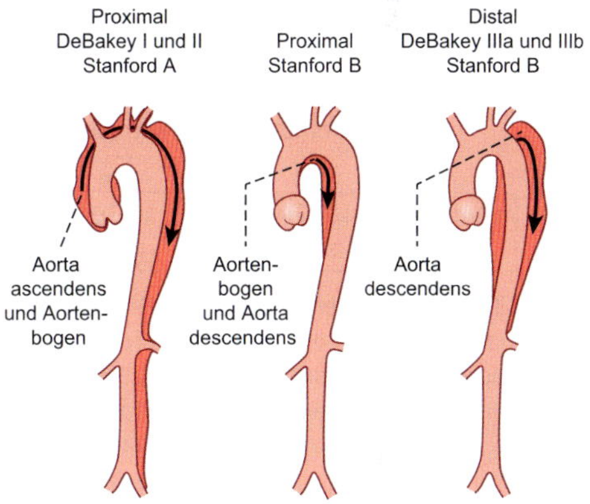


**Abb. 6.38** Einteilung der Aortendissektionen nach Stanford und DeBakey. Heute ist die Stanford-Klassifikation gebräuchlich (modifiziert nach Guidelines for the Diagnosis and Management of Patients with Thoracic Aortic Disease 2010) [L106]

## Nennen Sie die möglichen Komplikationen bei akuter Aortendissektion

- Aorteninsuffizienz, Perikarderguss mit Herztamponade, myokardiale Ischämie, Herzinsuffizienz
- Pleuraerguss
- Synkope, zerebrale Ischämie durch Verlegung der hirnversorgenden Gefäße
- Spinale Ischämie
- Mesenteriale Ischämie
- Akutes Nierenversagen
- Periphere Ischämie, untere Extremitäten

Vergegenwärtigen Sie sich den diagnostischen Algorithmus (➤ Abb. 6.39) in Bezug auf unseren Patienten und den Stellenwert der einzelnen Bildgebungsmodalitäten.

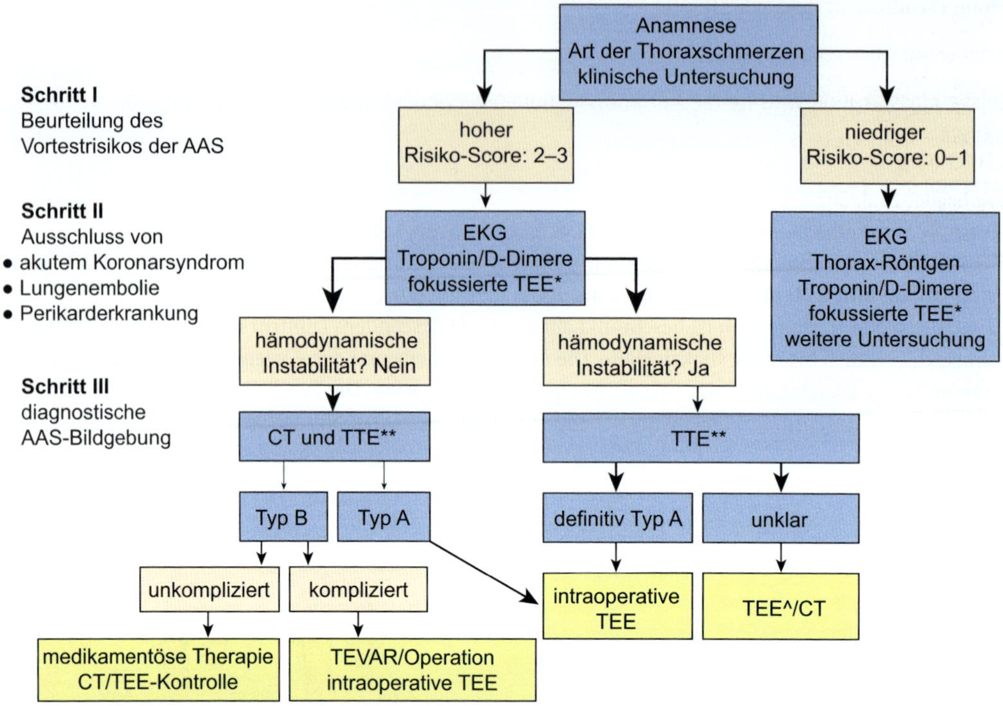


**Abb. 6.39** Diagnostischer Algorithmus bei Verdacht auf ein akutes Aortensyndrom. Erörterung des Scores in ➤ Tab. 6.9. *TEVAR* = thorakale endovaskuläre Aortentherapie; Focus TTE* = fokussierte TTE zum Ausschluss einer akuten Aortenerkrankung, einer LV Bewegungsstörung und eines Perikardergusses. TTE** = umfassende TTE mit Beurteilung der Aortenklappe, der Ventrikelfunktion und des Perikardergusses sofern nicht schon in Schritt 1 erfolgt. ^TOE = Indikation nur, wenn keine TOE-Experten verfügbar sind sowie bei Patienten mit maschineller Beatmung, tiefer Sedierung/Allgemeinanästhesie. [F849-033/L238]

## Wie beurteilen Sie die Prognose der Aortendissektion?

(Isselbacher et al. 2022, S. e406 ff.)

- Stanford Typ-A-Dissektion: sehr schlecht. Bei konservativer Therapie Überlebensrate von 2 % zwei Monate nach Initialereignis. Bei Vorliegen eines Perikarderguss erhöht sich die Mortalität deutlich.
- Stanford Typ-B-Dissektion: Letalität bei konservativer Therapie niedriger als bei chirurgischer Therapie.

## Welche Befunde sprechen für eine akute Aortendissektion?

- Plötzlich auftretende massivste Schmerzen (Thoraxschmerzen häufig bei proximaler Aortendissektion, Rückenschmerzen bei distaler Dissektion)
- Im Verlauf wandernder Schmerz bei Voranschreiten der Dissektion
- Pulsdefizit, mögliche fokale Neurologie bei Beteiligung des Aortenbogens
- Anamnese, Risikoprofil
- Diastolikum über dem Aortenareal, Hypotonie/Schock

**Tab. 6.9** Risiko-Score des akuten Aortensyndroms (nach Ohle et al. 2020) [F8949-03]

| | Punktebewertung | Score |
|---|---|---|
| Anamnese | | |
| • Marfan-Syndrome (oder andere Kollagenose)<br>• Aortenerkrankung in der Familienanamnese<br>• Bekannte Aortenklappenerkrankung<br>• Bekanntes thorakales Aortenaneurysma<br>• Zustand nach Manipulation an der Aorta (inkl. Herzchirurgie) | Keine Risikofaktoren: 0<br>Jeder Risikofaktor ohne Aneurysma: 1<br>Aortenaneurysma: 2 | 0: Geringe Eintrittswahrscheinlichkeit (0, 5 %)<br>1: Mäßige Eintrittswahrscheinlichkeit (0,5–5 %)<br>≥ 2: hohe Eintrittswahrscheinlichkeit (> 5 %) |
| Symptome | | |
| Schmerzen in Thorax, Rücken oder Bauch, die auf eine der folgenden weisen beschrieben werden:<br>• Plötzlicher Beginn<br>• Starke Intensität<br>• Reißend oder zerreißend | Keine Schmerzmerkmale mit hohem Risiko: 0<br>1–2 Schmerzmerkmale mit hohem Risiko: 1<br>≥ 3 Schmerzmerkmale mit hohem Risiko: 2 | |
| Klinische Untersuchung (Befunde) | | |
| Hinweise auf eine Durchblutungsstörung:<br>• Differenz des systolischen Blutdrucks<br>• Fokale neurologische Ausfälle (mit Schmerzen)<br>• Pulsdefizit<br>• Diastolisches Aortengeräusch (neu aufgetreten und mit Schmerzen verbunden)<br>• Hypotonie oder Schock | Keine körperlichen Untersuchungsbefunde mit hohem Risiko: 0<br>Jeder körperliche Untersuchungsbefund mit hohem Risiko: 2 | |

Es erfolgt die umgehende Verlegung des Patienten in eine herzchirurgische Abteilung zur operativen Versorgung. Bei diesem Krankheitsbild ist eine möglichst rasche Operation notwendig, da die Mortalität früh nach der Dissektion 1–2 %/h beträgt! Hier wird zur Abklärung des Koronarstatus ein Kardio-CT durchgeführt. Der Abgang der linken und rechten Herzkranzarterie erfolgt aus dem wahren Lumen. Es zeigen sich geringe Verkalkungen der drei großen Herzkranzarterien. Im Verlauf wird eine Operation mit Ersatz der disseziierten Aorta ascendens durchgeführt.



## Wann würden Sie eine endovaskuläre Therapie erwägen?

(Isselbacher et al. 2022, S. e406)

Bei Typ-B-Dissektionen mit Komplikationen wie peripherer Malperfusion oder einer raschen Expansion des falschen Lumens kann die Mortalität durch die Verwendung von Endoprothesen (Stentbehandlung) deutlich reduziert werden.

## Nennen Sie die wichtigste Differenzialdiagnose des akuten Thoraxschmerzes

**Akutes Koronarsyndrom:** Schmerzereignis nicht so plötzlich, keine wechselnde Lokalisierung, ST-Hebung im EKG, Erhöhung der kardialen Enzyme (auch bei Okklusion der Koronarien durch Dissektionssegel möglich).

## Geben Sie einen Überblick über die Therapien des akuten Aortensyndroms (➤ Tab. 6.10)

(Isselbacher et al. 2022, S. e405–e421)

**Tab. 6.10** Indikationen der therapeutischen Optionen

| Therapie | Indikation | Evidenzgrad |
|---|---|---|
| **Chirurgische Intervention mit Klappenerhalt** | Akute Typ-A-Dissektion sowie intramurales Hämatom der A. ascendens | I C |
| | Penetrierendes Aortenulkus in Aorta ascendens | IIa C |
| **Endovaskuläre Therapie (thorakale endovaskuläre Aortenreparatur [TEVAR])** | Typ-B-Dissektion mit persistierenden Schmerzen, Größenzunahme der Aorta, schwerer Hypertonie | IIa C |
| | Intramurales Hämatom und Aortenulkus mit rezidivierenden Schmerzen, Progression des Befundes, periaortalem Hämatom | IIa C |
| | Patienten mit drohender Aortenruptur der A. descendens | I C |
| **Medikamentöse Therapie** | Typ-B-Dissektion und intramurales Hämatom oder Aortenulkus in Aorta descendens, jedoch CT-Kontrolle nach 1–3 Tagen | (I C) |
| **Traumatische Aortendissektion** | Endovaskuläre Therapie insbesondere bei intramuralem Hämatom, Pseudoaneurysma oder gedeckter Aortenruptur | IIa C |
| | Medikamentöse Therapie bei Vorliegen einer Intimaläsion | |

## Wann ist bei einer Dilatation der Aorta ascendens eine prophylaktische Intervention notwendig?

6

Eine Operation ist indiziert bei Patienten mit Marfan-Syndrom, die ein Aneurysma der Aortenwurzel mit einem maximalen aortalen Durchmesser von > 50 mm aufweisen (IC).

Eine Operation sollte erwogen werden bei Patienten mit einem Aneurysma der Aortenwurzel, wenn folgende maximale Durchmesser der Aorta ascendens vorliegen:

- > 45 mm bei Patienten mit Marfan-Syndrom und bekannten Risikofaktoren (Familienanamnese mit Aortendissektion und/oder Anstieg des Durchmessers > 3 mm/Jahr)
- > 50 mm bei Patienten mit bikuspider Aortenklappe sowie Risikofaktoren
- > 55 mm bei Patienten ohne Kollagenose (IIa C)
- Patienten mit isoliertem Aneurysma des Aortenbogens mit maximalem Durchmesser > 55 mm (IIa C)

### LITERATUR

Bossone E, LaBounty TM, Eagle KA. Acute aortic syndromes: diagnosis and management, an update. Eur Heart J 2018;39(9):739–49d.

Czerny M et al. EACTS/STS Guidelines for diagnosing and treating acute and chronic syndromes of the aortic organ. Eur J Cardiothorac Surg 2024;65(2):ezwad426.

Erbel R, et al. 2014 ESC Guidelines on the diagnosis and treatment of aortic diseases. Eur Heart J 2014;35(41):2873–926.

Evangelista A, et al. Multimodality imaging in thoracic aortic diseases: a clinical consensus statement from the European Association of Cardiovascular Imaging and the European Society of Cardiology working group on aorta and peripheral vascular diseases. Eur Heart J Cardiovasc Imaging 2023;24(5):e65–e85.

Hiratzka LF, et al. Surgery for aortic dilatation in patients with bicuspid aortic valves: a statement of clarification from the American College of Cardiology/American Heart Association Task Force on Clinical Practice Guidelines. J Thorac Cardiovasc Surg 2016;151(4):959–66.

Isselbacher EM et al. 2022 ACC/AHA Guideline for the diagnosis and management of aortic disease: a report of the American Heart Association/American College of Cardiology Joint Committee on Clinical Practice Guidelines. Circulation 2022;146:e334–e482.

Ohle R, et al. Diagnosing acute aortic syndrome: A Canadian clinical practice guideline. CMAJ 2020;192(29):E832–E843.

Otto CM, et al. 2020 ACC/AHA Guideline for the management of patients with valvular heart disease: executive summary: a report of the American College of Cardiology/American Heart Association Joint Committee on Clinical Practice Guidelines. Circ 2021c;143(5):e35–e71.

## 6.9 Leitsymptom Brustschmerzen unter Belastung

Volker Klauss

**KASUISTIK**

Ein 74-jähriger Patient stellt sich bei Ihnen zum ersten Mal in der Praxis vor, weil er unzufrieden mit der bisherigen Behandlung ist. Er hat eine umfangreiche Mappe mit Kopien bisheriger Behandlungsunterlagen bei sich. Beim Durchblättern erfahren Sie, dass der Patient eine koronare Herzkrankheit hat. Bei ihm wurden bereits mehrere Dehnungsbehandlungen (PCI = Percutaneous Coronary Intervention) durchgeführt, einen Myokardinfarkt hat er bisher nicht erlitten. Jetzt klagt der Patient über belastungsabhängige Brustschmerzen bei stärkerer körperlicher Belastung, die ihn in seiner Lebensqualität im letzten Jahr zunehmend beeinträchtigten. Diese Schmerzen habe er früher auch schon gehabt, sie seien dann aber nach den Dehnungen wieder weg gewesen. In Ruhe sei er allerdings beschwerdefrei.
Als Sie ihn nach seiner aktuellen Medikation fragen, teilt der Patient Ihnen mit, dass er derzeit nur Aspirin® nehme; die anderen Tabletten würde er nicht mehr einnehmen, es wäre ihm zu viel gewesen.
Bei der **körperlichen Untersuchung** beträgt der Blutdruck an beiden Armen 160/100 mmHg, ansonsten stellen Sie keine Besonderheiten fest. Der Patient ist normalgewichtig.

### Welche anamnestischen Angaben interessieren Sie darüber hinaus?

- Wurden schon früher erhöhte Blutdruckwerte gemessen?
- Sind weitere Risikofaktoren wie Hypercholesterinämie oder Diabetes mellitus bekannt?
- Ist der Patient Raucher?
- Gibt es Herz- oder Gefäßerkrankungen in der Familie?

Der Patient gibt an, dass die Blutdruckwerte immer schon ein bisschen zu hoch gewesen seien, vor allem der untere Wert lag nie unter 100 mmHg. Die Blutzuckerwerte waren immer normal, die Cholesterinwerte aber immer zu hoch. Geraucht habe er nie, Herz- oder Gefäßerkrankungen in der Familie seien ihm nicht bekannt. Früher habe er Tabletten gegen die hohen Cholesterinwerte eingenommen.

### Welche Laborwerte bestimmen Sie?

Glukose, $HbA_{1c}$, Triglyzeride, Gesamtcholesterin sowie LDL- und HDL-Fraktion, Lipoprotein (a), kleines Blutbild, Harnstoff, Kreatinin, Natrium, Kalium; TSH bei Verdacht auf eine Schilddrüsenerkrankung bzw. bei evtl. geplanter invasiver Diagnostik.

### Welchen Stellenwert hat Lipoprotein (a)?

Lp(a) ist ein von Cholesterin unabhängiger Risikofaktor für die Entwicklung einer Arteriosklerose und von Aortenklappenstenosen. Erhöhte Werte finden sich bei jedem 5.–10. Menschen. Studien mit Anti-Sense-Oligonukleotiden sowie siRNA zeigen eine bis zu 90%-ige Lp(a)-Senkung, die Ergebnisse von Outcome-Studien werden 2025 erwartet. Hat ein Patient mit KHK hohe Lp(a)-Werte, so ist eine konsequente Sekundärprophylaxe umso wichtiger, solange eine spezifische Therapie noch nicht zur Verfügung steht.

Pathologische **Laborwerte** bei diesem Patienten sind: Gesamtcholesterin 255 mg/dl, LDL-Cholesterin 165 mg/dl. HDL-Cholesterin 35 mg/dl. Die übrigen oben genannten Laborwerte sind normal.

## Welcher Zielwert für das LDL-Cholesterin sollte bei diesem Patienten vorliegen?

Zielwert in der Sekundärprävention: < 55 mg/dl und ≥ 50%-ige Reduktion bei niedrigen Ausgangswerten.

Sie fertigen ein Ruhe-EKG bei Ihrem Patienten an, das unauffällig ist.

## Nennen Sie weitere Behandlungsziele zur Sekundärprävention kardiovaskulärer Erkrankungen.

- Systolischer Blutdruck < 130–139 mmHg und diastolischer Wert < 80 mmHg
- Bei Diabetes mellitus: $HbA_{1c}$ < 7 %
- Gewichtskontrolle: BMI 18,5–24,9 $kg/m^2$
- regelmäßige körperliche Betätigung
- Nikotinverzicht
- Ernährung im Sinne einer sog. mediterranen Diät
- Influenza- und Coronaimpfung

## Welche Diagnose stellen Sie?

Unter Berücksichtigung der Vorgeschichte und Vorbefunde liegt am ehesten eine stabile Angina pectoris bei KHK vor.

6

## Wie wird die stabile Angina pectoris definiert?

Hauptmerkmal ist ein reproduzierbarer Thoraxschmerz bei körperlicher oder psychischer Belastung, sistierend in Ruhe oder nach der Gabe von Nitroglyzerin.

## Wie wird die stabile Angina pectoris klassifiziert?

Nach der sogenannten CCS-Klassifikation (Canadian Cardiovascular Society). Die Klassifikation richtet sich nach der maximalen Einschränkung der Belastbarkeit, dabei kann die Symptomatik von Tag zu Tag variieren:

- 0 = stumme Ischämie
- I = AP bei schwerer körperlicher Belastung
- II = geringe Beeinträchtigung der normalen Aktivitäten durch AP
- III = erhebliche Beeinträchtigung der normalen Aktivitäten durch AP
- IV = Angina pectoris bei geringster körperlicher Belastung

## Wie wird dagegen die instabile Angina pectoris definiert?

Ihr Merkmal sind neu aufgetretene oder an Häufigkeit und Intensität progrediente oder in Ruhe auftretende Thoraxschmerzen, häufig nur verzögert auf Nitro-Präparate reagierend.

## Welche weiteren kardialen Erkrankungen außer der KHK können zu einer Angina pectoris führen? Nennen Sie zwei von fünf angegebenen.

- Aortenklappenvitien
- Linksventrikuläre Hypertrophie bei Hypertonie
- Hypertrophe Kardiomyopathie
- Dilatative Kardiomyopathie
- Mikrovaskuläre Funktionsstörung

## Geben Sie weitere mögliche Ursachen von Brustschmerzen an. Nennen Sie vier von acht angegebenen.

- Refluxösophagitis
- Ulcus ventriculi oder duodeni
- Pankreatitis
- Aortendissektion
- Muskuloskelettale Syndrome
- Pleuritis
- Lungenembolie
- Perikarditis

## Sollte eine Echokardiografie erfolgen?

Ja! Ein transthorakale Echokardiografie wird empfohlen, um andere Ursachen von Brustschmerz auszuschließen. Weiter können regionale Wandbewegungsstörungen auf einen vorausgegangenen Infarkt hinweisen. Die Bestimmung der linksventrikulären Pumpfunktion ist wichtig zur Prognoseabschätzung.

Bei unserem Patienten ist die Pumpfunktion normal, es liegen keine regionalen Wandbewegungsstörungen vor. Kein Nachweis eines Vitiums. Die Schallbarkeit ist konstitutionell nicht optimal.
Sie führen nun einen Belastungstest bei Ihrem Patienten durch. Grundsätzlich wird bei Patienten mit Z. n. Revaskularisierung (PCI, ACVB) eine Belastung mit Bildgebung empfohlen. Sie entscheiden sich bei eingeschränkter Schallbarkeit jedoch gegen eine Stressultraschalluntersuchung, sondern führen ein normales Belastungs-EKG durch. Die Untersuchung wird bei 100 Watt vor Erreichen der Ausbelastungsgrenze wegen Angina pectoris abgebrochen. Das EKG zeigt dabei keinen pathologischen Befund.

## Welche Befunde neben der Angina pectoris sprechen bei einem Belastungs-EKG für eine Myokardischämie?

- Horizontale oder deszendierende ST-Streckensenkungen ($\geq 0{,}2$ mV in den Brustwandableitungen oder $\geq 0{,}1$ mV in den Extremitätenableitungen)
- Ventrikuläre Herzrhythmusstörungen
- Blutdruckabfall unter Belastung
- ST-Streckenhebungen

## Nennen Sie weitere Ischämietests.

- Myokardszintigrafie
- Stress-Echokardiografie
- Stress-MRT (Magnetresonanztomografie – MRT)
- Positronen-Emissionstomografie (PET)

## Wann würden Sie primär eine dieser Methoden einsetzen?

- Bei nicht interpretierbarem Ruhe-EKG, z. B. Linksschenkelblock, Schrittmacher-EKG (nicht MRT), vorbestehenden Repolarisationsstörungen (z. B. Digitalis)
- Wenn der Patient körperlich nicht belastbar ist oder nicht ausbelastet werden kann
- Vorzuziehen bei Patienten mit Z. n. PCI oder ACVB

Alle diese Methoden haben im Vergleich zum Belastungs-EKG eine höhere Sensitivität und Spezifität, sind aber aufwändiger in der Durchführung bzw. mit Strahlenbelastung (Szintigrafie, PET) verbunden. Falls irgend möglich, ist eine Untersuchung unter körperlicher Belastung einer pharmakologischen Belastung vorzuziehen.



## Nennen Sie Vor- und Nachteile dieser Methoden (➤ Tab. 6.11).

**Tab. 6.11** Vor- und Nachteile der Untersuchungsverfahren

| Verfahren | Vorteile | Nachteile |
|---|---|---|
| **Stress-Echokardiografie** | • Detailinformation über kardiale Anatomie und Funktion<br>• Bessere Verfügbarkeit, problemlose Anwendung, keine Strahlenbelastung<br>• Niedrige Kosten | • Untersucherabhängig<br>• Begrenzte Aussagefähigkeit bei eingeschränkter Schallbarkeit |
| **Myokardszintigrafie** | • Hohe technische Erfolgsrate<br>• Bessere diagnostische Genauigkeit bei komplexen Wandbewegungsstörungen bereits in Ruhe<br>• Robuste Datenlage | • Strahlenbelastung |
| **Stress-MRT** | • Detailinformation über kardiale Anatomie und Funktion<br>• Keine Strahlung | • Hohe Kosten<br>• Begrenzte Verfügbarkeit |
| **PET** | • Flussquantifizierung<br>• Vitalitätsnachweis | • Hohe Kosten<br>• Begrenzte Verfügbarkeit |

## Ist eine koronare CT-Angiografie sinnvoll bei unserem Patienten?

Die koronare CT-Angiografie wird bei Patienten mit vorangegangener koronarer Revaskularisation nicht empfohlen. Die koronare CT-Angiografie kann zur Abklärung einer KHK bei Patienten mit einer niedrigen Vortestwahrscheinlichkeit eingesetzt werden.

### Welche Medikamente sollten Sie jetzt dem Patienten zusätzlich zu der bereits bestehenden Acetylsalicylsäure-Medikation (aus prognostischer/symptomatischer Indikation) verordnen?

**Thrombozytenaggregationshemmer** wirken antithrombotisch. Für Acetylsalicylsäure (ASS) konnte bei Patienten mit stabiler Angina pectoris eine Reduktion nichttödlicher Myokardinfarkte und Schlaganfälle sowie der vaskulären und gesamten Letalität belegt werden. Es wird eine tägliche Dosis von 75–100 mg empfohlen. Bei Kontraindikationen oder Unverträglichkeit von ASS wird Clopidogrel empfohlen.

**Betablocker** sind die Medikamentengruppe mit der besten antianginösen Wirkung. Durch Senkung von Frequenz und Blutdruck wird das sogenannte Doppelprodukt als wesentliche Determinante des myokardialen Sauerstoffverbrauchs vermindert und damit die Belastungstoleranz erhöht. Betablocker sind aus prognostischen Gründen bei Z. n. Myokardinfarkt mit eingeschränkter linksventrikulärer Funktion und bei systolischer Herzinsuffizienz indiziert. Für Patienten mit stabiler Angina pectoris liegen keine entsprechenden Daten vor. Dennoch wird eine Betablockertherapie auch bei diesen Patienten wegen der Verbesserung der Symptome als vorteilhaft akzeptiert.

**ZUSATZINFORMATION**

Die potenziellen Nebenwirkungen wie AV-Blockierung, Blutdrucksenkung, Verschlechterung einer COPD sowie Verschleierung einer Hypoglykämie bei Diabetikern kommen in der Praxis weniger häufig als angenommen vor und sollten daher nicht dazu führen, dass diese Medikamentengruppe den Patienten vorenthalten wird. Bei Patienten mit Diabetes mellitus und COPD können $\beta_1$-selektive Blocker oder Carvedilol (z. B. Dilatrend®) eingesetzt werden.

**If-Kanal-Blocker** (Ivabradin) senken die Herzfrequenz und können bei der stabilen Angina pectoris zusätzlich oder alternativ zu Betablockern eingesetzt werden, wenn Betablocker kontraindiziert sind oder in therapeutischen Dosierungen nicht vertragen werden.

Das **Piperazinderivat** Ranolazin hemmt während des Aktionspotenzials selektiv den späten Einwärtsstrom von Natriumionen in kardiale Myozyten, der vor allem in ischämischen Myokardarealen verstärkt ist. Es ist zugelassen bei stabiler Angina pectoris, wenn Betablocker und Kalziumantagonisten nicht ausreichen oder nicht toleriert werden.

**Kalziumantagonisten** vom Dihydropyridin-Typ bewirken eine Senkung des peripheren und – je nach Typ – auch des koronaren Widerstands. Sie können als Ergänzung einer Betablocker-Therapie gegeben werden, bei Patienten mit Kontraindikationen gegen Betablocker auch als primäre antianginöse Medikation. Eine Reduktion der Mortalität konnte in randomisierten Studien nicht belegt werden.

**Nitrate** führen über eine Vasodilatation (systemisch > koronar) zur Abnahme der linksventrikulären Wandspannung und damit ebenfalls zur Reduktion des Sauerstoffverbrauchs. Sie werden zur symptomatischen Behandlung der Angina pectoris eingesetzt. Eine Prognoseverbesserung ist nicht belegt.

**ACE-Hemmer und Angiotensin-Rezeptor-Blocker** sollen eingesetzt werden, falls Begleiterkrankungen wie Herzinsuffzienz, arterielle Hypertonie oder Diabetes mellitus vorliegen. Sie vermindern den Prozess des sogenannten Remodellings nach Herzinfarkt, können eine linksventrikuläre Hypertrophie günstig beeinflussen, reduzieren eine Mikroalbuminurie sowie eine Proteinurie und verzögern die Verschlechterung der Nierenfunktion.

Der Einsatz von **Statinen** ist fester Bestandteil der Sekundärprävention, ein LDL-Wert unter 55 mg/dl muss angestrebt werden. (Bei Unverträglichkeit oder unzureichender Wirksamkeit zusätzlich Ezetimib (verhindert die Aufnahme von Cholesterin aus dem Darm), ggf. Bempedoinsäure (intrazelluläre Hemmung der Cholesterinsynthese) oder PCSK9-Hemmer (Evolocumab und Alirocumab zur s. c. Gabe).

Als weitere Therapieoption steht Inclisiran (eine „small interfering RNA", welche die PCSK-9-Synthese inhibiert) zur Verfügung, das (nach einmaliger Gabe nach 3 Monaten) nur alle 6 Monate s. c. gegeben werden muss.

Sie haben Ihren Patienten auf folgende Medikamente eingestellt: ASS 100 mg 1–0–0, Metoprolol 47,5 mg 1–0–0, Ramipril 5 mg 1–0–0, Atorvastatin 20 mg 0–0–1.
Er kommt nach 14 Tagen zur Kontrolle und gibt eine Verbesserung seiner Symptomatik an, er habe jetzt nur noch bei stärkerer körperlicher Belastung Brustschmerzen, die dann aber sehr ausgeprägt sein können. Er fühle sich damit im Alltag nach wie vor nur eingeschränkt belastbar. Der Blutdruck beträgt 130/80 mmHg. Im Belastungs-EKG ist er unter der aktuellen Therapie bis 150 Watt belastbar, dann tritt Angina pectoris auf, das EKG ist dabei weiter unauffällig.
Die bei der folgenden ambulanten Vorstellung durchgeführte Kontrolle der Laborwerte zeigt einen LDL-Cholesterin-Wert von 74 mg/dl.

## Wie intensivieren Sie jetzt die Cholesterin-Senkung?

Bei guter Verträglichkeit kann Atorvastatin auf 40 mg gesteigert werden, alternativ kann Ezetimib 10 mg hinzugenommen werden. Beide Substanzen gibt es auch als Kombination.

## Wie stark können Sie mit den einzelnen Substanzen das LDL-Cholesterin senken?

Bei Verwendung hoher Dosen der potenten Statine (Atorvastin und Rosuvastatin) kann eine LDL-Senkung um bis zu 50 % erreicht werden. Durch Hinzunahme von Ezetimib kann das LDL-Cholesterin um weitere 15–20 % gesenkt werden. Bempedoinsäure allein senkt um etwa 20 %, in Kombination mit Ezetimib 35–40 %. Die Monotherapie mit Inclisiran bewirkt eine 40–50%-ige und eine PCSK9-Antikörpertherapie eine 50–60%-ige LDL-Senkung. Durch Kombinationen eine PCSK9-basierten Therapie in Kombination mit Statinen und Ezetimib kann das LDL bis zu 85 % angesenkt werden.



## Welchen weiteren diagnostischen Schritt wählen Sie jetzt?

Nachdem der Patient trotz medikamentöser Therapie weiter Angina pectoris hat, empfehlen Sie die Durchführung einer Koronarangiografie.

## Nennen Sie Indikationen zur Durchführung einer Herzkatheteruntersuchung.

- Akutes Koronarsyndrom.
- Angina pectoris Schweregrad CCS III und IV, neu oder unter medikamentöser Therapie.
- Ein hohes Risiko bei nichtinvasiver Testung (z. B. ST-Streckensenkung bei niedriger Belastungsstufe, reduzierte LV-Funktion, ausgedehnte Ischämie in der Belastungsbildgebung), unabhängig von der Schwere der Angina pectoris.
- Verschlechterung eines Belastungstest-Befunds (bei identischem Protokoll).
- Verdacht auf hochgradige Stenose in den proximalen Gefäßabschnitten oder im linken Hauptstamm in einer CT-Angiografie.
- Widersprüchliche Ergebnisse der nichtinvasiven Diagnostik.
- Überlebter plötzlicher Herztod.
- Lebensbedrohliche ventrikuläre Rhythmusstörungen, wenn aufgrund von Symptomatik und Alter ein zumindest intermediäres Risiko für eine KHK besteht.

## Welche Konsequenzen kann eine Herzkatheteruntersuchung haben?

Je nach Befund kommt eine rein medikamentöse oder zusätzlich eine kathetergestützte oder eine operative Revaskularisierung infrage.

## Welche Ziele haben die verschiedenen Therapien?

Ziele sind die Verbesserung der Lebensqualität sowie der Prognose (nur bei ACS).

Bei Patienten mit Ein- und Zwei-Gefäß-Erkrankung (ohne proximale RIVA und ohne Hauptstammbeteiligung) ist die **perkutane koronare Intervention** (PCI) die Therapie der Wahl. Ist der proximale RIVA (R. interventricularis anterior) mitbetroffen, sollte im sog. Herzteam gemeinsam die Entscheidung PCI oder ACB-OP (aortokoronare Bypass-Operation) getroffen werden. In all diesen Fällen ist aber zu fordern, dass für Stenosen zwischen 50 und 90 % angiografischer Diameterreduktion entweder ein läsionsspezifischer nichtinvasiver Ischämienachweis vorliegt oder eine invasive Funktionsmessung (FFR, iFR, RFR) pathologisch ist. Eine Revaskularisation aus prognostischen Gründen ist weiterhin für alle Läsionen indiziert, die eine Ischämie von 10 % oder mehr des linken Ventrikels verursachen.

Bei Patienten ohne Diabetes mellitus mit koronarer 3-Gefäß-Erkrankung und einem Syntax-Score > 23 ist die **Bypass-Operation** die Methode der Wahl, bei Diabetikern wird unabhängig vom Syntaxscore bei koronarer 3-Gefäß-Erkrankung eine Bypass-Operation empfohlen. Bei der Entscheidung zwischen Bypass-Operation und PCI sollte auch berücksichtigt werden, mit welcher der beiden Methoden eine möglichst vollständige Revaskularisierung erzielbar ist. Die Letalität der Bypass-Operation beträgt bei elektiver Indikation 2–3 %. Entsprechende Empfehlungen liegen auch für Patienten mit Hauptstammbeteiligung vor.

Die primäre Verwendung arterieller Bypässe, vor allem der Aa. mammariae, aber auch freier arterieller Transplantate (z. B. der A. radialis) sollte heute Standard sein. Auch sogenannte Hybridverfahren sind möglich, d. h. kombinierte Behandlung aus PCI und Bypass-Operation.

Prognostisch relevant sind neben der Kontrolle der kardiovaskulären Risikofaktoren und den aufwendigen technischen Revaskularisierungsmaßnahmen entsprechende Lebensstiländerungen (Reduktion des Übergewichts, körperliches Training, zielgerichtete Ernährungsumstellung, Einstellung des Rauchens, Beeinflussung psychosozialer Faktoren).



## Die inzwischen durchgeführte Koronarangiografie ergibt folgenden Befund (➤ Abb. 6.40). Was sehen Sie in der abgebildeten Aufnahme?

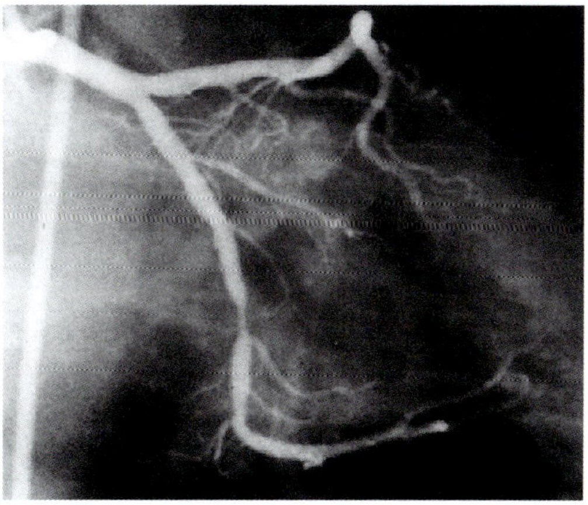

**Abb. 6.40** Befund der Koronarangiografie [M589]

Es handelt sich um ein Koronarangiogramm der linken Herzkranzarterie mit einer höhergradigen Stenose des Ramus circumflexus.

Bei dem Patienten wird eine interventionelle Therapie mit folgendem Ergebnis (➤ Abb. 6.41) durchgeführt.

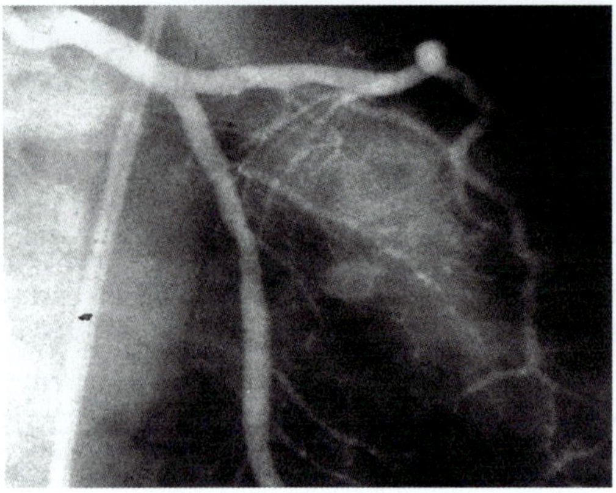

**Abb. 6.41** Befund der interventionellen Therapie [M589]

## Beschreiben Sie den gezeigten Befund.



An der Stelle der ursprünglichen Lokalisation ist jetzt keine Stenose mehr nachweisbar, es wurde ein Stent implantiert.

## Welche Empfehlungen für die antithrombotische Therapie nach Koronarintervention gibt es?

Neben ASS 100 mg/d muss ein weiterer Plättchenhemmer eingenommen werden, z. B. Clopidogrel 75 mg/d. Diese doppelte Plättchenhemmung (DAPT) erfolgt grundsätzlich für 6 Monate. Es sollten immer beschichtete Stents (DES) verwendet werden, für unbeschichtete Stents (BMS) besteht keine Indikation mehr. Die DAPT sollte in dieser Zeit nicht ohne Rücksprache mit dem behandelnden Kardiologen unterbrochen werden, um eine Stentthrombose zu verhindern. Außerdem sollte sie bei Patienten mit einem erhöhten Risiko für gastrointestinale Blutungen mit einem Protonenpumpenhemmer kombiniert werden. Bei Patienten, die die DAPT gut vertragen und ein niedriges Blutungsrisiko, aber ein hohes thrombotisches Risiko haben, kann die DAPT über 6 Monate hinaus verlängert werden. Bei erhöhtem Blutungsrisiko kann die DAPT auch auf 3 Monate verkürzt, bei Patienten mit sehr hohem Blutungsrisiko auch auf einen Monat reduziert werden bei Verwendung bestimmter Stents. Nach Dehnung mit einem beschichteten Ballon (Drug-Coated Balloon = DCB) beträgt die Dauer der DAPT 6 Monate.

### LITERATUR


Bundesärztekammer (BÄK), Kassenärztliche Bundesvereinigung (KBV), Arbeitsgemeinschaft der Wissenschaftlichen Medizinischen Fachgesellschaften (AWMF). S3-Leitlinie Nationale VersorgungsLeitlinie Chronische KHK, Version 6.0.2022. AWMF-Registernr. nvl-004. Stand 16.09.2022, gültig bis 15.09.2027 (125 Seiten, in Überarbeitung).

Knuuti J, et al. 2019 ESC Guidelines for the diagnosis and management of chronic coronary syndromes. Eur Heart J 2020;41(3):407–477.

Kronenberg F, et al. Lipoprotein(a) in atherosclerotic cardiovascular disease and aortic stenosis: a European Atherosclerosis Society consensus statement. Eur Heart J. 2022;43(39):3925–3946.

Visseren FLJ, et al. 2021 ESC Guidelines on cardiovascular disease prevention in clinical practice. Eur Heart J 2021;42(34):3227–3337.

# 6.10 Leitsymptom akutes Fieber

Andreas König

**KASUISTIK**

Ein 40-jähriger Patient wird wegen Fieber bis 40 °C und Gliederschmerzen über die Notaufnahme in Ihrer Klinik aufgenommen. Bisher sind keine relevanten Erkrankungen bekannt.

### An welche Differenzialdiagnosen denken Sie bei so hohem Fieber?

- Bakterielle Infektionen, z. B. Sepsis, Endokarditis, Pneumonie, Erysipel, Cholangitis, Leber-, Milzabszess, Pyelonephritis, Meningitis
- Virusinfektionen, z. B. Influenza/COVID-19
- Parasitäre Infektionen, z. B. Malaria
- Hodgkin-Lymphom
- Akute Leukämie
- Vaskulitis
- Kollagenosen

### Nennen Sie einige mit Fieber assoziierte Leitsymptome, die Ihnen als diagnostische Hinweise dienen könnten.

- Schnupfen, Hals-, Kopfschmerzen, trockener Husten → Infektion des oberen Respirationstrakts
- Husten, Auswurf, Thoraxschmerz, Dyspnoe → Infektion des unteren Respirationstrakts
- Palpitationen, pektanginöse Beschwerden, Dyspnoe, Herzgeräusch → Endo-, Myo-, Perikarditis
- Dysurie, Pollakisurie, Hämaturie, Flankenschmerzen → Harnwegs- und Niereninfektionen
- Diarrhö, Erbrechen, Bauchschmerzen, Übelkeit, Obstipation → Erkrankungen des Gastrointestinaltrakts
- Ikterus, rechtsseitige Bauchschmerzen, Übelkeit, Erbrechen → Entzündung der Leber oder Gallenwege
- Kopf-, Nackenschmerzen, Meningismus, Bewusstseinsstörungen, zerebrale Krämpfe, neurologische Ausfälle → entzündliche Erkrankungen des ZNS
- Schmerzen im Bereich von Zähnen, Kiefer und Ohren → entzündliche Erkrankungen von Zähnen, Kiefern und Ohren

Der Patient gibt keine weiteren Beschwerden an.
Die **körperliche Untersuchung** ist abgesehen von den fieberhaften Temperaturen unauffällig. Es ist lediglich bei tachykarder Herzfrequenz (120/min) ein Systolikum mit P. m. über dem Aortenareal auskultierbar.

### Welche Diagnostik ordnen Sie zunächst an?

- Labor: Blutbild, Differenzialblutbild, BSG, CRP, Transaminasen, Kreatinin, Elektrolyte, Urinstatus, Blutkulturen, Gerinnung, Leberwerte, TSH
- EKG
- Oberbauchsonografie
- Röntgen-Thorax
- Transthorakale Echokardiografie (TTE)

BSG und CRP sind erhöht. Das Hb ist leicht erniedrigt, die Transferrinsättigung ist normal, Ferritin erhöht (Werte wurden nachbestimmt).
Der Röntgenthorax ist unauffällig.
Sonografisch findet sich eine Splenomegalie, im TTE sind keine Vegetationen, aber eine geringe Aortenklappeninsuffizienz zu erkennen.
Als Fokus für das Fieber wird eine Parodontitis am Zahn 22 vermutet und eine Sanierung begonnen. Vor Einleitung einer Antibiotikatherapie werden Blutkulturen abgenommen (drei separate Sets – aerob/anaerob – im Abstand von 30 Min). Der Patient entfiebert rasch.
Nach etwa 3 Tagen ist der Patient für wenige Stunden leicht verwirrt und zeigt Defizite des Kurzzeitgedächtnisses. Das Ergebnis der Mikrobiologie liegt jetzt vor: In allen drei Blutkulturen wurde ein methicillinsensibler *Staphylococcus aureus* nachgewiesen.

## Wie klären Sie die neu aufgetretenen Symptome ab?

Anhand eines kranialen Computertomogramms (CCT).

Das CCT ist unauffällig, kein Nachweis einer Embolie, einer Blutung oder eines intrakraniellen infektiösen Aneurysma. Bei jetzt hochgradigem Verdacht auf eine Endokarditis wird am gleichen Tag zur weiteren Abklärung eine transösophageale Echokardiografie (TEE) durchgeführt.

6

## Was erkennen Sie auf der TEE-Abbildung (➤ Abb. 6.42)?

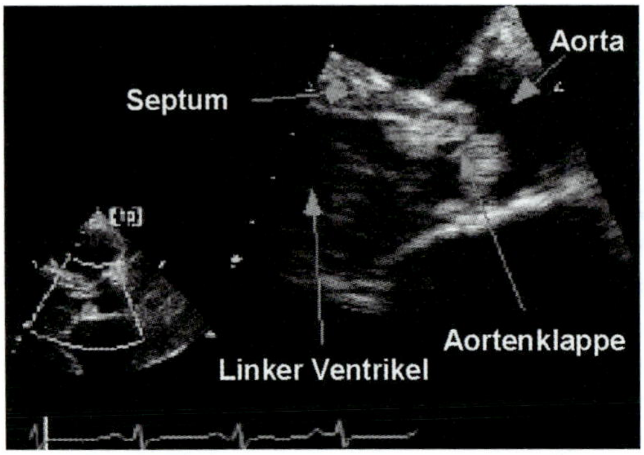


**Abb. 6.42** TEE-Befund [M589]

In der langen Achse (vergrößert) große Vegetationen an den Aortenklappensegeln bei akuter Endokarditis.

## Welche Diagnose stellen Sie?

Es liegt eine Staphylokokken-Aortenklappen-Endokarditis vor mit Verdacht auf zerebrale Mikroembolien.

## Wie wird die Diagnose einer infektiösen Endokarditis gesichert?

Die Diagnose einer infektiösen Endokarditis erfolgt nach klinischen sowie laborchemischen Kriterien und Bildgebung. Wesentlich hierfür sind die nach ESC 2023 modifizierten Duke-Kriterien (➤ Tab. 6.12):

**Tab. 6.12** Modifizierte Duke-Kriterien (adaptiert aus Li et al. 2000 und Delgado et al. 2023, S. 3.971 ff.)

| | | |
|---|---|---|
| **Hauptkriterien (Major)** | | |
| 1. | **Positive Blutkulturen** | |
| | a | Nachweis typischer Mikroorganismen der infektiösen Endokarditis in 2 verschiedenen Blutkulturen: Streptokokken der Viridansgruppe, *Streptococcus gallolyticus (bovis),* Keime der HACEK-Gruppe, *Staphylococcus aureus, E. faecalis* oder ambulant erworbene Enterokokken bei fehlendem Primärfokus |
| | b | Mikroorganismen vereinbar mit einer infektiösen Endokarditis in anhaltend positiven Blutkulturen: |
| | | • ≥ 2 positive Blutkulturen bei einem Entnahmeabstand von > 12 Stunden oder<br>• Jede von 3 oder eine Mehrzahl von ≥ 4 unabhängigen Blutkulturen (erste und letzte Probe in mindestens 1 Stunde Abstand entnommen) oder |
| | c | Eine einzelne positive Blutkultur mit *Coxiella burnetii* oder Phase-I-IgG-Antikörper-Titer > 1:800 |
| 2. | **Positive Bildgebung** | |
| | a | Positive Echokardiografie (vor allem TEE): Vegetation, Abszess, Pseudoaneurysma, intrakardiale Fistel, Klappenperforation oder Aneurysma, neue partielle Dehiszenz bei Z. n. Klappenersatz |
| | b | Abnorme Aktivität in Klappenumgebung bei Klappenersatz mittels F-FDG PET/CT (wenn Prothese vor > 3 Monaten implantiert) oder radioaktiv markierter Leukozyten SPECT/CT |
| | c | Im Kardio-CT definitiv nachgewiesene paravalvuläre Läsionen |
| **Nebenkriterien (Minor)** | | |
| • Prädisposition: z. B. prädisponierende Herzerkrankung, i. v. Drogenabusus<br>• Fieber: Temperatur > 38,0 °C<br>• Embolien (auch asymptomatische, die nur mittels Bildgebung erfasst wurden)<br>• Vaskuläre Phänomene (einschließlich solcher, die nur in der Bildgebung detektiert wurden): schwere arterielle Embolien, septische Lungeninfarkte, hämatogene osteoartikuläre septische Embolien (Spondylodiszitis), mykotisches Aneurysma, intrakranielle Blutungen, konjunktivale Einblutungen, Janeway-Läsionen<br>• Immunologische Phänomene: GN, Osler-Knötchen, Roth-Flecken, positive Rheumafaktoren<br>• Mikrobiologischer Hinweis: positive Blutkulturen, die nicht die Hauptkriterien erfüllen, oder serologischer Nachweis einer aktiven Entzündung durch einen mit einer infektiösen Endokarditis vereinbaren Erreger | | |

- Eine infektiöse Endokarditis gilt als **gesichert** bei
  - Vorliegen von 2 Hauptkriterien oder 1 Haupt- und 3 Nebenkriterien oder 5 Nebenkriterien.
  - histologischem oder kulturellem Nachweis von Mikroorganismen in Vegetation oder Abszessen.
- Eine infektiöse Endokarditis gilt als **möglich** bei Vorliegen von 1 Haupt- und 1 Nebenkriterium oder 3 Nebenkriterien.

## Beurteilen Sie den Stellenwert der Echokardiografie bei Verdacht auf infektiöse Endokarditis (IE)

(Delgado et al. 2023 S. 3.967 ff.)

- TTE als erste Bildgebung bei Verdacht auf infektiöse Endokarditis (I B)
- TEE bei allen Pat. mit klinischem Verdacht auf infektiöse Endokarditis und negativem TTE (I B)
- TEE bei Pat. mit prosthetischer Klappe oder intrakardialem Device (I B)
- TTE und/oder TEE nach 5–7 Tagen wiederholen bei zunächst negativen oder unklaren Ergebnissen oder weiter hohem Verdacht auf infektiöse Endokarditis (I C)
- Ggf. TTE bei Bakteriämie mit *S. aureus, E. faecalis* sowie *Streptococcus* spp. (IIa B)

6

## Warum würden Sie eine Kontroll-Untersuchung mit TTE/TEE durchführen?

(Delgado et al. 2023, S. 3.969 ff.)

- Bei neu auftretenden Komplikationen (I B):
  - Neues Herzgeräusch
  - Embolie (zerebral, pulmonal, peripher oder renal)
  - Persistierend Fieber und Bakteriämie
  - Kardiale Dekompensation
  - Abszess
  - Herzrhythmusstörungen (AV-Block)
- Bei Wechsel auf orale Antibiotikatherapie (I B)
- Abhängig von Eingangsbefund, Erreger und Ansprechen auf die Therapie ggf. auch bei unkompliziertem Verlauf (IIa B)

## Welche anderen Erreger können eine infektiöse Endokarditis verursachen?

- α-hämolysierende Streptokokken (etwa 60 %)
- Enterokokken, gramnegative Bakterien und Pilze (etwa 10 %)
- Seltene Erreger, z. B. Chlamydien, Mykoplasmen, Legionellen, Erreger der HACEK-Gruppe *(Haemophilus* spp., *Actinobacillus pleuropneumoniae, Cardiobacterium hominis, Eikenella corrodens, Klingella kingae)*



## Welche Antibiotikatherapie leiten Sie bei diesem Patienten ein?

Bei Nachweis von Methicillin-sensiblen *S. aureus* kann erregergerecht therapiert werden. Daher kann gemäß der Leitlinien (Delgado et al. 2023) mit Flucloxacillin 12 g i. v. in 4–6 Dosen pro Tag behandelt werden. Bei Infektionen von Klappenprothesen soll die Antibiotikatherapie für mindestens 6 Wochen durchgeführt werden.

## Was müssen Sie grundsätzlich bei der antibiotischen Therapie beachten?

(Delgado et al. 2023 S. 3.985 ff.)

- Die Therapie wird bei Verdacht auf infektiöse Endokarditis sofort nach Abnahme der Blutkulturen empirisch gestartet (➤ Tab. 6.13).

**Tab. 6.13** Initiale empirische Therapieempfehlung vor Identifizierung des Pathogens (nach ESC 2023) [Delgado et al. 2023]

| | |
|---|---|
| Ambulant erworbene Endokarditis, Nativklappen und bei ≥ 12 Monate nach Klappenersatz | Ampicillin 12 g/d i. v. (4–6 Dosen) ***mit*** Ceftriaxon 4 g/d i. v. (oder 2 Dosen i. m.) (IIa C) ***oder*** |
| | Ampicillin mit (Flu)cloxacillin 12 g/d i. v. 4–6 Dosen und ***mit*** Gentamicin 3 mg/kg KG/d i. v. (oder 1 Dosis i. m.) (IIa C) |
| | Bei Penicillinallergie: Cefazolin 6 g/d i. v. (3 Dosen) ***oder*** Vancomycin 30–60 mg/kg KG/d (2–3 Dosen) ***mit*** Gentamicin 3 mg/kg KG/d i. v. (oder 1 Dosis i. m.) (IIb C) |
| Kunstklappen, früh (< 12 Monate postoperativ) oder nosokomiale oder Healthcare-assoziierte Endokarditis | Vancomycin 30 mg/kg KG/d i. v. (2 Dosen) ***oder*** Daptomycin 10 mg/kg/d i. v. (1 Dosis) ***mit*** Gentamicin 3 mg/kg KG/d i. v. (oder 1 Dosis i. m.) ***und mit*** Rifampicin 900–1200 mg/d i. v. (oder p. o. in 2–3 Dosen) (IIb C) |

- Es wird eine Kombinationstherapie unter Berücksichtigung einer vorliegenden Nativ- oder Kunstklappe, dem ursächlichen Erreger und möglichen Resistenzen durchgeführt.
- Die Antibiotikatherapie erfolgt zunächst intravenös.
- Nach Befund der Blutkulturen erfolgt die erregergerechte Anpassung der Therapie.

## Welche strategischen Ansätze müssen Sie ebenfalls berücksichtigen?

(Delgado et al. 2023 S.3975 ff.)

Bei infektiöser Endokarditis, insbesondere bei möglichen Komplikationen, wird das Einbeziehen eines Endokarditis-Teams empfohlen (Kardiologe, Infektiologe, Herzchirurg, ggf. Neurologe, Radiologe).

Im Verlauf kann es trotz adäquater antibiotischer Therapie zur Progression mit Komplikationen kommen. Dann ist eine operative Sanierung mit Klappenersatz notwendig.

Am 5. Tag des stationären Aufenthalts zeigt der Patient wiederholt Bradykardien bis 28/min bei folgendem EKG (➤ Abb. 6.43).

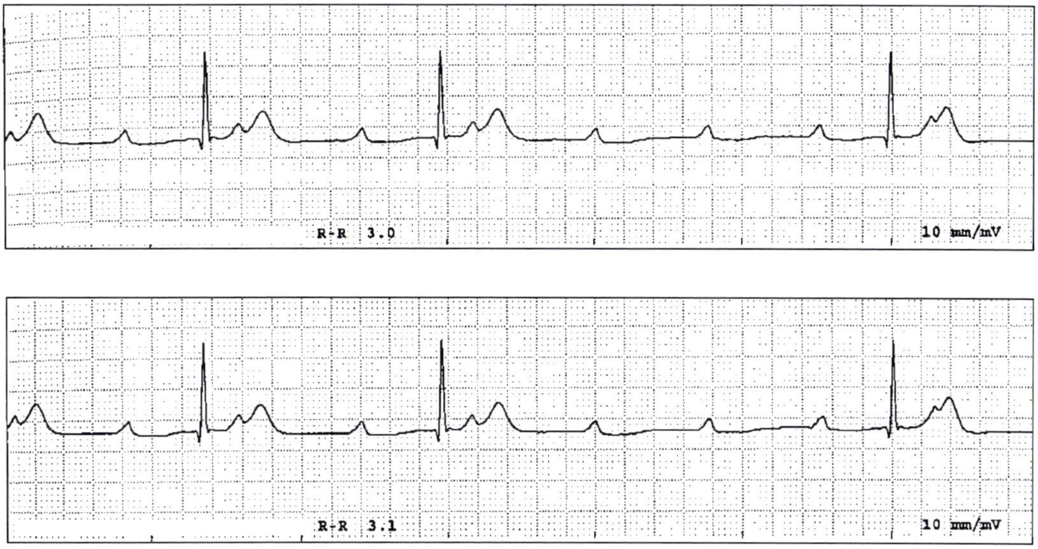


**Abb. 6.43** EKG mit Bradykardie [M589]

## Befunden Sie das EKG.

Es liegt ein totaler AV-Block III° mit junktionalem Ersatzrhythmus vor.

## Wie verfahren Sie jetzt weiter?

- Überwachung auf Intensivstation
- Anlage eines passageren Schrittmachers
- Vorstellung in der Herzchirurgie zum dringenden Klappenersatz

### Welche Befunde/Komplikationen bei unserem Patienten könnten Sie bereits früher bewogen haben, eine Verlegung in ein Zentrum zum möglichen operativen Klappenersatz zu veranlassen?

- Die Verwirrtheit sowie die mnestischen Störungen könnten bereits ein Hinweis auf stattgehabte zerebrale Mikroembolien sein. Daher muss bei unauffälligem cCT eine erweiterte zerebrale Bildgebung erfolgen.
- Die Klappenvegetationen, wie im TEE gesehen, haben ein erhebliches Ausmaß, sicher > 10 mm. Die Konsequenz ist eine Vorstellung beim Endokarditis-Team mit Verlegung in ein Zentrum zur operativen Sanierung.

### Nennen Sie weitere Komplikationen einer Endokarditis.

**Kardiale Komplikationen:** Herzversagen (meist durch Klappeninsuffizienz, selten Infarkt bei Koronarembolie), paravalvulärer Abszess, Perikarditis, intrakardiale Fisteln
**Neurologische Komplikationen:** akute Enzephalitis, Meningoenzephalitis, purulente oder aseptische Meningitis, embolischer Schlaganfall, zerebrale Blutung, zerebraler Abszess, Krampfanfall

**ZUSATZINFORMATION**

Paravalvuläre Abszesse treten bei 30–40 % der Endokarditispatienten auf und sind eine spezielle Komplikation bei Staphylokokkenendokarditis. Sie sind bei Aortenklappenendokarditis mit 41 % häufiger als bei Mitralklappenendokarditis (6 %). Mortalität und Embolierate sind erhöht. Der Verdacht kommt auf bei persistierendem Fieber und pathologischem EKG (AV-Blockierung).



### Welche Maßnahmen sollten in unserem Fall erfolgen?

Die Aortenklappe sollte möglichst rasch ersetzt werden. Da es trotz testgerechter Antibiotikatherapie zu einer AV-Blockierung bei Verdacht auf Abszess gekommen ist, ist eine chirurgische Sanierung unumgänglich.

### Wann sollte eine chirurgische Therapie generell erwogen werden?

(Delgado et al. 2023 S. 3987 ff.)

- Bei Herzinsuffizienz bei Mitral- oder Aortenklappeninsuffizienz oder -stenose, mit akuter Aorten- oder Mitralklappeninsuffizienz, Stenose mit infolge Lungenödem oder kardiogenem Schock (Notfall-Op, IB)
- Bei echokardiographisch deutlich eingeschränkter Pumpfunktion (dringliche Op/IB)
- Bei unkontrollierter Infektion, z. B. Abszess, Fistel, zunehmende Vegetation (dringlich, I B), Pilzinfektion oder MRE (dringlich/elektiv, I C), persistierend positiven Blutkulturen trotz adäquater Antibiotikatherapie (dringlich, II aB), Kunstklappenendokarditis mit Staphylokokken oder non-HACEK gramnegative Erreger (dringlich/elektiv, IIa C). Zur Vorbeugung einer embolischen Komplikation bei
  - Persistierende Vegetation > 10 mm nach einer septischen Embolie trotz adäquater antibiotischer Therapie (dringlich I B)
  - Vegetation > 10 mm, schwergradiges Klappenvitium, geringes Operationsrisiko (dringlich, II aB)
  - Vegetation > 10 mm und andere Indikation für eine Operation (I C)

## Nennen Sie einige Früh- und Spätkomplikationen nach Klappenersatzoperation.

(Delgado et al. 2023 S.3997 ff.)

- **Frühkomplikationen:** Blutungen, Infektionen, Prothesenendokarditis, Rhythmusstörungen, Herzinsuffizienz, perioperatives Nieren-, Leber-, Lungen- oder Multiorganversagen
- **Spätkomplikationen:** Thromboembolien, Blutungen unter Antikoagulation, Prothesenendokarditis, Herzinsuffizienz (durch Klappendysfunktion, begleitende Hypertonie oder KHK)

**ZUSATZINFORMATION**

Üblicherweise wurde bei unkompliziertem Verlauf die antibiotische Therapie für 4–6 Wochen intravenös appliziert. Untersuchungen haben bei dieser Patientengruppe keine Nachteile gesehen, wenn nach 10 Tagen auf eine orale Verabreichung gewechselt wurde. Nach 10 Tagen (kritische Phase) i. v. Therapie kann über eine Oralisierung bzw. ambulante Weiterbehandlung entschieden werden. Wichtig ist die gute ambulante Anbindung des Patienten auch über die antibiotische Therapie hinaus.

Der postoperative Verlauf nach Aortenklappenersatz (mechanische Prothese) ist komplikationslos.

## Welche Medikation muss lebenslang eingenommen werden?

Bei mechanischen Prothesen muss lebenslang eine Antikoagulation erfolgen. Bei unserem Patienten ohne weitere Risikofaktoren für eine Thromboembolie wird ein mittlerer INR von 2,5 empfohlen. Die DOAK sind für diese Indikation nicht zugelassen.



Während des stationären Aufenthalts steigt bei dem Patienten langsam das Kreatinin im Serum an.

## Wie erklären Sie sich das?

Bei einer Endokarditis ist eine Nierenbeteiligung möglich, der Kreatininanstieg ist vermutlich durch eine parainfektiöse Glomerulonephritis oder auch mögliche septische Embolie (meist assoziiert mit Flankenschmerzen) bedingt. Sonografisch lässt sich bei einer Embolie in der Niere der keilförmige infarzierte Defekt nachweisen.

## Fassen Sie noch einmal kurz die häufigen Symptome und Befunde bei einer infektiösen Endokarditis zusammen.

| | |
|---|---|
| Fieber | 85–100 % |
| Allgemeinsymptome (Arthralgien/Myalgien, Appetitlosigkeit, Schwäche, Gewichtsverlust) | 30–50 % |
| Herzgeräusche | 90–100 % |
| Erhöhte BSG/CRP | 90–100 % |
| Anämie | 80 % |
| Erythrozyturie/Proteinurie | 60–70 % |

Seltener sind Hautbefunde (Petechien, Osler-Knötchen, Janeway-Läsionen) und neurologische Symptome.

## Wie schätzen Sie die Prognose einer infektiösen Endokarditis ein?

Ohne antibiotische Therapie ist die Prognose infaust. Unter optimaler Therapie überleben 70 % der Patienten. Eine schlechtere Prognose haben Patienten mit Herzklappenprothesen, Infektionen mit gramnegativen Erregern oder Pilzen, akutem Krankheitsverlauf und zusätzlicher Herzinsuffizienz.

**ZUSATZINFORMATION**

Bei Patienten < 40 Jahren ist der intravenöse Drogenkonsum eine zunehmende Ursache der infektiösen Endokarditis des rechten Herzens.

## Bei welchen Patienten werden Maßnahmen zur Prävention einer infektiösen Endokarditis empfohlen?

Generelle Maßnahmen zur Prävention einer infektiösen Endokarditis werden jetzt nicht nur bei Patienten mit sehr hohem Risiko, sondern auch bei mittlerem Risiko empfohlen (ESC 2023). Diese umfassen z. B. eine sorgfältige Mundhygiene sowie Vermeidung von Piercings und Tattoos.

Ein hohes Risiko besteht bei Patienten mit:

- Stattgehabte infektiöse Endokarditis (I B)
- Kunstklappe oder Herzklappenrekonstruktion unter Verwendung von prothetischem Material (I C)
- Kathetergestützter Klappenimplantation (Aorten- und Pulmonalisklappe) (IC)
- Kongenitaler Herzerkrankung: unbehandeltes und behandeltes zyanotisches Vitium (I C)
- Nach palliativen und residuellen Shunts (I C)
- Nach Verwendung prothetischen Materials (I C)
- Nach operativer Klappenrekonstruktion ohne residuale Defekte und ohne Verwendung von Klappenprothesen bis 6 Monate nach Intervention (I C)
- Ventrikulärem Unterstützungssystem (I C)
- Zustand nach kathetergestützter Mitral- und Trikuspidalklappenintervention (IIa C)
- Zustand nach Herztransplantation (IIb C)

Ein mittleres Risiko besteht bei Patienten mit:

- Rheumatischer Herzerkrankung
- Degenerativen Vitien
- Kongenitalen Klappenvitien (z. B. bikuspider Aortenklappe)
- Cardiovascular Implanted Eletronic Devices (CIED)
- Hypertrophe Kardiomyopathie

## Bei welchen Eingriffen empfehlen Sie eine Endokarditisprophylaxe?

Bei kieferchirurgischen Eingriffen, bei Zahnextraktionen und bei Manipulationen am Zahnfleisch (IB) muss eine Endokarditisprophylaxe erfolgen. Bei Hochrisikopatienten kann eine Antibiotikaprophylaxe auch bei diagnostischen oder therapeutischen Prozeduren an anderen Organen erwogen werden (IIb B).

6

### Wie und wann führen Sie die Endokarditisprophylaxe durch?

30–60 Minuten vor dem Eingriff werden die in ➤ Tab. 6.14 aufgeführten Antibiotika verabreicht.

**Tab. 6.14** Empfohlene Prophylaxe bei dentalen Hochrisiko-Eingriffen [Delgado et al. 2023]

| Situation | Antibiotikum | Einzeldosis 30–60 Minuten vor der Intervention | |
|---|---|---|---|
| | | Erwachsene | Kinder |
| Keine Allergie gegen Penicillin oder Ampicillin | Amoxicillin | 2 g p. o. | 50 mg/kg KG p. o. |
| | Ampicillin | 2 g i. v. | 50 mg/kg KG i. v. oder i. m. |
| | Cefazolin oder Ceftriaxon | 1 g i. m. oder i. v. | 50 mg/kg i. v. oder i. m. |
| Allergie gegen Penicillin oder Ampicillin | Cefalexin | 2 g p. o. | 50 mg/kg p. o. |
| | Azithromycin oder Clarithromycin | 500 mg p. o. | 15 mg/kg p. o. |
| | Doxycyclin | 100 mg p. o. | < 45 kg: 2,2 mg/kg p. o.<br>> 45 kg: 100 mg p. o. |
| | Cefazolin oder Ceftriaxon | 1 g i. m. oder i. v. | 50 mg/kg i. v. oder i. m. |

**LITERATUR**

Delgado V, et al. 2023 ESC Guidelines for the management of infective endocarditis. Eur Heart J 2023;44(39):3948–4042.

6

## 6.11 Leitsymptom Herzrasen

Volker Klauss

### 6.11.1 Fall 1

**KASUISTIK**

Ein 78-jähriger Patient stellt sich bei Ihnen in der Notaufnahme vor. Er klagt über ein seit mehreren Tagen bestehendes Herzrasen, das mit leichtem Schwindel sowie geringem thorakalen Druck verbunden sei. Am Aufnahmetag ist der Patient beim Mittagessen kurzzeitig kollabiert. Eine ähnliche Symptomatik war bereits vor einem halben Jahr aufgetreten. Einen Arzt habe er seit Längerem nicht mehr aufgesucht. Er fühle sich sonst körperlich sehr fit, fahre ohne Probleme große Strecken mit dem Fahrrad. Seit etwa zwei Jahren wird der Patient wegen eines arteriellen Hypertonus mit Ramipril 10 mg/d behandelt.

**Körperlicher Untersuchungsbefund bei Aufnahme:** Patient in gutem Allgemeinzustand, 181 cm, 87,4 kg, Blutdruck 140/95 mmHg, zentraler und peripherer Puls 80/min, rhythmisch, Herz und Lunge auskultatorisch unauffällig, Jugularvenendruck nicht erhöht, keine peripheren Ödeme.

#### Welche weitere Diagnostik ordnen Sie zunächst an?

- Labor: Blutbild, Elektrolyte, Retentionsparameter, CRP, kardiale Marker, TSH
- EKG

Im **Labor** sind rotes und weißes Blutbild unauffällig. Die Entzündungs- und die Retentionsparameter liegen im Normbereich. Die kardialen Marker sind nicht erhöht.

## Befunden Sie bitte das nachfolgende Ruhe-EKG des Patienten bei Aufnahme (➤ Abb. 6.44).

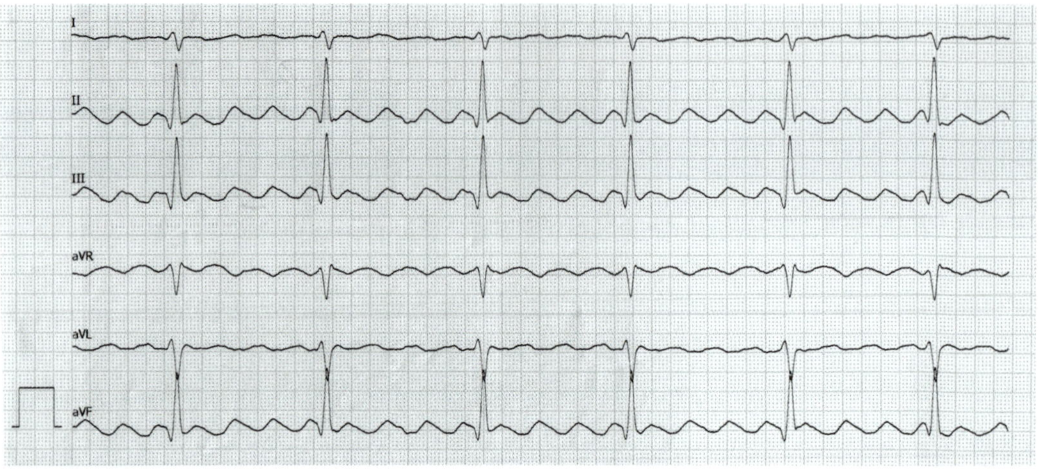


**Abb. 6.44** Ruhe-EKG [M589]

Es zeigt sich typisches Vorhofflattern mit 4:1-Überleitung.



## Welche Formen des Vorhofflatterns kennen Sie? Gibt es therapeutische Konsequenzen?

- Typisches Vorhofflattern
  - Common Type (meist isthmusabhängiges Vorhofflattern, Counterclockwise): negative P-Wellen in II, III, aVF (typisches Sägezahnmuster)
  - Uncommon Type (selten, meist nicht isthmusabhängiges Vorhofflattern, Clockwise): positive P-Wellen in II, III, aVF
- Atypisches VH-Flattern/Makro-Reentry-atriale Tachykardie (MRAT): meist linksatrial, oft infolge vorausgegangener Ablationen mit atrialer Fibrose oder bei schweren kardialen Erkrankungen

Bei rezidivierendem typischem Vorhofflattern liegt die Erfolgsaussicht einer dauerhaften Therapie durch eine Isthmusablation (Ablation des kavotrikuspidalen Isthmus im rechten Vorhof) bei 90 %, die Rezidivrate liegt bei 10 %. Als nicht kurative Therapieoption bietet sich in erster Linie die externe Kardioversion an.

## Welche weitere Diagnostik führen Sie zunächst durch?

Transthorakale Echokardiografie (TTE)

Die linksventrikuläre Funktion ist normal, kein Nachweis eines relevanten Vitiums. Keine Zeichen einer Rechtsherzbelastung, der linke Vorhof im oberen Normbereich.

### Welche Therapieoptionen haben Sie jetzt?

Zunächst Einleitung einer Antikoagulation. Die Indikation für eine Antikoagulation orientiert sich an den Richtlinien bei Vorhofflimmern. Dann entweder zeitnahe Kardioversion nach Ausschluss eines Thrombus mittels TEE oder zunächst Fortführung der Antikoagulation und Kardioversion nach 4 Wochen dokumentierter ausreichender Antikoagulation.

Der Patient wird ausführlich über alle Befunde informiert und entscheidet sich für die Möglichkeit einer baldigen Kardioversion. Sie klären ihn über diesen Eingriff sowie die TEE auf. Am nächsten Morgen erfolgt die TEE.

### Was sehen Sie und wie reagieren Sie auf den gezeigten Befund (➤ Abb. 6.45 und ➤ Abb. 6.46)?

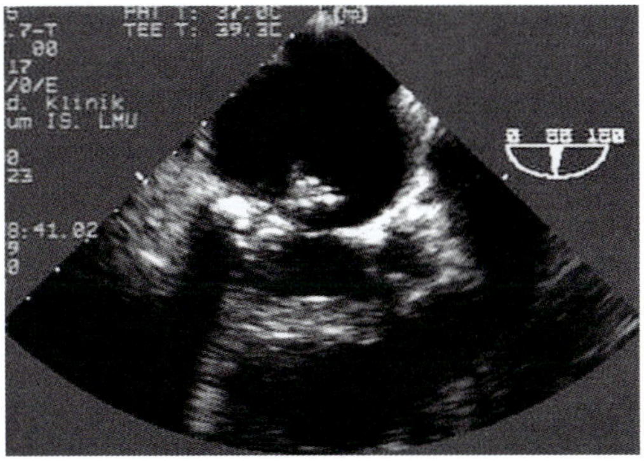


**Abb. 6.45** Transösophageale Echokardiografie [M589]

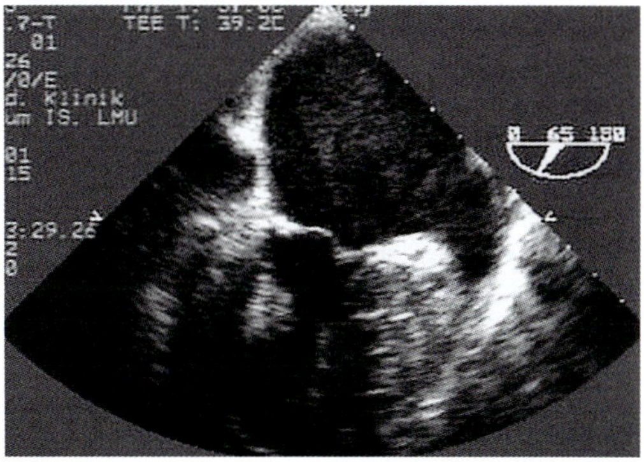


**Abb. 6.46** Transösophageale Echokardiografie [M589]

Auf dem linken Bild erkennt man einen Thrombus im linken Vorhof. Eine Kardioversion unter diesen Bedingungen könnte eine arterielle Embolie auslösen, vorwiegend Hirnembolien. Bei stabilen Kreislaufverhältnissen muss vor einem Kardioversionsversuch für 3–4 Wochen eine Antikoagulation durchgeführt werden. Rechts erkennt man im linken Vorhof und Vorhofohr spontanen Echokontrast als Risikofaktor für eine Thromboembolie.

### Der Patienten wurde für vier Wochen mit einem DOAK antikoaguliert. Er stellt sich mit folgendem EKG vor (➤ Abb. 6.47). Erstellen Sie den Befund.

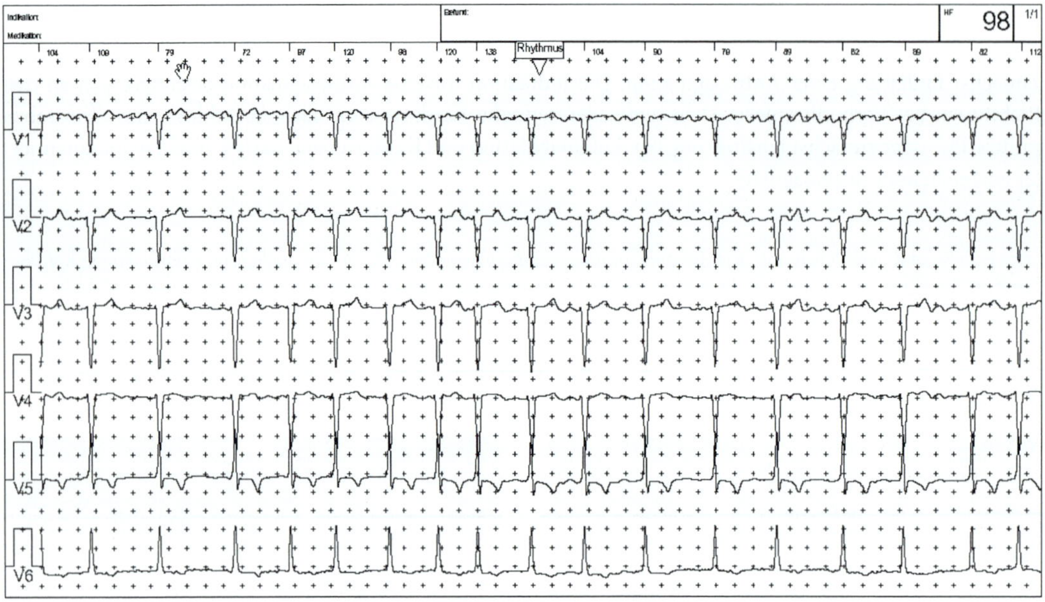


**Abb. 6.47** EKG-Befund [M589]



Es handelt sich jetzt um Vorhofflimmern. Die Herzfrequenz beträgt 98/min.

## Nennen Sie grundsätzliche Therapieziele bei Vorhofflimmern.

- Antikoagulation zur Vermeidung von Embolien
- Frequenzkontrolle oder
- Etablierung und Erhaltung eines Sinusrhythmus

## Welche therapeutischen Möglichkeiten gibt es?

Bei **Vorhofflimmern mit tachykarder Überleitung** ist zunächst eine Kontrolle der Kammerfrequenz notwendig. Dies kann nach Ausschluss eines Präexzitationssyndroms mit Kalziumantagonisten vom Verapamil-Typ oder Betablockern erreicht werden.

Bei erst **kurz andauerndem Vorhofflimmern** (< 24–48 h) ist die Spontankonversionsrate sehr hoch (etwa 60 %). Ansonsten kann unter Antikoagulation (unfraktioniertes odes niedermolekulares Heparin, DOAK) ein elektrischer oder medikamentöser Kardioversionsversuch unternommen werden. Für die medikamentöse Kardioversion kommen nach Ausschluss einer kardialen Strukturerkrankung Klasse-Ic-Antiarrhythmika infrage, wie Propafenon 2 mg/kg KG i. v. oder Flecainid 2 mg/kg KG. Bei Patienten mit struktureller Herzerkrankung mit Z. n. Infarkt Amiodaron 5 mg/kg KG i. v. Darüber hinaus steht Vernakalant zur Verfügung (3 mg/kg KG i. v.), das aber aufgrund hoher Kosten eher selten eingesetzt wird.

Bei **länger als 48 Stunden anhaltendem Vorhofflimmern** muss vor einer Kardioversion entweder eine Antikoagulation durchgeführt worden sein oder zum Ausschluss eines Thrombus eine TEE erfolgen. Je länger das Vorhofflimmern anhält, desto geringer ist der Erfolg einer medikamentösen oder elektrischen Kardioversion (atriales Remodelling).

Zur **Rezidivprophylaxe** eignen sich Klasse-Ic-Antiarrhythmika bei fehlender kardialer Grunderkrankung bzw. Betablocker oder Amiodaron bei bekannter KHK oder Herzinsuffizienz bei kardialer Grunderkrankung. Die Rezidivprophylaxe unter Amiodaron ist am effektivsten, jedoch ist mit einer höheren Rate an Nebenwirkungen zu rechnen. Zahlreiche Arzneimittelinteraktionen sind zu beachten. Weiter steht Dronedaron zur Verfügung, das aber ein inzwischen sehr begrenztes Indikationsspektrum aufweist und daher kaum noch angewendet wird.

Da die Pulmonalvenen als Trigger für die Entstehung von Vorhofflimmern gelten, kann im Rahmen eines kathetergestützten Verfahrens sehr effektiv eine **Pulmonalvenenisolation** oder **-ablation** durchgeführt werden. Bei der Pulmonalvenenablation werden, vor allem beim paroxysmalen Vorhofflimmern, hohe Erfolgsraten (Rezidivrate < 30 % nach 1 Jahr) erreicht. Schwerwiegende Komplikationen (Perikardtamponade, Schlaganfall, atrioösophageale Fistel, Phrenikusläsion) sind selten.

## Mit welchem Score schätzen Sie das Risiko einer embolischen Komplikation bei nichtvalvulärem Vorhofflimmern ab?

$CHA_2DS_2$-VA-Score.

## Welche Faktoren beinhaltet dieser Score und wie werden sie gewichtet?

Bewertet wird mit jeweils einem Punkt das Vorhandensein einer Stauungsherzinsuffizienz, einer Hypertonie, eines Diabetes mellitus und einer Gefäßerkrankung sowie ein Alter von 65–74 Jahren. Zwei Punkte werden vergeben für ein Alter > 75 Jahren und einen anamnestisch bekannten Schlaganfall oder eine TIA. Zur Berechnung stehen im Internet zahlreiche Rechner zur Verfügung (Van Gelder et al. 2024, S. 3342).



## Geben Sie das Embolierisiko in Abhängigkeit von der Punktezahl an.

Das jährliches Schlaganfallrisiko nach dem $CHA_2DS_2$-VA-Score steigt abhängig von der Punktzahl von 1,3 % (1 Punkt) über 2,2 % (2 Punkte) und 3,2 % (3 Punkte) auf 4,0 % (4 Punkten) und 6,7 % (5 Punkte) (Van Gelder et al. 2024, S. 3342).

## Wie lauten die Empfehlungen zur Antikoagulation?

Ab einem Score > 1 besteht die Indikation zu einer dauerhaften Antikoagulation, unabhängig von der Manifestation (paroxysmal, persistierend, permanent) oder dem Vorhandensein eines stabilen Sinusrhythmus. Weibliche Patienten < 65 Jahren und ohne begleitende Risikofaktoren benötigen keine Antikoagulation (trotz Score von 1).

Für die Embolieprophylaxe stehen die neuen oralen Antikoagulanzien zur Verfügung (DOAK). Diese verhindern embolische Komplikationen ebenso effektiv wie Vitamin-K-Antagonisten bei vergleichbarem oder vermindertem Blutungsrisiko. Eine Neueinstellung sollte heute nur mit einem DOAK erfolgen. Derzeit sind vier Substanzen zugelassen: Dabigatran, Rivaroxaban, Apixaban und Edoxaban. Sie unterscheiden sich u. a. hinsichtlich Target, Bioverfügbarkeit, Halbwertszeit und renaler Elimination. Bei Patienten mit mechanischen Kunstklappen (mit und ohne Vorhofflimmern) sind diese Substanzen derzeit nicht zugelassen. Die Indikation besteht außerdem nur für nichtvalvuläres Vorhofflimmern. Bei geplanten Eingriffen, bei denen die Antikoagulation unterbrochen werden soll, gelten je nach Substanz und Nierenfunktion unterschiedliche Zeitfenster für die präoperative Pausierung.

Wenn keine antithrombotische Therapie möglich und das thrombembolische Risiko hoch ist, stellt der interventionelle Verschluss des linken Vorhofohrs eine therapeutische Alternative dar.

### Welche Argumente können Sie für eine Rhythmuskontrolle bzw. für eine Frequenzkontrolle mit dauerhafter Antikoagulation bei Patienten mit Vorhofflimmern anführen?

- **Pro Rhythmuskontrolle:** Abnahme der Ruhe- und Belastungsherzfrequenzen, Verbesserung der Belastbarkeit, Prognoseverbesserung bei Herzinsuffizienz
- **Pro Frequenzkontrolle:** Beschwerdefreiheit unter Vorhofflimmern, Vermeidung proarrhythmischer Effekte oder anderer Nebenwirkungen von sinusrhythmusstabilisierenden Substanzen

### Sie haben sich bei dem Patienten nach erneuter Durchführung eines TEE, bei dem jetzt keine Vorhofthromben mehr nachweisbar waren, für eine elektrische Kardioversion entschieden. Wie gehen Sie unter intensivmedizinischen Bedingungen vor?

- Kurznarkose: Midazolam 1–5 mg i. v., Etomidat 6–20 mg i. v., je nach Körpergewicht
- EKG-getriggerte Elektrokardioversion
- Auf ausgeglichene Elektrolyte achten

Die elektrische Kardioversion unter Betablocker ist bei dem Patienten nicht erfolgreich.



### Würden Sie eine erneute Kardioversion durchführen?

Ein erneuter Kardioversionsversuch kann z. B. nach Aufsättigung mit Amiodaron erfolgen (vorher Schilddrüsendiagnostik).

### Nach der zweiten Kardioversion zeigt sich folgendes Ruhe-EKG bei dem Patienten (➤ Abb. 6.48). War die Kardioversion erfolgreich?

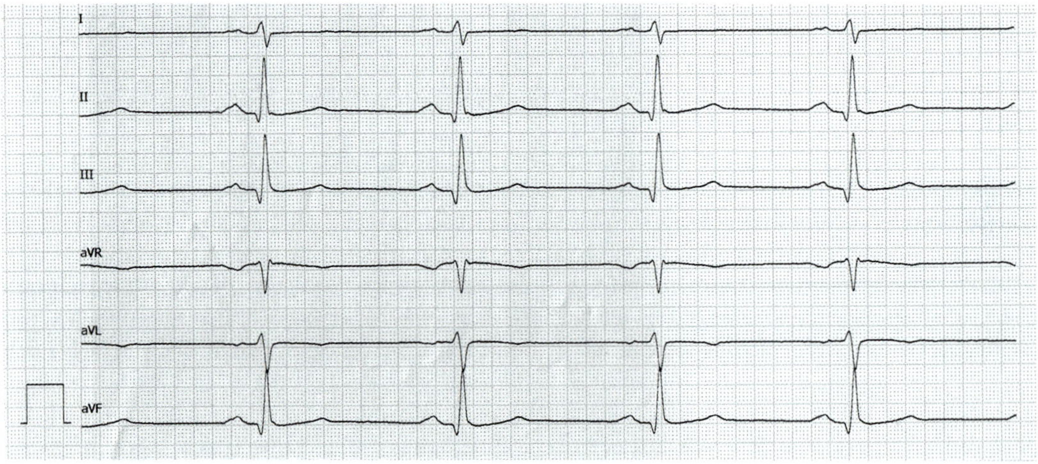


**Abb. 6.48** Ruhe-EKG [M589]

Es liegt ein Sinusrhythmus vor.

## Wie wird Vorhofflimmern eingeteilt?

- Paroxysmales Vorhofflimmern: spontan oder mit Intervention innerhalb von 7 Tage terminiertes Vorhofflimmern.
- Persistierendes Vorhofflimmern: länger als 7 Tage anhaltendes Vorhofflimmern, das in den Sinusrhythmus überführt werden soll.
- Lang anhaltend persistierendes Vorhofflimmern, das länger als ein Jahr besteht und dennoch rhythmuserhaltend therapiert werden soll.
- Permanentes Vorhofflimmern: Herzrhythmusstörung wird akzeptiert.

## Welche therapeutischen Konsequenzen leiten sich daraus ab?

- **Paroxysmales Vorhofflimmern:** Bei selbstlimitierenden Episoden ist eine antiarrhythmische medikamentöse Therapie gewöhnlich nicht notwendig, sofern stabile Kreislaufverhältnisse bestehen. Bei Vorliegen von Risikofaktoren für thromboembolische Ereignisse muss eine lebenslange Antikoagulation erfolgen. Bei häufig wiederkehrenden symptomatischen Episoden können eine medikamentöse Frequenz- oder Rhythmuskontrolle oder auch eine Ablation erforderlich werden.
- **Persistierendes Vorhofflimmern:** Neben medikamentöser Frequenzkontrolle und Antikoagulation (s. o.) sollte bei Vorliegen von Symptomen eine rhythmuserhaltende Therapie (medikamentös oder mittels Ablation) angestrebt werden.
- **Permanentes Vorhofflimmern:** Es erfolgen eine Frequenzkontrolle (falls notwendig) sowie eine Antikoagulation.

6

Der Patient erhält jetzt aufgrund eines $CHA_2DS_2$-VA-Scores von 3 (Alter = 2 plus Hochdruck = 1) eine Antikoagulation mit Apixaban 2 × 5 mg/d und weiterhin die Hochdruckmedikation mit Ramipril 10 mg/d.

**ZUSATZINFORMATION**

➤ Tab. 6.15 fasst die aktuell zugelassenen DOAK und ihr Zulassungsspektrum zusammen. Die Dosisangaben entsprechen der Standarddosis pro Tag. Je nach Nierenfunktion, Gewicht, Alter, Zusatzmedikation und Blutungsrisiko kann eine Reduktion der Einzeldosen erforderlich sein bei Dabigatran auf 110 mg (75 mg bei Thromboseprophylaxe nach TEP), bei Rivaroxaban auf 15 mg, bei Apixaban auf 2,5 mg und bei Edoxaban auf 30 mg.

**Tab. 6.15** Indikationsabhängige Dosierung der DOAK

| Substanz | Embolieprophylaxe nichtvalvuläres VHF | Therapie TVT/Lungenembolie | Prophylaxe Lungenembolie-/TVT-Rezidiv | Primärprävention VTE nach elektivem Hüft-/Kniegelenksersatz |
|---|---|---|---|---|
| Apixaban | 2 × 5 mg | 2 × 10 mg für 7 Tage<br>2 × 5 mg ab Tag 8 | 2 × 2,5 mg[2] | 2 × 2,5 mg |
| Rivaroxaban | 1 × 20 mg | 2 × 15 mg für 21 Tage<br>1 × 20 mg ab Tag 22 | 1 × 10 mg ab Monat 7 oder 1 × 20 mg bei hohem VTE-Risiko | 1 × 10 mg |
| Edoxaban | 1 × 60 mg | 1 × 60 mg[1] | 1 × 60 mg | – |
| Dabigatran | 2 × 150 mg | 2 × 150 mg[1] | 2 × 150 mg | 2 × 110 mg |

TVT = tiefe Venenthrombose, VHF = Vorhofflimmern, VTE = venöse Thromboembolie

[1] Vorab mindestens 5-tägige initiale Gabe eines parenteralen Antikoagulans

[2] Nach 6-monatiger Therapie mit Apixaban 2 × 5 mg oder anderem DOAK

Vier Monate später wird der Patient mit von seinem Hausarzt instabiler Angina pectoris ins Krankenhaus eingewiesen. Invasiv wird eine KHK gesichert und es werden mehrere Stents (beschichtet) in die LAD und in die LCx implantiert.

### Wie sieht jetzt die weitere antithrombotische Therapie aus?

Für die Zeit des Krankenhausaufenthaltes sollte eine sog. Triple-Therapie (ASS, $P2Y_{12}$-Rezeptor-Antagonist und DOAK) erfolgen. Danach folgt bei ACS für 12 Monate eine duale antithrombotische Therapie mit einem $P2Y_{12}$-Rezeptor-Antagonist und einem DOAK, anschließend DOAK allein. Dieses Schema kann abhängig von Blutungs- und ischämischen Risiko variiert werden (➤ Tab. 6.15). Bei Patienten mit Vorhofflimmern und chronischem Koronarsyndrom (CCS, Chronic Coronary Syndrom) mit PCI wird analog vorgegangen, nur ist hier die Therapie mit dem $P2Y_{12}$-Rezeptor-Antagonist mit 3–6 Monaten kürzer.

Grundsätzlich sollte ein DOAK gegenüber einem Vitamin-K-Antagonisten bevorzugt werden. Die Dosierung des DOAK entspricht der Zulassungsindikation.

### Wie sieht die Therapie nach Ablauf dieser 12 Monate aus?

Nach 12 Monaten ist eine alleinige DOAK-Therapie notwendig mit der individuell für die Embolie-Prävention erforderlichen Dosierung.

6

### Kann eine Triple-Therapie auch mit Prasugrel oder Ticagrelor erfolgen?

Nein, zumindest derzeit werden diese beiden Substanzen nicht im Rahmen einer Triple-Therapie empfohlen, es ist eine Umstellung auf Clopidogrel notwendig.

### Literatur

Van Gelder I, et al. 2024 ESC Guidelines for the management of atrial fibrillation developed in collaboration with the European Association for Cardio-Thoracic Surgery (EACTS). Eur Heart J 2024;45(36):3314–3414.

## 6.11.2 Fall 2

**KASUISTIK**

Sie werden in die Notaufnahme gerufen. Dort ist ein 25-jähriger Patient eingetroffen, der seit einigen Stunden über Brustschmerzen in Verbindung mit Herzjagen klagt. Dies sei schon früher häufig vorgekommen, immer mit plötzlichem Beginn, jedoch bisher immer nach wenigen Minuten schlagartig wieder verschwunden. Im EKG sehen Sie folgendes Bild (➤ Abb. 6.49).

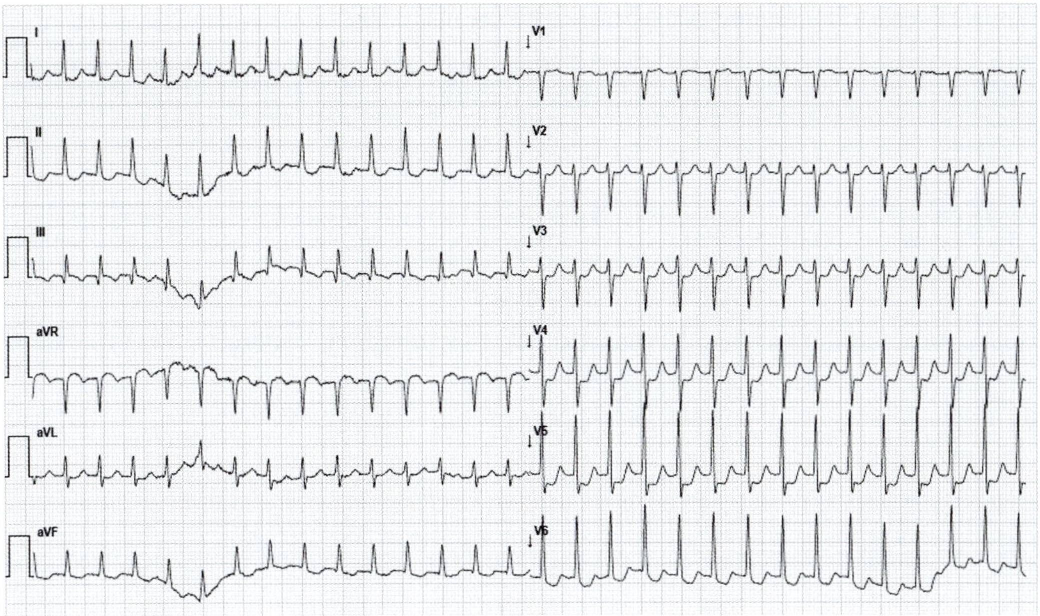


**Abb. 6.49** EKG [M589]



## Beschreiben Sie die Charakteristika dieser Rhythmusstörung. Um welche handelt es sich?

Es handelt sich am ehesten um eine typische AV-Knoten-Reentrytachykardie (slow-fast-AVNRT). Frauen sind häufiger als Männer betroffen (w : m = 2 : 1). Die Patienten haben sehr oft keine strukturelle Herzerkrankung, selten treten Synkopen auf.

Im EKG ist die P-Welle meist nicht sichtbar, da im QRS-Komplex verborgen, die Kammerkomplexe sind meist schmal. Deformierungen im terminalen Anteil des QRS-Komplexes können sichtbar sein.

## Wie gehen Sie, abhängig von der Kreislaufsituation, therapeutisch vor?

**Kreislaufstabiler Patient:**

- Valsalva-Manöver: flaches Liegen mit dann schnellem Anheben der Beine; falls kein Ansprechen:
- Adenosin 6–18 mg im Bolus i. v., Wiederholung mit höheren Dosierungen (**Cave:** pulmonale Obstruktion); falls kein Ansprechen:
- Verapamil 5 mg langsam i. v., EKG-Kontrolle

Bei **kardiogenem Schock** Elektrokardioversion

Nach i. v.-Gabe von 12 mg Adenosin ist der Sinusrhythmus wiederhergestellt.

## Was fällt Ihnen am EKG der Herzrhythmusstörung auf (> Abb. 6.50)?

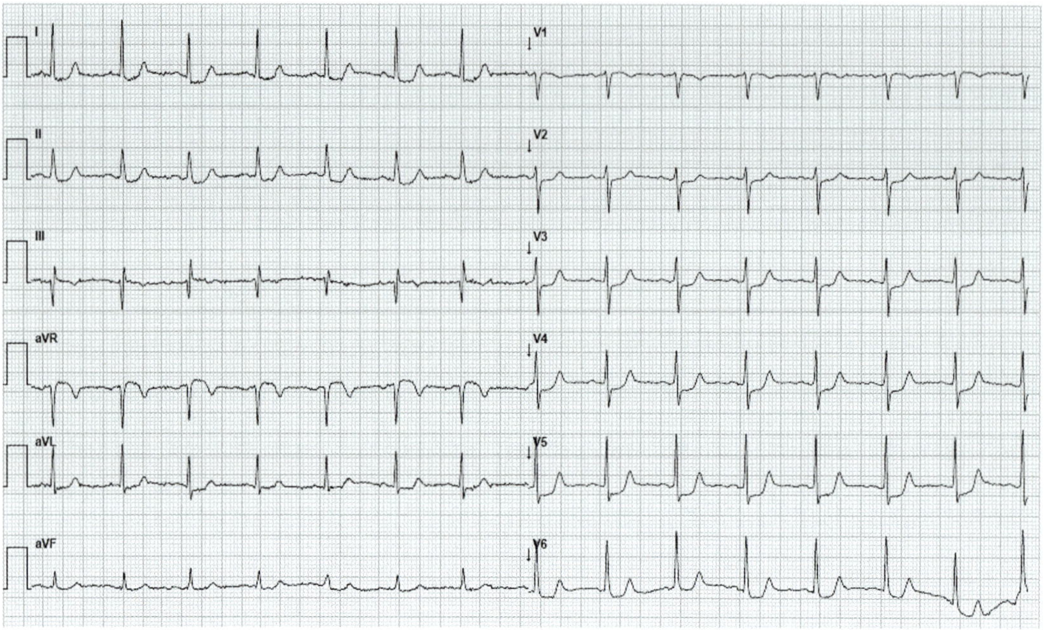


**Abb. 6.50** EKG [M589]



Es zeigen sich ubiquitäre ST-Strecken-Senkungen.

## Welche Erklärung habe Sie für diese EKG-Veränderungen bei diesem jungen Patienten?

Es handelt sich am ehesten um die Folgen der über Stunden anhaltenden Tachykardie.

## Wie gehen Sie weiter vor?

Nachdem der Patient ja bisher völlig beschwerdefrei war und keine Hinweise auf eine KHK vorliegen, könnte man ihn am Folgetag zu einem Kontroll-EKG einbestellen. Alternativ ist die Durchführung einer Stressultraschalluntersuchung möglich.

## Der Patient fragt Sie nach Therapiemöglichkeiten, um solche Anfälle in Zukunft zu vermindern.

Zur Rezidivprophylaxe empfehlen sich Kalziumantagonisten oder die Durchführung einer Ablationstherapie, die eine sehr hohe Erfolgsrate (> 90 %) mit kurativem Ansatz hat.

### LITERATUR

Brugada J, et al. 2019 ESC Guidelines for the management of patients with supraventricular tachycardia. The Task Force for the management of patients with supraventricular tachycardia of the European Society of Cardiology (ESC). Eur Heart J 2020;41(5):655–720.

# 6.12 Leitbefund Hypertonie

Volker Klauss

**KASUISTIK**

Eine 30-jährige Patientin wird aus der Abteilung für Gynäkologie in Ihre kardiologische Ambulanz überwiesen. Es besteht eine erste Schwangerschaft in der 24. Woche mit bislang gutem Verlauf. Während einer Routineuntersuchung wurde ein Blutdruck von 160/95 mmHg gemessen. Früher gemessene Werte waren eher niedrig gewesen.

**Körperliche Untersuchung** bei Aufnahme: Größe: 165 cm, Gewicht: 82 kg, RR: 140/80 mmHg, Frequenz: 75/min, Atemfrequenz: 12/min. Keine Jugularvenenstauung. Cor: HT rein, kein Hinweis auf relevantes kardiales Vitium; Pulmo: Klopfschall sonor, Vesikuläratmung ubiquitär. Orientierende neurologische Untersuchung ist unauffällig.

## Wie häufig ist eine Hypertonie in der Schwangerschaft?

Hypertensive Erkrankungen treten in 6–8 % aller Schwangerschaften auf, tragen zu 20–25 % der perinatalen Mortalität bei und stehen in Europa an 1. bis 2. Stelle der mütterlichen Todesursachen. Dabei ist die Präeklampsie von besonderer Bedeutung (10–15 % aller maternalen Todesfälle stehen in Zusammenhang mit einer Präeklampsie/Eklampsie). In Europa beträgt die Inzidenz der Präeklampsie etwa 2 %.

## Wie wird eine Hypertonie in der Schwangerschaft definiert?

Die Definition der Hypertonie in der Schwangerschaft basiert auf in der Praxis oder stationär bestimmten Blutdruckwerten. Man unterscheidet leicht (systolisch 140–159 mmgHg, diastolisch90–109 mmHg) oder schwer (systolisch ≥ 160 mmHg, diastolisch ≥ 110 mmHg) erhöhte Blutdruckwerte.

## Wie wird die Hypertonie bei Schwangeren unterteilt?

**Präexistierende Hypertonie:** Präkonzeptionell oder in der ersten Schwangerschaftshälfte (vor der 20. SSW) diagnostizierte Hypertonie ≥ 140/90 mmHg. Sie hält in der Regel bis mindestens 40 Tage post partum an und kann mit Proteinurie verbunden sein. Nur bei 3–5 % der Patientinnen treten Komplikationen auf.

**Gestationshypertonie:** im Verlauf der Schwangerschaft neu auftretende Blutdruckwerte systolisch ≥ 140 mmHg und/oder diastolisch ≥ 90 mmHg bei einer zuvor normotensiven Schwangeren ohne zusätzliche Kriterien, die eine Präeklampsie definieren. Eine schwangerschaftsunabhängige oder Gestationshypertonie kann ggf. ambulant betreut werden.

**Präeklampsie:** Eine chronische oder Gestationshypertonie mit mindestens einer in der Schwangerschaft neu auftretenden Organmanifestation, welche keiner anderen Ursache zugeordnet werden kann. Zu den typisch betroffenen Organsystemen zählen insbesondere Plazenta (fetale Wachstumsrestriktion), Niere, zentrales Nervensystem, Leber, hämatologisches System, Lunge.

**Eklampsie:** Im Rahmen einer Schwangerschaft auftretende tonisch-klonische Krampfanfälle (häufig assoziiert mit Präeklampsie), die keiner anderen neurologischen Ursache (z. B. Epilepsie) zugeordnet werden können. Die Eklampsie (bei etwa 0,1 % aller Geburten) ist eine potenziell tödliche Komplikation. Die akute Gefahr besteht insbesondere in Hirnblutungen und Sauerstoffmangel. Sie kündigt sich in mehr als 80 % der Fälle durch Prodromi an, zu denen insbesondere Kloni, Tics, persistierende Kopfschmerzen und Reflexzonenverbreiterung gehören. Wichtig ist aber, dass bis zu 25 % der Patientinnen mit Eklampsie keine hypertone Blutdruckwerte aufweisen

## Kennen Sie Risikofaktoren der Präeklampsie? Wann ist ein Screening indiziert?

(DGGG 2024, S. 39)

**Risikofaktoren** seitens der Mutter für eine Präeklampsie sind ein höheres Alter, ein höherer BMI, die Ethnizität (kaukasisch < afrikanisch < südasiatisch), eine positive Familienanamnese (eigene Mutter mit Präeklampsie), Erstgebärende (gegenüber Mehrgebärenden ohne vorangegangene Präeklampsie), vorangehende Schwangerschaft mit Präeklampsie (gegenüber Erstschwangerschaft), Konzeption (assistierte Reproduktion, insbesondere Kryo-Zyklus und Eizellspende), Mehrlingsschwangerschaft sowie chronische Hypertonie, Diabetes mellitus (Typ 1 und 2), SLE, Antiphospholipid-Antikörpersyndrom, Nikotingebrauch.

Ein **Präeklampsie-Screening** sollte im ersten Trimenon durchgeführt werden und nach dem Algorithmus der Fetal Medicine Foundation (FMF) erfolgen.

## Sind bei erhöhtem Präeklampsie-Risiko bestimmte Maßnahmen angezeigt?

Frauen mit anamnestischem Risiko und/oder einem hohen Risiko-Wert im Präeklampsie-Screening (nach FMF) sollen ab der Frühschwangerschaft (spätestens vor 16+0 SSW) mit der oralen Einnahme von niedrig dosierter Acetylsalicylsäure (100–150 mg/d vorzugsweise abends eingenommen) beginnen.



## Welche Diagnostik führen Sie neben der Blutdruckmessung durch?

Blutbild, Elektrolyte, Kreatinin, Harnstoff, CK, LDH, GOT, GPT, Urin (UACR), ggf. 24-h-Sammelurin, EKG, Echokardiografie, ggf. 24-h-Blutdruckmessung.

## Wann ist die Indikation zu einer medikamentösen Therapie der arteriellen Hypertonie in der Schwangerschaft gegeben?

Frauen mit wiederholten Blutdruckwerten ≥ 140 mmHg systolisch und/oder ≥ 90 mmHg diastolisch sollen medikamentös therapiert werden. Die Zielblutdruckwerte sollen ≤ 135 mmHg systolisch und ≤ 85 mmHg diastolisch betragen. Die Einleitung einer medikamentösen Therapie bei Blutdruckwerten ≥ 160 mmHg systolisch und/oder ≥ 110 mmHg diastolisch soll unter stationären Bedingungen erfolgen.

## Welche Medikamente sind Mittel der ersten Wahl zur Hypertoniebehandlung in der Schwangerschaft?

- α-Methyldopa 2–4 × 250–500 mg/d, max. 2 g
- Nifedipin retardiert 20–60 mg/d, max. 120 mg/d
- Metoprolol 2 × 25–100 mg/d

Wenn der Zielblutdruck mittels Monotherapie nicht erreicht werden kann, sollte eine Erweiterung der antihypertensiven Therapie erfolgen. Dabei sollte eine andere Substanzklasse zum Einsatz kommen, wenn die Dosis bis zum mittleren Dosisbereich gesteigert wurde.

**ZUSATZINFORMATION**

- Nicht empfohlen: Diuretika sollten für die Hochdruck-Dauertherapie nicht eingesetzt werden, da plazentare Minderperfusion und Wachstumsretardierung drohen.
- ACE-Hemmer, $AT_1$-Blocker und Renininhibitoren sind kontraindiziert.

### Was können Sie zur Behandlung akuter hypertensiver Entgleisungen einsetzen?

Zur initialen Behandlung der schweren Hypertonie in der Schwangerschaft stehen in Deutschland Urapidil, Nifedipin und Dihydralazin zur Verfügung. In Österreich und der Schweiz steht zusätzlich Labetalol i. v. zur Verfügung.

### Welche Dosierungen sollen verwendet werden

(DGGG 2024, S. 76)

- **Urapidil** initial 6,25 i. v. langsam i. v. (2 min) danach 3–24 mg/h (über Perfusor)
- **Labetalol** (Österreich/Schweiz): initial 50 mg (20–80 mg) langsam (1–3 min) i. v., evtl. Wiederholung nach 10–30 min. Perfusor 120 mg/h
- **Nifedipin** initial 5 mg p. o., ggf. Wiederholung nach 20 min
- **Dihydralazin** initial 5 mg i. v. (über 2 min), danach 2–20 mg/h (über Perfusor) oder 5 mg alle 20 min. **Cave:** Wirkeintritt nach 3–5 min, z. T. erst nach 20 min, insbesondere bei Bolusgabe (und dann häufig überschießend)

Nachdem die Blutdruckwerte unserer Patientin nicht kritisch erhöht waren, empfehlen Sie der Patientin zunächst regelmäßige Blutdruckkontrollen. Eine antihypertensive Therapie ist derzeit nicht notwendig.

**LITERATUR**

Pecks U, Schlembach D. Deutsche Gesellschaft für Gynäkologie und Geburtshilfe e. V. (DGGG). S2k-Leitlinie Hypertensive Erkrankungen in der Schwangerschaft (HES): Diagnostik und Therapie. Version 7.0. AWMF-Registernr. 015-018. Stand 17.07.2024, gültig bis 16.07.2029 (S. 66–76 von 132 Seiten).

## 6.13 Leitsituation präoperative kardiale Abklärung

Volker Klauss

### 6.13.1 Fall 1

**KASUISTIK**

Ein 69-Jähriger Patient wird aus der chirurgischen Klinik zur weiteren Abklärung in Ihre kardiologische Ambulanz überwiesen. Geplant ist eine femoro-popliteale Bypass-OP bei bekannter PAVK, es besteht keine kritische Ischämie. Aus der Anamnese erfahren Sie, dass eine arterielle Hypertonie und eine Hyperlipidämie sowie eine KHK bekannt sind.

Bei der **körperlichen Untersuchung** präsentiert sich der Patient in adipösem EZ. RR: 150/80 mmHg, Herzfrequenz: 90/min, regelmäßig; Atemfrequenz: 15/min., keine Jugularvenenstauung. Cor: 2/6 Systolikum über der Mitralklappe, fortgeleitet in die Axilla. Pulmo: Vesikuläratmung, keine Rasselgeräusche. Abdomen unauffällig. Prätibial Knöchelödeme bds. Die orientierende neurologische Untersuchung ist unauffällig.

Im **Labor** LDL-Cholesterin 110 mg/dl unter Statin, Blutbild, Nierenwerte und Gerinnung unauffällig. Aktuelle medikamentöse Therapie: ASS 100 mg/d, Atorvastatin 20 mg/d, Ramipril 5 mg/d.

## Welche diagnostischen Maßnahmen sind initial angezeigt?

Neben der klinischen Untersuchung ist eine sorgfältige Anamneseerhebung wichtig. Weiter muss die funktionelle Kapazität (gemessen in Metabolic Equivalents = MET) ermittelt werden. Sie kann durch Erfragen von Alltagsaktivitäten erfolgen. Geht man beim Grundumsatz von 1 MET aus, so leistet ein Patient, der zwei Treppen hochsteigen oder einen Hügel hinaufgehen gehen kann, 4 MET. Eine funktionelle Kapazität < 4 MET ist mit einem erhöhten Risiko für postoperative kardiale Ereignisse verbunden.

Die Leistungsfähigkeit unseres Patienten ist aufgrund der PAVK stark eingeschränkt ist (entsprechend < 4 MET). Bei ≥ 4 MET könnte die Operation sofort durchgeführt werden.

## Beim präoperativen Konsil muss man sich zunächst klarmachen, wie risikoreich der geplante Eingriff sein wird. In den ESC-Guidelines finden sich dazu folgende Angaben (➤ Tab. 6.16)

**Tab. 6.16** Risikoeinschätzung operativer Eingriffe für kardialen Tod und Myokardinfarkt innerhalb von 30 Tagen (Halvorsen et al. 2022, S. 3851)

| Geringes Risiko (< 1 %) | Mittleres Risiko (1–5 %) | Hohes Risiko (> 5 %) |
|---|---|---|
| • Thoraxchirurgie<br>• Zahneingriffe<br>• Endokrine Chirurgie<br>• Augenchirurgie<br>• Gynäkologische Eingriffe<br>• Rekonstruktive Chirurgie<br>• Kleinere orthopädische Eingriffe (Knie)<br>• Kleinere urologische Eingriffe | • Abdominelle Eingriffe<br>• Karotischirurgie<br>• Periphere Angioplastie<br>• Endovaskuläre Therapie<br>• Kopf- und Halseingriffe<br>• Nierentransplantation<br>• Große orthopädische Chirurgie (Hüfte und Wirbelsäule)<br>• Große urologische und gynäkologische Eingriffe | • Aorten- und große Gefäßchirurgie<br>• Periphere Gefäßchirurgie<br>• Leberresektion<br>• Ösophagektomie<br>• Pneumektomie<br>• Lungentransplantation<br>• Lebertransplantation<br>• Nebennierenresektion<br>• Cholezystektomie |

## Welche apparativen Untersuchungen sind jetzt angezeigt?

EKG, Echokardiografie, Stressechokardiografie sowie kardiale Marker. Da der Patient älter als 65 Jahre ist und ein erhöhtes Operationsrisiko hat, ist auch ein Stresstest angezeigt. Dieser muss bei unserem Patienten idealerweise mit einer pharmakologischen Belastung erfolgen, da er aufgrund der PAVK nicht ausreichend physikalisch belastbar sein wird.

Die noch bestimmten kardialen Marker sind nicht erhöht.

## Wie befunden Sie das folgende EKG des Patienten (➤ Abb. 6.51, ➤ Abb. 6.52)

Sinusrhythmus, überdrehter Linkstyp, Herzfrequenz 88/min, linksanteriorer Hemiblock.

6

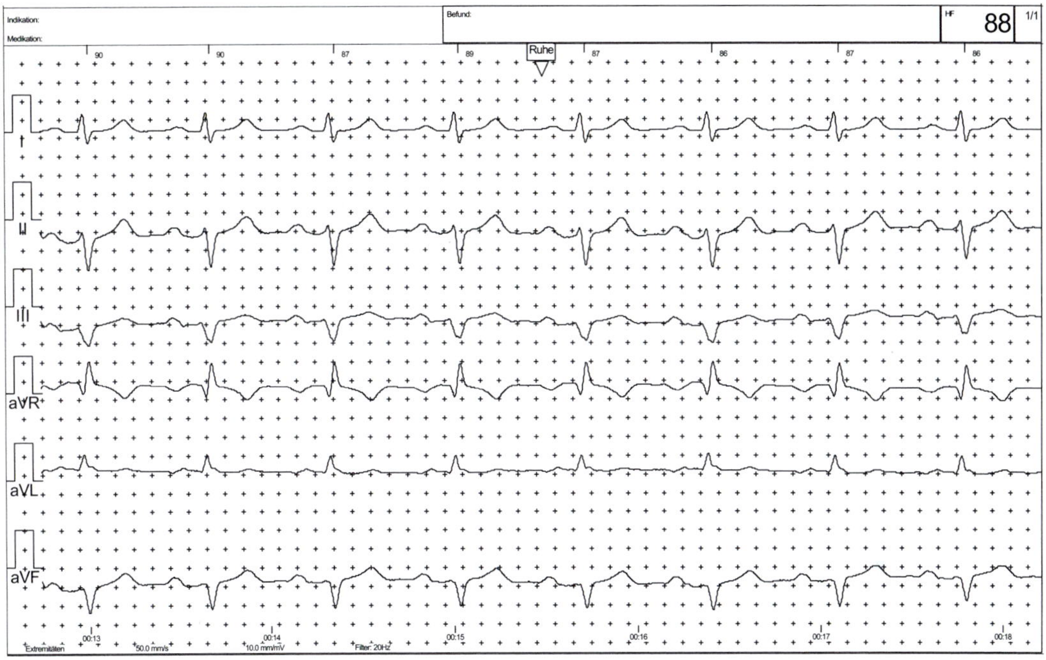


**Abb. 6.51** EKG [M589]

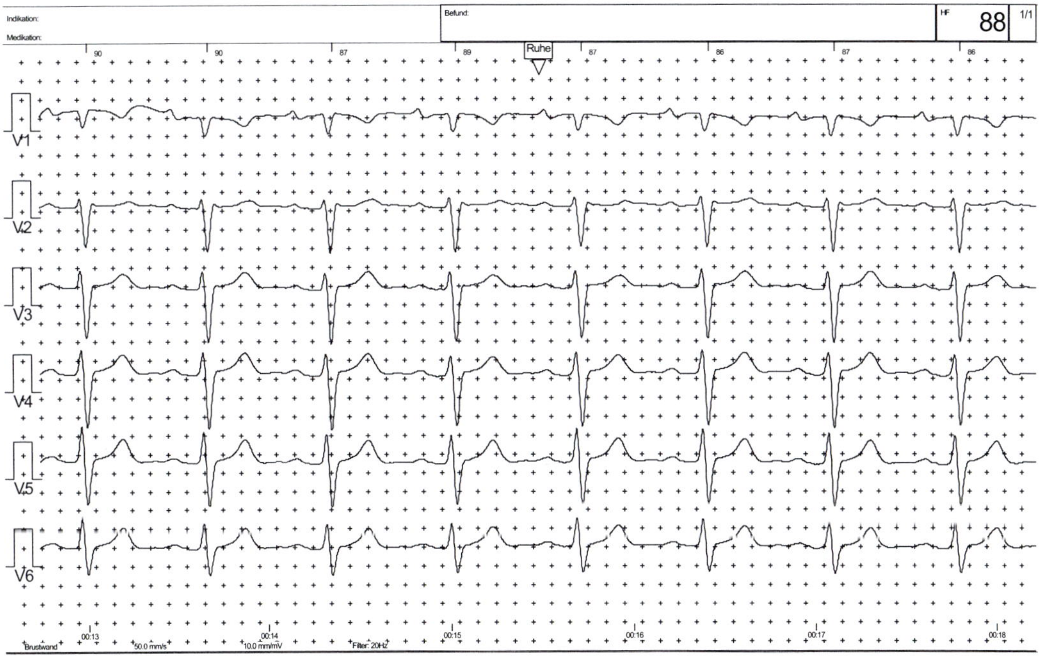


**Abb. 6.52** EKG [M589]

### Welchen diagnostischen Schritt führen Sie weiter durch?

Eine Echokardiografie

Die **transthorakale Echokardiografie** zeigt eine gering global eingeschränkte linksventrikuläre Funktion. Die Herzwände sind verdickt. Eine regionale Kontraktionsstörung ist nicht zu erkennen. Über der Mitralklappe zeigt sich ein geringer Insuffizienzjet, ansonsten sind keine höhergradigen Klappenvitien zu erkennen.
In der Folgetag durchgeführten **Myokardszintigrafie** konnte eine Ischämie ausgeschlossen wird.

### Sie werden weiter gebeten, eine Stellungnahme zur aktuellen Medikation abzugeben.

- Die Fortführung einer ASS-Therapie muss individuell entschieden werden, dabei ist das Blutungsrisiko gegen das Risiko für thrombotische Komplikationen abzuwägen. In unserem Fall wird die ASS-Therapie nach Rücksprache mit dem Operateur fortgesetzt.
- Der ACE-Hemmer kann bei Patienten mit eingeschränkter LV-Funktion am Operationstag pausiert werden, um einer perioperativen Hypotonie vorzubeugen.
- Die Statintherapie sollte nicht unterbrochen werden.
- Eine Betablocker-Therapie kann bei Hochrisikoeingriffen präoperativ initiiert werden.
- SGLT2-Hemmer sollten bei Eingriffen mit mittlerem und hohen Risiko mindestens 3 Tage vorher abgesetzt werden, Metformin 48 h vorher (betrifft unseren Patienten nicht).

**LITERATUR**

Halvorsen S, et al. 2022 ESC Guidelines on cardiovascular assessment and management of patients undergoing non-cardiac surgery. Eur Heart J 2022;43(39):3826–3924.



## 6.13.2 Fall 2

**KASUISTIK**

Ihnen wird präoperativ ein anderer 50-jähriger Patient vorgestellt, der 3 Monate zuvor eine Koronarintervention hatte. Die Medikation umfasst neben ASS, Betablockern und Statin sowie Ezetimib zusätzlich Prasugrel 10 mg/d. Es ist ein kleinerer urologischer Eingriff geplant. Der Patient ist sehr gut belastbar und völlig beschwerdefrei.

### In welcher klinischen Situation erfolgte die Intervention vor drei Monaten vermutlich?

Die Tatsache, dass es sich um Prasugrel handelt, lässt den Schluss auf ein akutes Koronarsyndrom zu. Der Patient bestätigt, dass er bei plötzlich aufgetretenen Brustschmerzen vom hinzugerufenen Notarzt in eine Klinik eingewiesen wurde und dort bei einer sofort durchgeführten Herzkatheteruntersuchung zwei beschichtete Stents erhalten habe.

### Wie schätzen Sie die aktuelle präoperative Situation ein?

Nach Implantation eines Stents sollte eine duale Plättchenhemmung für mindestens 3 Monate erfolgen. Diese zeitliche Vorgabe ist erfüllt. Prasugrel kann für die Operation pausiert werden, wenn diese jetzt erfolgen soll. Es sollte 7 Tage vor dem Eingriff pausiert werden.

Die Medikation mit ASS sollte jedoch perioperativ fortgeführt werden.

### Welche weiteren diagnostischen Schritte leiten Sie ein?

Nach den aktuellen Leitlinien ist bei diesem beschwerdefreien Patienten bei einem Eingriff mit niedrigem Risiko keine weitere Diagnostik indiziert.

**LITERATUR**

Halvorsen S, et al. 2022 ESC Guidelines on cardiovascular assessment and management of patients undergoing non-cardiac surgery. Eur Heart J 2022;43(39):3826–3924.

## 6.14 Leitsymptom Ruhedyspnoe

Volker Klauss

6

**KASUISTIK**

**Anamnese:** Bei einem 48-jährigen Patienten ist seit etwa fünf Jahren eine dilatative Kardiomyopathie (DCM) bekannt. Der Patient hat bereits einen CRT-Schrittmacher mit implantierbarem Cardioverter-Defibrillator (ICD) erhalten. Die klinische Situation hat sich rasch verschlechtert mit Dyspnoe bei NYHA-Stufe III(–IV), therapierefraktären Ödemen und nächtlicher Orthopnoe sowie Gewichtszunahme um 6 kg in 4 Wochen. Zusätzlich kommt es wiederholt zu ventrikulären Tachykardien, die zwar erfolgreich durch den ICD terminiert werden, aber die Lebensqualität deutlich beeinträchtigen. Der Patient wird zur Therapieoptimierung in einer Herzinsuffizienz-Spezialambulanz vorgestellt. Ansonsten bestehen keine internistischen Vorerkrankungen. Der Patient ist verheiratet, hat zwei Kinder und ist von Beruf Steuerberater.

**Medikation:**

| | |
|---|---|
| Bisoprolol 5 mg | 1-0-0 |
| Sacubitril/Valsartan 24/26 mg | 1-0-1 |
| Eplerenon 25 mg | 1-0-0 |
| Torasemid 10 mg | 1-1-0 |
| HCT 12,5 mg | 1-0-0. |

**Körperliche Untersuchung:** leicht reduzierter Ernährungszustand (BMI 19,5 kg/m$^2$), reduzierter Allgemeinzustand. Hautkolorit blass. Halsvenen deutlich gestaut. Prominente V-Welle als Hinweis auf relevante Trikuspidalinsuffizienz. Blutdruck 85/60 mmHg. Pulmo: vesikuläres Atemgeräusch, basale feinblasige Rasselgeräusche bds. Puls 95/min. Herztöne rhythmisch, zahlreiche Extrasystolen. Bandförmiges Holosystolikum über Mitralis mit Fortleitung in die Axilla. 3. Herzton. Abdomen: weich, Darmgeräusche über allen vier Quadranten regelrecht. Leichte Unterschenkelödeme bds. Peripherer Pulsstatus unauffällig.

### Welche klinischen Parameter sind prognostisch ungünstig bei Patienten mit chronischer Herzinsuffizienz?

- Untergewicht/beginnende kardiale Kachexie
- Ruhetachykardie

- Anämie
- Hypotonie
- Rezidivierende kardiale Dekompensationen

## Welche technischen Untersuchungen würden Sie durchführen?

- Routine-Labor inkl.: Blutbild, Fe, Ferritin, Transferrinsättigung (Anämie?), Na, K, Kreatinin, Harnstoff, Leberwerte, NT-proBNP, TSH, INR. Urin: AUCR.
- EKG: relevante Brady- oder Tachykardien, Vorhofflimmern, Schenkelblock (Kammerkomplexbreite?)
- Echokardiografie: Ventrikel- und Vorhofgrößen, LV/RV-Funktion, Thromben, Klappeninsuffizienzen (ggf. Quantifizierung Mitral- oder Trikuspidalklappeninsuffizienz im Hinblick auf Reduktionstherapie). Rechtsherzbelastung? Asynchronie?
- Röntgen-Thorax: Herzgröße, Stauungszeichen, Ergüsse, Infiltrate?
- ICD- und CRT-Kontrolle: Herzfrequenzprofil, atriale oder ventrikuläre Tachykardien, ICD-Therapien (in der Fast-VT- oder VF-Zone), Stimulationsanteil?

**Labor:** NT-pro BNP: 9.735 pg/ml erhöht (Norm bis 125 pg/ml), alle übrigen Werte normal.



## Welchen Stellenwert hat der Biomarker BNP/NT-proBNP bei der Diagnostik und Therapiesteuerung bei chronischer Herzinsuffizienz?

Die außerordentliche Rolle von BNP/NT-proBNP bei der Erstdiagnostik der akuten oder chronischen Herzinsuffizienz ist allgemein akzeptiert und wurde in allen Leitlinien als ein Standbein der Diagnostik implementiert. Ein erhöhtes BNP/NT-proBNP scheint auch ein Prognosemarker zu sein. Allerdings ist eine Therapieführung bei chronisch herzinsuffizienten Patienten anhand der BNP/NT-proBNP-Werte bisher nicht ausreichend etabliert und evaluiert. Unter Therapie mit Sacubitril und Valsartan kann nur NT-pro BNP, nicht aber BNP als Marker benutzt werden.

## Wie interpretieren Sie den EKG-Befund (➤ Abb. 6.53)?

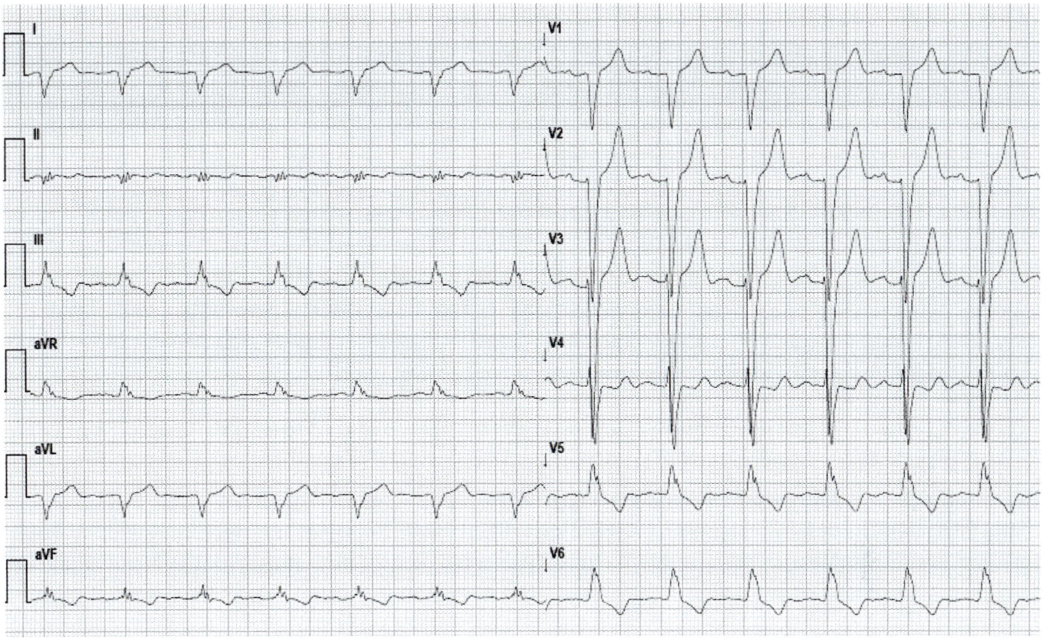


**Abb. 6.53** EKG [M761]

Sinusrhythmus, atrial-getriggerte und biventrikulär stimulierte Aktionen bei CRT-ICD.

**Echokardiografie:** Die Untersuchung zeigt einen vergrößerten linken Ventrikel mit einer LVEDD von 82 mm und einer LVEF von 10–15 %. Es bestehen eine mäßige Mitral- sowie eine schwere Trikuspidalinsuffizienz (pulmonalarterieller Druck 50 mmHg).

## Wie werden die verschiedenen Formen der Herzinsuffizienz eingeteilt?

- Herzinsuffizienz mit reduzierter linksventrikulärer Funktion (HFrEF = Heart Failure with reduced Ejection Fraction)
- Herzinsuffizienz mit erhaltener linksventrikulärer Funktion (HFpEF = Heart Failure with preserved Ejection Fraction)
- Herzinsuffizienz mit geringgradig eingeschränkter linksventrikulärer Funktion (HFmrEF = Heart Failure with moderately reduced Ejection Fraction)

## Wie sind diese verschiedenen Formen definiert (➤ Tab. 6.17)?

**Tab. 6.17** Formen der Herzinsuffizienz (entsprechend der Nationalen Versorgungsleitlinie 2019, S. 13)

| Herzinsuffizienz mit reduzierter linksventrikulärer Ejektionsfraktion (HFrEF) | Herzinsuffizienz mit geringgradig eingeschränkter linksventrikulärer Ejektionsfraktion (HFmrEF) | Herzinsuffizienz mit erhaltener linksventrikulärer Ejektionsfraktion (HFpEF) |
|---|---|---|
| Symptome ± Befunde* | Symptome ± Befunde* | Symptome ± Befunde* |
| LVEF < 40 % | LVEF 40–49 % | LVEF ≥ 50 % |
| | • Erhöhte natriuretische Peptide (BNP > 38 pg/ml und/oder NT-proBNP > 125 pg/ml).<br>• Echokardiografisch Nachweis von kardialen Struktur- und/oder Funktionsanomalien, die mit dem Vorliegen einer diastolischen LV-Dysfunktion/erhöhten LV-Füllungsdrücken vereinbar sind. | |
| * nicht zwingend bei frühen Stadien und bei Patienten unter Diuretika-Therapie | | |

Die aktuellen Leitlinien der ACC/AHA haben eine weitere Kategorie definiert: HFimpEF, Herzinsuffizienz mit vormals eingeschränkter LVEF ≤ 40 % und im Verlauf gebessert auf > 40 %. Bei unserem Patienten liegt eine Herzinsuffizienz mit reduzierter LV-Funktion vor (HFrEF).

Die folgenden Therapieempfehlungen beziehen sich auf die Herzinsuffizienz mit eingeschränkter LV-Funktion. Auf die medikamentöse Therapie bei Herzinsuffizienz mit geringgradig eingeschränkter und erhaltener LV-Funktion wird später eingegangen, hier sind zusätzlich besonders die Therapie der Grunderkrankung (arterielle Hypertonie, Diabetes mellitus) sowie körperliches Training wichtig.



## Wie interpretieren Sie den Röntgen-Thorax (➤ Abb. 6.54)?

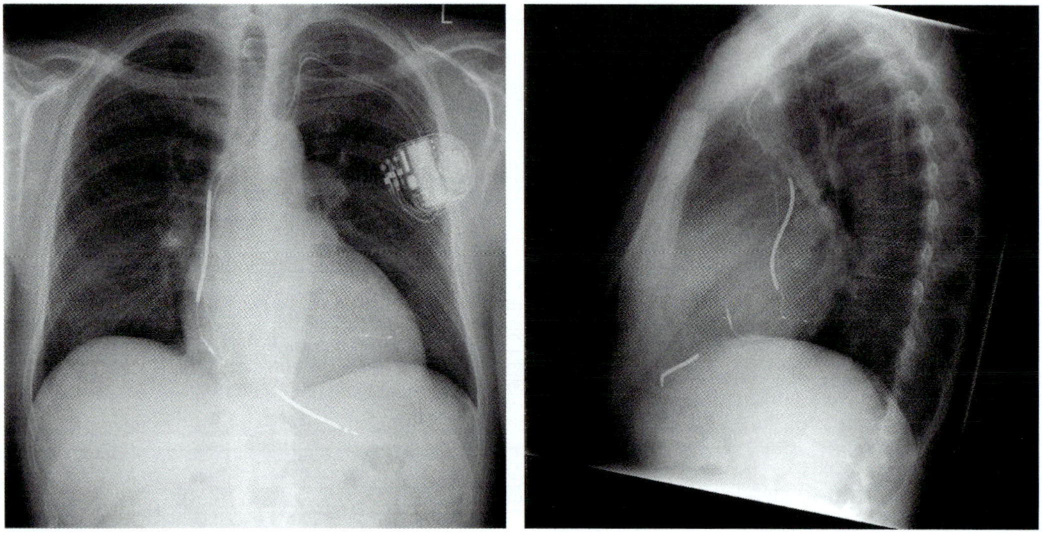

**Abb. 6.54** Röntgen-Thorax in zwei Ebenen [M761]

Über die Norm vergrößertes Herz. Keine Stauungszeichen. Kein umschriebenes Infiltrat abgrenzbar, keine wesentlichen Ergüsse. CRT-ICD in situ mit 3 Sonden in RA, RV sowie posterolateraler Koronarvene.

**ICD-Kontrolle:** zahlreiche Therapieabgaben (ATP = antitachykardes Pacing) im Fast-VT-Bereich.

Nennen Sie die evidenzbasierte Pharmakotherapie der Herzinsuffizienz mit reduzierter linksventrikulärer Funktion im Stadium II–IV (➤ Abb. 6.55, ➤ Abb. 6.56).

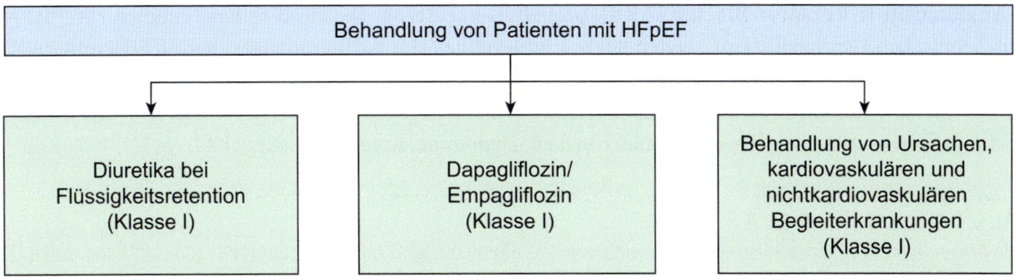


**Abb. 6.55** Behandlung der symptomatischen Herzinsuffizienz mit erhaltener linksventrikulärer Funktion (HFpEF) [W854-043/L138].

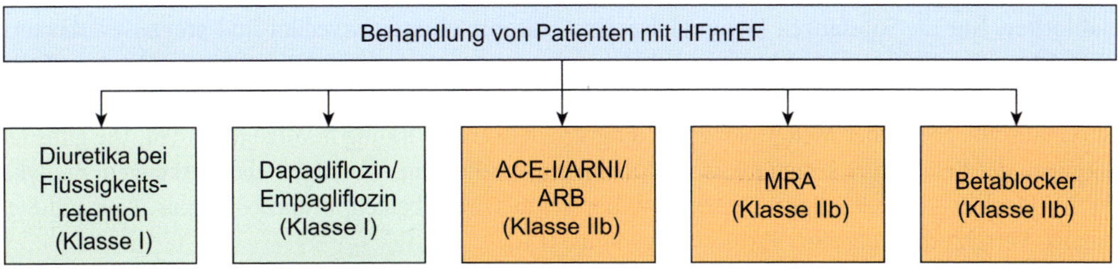


**Abb. 6.56** Behandlung der symptomatischen Herzinsuffizienz mit HFmrEF. ACEI = ACE-Hemmer; ARNI = Angiotensinrezeptor-Meprilysin-Inhibitor; ARB = Angiotensin-Rezeptorblocker; MRA = Mineralokortikoid-Rezeptorantagonist. HFmrEF = Herzinsuffizienz mit leicht reduzierter Ejektionsfraktion [W854-043/L138]

- ACE-Hemmer, Angiotensin-II-Rezeptor-Blocker, ARNI (I A)
- Betablocker (I A)
- Mineralokortikoid-Rezeptor-Antagonisten (MRA) (I A)
- SGLT-2-Inhibitoren (I A)
- Diuretika (I A)
- Ivabradin (IIa B)
- Digoxin (IIb B)
- Eisensubstitution bei Eisenmangel (IIa A/B)
- Vericiguat (Guanylatcyclase-Stimulator) (IIb B)

Bei asymptomatischen Patienten mit eingeschränkter LV-Funktion sind ACE-Hemmer unabhängig von der Ätiologie indiziert (I A, nach Myokardinfarkt, I B, andere Ätiologie), Betablocker sind bei vorausgegangenem Myokardinfarkt (I B) indiziert.

## Nennen Sie die Klassen der evidenzbasierten Pharmakotherapie der HFrEF und die Wirkungsmechanismen.

**ACE-Hemmer:** prognoseverbessernd, Basistherapie der Herzinsuffizienz. Bei unbehandelten Patienten kann die Pharmakotherapie mit dem ACE-Hemmer oder mit dem Beta-Blocker begonnen werden. Empfohlene Zieldosen sollten angestrebt werden. Nebenwirkungen: Reizhusten, Übelkeit, Hyperkaliämie, Agranulozytose, Angioödem, Hypotonie, Kreatininanstieg (I A).

**Angiotensin-II-Rezeptor-Blocker (ARB):** prognoseverbessernd. Die Head-to-head-Studien zur Therapie der chronischen Herzinsuffizienz zeigten keine Überlegenheit der ARB gegenüber den ACE-Hemmern. Die ARB gelten jedoch als gleichwertige Alternative bei ACE-Hemmer-Unverträglichkeit. Bestimmte ARB sind für die Therapie der chronischen Herzinsuffizienz ebenfalls zugelassen (Losartan, Valsartan, Candesartan). Wichtige Nebenwirkungen: Hyperkaliämie, Übelkeit, Hypotonie, Kreatininanstieg (I A).

**ZUSATZINFORMATION**

Die Anwendung bzw. die angestrebte Dosierung von ACE-Hemmern/ARB oder Aldosteronantagonisten kann durch die Hyperkaliämieneigung evtl. nicht realisierbar sein. In diesen Fällen kann der Einsatz von intestinal wirksamen Kaliumaustauschern sinnvoll und hilfreich sein (Patiromer [Veltassa®] oder Natrium-Zirkonium-Cyclosilicat [Lokelma®]).

**Betablocker:** Nur die Substanzen Metoprololsuccinat, Bisoprolol und Carvedilol sind prognoseverbessernd und gleichwertig einzusetzen. Nebivolol wird nur in Europa vertrieben, in der Indikation Herzinsuffizienz wurde die prognoseverbessernde Wirkung der Substanz nur bei älteren Patienten (≥ 70 J.) überprüft. Metoprololsuccinat sollte gegenüber Metoprololtartrat aufgrund besserer Wirkung bevorzugt werden. Die günstigen Wirkungen der Betablocker setzen meist nach mehreren Wochen ein. Wichtige Nebenwirkungen: Bradykardien, AV-Blockierungen, Müdigkeit, Schwindel, Kopfschmerzen, Übelkeit, Bronchospasmus, Raynaud-Symptomatik, Verschlechterung einer Psoriasis, Hypotonie (I A).

**Mineralkortikoid-Rezeptor-Antagonisten (MRA):** prognoseverbessernd. Spironolacton wurde bei Patienten mit fortgeschrittener Herzinsuffizienz (NYHA III–IV) untersucht, während die Wirkung des selektiven Aldosteron-Antagonisten Eplerenon an Postinfarktpatienten mit eher leichter Herzinsuffizienz überprüft wurde. Eine Kombinationstherapie mit ACE-Hemmern bzw. ARB mit Aldosteron-Antagonisten erhöht das Risiko für Hyperkaliämien. Von einer Dreier-Kombination ACE-Hemmer, ARB und MRA wird wegen der Gefahr einer Hyperkaliämie abgeraten. Wichtige Nebenwirkungen: Hyperkaliämie, Hyponatriämie, Gynäkomastie (nur Spironolacton, nicht für Eplerenon). Durch die EMPHASIS-Studie aus dem Jahr 2011 wurde die Indikation für Eplerenon auch bei Patienten mit chronischer Herzinsuffizienz auf NYHA-Stadium II erweitert. Von einer Dreifachkombination ACE-Hemmer, ARB und MRA wird aufgrund einer möglichen Hyperkaliämie abgeraten.

**ZUSATZINFORMATION**

Der nicht-steroidale MRA Finerenon ist zur Therapie der HFrEF nur bei Patienten mit Diabetes mellitus und Niereninsuffizienz zugelassen.

**Digoxin:** symptomatische Therapie. Für Digoxin gibt es lediglich eine randomisierte Studie, weswegen die Evidenzstufe im Jahr 2005 von I zunächst auf IIa B zurückgestuft wurde. In der jüngsten Leitlinie besteht für den Einsatz von Digoxin nur noch ein Evidenzlevel von IIb B. Die Empfehlung gilt eher für Patienten auf NYHA Stufe III–IV. Bei der Herzinsuffizienztherapie und Sinusrhythmus wird eher ein niedrig normaler Plasmaspiegel empfohlen. Zur Kontrolle der Kammerfrequenz bei Vorhofflimmern wird Digoxin nur empfohlen, wenn andere Optionen versagen. Wichtige Nebenwirkungen: grundsätzlich jede Form von Herzrhythmusstörungen, Übelkeit, Bauchschmerzen, Kopfschmerzen, Sehstörungen. Verschiedene Wechselwirkungen sind zu beachten.

**Ivabradin:** Der $I_f$-Kanalblocker Ivabradin kann zusätzlich zum Betablocker oder bei Unverträglichkeit von Betablockern bei einer Herzfrequenz > 70/min als symptomverbessernde Therapieoption eingesetzt werden (IIa B/C). Die Mortalität konnte zwar nicht verbessert werden, Ivabradin führte aber zu einer signifikanten Reduktion von Krankenhausaufenthalten.

**Diuretika:** dienen der symptomatischen Behandlung, sind nicht prognoseverbessernd (Ausnahme MRA, s. o.). Die Substanzwahl (Thiazide ± Kaliumsparer, Schleifendiuretika, Kombinationstherapie als sequenzielle Nephronblockade) wird vom gewünschten Ausmaß der Diurese, der Nierenfunktion und dem Serum-Kalium mit beeinflusst (I C).

**Sacubitril und Valsartan:** prognoseverbessernd. Bei Entresto® handelt es sich um einen Angiotensin-Rezeptor-Neprilysin-Inhibitor, dessen Wirkmechanismus auf einer gleichzeitigen Hemmung von Neprilysin (neutrale Endopeptidase; NEP) durch LBQ657, dem aktiven Metaboliten des Prodrugs Sacubitril, und einer Blockade des Angiotensin-II-Typ-1(AT1)-Rezeptors durch Valsartan beruht. In der PARADIGM-HF-Studie wurden über 8 000 Patienten mit NYHA-Stadium II–IV und eingeschränkter LV-Funktion ≤ 40 %, später auf ≤ 35 % abgeändert, entweder mit Enalapril oder mit Entresto® behandelt. Entresto® war Enalapril überlegen durch Reduzierung des Risikos für kardiovaskulären Tod oder Hospitalisierungen aufgrund von Herzinsuffizienz über 27 Monate. Die Substanz darf nicht mit ACE-Hemmern bzw. zusätzlichen Sartanen kombiniert werden. Ebenso soll keine Kombination mit Aliskiren erfolgen. Entresto® kann die Wirkspiegel von Statinen erhöhen. BNP ist bei Patienten, die mit Entresto® behandelt werden, kein geeigneter Biomarker für eine Herzinsuffizienz, da BNP ein Substrat von Neprilysin ist. Dagegen kann NT-pro BNP weiter als Marker verwendet werden.



**ZUSATZINFORMATION**

- Bei der Umstellung von ACE-Hemmer auf Sacubitril und Valsartan muss eine Pause von 36 h eingehalten werden, nicht aber bei einer vorbestehenden Therapie mit Sartanen.
- In einer 2019 publizierten Studie wurden Sacubitril und Valsartan bei Patienten mit dekompensierter Herzinsuffizienz gleich bei Aufnahme gegen Enalapril über einen Verlauf von 8 Wochen getestet. Dabei sank der Surrogatmarker NT-pro BNP unter Sacubitril/Valsartan stärker ab als unter dem ACE-Hemmer, sodass der frühe Einsatz von Sacubitril/Valsartan bei diesen ACE-Hemmer naiven Patienten möglich ist (IIb B).

**SGLT-2-Inhibitoren:** prognoseverbessernd. Empagliflozin wurde als erster SGLT-2 Inhibitor in den ESC-Leitlinien von 2016 empfohlen, um bei Patienten mit Diabetes mellitus und einer manifesten kardiovaskulären Erkrankung die Entstehung einer Herzinsuffizienz zu verhindern oder zu verzögern und die Prognose zu verbessern (IIa B). In der 2019 erschienenen DECLARE-Studie zeigte der SGLT-2 Inhibitor Dapagliflozin bei Diabetikern mit Herzinsuffizienz ähnlich positive Effekte. Ein prognostischer Nutzen der SGLT-2 Inhibitoren bei Patienten mit HFrEF ohne Diabetes mellitus wurde schließlich 2019 mit Dapagliflozin und 2020 mit Empagliflozin belegt. Substudien zeigen, dass die positiven Effekte der SGLT-2 Inhibitoren unabhängig von einer vorbestehenden Therapie mit Sacubitril/Valsartan sind. Wichtige Nebenwirkung: Urogenitale Infektionen waren tendenziell etwas häufiger in den Gliflozin-Armen, vor allem bei Diabetikern. Schwerwiegende Nebenwirkungen wurden nicht häufiger als in der Placebo-Gruppe beobachtet. In den 2021-ESC-Guidelines haben beide Substanzen eine I A-Indikation erhalten.

**Vericiguat:** symptomverbessernd. Der lösliche Guanylatcyclase-Stimulator Vericiguat hat Anfang 2021 die FDA-Zulassung erhalten für die Therapie von Patienten mit eingeschränkter EF (< 45 %) und chronisch symptomatischer Herzinsuffizienz nach vorausgegangener Hospitalisierung oder ambulanter intravenöser Diuretikatherapie. Die Zulassung basiert auf den Daten der Victoria-Studie (IIb B).

**Eisencarboymaltose:** symptomverbessernd. Die FAIR-HF- und die CONFIRM-HF-Studien zeigten, dass die intravenöse Gabe von Eisen zu einer Symptombesserung sowie zu einer Abnahme der Krankenhausaufenthalte führen kann; Mortalitätsdaten liegen nicht vor. Eine Eisensubstitution wird bei einem Eisenmangel (Serum Ferritin < 100 µg/l oder Ferritin zwischen 100–299 µg/l und Transferrin Sättigung < 20 %) sowie einem Hämoglobin < 15 g/dl empfohlen (Klasse IIa A/B). Eine orale Eisensubstitution ist nicht ausreichend.

**ZUSATZINFORMATION**

Wichtig bei der Therapieeinleitung ist, dass die prognoseverbessernden Substanzen ACE-Hemmer, ARB, ARNI sowie Beta-Blocker, MRA und SGLT2-Inhibitoren möglichst früh und auch gleichzeitig verabreicht und dann so rasch wie möglich hoch titriert werden und die Patienten innerhalb von 6 Wochen nach Entlassung eine ambulante, vorzugsweise kardiologische Kontrolluntersuchung erhalten (Klasse IB).

Bei unserem Patienten erscheint die „konventionelle" Herzinsuffizienz-Therapie weitgehend erschöpft zu sein. Eine Höherdosierung der Therapie mit Bisoprolol bzw. Sacubitril und Valsartan ist wegen Hypotonie nicht realisierbar. Der neueren Substanz Dapagliflozin steht der Patient zunächst ablehnend gegenüber.

## Welche apparativen Therapieoptionen sind prinzipiell denkbar?

Eine kardiale Resynchronisierungstherapie (CRT) zur Optimierung des Kontraktionsablaufs erfolgte bereits. Verschiedene mechanische Unterstützungssysteme (Ventricular Assist Device, VAD) wären prinzipiell möglich und im Verlauf mit dem Patienten zu diskutieren. Die speziellen Schrittmachertherapien mit positiv inotropem Wirkansatz (z. B. Cardiac Contractility Modulation, CCM) befinden sich im experimentellen Stadium.



## Welche Klasse I-Indikationen für eine ICD-Therapie bei Patienten mit HFrEF kennen Sie?

**Primärprävention:** Ein ICD wird empfohlen, um bei Patienten mit symptomatischer HF (NYHA-Klasse II–III) ischämischer Genese (außer bei Myokardinfarkt in den letzten 40 Tagen) und einer LVEF ≤ 35 % trotz ≥ 3 Monaten OMT das Risiko für plötzlichen Tod und die Gesamtmortalität zu senken, sofern die Lebenserwartung bei gutem funktionellem Status von deutlich > 1 Jahr ist.

**Sekundärprävention:** Ein ICD wird empfohlen, um das Risiko für plötzlichen Tod und die Gesamtmortalität bei Patienten zu senken, die sich von einer ventrikulären Arrhythmie, die eine hämodynamische Instabilität verursacht hat, erholt haben und die bei gutem Funktionsstatus voraussichtlich > 1 Jahr überleben werden, sofern weder eine reversible Ursache vorliegt noch die ventrikuläre Arrhythmie < 48 h nach einem Myokardinfarkt aufgetreten ist.

## Unter welchen Voraussetzungen ist eine kardiale Resynchronisationstherapie (CRT) in Kombination mit ICD (CRT-ICD) zu empfehlen (ESC-Leitlinie 2021; ➤ Tab. 6.18)

**Tab. 6.18** Empfehlungen zur CRT bei Patienten mit Herzinsuffizienz und SR, LVEF ≤ 35 %, NYHA II, III, IV, trotz adäquater medikamentöser Therapie (Glikson et al. 2021)

| QRS-Dauer | Maßnahme | Empf.-Grad | Evidenzgrad |
|---|---|---|---|
| Patienten mit LSB | | | |
| ≥ 150 ms | CRT ist RV-Pacing unabhängig von QRS-Dauer bei höhergradigem AV-Block mit Indikation zu ventrikulärer Stimulation vorzuziehen. Gilt auch bei Vorhofflimmern | I | A |
| 130–149 ms | CRT sollte für symptomatische Pat. trotz OMT erwogen werden, um die Symptome zu bessern sowie Morbidität und Mortalität zu verringern. | IIa | B |
| Patienten ohne LSB | | | |
| ≥ 150 ms | CRT sollte für symptomatische Patienten in SR trotz OMT erwogen werden, um die Symptome zu bessern und die Morbidität zu verringern. | IIa | B |
| 130–149 ms | CRT kann für symptomatische Patienten in SR trotz OMT erwogen werden, um die Symptome zu bessern und die Morbidität zu verringern. | IIb | B |
| < 130 ms | CRT ist bei Pat. ohne Indikation zur ventrikulären Stimulation nicht indiziert. | III | A |

## Welche weitere nicht-medikamentösen Therapieoptionen kennen Sie noch?

Besteht ein wahrscheinlicher Zusammenhang zwischen dem Auftreten von paroxysmalem oder persistierendem Vorhofflimmern und der Verschlechterung einer Herzinsuffizienz, so kann eine Pulmonalvenenisolation erwogen werden (IIa).

Bei einer schweren sekundären Mitralklappeninsuffizienz mit einem LVESD < 70 mm und PAP < 70 mmHg trotz optimaler medikamentöser Therapie kommen auch eine Mitralklappenrekonstruktion oder bei geeigneter Anatomie ein Katheter-gestütztes Reduktionsverfahren in Frage (IIa).

Die Datenlage zur rekonstruktiven Therapie bei begleitender schwerer Trikuspidalklappeninsuffizienz ist noch nicht eindeutig, aber vielversprechend; hier laufen derzeit mehrere Studien.

## Welche weiteren Therapieoptionen stehen unserem Patienten noch zur Verfügung?

Herztransplantation (HTX): Diese Option stellt bei diesem Patienten die einzige Vorgehensweise dar, die eine langfristige Prognose mit guter Lebensqualität ermöglicht (Mehra 2016, Khush 2020). Als „bridge to transplantation" oder auch als ultimative Therapie bei nicht transplantierbaren Patienten können in speziellen Fällen auch mechanische Unterstützungssysteme eingesetzt werden (IIa).

## Sie denken an die HTX als Therapieoption. Welche Kontraindikationen sind für eine potenzielle Listung zu überprüfen?

- Tumorerkrankung
- Chronische Infektionserkrankungen
- Technische Limitationen

- Notwendigkeit einer kombinierten Herz-Lungen-Transplantation (HLTX?)
- Compliance des Patienten
- Schwere Leber- oder Nierenerkrankung
- Schwere periphere oder zerebrovaskuläre Verschlusserkrankung

## Welche Untersuchungen sind für eine Listung für eine HTX notwendig?

- Infektionsdiagnostik
- Blutgruppen- und HLA-Typisierung
- Ruhe-EKG
- Spiroergometrie
- Echokardiografie
- Ggf. Koronarangiografie
- Rechtsherzkatheteruntersuchung
- Röntgen- bzw. CT-Thorax
- Abdomensonografie
- Ösophagogastroduodenoskopie mit histologischen Untersuchungen
- Ggf. Koloskopie mit histologischen Untersuchungen
- Ggf. urologische Untersuchung bei Männern
- Ggf. gynäkologische Untersuchung bei Frauen
- Hals-Nasen-Ohren-ärztliche Untersuchung mit Röntgen der Nasennebenhöhlen
- Zahnärztliche Untersuchung
- Psychiatrische Untersuchung



Die Untersuchungen ergaben keine Kontraindikationen.
Die **Rechtskatheteruntersuchung** zeigte folgende Parameter (S/D/M): PA: 44/18/29 mmHg, PCW: 25 mmHg RV: 45/12 mmHg, Oxymetrie: zentralvenöse Sättigung: 52 %, aortale SAT 96 %, CO: 2,22 l/min. Der PCW-Wert wurde durch die prominente V-Welle eher überschätzt.

## Wie errechnen Sie den pulmonalvaskulären Widerstand?

$$\frac{\text{PAPm} - \text{PCWm}}{\text{HMV}} = 1{,}8\ \text{Wood-Einheiten}\left(\text{mmHg} \times \text{min/l}\right)$$

$$1\ \text{WE} = \text{dyn} \cdot \text{s} \cdot \text{cm}^{-5}$$

## Wie sind die hämodynamischen Daten bezüglich der geplanten HTX zu interpretieren?

Es liegt eine leichtgradige postkapilläre pulmonale Hypertonie vor. Von zentraler Bedeutung ist ein normaler PVR (in diesem Fall 1,8 WE). Ab einem PVR von 2,5 (–3,0) WE sollte auch die Reversibilitätsprüfung überprüft werden, da ansonsten bei alleiniger HTX ein Rechtsherzversagen des Transplantatherzens droht (fixierte pulmonale Hypertonie). Übersteigt der PVR 5,0 WE oder steigt der transpulmonale Gradient auf einen Wert über 16–20 mmHg, liegt eine relative Kontraindikation für eine alleinige HTX vor, da die Prognose durch ein Rechtsherzversagen des transplantierten Herzens limitiert ist.

Es wurden keine Kontraindikationen für eine HTX gefunden. Der Patient wurde erfolgreich gelistet und steht auf der Warteliste von Eurotransplant.

## Kennen Sie verschiedene Stufen der Dringlichkeit bei der HTX-Listung?

- **Hohe Dringlichkeit (high urgency – HU):** Patienten in akut lebensbedrohlicher Situation, sie werden daher vorrangig transplantiert. Besondere Begründung notwendig: Im Zentrum auf der Intensivstation nach Ausschöpfung aller alternativen Behandlungsmöglichkeiten (ausgenommen ventrikuläre Unterstützungssysteme) trotz hoch dosierter Therapie mit Katecholaminen und PhosphodiesterasehHemmern nicht rekompensierbar mit Zeichen des beginnenden Organversagens. Es handelt sich jedoch nicht um Patienten, die zur Beobachtung oder mit niedrigdosierten Katecholaminen unter intensivmedizinischen Bedingungen stationär behandelt werden.
- **Elektiv (transplantable – T):** Diese Patientengruppe erfüllt die Kriterien zur Aufnahme in die Warteliste zur Herztransplantation, jedoch nicht die Kriterien für die höchste oder die erhöhte Dringlichkeit.
- **Nicht transplantierbar (not transplantable – NT):** Bei einem auf der Warteliste geführten Patienten besteht vorübergehend eine Kontraindikation zur Transplantation (z. B. Infektion).

## Wenn Sie den Patienten über die HTX aufklären: Wie ist derzeit die Prognose der Patienten nach HTX?

Nach den Daten des Jahresberichts der International Society for Heart and Lung Transplantation (ISHLT) aus dem Jahr 2012 beträgt die 1- bzw. 5-Jahres-Überlebensrate bei Patienten, die innerhalb des ISHLT-Registers im Zeitraum von 2003–2010 transplantiert wurden, etwa 85 % bzw. 70 %.

6

### LITERATUR


Glikson M, et al. 2021 ESC Guidelines on cardiac pacing and cardiac resynchronization therapy: Developed by the Task Force on cardiac pacing and cardiac resynchronization therapy of the European Society of Cardiology (ESC) With the special contribution of the European Heart Rhythm Association (EHRA). Eur Heart J 2021; 42(35): 3427–3520.

Heidenreich PA, et al. 2022 AHA/ACC/HFSA Guideline for the management of heart failure: executive summary: a report of the American College of Cardiology/American Heart Association Joint Committee on Clinical Practice Guidelines. Circulation. 2022;145:e895–e1032.

Khush KK, et al. The international thoracic organ transplant registry of the international society for heart and lung transplantation: 37$^{th}$ adult heart transplantation report – 2020; focus on deceased donor characteristics. J Heart Lung Transplant 2020;39:1003–1015.

McDonagh TA, et al. 2021 ESC Guidelines for the diagnosis and treatment of acute and chronic heart failure. Eur Heart J 2021;42(36):3599–3726.

Mehra MR, et al. The 2016 International Society for Heart Lung Transplantation listing criteria for heart transplantation: A 10-year update. J Heart Lung Transplant 2016;35(1):1–23.

KAPITEL

# 7

Harald Rupprecht und Michael Drey

# Nephrologie

## 7.1 Leitsymptom Agitiertheit

Harald Rupprecht

**KASUISTIK**

Sie werden von den Angehörigen zu einem 67 Jahre alten, langjährigen Typ-2-Diabetiker gerufen. Der Patient ist Ihnen zwar bekannt, hat sich aber seit mehr als 5 Jahren nicht mehr in Ihrer Praxis sehen lassen.
Sie finden einen agitierten, teilweise aggressiven, verwirrt wirkenden Patienten vor.
Die Angehörigen zeigen Ihnen die Medikamentenliste des Patienten: Glibenclamid (3,5 mg) 1–0–1; ASS 100 1–0–0; Metoprolol (47,5 mg) 1–0–0. Er habe seine Medikamente regelmäßig eingenommen, auch seine Essgewohnheiten hätten sich nicht geändert. Er trinke keinen Alkohol, rauche allerdings etwa 10–15 Zigaretten pro Tag. Die Angehörigen berichten auch, dass der Blutzucker des Patienten, wenn er ihn auch nicht regelmäßig gemessen habe, in letzter Zeit sehr gut eingestellt gewesen sei. Dies könne man vom Blutdruck allerdings nicht behaupten.

### Welche Maßnahmen treffen Sie als Erstes?

Zunächst werden die Vitalparameter gemessen und der Blutglukosespiegel mittels Streifentest bestimmt.

Der Patient hat eine Herzfrequenz von 120/min, der Blutdruck beträgt 160/115 mmHg, die Atemfrequenz 24/min. Der Blutzuckerspiegel liegt bei 38 mg/dl (2,11 mmol/l).

### Welche Akutmaßnahmen treffen Sie bei einer schweren Hypoglykämie?

Der Patient erhält eine sofortige intravenöse Gabe von Glukose 40 %. Es sollten mindestens 50–100 ml gegeben werden, da die Glukose sofort in den Muskel abwandert und nach kurzer Zeit eine erneute Hypoglykämie eintreten kann. Empfehlenswert ist daher die zusätzliche Verabreichung einer Glukosedauerinfusion.

### Was tun Sie, wenn es Ihnen nicht gelingt, eine intravenöse Infusion zu verabreichen, weil der Patient zu agitiert ist?

In diesem Fall empfiehlt sich die subkutane oder intramuskuläre Gabe von Glukagon 1 mg, oder einfacher die intranasale Applikation von Glukagon 3 mg.

**ZUSATZINFORMATION**

Patienten mit häufigen Hypoglykämien sollten immer ein Einzeldosisbehältnis mit 3 mg eines Glukagon-Pulvers zur intranasalen Applikation bei sich führen. Das Pulver muss nicht wie das injizierbare Glukagon gekühlt werden. Patient sowie Angehörige sollten mit der Applikation des Glukagons vertraut gemacht werden.

### Nennen Sie klinische Zeichen der Hypoglykämie.

Bei leichter Hypoglykämie treten vorwiegend Allgemeinsymptome auf:

- Zittrigkeit, Tremor
- Tachykardie

- Hypertonie
- Heißhunger
- Schwitzen

Bei schwerer Hypoglykämie entsteht das Bild der Neuroglukopenie:

- Wesensänderung
- Verwirrtheit
- Primitive Automatismen (Grimassieren, Greifen, Schmatzen)
- Konvulsionen und fokale Zeichen
- Aggressivität
- Somnolenz bis Koma

## Welche Hormonachsen dienen der Gegenregulation bei Hypoglykämie?

Bei einer Hypoglykämie werden folgende Hormonsysteme hochreguliert:

- Kortisol
- Glukagon
- Wachstumshormon
- Adrenalin und Noradrenalin

Dabei sind die wichtigsten Gegenregulatoren das Glukagon und das Adrenalin.

## Nennen Sie einige Ursachen für eine Hypoglykämie.



**Exogen induzierte Hypoglykämie** (die bei weitem häufigste Form):

- Überdosierung von Insulin oder Sulfonylharnstoffen bei Diabetespatienten
- Insulininjektionen (psychotisch, suizidal, kriminell) ohne Vorliegen eines Diabetes
- Alkoholexzess mit Nahrungskarenz
- Wechselwirkung von Medikamenten (z. B. Sulfonamide, NSAID) mit Antidiabetika
- Starke körperliche Belastung eines Diabetikers

**Reaktive (postprandiale) Hypoglykämie:**

- Anfangsstadium eines Diabetes mellitus
- Magenentleerungsstörung infolge autonomer Neuropathie eines Diabetikers
- Dumping-Spätsyndrom nach Magenresektion

**Nüchternhypoglykämie:**

- Insulinome (Inselzellhyperplasie oder Tumor)
- Extrapankreatische Tumoren
- Schwere Lebererkrankungen (verminderte Glukoneogenese und Glukoseabgabe)
- Insuffizienz von Nebennierenrinde oder Hypophysenvorderlappen (Ausfall kontrainsulinärer Hormone)
- Glykogenosen

Nachdem Sie Ihrem Patienten erfolgreich 80 ml Glukose 40 % verabreichen konnten und sich seine Agitiertheit etwas gelegt hat, veranlassen Sie für ihn die Klinikeinweisung.
Folgende **Laborwerte** werden in der Notaufnahme bestimmt: Blutzucker 193 mg/dl (10,75 mmol/l), Hb 10,3 g/dl, Leukozyten 8.400/µl, Thrombozyten 245.000/µl, Natrium 140 mmol/l, Kalium 4,8 mmol/l, Kalzium 1,91 mmol/l, Kreatinin 3,6 mg/dl, eGFR 18 ml/min, Harnstoff-N 70 mg/dl, pH 7,29, Kreatinkinase 12 U/l, Troponin T negativ. Im Urin-Stix zeigte sich folgender Befund: Blut negativ, Leukos ++, Nitrit +, Protein +++.

### Was ist der wahrscheinlichste Grund für die Niereninsuffizienz des Patienten, was macht andere Diagnosen unwahrscheinlich?

Am wahrscheinlichsten liegt eine diabetische Nephropathie vor. Dafür spricht die ausgeprägte Proteinurie. Außerdem scheint eine schon länger bestehende Niereninsuffizienz vorzuliegen, da bereits eine Hypokalzämie sowie eine Anämie bestehen.

Der vermutliche Harnwegsinfekt per se kommt als Ursache für die Nierenfunktionseinschränkung nicht infrage. Eine Glomerulonephritis ist bei Fehlen einer Hämaturie ebenfalls unwahrscheinlich. Für eine akut interstitielle Nephritis erscheint die Proteinurie zu groß.

In der **Ultraschalluntersuchung der Nieren** zeigen sich die Nieren mit rechts 11,7 cm und links 12,2 cm Längsdurchmesser normal groß. Der Parenchymsaum ist mit 13 mm normal breit. Es besteht kein Aufstau, es finden sich keine Konkremente.

### Passt dieser Ultraschallbefund zu einer chronischen Nierenschädigung im Rahmen eines Diabetes mellitus?

Ja. Es ist für die diabetische Nephropathie geradezu typisch, dass sich in der Ultraschalluntersuchung normal imponierende Nieren finden.

### Welche weiteren Faktoren sprechen für die Annahme, dass ein Diabetiker, der eine Nierenfunktionseinschränkung und eine Proteinurie aufweist, eine diabetische Nephropathie entwickelt hat?

Folgende Faktoren sprechen für das Vorliegen einer diabetischen Nephropathie:
- Diabetesdauer von mehr als 10 Jahren
- Vorhandensein einer diabetischen Retinopathie
- Durchlaufen des Stadiums der Mikroalbuminurie vor der Entwicklung von Proteinurie und Nierenfunktionsverlust
- Keine Akanthozyten und Erythrozytenzylinder im Urinsediment

Es muss allerdings auch erwähnt werden, dass etwa 50 % der Diabetiker mit eingeschränkter Nierenfunktion eine normalbuminurische diabetische Nierenerkrankung aufweisen. Besteht ein Diabetes mellitus Typ 1 weniger als 5 Jahre, hat der Diabetiker keine Retinopathie, trat die Proteinurie plötzlich ohne vorangehende Mikroalbuminurie auf oder zeigt sich ein nephritisches Urinsediment, so ist an eine andere renale Erkrankung zu denken.

Bei Ihrem Patienten findet sich tatsächlich eine ausgeprägte diabetische Retinopathie mit vaskulärer Proliferation. Auch besteht bereits eine deutliche periphere Neuropathie. Die quantitative Bestimmung des Eiweißes im Urin ergibt 3,6 g/24 h.

### Was war der wahrscheinlichste Grund für die Hypoglykämie des Patienten?

Sulfonylharnstoffe können bei Niereninsuffizienz akkumulieren. Die sich verschlechternde Nierenfunktion hat bei dem Patienten somit zu erhöhten Wirkspiegeln geführt. Insbesondere das Glibenclamid ist wegen

7

seiner langen Halbwertszeit bei Nierenfunktionseinschränkung zu vermeiden. Hier ist dem kürzer wirkenden Gliquidon oder anderen Substanzgruppen, insbesondere den Gliptinen, der Vorzug zu geben.

Bei Niereninsuffizienz kommt es außerdem zu einer niedrigeren Insulin-Clearance und eventuell einer niedrigeren tubulären Glukosurieschwelle, sodass hierdurch das Hypoglykämierisiko noch erhöht wird.

Bei einer Niereninsuffizienz besteht ein etwa fünffach erhöhtes Hypoglykämierisiko. Die in dem Fall von den Angehörigen geschilderte „gute Blutzuckereinstellung in der letzten Zeit" fügt sich ebenfalls in dieses Bild.

Weiterhin kann der vom Patienten eingenommene Betablocker eine Hypoglykämieneigung verstärken (Hemmung der durch Adrenalin über $\beta_2$-Adrenozeptoren induzierten Glykogenolyse in Hepatozyten und Skelettmuskelzellen).

### Ein PJ-Student in der Notaufnahme fragt Sie, ob bei einem solchen Patienten nicht die Gabe von Metformin anstelle von Sulfonylharnstoffen günstiger sei, da Metformin doch keine Hypoglykämien auslöse. Was antworten Sie ihm?

Es ist zwar richtig, dass Metformin keine Hypoglykämien auslöst. Es besteht jedoch eine Reihe von Kontraindikationen für die Gabe von Metformin. Eine davon ist eine Niereninsuffizienz, da diese oft mit einer metabolischen Azidose einhergeht und die Entwicklung einer metformininduzierten Laktatazidose triggern kann. Metformin sollte ab einer GFR von < 45 ml/min nicht mehr neu angesetzt werden und ist ab einer GFR von < 30 ml/min absolut kontraindiziert.

### Warum kommt die Substanzgruppe der SGLT-2-Inhibitoren, von denen bekannt ist, dass sie sehr günstige Effekte auf die kardiovaskuläre Ereignisrate sowie auf renale Endpunkte hat, für diesen Patienten ebenfalls nicht in Frage?

7

SGLT-2-Inhibitoren hemmen die Reabsorption von glomerulär filtrierter Glukose (wird frei filtriert) und führen somit zu einer ausgeprägten Glukosurie. Bei eingeschränkter GFR (< 45 ml/min) wird deutlich weniger Glukose filtriert, sodass die Substanzgruppe ihre Wirksamkeit auf die Blutzucker-Einstellung verliert. Da der renoprotektive Effekt der SGLT2-Hemmer auch bei einer eGFR < 45 ml/min erhalten bleibt, sollte die Substanzgruppe hier zur Progressionshemmung eingesetzt werden. Ein Therapiebeginn bei einer eGFR < 20 ml/min wird jedoch nicht empfohlen. (Unser Patient hat eine eGFR von 18 ml/min.)

### Ist die Proteinurie bei der diabetischen Nephropathie tubulären oder glomerulären Ursprungs?

Es handelt sich klassischerweise um eine glomeruläre Proteinurie.

### Sie ärgern sich, dass sich Ihr Patient so lange nicht in Ihrer Praxis hat sehen lassen und Sie daher keine Chance hatten, das Auftreten der Nephropathie zu verhindern oder hinauszuzögern. Bei wie viel Prozent Ihrer diabetischen Patienten müssen Sie mit dem Auftreten einer diabetischen Nephropathie rechnen?

Etwa 30 % aller Diabetiker entwickeln eine diabetische Nephropathie im Rahmen eines diabetischen Spätsyndroms. Viele Diabetiker entwickeln trotz jahrzehntelanger Diabetesdauer und schlechter Blutzuckerkontrolle nie eine Nephropathie. Man geht daher von einer deutlichen genetischen Komponente für die Entwicklung einer Nephropathie aus.

## Welchen Test hätten Sie zur Früherkennung des Auftretens einer diabetischen Nephropathie durchgeführt?

Dazu dient ein Test auf Mikroalbuminurie.

## Was versteht man unter einer Mikroalbuminurie, und wie ist sie definiert?

Bei der Mikroalbuminurie kommt es zur gesteigerten Ausscheidung von normalem Albumin aufgrund einer gesteigerten glomerulären Durchlässigkeit. Von einer Mikroalbuminurie spricht man bei einer Albuminkonzentration im Urin von 20–200 mg/l oder 30–300 mg/d oder 20–200 µg/min. Bei Albuminexkretionsraten im Urin oberhalb dieser Grenzen spricht man von einer Makroalbuminurie.

## Mit welchen Methoden testen Sie auf eine Mikroalbuminurie?

Man kann eine Mikroalbuminurie mithilfe eines Streifentestes erfassen. Hierfür sind besondere Mikroalbuminurie-Teststreifen erforderlich. Sie haben den Nachteil, dass sie relativ teuer und fehlerbehaftet, dafür aber einfach und schnell in der Praxis durchführbar sind.

Eine exakte Quantifizierung der Albuminexkretion liefern Labormethoden, wie der ELISA, RIA oder Nephelometrie für Albumin.

## Wann ist ein Test auf Mikroalbuminurie bei einem Typ-1- bzw. Typ-2-Diabetiker indiziert?

Typ-1-Diabetiker sollten ab dem fünften Jahr nach Diagnosestellung, Typ-2-Diabetiker sofort nach Diagnosestellung einmal jährlich auf das Vorhandensein einer Mikroalbuminurie untersucht werden.

## Wie lange nach Diagnosestellung eines Diabetes mellitus tritt im Durchschnitt eine diabetische Nephropathie auf?

Hier sollte man unterscheiden, ob es sich um einen Diabetes mellitus Typ 1 oder Typ 2 handelt.

- Beim **Typ-1-Diabetiker** kommt es im Durchschnitt nach zehn bis 15 Jahren zur Entwicklung einer Nephropathie. Bei Auftreten einer Nierenerkrankung nach weniger als fünf bis zehn Jahren Krankheitsdauer sollte immer an eine andere Genese der Nierenerkrankung gedacht werden. Das Risiko, nach mehr als 30 Jahren noch eine diabetische Nephropathie zu entwickeln, ist ebenfalls klein. Hierzu scheinen genetische protektive Faktoren beizutragen.
- Beim **Typ-2-Diabetiker** gilt prinzipiell der gleiche zeitliche Ablauf. Das Problem beim Typ-2-Diabetiker ist jedoch, dass oft der Krankheitsbeginn nicht exakt festgemacht werden kann und schon über viele Jahre eine diabetische Stoffwechsellage besteht, bevor der Diabetes tatsächlich diagnostiziert wird. Daher ist beim Typ-2-Diabetiker das Intervall zwischen Diagnosestellung des Diabetes mellitus und der Entwicklung einer diabetischen Nephropathie im Mittel deutlich kürzer.

7

## Beschreiben Sie eine gängige Stadieneinteilung der diabetischen Nephropathie.

Am weitesten verbreitet ist die Stadieneinteilung nach KDIGO (➤ Abb. 7.1).

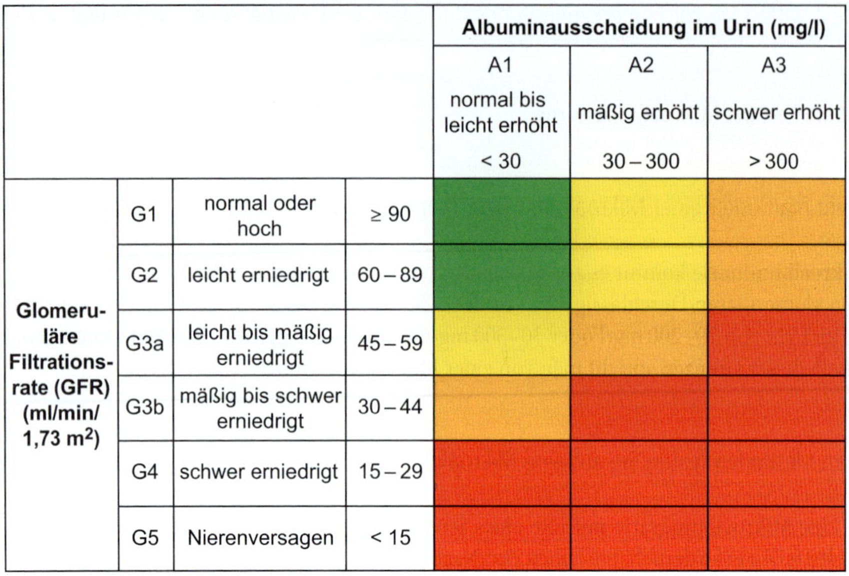


**Abb. 7.1** Stadien der chronischen Niereninsuffizienz gemäß KDIGO. Farblich markiert ist das Risiko für einen ungünstigen Verlauf (grün: niedriges Risiko [wenn keine Marker von chronischen Nierenerkrankungen vorhanden sind, keine CKD]; hellorange: moderat erhöhtes Risiko; orange: hohes Risiko; dunkelrot: sehr hohes Risiko). CKD = Chronic Kidney Disease; eGFR = geschätzte glomeruläre Filtrationsrate [F779-010]

7

## Beschreiben Sie die Veränderungen, die Sie in dieser Nierenbiopsie (➤ Abb. 7.2) sehen.

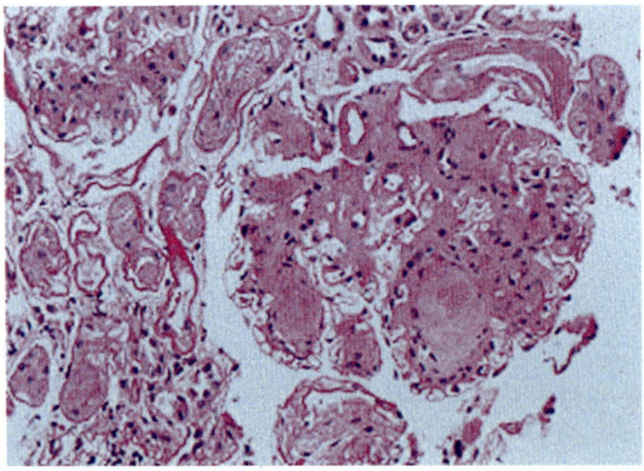

**Abb. 7.2** Befund der Nierenbiopsie (aus: Atlas of Renal Pathology; Nachdruck mit freundlicher Genehmigung von Elsevier Ltd.) [F848–001]

Das Bild zeigt die typischen Veränderungen der diabetischen nodulären Glomerulosklerose. Es finden sich noduläre Ablagerungen relativ azellulärer mesangialer Matrix. Die afferente und die efferente Arteriole zeigen eine Hyalinose.

### Welche Faktoren, die das Auftreten bzw. die Progression einer diabetischen Nephropathie begünstigen oder wahrscheinlich machen, kennen Sie?

- Genetische Faktoren
- Vorhandensein einer diabetischen Retinopathie
- Schlechte Blutzuckerkontrolle
- Schlechte Blutdruckkontrolle
- Rauchen
- Hyperlipidämie

### Welche Blutdruckwerte würden Sie bei Ihrem Patienten anstreben, um eine Progression der diabetischen Nephropathie möglichst effektiv hinauszuzögern?

Generell sollte eine medikamentöse Therapie bei Diabetikern bei Blutdruckwerten > 140/90 mmHg begonnen werden. Das Blutdruckziel liegt systolisch bei < 130 mmHg und diastolisch bei 70–79 mmHg. Bei Diabetikern mit diabetischer Nephropathie und einer Proteinurie von > 1 g/d sollte der Blutdruck wahrscheinlich noch strenger kontrolliert werden, da die Höhe des Blutdrucks der wohl wichtigste Progressionsfaktor ist. Zielwerte bei systolisch < 120 mmHg sind anzustreben, die oft nur mit einer Vielfachkombination erreicht werden können.

### Welche beiden Gruppen von Antihypertensiva haben sich zur Progressionsverzögerung einer diabetischen Nephropathie besonders bewährt?

- ACE-Hemmer
- Angiotensin-II-Typ-1-Rezeptor-Blocker

Beide Substanzgruppen haben einen über ihre blutdrucksenkende Wirkung hinausgehenden Effekt auf das Fortschreiten der diabetischen Nierenschädigung.

Wie schätzen Sie die Mortalität von Diabetikern mit terminaler Niereninsuffizienz und Dialysepflichtigkeit ein?

Die Prognose von dialysepflichtigen Diabetikern ist schlechter als die der meisten Tumorerkrankungen: Etwa 50 % der Patienten versterben innerhalb von 2 Jahren.

Die abschließenden Diagnosen lauten:
- Diabetes mellitus Typ 2 mit diabetischer Nephropathie im Stadium G4, diabetischer proliferativer Retinopathie und peripherer Neuropathie
- Schwere Hypoglykämie unter Glibenclamidtherapie bei progredienter Nierenfunktionseinschränkung

## 7.2 Leitsymptom Beinschwellung und Hauteinblutungen

Harald Rupprecht

**KASUISTIK**

Eine Ihnen zugewiesene 60-jährige Patientin klagt über seit einigen Monaten zunehmende Schwellung ihrer Unterschenkel sowie über Einblutungen in die Haut, die teilweise spontan, teilweise nach minimalen Traumen auftreten. Sie sei auch deutlich weniger leistungsfähig, müsse schon bei geringen Belastungen schwer atmen.

Bei der **körperlichen Untersuchung** fallen deutlich eindrückbare Ödeme der Unterschenkel auf. Der Blutdruck liegt bei 100/65 mmHg, die Herzfrequenz bei 94/min, die Atemfrequenz bei 16/min. Die Patientin ist afebril. Multiple kleinere, teils flächige Einblutungen im Gesicht sowie am Rumpf.
Bei der **initialen Laboruntersuchung** fallen eine Anämie (Hb 9,2 g/dl), eine leichte Thrombopenie mit 134.000/µl, ein Serumkreatinin von 1,8 mg/dl, ein Serumalbumin von 36 g/l (35–53 g/l) und ein Serum-Gesamteiweiß von 68 g/l (66–83 g/l) sowie ein Cholesterin von 320 mg/dl auf.

## Bei welchen Krankheitsgruppen bzw. Syndromen treten hypoproteinämische Ödeme auf? Nennen Sie drei von vier aufgeführten.

- Nephrotisches Syndrom (hier liegt zusätzlich eine vermehrte Natrium- und Wasserretention als Ursache der Ödeme zugrunde)
- Schwere Lebererkrankungen (hier zusätzlich ein sekundärer Hyperaldosteronismus?)
- Exsudative Gastroenteropathie (Colitis ulcerosa, Polyposen, hypoproteinämische hypertrophe Gastropathie oder Ménétrier-Syndrom, idiopathische Sprue)
- Hungerödem (= Ödeme bei Kachexie)

## Welche weitere Laboruntersuchung interessiert Sie?

Eiweiß im Urin.

Bei der Urinstix-Untersuchung fällt auf, dass das Feld für Eiweiß 4 + anzeigt.

7

## Wie beurteilen Sie den Befund?

Bei einem vierfach positiven Urinstreifentest für Eiweiß ist die wahrscheinlichste Ursache eine große Proteinurie mit nephrotischem Syndrom.

Zusätzlich könnte bei erniedrigtem Blutdruck von 100/65 mmHg, der anamnestisch beschriebenen Belastungsdyspnoe und der Tachypnoe der Patientin jedoch eine Herzinsuffizienz vorliegen.

Bei der Bestimmung des Urinproteins finden Sie 6,2 g Eiweiß/g Kreatinin bzw. 5,7 g Eiweiß/24 h. Die Bestimmung des Albumins im Urin zeigt, dass der Großteil des ausgeschiedenen Eiweißes Albumin ist mit 4,2 g Albumin/g Kreatinin im Urin.

## Welches sind die Kriterien für ein nephrotisches Syndrom? Nennen Sie alle der vier aufgeführten.

Folgende Befunde charakterisieren das Vollbild des nephrotischen Syndroms:
- Große Proteinurie > 3,5 g/d
- Generalisierte Ödeme
- Hyperlipidämie
- Hypoproteinämie

## Welche Diagnose stellen Sie bei Ihrer Patientin?

Hier sind alle Punkte bis auf die Hypoproteinämie erfüllt. Das Gesamteiweiß sowie das Albumin im Serum liegen an der Untergrenze des Normbereichs. Definitionsgemäß liegt somit ein inkomplettes nephrotisches Syndrom vor. Es besteht jedoch eine große Proteinurie (im nephrotischen Bereich).

## Eine bei der Patientin durchgeführte Serumeiweißelektrophorese ergibt folgendes Bild (➤ Abb. 7.3).

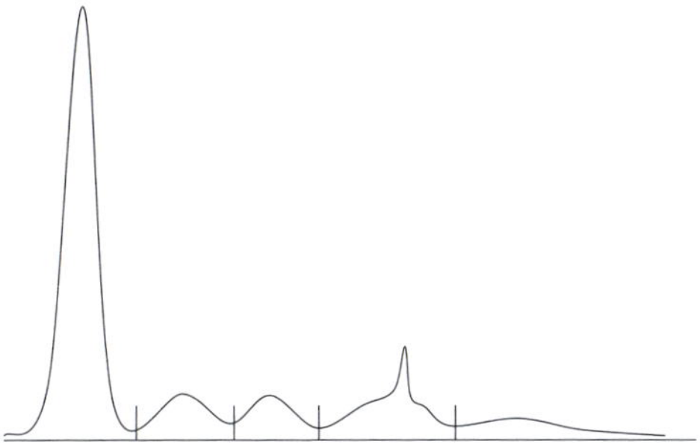

**Abb. 7.3** Serumeiweißelektrophorese [P062]

## Benennen Sie die fünf Fraktionen der Absorptionskurve.

- Albumin
- $\alpha_1$-Globuline
- $\alpha_2$-Globuline
- $\beta$-Globuline
- $\gamma$-Globuline



## Was fällt Ihnen bei dieser Serumeiweißelektrophorese auf?

Es findet sich ein kleiner zusätzlicher Gradient im Bereich der $\beta_2$-Globuline, ein sogenannter M-Gradient. Meist finden sich M-Gradienten in der $\gamma$-Globulin-Fraktion. Bei monoklonaler Vermehrung von IgA kann ein Gradient jedoch durchaus auch in der $\beta$-Globulin-Fraktion wandern.

## Welche Untersuchungen würden Sie als Nächstes anordnen?

- Immunfixation im Serum
- Knochenmarkpunktion (um ein multiples Myelom auszuschließen oder zu sichern)

## Was können Sie in der Serum-Immunfixation der Patientin feststellen (➤ Abb. 7.4)?

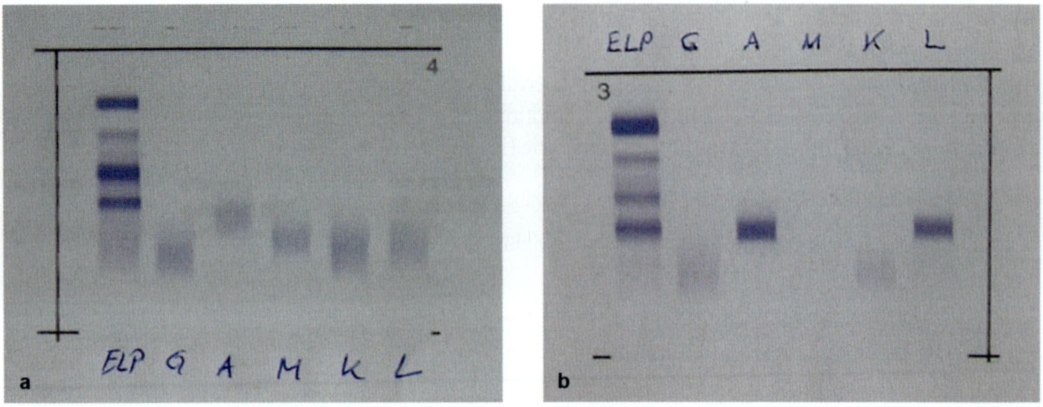


**Abb. 7.4** a, b Serumimmunfixation [P062]

In der Kontrolle finden sich für γ-Schwerketten, α-Schwerketten und µ-Schwerketten sowie κ- und λ-Leichtketten breite Banden, die sich über einen weiten Molekulargewichtsbereich erstrecken, als Zeichen für die polyklonale Natur der jeweiligen Immunglobuline. Bei der Patientin findet sich für IgA und für λ eine distinkte schmale Bande, als Hinweis für eine monoklonale Vermehrung dieser Proteine.

In der **Knochenmarkpunktion** findet sich eine Infiltration des Knochenmarks mit Plasmazellen, wobei der Gehalt an Plasmazellen etwa 30 % entspricht.



## Kennen Sie Diagnosekriterien für das multiple Myelom (Synonym: Plasmozytom)?

Folgende Diagnosekriterien für das multiple Myelom wurden von der International Myeloma Working Group erarbeitet (Rajkumar et al. 2014):

**Monoklonale Gammopathie unbestimmter Signifikanz vom Nicht-IgM-Typ (alle Kriterien müssen zutreffen):**

- Monoklonales Serumprotein < 30 g/l
- Klonale Plasmazellen im Knochenmark < 10 %
- Keine auf die Plasmazellproliferation zurückführbaren Endorganschäden (Hyperkalzämie, Niereninsuffizienz, Anämie oder Knochenläsionen – CRAB-Kriterien)

**Asymptomatisches (Smouldering) Myelom:** (Beide Kriterien müssen erfüllt sein.)

- Monoklonales Serumprotein > 30 g/l (bzw. > 500 mg/24 h im Urin) und/oder 10–60 % klonale Plasmazellen im Knochenmark
- Keine Endorganschäden oder Amyloidose

**Symptomatisches Myelom:** (Beide Kriterien müssen erfüllt sein.)

- > 10 % klonale Plasmazellen im Knochenmark oder ein bioptisch gesichertes Plasmozytom mit > 1 der übrigen Myelom-definierenden Kriterien
- Nachweis von auf die Plasmazellproliferation zurückführbaren
  - Endorganschäden
  - Hyperkalzämie > 110 mg/l oder > 10 mg/l über Normwert
  - Niereninsuffizienz mit Kreatinin > 177 µmol/l oder Kreatinin-Clearance < 40 ml/min
  - Anämie mit Hämoglobin < 100 g/l oder > 20 g/l unter Normwert
  - Knochenläsionen: 1 oder mehr Osteolysen (Röntgen, CT, PET/CT)
  - 1 der folgenden Biomarker: 60 % klonale Plasmazellen im Knochenmark oder freie Leichtkettenratio > 100
  - 1 fokale Läsion im MRT

## Welche Stadieneinteilung für das multiple Myelom ist Ihnen geläufig?

Die gebräuchlichste Stadieneinteilung ist die nach dem Internationalen Staging-System (ISS), die sich der Laborparameter $\beta_2$-Mikroglobulin und Albumin bedient (➤ Tab. 7.1). In das Revised International Staging System (R-ISS) geht mittlerweile auch eine Hochrisiko-Zytogenetik mit Translokationen zwischen Chromosom 4 und 14 oder 14 und 16, sowie Deletionen des Chromosoms 17 ein.

**Tab. 7.1** Revised ISS [W881-007]

| Stadium | Kriterien | 5-Jahres-Überlebensrate |
|---|---|---|
| I | • $\beta_2$-Mikroglobulin ≤ 3,5 mg/l **und**<br>• Albumin ≥ 3,5 g/dl **und**<br>• Zytogenetik Standardrisiko **und**<br>• LDH ≤ oberer Normwert | 82 % |
| II | • Weder Stadium I noch Stadium III | 62 % |
| III | • $\beta_2$-Mikroglobulin ≥ 5,5 mg/l **und**<br>• Zytogenetik Hochrisiko* **oder**<br>• LDH > oberer Normwert | 40 % |

* Hochrisiko-Zytogenetik: del(17p), t(4;14) t(14;16)

Bei der Patientin haben Sie folgende weitere **Befunde** erhoben:
Low-Dose-CT (Schädelbasis bis einschließlich Femur beidseits): keine Osteolysen
Immunglobuline: IgG 4,7 g/l (7–16), IgA 8,1 g/l (0,7–5), IgM 0,3 g/l (0,4–2,8)
Serumkalzium 2,4 mmol/l
$\beta_2$-Mikroglobulin 3,32 mg/l (< 3,3)
Glomeruläre Filtrationsrate: 43 ml/min
Urin-Eiweißdifferenzierung: IgG 32 mg/dl (< 1,0 mg/dl), Albumin 316 mg/dl (< 2,0 mg/dl), $\alpha_1$-Mikroglobulin 8 mg/dl (< 1,2 mg/dl), κ-Leichtketten 4,5 mg/dl (< 1,5 mg/dl), λ-Leichtketten 55 mg/dl (< 1,0 mg/dl); damit deutliche glomeruläre Proteinurie (IgG, Albumin) sowie geringe tubuläre Proteinurie ($\alpha_1$-Mikroglobulin), weiterhin deutlich gesteigerte Ausscheidung von λ-Leichtketten im Vergleich zu κ-Leichtketten als Hinweis auf Ausscheidung monoklonaler Leichtketten vom Typ λ im Urin.
Sonografie des Abdomens: Hepatosplenomegalie, ansonsten unauffällig

## Wie würden Sie die Erkrankung Ihrer Patientin bisher klassifizieren?

Bei der Patientin liegt formell ein multiples Myelom im Stadium I vor.

Zusätzlich besteht eine doch deutlich eingeschränkte Nierenfunktion mit einer GFR von 43 ml/min (Niereninsuffizienz Stadium G3) sowie eine ausgeprägte Proteinurie.

## Welche Formen der Nierenbeteiligung bei multiplem Myelom kennen Sie?

Akutes Nierenversagen, oft reversibel:

- Hyperkalzämie
- Hyperurikämie
- Kontrastmittelnephropathie (erhöhtes Risiko bei Kontrastmittelexposition bei multiplem Myelom)
- Cast-Nephropathie (Tubulusobstruktion durch Präzipitate von Leichtketten)
- Niereninfiltration durch Plasmazellen

7

Chronische Niereninsuffizienz:
- Cast-Nephropathie (führt bei längerem Bestehen zu chronischem Nierenversagen)
- AL-Amyloidose
- Monoclonal Immunoglobulin Deposition Disease (MIDD), insbesondere Light Chain Deposition Disease (LCDD)
- Sehr selten: monoklonale Gammopathie-assoziierte proliferative Glomerulonephritis, immunotaktoide Glomerulonephritis, kryoglobulinämische Glomerulonephritis

Tubuläre Dysfunktion durch Tubulustoxizität der Leichtketten:
- Fanconi-Syndrom
- Renal tubuläre Azidose Typ II (proximale Form, bedingt durch $HCO_3^-$-Verlust im proximalen Tubulus)

## Welche dieser Erkrankungen können zu einer so deutlichen glomerulären Proteinurie führen, wie Sie sie bei Ihrer Patientin festgestellt haben?

**AL-Amyloidose:** befällt in der Niere sehr häufig die Glomeruli und führt nicht selten zum Vollbild des nephrotischen Syndroms. Es könnten jedoch auch Tubuli und Gefäße Ablagerungen von Amyloid zeigen und entsprechende tubuläre oder vaskuläre Schäden auslösen.

**Monoclonal Immunoglobulin Deposition Disease (MIDD):** Ablagerung von monoklonalen Immunglobulinen entlang der Kapillarschlingen. Diese Ablagerungen verursachen ebenfalls eine glomeruläre Proteinurie. In aller Regel findet sich eine Ablagerung von Immunoglobulin-Leichtketten (LCDD). Sehr selten werden auch schwere Ketten abgelagert (HCDD).

Auch die sehr seltenen Formen der monoklonalen Gammopathie-assoziierten proliferativen Glomerulonephritis, der immunotaktoiden und der kryoglobulinämischen Glomerulonephritis können zu einer glomerulären Proteinurie führen.

## Sie entschließen sich, eine Nierenbiopsie durchzuführen. Welche Spezialfärbung(en) fordern Sie an?

Sie fordern eine Kongorot-Färbung an, mit der spezifisch der Nachweis von Amyloid erfolgen kann. Außerdem ist es sinnvoll, eine Färbung für Leichtketten (κ und λ) durchzuführen.

## Die durchgeführte Nierenbiopsie zeigt folgende Veränderungen (➤ Abb. 7.5, ➤ Abb. 7.6, ➤ Abb. 7.7, ➤ Abb. 7.8). Was sehen Sie?

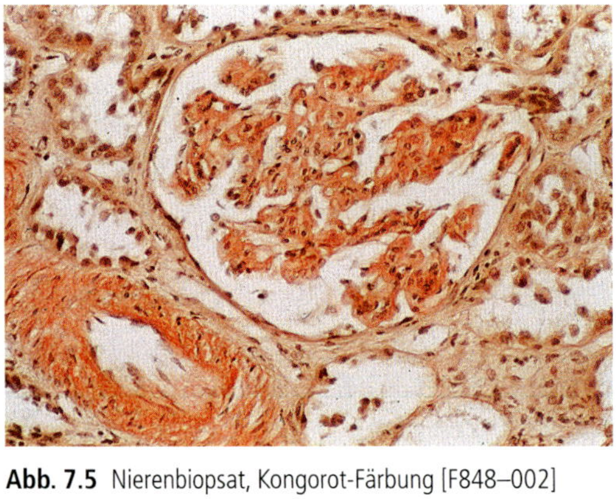

**Abb. 7.5** Nierenbiopsat, Kongorot-Färbung [F848–002]

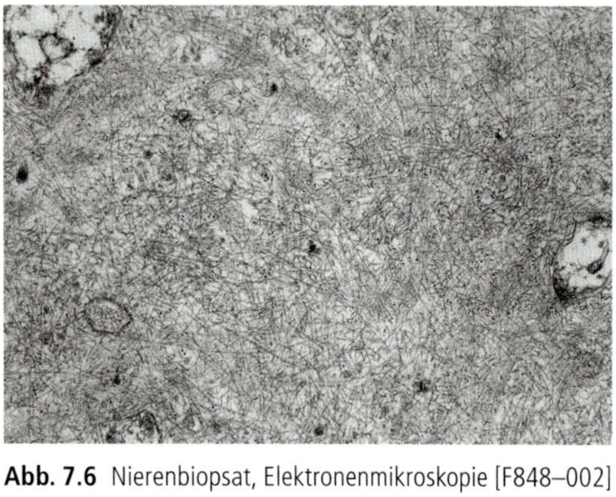

**Abb. 7.6** Nierenbiopsat, Elektronenmikroskopie [F848–002]

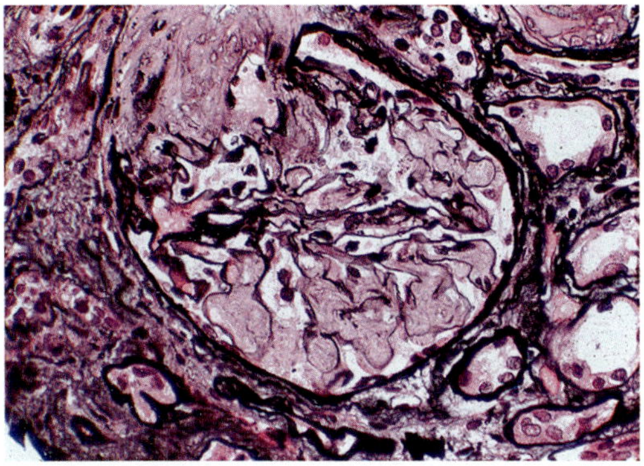

**Abb. 7.7** Nierenbiopsat, Silberfärbung [F848–002]

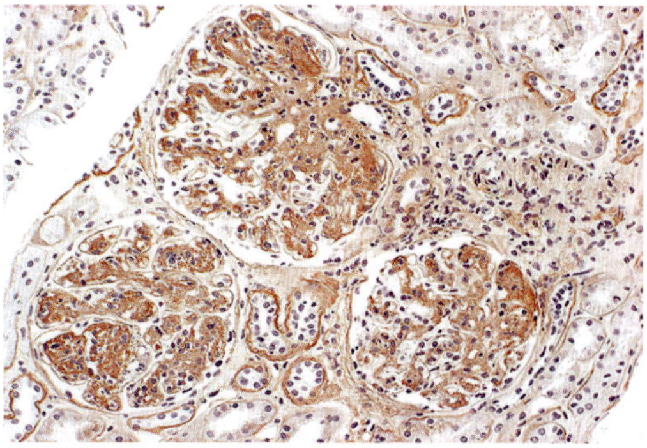

**Abb. 7.8** Nierenbiopsat, Leichtkettenfärbung [P062]

In der **Kongorot-Färbung** (➤ Abb. 7.5) zeigt sich eine deutliche Positivität in den Mesangialregionen des Glomerulus, aber auch in der links unten getroffenen kleinen Arterie. Bei Betrachtung des kongorotgefärbten Materials unter dem Polarisationsmikroskop sieht man die typische grüne Birefringenz, die letztlich das Vorliegen von Amyloid beweist.

In der **Elektronenmikroskopie** ( ➤ Abb. 7.6) zeigt sich Amyloid als zufällig angeordnete dünne Fibrillen von 10–12 nm Durchmesser.

Die **Silberfärbung** ( ➤ Abb. 7.7) zeigt eine Aufweitung der Mesangialräume und der peripheren Kapillarschlingen aufgrund der Ablagerung von amorphem, azellulärem, leicht eosinophilem Material.

Eine Färbung für κ- und λ-Leichtketten ergibt, wie hier gezeigt (➤ Abb. 7.8) eine spezifische Färbung für λ-Leichtketten. Eine Färbung für κ-Leichtketten ist negativ.

## Zu welcher Diagnose kommen Sie nun?

Bei der Patientin liegt somit eine histologisch gesicherte Amyloidose vor. Es handelt sich um eine AL-Amyloidose, wobei der Leichtkettenanteil aus λ-Leichtketten besteht. Typischerweise tritt eine Amyloidose bei κ-Leichtketten sezernierenden multiplen Myelomen wesentlich seltener auf.

## Welche Arten von Amyloidosen kennen Sie?

**AA-Amyloidose:** kompliziert chronische Erkrankung mit dauerhafter oder rezidivierender Entzündungsaktivität, wie die rheumatoide Arthritis, chronische Infektionen oder periodische Fiebersyndrome (z. B. familiäres Mittelmeerfieber).

**AL-Amyloidose:** Die AL-Amyloid-Fibrillen enthalten Immunglobulin-Leichtkettenfragmente. Der AL-Amyloidose liegt eine Plasmazellerkrankung mit der Produktion eines monoklonalen Immunglobulins zugrunde. In den meisten Fällen handelt es sich um eine monoklonale Gammopathie unbestimmter Signifikanz (MGUS), seltener um ein manifestes multiples Myelom.

**Dialyse-assoziierte Amyloidose:** Ablagerung von Fibrillen, die sich von $\beta_2$-Mikroglobulin herleiten. Prädilektionsstellen sind osteoartikuläre Strukturen, insbesondere im Schulterbereich.

**Erbliche Amyloidosen:** Eine ganze Reihe von Mutationen führt zu hereditären Amyloidosen. Man muss diese jedoch nicht auswendig wissen. Ein Beispiel dieser Amyloidoseform ist die neuropathische und/oder kardiomyopathische Amyloidose durch Mutationen im Transthyretin-Gen (auch Präalbumin genannt).

**Senile systemische Amyloidose:** Ablagerung von ansonsten normalem Transthyretin im Myokard und an anderen Stellen. Eine Nierenbeteiligung ist eher selten.

Schließlich gibt es noch einige seltene **organspezifische Amyloidosen** (Haut, Auge, Herz, Pankreas).

## Nennen Sie einige typische klinische Manifestationen der Amyloidose.

Die Amyloidose ist eine Systemerkrankung und prinzipiell kann jedes Organ Ablagerungen enthalten, auch wenn diese zu keinen klinisch fassbaren Erscheinungen führen.

- **Niere:** meistens asymptomatische Proteinurie bis zum Vollbild des nephrotischen Syndroms mit oder ohne Niereninsuffizienz. Die Ablagerungen können aber auch auf Gefäße oder Tubuli beschränkt sein. Patienten präsentieren sich dann mit Niereninsuffizienz ohne oder mit nur geringer Proteinurie.
- **Herz:** restriktive Kardiomyopathie mit Verdickung der Herzwände und systolischer oder diastolischer Funktionsstörung und Zeichen der Herzinsuffizienz. Andere mögliche Manifestationen sind Überleitungsstörungen und Myokardinfarkte.
- **Nervensystem:** periphere Neuropathie, typischerweise axonal, eventuell assoziiert mit autonomer Neuropathie. Das Karpaltunnelsyndrom ist häufig.
- **Gastrointestinaltrakt:** Hepatomegalie und Splenomegalie, gastrointestinale Blutungen, Gastroparese, Obstipation, Malabsorption.
- **Muskuloskelettales System:** Eine vergrößerte Zunge (Makroglossie) ist charakteristisch für die AL-Amyloidose. Häufig finden sich Arthropathien oder eine skapulohumerale Periarthritis der Schulter.
- **Hämatologisches System:** Die Amyloidose kann direkt mit einer Blutungsdiathese assoziiert sein. Hier sind zwei Mechanismen verantwortlich: Faktor-X-Mangel aufgrund einer direkten Bindung an Amyloidfibrillen in Leber und Milz und verminderte Bildung von Gerinnungsfaktoren bei ausgedehntem Leberbefall. Weiterhin kann es bei Niereninsuffizienz zu einer Anämie sowie bei Splenomegalie zu einer Thrombopenie kommen.
- **Haut:** wächserne Hautverdickungen, Verletzbarkeit der Haut, Ekchymosen, Purpura und subkutane Papeln und Knoten.



## Welche Organe sind bei Ihrer Patientin zumindest klinisch betroffen?

Niere (histologisch gesichert), Herz, Leber, Milz und Haut.

## Besteht bei der geschilderten Patientin ein Therapiebedarf?

Ja. Zwar liegt ein multiples Myelom im Stadium I vor, das per se noch keine Indikation zur Therapie darstellt. Hier wird Therapiebedarf erst bei einem Stadium II mit zunehmender Krankheitsaktivität oder im Stadium III gesehen. Es liegt jedoch eine schwerwiegende Komplikation des multiplen Myeloms vor, die AL-Amyloidose, die unbehandelt eine äußerst schlechte Prognose aufweist.

## Wie schätzen Sie grob die Prognose, gemessen an 1-, 5- und 10-Jahres-Überlebensraten bei der AL-Amyloidose, ein?

In einer großen Serie an 810 Patienten der Mayo-Klinik wurden 1-, 5- und 10-Jahres-Überlebensraten von 51 %, 16 % und 5 % beschrieben.

### Welche therapeutischen Optionen kommen infrage?

Patienten ohne schwerwiegende Komorbiditäten, die potentiell transplantationsfähig sind, sollen als Induktionstherapie eine Drei- oder Vierfachkombination erhalten. Klassische Therapieschemata können sein:

- Bortezomib, Cyclophosphamid, Dexamethason (VCD)
- Bortezomib, Thalidomid, Dexamethason (VTD)
- Bortezomib, Lenalidomid, Dexamethason (VRD)
- Daratumumab, Bortezomib, Thalidomid, Dexamethason
- Hochdosis-Melphalan-Therapie gefolgt von autologer Stammzelltransplantation. Dies ist jedoch mit einer relativ hohen therapieassoziierten Mortalität vergesellschaftet. Patienten müssen daher gut selektioniert werden, insbesondere eine schwere kardiale Beteiligung ist eine absolute Kontraindikation. Die Indikation sollte daher ausschließlich in erfahrenen Zentren gestellt werden.

Die Abschließenden Diagnose lautet AL-Amyloidose bei multiplem Myelom Stadium I mit klinischer Beteiligung von Niere (Niereninsuffizienz Stadium G3 und deutliche, vorwiegend glomeruläre Proteinurie), Herz, Leber, Milz und Haut.

**LITERATUR**

Rajkumar SV, et al. International Myeloma Working Group updated criteria for the diagnosis of multiple myeloma. Lancet Oncol 2014;15(12):e538–48.

## 7.3 Leitsymptom zunehmende Belastungsdyspnoe und rote Flecke im Gesicht

Harald Rupprecht

**KASUISTIK**

Ein 46-jähriger Patient klagt über ein vermehrtes Auftreten von rötlichen Flecken im Gesicht (➤ Abb. 7.9).

Weiterhin beklagt er, dass er bereits bei relativ geringer Belastung Luftnot bekomme. Er habe außerdem seit etwa zwei Wochen intermittierend Fieber. Insgesamt verspüre er schon seit mehreren Wochen ein Gefühl wie bei einem „grippalen Infekt" und sei nicht mehr so leistungsfähig wie früher. Er berichtet, auch er habe in den letzten Monaten immer wieder mit Schnupfen und Nasennebenhöhlenentzündungen zu kämpfen gehabt.

Bei der **körperlichen Untersuchung** finden Sie einen 76 kg schweren, 178 cm großen Patienten. Blutdruck 130/85 mmHg, Herzfrequenz 88/min, Atemfrequenz 18/min. Bei der Auskultation der Lunge fallen im linken Oberfeld feinblasige Rasselgeräusche auf.

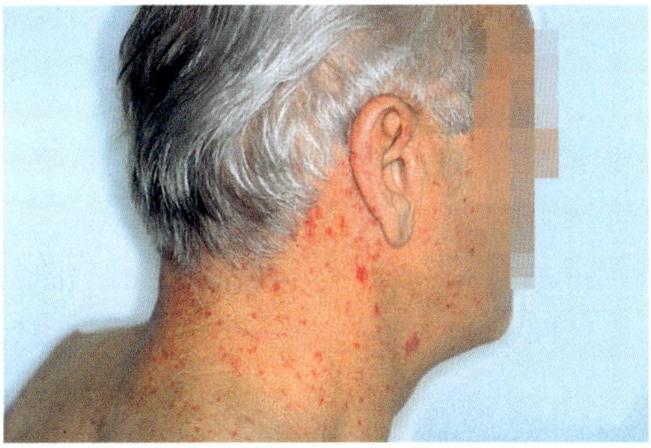

**Abb. 7.9** Patient mit rötlichen Flecken im Gesichtsbereich [P062]

### Welche Untersuchungen ordnen Sie an?

Wegen der Klinik mit Fieber und Belastungsdyspnoe, einer erhöhten Atemfrequenz und Ihres Auskultationsbefundes über der rechten Lunge ist an eine ambulant erworbene Pneumonie zu denken (möglicherweise nach einer Sinusitis). Deshalb ist eine Röntgenaufnahme des Thorax indiziert.

Außerdem sind die Routinelaborparameter inkl. Blutbild und CRP zu bestimmen.

Das **Röntgenbild** (➤ Abb. 7.10) zeigt tatsächlich, wie Sie bereits vermuteten, ein Infiltrat im linken Oberfeld.

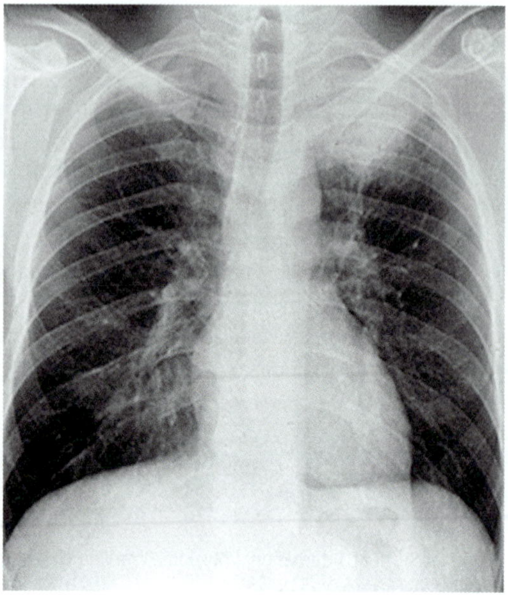

**Abb. 7.10** Röntgenaufnahme des Thorax [P062]

## Wie therapieren Sie diesen Patienten?

Unter dem Verdacht einer ambulant erworbenen Pneumonie bei einem relativ jungen Mann ist ein Makrolidantibiotikum wie Roxithromycin indiziert. Es kann zunächst ein ambulanter Therapieversuch unternommen werden mit der Maßgabe an den Patienten, sich bei Befundverschlechterung sofort und ansonsten in 1–2 Wochen erneut vorzustellen.

Die **Laboranalysen,** die am gleichen Nachmittag eintreffen, zeigen folgende Befunde: Hb 14,3 g/dl, Leukozyten 12.200/µl, Thrombozyten 423.000/µl, CRP 7,3 mg/dl (Norm <0,5), Natrium 141 mmol/l, Kalium 4,3 mmol/l, Kreatinin 1,1 mg/dl, Laktatdehydrogenase 167 U/l, Bilirubin 0,4 mg/dl.

## Würden Sie aufgrund dieser Laborwerte Ihre Therapieentscheidung ändern?

Nein.

7

Nach 10 Tagen stellt sich Ihr Patient erneut vor. Er berichtet über keinerlei Besserung seines Befindens. Im Gegenteil, seine vorher schon bestehenden leichten Muskel- und Gelenkschmerzen hätten sich deutlich verschlechtert. Er bemerkt außerdem, dass er auf dem rechten Ohr schlechter hört als sonst. Die Atemnot sei ebenfalls schlimmer geworden.
Bei der Auskultation sind nach wie vor im linken Oberfeld der Lunge Rasselgeräusche auskultierbar.

## Welche diagnostischen Schritte unternehmen Sie nun?

Es ist eine erneute Röntgenaufnahme des Thorax (➤ Abb. 7.11) angezeigt.

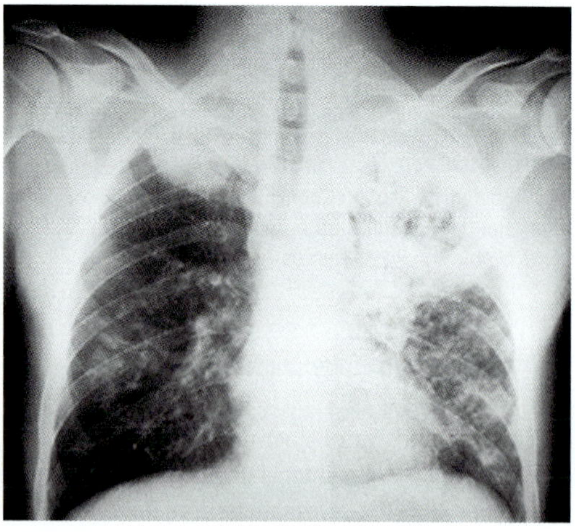

**Abb. 7.11** Röntgenaufnahme des Thorax [P062]

## Wie gehen Sie nun vor?

Es erfolgt die stationäre Einweisung des Patienten bei therapierefraktären pulmonalen Infiltraten mit deutlicher Progredienz.

In der Klinik zeigt das **Labor** bei Aufnahme folgende Werte: Hb 13,1 g/dl, Leukozyten 13.200/µl, Thrombozyten 445.000/µl, CRP 9,2 mg/dl, Kreatinin 3,2 mg/dl, Harnstoff-Stickstoff 43 mg/dl.

## Welche diagnostischen Maßnahmen ergreifen Sie als Nächstes, um das Nierenversagen näher zu definieren?

- Sonografie der Nieren
- Urin-Stix
- Urinsediment

Die **Sonografie** der Nieren zeigt beidseits eher große Nieren mit 12,2 und 12,4 cm Längsdurchmesser und regelrecht breitem Parenchymsaum mit echoarm betonten Markpyramiden, passend zum akuten Nierenversagen. Es erfolgt kein Nachweis eines Aufstaus oder von Konkrementen.
Die Ergebnisse des Urin-Stix sind: Blut: ++, Leukozyten: +, Protein: ++, Nitrit: negativ.

## Welche Strukturen erkennen Sie im Urinsediment (> Abb. 7.12, > Abb. 7.13), zu dessen Beurteilung Sie von der Laborassistentin hinzugezogen werden? Worauf deuten diese Strukturen hin?

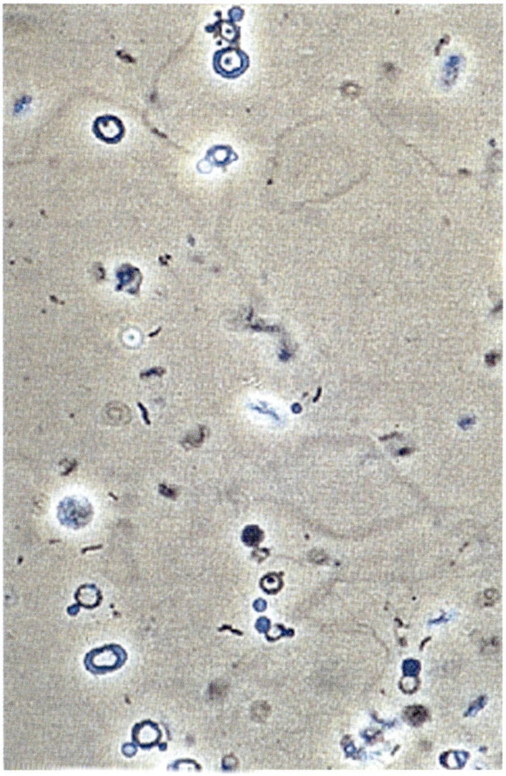

**Abb. 7.12** Urinsediment [P062]

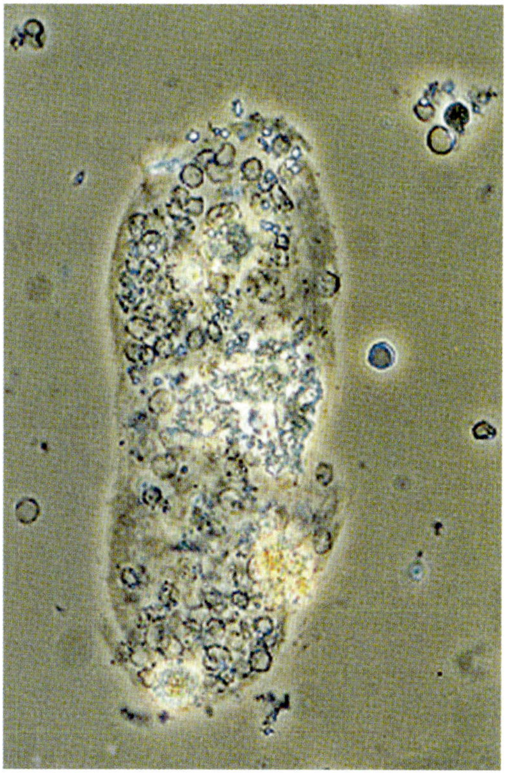

**Abb. 7.13** Urinsediment [P062]

- Es liegen Akanthozyten vor. Dies sind Erythrozyten, die während ihrer Passage durch das Nephron geschädigt wurden und Ausstülpungen ihrer Plasmamembran aufweisen (Micky-Maus-Ohren).
- Auch Erythrozytenzylinder sind zu sehen. Es finden sich Erythrozyten, eingebettet in hyalines Material in Form von Zylindern. Da sich Zylinder nur während der Passage des Primärharns durch

das Tubulussystem formieren können, müssen die eingeschlossenen Erythrozyten glomerulären Ursprungs sein.

Sowohl Erythrozytenzylinder als auch Akanthozyten sind ein eindeutiger Hinweis auf eine glomeruläre Erkrankung. Stechapfelförmige Erythrozyten können auch bei anderen Ursachen einer Hämaturie durch osmotische Schwankungen entstehen und sind kein Zeichen für glomeruläre Erkrankungen.

## Wie lautet nun Ihre klinische Verdachtsdiagnose?

Es liegen eine rapid progressive Glomerulonephritis und pulmonale Infiltrate, z. B. bei systemischer Vaskulitis, vor.

## Welche Ursachen für ein pulmorenales Syndrom kennen Sie?

- Goodpasture-Syndrom
- Systemische Vaskulitiden mit renaler Beteiligung: Granulomatose mit Polyangiitis (GPA), mikroskopische Polyangiitis (MPA), eosinophile Granulomatose mit Polyangiitis (EGPA)
- Lungenödem bei Glomerulonephritis mit schwerer Niereninsuffizienz
- Systemischer Lupus erythematodes mit Vaskulitis oder Antiphospholipidantikörper-Syndrom
- Bronchuskarzinom mit Immunkomplexnephritis
- Lungenembolien bei nephrotischem Syndrom

## Welche Laborbestimmung ordnen Sie an, um ein Goodpasture-Syndrom auszuschließen?



Die Bestimmung von Antikörpern gegen glomeruläre Basalmembran (Anti-GBM-Ak). Die im Serum zirkulierenden Antikörper sind meist gegen die α3-Kette des Typ-IV-Kollagens gerichtet. Diese Kollagenform kommt vorrangig in den Basalmembranen der Glomeruli und der Alveolen vor. Daher ergibt sich die klassische Klinik mit Lungen- und Nierenbeteiligung.

Die Antikörper gegen glomeruläre Basalmembran sind negativ.

## Um eine systemische Vaskulitis auszuschließen, ordnet Ihr Kollege zusätzlich eine Bestimmung der ANCA an. Wofür steht die Abkürzung ANCA? Wie wird der Nachweis geführt?

ANCA steht für „antineutrophile zytoplasmatische Antikörper".

Die Antikörper werden in einem indirekten Immunfluoreszenztest an fixierten humanen Granulozyten nachgewiesen.

## Man unterscheidet zwei verschiedene ANCA-Muster. Welche sind dies?

Man unterscheidet je nach Färbemuster in der Immunfluoreszenz zwei Muster, ein rein zytoplasmatisches (c-ANCA, ➤ Abb. 7.14) und ein perinukleäres (p-ANCA, ➤ Abb. 7.15) Muster. Die Zielantigene dieser Antikörper liegen in den azurophilen Granula von neutrophilen Granulozyten und auch Monozyten. Das wichtigste Zielantigen der c-ANCA ist die Proteinase-3 (PR3-ANCA), das wichtigste Zielantigen der p-ANCA

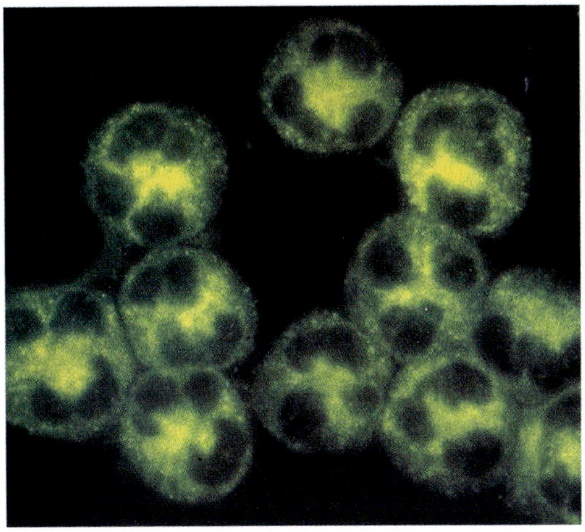

**Abb. 7.14** Immunfluoreszenz, c-ANCA mit zytoplasmatischem Färbemuster [P062]

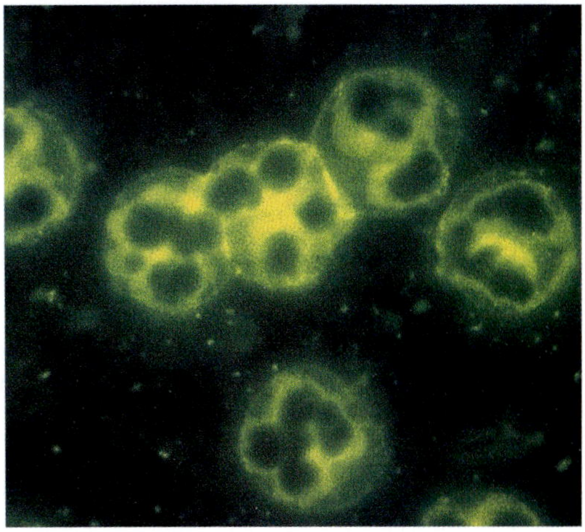

**Abb. 7.15** Immunfluoreszenz, p-ANCA mit perinukleärem Färbemuster [P062]

ist die Myeloperoxidase (MPO-ANCA). Die Spezifität der ANCA für diese Zielantigene kann mittels eines ELISA-Tests nachgewiesen werden.

Der Nachweis von PR3-ANCA oder MPO-ANCA ist hoch spezifisch für das Vorliegen einer systemischen Vaskulitis.

Bei Ihrem Patienten finden sich tatsächlich ANCA mit einem zytoplasmatischen Muster, also c-ANCA. Im ELISA zeigen sich diese spezifisch für die Proteinase 3, es handelt sich also um PR3-ANCA.
Sie äußern also den Verdacht auf eine systemische Vaskulitis mit renaler und pulmonaler Beteiligung.



## Geben Sie eine Einteilung der systemischen Vaskulitiden.

Man unterscheidet Vaskulitiden der großen, mittleren und kleinen Gefäße, wobei diese jeweils mit einer granulomatösen oder nichtgranulomatösen Entzündung einhergehen können (➤ Tab. 7.2).

**Tab. 7.2** Einteilung systemischer Vaskulitiden

| Betroffene Gefäße | Vaskulitisform | |
|---|---|---|
| | Granulomatös | Nicht granulomatös |
| Große Gefäße | • Takayasu-Arteriitis<br>• Riesenzellarteriitis | |
| Mittelgroße Gefäße | | • Panarteriitis nodosa<br>• Kawasaki-Erkrankung |
| Kleine Gefäße | • Granulomatose mit Polyangiitis<br>• Eosinophile Granulomatose mit Polyangiitis (EGPA) | • Mikroskopische Polyangiitis (MPA)<br>• Kryoglobulinämische Vaskulitis<br>• Kutane leukozytoklastische Vaskulitis<br>• Purpura Schönlein-Henoch<br>• Goodpasture-Syndrom |

## Welche dieser Gefäßentzündungen sind mit dem Auftreten von ANCA assoziiert?

Klassischerweise sind dies die Granulomatose mit Polyangiitis und die mikroskopische Polyangiitis. Auch die eosinophile Granulomatose mit Polyangiitis (Churg-Strauss-Syndrom), die Panarteriitis nodosa und das Goodpasture-Syndrom gehen gelegentlich mit dem Nachweis von ANCA einher.

## Welcher ANCA-Typ kommt bei welcher Erkrankung besonders häufig vor?

Bei der Granulomatose mit Polyangiitis finden sich in 64 % c-ANCA und in 21 % p-ANCA, bei der mikroskopischen Polyangiitis in 23 % c-ANCA und in 58 % p-ANCA.

## Welches ist die häufigste Ursache für eine kryoglobulinämische Vaskulitis?

Häufigste Ursache für eine Kryoglobulinämie ist heutzutage die chronische Hepatitis-C-Infektion. Sie geht meist mit einer Kryoglobulinämie Typ II oder III einher.

## Was schlagen Sie dem Patienten vor, um die Verdachtsdiagnose einer ANCA-assoziierten Vaskulitis der kleinen Gefäße zu sichern?

Es sollte, wenn immer möglich, eine histologische Sicherung der Diagnose angestrebt werden. Wenn eine Nierenbeteiligung vorliegt, eignet sich die Niere hierzu besonders gut. Man sollte dem Patienten daher eine Nierenbiopsie vorschlagen.



## Welches Charakteristikum einer rapid progressiven Glomerulonephritis sehen Sie in der Biopsie des Patienten (➤ Abb. 7.16 und ➤ Abb. 7.17)?

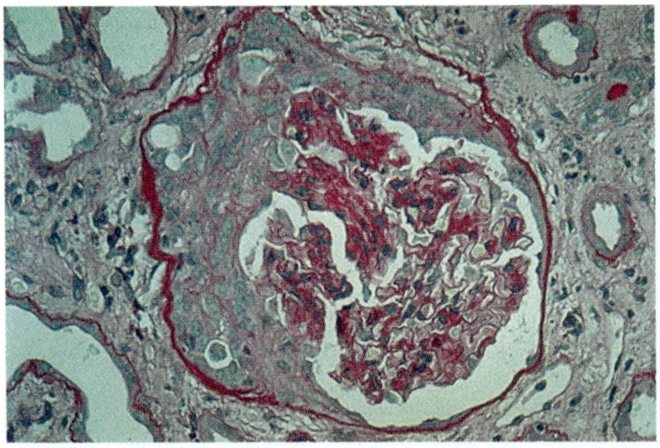

**Abb. 7.16** Nierenbiopsat bei rapid progressiver Glomerulonephritis [P062]

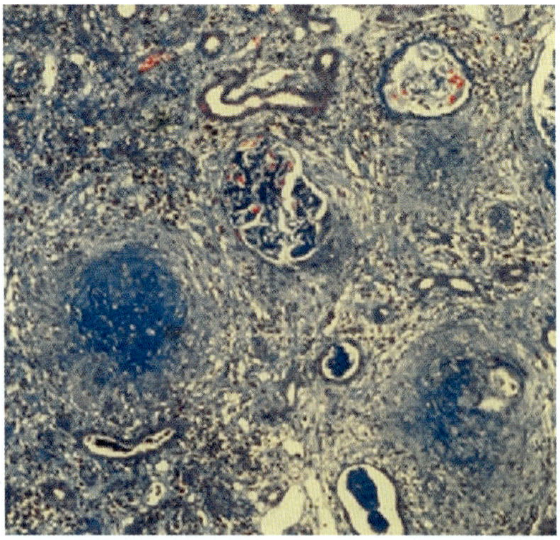

**Abb. 7.17** Nierenbiopsat bei rapid progressiver Glomerulonephritis mit Nachweis von Granulomen [P062]

Die typische histologische Veränderung der Niere bei rapid progressiver Glomerulonephritis im Rahmen einer Systemvaskulitis ist die nekrotisierende Glomerulonephritis mit extrakapillärer Proliferation, der sogenannten Halbmondbildung (➤ Abb. 7.16). Die extrakapilläre Proliferation findet also außerhalb der Kapillarschlingen im Bowman-Kapselraum statt. Es handelt sich hier größtenteils um Monozyten und Granulozyten. In der Übersicht sind außerdem Granulome zu sehen (➤ Abb. 7.17).

## Wie lautet jetzt Ihre Diagnose?

Granulomatose mit Polyangiitis (PR3-ANCA-positiv) mit folgender Organbeteiligung:

- HNO-Bereich (Schnupfen, Sinusitis, Hörverlust)
- Lunge (pulmonale Infiltrate)
- Niere (rapid progressive Glomerulonephritis)
- Haut (rötliche Papeln)

## Nach welchen Organbeteiligungen müssen Sie bei einem Patienten mit systemischer Vaskulitis suchen?

- **Oberer Respirationstrakt:** orale Ulzerationen, Gingivitis, Otitis media, Hörverlust, Sinusitis, Nasenbluten, borkiges Nasensekret, Sattelnasendeformität, subglottische Stenose
- **Lunge:** Husten, Hämoptysen, Pleuritis, pulmonale Infiltrate, pulmonale Noduli, Pleuraerguss, diffuse pulmonale Hämorrhagien, progressive restriktive und obstruktive Ventilationsstörung
- **Auge:** Keratitis, korneale Ulzerationen, Skleritis, Episkleritis, Konjunktivitis, Uveitis, Exophthalmus bei orbitalem Pseudotumor, Tränengangobstruktion, Retinalarterien- oder -venenverschluss, Retrobulbärneuritis
- **Niere:** Hämaturie, Proteinurie, fokal nekrotisierende Glomerulonephritis, rapid progressive Glomerulonephritis mit Halbmondbildung
- **Herz:** Perikarditis, koronare Vaskulitis, Myokarditis
- **Gastrointestinaltrakt:** abdominale Schmerzen, Diarrhö, Blutung, Darmperforation, Pankreatitis, Cholezystitis
- **Haut:** Ulzerationen, palpable Purpura, subkutane Noduli, Raynaud-Phänomen, Livedo reticularis, Pyoderma gangraenosum
- **Peripheres Nervensystem:** Mononeuritis multiplex, distal symmetrische Polyneuropathie
- **Zentrales Nervensystem:** Hirnnervenbeteiligung, zerebrovaskuläre Ereignisse, Krampfanfälle
- **Rheumatische Beschwerden:** Arthralgien, Myalgien, nichterosive Arthritis

## Wie behandeln Sie Ihren Patienten?

Die Standardtherapie zur Induktion einer Remission bei systemischer Vaskulitis besteht aus der Gabe von Glukokortikoiden und Cyclophosphamid in Form einer i. v. Bolustherapie. Alternativ zu Cyclophosphamid kann auch eine Induktionstherapie mit Rituximab durchgeführt werden. Muss eine erneute Induktionstherapie im Rahmen eines Rezidivs erfolgen, ist Rituximab zu bevorzugen. Eine zusätzliche Plasmapheresetherapie zur Entfernung der pathogenen Antikörper hat keinen eindeutigen Nutzen und sollte, wenn überhaupt, Patienten mit schwerer Nierenbeteiligung (S-Kreatinin > 6 mg/dl oder Dialysepflicht) vorbehalten bleiben. Zur Einsparung von Glukokortikoiden kann eine gegen den Komplement-5a-Rezeptor gerichtete Therapie mit Avacopan erfolgen. Als remissionserhaltende Therapie eignen sich Azathioprin oder Rituximab, wobei die Rezidivrate unter Rituximab geringer ist als unter Azathioprin.

### Über welche Nebenwirkungen klären Sie Ihren Patienten vor Beginn einer solchen Therapie auf?

Cyclophosphamid kann als Nebenwirkungen hervorrufen:
- Leukopenie
- Auftreten schwerer Infektionen
- Hämorrhagische Zystitis
- Erhöhtes Tumorrisiko (insbesondere cyclophosphamidinduziertes Blasenkarzinom)
- Haarausfall
- Leberschäden
- Infertilität

Bei Glukokortikoidtherapie kann es kommen zu:
- Cushing-Syndrom
- Osteoporose
- Aseptischen Knochennekrosen
- Auftreten oder Verschlechterung eines Diabetes mellitus
- Katarakt und Glaukom
- Hypertonie
- Depression, Gereiztheit, Euphorie

Rituximab kann führen zu:
- Infusionsreaktionen
- Hypogammaglobulinämie
- Neutropenie
- Progressive multifokale Leukenzephalopathie (JC-Virus)



Bereits eine Woche nach Beginn Ihrer Therapie fühlt sich der Patient deutlich wohler. Die pulmonalen Infiltrate sind deutlich regredient. Eine Kontrolle des Serumkreatinins zeigt einen Wert von 1,8 mg/dl.

## 7.4 Leitsymptom exzessive Blutdruckerhöhung und Anämie

Harald Rupprecht

**KASUISTIK**

Eine 70-jährige Patientin stellt sich zunächst in einem externen Krankenhaus wegen exzessiv erhöhter Blutdruckwerte mit Werten um 230/110 mmHg vor. Bei ihr ist vorbestehend eine chronische Niereninsuffizienz im Stadium G4 bekannt mit Kreatininwerten um 3,2 mg/dl. Bei Aufnahme liegt der Kreatininwert bei 4,2 mg/dl. Im externen Krankenhaus wurden weiterhin eine Anämie mit einem Hb von 8,2 g/dl, einem Haptoglobin < 6 mg/dl, einer LDH von 436 U/l sowie eine grenzwertige Thrombozytenzahl von 155.000/µl festgestellt.

### Um welche Form einer Anämie handelt es sich vermutlich?

Hämolytische Anämie.

### Welche Hauptkategorien hämolytischer Anämie sind Ihnen bekannt?

- Korpuskuläre hämolytische Anämien
- Extrakorpuskuläre hämolytische Anämien

### Nennen Sie drei Formen korpuskulärer hämolytischer Anämien.

- Membrandefekte (z. B. Sphärozytose, Elliptozytose)
- Enzymdefekte (z. B. Glukose-6-Phosphat-Dehydrogenase-Mangel, Pyruvatkinasemangel, erythropoetische Porphyrie)
- Hämoglobinopathien (z. B. Sichelzellanämie, Thalassämie)

### Nennen Sie zwei Gruppen extrakorpuskulärer hämolytischer Anämien

- Autoimmune hämolytische Anämien (z. B. Wärme-Ak, Kälteagglutinine)
- Nicht autoimmune extrakorpuskuläre hämolytische Anämien

### Da die Patientin bereits 70 Jahre alt ist, erscheint eine korpuskuläre hämolytische Anämie eher unwahrscheinlich. Welchen Test würden Sie als nächstes anfordern?

Der zunächst durchzuführende Test ist der direkte Coombs-Test zur Differenzierung einer autoimmunen versus einer nicht autoimmunen hämolytischen Anämie.

Der direkte Coombs-Test war negativ. Es handelt sich demnach wahrscheinlich um eine nicht autoimmune hämolytische Anämie



### Welche Differenzialdiagnose der nicht autoimmunen, extrakorpuskulären hämolytischen Anämie gibt es?

Folgende Formen müssen unterschieden werden:
- Anämien durch mechanische Schädigung der Erythrozyten
- Marschhämoglobinurie
- Mechanische Hämolyse durch Herzklappen und Gefäßprothesen
- Thrombotische Mikroangiopathien
- Toxische Anämien (z. B. Blei, Phenacetin)

### Welche Veränderung würden Sie bei Bestimmung der Retikulozytenzahl erwarten?

Da es sich um eine mechanische Hämolyse handelt bei der keine Bildungsstörung vorliegt, sollten die Retikulozytenzahlen erhöht sein. Im vorliegenden Fall lagen die Retikulozyten bei 90 ‰ (Normwert: 6–18 ‰).

Welche der Erkrankungsformen erscheint Ihnen in Anbetracht der Niereninsuffizienz, des Bluthochdrucks sowie der gleichzeitig erniedrigten Thrombozytenzahlen (die Zahl fiel im Verlauf im externen Krankenhaus auf 131.000/µl) am wahrscheinlichsten?

Niereninsuffizienz, Thrombopenie und nichtautoimmune hämolytische Anämie sind typische Befunde bei einer thrombotischen Mikroangiopathie.

Welche Formen thrombotischer Mikroangiopathien sind Ihnen bekannt? (Sechs sind genannt, nennen Sie drei.)

- Thrombotisch-thrombozytopenische Purpura (TTP)
- Hämolytisch-urämisches Syndrom (HUS)
- Maligne Hypertonie
- Skleroderma Renal Crisis
- Antiphospholipidantikörpersyndrom
- Vaskuläre Nierentransplantatabstoßung

Welche weitere Untersuchung ist sinnvoll, um Ihre Verdachtsdiagnose einer thrombotischen Mikroangiopathie weiter zu erhärten? Denken Sie dabei bitte zunächst an eine weitere Blutuntersuchung.

Ein Blutausstrich kann Ihnen helfen die thrombotische Mikroangiopathie zu sichern.



➤ Abb. 7.18 zeigt den Blutausstrich der Patientin. Was ist zu erkennen?

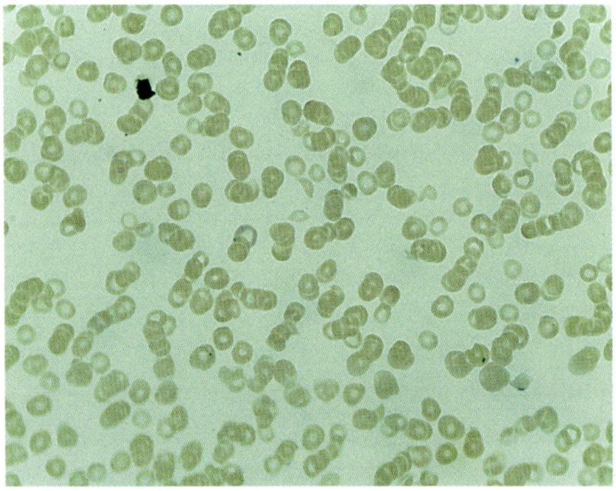

**Abb. 7.18** Blutausstrich der Patientin [P062]

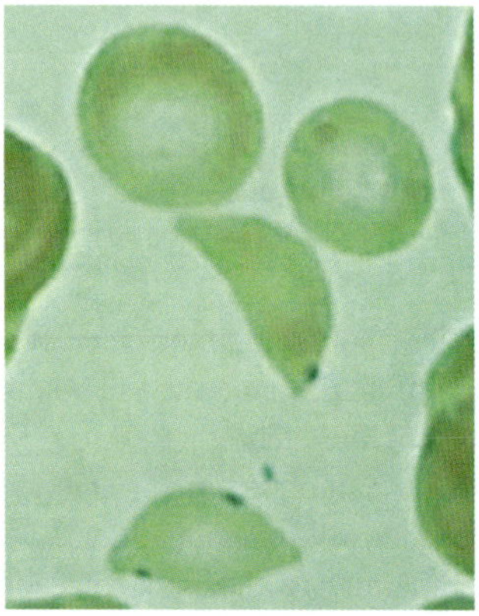

**Abb. 7.19** Ausschnitt mit zwei normalen Erythrozyten (oben) und zwei Fragmentozyten (Mitte und unten) [P062]

Sie sehen einige typische sogenannte Fragmentozyten (➤ Abb. 7.19) als Zeichen der mechanischen Hämolyse in der Kleingefäßstrombahn.

### Welche Organmanifestationen können Sie bei einer thrombotischen Mikroangiopathie feststellen? (Fünf häufige sind genannt, nennen Sie drei.)

- Nierenversagen
- ARDS
- Mesenterialischämie
- Hirninfarkte, Krampfanfälle, Kopfschmerz
- Extremitätenischämien

Außerdem können auftreten:

- Augenbeteiligung, Netzhautablösung
- Myokarditis, Kardiomyopathie
- Pankreatitis, Pankreasinsuffizienz, Hyperglykämie
- Cholestatisches Leberversagen

Zusammenfassend lässt sich festhalten, dass Sie die Diagnose einer thrombotischen Mikroangiopathie stellen können, wenn Sie den Nachweis einer nicht-autoimmunen hämolytischen Anämie (LDH-Erhöhung, Haptoglobinerniedrigung, Coombs-Test negativ), einer Thrombopenie plus Fragmentozyten im Blutausstrich sowie den Nachweis einer klinischen Beteiligung, typischerweise des Gastrointestinaltrakts, der Niere oder des ZNS führen können.

Bei der Patientin wurde bereits im externen Krankenhaus zusätzlich eine Nierenbiopsie entnommen. Der Bericht des Pathologen liest sich folgendermaßen:

- Nierenstanzzylinder mit mäßiger bis schwerer globaler (12/25) und leichter fokal-segmentaler (3/25) Glomerulosklerose sowie Endothelabhebung und doppel-konturierten Basalmembranen der Glomeruli, passend zu einer subakuten glomerulären thrombotischen Mikroangiopathie (TMA), bei klinisch berichteten Blutdruckspitzen, am ehesten hypertensiver Genese.
- Daneben mittelschwere Tubulusatrophie und interstitielle Fibrose (30–40 %) sowie mittelschwere Ateriolosklerose.
- **Elektronenmikroskopie:** passend zu hypertensiver Schädigung mit subakuter glomerulärer TMA.

Die Patientin wird daraufhin mit einer antihypertensiven Vierfachkombination behandelt. Hierunter normalisieren sich die Blutdruckwerte, die hämolytische Anämie geht zurück, Haptoglobin normalisiert sich und das Serum-Kreatinin ist leicht rückläufig auf Werte um 3,4 mg/dl. Die Patientin wird daraufhin entlassen.

Fünf Wochen später wird die Patienten auf Ihrer Station aufgenommen. Die Blutdruckwerte sind erneut deutlich erhöht und die Nierenretentionswerte rapide angestiegen. S-Kreatinin liegt bei 6,0 mg/dl, S-Harnstoff bei 144 mg/dl. Im Blutbild fallen erneut eine Anämie mit einem Hb von 7,4 g/dl sowie eine Thrombopenie von 116.000/µl auf. Die LDH ist mit 488 U/l erhöht, das Haptoglobin auf < 8 mg/dl erniedrigt. Bei sich entwickelnder Anurie muss die Patienten nun dialysiert werden. Da sich die Patientin trotz der antihypertensiven Therapie mit initial guter Einstellung und Remission der Hämolysezeichen nun offensichtlich erneut mit einem akuten Schub ihrer thrombotischen Mikroangiopathie vorstellt, gehen Sie nochmals die Differenzialdiagnose der thrombotischen Mikroangiopathie durch, um mögliche andere Ursachen als die maligne Hypertonie auszuschließen.

### Nennen Sie bitte erneut die Differenzialdiagnosen einer thrombotischen Mikroangiopathie?

- Thrombotisch-thrombozytopenische Purpura
- Hämolytisch-urämisches Syndrom
- Maligne Hypertonie
- Scleroderma Renal Crisis
- Antiphospholipidantikörpersyndrom
- Vaskuläre Nierentransplantatabstoßung

Da die Patientin nicht transplantiert ist und weder in der Anamnese noch klinisch Hinweise für eine Kollagenose oder speziell eine Sklerodermie vorliegen, können Sie diese Entitäten praktisch ausschließen. Sie bestimmen trotzdem sicherheitshalber zumindest die ANAs, die auch negativ ausfallen. Auch die Antiphospholipidantikörper fallen negativ aus.

### Machen wir uns nun also Gedanken zu den beiden verbleibenden Erkrankungen, der TTP und dem HUS. Fangen wir mit der TTP an. Welche Pathogenese liegt in den meisten Fällen einer thrombotisch thrombozytopenischen Purpura zugrunde?

Der TTP liegt in der Regel ein Mangel der Von-Willebrand-Faktor-Cleavage-Protease, des sogenannten ADAMTS13 (A Disintegrin and Metalloproteinase with Thrombospondin-like Domaiin 13) zugrunde. Es gibt zwei Möglichkeiten wie ein Mangel an ADAMTS13 entstehen kann. Entweder hereditär, in diesem Fall sind meist Kinder betroffen. Im anderen Fall bilden sich Autoantikörper gegen die ADAMTS13, in diesen Fällen kann die Erkrankung in jedem Lebensalter auftreten und ist sozusagen eine Autoimmunerkrankung. vWF dient normalerweise dem Verschluss und der Reparatur von Endothelschäden, wo er sich anlagert, in eine mehr lineare Konformation ändert und damit der Thrombozytenanheftung dient. Damit dies nicht in der Zirkulation passiert, wo eine Thrombozytenaggregation unerwünscht ist, wird hier der vWF durch ADAMTS13 konstant in kleinere Fragmente zerlegt. Entsteht ein Mangel an ADAMTS13, wird vWF in der Zirkulation nicht mehr gespalten und es kommt zur Anheftung und Aggregation von Thrombozyten und damit zu Verschlüssen in der Mikrogefäßstrombahn und der Entwicklung einer thrombotischen Mikroangiopathie, häufig mit einem massiven Thrombozytenverbrauch. Die Thrombozytenzahlen können hier durchaus auf unter 10.000/µl abfallen.

7

Die Bestimmung der ADAMTS13-Aktivität ergab bei Ihrer Patientin Normalwerte (115 %). Auch konnte kein Antikörper gegen ADAMTS13 nachgewiesen werden.

### Bleibt die Betrachtung des hämolytisch-urämischen Syndroms. Man unterscheidet zwei Hauptformen des HUS. Welche sind dies?

Die zwei Hauptformen des HUS sind das Shiga-like-Toxin produzierende *Escherichia coli* (STEC)-HUS und das atypische HUS (aHUS).

### Welche pathogenetischen Prinzipien liegen diesen beiden Formen des HUS zugrunde?

Das **STEC-HUS** wird durch das Shiga-like-Toxin ausgelöst. Das Toxin hat dabei eine hohe Affinität für Endothelien und führt so einem Endothelzellschaden in der Kleingefäßstrombahn in dessen Folge es zu Thrombenbildung und somit zur thrombotischen Mikroangiopathie mit all ihren Folgen kommt. Auslösende Bakterien sind meistens Shiga-like-Toxin produzierende Escherichia-coli-Stämme (STEC), in der Regel enterohämorrhagische *E. coli* (EHEC) oder enteroaggregative *E. coli* (EAEC).

Dem **atypischen HUS** liegt eine völlig andere Pathogenese zugrunde. Das aHUS ist eine Erkrankung des Komplementsystems, typischerweise kommt es zu einer Fehlregulation des alternativen Pathways des Komplementsystems. Gründe hierfür können genetische Mutationen in Komplement- oder komplementregulierenden Faktoren sein. Bei weiteren autoimmunen Formen kommt es zur Antikörperbildung gegen komplementregulierende Faktoren. All dies führt zu einer Überaktivität des alternativen Pathways des Komplementsystems mit einer Schädigung von Endothelzellen. Die Erkrankung hat jedoch eine variable Expressivität und auch nur eine inkomplette Penetranz. So können in einer Familie von zwei Betroffenen mit identischem Genotyp der eine schwer erkrankt und der andere symptomfrei sein.

**ZUSATZINFORMATION**

Einige der nachgewiesene Genmutationen und Antikörper:
- aHUS, komplementvermittelte, autoimmune Formen
  - Komplementfaktor-H- (CFH)-Antikörper
- aHUS, komplementvermittelt, genetische Formen
  - CFH, CFI, MCP (Membrane Cofactor Protein) (inaktivierende Mutationen)
  - CFB (aktivierende Mutationen)
  - C3 (aktivierende Mutationen)
  - CFHR5 (Complement factor H related peptide 5)
  - Rearrangements des CFH/CFHR1–5-Lokus
- (DEAP)-HUS, komplementvermittelt genetisch plus autoimmun
  - Homozygote CFHR1 (Complement Factor H Related Peptide 1) und CFHR3-Deletion plus CFH-Antikörper
- aHUS, nicht komplementvermittelte genetische Formen
  - Thrombomodulin
  - DGKE (Diacylglycerolkinaseepsilon)

Die genetische Disposition alleine führt häufig nicht zur Erkrankung, sondern es bedarf dazu weiterer, so genannter komplementverstärkender Faktoren. Was können solche Faktoren sein?

Folgende komplementverstärkenden Faktoren bzw. Faktoren, die als Second Hit fungieren können, sind bekannt:
- Infektionen: z. B. Influenza, Hepatitis, HIV, EBV, *S. pneumoniae, B. pertussis, Campylobacter* spp.
- Impfungen
- Tumorerkranakungen: Mamma, Ovar, Kolon, Magen, Lunge, Pankreas, Lymphome
- Maligne Hyertonie
- Schwangerschaft
- Autoimmunerkrankungen: SLE, Sklerodermie, Antiphospholipidantikörpersyndrom, Dermatomyositis
- Transplantation
- Cobalamin-C-Defekt
- Pankreatitis
- Medikamente: Calcineurininhibitoren, Mitomycin, Quinin, Cisplatin, Gemcitabin, Clopidogrel, Alemtuzumab

Sie haben bei Ihrer Patienten eine genetische Untersuchung angeordnet und sind tatsächlich fündig geworden. Zwei Mutationen wurden nachgewiesen, die eine im Faktor H-Gen (CFH) und eine weitere, die zu einem Hybridgen von CFHR3 und CFHR4 führt.

Wie würden Sie bei der Patientin nun therapeutisch vorgehen, da sie sich in einem Rezidiv der Erkrankung mit dialysepflichtiger Niereninsuffizienz vorstellt und nachweisbare Mutationen aufweist?

Es ist möglich, therapeutisch in die Aktivierung des Komplementsystems einzugreifen. Eculizumab oder Ravulizumab sind Antikörper gegen den Komplementfaktor C5 und hemmen die Bildung des terminalen Membrane-Attack-Komplexes (C5b-9). Die Patientin sollte zusätzlich eine Meningokokkenimpfung

7

erhalten und bis zum Einsetzen des Impfschutzes eine antibiotische Prophylaxe gegen Meningokokkeninfektionen, da unter der Komplementblockade ein gehäuftes Auftreten der Meningokokkenmeningitis beschrieben ist.

Als abschließende Diagnosen stellen Sie ein genetisch bedingtes atypisches hämolytisch-urämisches Syndrom mit Nachweis von zwei Mutationen fest. Die Erkrankung war initial als maligne Hypertonie interpretiert worden und hat zu einem dialysepflichtigen Nierenversagen geführt. Sie haben die Patientin dauerhaft mit Eculizumab, einem Komplementinhibitor therapiert. Es traten keine erneuten Schübe der **thrombotischen Mikroangiopathie** auf. Neun Monate nach Therapiebeginn erholte sich die Nierenfunktion, sodass die Dialysetherapie ausgesetzt werden konnte.

## 7.5 Leitsymptom Diarrhö

Harald Rupprecht

### KASUISTIK

Ein 78-jähriger Patient, der Ihnen seit vielen Jahren bekannt ist, lebt seit etwa zwei Jahren in einem Altenheim. Er leidet bereits seit mehreren Jahren an einer schweren Herzinsuffizienz auf dem Boden einer hypertensiven und koronaren Herzerkrankung. Sie hatten den Patienten bisher zu seiner und auch Ihrer Zufriedenheit sehr gut mit einer Kombination aus einem Diuretikum, einem SGLT2-Hemmer, einem ACE-Hemmer, einem Betablocker und mit Spironolacton therapiert. Der Patient war mobil, und es waren bislang keine Krankenhauseinweisungen erforderlich.

Bei Ihrer Visite im Altenheim wird Ihnen berichtet, dass Ihr Patient seit 3 Tagen an Durchfällen leide (eine Norovirusinfektion mache gerade die Runde). Der alte Herr berichtet, er fühle sich sehr schwach und habe seit zwei Tagen nicht mehr aufstehen können, weil er keine Kraft mehr in den Beinen habe. Außerdem habe er einen Rückgang der Urinmenge bemerkt.

Bei der körperlichen Untersuchung zeigt sich Ihr Patient in reduziertem Allgemeinzustand, er hat in den letzten Tagen 3 kg an Gewicht verloren und wiegt jetzt 63 kg bei einer Körpergröße von 182 cm. Die Herzfrequenz beträgt 84/min, wobei Sie häufige Extrasystolen tasten, der Blutdruck liegt bei 105/65 mmHg, die Atemfrequenz bei 20/min und die Temperatur bei 38,7 °C.

Da Ihnen bei Ihrem Patienten bisher noch nie Extrasystolen aufgefallen waren, schreiben Sie ein EKG.

Fällt Ihnen bei folgendem EKG irgendetwas auf (➤ Abb. 7.20)?

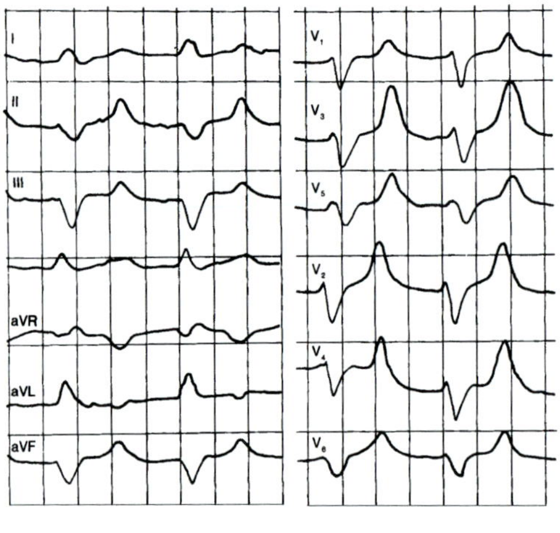


**Abb. 7.20** EKG [P062]

Das EKG zeigt einen Sinusrhythmus mit noch erkennbaren, wenn auch abgeflachten P-Wellen. Der QRS-Komplex ist mit etwa 0,23 ms deutlich verbreitert. Er zeigt jedoch keine typische Schenkelblockdeformierung, sodass von einem diffusen ventrikulären Block ausgegangen werden muss. Die T-Welle ist ausgeprägt spitz positiv überhöht.

In dieser kurzen Registrierung sind keine Extrasystolen erkennbar. Bei längerer Ableitung sind Ihnen aber dann multiple polymorphe ventrikuläre Extrasystolen aufgefallen.

## Welche Ursachen für eine überhöhte T-Welle kennen Sie?

- Vagotonie (z. B. beim trainierten Sportler)
- Hyperkaliämie
- Initialstadium des Herzinfarkts (Erstickungs-T)
- Vollständiger Linksschenkelblock

## Welche dieser Ursachen ist bei Ihrem Patienten die wahrscheinlichste?

Es handelt sich wohl entweder um eine Hyperkaliämie oder das Initialstadium eines Herzinfarkts.

Angesichts der bekannten KHK könnte ein Initialstadium eines Herzinfarkts vorliegen, auch wenn das Krankheitsbild seit einigen Tagen besteht und der Patient keine infarkttypische Symptomatik bietet. Wahrscheinlicher ist jedoch die Hyperkaliämie als Ursache. Im Rahmen des Diureserückgangs war es möglicherweise zu einer Exkretionsstörung für Kalium gekommen, und es hat sich unter der laufenden Medikation eine Hyperkaliämie entwickelt.

## Welche EKG-Veränderungen und klinischen Symptome finden sich bei einer Hyperkaliämie?

EKG-Veränderungen bei **leichter Hyperkaliämie:**
- Entwicklung hoher, spitzer T-Wellen vorwiegend in den präkordialen Ableitungen
- Reduktion der P-Wellen-Amplitude und später eventuell völliges Unsichtbarwerden der P-Welle (EKG kann dann einen AV-Knoten-Rhythmus simulieren)
- Amplitudenverminderung des QRS-Komplexes

EKG-Veränderungen bei **schwerer Hyperkaliämie:**
- Verbreiterung des QRS-Komplexes mit Auftreten von Schenkelblockbildern oder häufiger einer diffusen intraventrikulären Leitungsstörung bis hin zu sinusförmigen QRS-Komplexen
- Auftreten von ventrikulären Extrasystolen
- Unregelmäßige Kammertätigkeit bis hin zu Kammerflattern und Asystolie

Klinische Symptome bei **Hyperkaliämie:**
- Parästhesien
- Muskelschwäche

## Welchen Schritt würden Sie als nächsten unternehmen?

Es sollte eine notfallmäßige Einweisung ins Krankenhaus unter ärztlicher Begleitung erfolgen. Falls tatsächlich eine Hyperkaliämie Ursache für die klinische Symptomatik der Muskelschwäche des Patienten und die EKG-Veränderungen ist, besteht eine lebensbedrohliche Situation, da der Patient durch schwerwiegende Herzrhythmusstörungen gefährdet ist.

Sie begleiten Ihren Patienten selbst im Rettungswagen in die Klinik. Er ist am Monitor überwacht und zeigt sich rhythmusstabil mit einigen wenigen ventrikulären Extrasystolen. Auf dem Weg machen Sie sich Gedanken, welche Ursachen für eine Hyperkaliämie infrage kommen können.

## Welche Ursachen für eine Hyperkaliämie kennen Sie?

Interne Bilanzstörung – Verteilungsstörung:
- Azidose
- Insulinmangel
- $\beta_2$-Blockade, Succinylcholin, Digitalis
- Hyperkaliämische periodische Paralyse (intermittierende tonisch-paralytische Attacken von etwa 1 h Dauer)

Kaliumfreisetzung aus Zellen:
- Rhabdomyolyse
- Hämolyse
- Akutes Tumorlysesyndrom
- Verbrennungen, Crush-Syndrom
- Blutkonserven

Externe Bilanzstörung – Ausscheidungsstörung:
- Niereninsuffizienz mit glomerulärer Filtrationsrate unter 10 ml/min (häufigste Ursache)
- Aldosteronmangel (Addison-Krankheit, Aldosteronantagonisten)

Externe Bilanzstörung – vermehrte Zufuhr:
- Kaliumsubstitution

## Welche Medikamente können eine Hyperkaliämie auslösen oder verstärken?

- ACE-Hemmer
- Digitalis (Hemmung der Na/K-ATPase)
- Betablocker
- Aldosteronantagonisten
- Andere kaliumsparende Diuretika (Triamteren, Amilorid)
- NSAID (Prostaglandin-Synthesehemmer verursachen einen hyporeninämischen Hypoaldosteronismus, da Prostaglandine die Reninfreisetzung vermitteln.)
- Succinylcholin
- Ciclosporin (hemmt die renale Antwort auf Aldosteron)
- Heparin (inhibiert direkt die Aldosteronsynthese)

Ihr Patient erhielt demnach 3 Medikamente, die eine Hyperkaliämie verschlimmert haben könnten.

In der Klinik zeigen sich im **Notfalllabor** folgende Werte: Kalium 8,2 mmol/l, Natrium 141 mmol/l, Kalzium 2,3 mmol/l, Kreatinin 4,3 mg/dl, Harnstoff-N 90 mg/dl, pH 7,25, Kreatinkinase 14 U/l, Troponin T negativ. Im Urin-Stix zeigten sich keine Auffälligkeiten außer einem hohen spezifischen Gewicht von 1,030.
Ihr Verdacht auf Hyperkaliämie hat sich also bestätigt. Sie teilen den Kollegen der Notaufnahme weiterhin mit, dass das Serumkreatinin vor 3 Wochen 1,2 mg/dl betragen habe.

## Welche akuten medikamentösen Maßnahmen können Sie treffen, um eine Hyperkaliämie zu therapieren? Machen Sie sich auch Gedanken, wie schnell welche Maßnahme wirksam wird.

- Kalziumglukonat: 10 ml 10%-ige Lösung in 1 min i. v. , Wiederholung nach 2–5 min, max. 30 ml; Wirkbeginn: 1–2 min; Wirkdauer: 30–60 min (**Cave** bei gleichzeitiger Digitalistherapie)
- Natriumbikarbonat: 50 mval über 5 min i. v., Wiederholung 1 × nach 15 min, dann 100 mval in 1.000 ml Glukose 5 %; Wirkbeginn: 5 min; Wirkdauer: 1–2 h
- Insulin + Glukose: 50 IE Altinsulin in 500 ml Glukose 20 % innerhalb 60 min (engmaschige Blutzuckerkontrollen); Wirkbeginn: 30 min; Wirkdauer: 4–6 h
- Salbutamol: 5–10 Hübe in 10 min; Wirkbeginn: 15–30 min; Wirkdauer: 2 h
- Ionenaustauscher:
  - Polystyrolsulfonsäure: oral: 20–40 g in 150 ml Sorbit 20 % alle 4 h/rektal: 50 g in 200 ml Sorbit 20 %, Verweildauer 30–60 min; Wirkbeginn: 2–6 h; Wirkdauer: 6–24 h
  - Patiromer: 8,3–25,2 g/d , in einer Suspension, Wirkbeginn: 7 h, Wirkdauer: etwa 24 h
  - Natrium-Zirkonium-Cyclosilikat: zur akuten K-Senkung 3 × 10 g/d in einer Suspension, Erhaltungstherapie 1 × 5–15 g/d; Wirkbeginn: 1–6 h, Wirkdauer 4–12 h
- Furosemid + NaCl: 40 mg Furosemid in 1.000 ml Vollelektrolytlösung

## Welche ist die effektivste Maßnahme, um dauerhaft Kalium aus dem Körper zu eliminieren?

Dies ist die Hämodialyse. Es bedarf jedoch einer gewissen Zeit, bis ein adäquater großlumiger zentralvenöser Zugang gelegt und die Dialysemaschine aufgebaut und betriebsbereit ist. Daher sollte bei lebensbedrohlichen Hyperkaliämien grundsätzlich mit schnell wirksamen medikamentösen Maßnahmen begonnen werden.

Nach der Gabe von Salbutamol und Glukose plus Insulin können Sie am Monitor zusehen, wie sich das EKG rasch normalisiert und die QRS-Komplexe schmal werden. In der Kaliumkontrolle nach 45 Minuten ist das Serumkalium bereits auf 5,8 mmol/l abgefallen.

## Was war die wahrscheinlichste Ursache für das akute Nierenversagen Ihres Patienten?

Es handelt sich am ehesten um ein prärenales Nierenversagen. Bei dem Patienten mit vorbekannter Herzinsuffizienz und arterieller Hypertonie war es unter der diuretischen Vorbehandlung sowie der Therapie mit einem SGLT2-Hemmer zu einer länger andauernden Diarrhö mit Blutdruckabfall auf systolische Werte um 105 mmHg gekommen. Hierdurch kam es zu einer renalen Minderperfusion mit Rückgang der Diurese und Nierenversagen. Hierfür spricht auch das hohe spezifische Gewicht des Urins, da die Niere versucht, maximal Wasser zu retinieren.

### Was ist der Unterschied zwischen einem prärenalen Nierenversagen und einer akuten Tubulusnekrose?

Beim prärenalen Nierenversagen handelt sich um ein funktionelles Nierenversagen, bei dem es durch renale Minderperfusion zum Ausfall der Nierenfunktion kommt. Nach Repletion des Volumenhaushalts bzw. Normalisierung der Kreislauffunktion ist das Nierenversagen voll und sofort reversibel.

Bei der akuten Tubulusnekrose kommt es zu echten morphologischen Veränderungen der Niere mit Nekrose und Ablösung von Tubulusepithelien von der Basalmembran. Solche Tubulusepithelien können auch im Urinsediment gefunden werden. Prinzipiell ist eine akute Tubulusnekrose auch reversibel, die Ausheilung dauert jedoch Tage bis Wochen.

Ein prärenales Nierenversagen kann in eine akute Tubulusnekrose übergehen, wenn die renale Minderperfusion lange genug bestehen bleibt.

### Anhand welcher Laborparameter können prärenales Nierenversagen und akute Tubulusnekrose unterschieden werden (➤ Tab. 7.3)?

**Tab. 7.3** Parameter zur Unterscheidung zwischen prärenalem Nierenversagen und akuter Tubulusnekrose

| | Harnstoff-N/ Kreatinin | Fraktionelle Natriumexkretion | Urinnatrium (mosmol/l) | Urinosmolarität (mosmol/kg) | Urin-/Plasma-kreatinin |
|---|---|---|---|---|---|
| Akute Tubulusnekrose | < 10–15 | > 1 % | 30–90 | < 350 | < 15 |
| Prärenales Nierenversagen | > 20 | < 1 % | < 10 | > 500 | > 30 |

### Wie lauten die abschließenden Diagnosen?

- Prärenales Nierenversagen bei vorbestehender schwerer Herzinsuffizienz und Auftreten von Diarrhöen mit Exsikkose und Blutdruckabfall
- Lebensbedrohliche Hyperkaliämie durch akutes Nierenversagen und Gabe von Hyperkaliämie-verstärkenden Medikamenten (ACE-Hemmer, Betablocker und insbesondere Spironolacton)

## 7.6 Leitsymptom zunehmende Fußschmerzen

Harald Rupprecht

**KASUISTIK**

Eine 71-jährige, 45 kg schwere Patientin wird zur angiografischen Darstellung der hirnversorgenden Gefäße bei bekannter Karotisstenose beidseits auf Station aufgenommen. Sie berichtet über zunehmende Schwäche, Abgeschlagenheit sowie Knochen- und Muskelschmerzen und Nachtschweiß in den letzten sechs Wochen sowie über an Intensität zunehmende Schmerzen in beiden Füßen.

Bei der **Laboruntersuchung** stellen Sie ein Serumkreatinin von 5,4 mg/dl fest.

Aus den vorliegenden Unterlagen geht hervor, dass die Patientin sechs Wochen zuvor stationär in einem externen Krankenhaus lag. Hier wurde bei peripherer arterieller Verschlusskrankheit eine Angiografie der Aorta sowie der Becken-Bein-Etage durchgeführt. Neben einer massiv atherosklerotisch veränderten Aorta zeigten sich dabei auch beidseitige Nierenarterienstenosen (➤ Abb. 7.21). Das Kreatinin lag vor dieser Untersuchung bei 1,6 mg/dl.

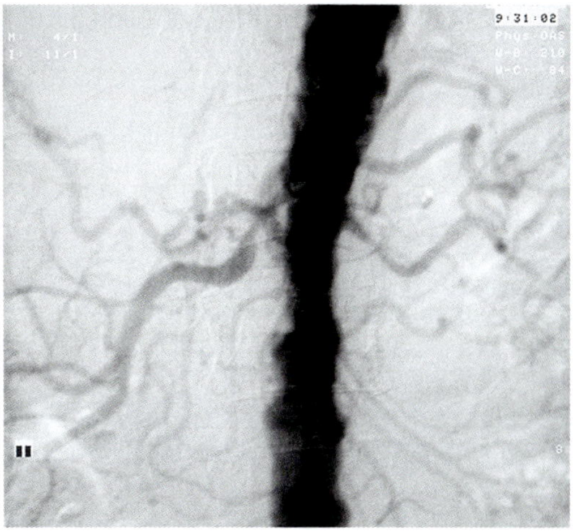

**Abb. 7.21** Beidseitige Nierenarterienstenosen in der Angiografie [P062]

## Welche drei Hauptgruppen kommen für die Genese eines Nierenversagens infrage?

Es kann sich um ein Nierenversagen prärenaler, renaler oder postrenaler Genese handeln.

### ZUSATZINFORMATION

Die glomeruläre Filtrationsrate (genauere Bestimmung über Kreatinin-Clearance im Sammelurin) lässt sich nach mehreren Formeln abschätzen. Drei der gebräuchlichsten sind:

**CKD-EPI-Formel:**

| | |
|---|---|
| Frauen, Serumkreatinin < 0,7 mg/dl | 144 × [SCrea](mg/dl) – 0,329/0,7] × 0,993 × Alter |
| Frauen, Serumkreatinin > 0,7 mg/dl | 144 × [SCrea](mg/dl) – 1,209/0,7] × 0,993 × Alter |
| Männer, Serumkreatinin < 0,7 mg/dl | 144 × [SCrea](mg/dl) -0,411/0,7] × 0,993 × Alter |
| Männer, Serumkreatinin > 0,7 mg/dl | 144 × [SCrea](mg/dl) -1,209/0,7] × 0,993 × Alter |

**MDRD-Formel:**

$$GFR\left[\frac{ml/min}{1{,}73\,m^2}\right] = 186 \times (S\text{-}Krea\,[mg/ml])^{-1{,}154} \times (Alter\,[Jahre])^{-0{,}203} (\times 0{,}742\text{ bei } ♀)$$

**Cockgroft-Gault-Formel:**

$$GFR[ml/min] = \frac{(140 - Alter) \times KG[kg]}{72 \times S - Krea[mg/dl]} (\times 0{,}85\text{ bei } ♀)$$

Der große Vorteil der MDRD-Formel liegt darin, dass alle benötigten Parameter dem bestimmenden Labor vorliegen und die GFR daher direkt ausgerechnet werden und auf dem Laborausdruck erscheinen kann. Die Berechnung nach Cockgroft-Gault erfordert hingegen das Gewicht des Patienten.

7

### Wie war nach MDRD oder Cockgroft-Gault die geschätzte glomeruläre Filtrationsrate vor der Angiografie?

Sie betrug nach MDRD etwa 34 ml/min/1,73 $m^2$ und nach Cockgroft-Gault etwa 22,9 ml/min.

### Was ist der Normalbereich?

90–120 ml/min; im Alter abnehmend.

### Eine postrenale Genese der Niereninsuffizienz war im Ultraschall leicht auszuschließen. Welche Differenzialdiagnosen kommen jedoch mit erhöhter Wahrscheinlichkeit in Betracht?

- Kontrastmittelnephropathie
- Nierenarterienverschluss
- Leichtkettennephropathie
- Systemische Vaskulitis

### Welche der Angaben zur Patientin würden jeweils zu diesen vier Differenzialdiagnosen passen?

- **Kontrastmittelnephropathie:** Die Patientin hatte vor sechs Wochen eine Angiografie mit Gabe von Kontrastmittel. Vor der Untersuchung lag das Serumkreatinin noch bei 1,6 mg/dl.
- **Nierenarterienverschluss:** Bei der Patientin wurden im Rahmen der Angiografie beidseitige Nierenarterienstenosen festgestellt. Das Risiko eines Verschlusses einer stenosierten Nierenarterie liegt bei etwa 10 % innerhalb von 5 Jahren. Die geschätzte Kreatinin-Clearance lag bei der Patientin bereits vor der Untersuchung bei nur 22 ml/min. Der Verlust einer Niere durch Verschluss könnte also durchaus zu einem Kreatininanstieg auf > 5 mg/dl führen.
- **Leichtkettennephropathie:** Die Patientin erscheint abgemagert, klagt über zunehmende Schwäche, Nachtschweiß sowie Knochenschmerzen. Dies lässt bei dem Alter der Patientin auch an ein Plasmozytom mit Leichtkettennephropathie denken.
- **Systemische Vaskulitis:** Die Allgemeinsymptome der Patientin, verknüpft mit einer rapiden Nierenfunktionsverschlechterung, lassen auch immer an eine systemische Vaskulitis der kleinen Gefäße wie Granulomatose mit Polyangiitis oder mikroskopische Polyangiitis mit rapid progressiver Glomerulonephritis denken. Diese Gruppe von Erkrankungen hat ihren Altersgipfel im höheren Alter.

Aus den Akten ist zu eruieren, dass das Serumkreatinin 3 Tage nach der Angiografie stabil bei 1,6 mg/dl lag. Eine Kontrastmittelnephropathie ist damit sehr unwahrscheinlich, da diese meist unmittelbar nach Kontrastmittelgabe auftritt.

### Welche weiteren diagnostischen Schritte ergreifen Sie, um Ihre weiteren Differenzialdiagnosen zu erhärten oder auszuschließen?

- Duplexsonografie der Nieren oder Nierenperfusionsszintigramm
- Serumelektrophorese

- Bestimmung der antinukleären Antikörper (ANA) sowie der antineutrophilen zytoplasmatischen Antikörper (ANCA)

Die **Duplexsonografie** zeigt Ihnen, dass beide Nieren perfundiert sind. Zu sehen sind die vorbeschriebenen Nierenarterienstenosen beidseits.
In der **Serumelektrophorese** findet sich kein M-Gradient. In der Urinuntersuchung zeigt sich zwar eine Proteinurie, aber keine Bence-Jones-Proteinurie. Auch die Immunfixation in Serum und Urin ist unauffällig.
Die **Antikörperbestimmung** ist negativ. Obwohl es auch ANCA-negative Kleingefäßvaskulitiden geben kann, erscheint diese Diagnose zunächst ebenfalls unwahrscheinlich.
Die schmerzhaften Füße belasten die Patientin derzeit am meisten, weshalb Sie sie sich nochmal genauer ansehen (➤ Abb. 7.22).

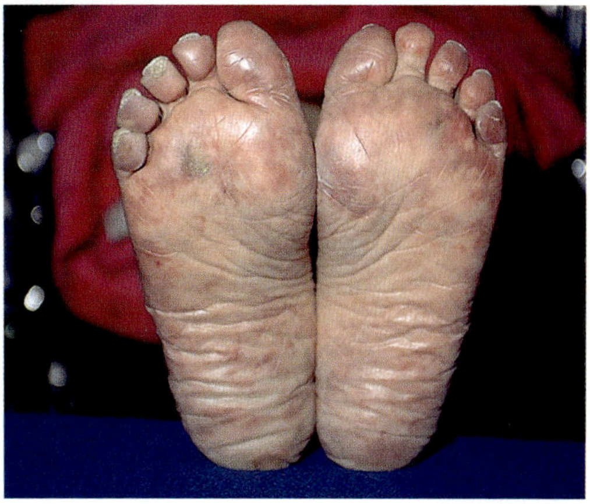

**Abb. 7.22** Patientin mit schmerzenden Füßen [P062]

## Was erkennen Sie auf dem Bild (➤ Abb. 7.22)?

Das Bild zeigt eine massive, fleckig-livide Verfärbung der Füße mit Betonung der Zehen. Es handelt sich um das sogenannte Blue-Toe-Syndrom.

Um Ihre jetzige Verdachtsdiagnose zu sichern, lassen Sie eine Nierenbiopsie durchführen. Histologisch zeigt sich folgendes Bild (➤ Abb. 7.23).

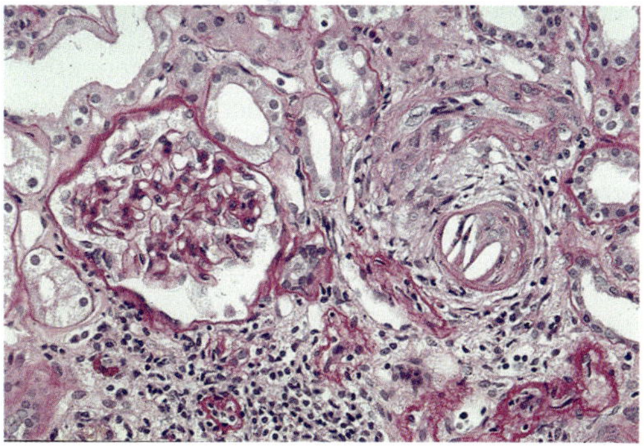

**Abb. 7.23** Histologischer Schnitt der Nierenbiopsie [P062]

## Was erkennen Sie auf diesem histologischen Schnitt der Nierenbiopsie der Patientin (➤ Abb. 7.23)?

Das Glomerulum auf der linken Bildhälfte zeigt eine normale Histologie. Auffällig ist das Blutgefäß auf der rechten Bildhälfte, das nahezu komplett obliteriert ist. Es zeigen sich deutlich die keilförmigen Aussparungen, die herausgelösten Cholesterinkristallen entsprechen, mit einer umgebenden Entzündungsreaktion. Das Bild ist beweisend für ein Cholesterinemboliesyndrom.

## Welche Auslöser für ein Cholesterinemboliesyndrom kennen Sie?

- Gefäßchirurgische Eingriffe: Aneurysmaresektion, aortokoronarer Venenbypass, Karotis-Thrombendarteriektomie, Nierenarterienangioplastie, Bypass-Operationen der unteren Extremität. Je nach Lokalisation des Eingriffs ist eine Beteiligung der Nierengefäßstrombahn möglich oder nicht.
- Angiografien: Aortografien, Koronarangiografien, Karotisangiografien, Nierenarterienangiografien
- Eine kürzlich eingeleitete Antikoagulationstherapie
- Eine thrombolytische Therapie
- Spontan

## Mit welchen Symptomen und klinischen Zeichen können sich Patienten mit Cholesterinemboliesyndrom präsentieren?

Das Cholesterinemboliesyndrom ist eine Multiorganerkrankung, die prinzipiell an jedem Organ manifest werden kann. Einige häufige Symptome und klinische Zeichen sind:

**Symptome:**
- Claudicatio intermittens, Ischämieschmerz 16 %
- GI-Blutung 15 %
- Gewichtsverlust 13 %
- Myalgien 6 %
- Kopfschmerzen 5 %

**Klinische Befunde:**
- Hautveränderungen (Livedo reticularis, Blue-Toe-Syndrom, Gangrän) 51 %
- Arterielle Hypertonie (neu aufgetreten oder verschlimmert) 15 %
- Fieber 13 %
- Cholesterinkristalle in retinalen Gefäßen 11 %

In der Abbildung sehen Sie solche Cholesterinkristalle, die bei der Fundoskopie entdeckt werden können (➤ Abb. 7.24). Sie werden auch als Hollenhorst-Plaques bezeichnet. Ein Befall von ZNS, Pankreas, Leber, Milz, Nebenniere, Schilddrüse, Prostata und Hoden ist ebenfalls beschrieben.

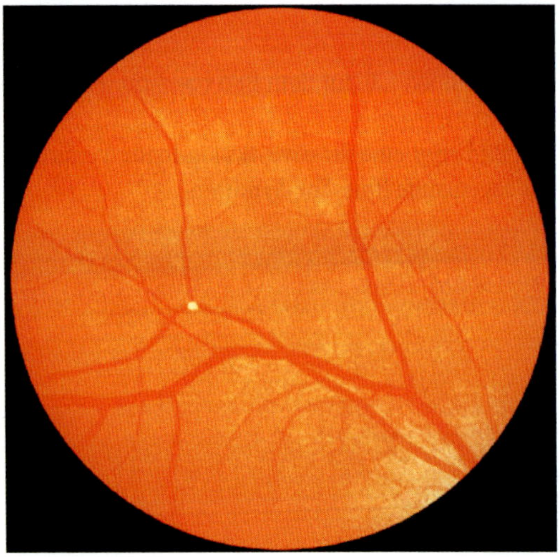

**Abb. 7.24** Cholesterinkristalle bei der Fundoskopie [F538–005]

## Welche vorbestehenden Erkrankungen finden sich bei Patienten mit Cholesterinemboliesyndrom häufig?

- Arterielle Hypertonie 61 %
- Ischämische Herzerkrankung 44 %
- Herzinfarkt 24 %
- Angina pectoris 20 %
- Nierenfunktionsstörung 34 %
- Aortenaneurysma 25 %
- Abdominale Erkrankung 22 %
- Thorakale Erkrankung 3 %

- Zerebrovaskuläre Erkrankung 21 %
- Herzinsuffizienz 21 %
- Diabetes mellitus 11 %
- Keine zugrundeliegende Vorerkrankung 14 %

## Welche Laborbefunde finden sich bei Patienten mit Cholesterinemboliesyndrom?

- Blutsenkungsgeschwindigkeit > 30 mm in 1h 95 %
- Anämie (Hämatokrit < 36 %) 46 %
- Leukozytose (> 10.000/μl) 50 %
- Eosinophilie (> 3 %) 75 %
- Thrombopenie 20 %
- Komplementerniedrigung von C3 und C4 60 %
- Kreatininanstieg (> 2 mg/dl) 80 %
- Amylaseanstieg 60 %
- Anstieg der Transaminasen 50 %
- Anstieg der Kreatinkinase (CK) 37 %

## Welche therapeutischen Möglichkeiten bieten sich für Patienten mit Cholesterinemboliesyndrom?

Es gibt keine spezifische Therapie des Krankheitsbildes. Versucht werden kann

- das Vermeiden und, falls möglich, Absetzen von Antikoagulanzien, da eine Antikoagulanzientherapie per se Cholesterinembolien hervorrufen kann.
- eine antihyperlipidämische Therapie bei Hypercholesterinämie. Das Krankheitsbild muss aber keinesfalls immer mit einer Hyperlipidämie vergesellschaftet sein.

Bei Extremitätenschmerzen konnten Pentoxifyllin und Iloprost symptomlindernd eingesetzt werden, stellen aber natürlich keine kausale Therapie dar. Eine antiinflammatorische Therapie mit Glukokortikoiden wurde zur Eingrenzung der lokalen Entzündungsreaktion versucht, führte aber nicht zu therapeutischen Erfolgen. Insgesamt handelt es sich beim Cholesterinemboliesyndrom um ein kaum behandelbares Krankheitsbild mit einer sehr hohen Letalität von 40–80 %.

### ZUSATZINFORMATION

Einige pathophysiologische Anmerkungen: Cholesterinembolien verlaufen häufig stumm und unbemerkt, wie autoptische Studien zeigen. Hier fanden sich bei Patienten mit Aortenaneurysmen in 24 % der Fälle und bei Patienten nach Aortografien in 27 % der Fälle asymptomatische Cholesterinembolien.

Es sind nicht die Cholesterinkristalle selbst, die zu einer Verlegung der Gefäßstrombahn führen, sondern vornehmlich die inflammatorische Reaktion, die durch die Kristalle ausgelöst wird. Cholesterinkristalle, fettiges Debris und zelluläre Bestandteile der exulzerierten atheromatösen Plaques bleiben je nach Größe in 150–200 μm großen Arteriolen stecken. Fettiges Debris und zelluläre Bestandteile verschwinden innerhalb von 24 Stunden, die Cholesterinkristalle persistieren jedoch und rufen eine Entzündungsreaktion mit einem perivaskulären Infiltrat mit Lymphozyten, Makrophagen und Eosinophilen hervor. Es handelt sich also im eigentlichen Sinn um eine echte Gefäßentzündung. Nach etwa zwei bis sieben Tagen werden die Kristalle durch Endothelialisierung in die Gefäßwand inkorporiert, und es können kleine Restlumina übrig bleiben. Oft perforieren die Kristalle die Gefäßwand und rufen so eine fibroblastische Reaktion mit konzentrischer Fibrose und schließlich Gefäßverschluss hervor. Die klinischen Zeichen des Cholesterinemboliesyndroms entwickeln sich daher klassischerweise erst Tage bis Wochen nach dem auslösenden Ereignis.

Die abschließende Diagnose lautet Cholesterinemboliesyndrom nach Aortografie mit akutem ischämischem Nierenversagen und Blue-Toe-Syndrom.

## 7.7 Leitsymptom Gewichtszunahme

Harald Rupprecht

**KASUISTIK**

Es stellt sich ein 63-jähriger Patient bei Ihnen vor. Er klagt, in den letzten 4–6 Wochen etwa 15 kg an Gewicht zugenommen zu haben. Außerdem habe er eine deutliche Schwellung beider Beine bemerkt (➤ Abb. 7.25).
Bei der körperlichen Untersuchung stellen Sie fest, dass die Ödeme an beiden Beinen eindrückbar sind. Er hat außerdem leichte Ödeme an den Händen sowie in der Sakralgegend. Der Blutdruck des Patienten liegt bei 115/70 mmHg, die Herzfrequenz bei 84/min, die Atemfrequenz bei 14/min.

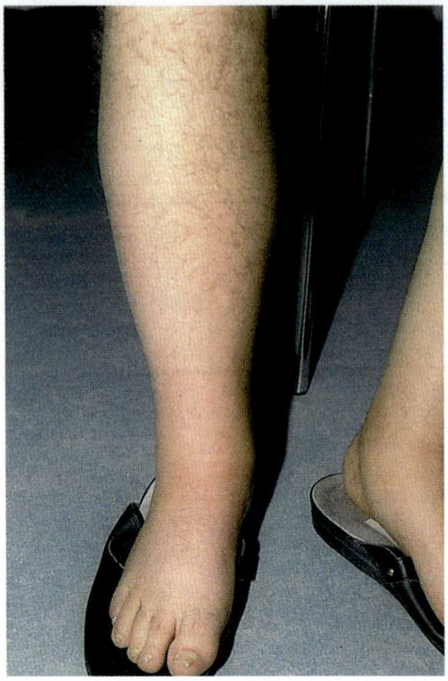

**Abb. 7.25** Schwellung der Beine bei 63-jährigem Patienten [P062]

### Nennen Sie mögliche Ursachen für das Auftreten von Ödemen.

Ödeme durch vermehrte Natrium- und Wasserretention:

- Herzinsuffizienz
- Diuretikaabusus (meist Frauen, die Diuretika zur Gewichtskontrolle einnehmen; nach Absetzen der Diuretika persistiert das Ödem für einige Wochen bis Monate, bis es dann völlig verschwindet und Hypokaliämie sowie erhöhte Reninspiegel sich normalisieren)
- Iatrogene Ödeme durch übermäßige Zufuhr iso- oder hypertoner Lösungen oder Gabe bestimmter Medikamente

Hypoproteinämische Ödeme:

- Nephrotisches Syndrom (Hier liegt dem Ödem zusätzlich eine vermehrte Natrium- und Wasserretention zugrunde.)
- Schwere Lebererkrankungen
- Exsudative Gastroenteropathie (Colitis ulcerosa, Polyposen, hypertrophe Gastropathie bzw. Ménétrier-Syndrom, idiopathische Sprue)
- Hungerödem und Ödeme bei kachektischen Zuständen

Endokrin bedingte Ödeme: Myxödem (meist prätibial, lässt auf Fingerdruck meist keine Dellen zurück, Ablagerung von hydrophilen Mukopolysacchariden)

Lokalisierte Ödeme durch Abflussbehinderung:

- Akute tiefe Venenthrombose
- Chronisch venöse Insuffizienz
- Primäres Lymphödem (angeborene Entwicklungsstörung mit Hypoplasie der Lymphgefäße)
- Sekundäres Lymphödem (Tumoren im kleinen Becken, Lymphödem nach Mastektomie, maligne Lymphknotenaffektionen, Traumata, Bestrahlungsfolge, Erysipel, tropische Filariainfektionen)

Ödeme durch erhöhte Kapillarpermeabilität:

- Allergische Ödeme (Quincke)
- Hereditäres Angioödem (Permeabilitätsstörung aufgrund eines angeborenen, autosomal-dominant vererbten C1-Esterase-Inhibitor-Mangels)
- Ischämisches und postischämisches Ödem (ischämische Kapillarwandschädigung)
- Höhenbedingte lokale Ödeme (akute Bergkrankheit)

## Welche Medikamente können zur Ödembildung führen?

- Kalziumantagonisten
- Glukokortikoide
- Orale Kontrazeptiva
- Hydralazin
- α-Methyldopa
- Minoxidil
- Phenylbutazon

Auf weiteres Nachfragen verneint der Patient Durchfälle oder eine bekannte Lebererkrankung. Er könne flach schlafen und habe keine Belastungsdyspnoe. Sie finden auch keine Stauung der Halsvenen oder einen positiven hepatojugulären Reflux.

## Welches ist die wahrscheinlichste Ursache für die relativ rasch aufgetretenen Ödeme?

Es liegt wohl eine Proteinurie bei nephrotischem Syndrom vor.

Der Patient bestätigt auf Nachfragen, dass sein Urin in letzter Zeit geschäumt habe (Zeichen für größere Mengen Eiweiß im Urin).



## Warum entstehen beim nephrotischen Syndrom Ödeme?

Die Ödeme beim nephrotischen Syndrom sind zum einen auf eine Hypoproteinämie, insbesondere aber auf eine vermehrte renale Wasser- und Salzretention zurückzuführen.

## Wie bestätigen Sie Ihre Verdachtsdiagnose?

- Urin-Streifentest (erkennt vorrangig Albumin)
- Quantifizierung der Proteinurie im 24-h-Sammelurin mit Angabe als Gramm Protein pro Tag oder besser im „Spoturin" mit Angabe als Gramm Protein pro Gramm Kreatinin im Urin

## Welche Befunde charakterisieren das Vollbild des nephrotischen Syndroms?

- Große Proteinurie mit > 3,5 g/Tag
- Generalisierte Ödeme
- Hyperlipidämie

- Hypoproteinämie

Sie messen bei Ihrem Patienten eine Eiweißausscheidung von 12 g/g Kreatinin, das Serumcholesterin liegt bei 367 mg/dl, die Triglyzeride bei 322 mg/dl. Das Serumalbumin ist mit 1,9 g/dl deutlich erniedrigt, das Serumkreatinin liegt mit 1,1 mg/dl im Normbereich. Sie haben damit Ihre Verdachtsdiagnose eines nephrotischen Syndroms bestätigt.
Nun gilt es zu klären, welche Ursache das nephrotische Syndrom bei Ihrem Patienten hat. Sie wollen dies zwar einer Fachklinik überlassen, machen sich aber trotzdem schon mal einige Gedanken.

## Welche Krankheitsbilder können ein idiopathisches nephrotisches Syndrom bedingen?

- Minimal-Change-Nephropathie
- Fokal segmentale Glomerulosklerose
- Membranöse Glomerulonephritis
- Proliferative Glomerulonephritisformen (führen aber seltener zum Vollbild eines nephrotischen Syndroms)

## Wie können diese Krankheitsbilder unterschieden werden?

Hier ist eine histologische Diagnosesicherung mittels Nierenbiopsie notwendig.

## Wenn der Fall eines Patienten mit nephrotischem Syndrom aufgearbeitet wird, müssen auch Gründe für ein sekundäres nephrotisches Syndrom ausgeschlossen werden. Nennen Sie solche Gründe.

- **Infektionen:**
  - Bakteriell: Syphilis, Endokarditis, infizierter ventrikuloatrialer Shunt, postinfektiöse Glomerulonephritis
  - Viral: Hepatitis B und C, CMV, HIV
  - Protozoen: Malaria, Toxoplasmose
- **Medikamente und Noxen:** Gold, Penicillamin, NSAIDs, Lithium, Captopril, Heroin, Quecksilber, Wismut
- **Systemerkrankungen:** systemischer Lupus erythematodes, rheumatoide Arthritis, Purpura Schönlein-Henoch, Amyloidose, Polyarteriitis, Goodpasture-Syndrom, Sarkoidose, Kryoglobulinämie
- **Stoffwechselerkrankungen:** Diabetes mellitus, familiäres Mittelmeerfieber
- **Maligne Tumoren:** Hodgkin-Lymphom, Non-Hodgkin-Lymphome, chronische lymphatische Leukämie, Plasmozytom, Karzinome
- **Kongenitale Erkrankungen:** Alport-Syndrom, Fabry-Krankheit, Nail-Patella-Syndrom, Sichelzellanämie
- **Allergische Reaktionen:** Insektenstiche, Serumkrankheit, Pollenallergie

## Was sind die häufigsten Ursachen für ein nephrotisches Syndrom im Kindes- und im Erwachsenenalter?

Im Kindesalter ist die Minimal-Change-Nephropathie am häufigsten. Wichtigste Ursachen im Erwachsenenalter sind zum einen der Diabetes mellitus mit diabetischer Nephropathie, zum anderen die membranöse Nephropathie.

Bei Ihrem Patienten konnten Gründe für ein sekundäres nephrotisches Syndrom ausgeschlossen werden. Eine in der Klinik durchgeführte Nierenbiopsie ergab den histologischen Befund einer membranösen Glomerulonephritis. Bei dem Patienten finden sich außerdem Antikörper gegen den Phospholipase-$A_2$-Rezeptor, die bei der idiopathischen membranösen Glomerulonephritis als pathogenetisch gelten und sich bei etwa 80 % der Patienten nachweisen lassen.

## Wie wird normalerweise verhindert, dass Plasmaproteine im Urin ausgeschieden werden?

Größermolekulare Proteine in der Größe des Albumins (68 kD) oder darüber werden vom glomerulären Filter zurückgehalten und erscheinen daher nicht im Primärharn. Die Filterfunktion der glomerulären Barriere beruht zum einen auf einer Größenselektivität, zum anderen auf einer Ladungsselektivität, wobei besonders negativ geladene Moleküle (z. B. Albumin) zurückgehalten werden. Die Hauptbarriere scheint dabei nach heutigem Wissen in den Schlitzdiaphragmen zwischen den Fußfortsätzen der Podozyten (viszerale Epithelzellen) zu liegen.

Kleinermolekulare Proteine werden normalerweise im Glomerulus durchaus filtriert und erscheinen daher im Primärharn. Sie werden jedoch im proximalen Tubulus fast komplett rückresorbiert. Der Endharn ist somit fast frei von Protein.

## Welche Eiweißausscheidung im Urin gilt als normal?

Als normale Proteinausscheidung im Urin gilt ein Wert < 150 mg/d.

## Welches Medikament ist zur symptomatischen Senkung einer Proteinurie besonders geeignet?

Die ACE-Hemmer senken durch eine Weitstellung des Vas efferens des Glomerulus den glomerulären Kapillardruck und damit die Proteinurie. Auch SGLT2-Hemmer reduzieren die Proteinurie und den glomerulären Kapillardruck, bewirken dies aber durch eine Engstellung des Vas afferens.

Ihr Patient wurde inzwischen wieder aus dem Krankenhaus entlassen. Man hat sich entschlossen, derzeit keine immunsuppressive Behandlung zu beginnen, sondern zunächst den Spontanverlauf der Erkrankung abzuwarten, da etwa ein Drittel der Fälle mit membranöser Glomerulonephritis in Spontanremission gehen. Der Patient wurde mit einem ACE-Hemmer sowie einem Diuretikum versorgt.
Er stellt sich jetzt akut mit plötzlich aufgetretener Dyspnoe bei Ihnen vor.

## Welche Verdachtsdiagnose äußern Sie in Anbetracht der Vorgeschichte des Patienten?

Es liegt wahrscheinlich eine akute Lungenembolie vor.

## Nennen Sie einige häufige Komplikationen und ihre pathophysiologischen Ursachen bei Patienten mit nephrotischem Syndrom.

- Ödeme bis hin zu Anasarka
- Hypovolämie (das verminderte effektiv zirkulierende Blutvolumen kann zu renaler Minderperfusion bis hin zur prärenalen Nierenfunktionseinschränkung führen)
- Proteinmangelernährung (durch die teils extrem hohen Eiweißverluste über den Urin)

7

- Hyperlipidämie (mit gesteigertem Risiko kardiovaskulärer Erkrankungen)
- Vermehrte Infektneigung (durch Verlust von Immunglobulinen im Urin)
- Funktionsstörungen des proximalen Tubulus (durch die massive Eiweißbelastung des proximalen Tubulus wird dieser Abschnitt geschädigt und es kommt zu Urinverlusten von Glukose, Phosphat, Aminosäuren, Kalium oder Bikarbonat)
- Hyperkoagulabilität (das nephrotische Syndrom hat die höchste Inzidenz thrombotischer Komplikationen in der Inneren Medizin; häufig verlaufen Thrombosen bei Patienten mit nephrotischem Syndrom stumm)

Ihr Patient berichtet außerdem über einen leichten Druckschmerz in der linken Flanke.

## Wo vermuten Sie die Emboliequelle für die Lungenembolie?

Patienten mit nephrotischem Syndrom haben eine generell gesteigerte Thromboseneigung, und es finden sich gehäuft Thrombosen in allen venösen Stromgebieten. Besonders gesteigert ist jedoch die Inzidenz an Nierenvenenthrombosen. Dies kann zum einen am Verlust von antikoagulatorischen Proteinen über den Urin, zum anderen auch an einer Aktivierung der Gerinnung in den Glomeruli liegen.

## Wie sichern Sie Ihren Verdacht?

Diagnostisch werden hier am besten die Sonografie und die Duplexsonografie eingesetzt.

7

## Was sehen Sie in ➤ Abb. 7.26 und ➤ Abb. 7.27?

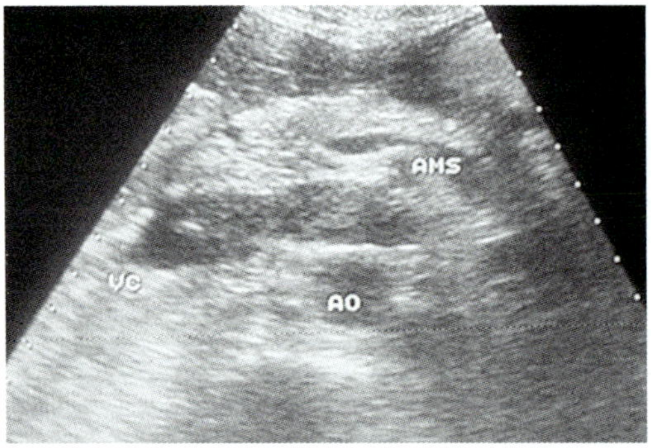


**Abb. 7.26** Sonografie der abdominalen Gefäße [P062]

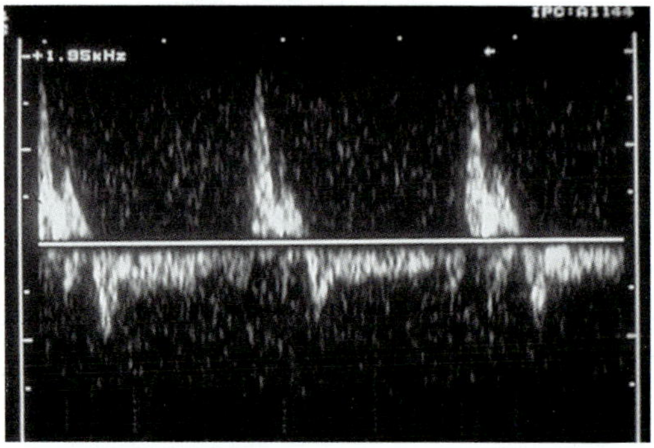

**Abb. 7.27** Duplexsonografie der Nierenarterie [P062]

Es zeigt sich Thrombusmaterial in einer erweiterten Nierenvene. Weiterhin findet sich in der Nierenvene kein Flusssignal mehr, und in der Nierenarterie findet sich wegen des hohen Ausflusswiderstands ein Pendelfluss.

Viele Thrombosen verlaufen bei Patienten mit nephrotischem Syndrom unbemerkt. Man sollte aufgrund der hohen Inzidenz daher auch bei asymptomatischen Patienten spezifisch danach suchen.

Die abschließende Diagnose lautet Nephrotisches Syndrom bei idiopathischer membranöser Glomerulonephritis mit Nierenvenenthrombose und Lungenembolie.

## 7.8 Leitbefund Hämaturie

Harald Rupprecht

**KASUISTIK**

Ein bisher gesunder 45-jähriger Mann wird zur Abklärung einer Mikrohämaturie überwiesen. Er berichtet, vor etwa einem Jahr eine einmalige Episode einer Makrohämaturie gehabt zu haben, die aber schnell spontan sistiert habe und wegen der er keinen Arzt konsultiert habe. Der Patient ist Raucher. In der Familie sei der Großvater des Patienten wohl an Nierenversagen gestorben. Die Mutter sei gesund, der Vater sei mit 40 Jahren an einer Hirnblutung verstorben. Der Patient hat zwei Geschwister im Alter von 39 und 37 Jahren, die beide gesund seien.

### Welche Untersuchungen führen Sie als Nächstes durch?

- Kontrolle des Urin-Streifentests
- Urinsediment
- Sonografische Untersuchung der Nieren und Harnwege

Im Urin-Streifentest bestätigt sich die Hämaturie. Es liegt keine Proteinurie vor.

### Was erkennen Sie in diesem Urinsediment (➤ Abb. 7.28)?

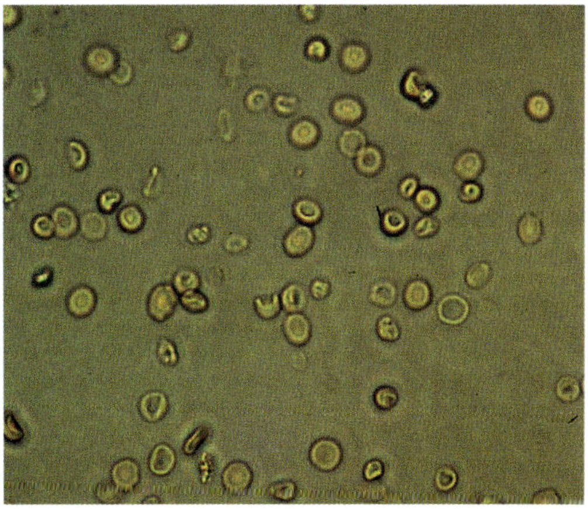

**Abb. 7.28** Urinsediment [M181]

Es handelt sich um eine Mikrohämaturie. Akanthozyten oder Erythrozytenzylinder sind nicht erkennbar.

7

## Was zeigt Ihnen diese Ultraschalluntersuchung der rechten Niere im Querschnitt (➤ Abb. 7.29)?

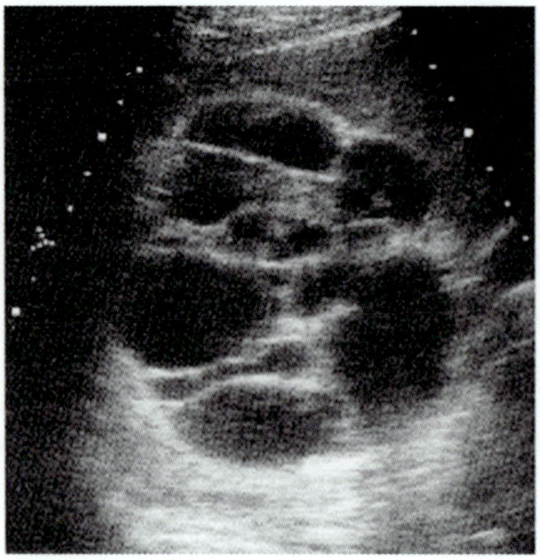

**Abb. 7.29** Ultraschall der Niere im Querschnitt [P062]

Es zeigt sich eine nahezu komplett zystisch durchsetzte rechte Niere. Die Gegenseite zeigt ein identisches Bild.

## Wie lautet Ihre Diagnose?

Es liegt eine autosomal-dominante polyzystische Nierendegeneration (ADPKD, Zystennieren) vor.

Für die ADPKD wurden zwei verantwortliche Gene identifiziert, Polyzystin 1 und 2. Mutationen führen jeweils zu ADPKD 1 oder ADPKD 2. Eine ADPKD 1 liegt in 85–90 %, eine ADPKD 2 in 10–15 % der Fälle vor. Das mittlere Auftreten einer terminalen Niereninsuffizienz liegt bei der ADPKD 1 bei 57 Jahren, bei der ADPKD 2 bei 69,4 Jahren. Die autosomal-rezessive polyzystische Nierendegeneration führt bereits im frühen Kindesalter zu Symptomen.



## Welche Erkrankungen mit der Ausbildung von Nierenzysten kennen Sie?

- Autosomal-dominante polyzystische Nierendegeneration
- Autosomal-rezessive polyzystische Nierendegeneration (Tod häufig bereits im Kindesalter)
- Juvenile Nephronophthise (autosomal-rezessiv, kortikomedulläre Zysten, progrediente Niereninsuffizienz im Kindesalter)
- Autosomal dominante tubulointerstitielle Nierenerkrankung (autosomal-dominant, kortikomedulläre Zysten, chronische Niereninsuffizienz mit Beginn im Erwachsenenalter)
- Markschwammnieren (medulläre Zysten, gutartig)
- Multizystische Transformation der Nieren bei Niereninsuffizienz (zystische Degeneration von bereits stark vorgeschädigten Nieren)
- Einfache Nierenzysten (einzeln oder multipel, gutartig)

Mit Nierenzysten gehen gehäuft zwei Systemerkrankungen einher, das Von-Hippel-Lindau-Syndrom und die tuberöse Sklerose. Beim Von-Hippel-Lindau-Syndrom treten außerdem retinale Angiome, Hämangioblastome des Zentralnervensystems, Phäochromozytome und Nierenzellkarzinome auf. Bei der tuberösen Sklerose finden sich weiterhin faziale und subunguale Angiofibrome, retinale Astrozytome und multiple Angiomyolipome der Niere.

Ihr Patient hat einen Blutdruck von 150/90 mmHg. Das Serumkreatinin liegt bei 1,4 mg/dl.

## Was empfehlen Sie dem Patienten, um das Fortschreiten des Nierenfunktionsverlusts zu verzögern?

Es gibt eine Reihe von **Progressionsfaktoren** für Nierenerkrankungen:

- Arterielle Hypertonie (wohl der wichtigste Progressionsfaktor)
- Proteinurie
- Hypercholesterinämie
- Rauchen
- Nephrotoxische Medikamente (NSAIDs, Kontrastmittel, Analgetika)

Es ist daher eine strikte Blutdruckkontrolle mit Werten < 120/80 mmHg zu empfehlen. Der Patient sollte unbedingt das Rauchen einstellen. Falls eine Hypercholesterinämie besteht, ist diese zu behandeln, bevorzugt mit HMG-CoA-Reduktase-Hemmern, da diese Substanzgruppe zumindest im Tierversuch auch zu einer Verlangsamung des Zystenwachstums geführt hat.

Zusätzlich besteht bei Patienten mit hohem Progressionsrisiko die Option, Tolvaptan, einen selektiven Antagonisten des Arginin-Vasopressin-Rezeptors 2, einzusetzen und so die Wirkung des antidiuretischen Hormons (ADH) auf das Zystenwachstum zu unterdrücken. Es konnten hierunter ein verlangsamtes Zystenwachstum, eine langsamere Progression der Niereninsuffizienz sowie weniger Schmerzen durch z. B. Zysteneinblutungen erreicht werden.

## Welche Nebenwirkung können Sie erwarten, wenn Sie die Wirkung von ADH unterdrücken?

Die Patienten entwickeln eine deutliche Polyurie, die durchschnittliche Diuresemenge beträgt unter der Therapie etwa 6 Liter. Zusätzlich müssen unter einer Therapie mit Tolvaptan die Leberwerte engmaschig kontrolliert werden.

## Sind die Geschwister des Patienten wirklich gesund?

Es ist, wenn man einen Patienten mit Zystennieren diagnostiziert hat, grundsätzlich zu fragen, ob er Verwandte hat, die ebenfalls erkrankt sein könnten. Im Fall dieses Patienten wäre es also indiziert, die beiden Geschwister auf die Erkrankung zu untersuchen.

## Wie würden Sie die Geschwister testen?

Durch eine sonografische Untersuchung der Nieren. Die Untersuchung ist jedoch frühestens ab dem 20.–25. Lebensjahr sinnvoll, da sich vorher oft noch keine Zysten ausgebildet haben und die Krankheit bei Fehlen von Zysten daher nicht sicher ausgeschlossen werden kann. Bei über 30-Jährigen kann die richtige Diagnose in nahezu 100 % der Fälle gestellt werden.

## Wie erklären Sie sich den frühen Tod des Vaters des Patienten?

Mit der autosomal-dominanten polyzystischen Nierendegeneration ist das gehäufte Auftreten von intrakraniellen Aneurysmen vergesellschaftet (in 4–10 %). Es ist also denkbar, dass auch der Vater an ADPKD litt und frühzeitig an einer Aneurysmablutung verstorben ist. Mehr als die Hälfte aller Aneurysmablutungen findet statt, bevor die Patienten terminal niereninsuffizient werden.

## Würden Sie Ihren Patienten auf das Vorhandensein von intrakraniellen Aneurysmen testen?

Eine prophylaktische Operation von intrakraniellen Aneurysmen führt in etwa 6 % zu schweren neurologischen Schäden. Es sollten also nur tatsächlich gefährdete Patienten gescreent werden. Dazu gehören:
- Patienten, bei denen Subarachnoidalblutungen in der Familie vorgekommen sind
- Patienten, die in Risikoberufen tätig sind (Sturzgefahr aus größerer Höhe).

Der Patient sollte aufgrund der wohl positiven Familienanamnese auf Aneurysmen untersucht werden.

## Wann ist eine Intervention indiziert?

Eine Intervention (Operation oder endovaskuläre Therapie mit Coil-Embolisation) kommt bei Aneurysmen von > 7 mm Durchmesser infrage. Bei kleineren Aneurysmen ist die Rupturgefahr sehr gering.

Bei der zerebralen **Angiografie** finden sich keine Hinweise auf intrakranielle Aneurysmen. Sie können Ihren Patienten beruhigen, der natürlich Angst hatte, ihn könne das gleiche Schicksal ereilen wie seinen Vater.
Sie haben den Patienten nun etwa zwei Jahre bei sich in Betreuung. Das Serumkreatinin hat sich gering auf 1,9 mg/dl verschlechtert. Der Patient stellt sich jetzt mit einer Makrohämaturie und rechtsseitigen Bauch- und Lendenschmerzen vor.

7

## Was vermuten Sie?

Eine häufige Komplikation von Zystennnieren ist die Einblutung in eine Zyste. Wenn diese Anschluss an das ableitende Harnsystem hat, kommt es dabei häufig auch zu einer Makrohämaturie. Etwa 42 % aller Patienten mit Zystennieren erleiden eine oder mehrere solcher Episoden einer Makrohämaturie.

## Welche weiteren Ursachen einer Makrohämaturie kommen infrage?

- Tumor
- Infektion
- Nephrolithiasis (kommt bei Zystenniere deutlich gehäuft vor)

## Welches bildgebende Verfahren ist zur Diagnose der Zysteneinblutung am sinnvollsten einsetzbar?

Die CT oder MRT des Abdomens. In der sonografischen Untersuchung ist aufgrund der Fülle von Zysten eine Einblutung oder ein Tumor äußerst schwer zu diagnostizieren.

In der **CT** findet sich tatsächlich eine Einblutung in eine Zyste. Außerdem sind nun auch Zysten in der Leber sowie eine Zyste im Pankreas erkennbar. Nach fünf Tagen sistiert die Blutung spontan.
Der Patient stellt sich ein Jahr später erneut bei Ihnen vor. Diesmal plagen ihn linksseitige Bauchschmerzen. Bei der körperlichen Untersuchung tasten Sie im linken Unter- bis Mittelbauch eine schmerzhafte Resistenz, sind sich aber nicht ganz sicher, ob diese Resistenz von der zystisch vergrößerten Niere herrührt. Es finden sich Entzündungszeichen mit einer Leukozytose von 14.300/µl und einem CRP von 6,3 mg/dl (normal < 0,5 mg/dl).

## Welche Ursachen für linksseitige Bauchschmerzen beziehen Sie in Ihre differenzialdiagnostischen Überlegungen mit ein?

- Erneute Blutung in eine Nierenzyste
- Zysteninfektion
- Nephrolithiasis
- Milzinfarkt
- Niereninfarkt
- Inferiorer Herzinfarkt
- Chronisch-entzündliche Darmerkrankung (Morbus Crohn, Colitis ulcerosa)
- Pankreatitis
- Hernia inguinalis
- Kolondivertikulitis
- Adnexitis, stielgedrehte Ovarialzyste bei der Frau

Die relevanten Laboruntersuchungen, um Ihre Differenzialdiagnosen abzuarbeiten, sind unauffällig. Sie veranlassen erneut ein Computertomogramm des Abdomens. Es zeigt sich diesmal ein Prozess im Colon sigmoideum, am ehesten einer Divertikulitis entsprechend.



## Hat die Kolondivertikulitis irgendetwas mit der Grunderkrankung des Patienten zu tun?

Ja. Patienten mit autosomal-dominanter polyzystischer Nierendegeneration haben eine erhöhte Inzidenz an Kolondivertikeln und damit ein erhöhtes Risiko, eine Divertikulitis zu entwickeln.

## Führen Sie zusammenfassend nochmals extrarenale Manifestationen der polyzystischen Nierenerkrankung auf.

- Leberzysten (etwa 75 %)
- Kongenitale Leberfibrose (selten)
- Kolondivertikulose (eventuell mit konsekutiver Divertikulitis oder Perforation; 40–80 %)
- Herzklappenabnormitäten (insbesondere Mitralklappenprolaps; 0–30 %)
- Intrakranielle Aneurysmen (4–10 %)
- Thorakale und abdominale Aortenaneurysmen
- Koronararterielle Aneurysmen (selten)
- Ovarielle Zysten, testikuläre Zysten (Einzelfälle)
- Zysten der Arachnoidea (5–8 %)
- Milzzysten (Einzelfälle)
- Pankreaszysten (5–10 %)

Die abschließenden Diagnosen lauten:
- Autosomal-dominante polyzystische Nierendegeneration
  - Pankreas- und Leberzysten
  - Z.n. Zysteneinblutung rechte Niere
  - Z.n. Kolondivertikulitis
  - Ausschluss intrakranieller Aneurysmen
- Arterielle Hypertonie
- Tabakabusus

## 7.9 Leitsymptom häufiger Harndrang und Miktionsbeschwerden

Harald Rupprecht

**KASUISTIK**

Eine 26-jährige Frau stellt sich bei Ihnen in der Praxis wegen häufigen Harndrangs sowie Brennen bei der Miktion vor. Eine ähnliche Symptomatik habe sie bereits einmal vor 3–4 Jahren gehabt. Damals seien die Beschwerden spontan wieder verschwunden und sie sei nicht zum Arzt gegangen.

### Wie lautet Ihre Verdachtsdiagnose?

Es liegt wahrscheinlich eine akute Zystitis vor.

### Was ist der wichtigste Risikofaktor für das Auftreten einer Zystitis bei jungen Frauen?



Sexuelle Aktivität. Junge sexuell aktive Frauen haben etwa 0,5 Episoden von akuter Zystitis pro Jahr. Der Geschlechtsverkehr mit heutzutage selten genutzten spermizidhaltigen Kontrazeptiva birgt dabei ein besonders hohes Risiko für eine Harnwegsinfektion.

### Welches sind die häufigsten Erreger, die eine akute Zystitis auslösen?

Am häufigsten sind Stämme von *Escherichia coli* anzutreffen. Sie machen 75–80 % aller unkomplizierten Harnwegsinfektionen aus. Gefolgt werden sie von *Staphylococcus saprophyticus, Proteus mirabilis,* Klebsiellen und Enterokokken.

Bei Frauen mit Dysurie und Leukozyturie, aber negativer Standard-Urinkultur sollte auch an das Vorliegen einer Chlamydieninfektion gedacht werden.

### Warum ist die akute Zystitis bei Männern so viel seltener anzutreffen?

- Deutlich niedrigere Kolonisationshäufigkeit im Bereich der Urethra aufgrund der trockeneren periurethralen Umgebung
- Deutlich längere Urethra
- Antibakterielle Substanzen in der Prostataflüssigkeit

## Wie sichern Sie die Diagnose bei Ihrer Patientin?

Die Diagnosesicherung erfolgt durch Urin-Stix und Urinsediment:
- Eine Leukozyturie wird mit dem Streifentest mit einer Sensitivität von 75–96 % und einer Spezifität von 94–98 % erfasst.
- Im Sediment geben der Nachweis von mehr als 10 Leukozyten pro Gesichtsfeld und eventuell der zusätzliche Nachweis von uniform aussehenden Bakterien Hinweis auf einen Harnwegsinfekt.
- Der Nitrittest hat nur eine Sensitivität von 35–80 % und fällt bei Bakterien, die Nitrat nicht zu Nitrit reduzieren können, wie Enterokokken und Staphylokokken, negativ aus.

## Würden Sie bei dieser Patientin eine Urinkultur mit Resistenztestung anlegen?

Nein, es handelt sich um eine unkomplizierte Zystitis, das Erregerspektrum ist relativ vorhersehbar. Meist erhält man die Resistenztestung sowieso erst zurück, wenn die Symptome der Patientin sich deutlich gebessert haben oder bereits abgeklungen sind.

## Unter welchen Bedingungen halten Sie eine Urinkultur mit Resistenztestung für indiziert?

Eine Urinkultur mit Resistenztestung ist bei einer komplizierten Zystitis indiziert, z. B.:
- Antibiotikaresistente Zystitis
- Urologische Anomalien
- Schwangere Frauen
- Sehr junge oder sehr alte Frauen
- Diabetiker
- Immungeschwächte Personen
- Jede Zystitis beim Mann

Eine Kultur mit Resistenztestung ist auch bei Verdacht auf eine Aszension des Harnwegsinfekts indiziert.

## Wie sollte der Urin für die Kultivierung gewonnen werden?

Für die Urinkultur wird Mittelstrahlurin gewonnen und in einem sterilen Gefäß eingesandt. Wichtig: Den Patienten genau erklären, was Mittelstrahlurin bedeutet, die korrekte Durchführung ist essenziell; wichtige Fehlerquelle im klinischen Alltag.

## Wie würden Sie die Patientin behandeln?

Bei der unkomplizierte Zystitis soll vorzugsweise eines der folgenden Antibiotika eingesetzt werden: Einmalgabe von Fostomycin 3 g, Nitrofurantoin 4 × 50 mg/d für 7 Tage; Pivmecillinam 3 × 400 mg/d für 3 Tage. Bei Kenntnis der lokalen Resistenzsituation kann bei einer E.-coli-Resistenz < 20 % auch Trimethoprim eingesetzt werden. Die Therapiedauer sollte 3 Tage betragen.

Eine Initialtherapie mit Cephalosporinen, Fluorchinolonen oder Cotrimoxazol sollte nicht mehr durchgeführt werden, da hier eine relativ hohe Resistenzrate vorliegt.

Sie haben Ihre Patientin mit der Einmalgabe von Fosfomycin 3 g behandelt. Die Patientin hat sich daraufhin nicht mehr bei Ihnen gemeldet.
Drei Monate später stellt sie sich erneut in Ihrer Praxis vor und gibt an, ähnliche Symptome zu haben. Zusätzlich klagt sie allerdings über rechtsseitige Flankenschmerzen und beginnende Übelkeit. Außerdem habe sie am Abend des Vortags Fieber gehabt. Bei der **körperlichen Untersuchung** können Sie ein klopfschmerzhaftes rechtes Nierenlager feststellen. Im Urinsediment sehen Sie massenhaft Leukozyten, einige Erythrozyten und auch Bakterien.

## Wie lautet Ihre Verdachtsdiagnose?

Es liegt eine akute Pyelonephritis rechts vor.

## Würden Sie in diesem Fall eine Urinkultur und Resistenztestung veranlassen?

Ja. Bei akuter Pyelonephritis sollten routinemäßig Kultur und Resistenztestung erfolgen, da bei Einsatz eines nicht wirksamen Antibiotikums schwere Folgeschäden auftreten können. Natürlich sollten diese Untersuchungen vor Beginn einer antibiotischen Therapie durchgeführt werden.

## Wie würden Sie die Patientin empirisch anbehandeln?

Fluorchinolone erreichen hohe Spiegel im Nierengewebe und sind daher Therapie der Wahl. Hierbei sind insbesondere Ciprofloxacin und Levofloxacin zu nennen. Die neueren Fluorchinolone sollten nicht verwendet werden, da sie möglicherweise keine ausreichenden Konzentrationen im Urin erreichen. Ceftriaxon und Cefotaxim sind ebenfalls für eine initiale empirische Therapie geeignet, insbesondere wenn eine intravenöse Therapie indiziert ist.

Wenn eine hohe Wahrscheinlichkeit für eine Enterokokkeninfektion besteht (z. B. grampositive Kokken), sollte zusätzlich Amoxicillin gegeben werden.

Ampicillin und Sulfonamide sollten wegen der hohen Resistenzraten vermieden werden.



## Wann sollte eine Hospitalisierung und intravenöse antibiotische Therapie erfolgen?

Dies ist indiziert, wenn der Patient nicht in der Lage ist, ausreichend Flüssigkeit zu sich zu nehmen, oder aufgrund von Übelkeit und Erbrechen die oral verabreichten Medikamente nicht bei sich behalten kann. Auch bei schweren Erkrankungszeichen mit hohem Fieber, starken Flankenschmerzen oder bei unsicherer Patienten-Compliance sollte eine stationäre Behandlung erfolgen.

## Wie lange sollten Sie eine akute Pyelonephritis antibiotisch behandeln?

Die Gesamttherapiedauer sollte etwa 14 Tage betragen. Sechswöchige Regime sind einem 14-Tage-Regime nicht überlegen. Natürlich muss die Therapiedauer von der Klinik abhängig gemacht werden. In der Regel sind Symptome und Bakteriurie jedoch nach etwa sieben Tagen Behandlungsdauer verschwunden.

Es sollte frühzeitig von intravenöser auf orale Therapie umgestellt werden, falls initial eine intravenöse Behandlung indiziert war.

Sie entschließen sich, Ihre Patientin ambulant zu behandeln. Sie gewinnen Mittelstrahlurin für eine Urinkultur mit Resistenztestung und verschreiben der Patientin Ciprofloxacin. Die Patientin solle sich bei Befundverschlechterung sofort, ansonsten in einer Woche wieder bei Ihnen vorstellen.
Am Nachmittag erhalten Sie die **Laborwerte** zurück. Es finden sich bis auf eine Leukozytose von 12.000 Leukozyten/µl und ein CRP von 4,6 mg/dl keine Auffälligkeiten: Natrium 139 mmol/l, Kalium 4,2 mmol/l, Kreatinin 0,8 mg/dl.
Nach 3 Tagen erhalten Sie das Ergebnis der **Urinkultur** und Resistenztestung zurück. Bei dem Erreger handelt es sich um *Enterococcus faecalis,* der nur intermediär auf ihr verordnetes Fluorchinolon sensibel ist. Volle Empfindlichkeit besteht für Amoxicillin, Aminoglykoside und Vancomycin.
Sie bestellen die Patientin ein und verschreiben ihr zusätzlich Amoxicillin. Die Patientin berichtet, die Schmerzen in der Nierengegend hätten schon etwas nachgelassen, seien aber noch nicht komplett verschwunden.
Weitere fünf Tage später stellt sich die Patientin erneut in Ihrer Praxis vor und klagt über Juckreiz. Das Brennen beim Wasserlassen und die Nierenschmerzen seien aber komplett verschwunden. Es zeigen sich folgende Hauteffloreszenzen (➤ Abb. 7.30).

## Was ist die wahrscheinlichste Ursache für den Juckreiz und die Hauteffloreszenzen?

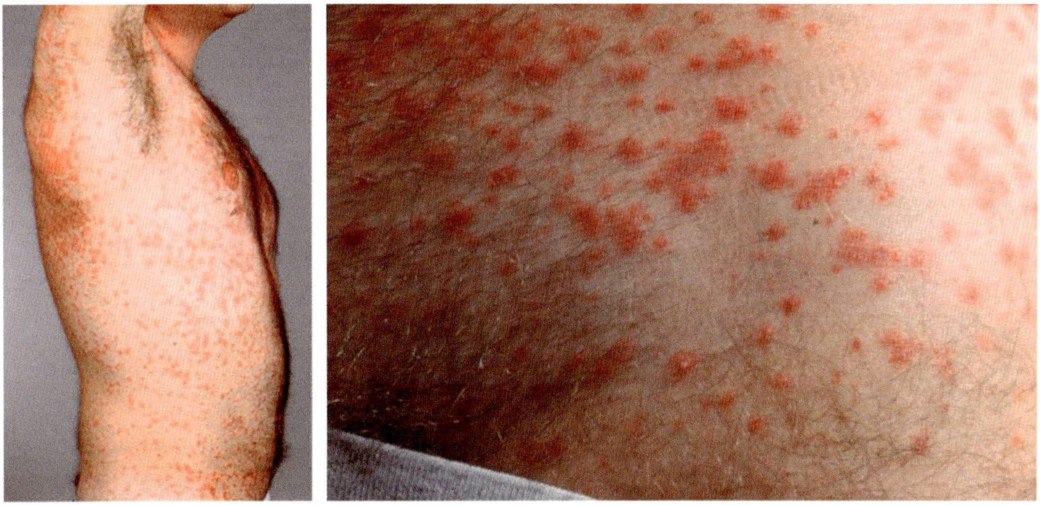

**Abb. 7.30** Hauteffloreszenzen mit Juckreiz [P107]

Es handelt sich am wahrscheinlichsten um eine allergische Reaktion auf eines der verordneten Antibiotika, am ehesten auf Amoxicillin, jedoch kommt auch Ciprofloxacin infrage.

Bei der von Ihnen veranlassten **Blutentnahme** fallen folgende Werte auf: Leukozyten 5.600/µl, Hb 13,2 mg/dl, Thrombozyten 324.000/µl, CRP 2,4 mg/dl; Kreatinin 3,7 mg/dl, Harnstoff-N 47 mg/dl.
Die **Ultraschalluntersuchung** zeigt normal große Nieren ohne Aufstau oder Konkremente.
Im **Urin-Stix** finden sich Leukozyten ++, Erythrozyten +, Protein ++. Das Urinsediment zeigt neben vielen Leukozyten folgende Struktur (➤ Abb. 7.31). Bakterien finden sich nicht mehr.

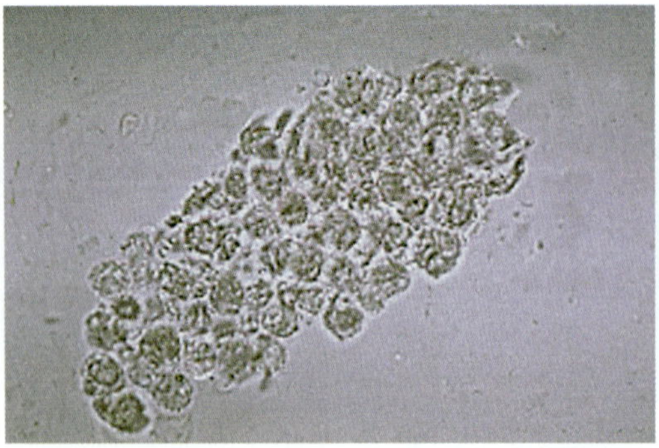

**Abb. 7.31** Urinsediment [P062]

## Worum handelt es sich bei dieser Struktur (➤ Abb. 7.31)? Bei welchen Erkrankungen findet sie sich?

Dies sind Leukozytenzylinder. Sie beweisen eine entzündliche Infiltration des renalen Interstitiums, die sich findet bei:

- Pyelonephritiden
- Interstitiellen Nephritiden
- Nierentuberkulose
- Transplantatabstoßung
- Interstitieller Mitbeteiligung bei Glomerulonephritiden



Sie veranlassen aufgrund des akuten Anstiegs der Nierenretentionswerte eine stationäre Einweisung. In der Klinik finden sich in der Urinzytologie viele eosinophile Granulozyten. In der durchgeführten Nierenbiopsie zeigt sich ein dichtes interstitielles Infiltrat von mononukleären Lymphozyten und auffallend vielen Eosinophilen (➤ Abb. 7.32 und ➤ Abb. 7.33).

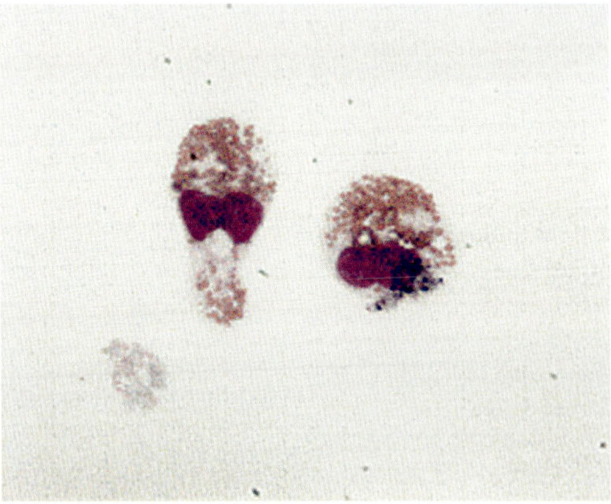

**Abb. 7.32** Eosinophile Granulozyten in der Urinzytologie [P062]

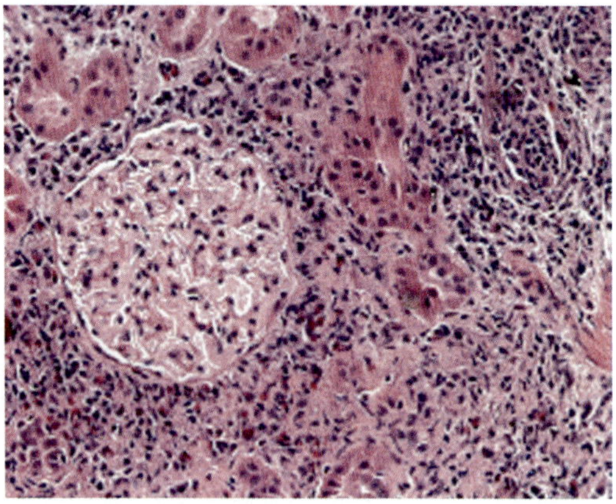

**Abb. 7.33** Nierenbiopsat mit Infiltration von mononukleären Lymphozyten und Eosinophilen [P062]

### Wie lautet Ihre Diagnose bezüglich des Nierenversagens?

Es liegt eine akute interstitielle Nephritis im Rahmen einer allergischen Reaktion auf Amoxicillin oder Ciprofloxacin vor.

### Benennen Sie einige Medikamente, die als Auslöser einer akuten interstitiellen Nephritis besonders häufig infrage kommen.

- Antibiotika: Penicillinderivate, Cephalosporine, Rifampicin, Co-trimoxazol und andere Sulfonamide, Ciprofloxacin und andere Fluorchinolone
- Protonenpumpen-Inhibitoren
- Diuretika: Thiazide, Furosemid, Torasemid, Etacrynsäure
- Nichtsteroidale Antiphlogistika (NSAIDs)
- Weitere Medikamente: Allopurinol, Cimetidin, Ticlopidin, Mesalazin

### Wie würden Sie die Patientin weiterbehandeln?

Absetzen von Amoxicillin und Ciprofloxacin, da beide potenziell als Auslöser der akuten interstitiellen Nephritis infrage kommen. Da die Pyelonephritis bislang erst für acht Tage behandelt ist, wird die Therapie für eine weitere Woche mit Vancomycin fortgeführt (s. Resistenztestung).

Nach Absetzen von Amoxicillin und Ciprofloxacin blasst das Exanthem innerhalb weniger Tage ab und die Nierenretentionswerte liegen wieder im Normalbereich.

Die abschließenden Diagnosen lauten:
- Akutes Nierenversagen bei akut medikamentös bedingter interstitieller Nephritis nach Amoxicillin- oder Ciprofloxacingabe
- Akute Pyelonephritis und akute Zystitis

## 7.10 Leitsymptom schlecht einstellbare Hypertonie

Harald Rupprecht

**KASUISTIK**

Sie haben einen 73-jährigen Patienten seit mehreren Jahren wegen einer arteriellen Hypertonie in Ihrer ambulanten Behandlung. Anamnestisch ist bei dem Patienten ein Vorderwandinfarkt vor 3 Jahren bekannt, der damals mittels PTCA und Stent versorgt worden ist. Er hat seit dem Ereignis keine kardialen Beschwerden mehr gehabt. Der Hypertonus war bisher unter einer Therapie mit Betablocker auf Werte um 140/90 mmHg eingestellt.
Der Patient stellt sich nun erneut vor, weil er immer wieder Kopfschmerzen habe und er bei Belastung schlechter Luft bekomme. Sie messen in Ihrer Praxis den Blutdruck und stellen Werte von 190/115 mmHg fest. In einer 24-h-Blutdruckmessung bestätigt sich die ausgeprägte Hypertonie (Mittel über 24 h: 175/105 mmHg).
Sie beschließen, den Patienten zusätzlich mit einem ACE-Hemmer zu therapieren.

## Ab welchem Wert gilt ein Blutdruck als erhöht? Geben Sie eine Stadieneinteilung (➤ Tab. 7.4). Benennen Sie auch Normgrenzen für die 24-h-Blutdruckmessung.

**Tab. 7.4** Stadieneinteilung der arteriellen Hypertonie bei der Gelegenheitsblutdruckmessung (ESC/ESH) [W912-002]

| Kategorie | Blutdruck (mmHg) | | |
|---|---|---|---|
| | Systolisch | | Diastolisch |
| Optimal | < 120 | und | < 80 |
| Normal | 120–129 | und | 80–84 |
| Hochnormal | 130–139 | und/oder | 85–89 |
| Hypertonie | | | |
| • Grad 1 | 140–159 | und/oder | 90–99 |
| • Grad 2 | 160–179 | und/oder | 100–109 |
| • Grad 3 | ≥ 180 | und/oder | ≥ 110 |
| Isolierte systolische Hypertonie[a] | ≥ 140 | und | < 90 |
| Isolierte diastolische Hypertonie[a] | < 140 | und | ≥ 90 |

Die Blutdruckkategorie wird vom höchsten systolischen oder diastolischen Blutdruckwert bestimmt.
[a] Die isolierte systolische oder diastolische Hypertonie wird anhand der systolischen und diastolischen Blutdruckwerte (wie angezeigt) in die Grade 1–3 unterteilt.

Die Normwerte für die Langzeitblutdruckmessung (Deutsche Hochdruckliga) werden folgendermaßen angegeben:
- Durchschnittlicher Blutdruck über 24 h: < 130/80 mmHg
- Durchschnittlicher Tagesmittelwert: < 135/85 mmHg
- Häufigkeit von Werten über 140/90 mmHg: < 20–25 %
- Nächtlicher Blutdruckabfall 10–15 %, bzw. nächtlicher Blutdruck < 120/70 mmHg

7

## Welche Kriterien beurteilen Sie in der 24-h-Blutdruckmessung?

Beurteilt werden bei der 24-h-Blutdruckmessung:
- **Aufzeichnungsqualität:** Es sollten mindestens 50 verwertbare Messungen vorliegen.
- **Blutdruckwerte:** Diese sollten in Abhängigkeit von körperlicher Aktivität, Medikamenteneinnahme und vom Tag-Nacht-Rhythmus (Schichtarbeiter) des Patienten bewertet werden. Unter Medikation sollte auch nach hypotensiven Phasen gesucht werden.
- **Nächtlicher Blutdruckabfall:** Ein Fehlen des nächtlichen Blutdruckabfalls findet sich gehäuft bei sekundären Hypertonieformen. Außerdem korreliert ein Fehlen des nächtlichen Blutdruckabfalls mit einem gehäuften Auftreten einer linksventrikulären Hypertrophie und von kardiovaskulären Komplikationen.
- **Herzfrequenz:** Die Aufzeichnung bietet die Möglichkeit, die Herzfrequenz zu beurteilen (z. B. Herzfrequenzstarre bei diabetischer autonomer Neuropathie).

Mit der 24-h-Blutdruckmessung kann hervorragend eine Praxis- oder „Weißkittel"-Hypertonie oder auch eine maskierte Hypertonie diagnostiziert werden. Eine reine Praxishypertonie ist nicht behandlungsbedürftig.

## Über welche Nebenwirkungen des ACE-Hemmers klären Sie den Patienten auf?

Folgende wichtige Nebenwirkungen können nach Gabe eines ACE-Hemmers auftreten:

- Starker Blutdruckabfall mit Schwindel, Kopfschmerz, Sehstörungen, Synkope, Angina-pectoris-Beschwerden
- Hyperkaliämie
- Trockener Reizhusten (Beim Auftreten von Reizhusten soll der Patient das Präparat sofort wieder absetzen und sich in Ihrer Praxis vorstellen.)
- Verschlechterung einer Nierenfunktionsstörung
- Angioneurotisches Ödem mit Schwellung von Rachen, Zunge oder Kehlkopf, Urtikaria, Pruritus
- Leberfunktionsstörungen

**ZUSATZINFORMATIONEN**

Ein angioneurotisches Ödem ist ein absoluter Notfall und erfordert die sofortige Klinikeinweisung. Es kann auch noch Monate nach Beginn einer Therapie mit ACE-Hemmern auftreten.
Insgesamt sind ACE-Hemmer jedoch eine sehr nebenwirkungsarme Substanzgruppe.

## Welche Kontrollen schlagen Sie dem Patienten vor?

Sie schlagen folgende Kontrollen vor:

- Kontrolle des Serumkaliumspiegels
- Kontrolle des Serumkreatininspiegels
- Kontrolle der Leberfunktionsparameter
- Blutdruckkontrollen

Nach einer Woche stellt sich der Patient erneut in Ihrer Praxis vor. Sein Blutdruck ist jetzt mit 150/90 mmHg deutlich besser eingestellt. Als Sie am Abend die abgenommenen Laborwerte erhalten, stellen Sie fest, dass sein Serumkreatinin von vorher 1,4 mg/dl auf 2,8 mg/dl angestiegen ist.



## Welche Verdachtsdiagnose äußern Sie?

Der Patient berichtete, die Verschlechterung des Blutdrucks sei erst in letzter Zeit aufgetreten. Es liegt also eine plötzliche Verschlechterung einer vorbestehenden Hypertonie bei einem älteren Patienten mit Atherosklerose (bekannte KHK) vor. Der Anstieg des Serumkreatinins nach Gabe eines ACE-Hemmers lässt daher an eine atherosklerotisch bedingte Nierenarterienstenose, möglicherweise sogar beidseits, denken.

## Warum kann die Gabe eines ACE-Hemmers zu einem Anstieg des Serumkreatinins führen?

Die GFR hängt vom glomerulären Filtrationsdruck ab. Dieser wird reguliert durch den Tonus von Vas afferens und Vas efferens des Glomerulus. Eine Weitstellung des Vas afferens und eine Engstellung des Vas efferens erhöhen den Druck im Glomerulus, eine Engstellung des Vas afferens und eine Weitstellung des Vas efferens wiederum senken den Druck. Angiotensin II kontrahiert das Vas efferens. Daher führt die Hemmung des Renin-Angiotensin-Aldosteron(RAA)-Systems durch ACE-Hemmer zur Dilatation des Vas efferens und damit zum Abfall des Filtrationsdrucks und der GFR. Dieser Effekt ist in der poststenotischen Niere besonders ausgeprägt, wo die GFR durch eine Stimulation des RAA-Systems aufrechterhalten wird.

## Welchen diagnostischen Test zum Nachweis einer Nierenarterienstenose kennen Sie? Nennen Sie Stellenwert sowie Vor- und Nachteile.

Als Goldstandard gilt nach wie vor die arterielle digitale Subtraktionsangiografie. Auch sie hat jedoch aufgrund der Zweidimensionalität der Darstellung den Nachteil, dass je nach Lage der Stenose zum Strahlengang diese falsch eingeschätzt wird. Studien zeigen, dass die untersucherabhängige Variabilität in der Einschätzung des Stenosegrades relativ groß ist. Sie hat außerdem den Nachteil der Invasivität und der Kontrastmittelexposition. Vorteil ist die sofort mögliche Intervention.

CT-Angiografie mit Kontrastmittel und insbesondere die MR-Angiografie mit Gadolinium sind die zuverlässigsten nichtinvasiven Tests. Gerade die MR-Angiografie bietet die Möglichkeit der dreidimensionalen Darstellung, und es sind Flussmessungen in der Nierenarterie möglich.

Die Duplexsonografie der Nierenarterien ist das preisgünstigste Screening-Verfahren, verfügt jedoch nicht ganz über die Sensitivität und Spezifität der anderen Methoden. Mit ihr lassen sich aber gute Aussagen über das Flussprofil in den Nierengefäßen treffen, und es zeigt sich, dass bestimmte duplexsonografische Parameter, wie der Resistance-Index, eine gewisse Vorhersagekraft aufweisen können, was den Erfolg einer Revaskularisation einer Nierenarterie anbelangt.

Der Captopril-Test oder auch das Captopril-Szintigramm sind wegen ihrer geringen Aussagekraft mittlerweile nahezu verlassen.

## Hier sehen Sie zwei Abbildungen (➤ Abb. 7.34 und ➤ Abb. 7.35), die Nierenarterienstenosen zeigen. Benennen Sie die zugrunde liegenden Erkrankungen.

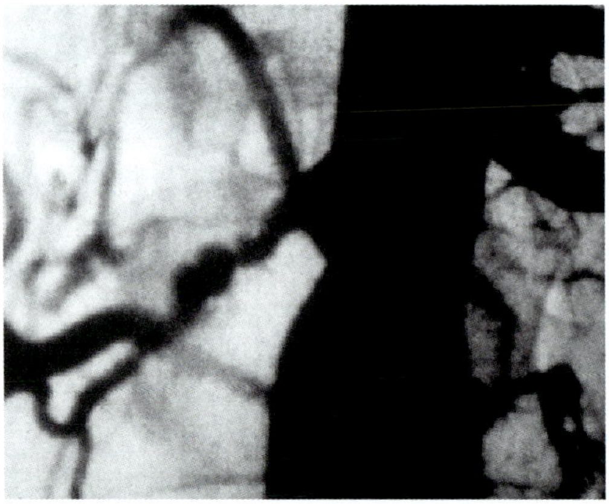

**Abb. 7.35** Nierenarterienstenose im Angiogramm [P062]

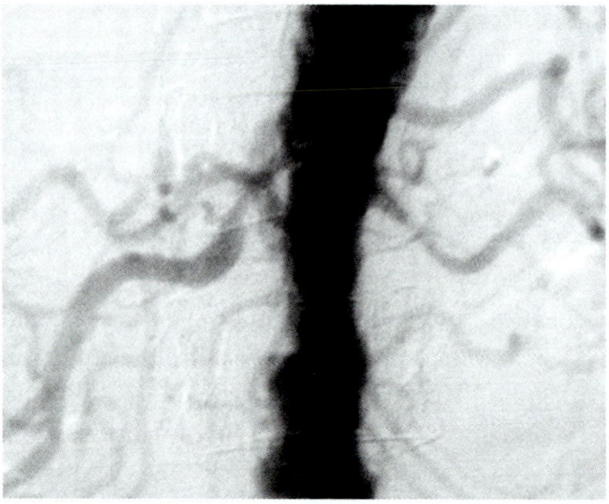

**Abb. 7.34** Nierenarterienstenose im Angiogramm [P062]

In ➤ Abb. 7.34 ist eine beidseitige, atherosklerotische Nierenarterienstenose zu sehen. Die Stenosen liegen meist abgangsnah. Die Aorta ist massiv atherosklerotisch verändert. Dies ist bei weitem die häufigste Ursache für eine Nierenarterienstenose.

In ➤ Abb. 7.35 ist das typische angiografische Bild einer fibromuskulären Dysplasie mit den multiplen einschnürenden Septen zu sehen. Hier liegt die Stenosierung oft im mittleren Drittel der Nierenarterie. Oft sind jüngere Frauen betroffen.

## Nennen Sie weitere Erkrankungen, die zu einer Nierenarterienstenose oder einem Verschluss führen können.

Weitere mögliche Ursachen für das Auftreten von **Nierenarterienstenosen** sind:
- Panarteriitis nodosa
- Takayasu-Aortitis
- Mittleres Aortensyndrom
- Aneurysmen der Nierenarterien
- Retroperitoneale Fibrose
- Neurofibromatose Recklinghausen
- Kompression der Nierenarterie von außen (z. B. Tumor, Zyste)
- Wanderniere mit Abknickung des Nierenpols

Ursachen für einen **Nierenarterienverschluss** können sein:
- Aneurysma dissecans
- Atheroembolie in die Nierenarterie
- Traumatischer Verschluss
- Jede fortschreitende Nierenarterienstenose

## Nennen Sie andere Formen der sekundären Hypertonie.

Folgende sekundäre Hypertonieformen sollten unterschieden werden:
- Renale Hypertonie
  - Renovaskuläre
  - Renoparenchymatöse (häufigste sekundäre Hypertonieform)
- Hormonell bedingte Hypertonieformen
  - Morbus Cushing
  - Akromegalie
  - Hyperaldosteronismus
  - Phäochromozytom
  - Hyperthyreose
  - Reninsezernierende Nierentumoren (sehr selten)
  - Primärer Hyperparathyreoidismus
- Schlafapnoe-Syndrom
- Neurovaskuläres Kompressionssyndrom (dem Hirnstamm anliegende vergrößerte Schlinge der hinteren unteren Zerebellararterie [PICA], die dadurch zu einer Reizung der Blutdruckregulationszentren führt)
- Medikamente, die eine Hypertonie verschlechtern oder auslösen können:
  - Glukokortikoide
  - Ciclosporin A, Tacrolimus
  - Erythropoetin
  - Kontrazeptiva
  - NSAIDs

## Welche sekundäre Hypertonieform ist die häufigste?

Sekundäre Hypertonieformen machen insgesamt nur etwa 10 % aller Hypertoniefälle aus. Häufigste Form ist die renoparenchymatöse Hypertonie.

7

## In welchen Situationen sollte eine sekundäre Hypertonieform ausgeschlossen werden?

- Junge Männer, deren Hypertonus nicht mit zwei Medikamenten einstellbar ist
- Prämenopausale Frauen ohne orale Kontrazeption und ohne Adipositas
- Schwere oder akzelerierte Hypertonie
- Therapierefraktäre Hypertonie
- Fehlende nächtliche Blutdruckabsenkung in der 24-h-Messung
- Auffälliger Urinbefund oder Erhöhung des Serumkreatinins
- Hypokaliämie ($K^+ < 3{,}3$ mmol/l)
- Paroxysmale Blutdruckspitzen (Phäochromozytom, insbesondere beim Vorliegen der Trias Kopfschmerz, Palpitationen, Schwitzen)
- Hinweise auf Schlafapnoe-Syndrom (Schnarchen mit Atemstillstand und/oder Tagesmüdigkeit)
- Schwangerschaftshypertonie

## Welche Patienten sollten unbedingt auf eine Nierenarterienstenose gescreent werden?

- Hypertoniker < 30 Jahre, die therapiebedürftig sind
- Hypertoniker, die mehr als eine Dreifachtherapie benötigen
- Hypertoniker mit progredienter Niereninsuffizienz
- Patienten mit plötzlichem Hypertoniebeginn
- Hypertoniker mit einem Größenunterschied der Nieren > 1,5 cm
- Patienten mit abdominalem Strömungsgeräusch
- Patienten mit schwerer Hypertonie und KHK oder pAVK
- Patienten mit Kreatininanstieg nach Gabe von ACE-Hemmer oder $AT_1$-Hemmer



## Welches ist hierfür die Methode der Wahl?

Als Screening-Methode eignet sich die Duplexsonografie der Nierenarterien. Sie ist ein nichtinvasives Verfahren und kostengünstiger als CT-Angiografie oder MR-Angiografie.

## Welche Möglichkeiten der Revaskularisation einer Nierenarterienstenose kennen Sie?

- Perkutane transluminale Angioplastie (Verfahren der Wahl bei fibromuskulärer Dysplasie)
- Perkutane transluminale Angioplastie mit Stenteinlage (insbesondere bei ostiumnahen atherosklerotischen Nierenarterienstenosen)
- Operative Verfahren (transaortale Thrombendarteriektomie, aortorenaler Bypass, extraanatomische Verfahren mit Neuanastomosierung an A. lienalis oder A. gastroduodenalis)

## Die perkutane transluminale Angioplastie hat die operativen Verfahren weitgehend verdrängt. Wann ist trotzdem die Operation die Methode der Wahl?

Sie ist indiziert:
- Zur Revaskularisierung bei kompletter Okklusion
- Bei zusätzlich bestehendem Nierenarterienaneurysma

- Bei Nierenarterienstenose aus einem großen Aortenaneurysma
- Nach erfolgloser perkutaner transluminaler renaler Angioplastie

**ZUSATZINFORMATION**

Ziel einer Revaskularisierung einer Nierenarterienstenose muss die Verbesserung des Blutdrucks oder einer eingeschränkten Nierenfunktion sein. Eine Revaskularisierung von Nierenarterienstenosen führt bei unselektioniertem Patientengut jedoch weder zu einer Blutdruckverbesserung im Vergleich zu reiner medikamentöser Therapie noch zu einer Verbesserung der Nierenfunktion (etwa ein Drittel verbessert sich, ein Drittel bleibt gleich, ein Drittel verschlechtert sich sogar). Es müssen daher Patienten ausgewählt werden, die mit hoher Wahrscheinlichkeit von der Intervention profitieren. Auf keinen Fall sollten Patienten mit Nierenarterienstenose unreflektiert einer perkutanen transluminalen Angioplastie (PTA) zugeführt werden.

### Nennen Sie einige prädiktive Faktoren für eine erfolgreiche Revaskularisation einer Nierenarterienstenose.

Merkmale, die eine erfolgreiche Revaskularisation wahrscheinlicher machen, sind:

- Ein Resistance-Index < 0,8 (duplexsonografisch gemessener Index mit hohem prädiktivem Wert, der einen niedrigen Widerstand der intrarenalen Gefäße anzeigt)
- Eine rasche Abnahme der Nierenfunktion
- Eine Nierengröße noch > 9 cm
- Fehlende periphere arterielle Verschlusskrankheit
- Eine Proteinurie < 1 g/d
- Eine Kreatinin-Clearance > 40 ml/min
- Jüngeres Alter
- Kurze Hypertoniedauer

7

### Welche Untersuchungen führen Sie zum Ausschluss einer renoparenchymatösen Hypertonie durch?

- Bestimmung des Serumkreatinins oder besser der Kreatinin-Clearance (entweder gemessen im 24-h-Sammelurin oder geschätzt nach MDRD-Formel, CKD-EPI-Formel oder Cockroft-Gault-Formel)
- Urin-Stix zum Nachweis einer Proteinurie oder Hämaturie; bei pathologischem Ergebnis des Urin-Stix: Anfertigung eines Urinsediments und Quantifizierung der Proteinurie
- Ultraschalluntersuchung der Nieren zur Beurteilung z. B. von Nierengröße, Parenchymbreite und -beschaffenheit

### Welcher Laborwert lässt Sie am ehesten an einen Hyperaldosteronismus denken?

Verdächtig ist eine Hypokaliämie. Man muss aber bedenken, dass nicht jeder primäre Hyperaldosteronismus mit einer Hypokaliämie vergesellschaftet sein muss, d. h. auch ohne Hypokaliämie kann ein primärer Hyperaldosteronismus vorliegen. Als nächsten Screening-Schritt bestimmt man den Aldosteron/Renin-Quotienten im Serum, der bei einem primären Hyperaldosteronismus deutlich erhöht wäre.

### Was kann einem Hyperaldosteronismus zugrunde liegen?

Dem primären Hyperaldosteronismus liegt entweder ein Nebennierenrindenadenom (Conn-Syndrom) oder eine bilaterale Nebennierenrindenhyperplasie zugrunde. Sehr selten sind Karzinome der Nebennierenrinde als Ursache beschrieben.

Ein sekundärer Hyperaldosteronismus mit arterieller Hypertonie ist typisch für eine Nierenarterienstenose.

Die abschließende Diagnose lautet akzelerierte arterielle Hypertonie bei atherosklerotisch bedingter Nierenarterienstenose mit akuter Nierenfunktionsverschlechterung nach Gabe eines ACE-Hemmers.

## 7.11 Leitbefund Mikrohämaturie

Harald Rupprecht

Wie es der Zufall will, werden Ihnen am gleichen Tag drei Patienten zur Abklärung einer Hämaturie in die Praxis überwiesen.

### 7.11.1 Fall 1

**KASUISTIK**

Ein 18-jähriger Mann, bei dem bei einer Einstellungsuntersuchung ein positiver Streifentest auf „Blut im Urin" aufgefallen war, kommt zur weiteren Abklärung zu Ihnen. Er klagt über keinerlei Beschwerden, sei immer gesund gewesen. Er habe nie eine Verfärbung des Urins bemerkt.
Die **körperliche Untersuchung** ergibt: Blutdruck 145/90 mmHg, Herzfrequenz 82/min, Atemfrequenz 14/min, Temperatur 36,5 °C. Das Serumkreatinin beträgt 0,9 mg/dl, die eGFR 104 ml/min, die übrigen Laborparameter sind ebenfalls normal.

7

#### Kann ein Streifentest auf „Blut im Urin" falsch positiv ausfallen?

Der Streifentest wird positiv bei > 5–10 Erythrozyten/µl Urin. Eine Oxidation, z. B. in Gegenwart von Desinfektionsmitteln, kann falsch positive, eine Reduktion, z. B. in Gegenwart von Vitamin C, falsch negative Resultate liefern. Positive Ergebnisse ohne das Vorhandensein von Erythrozyten finden sich außerdem bei einer Hämoglobinurie und einer Myoglobinurie.

Sie wiederholen den Streifentest und stellen ebenfalls ein einfach positives Ergebnis für Erythrozyten sowie ein zweifach positives Ergebnis für Protein fest.

#### Welche Ursache der Mikrohämaturie vermuten Sie?

Bei gleichzeitigem Auftreten von Hämaturie und Proteinurie ist immer an das Vorliegen einer glomerulären Erkrankung zu denken.

## Welche Untersuchungen führen Sie als nächste durch?

Zunächst sollten die Anfertigung eines Urinsediments sowie die sonografische Untersuchung der Nieren und ableitenden Harnwege erfolgen.

## Was erkennen Sie in diesem Urinsediment (➤ Abb. 7.36)?

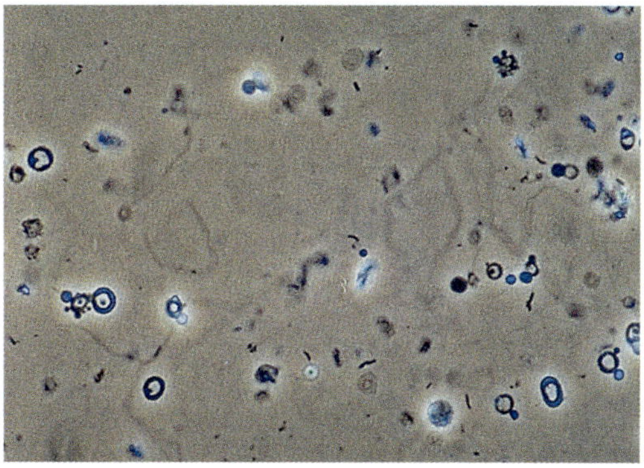

**Abb. 7.36** Urinsediment [P062]

Hier finden sich zahlreiche Akanthozyten. Akanthozyten sind Erythrozyten, die während ihrer Passage durch das Nephron geschädigt wurden und Ausstülpungen ihrer Plasmamembran aufweisen (Micky-Maus-Ohren).

Worauf weist dieser Befund hin?

Sowohl Erythrozytenzylinder als auch Akanthozyten sind ein sehr starker Hinweis auf eine glomeruläre Erkrankung. Stechapfelförmige Erythrozyten können auch bei postrenaler Hämaturie durch osmotische Schwankungen entstehen und sind kein Zeichen für glomeruläre Erkrankungen.

Die sonografische Untersuchung ist vollkommen unauffällig.
Ihr Verdacht auf eine glomeruläre Erkrankung erhärtet sich somit. Eine Messung der Proteinurie zeigt, dass Ihr Patient 865 mg Protein/24 h ausscheidet. Es handelt sich hierbei vorwiegend um Albumin.

## Wie viel Proteinurie ist normal?

Bis zu 150 mg Protein/24 h gelten als normal.

## Welches ist die häufigste Glomerulonephritisform?

Dies ist die IgA-Nephropathie.

## Mit welchen klinischen Bildern kann sich eine IgA-Nephropathie manifestieren?

- Asymptomatische Mikrohämaturie und Proteinurie (häufigste Manifestationsform, wie bei diesem Patienten)
- Einzelne oder rezidivierende Episoden einer Makrohämaturie, häufig ein bis drei Tage nach Infektion des Schleimhautsystems (Infekt der oberen Luftwege, Gastroenteritis, Harnwegsinfekt), eventuell mit Hypertonie und Kreatininanstieg im Sinn eines akuten nephritischen Syndroms

- Nephrotisches Syndrom (selten)
- Präsentation bereits im Stadium der chronischen Niereninsuffizienz

## Eine IgA-Nephropathie findet sich klassischerweise auch bei der Purpura Schönlein-Henoch. Welche weiteren Symptome gehören zu dieser Erkrankung?

Die Purpura Schönlein-Henoch wird auch als vaskulitische Verlaufsform der IgA-Nephropathie gesehen. Klassischerweise wird sie durch folgende Symptome beschrieben:

- Exanthem, typischerweise in Form einer Purpura mit Betonung der unteren Extremitäten
- Arthralgien, insbesondere der Knie- und Sprunggelenke
- Abdominalschmerzen und gastrointestinale Blutungen
- IgA-Nephropathie mit meist milder Verlaufsform

Um Klärung über das Krankheitsbild Ihres Patienten zu erlangen, nehmen Sie Kontakt mit der nephrologischen Abteilung Ihres Krankenhauses auf und veranlassen eine Nierenpunktion. Als besonderen Service des Krankenhauses und der Pathologie erhalten Sie sogar zwei histologische Bilder der Niere Ihres Patienten (➤ Abb. 7.37 und ➤ Abb. 7.38).
Man erkennt eine Vermehrung der Zellzahl im Glomerulus, und zwar im Mesangium. Es handelt sich somit um eine milde mesangioproliferative Glomerulonephritis. Die Immunfluoreszenz zeigt eine deutliche Färbung für IgA ebenfalls im Mesangium. Die Diagnose lautet also: IgA-Nephropathie.
Da die Proteinurie kleiner als 1 g/d ist und die Histologie nur milde Veränderungen zeigt und die Prognose der IgA-Nephropathie damit als relativ gut anzusehen ist, wird keine immunsuppressive Therapie begonnen.

## Würden Sie den milden Hypertonus des Patienten behandeln? Wenn ja, wie?

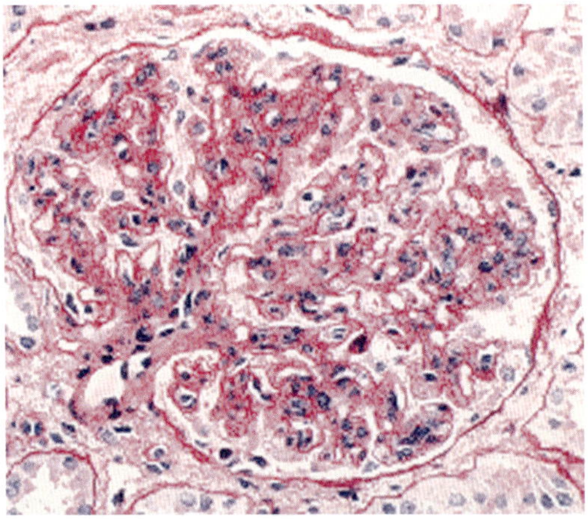

**Abb. 7.37** Histologischer Befund der Niere [P062]

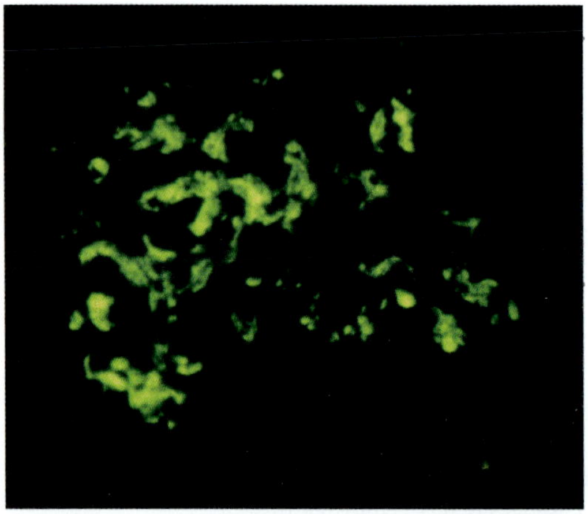

**Abb. 7.38** Immunfluoreszenzfärbung für IgA [P062]

Bei Patienten mit Nierenerkrankungen und zusätzlicher Proteinurie sollte unbedingt ein Blutdruck im niedrig normalen Bereich angestrebt werden (< 120/80 mmHg). Als effektivste Substanzgruppe zur Senkung der Proteinurie und zur Verhinderung der Progression einer Nierenerkrankung hat sich die Gruppe der ACE-Hemmer herausgestellt. Es empfiehlt sich daher ein Medikament dieser Gruppe.

Die abschließenden Diagnosen lauten:
- IgA-Nephropathie mit Mikrohämaturie und Proteinurie
- Milde arterielle Hypertonie

## 7.11.2 Fall 2

**KASUISTIK**

Es handelt sich um eine 68-jährige Frau, bei der bei einer Routinekontrolle des Urins eine Mikrohämaturie aufgefallen ist. Aus der Krankengeschichte ist zu erfahren, dass sie vor 15 Jahren eine Cholezystektomie erhalten hat. Sie hat einen seit vier Jahren bekannten Bluthochdruck und ist hier mit einem Betablocker und einem Diuretikum gut eingestellt. Außerdem habe sie einen unregelmäßigen Herzschlag und ihr sei dafür Marcumar® verordnet worden.
Bei der **körperlichen Untersuchung** finden sich abgesehen von dem arrhythmischen Puls keine Auffälligkeiten.

### Welche Untersuchungen führen Sie als nächste durch?

- Kontrolle des Urin-Streifentests
- Urinsediment
- Sonografische Untersuchung der Nieren und Harnwege

Im Urin-Streifentest bestätigt sich die Hämaturie. Es liegt keine Proteinurie vor.

### Was erkennen Sie in diesem Urinsediment (➤ Abb. 7.39)?

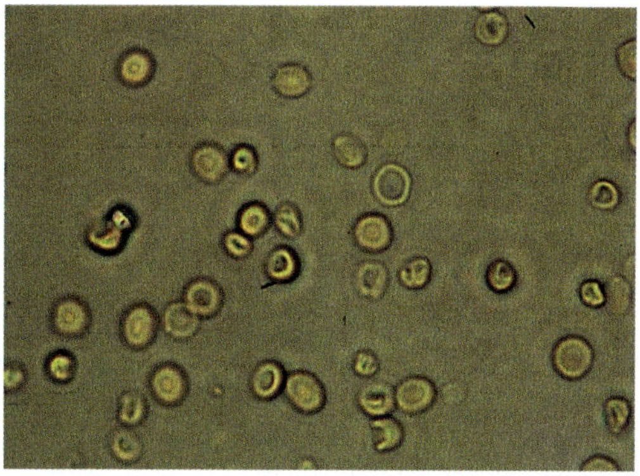

**Abb. 7.39** Urinsediment [M181]

Es handelt sich um eine Mikrohämaturie; Akanthozyten und Erythrozytenzylinder sind nicht erkennbar. Da auch keine Proteinurie vorliegt, muss es sich um eine nichtglomeruläre renale oder postrenale Mikrohämaturie handeln.

### Was zeigt Ihnen die Ultraschalluntersuchung der linken Niere (➤ Abb. 7.40)?

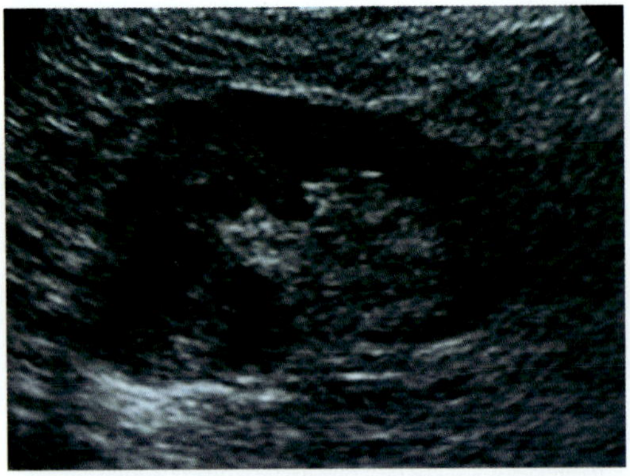

**Abb. 7.40** Ultraschall der linken Niere [P062]

Sie zeigt ein typisches Nierenzellkarzinom: großer, überwiegend echoarmer Tumor im Bereich der kranialen Nierenhälfte links, dessen „Epizentrum" im Bereich des Parenchyms liegt.

Die abschließenden Diagnosen lauten:
- Dringender Verdacht auf ein Nierenzellkarzinom
- Unter Markumarisierung Auftreten einer tumorbedingten Hämaturie

## 7.11.3 Fall 3

**KASUISTIK**

Der letzte Patient, der an diesem Tag zur Abklärung einer Mikrohämaturie kommt, ist 72 Jahre alt. Er erzählt Ihnen außerdem, dass er seit etwa einer Woche muskuläre Beschwerden („wie Muskelkater") habe.
Er hat eine koronare Herzerkrankung mit Zustand nach Myokardinfarkt vor vier Monaten. An kardiovaskulären Risikofaktoren bestehen eine Hypertonie, ein Diabetes mellitus, eine Hypercholesterinämie sowie ein Nikotinabusus.
Die Ergebnisse der **körperlichen Untersuchung:** Blutdruck 155/95 mmHg, Herzfrequenz 56/min, Atemfrequenz 14/min, afebril. Seine Medikation besteht aus: ACE-Hemmer, Betablocker, HMG-CoA-Reduktase-Hemmer, SGLT2-Hemmer und Hydrochlorothiazid.
Sie bestätigen das Urinstreifentestergebnis (Blut ++) und fertigen ein Urinsediment an.

Was fällt Ihnen bei diesem Urinsediment auf (➤ Abb. 7.41)?

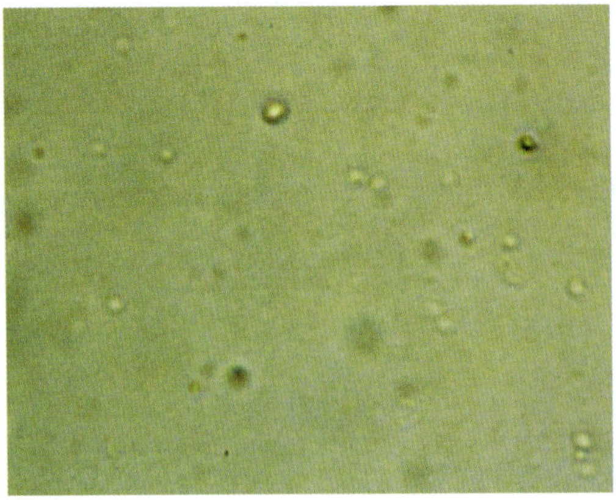

**Abb. 7.41** Urinsediment [M181]

Nichts. Es ist ein völlig blandes Sediment ohne zelluläre oder kristalline Bestandteile. Es besteht keine Erythrozyturie oder Leukozyturie.

Warum könnte der Streifentest trotzdem positiv für den Nachweis von Blut gewesen sein?

Falls Sie nicht gleich draufkommen, hier eine kleine Hilfestellung. Sie haben bei dem Patienten aufgrund seiner Muskelschmerzen auch eine Kreatinkinase-Bestimmung veranlasst. Es zeigt sich ein Wert von 2.567 U/ml.

Der Streifentest reagiert nicht nur auf Erythrozyten, sondern auch auf freies Hämoglobin und Myoglobin. Bei diesem Patienten liegt also möglicherweise ein Untergang von Muskelgewebe mit der Freisetzung und renalen Exkretion von Myoglobin vor.

Was könnte bei diesem Patienten eine Rhabdomyolyse verursacht haben?

Typische Nebenwirkung der HMG-CoA-Reduktase-Hemmer ist die Rhabdomyolyse.

In der Tat wurde die Dosis dieses Medikaments bei dem Patienten vor zwei Wochen verdoppelt.

Die abschließende Diagnose lautet Rhabdomyolyse durch einen HMG-CoA-Reduktase-Hemmer.

### 7.11.4 Zusammenfassung

Fassen Sie nochmals zusammen, welche Ursachen einer Hämaturie Sie kennen.

**Glomeruläre Hämaturie:**
- IgA-Nephropathie, postinfektiöse Glomerulonephritis, andere primäre Glomerulonephritiden
- Glomerulonephritis bei Vaskulitiden, SLE oder Kryoglobulinämie
- hereditäre glomeruläre Erkrankungen (z. B. Alport-Syndrom, Syndrom der dünnen Basalmembranen)

**Nichtglomeruläre renal-parenchymatöse Hämaturie:**
- Malignome und Zysten der Niere
- Vaskuläre Ursache (Niereninfarkt, Nierenvenenthrombose, arteriovenöse Fistel)
- Metabolische Ursache (Hyperkalzämie, Hyperurikosurie)
- Familiäre Ursachen (Zystennieren, Markschwammnieren)
- Papillennekrosen (Analgetikaabusus, Tuberkulose, Diabetes mellitus)
- Medikamente (medikamenteninduzierte akute interstitielle Nephritis, Antikoagulanzien)
- Trauma

**Postrenale Hämaturie:**
- Harnwegsinfektion
- Nephrolithiasis
- Tumoren (Ureter, Blase, Prostata)
- Endometriose
- Trauma
- Übermäßige sportliche Betätigung (Radfahren)

# 7.12 Leitbefund gestörter Säure-Basen-Haushalt

Harald Rupprecht

## 7.12.1 Fall 1

**KASUISTIK**

Sie sollen in der Krankenpflegeschule etwas über Störungen des Säure-Basen-Haushalts erzählen. Zum Glück haben Sie sich von Ihrer Zeit auf der Intensivstation einige Blutgasanalysen und die dazugehörigen Krankengeschichten aufgehoben. Zu Ihrem Unglück merken Sie, dass Sie selbst nochmals über die Zusammenhänge des Säure-Basen-Haushalts nachdenken müssen.

### Das Zusammenspiel welcher drei Organe reguliert den Säure-Basen-Haushalt?

Leber, Lunge und Niere regulieren den Säure-Basen-Haushalt:

- Die Leber metabolisiert Proteine in unserer Standardkost, wobei eine Nettoproduktion von Protonen entsteht. Die hepatische Metabolisierung von organischen Säuren, wie Laktat, verbraucht Säureäquivalente und entspricht so einer Bikarbonatproduktion.
- In den Extrazellularraum abgegebene Säureäquivalente titrieren Bikarbonat zu $CO_2$ und $H_2O$. Dieses $CO_2$ sowie $CO_2$ aus dem zellularen Metabolismus werden über die Lungen ausgeschieden.
- Die Niere reabsorbiert filtriertes Bikarbonat und sezerniert akkumulierte Säureäquivalente.

### Im Stoffwechsel entstehen flüchtige und fixe Säuren. Nennen Sie die entstehenden Säuren und beziffern Sie in etwa die Größenordnung der Säurelast durch flüchtige bzw. durch fixe Säuren.

7

Die flüchtige Säure ist Kohlensäure. Sie wird über die Atemluft abgegeben. Im Körper entstehen täglich etwa 13.000–20.000 mmol als Folge des oxidativen Stoffwechsels.

Zu den fixen Säuren zählen z. B. Schwefelsäure, Phosphorsäure und auch Säuren, die bei Vergiftungen akkumulieren, wie z. B. Ameisensäure. Fixe Säuren werden renal eliminiert. In Abhängigkeit von der Zufuhr tierischer Proteine entstehen pro Tag etwa 40–100 mmol fixe Säuren. Die wichtigste ist Schwefelsäure, die beim Abbau schwefelhaltiger Aminosäuren (Zystin, Cystein, Methionin) entsteht. Phosphorsäure bildet sich beim Abbau von Phospholipiden.

### Der pH-Wert ist ja bekanntlich der negative dekadische Logarithmus der Protonenkonzentration im Blut. Wie ist die Protonenkonzentration bei einem pH-Wert von 7,4 bzw. bei einem pH-Wert von 7,0?

Bei einem pH von 7,0 ist die Protonenkonzentration $10^{-7}$ mol/l = 100 nmol/l. Bei einem pH von 7,4 ist sie $10^{-7,4}$ = 40 nmol/l.

Für Werte zwischen 7,2 und 7,5 besteht fast eine lineare Beziehung zwischen pH und Protonenkonzentration, wobei jede Änderung des pH-Werts um 0,01 einer Änderung der Protonenkonzentration um 1 nmol/l in gegenläufiger Richtung entspricht. Die Protonenkonzentration kann in etwa errechnet werden, indem man die Zahl hinter dem Komma von 80 abzieht, z. B. pH = 7,48, dann Protonenkonzentration 80–48 = 32 nmol/l.

## Nennen und beschreiben Sie die vier primären Störungen des Säure-Basen-Haushalts.

- Die metabolische Azidose entsteht durch Nettozunahme der Protonenkonzentration entweder durch eine Nettozunahme an nichtflüchtigen Säuren oder durch einen Nettoverlust an Bikarbonat.
- Die respiratorische Azidose entsteht durch Nettozunahme der Protonenkonzentration durch Einschränkung der Ventilation mit Retention von $CO_2$.
- Die metabolische Alkalose entsteht durch Nettoabnahme der Protonenkonzentration durch entweder Retention von Bikarbonat oder Säureverlust.
- Die respiratorische Alkalose entsteht durch Nettoabnahme der Protonenkonzentration durch gesteigerte Ventilation und Abatmung von $CO_2$.

## Was versteht man unter sekundären Störungen des Säure-Basen-Haushalts?

Man versteht darunter physiologische, kompensatorische Antworten auf primäre Störungen des Säure-Basen-Haushalts. Diese Kompensationsmechanismen verhindern zu starke Abweichungen des pH von der Norm. Dabei werden respiratorische Störungen metabolisch kompensiert und metabolische Störungen respiratorisch.

## Welche Kompensation erfolgt schneller, die respiratorische oder die metabolische? Wie lange dauern die jeweiligen Kompensationsmechanismen?

Die respiratorische Kompensation erfolgt deutlich schneller als eine metabolische Kompensation. Nach respiratorischer Kompensation stellt sich ein Steady State nach etwa 12 Stunden ein. Die metabolische Kompensation einer respiratorischen Alkalose dauert 2–4 Tage, die Kompensation einer respiratorischen Azidose 2–5 Tage bis zum Erreichen eines neuen Steady States.



## Beschreiben Sie das Ausmaß physiologischer Kompensation primärer metabolischer Störungen des Säure-Basen-Haushalts.

- Metabolische Azidose: Für einen Abfall von $[HCO_3^-]$ um 1 mmol/l kommt es zu einem kompensatorischen Abfall des $p_aCO_2$ um 1,0–1,5 mmHg.
- Metabolische Alkalose: Für einen Anstieg von $[HCO_3^-]$ um 1 mmol/l kommt es zu einem kompensatorischen Anstieg des $p_aCO_2$ um 0,5–1,0 mmHg.

Fallen die entsprechenden Kompensationsmechanismen geringer aus als erwartet, so liegt eine Störung der Kompensation vor.

Liegt der Kompensationsgrad jedoch über den zu erwartenden Werten, besteht eine zusätzliche respiratorische Störung des Säure-Basen-Haushalts. Liegt also bei einer metabolischen Azidose der Abfall des $p_aCO_2$ über 1,5 mmHg pro Abfall des $[HCO_3^-]$ um 1 mmol/l, so besteht neben der metabolischen Azidose eine respiratorische Alkalose.

### Beschreiben Sie das Ausmaß physiologischer Kompensation primärer respiratorischer Störungen des Säure-Basen-Haushalts.

Da die metabolische Kompensation von respiratorischen Störungen langsam vonstattengeht, sollte man eine Kompensation im akuten und chronischen Stadium unterscheiden:

- Respiratorische Azidose: Pro Anstieg des $p_aCO_2$ um 10 mmHg ist akut ein Anstieg von $[HCO_3^-]$ um 1,0–2,0 mmol/l, chronisch um 3,0–5,0 mmol/l zu erwarten.
- Respiratorische Alkalose: Pro Abfall des $p_aCO_2$ um 10 mmHg ist akut ein Abfall von $[HCO_3^-]$ um 1,0–3,0 mmol/l, chronisch um 3,0–5,0 mmol/l zu erwarten.

Bei einer Kompensation, die diese zu erwartenden Werte übersteigt, muss davon ausgegangen werden, dass eine zusätzliche metabolische Störung des Säure-Basen-Haushalts vorliegt.

### Wie berechnen Sie die Anionenlücke?

Anionenlücke = $[Na^+] - ([HCO_3^-] + [Cl^-])$

Der Normwert liegt bei 12 ± 4 mmol/l.

### Was ist denn eine Anionenlücke?

In Wirklichkeit hat der Mensch weder unter normalen noch unter pathologischen Bedingungen eine Anionenlücke, da negative und positive Ladungen stets ausgeglichen sind. Die Anionenlücke ist ein rein rechnerischer Wert, der aus den regelmäßig gemessenen Anionen und Kationen im Serum ermittelt wird. Es gibt andere Anionen, wie das Phosphat, Urat und Albumin, und andere Kationen, wie Kalium, Magnesium und Kalzium, die in diese Berechnung nicht eingehen. Das Albumin macht unter physiologischen Bedingungen den Hauptanteil der nicht gemessenen Anionen im Serum aus und ist somit hauptverantwortlich für die gemessene Anionenlücke beim Gesunden.

Die Akkumulation von anderen nicht gemessenen Anionen (z. B. Laktat, Ketonkörper) führt, da ja immer Elektroneutralität gewahrt bleibt, zu einem Anstieg der gemessenen Anionenlücke. Deshalb gehören zu einer Untersuchung des Säure-Basen-Haushalts eines Patienten neben der Messung von $p_aCO_2$, $HCO_3^-$ und dem pH auch immer die Bestimmung der Anionenlücke und daher die Messung der Chloridkonzentration.

## 7.12.2 Fall 2

**KASUISTIK**

Ein 63-jähriger Patient wird mit dem Verdacht auf einen akuten Myokardinfarkt bei starken linksseitigen thorakalen Schmerzen auf die Intensivstation verlegt. Sie entscheiden sich bei dem Patienten unter anderem dafür, eine Blutgasanalyse durchzuführen, um den Säure-Basen-Haushalt zu überprüfen.

Sie finden folgende Werte: pH 7,55, $HCO_3^-$ 21 mmol/l, $p_aO_2$ 80 mmHg, $p_aCO_2$ 25 mmHg; Natrium 140 mmol/l, Kalium 4,3 mmol/l, Chlorid 108 mmol/l.

### Wie hoch ist in etwa die Protonenkonzentration im Blut dieses Patienten?

Bei einem pH-Wert von 7,55 kann man die Protonenkonzentration wie oben angesprochen schätzen: 80–55 = 25 nmol/l. Die tatsächliche Protonenkonzentration bei einem pH von 7,55 beträgt $10^{-7,55}$ mol/l = 28,2 nmol/l.

### Welche Störung des Säure-Basen-Haushalts liegt bei diesem Patienten vor?

Es liegt eine rein respiratorische Alkalose vor.

### Nach welchem Auswertungsschema gehen Sie dabei vor?

1. Der pH-Wert liegt über 7,4. Es liegt also eine Alkalose vor.
2. Wenn der Patient alkalämisch und der $p_aCO_2$ erniedrigt ist, liegt eine primäre respiratorische Alkalose vor. Ist er alkalämisch und der $pCO_2$ ist erhöht, besteht eine primäre metabolische Alkalose. Hier liegt also eine primäre respiratorische Alkalose vor.
3. Es ist zu fragen, ob eine adäquate Kompensation für die respiratorische Alkalose vorliegt. Adäquat wäre akut ein Abfall von $[HCO_3^-]$ um 1,0–3,0 mmol/l pro Abfall des $p_aCO_2$ um 10 mmHg, chronisch um 3,0–5,0 mmol/l. Hier beträgt der Abfall 3,0 mmol/l bei einem Abfall des $p_aCO_2$ um 15 mmHg, d. h. also 2,0 mmol/l pro Abfall des $p_aCO_2$ um 10 mmHg. Dies würde demnach zu einer physiologischen akuten metabolischen Kompensation einer respiratorischen Alkalose passen.
4. Die **Anionenlücke** beträgt in diesem Fall 11 und ist damit normal.

## 7.12.3 Fall 3

**KASUISTIK**

Ein 63-jähriger Patient wird mit Verdacht auf einen akuten Myokardinfarkt bei starken linksseitigen thorakalen Schmerzen auf die Intensivstation verlegt. Auch bei diesem Patienten entscheiden Sie sich dafür, unter anderem eine Blutgasanalyse durchzuführen, um den Säure-Basen-Haushalt zu überprüfen.
Sie finden folgende Werte: pH 7,45, $HCO_3^-$ 13,7 mmol/l, $p_aO_2$ 80 mmHg, $p_aCO_2$ 20 mmHg; Natrium 140 mmol/l, Kalium 4,3 mmol/l, Chlorid 99 mmol/l.

### Welche Störung des Säure-Basen-Haushalts liegt vor?

Eine respiratorische Alkalose und eine metabolische Azidose

### Gehen Sie erneut systematisch vor.

1. Der pH-Wert liegt über 7,4, es liegt also eine Alkalose vor.
2. Der Patient ist alkalämisch und der $p_aCO_2$ erniedrigt, es liegt daher eine primäre respiratorische Alkalose vor.
3. Es ist wieder zu fragen, ob eine adäquate metabolische Kompensation vorliegt. Diese sollte bei eher akut aufgetretenem Krankheitsbild einen Abfall von $[HCO_3^-]$ um 1,0–3,0 mmol/l pro Abfall der $p_aCO_2$ um 10 mmHg betragen. In diesem Fall wären dies also 2 6 mmol/l. Der tatsächliche Abfall liegt aber bei 24–13,7 = 10,3 mmol/l. Man kann daher daraus schließen, dass eine zusätzliche metabolische Azidose vorliegt.
4. Um diese metabolische Azidose näher zu charakterisieren, wird die **Anionenlücke** berechnet. Sie beträgt 140 – (99 + 13,7) = 27,3.

Es bestehen also eine respiratorische Alkalose und eine metabolische Azidose mit hoher Anionenlücke.

Tatsächlich zeigt sich bei diesem Patienten im Labor ein Kreatininwert von 4,7 mg/dl, sodass die metabolische Azidose am ehesten durch die Niereninsuffizienz bedingt sein dürfte.

7

## Warum haben die Patienten aus Fall 2 und 3 eine respiratorische Alkalose?

Die wahrscheinlichste Ursache ist eine Hyperventilation bei Angst und bei Schmerzen im Rahmen der ausgeprägten Angina-pectoris-Symptomatik.

## Welche anderen Ursachen der respiratorischen Alkalose kennen Sie?

- ZNS-Stimulation der Atmung:
  - Physiologische Stimuli (Angst, Fieber, Schwangerschaft)
  - Pathologische Stimuli (intrakranielle Blutung, zerebrale Ischämie, Tumoren, Hirnstammläsionen, Salicylate)
- Periphere Stimulation der Atmung:
  - Reflexhyperventilation bei gestörter Lungen- oder Brustkorbmechanik (Lungenembolie, Myopathien, interstitielle Lungenerkrankungen)
  - Arterielle Hypoxämie, Aufenthalt in großen Höhen
  - Schmerz
  - Herzinsuffizienz
  - Hypothermie
- Hyperventilation unter mechanischer Beatmung
- Schwere Lebererkrankung

## Welche Ursachen für eine metabolische Azidose mit hoher Anionenlücke kennen Sie?



- Ketoazidose (Diabetes, Alkohol, Hungern)
- Urämie
- Salicylatvergiftung
- Methanolvergiftung
- Ethylenglykolvergiftung
- Laktatazidose

## Welches sind die häufigsten Ursachen für eine metabolische Alkalose?

Bei Ansprechen auf Chloridgabe sind dies:
- Verlust von Magenflüssigkeit (Erbrechen, Magensonde)
- Diuretikatherapie
- Posthyperkapnie
- Kongenitale Chloriddiarrhö

Bei Nichtansrprechen auf Chloridgabe sind dies:
- Primärer Aldosteronismus
- Primärer Reninismus
- Hyperglukokortikoidismus
- Hypokaliämie
- Liddle-Syndrom
- Bartter-Syndrom

### 7.12.4 Fall 4

**KASUISTIK**

Ein Patient wird mit 40 °C Fieber auf die Intensivstation verlegt. Er hat einen Blutdruck von 80/60 mmHg, eine Herzfrequenz von 130/min. Er gibt an, zu Hause bereits seit einigen Tagen wiederholt erbrochen zu haben.
Es finden sich folgende Laborwerte: Natrium 140 mmol/l, Kalium 3,1 mmol/l, Chlorid 89 mmol/l, $HCO_3^-$ 24 mmol/l; Kreatinin 1,4 mg/dl, Harnstoff-N 21 mg/dl; pH 7,50, $p_aCO_2$ 27 mmHg, $p_aO_2$ 81 mmHg.

Welches ist die beste Beschreibung des Säure-Basen-Status dieses Patienten?

Es handelt sich um eine metabolische Alkalose, metabolische Azidose mit hoher Anionenlücke und primäre respiratorische Alkalose.

Gehen Sie wieder systematisch vor.

1. Der **pH-Wert** liegt bei 7,5, damit besteht eine primäre Alkalämie.
2. Wenn der Patient alkalämisch und der $p_aCO_2$ erniedrigt ist, liegt eine primäre respiratorische Alkalose vor. Ist der Patient alkalämisch und $p_aCO_2$ ist erhöht, liegt eine primäre metabolische Alkalose vor. Unser Patient hat also eine primäre respiratorische Alkalose.
3. Der Patient hat ein normales **[$HCO_3^-$]** trotz des Vorliegens einer respiratorischen Alkalose. Man hätte erwartet, dass das [$HCO_3^-$] auf etwa 20 mmol/l abgefallen wäre, um für die respiratorische Alkalose zu kompensieren. Daher liegt zusätzlich eine metabolische Alkalose vor, wohl am ehesten bedingt durch das Erbrechen des Patienten.
4. Die **Anionenlücke** beträgt bei diesem Patienten 27. Es liegt also per definitionem eine metabolische Azidose mit hoher Anionenlücke vor.

Das Szenario könnte bei diesem Patienten also folgendermaßen ausgesehen haben. Er entwickelte initial eine hypochlorämische metabolische Alkalose durch das Erbrechen und anschließend einen septischen Schock mit metabolischer Azidose und hoher Anionenlücke (Laktatazidose) und respiratorischer Alkalose bei Fieber.
Der letzte Fall war schon reichlich kompliziert. Er sollte aber nochmals aufzeigen, wie wichtig es ist, bei der Beurteilung des Säure-Basen-Haushalts systematisch vorzugehen, um kombinierte Störungen richtig zu erkennen.

## 7.13 Leitsymptom Sturz einer älteren Patientin

Michael Drey

**KASUISTIK**

**Anamnese:** Frau H. (82 Jahre) wird wegen starker immobilisierender Rückenschmerzen nach einem Sturz im Zimmer ihres Pflegeheims in die Klinik gebracht. Seit dem Sturz haben die vorbestehenden chronischen Schmerzen im Bereich der unteren Wirbelsäule zugenommen. Die Patientin berichtet, dass sie häufig am Tag dringend zur Toilette muss. Aufgrund ihrer Mobilitätseinschränkung nach einem Schlaganfall im vergangenen Jahr schafft sie es oftmals nicht rechtzeitig zur Toilette und stürzt in der Eile oftmals beinahe.
**Vorerkrankungen:** arterielle Hypertonie, chronische Niereninsuffizienz, chronische Herzinsuffizienz bei ischämischer Kardiomyopathie, permanentes Vorhofflimmern, Z. n. Schlaganfall, chronisches Schmerzsyndrom bei degenerativen LWS-Veränderungen.

**Medikation:** Candesartan 16 mg 1-0-0, Metoprololsuccinat 47,5 mg 1-0-0, Furosemid 40 mg 1-1-0, Paracetamol 500 mg 1-1-1, Fentanyl-Pflaster 25 µg, Phenprocoumon nach INR-Wert.
**Sozialanamnese:** verwitwet, lebt im Pflegeheim, ein Sohn (200 km entfernt), Pflegegrad 2 nach dem Schlaganfall, mit Rollator mobil.
**Körperliche Untersuchung:** 125/80 mmHg, 73/min, 58 kg, 171 cm (Body-Mass-Index: 19,8 kg/m²), klopfschmerzhafte untere LWS, beinbetonte Hemiparese links.

## Wie ist ein Sturz definiert?

Als Sturz bezeichnet man ein unfreiwilliges, plötzliches, unkontrolliertes Herunterfallen oder Heruntergleiten des Körpers auf eine tiefere Ebene aus dem Stehen, Sitzen oder Liegen.

**ZUSATZINFORMATION**

Als Sturz ist auch ein Beinahe-Sturz zu verstehen, wenn ein solches Ereignis nur durch Begleitumstände, die nicht im Patienten selbst begründet sind, verhindert wird, z. B. durch das Auffangen durch eine andere Person.

## Was können Ursachen für einen Sturz im Alter sein?

Der größte Teil der Stürze älterer Menschen ist multifaktoriell bedingt und nicht monokausal die Folge einer Krankheit oder eines Funktionsdefizits. Meist führt das Zusammenwirken situativer, intrinsischer und/oder extrinsischer Faktoren zum Sturz.

- **Intrinsische Ursachen** sind beispielsweise muskuläre Schwäche (Sarkopenie), reduzierte Beweglichkeit, Gleichgewichtsstörungen oder eine reduzierte Sehkraft. Zudem treten Stürze bei bestimmten Erkrankungen gehäuft auf, z. B. Demenz, Parkinsonsyndrom, persistierende neurologische Defizite nach z. B. Schlaganfall, Herz-Kreislauf-Erkrankungen mit Orthostase oder Bradykardie, Arthrose und Inkontinenz.
- **Extrinsische Ursachen** können iatrogen bedingt sein, z. B. potenziell inadäquate Medikamente, die das Sturzrisiko erhöhen (z. B. Benzodiazepine), eine Polymedikation, aber auch ein gefährdendes Wohnumfeld (z. B. mit Teppichen).

7

## Ist bei der Patientin ein geriatrisches Assessment indiziert (➤ Tab. 7.5)?

**Tab. 7.5** Assessmentergebnisse der Patientin

| Domäne | Instrument | max. Punkte | Ergebnis Frau H. |
|---|---|---|---|
| Selbsthilfefähigkeit | Barthel-Index | 100 Punkte (volle Fähigkeit) | 85 Punkte: Einschränkung bei Baden, Urinkontrolle und Bewegung |
| Kognition | MMSE | 30 Punkte (volle Fähigkeit) | 29 Punkte: Punktabzug bei Erinnern |
| Mobilität | TUG | < 10 s | 23 s: deutliche Mobilitätseinschränkung, Sturzgefährdung |
| Stimmung | GDS | 15 Punkte (> 5: Hinweis auf Depression) | 3 Punkte: unauffällig |

Ja.

**ZUSATZINFORMATION**

Ein geriatrisches Assessment sollte bei Patienten ab 70 Jahren mit Beschwerden oder Problemen in mehreren Organbereichen erwogen werden – diese Kriterien treffen bei Frau H. zu. Ziel des Assessments ist es, eingeschränkte Funktionen systematisch zu erfassen und frühzeitig zu erkennen. Daher sollten verschiedene Bereiche mit dem Assessment erfasst werden, besonders Alltagskompetenz und Mobilität sowie kognitive und emotionale Fähigkeiten. Eine Orientierung über die verschiedenen Assessmentinstrumente gibt das Kompetenzzentrum Geriatrie (https://kcgeriatrie.de), Praxistipps zu geriatrischen Patienten können der S1-Leitlinie für das geriatrische Assessment in der Hausarztpraxis entnommen werden.

Das Assessment bei Frau B. ergibt einen Handlungsbedarf in den Bereichen Harninkontinenz und Mobilität (Sturzrisiko). In der Zusammenschau mit der Anamnese und der körperlichen Untersuchung zeigen sich weiterhin eine Polypharmazie und Schmerzen der Patientin. Für Frau H. steht die Harninkontinenz, die mit den Stürzen in Verbindung steht, im Vordergrund. Im weiteren Gespräch wird klar, dass die häufigen Toilettengänge schon seit Jahren bestehen, die Häufigkeit nach dem Schlaganfall aber nochmals zugenommen hat. Sie muss inzwischen tagsüber bis zu 8 Mal auf die Toilette zum Wasserlassen. Dabei verspürt sie häufig eine Drangsymptomatik. Nachts muss sie 5–6 Mal aufstehen und zur Toilette gehen. Sie verlässt ihren Wohnbereich aus Angst vor dem „Toilettenproblem" und weiteren Stürzen nur noch selten.

## Was ist der nächste Schritt zur Abklärung der Harninkontinenz?

Die nächste Maßnahme ist eine Urinuntersuchung.

Gemäß der S2e-Leitlinie Harninkontinenz bei geriatrischen Patienten, Diagnostik und Therapie besteht die Basisdiagnostik aus einer **allgemeinen und gezielten Anamnese** (z. B. Anamnese von Miktion und Trinkgewohnheiten, Stuhlgewohnheit, gynäkologische Anamnese, Mobilität, Kognitive Funktion, Medikation), gefolgt von der **körperlichen Untersuchung.** Dem schließen sich die **Urinuntersuchung,** ein **Miktionstagebuch** und die sonografische **Restharnbestimmung** an.

Bei Frau H. war der Urin-Stix unauffällig, die Urinkultur blieb steril. Die Restharnuntersuchung ergab 80 ml.

## Definieren Sie die asymptomatische Bakteriurie (die bei der geschilderten Patientin nicht vorliegt).

Bei Frauen ohne Beschwerden gelten zwei Urinkulturen mit identischem Erreger und einer Erregerzahl von $10^5$ koloniebildenden Einheiten je Milliliter (KBE/ml) als hinreichend für die Diagnose asymptomatische Bakteriurie. Bei Männern ohne Beschwerden genügt **eine** positive Urinkultur. Bei katheterisierten Patienten ohne Symptome ist eine asymptomatische Bakteriurie ab einer Erregerzahl > $10^2$ KBE/ml definiert.

**ZUSATZINFORMATION**

Ein Nutzen einer antibiotischen Behandlung einer **asymptomatischen Bakteriurie** im Hinblick auf die Verringerung von Rezidiven oder die Reduktion der Morbidität konnte bislang in keiner Studie nachgewiesen werden. Auch in der S3-Leitlinie Harnwegsinfektionen wird bei asymptomatischer Bakteriurie keine Therapie empfohlen. Die Prävalenz der asymptomatischen Bakteriurie steigt mit dem Alter bei beiden Geschlechtern erheblich. In der Literatur wird sie bei jungen, sexuell aktiven Frauen mit 1–5 %, im Alter von 65–80 Jahren mit 6–16 % und bei über 80-Jährigen mit 20 % angegeben. Bei jüngeren Männern kommt eine asymptomatische Bakteriurie sehr selten vor, jedoch steigt bei 80-Jährigen die Prävalenz auf bis zu 10 %.

7

## Unterscheiden Sie die untere Harnwegsinfektion von der oberen Harnwegsinfektion.

- Untere Harnwegsinfektion (Zystitis): Symptome nur auf den unteren Harntrakt begrenzt, z. B. Schmerzen beim Wasserlassen (Algurie), imperativer Harndrang, Pollakisurie, Schmerzen oberhalb der Symphyse.
- Obere Harnwegsinfektion (Pyelonephritis): zusätzlich Flankenschmerz, ein klopfschmerzhaftes Nierenlager und/oder Fieber (> 38,0 °C).

**ZUSATZINFORMATION**

Die **Harnwegsinfektion (HWI)** ist mit einem Anteil von 25 % nach der Pneumonie der zweithäufigste Grund für eine stationäre Aufnahme von Patienten > 65 Jahren, die in Pflegeheimen leben. Harnwegsinfektionen kommen in allen Altersgruppen und bei Frauen häufiger als bei Männern vor. Bei jungen sexuell aktiven Frauen beträgt die jährliche Inzidenz 50–70 %. Im mittleren Lebensalter ist die Inzidenz rückläufig, steigt aber ab dem 65. Lebensjahr wieder deutlich an. 10 % der befragten Frauen im Alter von 65 Jahren und älter gaben an, eine HWI-Episode in den letzten 12 Monaten gehabt zu haben. In manchen Publikationen wird eine HWI-Inzidenz von bis zu 30 % bei 85-jährigen Frauen berichtet. Bei Männern zwischen dem 65. und 74. Lebensjahr lag die Inzidenz bei bis zu 5 %.

## Welche Einflussfaktoren begünstigen eine Harninkontinenz beim älteren Patienten? Nennen Sie mindestens drei.

Medikamente, Operationen im kleinen Becken, Komorbiditäten, gynäkologische Aspekte, Stuhlverhalt (➤ Tab. 7.6).

**Tab. 7.6** Einflussfaktoren, die eine Harninkontinenz begünstigen

| Einflussfaktor | Beispiele |
|---|---|
| Medikamente | Medikamente mit Wirkung auf Harnblasendetrusor und/oder Sphinkter z. B. Anticholinergika, trizyklische Antidepressiva, Opioide |
| Operationen | Denervierung/Verletzung des unteren Harntrakts durch Rektumresektion, Prostatektomie (transurethrale Resektion der Prostata), Hysterektomie |
| Komorbiditäten | Diabetes mellitus, Zustand nach Schlaganfall, Parkinsonsyndrom, Enzephalitis, Rückenmarksläsion, Demenz, Zustand nach Radiatio, Depression |
| Gynäkologische Aspekte | Anzahl und Art der Geburten und Schwangerschaften bzw. der möglichen Komplikationen |
| Stuhlverhalt | Stuhlmassen im Rektum können die Blasenkapazität verkleinern und damit eine Inkontinenzsymptomatik provozieren oder verstärken |

**ZUSATZINFORMATION**

Die Harninkontinenz des älteren Menschen ist häufig ein komplexes Geschehen. Insbesondere bei geriatrischen Patienten ist ein erweitertes Assessment bei Vorliegen einer Urininkontinenz zu fordern. Die Pathogenese der Harninkontinenz bei dieser Patientengruppe ist meist multifaktoriell (motorische und kognitive Funktionsbeeinträchtigungen, Hilfsbedürftigkeit, Multimorbidität, Polymedikation). Häufig treten neben urologischen und gynäkologischen Problemen auch neurologische Erkrankungen, veränderte Verhaltensfaktoren, psychische Beeinträchtigungen, Erkrankungen, die den Flüssigkeitshaushalt verändern, funktionelle Beeinträchtigungen in unterschiedlicher Kombination auf, die die Urininkontinenz auslösen oder verstärken können. Negative Umgebungsfaktoren sowie inkontinenzverstärkende Medikamente sind bei der Befragung zu berücksichtigen.

## Welche Harninkontinenzformen sind in der Geriatrie relevant? Nennen Sie drei.

- Belastungsinkontinenz (auch als Stressinkontinenz bezeichnet)
- Dranginkontinenz
- Überlaufinkontinenz
- Mischformen

Die **Belastungsinkontinenz** wurde früher als Stressinkontinenz bezeichnet. Charakteristisch ist der unwillkürliche Harnverlust bei körperlicher Anstrengung. Auslöser ist die Druckerhöhung im Bauchraum, z. B. durch Husten und Niesen, aber auch durch Heben mit Betätigung der Bauchpresse. Ursache ist eine Insuffizienz des Sphincter internus (Blasenauslass) und des Sphincter externus (Beckenboden).

Die **Dranginkontinenz** wurde früher als Urge-Inkontinenz bezeichnet. Charakteristisch ist der unwillkürliche Harnverlust in Kombination mit starkem Harndrang, häufig auch Pollakisurie. Ursache ist eine Überaktivität des Detrusors bzw. der Blasenmuskulatur (Acetylcholinüberschuss) z. B. bei Z. n. zerebraler Ischämie, Demenz, Parkinsonsyndrom, oder durch afferente Impulse bei Infektionen, Koprostase, Tumoren.

Bei der **Überlaufinkontinenz** kann die Blase entweder aufgrund eines Abflusshindernisses (obstruktive Überlaufinkontinenz) oder wegen eines zu schwachen Blasenmuskels nicht vollständig entleert werden. Dadurch verbleibt dauerhaft Restharn, wodurch die Harnblasenfüllungskapazität eingeschränkt ist. Dies erhöht die Blasenentleerungsfrequenz und kann zu Inkontinenz führen. Die obstruktive Überlaufinkontinenz entsteht bei Männern häufig infolge einer gutartigen Vergrößerung der Prostata im Alter (benigne Prostatahyperplasie, BPH), welche die Harnröhre blockiert. Bei Frauen kann ein Absenken der Gebärmutter bzw. ein operativer Eingriff Ursache für eine Überlaufinkontinenz sein. Bei beiden Geschlechtern besteht darüber hinaus die Möglichkeit, dass eine Überlaufinkontinenz aufgrund eines bösartigen Tumors der Harnröhre, der Harnblase oder von Organen im Unterleib entsteht. Eine Unteraktivität der Blasenmuskulatur mit konsekutiver Überlaufinkontinenz kann durch Denervation (operative Nervenverletzung, Bandscheibenvorfall), durch anticholinerg wirkende Medikamente (➤ Tab. 7.6), bei neurologischen Begleiterkrankungen (Demenz, Parkinson-Syndrom) oder im Rahmen eines Diabetes (Polyneuropathie) auftreten.



Auf Nachfrage gibt die Patientin keinen unwillkürlichen Urinabgang beim Husten, Niesen oder Heben von Dingen an. Eine Stressinkontinenz scheint nicht vorzuliegen. Ein erhöhtes Restharnvolumen als Hinweis für eine Überlaufinkontinenz konnte nicht nachgewiesen werden. Somit liegt aufgrund der Drangsymptomatik, der hohen Toilettenfrequenz tags und nachts eine **Dranginkontinenz** vor. Sie wird mit Darifenacin 7,5 mg (Urospasmolytikum) morgens behandelt, daraufhin reduziert sich die Anzahl der Toilettengänge deutlich. Die Wahrscheinlichkeit für zukünftige Stürze wurde damit gesenkt.

## Welche zwei harninkontinenzbegünstigenden Medikamente können Sie bei der Patientin darüber hinaus identifizieren?

Furosemid und Fentanyl-Pflaster. Die Furosemideinnahme aufgrund der Herzinsuffizienz führt regelmäßig zu einer Pollakisurie. Dies erhöht unter anderem die Sturzgefahr. Deshalb könnte man die Therapie auf das weniger schnell wirksame Torasemid umstellen und die Dosis reduzieren. Statt Furosemid 40 mg 1-1-0 könnte man mit Torasemid 5 mg 1-0-0 therapieren. Die Patientin bzw. das Pflegepersonal sollte dann aber angehalten werden, ihr Gewicht täglich zu kontrollieren, um frühzeitig eine Wassereinlagerung zu erkennen. Zusätzlich könnte die Patientin an einer chronischen Obstipation leiden, die vermutlich durch die Opiattherapie bei chronischem Schmerzsyndrom mitverursacht wird. Wie dargestellt, können Stuhlmassen im Darm das Füllungsvolumen der Harnblase beeinträchtigen und eine Harninkontinenz begünstigen. Eine stuhlregulierende Therapie mit Macrogol 1–2 Beutel/d könnte Abhilfe schaffen.

**LITERATUR**

Krupp S für die AG Assessment der Deutschen Gesellschaft für Geriatrie e. V. S1-Leitlinie Geriatrisches Assessment der Stufe 2, Living Guideline. AWMF-Registernr. 084-002LG. Stand 11.01.2024, gültig bis 11.01.2025 (96 Seiten).

Wagenlehner F, et al. S3-Leitlinie Epidemiologie, Diagnostik, Therapie, Prävention und Management unkomplizierter bakterieller, ambulant erworbener Harnwegsinfektionen bei erwachsenen Patienten. AWMF-Registernr. 043-044. Stand 30.04.2017, gültig bis 31.12.21 (254 Seiten, in Überarbeitung).

Wiedemann A, et al. S2k-Leitlinie Harninkontinenz bei geriatrischen Patienten – Diagnostik und Therapie. AWMF-Registernr. 084-001. Stand 10.01.2024, gültig bis 09.01.2029 (148 Seiten).

## 7.14 Leitsymptom Übelkeit

Harald Rupprecht

**KASUISTIK**

Eine 63-jährige Patientin wird zu Ihnen in die Notaufnahme gebracht. Sie wirkt etwas verlangsamt, berichtet über Übelkeit und Erbrechen in den letzten Tagen. Vor einigen Jahren sei einmal ein Bluthochdruck festgestellt worden. Ansonsten sei sie praktisch nie beim Arzt gewesen.

Sie erheben folgende Vitalparameter: Blutdruck 85/70 mmHg, Herzfrequenz 92/min, Atemfrequenz 18/min bei vertiefter Atmung, Temperatur 36,8 °C, Gewicht 52 kg, Größe 162 cm. Bei der **körperlichen Untersuchung** auskultieren Sie beidseits basal feuchte Rasselgeräusche, die Herztöne sind leise, aber rein. Es finden sich mäßige Unterschenkelödeme beidseits. Die Patientin bietet Ihnen folgenden Aspekt (➤ Abb. 7.42).

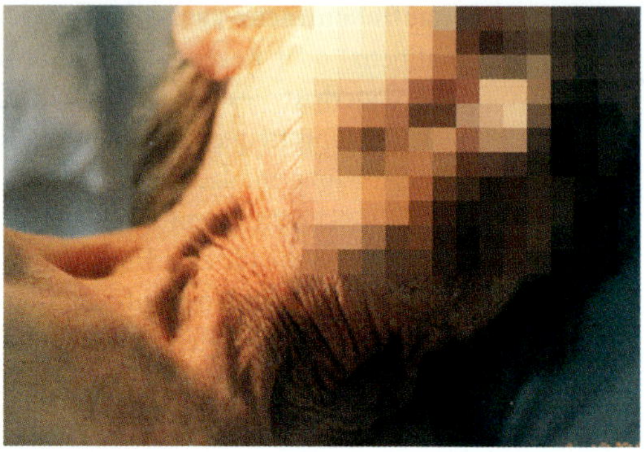

**Abb. 7.42** Patientin mit Übelkeit in der Untersuchungssituation [P062]

7

### Was erkennen Sie auf dem Bild?

Es ist eine ausgeprägte Stauung der Halsvenen zu sehen.

### Was kann eine solche Halsvenenstauung auslösen?

- Herzinsuffizienz
- Obere Einflussstauung (Vena-cava-superior-Syndrom) bei Tumorleiden (z. B. Lymphom, Bronchialkarzinom), retrosternaler Struma, Vena-cava-superior-Thrombose, Lungenembolie
- Perikarderguss

Über die Röntgenabteilung bekommen Sie bereits das gleich bei Einlieferung angefertigte Röntgenbild.

### Was erkennen Sie (➤ Abb. 7.43)? Welche der obigen Differenzialdiagnosen halten Sie für die wahrscheinlichste?

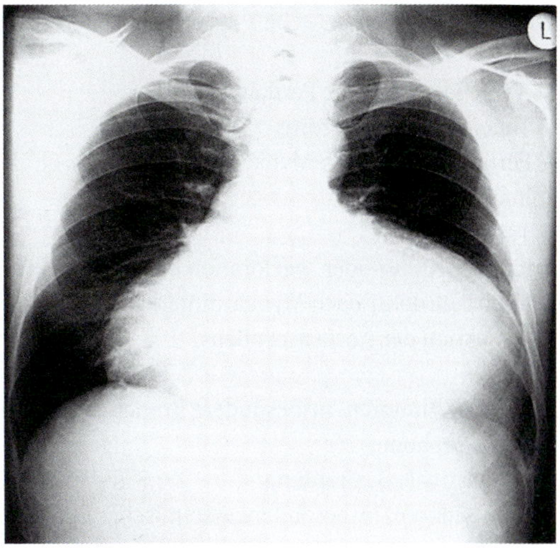


**Abb. 7.43** Röntgenaufnahme des Thorax [P062]

Es ist ein massiv beidseits verbreitertes Herz mit sogenannter Bocksbeutelkonfiguration zu sehen. Hier liegt am ehesten ein ausgeprägter Perikarderguss vor.

## Wie sichern Sie Ihre Verdachtsdiagnose?

Mithilfe der Echokardiografie.

Hier (➤ Abb. 7.44) können Sie tatsächlich einen zirkulären, etwa 4–5 cm breiten Perikarderguss verifizieren. Es zeigt sich außerdem, dass der rechte Ventrikel diastolisch z.T. kollabiert. Es besteht also eine hämodynamische Wirksamkeit des Ergusses.

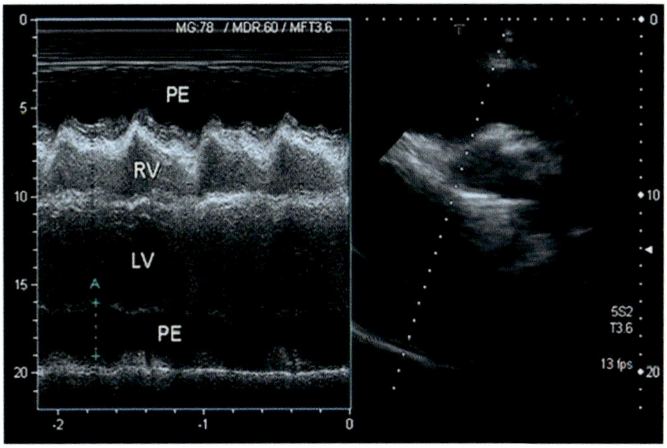


**Abb. 7.44** Echokardiogramm [P062]

7

## Welche möglichen Ursachen für einen Perikarderguss sind Ihnen bekannt?

- Akute idiopathische Perikarditis
- Tuberkulöse Perikarditis
- Perikarderguss nach Myokardinfarkt oder nach Herzoperation (Postperikardiotomie- und Postmyokardinfarktsyndrom)
- Thoraxtrauma
- Koronarruptur oder -perforation nach diagnostischem oder interventionellem Herzkatheter
- Ventrikelruptur nach Myokardinfarkt
- Dissektion der Aorta ascendens
- AIDS
- Maligne Tumoren, insbesondere Bronchial-, Mammakarzinom, Mesotheliom, Hodgkin- und Non-Hodgkin-Lymphome
- Mediastinale Bestrahlung
- Kollagenosen, insbesondere systemischer Lupus erythematodes
- Urämie
- Hypothyreose
- Bestimmte Medikamente, wie Hydralazin, Phenytoin, Procainamid, Antikoagulanzien

## Was versteht man unter einem Pulsus paradoxus?

Der Begriff Pulsus paradoxus ist etwas irreführend. Schon unter Normalbedingungen findet sich bei tiefer Inspiration ein Abfall des systemischen Blutdrucks um bis zu 5 mmHg. Bei Perikardtamponade ist dieser Abfall deutlich verstärkt und beträgt bei Inspiration mehr als 10 mmHg, in ausgeprägten Fällen kann der Puls inspiratorisch sogar völlig verschwinden. Ein Pulsus paradoxus kann auch bei chronisch obstruktiver Lungenerkrankung, Asthma bronchiale und Lungenembolie auftreten.



Während Sie über die Genese des Perikardergusses nachgedacht haben, kommen die ersten **Notfall-Laborwerte** zurück: Leukozyten 6.700/µl, Hb 7,8 g/dl, Thrombozyten 140.000/µl, Kreatinin 15,8 mg/dl, Harnstoff-Stickstoff 170 mg/dl, Natrium 140 mmol/l, Chlorid 102 mmol/l, Kalium 5,8 mmol/l, Kalzium 1,92 mmol/l (normal: 2,15–2,6 mmol/l), Phosphat 7,8 mg/dl (normal: 2,5–4,8 mg/dl), $HCO_3^-$ 13 mmol/l.

## Was ist die wahrscheinlichste Genese des Perikardergusses bei Ihrer Patientin?

Es handelt sich wohl um einen urämischen Perikarderguss bei am ehesten chronischer, terminalisierter Niereninsuffizienz.

Sie entschließen sich in Anbetracht der hämodynamischen Wirksamkeit des Ergusses zu einer Perikardpunktion. Es entleeren sich 600 ml hämorrhagischen Ergusses. Der Blutdruck der Patientin steigt prompt auf Werte um 125/85 mmHg.

## Warum hat die Patientin eine vertiefte Atmung?

Es ist anzunehmen, dass bei der Patientin eine metabolische Azidose vorliegt.

Tatsächlich finden Sie in einer Blutgasuntersuchung einen pH von 7,14.

## Berechnen Sie die glomeruläre Filtrationsrate der Patientin.

Die GFR lässt sich unter anderem nach folgenden Formeln abschätzen:

**CKD-EPI-Formel**

| | |
|---|---|
| Frauen, Serumkreatinin < 0,7 mg/dl | 144 × [SCrea](mg/dl) – 0.329/0,7] × 0,993 × Alter |
| Frauen, Serumkreatinin > 0,7 mg/dl | 144 × [SCrea](mg/dl) – 1,209/0,7] × 0,993 × Alter |
| Männer, Serumkreatinin < 0,7 mg/dl | 144 × [SCrea](mg/dl) -0.411/0,7] × 0,993 × Alter |
| Männer, Serumkreatinin > 0,7 mg/dl | 144 × [SCrea](mg/dl) -1,209/0,7] × 0,993 × Alter |

**MDRD-Formel:**

$$\mathrm{GFR}\left(\mathrm{ml/min/1{,}73m^2}\right)=186\times\left(\mathrm{S-Krea}\left[\mathrm{mg/dl}\right]\right)^{-1{,}154}\times\left(\mathrm{Alter}\left[\mathrm{Jahre}\right]\right)^{-0{,}203}(\times 0{,}742\ \mathrm{bei}\ ♀)$$

**Cockgroft-Gault-Formel:**

$$\mathrm{GFR}\left(\mathrm{ml/min}\right)=\frac{\left(140-\mathrm{Alter}\right)\times\mathrm{KG}\left(\mathrm{kg}\right)}{72\times\mathrm{S-Krea}\left(\mathrm{mg/dl}\right)}(\times 0{,}85\mathrm{bei}\ ♀)$$

Der große Vorteil der CKD-EPI- und der MDRD-Formel liegt darin, dass alle benötigten Parameter dem bestimmenden Labor vorliegen und die GFR daher direkt ausgerechnet werden und auf dem Laborausdruck erscheinen kann. Die Berechnung nach Cockgroft-Gault erfordert dahingegen das Gewicht des Patienten.

Für unsere Patientin ergibt sich damit eine errechnete GFR nach MDRD von 2 ml/min/1,73 $m^2$ und nach Cockgroft-Gault von 3 ml/min.

Es liegt also eine schwerste, wohl terminale Nierenfunktionseinschränkung vor.

## Berechnen Sie die Anionenlücke bei dieser Patientin.

$$\mathrm{Anionenlücke}=\mathrm{Natrium}\left[\mathrm{mmol/l}\right]-\left(\mathrm{Chlorid}\left[\mathrm{mmol/l}\right]+\mathrm{HCO_3^-}\left[\mathrm{mmol/l}\right]\right)$$

Hier errechnet sich also eine Anionenlücke von 140 – [102 + 13] = 25 mmol/l (normal: 12 ± 4 mmol/l). Die Anionenlücke ist also deutlich erhöht als Zeichen des Anfalls nicht gemessener Anionen bei Urämie.

## Nennen Sie andere Ursachen für eine Azidose mit erhöhter Anionenlücke?

- Ketoazidose
- Salicylatvergiftung
- Methanolvergiftung
- Ethylenglykolvergiftung
- Laktatazidose

## Warum handelt es sich am ehesten um eine schon länger bestehende Niereninsuffizienz?

Die Erhöhung von Serumkreatinin und Harnstoff kann natürlich auch bei einem akuten Nierenversagen in dieser Ausprägung auftreten. Die ausgeprägte Anämie ist jedoch ein Zeichen für eine schon länger bestehende Niereninsuffizienz mit renaler Anämie. Gleiches gilt für die Hypokalzämie und die Hyperphosphatämie, die in dieser Ausprägung meist erst bei länger bestehender Niereninsuffizienz zu finden sind.

## Welche Untersuchungen würden Sie als Nächstes durchführen, um mehr über die Genese der Niereninsuffizienz zu erfahren?

- Urin-Stix und Urin-Sediment
- Sonografie der Nieren (normal große oder vergrößerte Nieren bei akutem Nierenversagen, kleine geschrumpfte Nieren bei z. B. chronischer Glomerulonephritis oder vaskulärer Niereninsuffizienz)
- Familienanamnese (hereditäre Nierenerkrankungen)

Im Urin-Stix finden sich Erythrozyten einfach positiv und Protein zweifach positiv. Die Sonografie der Nieren zeigt Ihnen folgendes Bild (➤ Abb. 7.45).

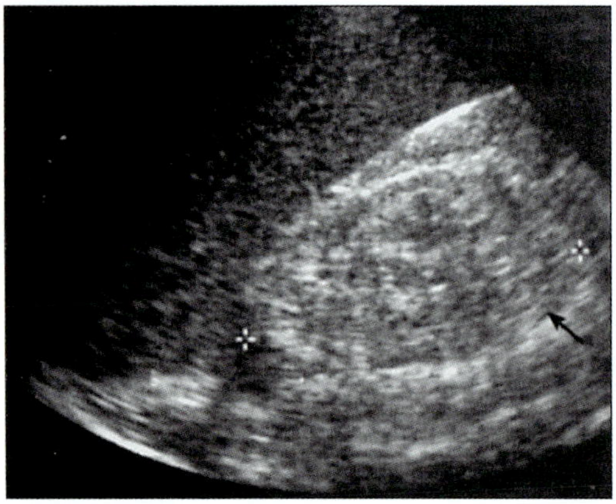

**Abb. 7.45** Sonogramm der Nieren [P062]

## Was fällt Ihnen an dieser Niere auf (➤ Abb. 7.45)?

- Deutlich geschrumpfte rechte Niere mit Organlängsdurchmesser von 63 mm
- Auf etwa 3–4 mm verschmälerter Parenchymsaum
- Verwaschene Parenchym-Pyelon-Grenze
- Kein Aufstau, kein Konkrement

Die Veränderungen weisen demnach auf ein lange bestehendes Nierenleiden (z. B. chronische Glomerulonephritis, interstitielle Nephritis oder vaskuläre Nierenerkrankung) hin, das sich nun terminalisiert hat. Sie entschließen sich, trotzdem noch nach möglichen reversiblen Faktoren, die zu einer akuten Verschlechterung einer vorbestehenden Niereninsuffizienz geführt haben könnten, zu suchen.

## Nach welchen reversiblen Faktoren suchen Sie?

Potenziell reversible Ursachen einer Verminderung der glomerulären Filtrationsrate bei chronischer Niereninsuffizienz sind:

- Prärenal (renale Minderperfusion):
  - Herzinsuffizienz (Perikarderguss)
  - Volumenmangel (z. B. diuretikainduziert)
  - Renovaskuläre Erkrankung (beidseitige Nierenarterienstenosen, Aortenaneurysma)
- Postrenal:
  - Steine
  - Papillennekrosen (z. B. bei Analgetikanephropathie oder diabetischer Nephropathie)
  - Prostatahypertrophie, -karzinom
  - Gynäkologische Tumoren
- Intrarenal:
  - Medikamentöse Ursachen (z. B. akut interstitielle Nephritis durch Antibiotika o. Ä., nichtsteroidale Antirheumatika, Angiotensin-Converting-Enzym-Hemmer, Kontrastmittel)
  - Hyperkalzämie
  - Infiltrative Erkrankungen (z. B. Lymphom, Sarkoidose)
  - Systemerkrankungen (systemischer Lupus erythematodes, systemische Vaskulitis, systemische Sklerose)

## Nennen Sie die häufigsten zur terminalen Niereninsuffizienz führenden Grunderkrankungen.

- Diabetes mellitus (36 %)
- Glomerulonephritiden (15 %)
- Vaskuläre Nephropathie, z. B. bei Hypertonie und Arteriosklerose (15 %)
- Interstitielle Nephritiden (11 %)
- Zystennieren (6 %)
- Systemerkrankungen (4 %)

## Nennen Sie die drei wichtigsten akuten Dialyseindikationen bei terminaler Niereninsuffizienz.

- Hyperkaliämie
- Überwässerung mit Lungenödem
- Perikarderguss

Aufgrund des Perikardergusses und der urämiebedingten Übelkeit mit Erbrechen sowie den Zeichen der beginnenden Überwässerung und der ausgeprägten Azidose haben Sie mit Ihrer Dialyseabteilung Kontakt aufgenommen. Die Patientin wird unmittelbar nach der Perikardpunktion dialysiert. Es wird nur eine kurze Dialyse durchgeführt, um ein Dysäquilibriumsyndrom zu vermeiden, und die Dialyse wird aufgrund des Perikardergusses mit möglichst wenig Heparin gefahren.

7

## Neben der exkretorischen Funktion der Nieren gehen bei Niereninsuffizienz auch endokrine Funktionen der Niere verloren. Nennen Sie die beiden wichtigsten.

- Bildung von Erythropoetin (Niere ist Hauptbildungsort, zu geringem Teil auch die Leber)
- Hydroxylierung von Vitamin $D_3$. Die Leber hydroxyliert das Vitamin $D_3$ an der 25-OH-Position, die Niere an der 1-OH-Position. Die Niere ist somit essenziell für die Bereitstellung des aktiven 1,25$(OH)_2$-Vitamins $D_3$.

## Welche Ursachen für die schwere Anämie der Patientin kommen infrage?

Prinzipiell kann natürlich jede Art der Anämie auch bei Niereninsuffizienz auftreten. Wahrscheinlichste Ursachen sind jedoch:

- Renale Anämie durch Mangel an Erythropoetin
- Verkürzte Erythrozytenüberlebenszeit bei Urämie
- Anämie durch Blutungen aus Erosionen bei urämischer Gastritis und urämischer Thrombopathie mit Entwicklung eines Eisenmangels

Vor dem Beginn einer Erythropoetintherapie sollten andere Ursachen einer Anämie ausgeschlossen werden. Weiterhin muss vor Beginn der Therapie ein Eisenmangel ausgeglichen werden. Als Therapieziel bei renaler Anämie streben Sie Hämoglobinwerte von 10,0–11,5 mg/dl an.

## Welche Auswirkungen hat der 1,25$(OH)_2$-Vitamin-$D_3$-Mangel?

7

Er trägt zusammen mit der Hyperphosphatämie und der Azidose zur Ausbildung eines sekundären Hyperparathyreoidismus und damit einer renalen Osteopathie bei. Durch den Mangel an 1,25$(OH)_2$-Vitamin $D_3$ kommt es zu verminderter Kalziumresorption in Niere und Darm und damit zum Abfall des Serumkalziums. Erniedrigtes Serumkalzium ist ein starker Stimulus der Parathormonsekretion durch die Nebenschilddrüsen. Außerdem unterdrückt 1,25$(OH)_2$-Vitamin $D_3$ normalerweise die Parathormonsekretion.

## Welche prophylaktischen Maßnahmen können Sie zur Prävention einer renalen Osteopathie ergreifen?

- Senkung erhöhter Serumphosphatspiegel (phosphatarme Diät, Phosphatsenker wie Kalziumkarbonat, Lanthancarbonat oder Sevelamer)
- Ausgleich einer metabolischen Azidose
- Substitution von 1,25$(OH)_2$-Vitamin $D_3$; es kann auch ein 1(OH)-Vitamin $D_3$ substituiert werden, da die 25-Hydroxylierung in der Leber ja noch intakt ist

Die abschließenden Diagnosen lauten:

- Terminalisierte chronische Niereninsuffizienz bei Schrumpfnieren mit urämiebedingtem hämodynamisch wirksamem Perikarderguss und Erbrechen. Die zugrunde liegende renale Erkrankung lässt sich nicht mehr sicher klären.
- Renale Anämie und sekundärer Hyperparathyreoidismus.

KAPITEL

# 8

Kathrin Kahnert, Diego Kauffmann-Guerrero, Pontus Mertsch, Susanne Nährig, Dennis Nowak, Uta Ochmann, Florian Steiner, Amanda Tufman

# Pneumologie

## 8.1 Leitsymptom Appetitlosigkeit und Gewichtsabnahme

Uta Ochmann, Dennis Nowak

**KASUISTIK**

Ein 71-jähriger, schlanker Mann in leicht reduziertem Allgemeinzustand stellt sich mit seit mehreren Monaten bestehender Appetitlosigkeit und rezidivierenden diffusen Oberbauchschmerzen vor. Er habe in dieser Zeit etwa 6 kg Gewicht verloren. Der körperliche Untersuchungsbefund war unauffällig bis auf einen leichten Druckschmerz im Oberbauch.

### Welche Differenzialdiagnosen kommen für „Appetitlosigkeit" infrage?

- Chronische Gastritis
- Ulcus ventriculi oder Ulcus duodeni
- Karzinom
- Chronische Pankreatitis
- Chronische Cholangitis
- Virushepatitis
- Depression

### Welche Untersuchungen veranlassen Sie?

- Labor
- Abdomensonografie
- Gastroduodenoskopie

Pathologische **Laborwerte:** BSG 45/74 mm; CRP 7,1 mg/dl; Erythrozyten 4,1 T/l, Hb 11,8 g/dl, MCV 78 fl; Leukozyten 12,0 G/l
**Sonografie:** Leber, Gallenblasenregion, Pankreas, Nieren, abdominale Gefäße unauffällig, keine pathologischen Lymphknoten und keine freie Flüssigkeit nachweisbar
**Gastroduodenoskopie:** Erosionen im präpylorischen Antrum, kein Hinweis auf Neoplasie



### Welches sind häufige Ursachen einer erosiven Antrumgastritis?

- Antiphlogistika (NSAID)
- Glukokortikoide
- Bakterien *(Helicobacter pylori)*
- Dduodenaler Reflux
- Alkohol
- Stress

### Welche Therapiemöglichkeiten stehen zur Verfügung?

- Weglassen von Noxen
- Alginat (Magnesium-/Aluminiumhydroxid)
- Protonenpumpen-Inhibitoren

Unter einer Therapie mit Pantoprazol verschlechtern sich die Beschwerden weiter, der Patient berichtet über zunehmende Schmerzen im Oberbauch und Nachtschweiß.

## Welche Untersuchungen veranlassen Sie nun?

- Ileokoloskopie
- Abdomen-CT
- Röntgenbild des Thorax

Die Ileokoloskopie ist ohne pathologischen Befund. Das Abdomen-CT zeigt eine diskrete Aszitesbildung und eine Raumforderung (nicht näher zuordenbar) im Bereich der Gallenblase. Die Zytologie des Aszitespunktats ist unauffällig.

## Welche Differenzialdiagnosen des Aszites kennen Sie?

- Infektion des Peritoneums (bakteriell, tuberkulös)
- Portale Hypertension
- Lymphabflussbehinderung
- Peritonealkarzinose
- Hypoproteinämie

## Beschreiben Sie bitte die Röntgenbilder des Thorax in zwei Ebenen (➤ Abb. 8.1).

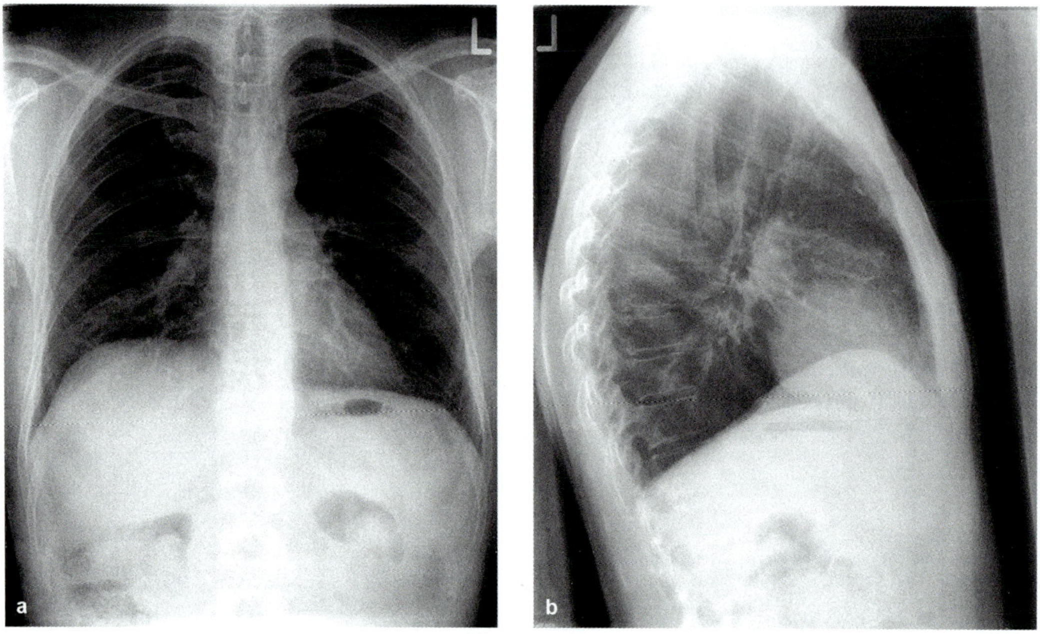


**Abb. 8.1** Röntgenthorax [P090] a) Frontalaufnahme b) Seitliche Aufnahme

- Zwerchfellhochstand rechts
- Diskrete retikuläre Zeichnungsvermehrung über beiden Unterfeldern
- Verkalkte Pleuraplaque retrosternal (nur im seitlichen Bild zu sehen)

## Was fällt Ihnen im Abdomen-CT mit angeschnittenen basalen Thoraxanteilen (➤ Abb. 8.2) auf?

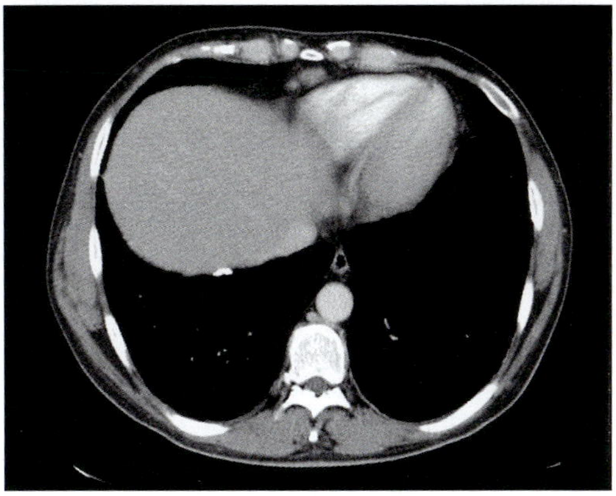

**Abb. 8.2** Abdomen-CT mit angeschnittenen basalen Thoraxanteilen [P090]

Es zeigt sich eine weitere verkalkte Pleuraplaque rechts diaphragmal, randständig zur Leberkuppe.

## Welche Differenzialdiagnosen von lokalen Pleuraveränderungen kennen Sie?

- Lipom
- Benigner fibröser Pleuratumor
- Pleuraschwielen nach lokalen Entzündungen
- Abgekapselte Pleuraergüsse oder Pleuraempyeme
- Mesotheliom



## Wonach müssen Sie den Patienten fragen?

Arbeitsanamnese, insbesondere früherer Asbestkontakt durch berufliche Tätigkeiten, aber auch durch Bystander-Exposition.

Der Patient ist gelernter Raumausstatter und wurde 1984 zum Bürokaufmann umgeschult. Im Zeitraum von 1971 bis 1984 hat er bei vielen verschiedenen Firmen Hilfsarbeiten als Isolierer ausgeführt. Zwischen 1972 und 1974 hat er Spritzasbest für Feuer- und Schallschutzisolierungen ohne persönlichen Atemschutz verarbeitet.

**ZUSATZINFORMATION**

Unter der **Handelsbezeichnung Asbest** werden 6 verschiedene faserige Silikatmineralien zusammengefasst: Serpentin-Asbest Chrysotil (Weißasbest), die Amphibol-Asbeste Aktinolit, Tremolit und Amosit (Braunasbest), Krokydolith (Blauasbest) sowie Antophyllit. Asbestfaserstaub besitzt fibrinogene und lokal tumorerzeugende Wirkungen. Vor allem Fasern mit einer Länge > 5 µm, einem Durchmesser < 3 µm und einem Länge/Durchmesser-Verhältnis > 3:1 gelten als

hochgradig kanzerogen. Kausalzusammenhänge zum Larynxkarzinom, Bronchialkarzinom, Mesotheliom und Ovarialkarzinom sind bestätigt. Im Alveolarbereich abgelagerte Fasern sind nicht biolöslich, können aufgrund ihrer Länge nicht phagozytiert werden und gelangen bis zur Pleura, wo sie Entzündungsprozesse induzieren. Pleuraplaques sind inselartige, teilweise verkalkte knorpelharte Verdickungen, vor allem der Pleura parietalis. (Die verkalkten Plaques sind bei der CT-Untersuchung im Weichteilfenster sofort auffällig, nach den unverkalkten muss man suchen.) Seit 1993 besteht in Deutschland ein Herstellungs- und Verwendungsverbot für Asbest und alle asbesthaltigen Produkte.
Die kumulative Asbestfaserstaubexposition wird in Faserjahren berechnet, ein Faserjahr entspricht einer arbeitstäglichen achtstündigen Einwirkung über ein Jahr von 1 Mio. Asbestfasern pro $m^3$ Raumluft. Gefahrenquellen waren vor allem:
- Asbesttextilindustrie (Herstellung von Garnen, Geweben, Seilen)
- Asbestzementindustrie (Herstellung von Platten, Rohren, Formstücken)
- Bauindustrie (Verarbeitung von Asbestzementprodukten, asbesthaltigen Kitten, Spachtelmassen, Feuerschutzmaterialien)
- Chemische Industrie (Asbesteinsatz als Füllstoff für Farben und Dichtungsmassen, Kunstharzpressmassen, Thermoplaste, Gummireifen)
- Isolierbranche (Wärme-, Schall- und Feuerschutz)
- Asbest-Papierindustrie (Asbestpapiere und -pappen)
- Reibbelagindustrie (asbesthaltige Brems- und Kupplungsbeläge)

### Wozu sind Sie nach diesen Informationen aus der Arbeitsanamnese in Zusammenschau mit dem Rö-Thorax-Befund verpflichtet?

Zur Anzeige des begründeten Verdachts auf eine Berufskrankheit bei der zuständigen Unfallversicherung oder bei dem Gewerbeaussichtamt: Asbeststaublungenerkrankung (Asbestose) oder durch Asbeststaub verursachte Erkrankung der Pleura: Berufskrankheit (BK) 4103.

### Benötigen Sie dafür das Einverständnis des Patienten?

Nein. Aber es ist sinnvoll, den Patienten darüber zu informieren.

8

Aufgrund des Abdomen-CT-Befunds wird eine **Laparoskopie** durchgeführt. Dabei zeigen sich ein Bild wie bei einer kleinknotigen Peritonealkarzinose und ein Konglomerattumor aus Gallenblase, Colon transversum und Duodenalanteilen. Die Histologie in Unkenntnis der Arbeitsanamnese ergibt ein solides, gering differenziertes Adenokarzinom ohne Hinweis auf den Primärtumor.

### Welche Tumoren können grundsätzlich die Ursache einer Peritonealkarzinose sein?

- Magenkarzinome
- Kolorektale Karzinome
- Ovarialkarzinome

### Welche Tumorform ist in Kenntnis von Arbeitsanamnese und Vorbefunden bei dem Patienten am wahrscheinlichsten?

Es besteht der Verdacht auf ein Peritonealmesotheliom, zumal Magen- und kolorektales Karzinom durch unauffällige Endoskopien weitgehend ausgeschlossen worden sind.

## Welche histologischen Formen eines Mesothelioms sind beschrieben?

Es gibt rein epitheloide oder sarkomatoide sowie auch gemischte Formen.

**ZUSATZINFORMATION**

Die **histologische Diagnose eines Peritonealmesothelioms** ist durch spezielle immunhistochemische Färbungen möglich. In diesem Fall Nachweis einer kräftigen zytoplasmatischen Reaktion in den Tumorzellen auf Pankreatin, Vimentin, Calretinin und Mesothelin.

Die erneute **histopathologische Gewebeuntersuchung** mit immunhistochemischen Färbungen ergibt eine rein epitheliale Variante eines malignen Mesothelioms mit dem Phänotyp eines Adenokarzinoms. Es wird eine BK-Anzeige einer BK 4105, durch Asbest verursachtes Mesotheliom des Rippenfells, des Bauchfells oder des Perikards, erstattet.

**ZUSATZINFORMATION**

Die **Inzidenz des malignen Mesothelioms** in der Normalbevölkerung liegt bei 1 auf 1 Mio. Bei asbestexponierten Personengruppen steigt die Häufigkeit um ein Vielfaches, ein signifikanter Anstieg zeigt sich bereits bei über die Hintergrundbelastung hinausgehender Exposition. Mehr als 80 % aller Mesotheliomerkrankungen in Deutschland müssen als asbestassoziiert eingestuft werden. Das Mesotheliom gilt somit als Signaltumor einer erhöhten Asbestexposition. Der überwiegende Anteil entsteht an der Pleura, die Häufigkeit von Peritonealmesotheliomen wird mit 5–17 % angegeben, Perikardmesotheliome sind wesentlich seltener. Vom diffusen malignen Peritonealmesotheliom ist das hochdifferenzierte papilläre Peritonealmesotheliom ohne Asbestexposition abzugrenzen, das aufgrund seiner geringen Malignität erst bei Zeichen einer Tumorprogression therapiert werden sollte. Bei Nachweis einer beruflichen Asbestexposition und einer passenden Latenzzeit von 30–40(–50) Jahren ist ein Mesotheliom als Berufskrankheit BK 4105 anzuerkennen.

## Wozu sind Sie in Kenntnis von Histopathologie und Arbeitsanamnese verpflichtet?

Anzeige des begründeten Verdachts auf eine Berufskrankheit BK 4105.

## Welche Therapiemöglichkeiten gibt es?

Wenn der Zustand des Patienten es zulässt, wird eine multimodale chirurgische Vorgehensweise mit Zytoreduktion (Peritonektomie) in Kombination mit perioperativer intraperitonealer Chemotherapie mit Cisplatin und Pemetrexed (hypertherme intraoperative Peritonealperfusion, HIPEC) empfohlen.

**ZUSATZINFORMATION**

Dabei stellt die zytoreduktive Operation einen wesentlichen Prognosefaktor dar und führt zu einer statistisch signifikanten Verbesserung der Überlebensrate für den Fall, dass der Tumor auf eine Größe reduziert werden kann, die eine vollständige Penetration der Zytostatika ermöglicht.

## Wie schätzen Sie die Prognose ein?

Die Prognose ist trotz neuer Behandlungsansätze schlecht. Die mittlere Überlebenszeit liegt bei weniger als einem Jahr, die 5-Jahres-Überlebensrate < 5 %.

8

### Wie schätzen Sie die Entwicklung der Häufigkeit in den nächsten 20 Jahren ein?

Die Zahlen der jährlichen Anerkennungen liegen auf einem gleichbleibend hohen Niveau. Aufgrund der langen Latenzzeit wurde der Zenit der Inzidenz erst in 2019 erreicht: In 2018 wurden 1.262, in 2019 1.270 und in 2020 1.221, in 2021 696, in 2022 610 und in 2023 651neue Fälle einer BK 4105 zur Anerkennung gebracht.

Erst die Synopsis von Arbeitsanamnese (nicht nur Berufsbezeichnung „Raumausstatter" oder „Isolierer", sondern gezieltes Nachfragen nach den tatsächlichen beruflichen Tätigkeiten und nach den verwendeten Arbeitsstoffen, die eine massive Asbestexposition ergaben), Röntgenbild (Zeichen der basalen Fibrose, verkalkte Pleuraplaque) und Histologie (in Kenntnis der beruflichen Exposition) führte zur richtigen Diagnose. Die Anerkennung der Berufskrankheit bei dem Patienten dieser Kasuistik hat eine lebenslange Rentenzahlung des Unfallversicherungsträgers an den Betroffenen und nach dessen Tod an die Hinterbliebenen zur Folge.

## 8.2 Leitsymptom abnehmende körperliche Belastbarkeit

Amanda Tufman

**KASUISTIK**

Ein 32-jähriger sportlicher Mann stellt sich bei Ihnen vor, da seine körperliche Belastbarkeit abgenommen habe.

### Welche anamnestischen Angaben erfragen Sie zunächst?

Beginn und Verlauf der Symptomatik.

Er habe seit einigen Monaten eine „körperliche Schwäche" bemerkt. In sieben Monaten habe er 10 kg abgenommen. Außerdem bestehe Atemnot bei Belastung. Er habe ein Druckgefühl im Bauch und einen schnellen Herzschlag.



### Welche fünf wesentlichen Differenzialdiagnosen sehen Sie?

- Herzinsuffizienz
- Schwere Lungenerkrankung, z. B. eine interstitielle Lungenerkrankung
- Tumorerkrankung, z. B. von Thorax oder Abdomen
- Hämatologische Erkrankung, z. B. schwere Anämie
- Lungenembolie

### Welche weiterführenden Fragen stellen Sie?

- Sind frühere kardiale oder pulmonale Erkrankungen bekannt, wie Herzvitien, Asthma bronchiale, Bronchitis, Lungenentzündungen, Allergien?
- Bestehen kardiale Symptome: Angina pectoris, Schlafen mit erhöhtem Oberkörper, Nykturie?
- Bestehen bronchopulmonale Symptome: Husten, Auswurf, Atemnotanfälle, Geräusche beim Atmen?

- Besteht Nikotinkonsum?
- Wie ist es mit dem Appetit, gibt es Verdauungsprobleme oder Veränderungen des Stuhlgangs?
- Gab es Veränderungen der Beine? Thrombosen?
- Berufsanamnese
- Familienanamnese
- Gibt es Haustiere, Pflanzen in der Wohnung oder Verschimmelung?
- Bestehen Gelenkbeschwerden oder sonstige Hinweise auf eine Autoimmunerkrankung?

Bei der **Anamnese** berichtet der Patient über geringe Symptome eines Asthma bronchiale vor drei Jahren. Er habe sich mit Naturheilkunde behandeln lassen. Hustenreiz trete gelegentlich auf. Andere kardiale oder pulmonale Erkrankungen und/oder Symptome sind nicht zu eruieren.
Keine Allergien, keine Gelenkbeschwerden. Verdauungsstörungen seien nicht aufgefallen. Thrombosen bestünden nicht. Er habe keine Haustiere, keine Pflanzen, keine Feuchtigkeit in der Wohnung.
Er rauche seit 2 Jahren stark, insgesamt werden 12 Pack Years angegeben. Er arbeite als Ober und habe damit zunehmende Schwierigkeiten wegen der geringen Belastbarkeit.

## Auf welche Befunde achten Sie bei der körperlichen Untersuchung?

- Periphere und zentrale Zyanose
- Zeichen der Rechtsherzinsuffizienz, z. B. Beinödeme
- Kardialer Auskultationsbefund
- Pulmonaler Auskultationsbefund

Die **körperliche Untersuchung** ergibt eine angedeutete zentrale Zyanose, leichte Beinödeme, Tachykardie, 2/6 Systolikum über der Klappe der A. pulmonalis, unauffälliger Perkussions- und Auskultationsbefund der Lunge, leicht vergrößerte Leber.

## Welche Untersuchungen schlagen Sie nun vor?

- Laboruntersuchungen (Blutbild, Elektrolyte, Leberwerte, Nierenfunktion)
- EKG
- Lungenfunktion, inkl. Diffusionskapazität und Messung der Blutgase in Ruhe und unter Belastung; wenn nichtobstruktiv: Überprüfung der bronchialen Hyperreagibilität
- Röntgen-Thorax p. a. und seitlich
- Oberbauchsonografie

Die orientierenden **Laboruntersuchungen** sind unauffällig.
Im **Ruhe-EKG** zeigt sich Sinusrhythmus, 70/min, Steiltyp, grenzwertig hohe P-Welle in II, präterminal negative Ts in $V_1$–$V_3$: Hinweis auf Rechtsherzbelastung?
Es wird eine Lungenfunktionsprüfung inkl. Diffusionskapazität und Messung der Blutgase unter Belastung durchgeführt (➤ Abb. 8.3 und ➤ Abb. 8.4).

Befunden Sie die Lungenfunktion (➤ Abb. 8.3 und ➤ Abb. 8.4 sowie ➤ Tab. 8.1, ➤ Tab. 8.2 und ➤ Tab. 8.3).

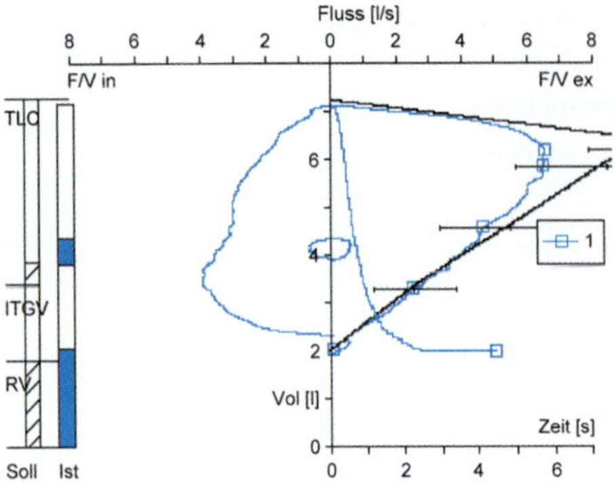


**Abb. 8.3** Ergebnis der Lungenfunktionsprüfung [P090]

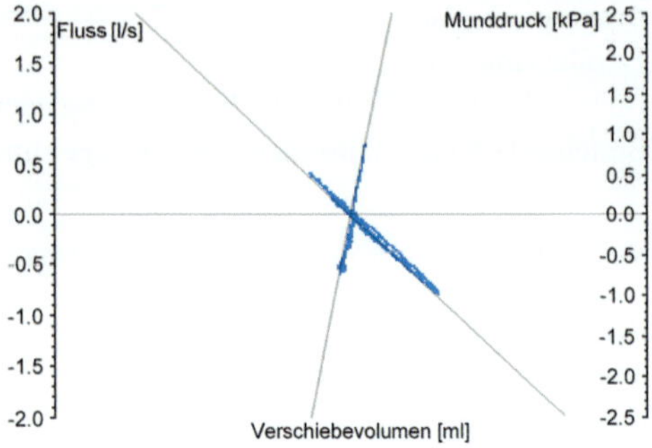


**Abb. 8.4** Ergebnis der Lungenfunktionsprüfung [P090]

**Tab. 8.1** Werte der Spirometrie und der Bodyplethysmografie

| | Soll | Messwert | % Soll |
|---|---|---|---|
| R tot (kPa*s/l) | 0,30 | 0,16 | 53,9 |
| ITGV (l) | 3,40 | 3,80 | 111,8 |
| SR tot (kPa*s) | 1,18 | 0,66 | 56,3 |
| ERV (l) | 1,59 | 1,76 | 110,5 |
| RV (l) | 1,81 | 2,04 | 112,9 |
| TLC (l) | 7,30 | 7,17 | 98,2 |
| RV% TLC | 26,05 | 28,52 | 109,5 |
| VC MAX (l) | 5,46 | 5,12 | 93,8 |
| $FEV_1$ (l) | 4,35 | 4,38 | 110,6 |
| $FEV_1$ % VC MAX | 81,63 | 85,48 | 104,7 |
| PEF (l/s) | 9,87 | 6,53 | 66,2 |
| MEF 25 (l/s) | 2,55 | 2,49 | 97,7 |
| MEF 50 (l/s) | 5,51 | 4,65 | 84,4 |
| MEF 75 (l/s) | 8,46 | 6,46 | 76,4 |
| PIF (l/s) | | 3,97 | |

**Tab. 8.2** Werte der Diffusionsmessung

| | Soll | Messwert | % Soll |
|---|---|---|---|
| TLCO SB (mmol/min/kPa) | 11,92 | 8,96 | 75,2 |
| TLCOc SB (mmol/min/kPa) | 11,92 | 8,14 | 68,2 |
| TLCO/VA (mmol/min/kPa/l) | 1,63 | 1,35 | 82,9 |
| TLCOc/VA (mmol/min/kPa/l) | 1,63 | 1,23 | 75,3 |
| Hb (g/100 ml) | | 18,80 | |
| VA (l) | 7,15 | 6,62 | 92,6 |

**Tab. 8.2** Werte der Diffusionsmessung *(Forts.)*

| | Soll | Messwert | % Soll |
|---|---|---|---|
| VC max (Spir) (l) | | 5,12 | |
| TLC-He (l) | 7,30 | 6,76 | 92,6 |
| RV-He (l) | 1,81 | 1,98 | 109,4 |
| RV%TLC-He (%) | 26,05 | 29,28 | 112,4 |
| ERV (l) | 1,59 | 1,18 | 74,2 |
| FI He (%) | | 9,45 | |
| FA He (%) | | 6,27 | |
| FI CO (%) | | 0,29 | |
| FA CO (%) | | 0,10 | |

**Tab. 8.3** Blutgase in Ruhe und unter Belastung mit 60 Watt über 5 Minuten

| | Soll | Ruhe-Messwert | % Soll | Belastung |
|---|---|---|---|---|
| pH-Wert | 7,40 | 7,47 | 101,0 | 7,43 |
| $p_aCO_2$ (mmHg) | 37,64 | 29,00 | 77,0 | 27 |
| $p_aO_2$ (mmHg) | 93,33 | 54,20 | 58,1 | 49,6 |
| Standardbikarbonat (mmol/l) | | 23,50 | | 20,4 |
| Basenüberschuss (mmol/l) | – 0,90 | – 0,80 | 88,9 | – 4,6 |
| Belastung (W) Insp. $O_2$-Fraktion | | 0,21 | | |

- Spirometrie und Bodyplethysmografie: keine Restriktion, keine Obstruktion
- Diffusionsmessung: geringe Einschränkung der Diffusionskapazität (68 % vom Soll)
- Blutgase: sehr schwere Hypoxämie bei Hyperventilation, starke respiratorische, metabolisch nicht kompensierte Alkalose; Zunahme der Hyperventilation und der Hypoxämie unter geringer Belastung (dabei bereits Anfall saurer Valenzen)

Zusätzlich wird eine Methacholinprovokation zur Abklärung des Asthma bronchiale durchgeführt. Hierbei ergibt sich eine geringe bronchiale Hyperreaktivität.
In den **Röntgenaufnahmen des Thorax** zeigen sich ein prominentes rechtes Herz, keine Infiltrate, keine Stauung und keine Ergüsse. Es findet sich kein Hinweis auf einen Tumor.
**Sonografie des Abdomens:** Leber normal groß, Lebervenen etwas erweitert, V. cava erweitert, sonst alle abdominalen Organe unauffällig. Kein Hinweis auf einen Tumor.

## Wie lautet Ihre Verdachtsdiagnose?

Es besteht der Verdacht auf eine pulmonale Hypertonie.

## Welches sind die Leitsymptome der pulmonalen Hypertonie?

- Atemnot insbesondere bei Belastung, Abnahme der Leistungsfähigkeit, Thoraxmissempfindungen
- Bei Progression der Erkrankung Symptome der Rechtsherzinsuffizienz: gestaute Jugularvenen, Tachykardie, Beinödeme, Hepatomegalie, Ruhedyspnoe

Welche Hauptunterteilung der pulmonalen Hypertonie ist für die weitere Einordnung und Therapie entscheidend?

Die ursprüngliche Einteilung in primäre PAH (keine Ursache erkennbar) und sekundäre PAH (infolge kardialer oder pulmonaler Erkrankungen, vor allem COPD, rezidivierender Lungenembolien, als Begleiterscheinung einer Kollagenose oder nach längerem Aufenthalt in großen Höhen >2.500 m über Meeresspiegel) wurde zugunsten der mehr pathophysiologisch und therapeutisch orientierten Einteilung verlassen. Die Einteilung erfolgt jetzt gemäß der Leitlinie der ESC/ERS 2022 (➤ Tab.8.4).

**Tab. 8.4** Klinische Klassifikation der pulmonalen Hypertonie [W854-039]

| | |
|---|---|
| **Gruppe 1:** pulmonal-arterielle Hypertonie (PAH) | |
| 1.1 | Idiopathisch |
| • 1.1.1 | Nonresponder in der Vasoreagibilitätstestung |
| • 1.1.2 | Akute Responder in der Vasoreagibilitätstestung |
| 1.2 | Hereditär[a] |
| 1.3 | Assoziiert mit Medikamenten und Toxinen |
| 1.4 | Assoziiert mit: |
| • 1.4.1 | • Bindegewebserkrankungen |
| • 1.4.2 | • HIV-Infektion |
| • 1.4.3 | • Portaler Hypertonie |
| • 1.4.4 | • Angeborenem Herzfehler |
| • 1.4.5 | • Schistosomiasis |
| 1.5 | PAH mit Zeichen einer venösen/kapillären (PVOD/PCH) Beteiligung |
| 1.6 | Persistierende pulmonale Hypertonie des Neugeborenen |
| **Gruppe 2:** pulmonale Hypertonie bei Linksherzerkrankungen | |
| 2.1 | Herzinsuffizienz: |
| • 2.1.1 | Mit erhaltener Ejektionsfraktion (HFpEF) |
| • 2.1.2 | Mit reduzierter oder mäßiggradig eingeschränkter Ejektionsfraktion (HFrEf, HFmrEF) |
| 2.2 | Herzklappenerkrankungen |
| 2.3 | Angeborene/erworbene kardiovaskuläre Erkrankungen, eihergehend mit postkapillärer PH |
| **Gruppe 3:** pulmonale Hypertonie bei Lungenerkrankung und/oder Hypoxie | |
| 3.1 | Obstruktive Lungenerkrankung oder Emphysem |
| 3.2 | Restriktive Lungenerkrankung |
| 3.3 | Lungenerkrankung mit gemischt restriktivem/obstruktivem Muster |
| 3.4 | Hypoventilationssyndrome |
| 3.5 | Hypoxie ohne Lungenerkrankung (z. B. große Höhe) |
| 3.6 | Entwicklungsstörungen der Lunge |
| **Gruppe 4:** pulmonale Hypertonie aufgrund chronischer Thrombembolien (CTEPH) | |
| 4.1 | Chronisch thromboembolische PH |
| 4.2 | Andere Obstruktionen der Pulmonalarterie (z. B. Tumor, Arteriitis) |

**Tab. 8.4** Klinische Klassifikation der pulmonalen Hypertonie [W854-039] *(Forts.)*

| **Gruppe 5:** pulmonale Hypertonie mit unklaren oder multifaktoriellen Mechanismen | |
|---|---|
| 5.1 | Hämatologische Erkrankungen (z. B. hämolytischer Anämie) |
| 5.2 | Systemische Erkrankungen (z. B. Sarkoidose) |
| 5.3 | Metabolische Erkrankungen (z. B. Glykogenspeicherkrankheiten) |
| 5.4 | Chronisches Nierenversagen mit/ohne Dialyse |
| 5.5 | Lungentumorassoziierte thrombotische Mikroangiopathie |
| 5.6 | Fibrosierende Mediastinitis |

## Wie erfolgt die Schweregradeinteilung der PAH?

**Schweregradeinteilung der pulmonal-arteriellen Hypertonie** (modifizierte NYHA-Klassifikation, 2003):

- **Klasse I:** PAH ohne Einschränkung der körperlichen Aktivität. Die übliche körperliche Aktivität verursacht keine übermäßige Dyspnoe oder Ermüdung, Brustschmerzen oder beinahe Synkope.
- **Klasse II:** PAH und leichter Einschränkung der körperlichen Aktivität. Keine Beschwerden in Ruhe. Die übliche körperliche Aktivität verursacht übermäßige Dyspnoe oder Ermüdung, Brustschmerzen oder beinahe Synkope.
- **Klasse III:** PAH und starker Einschränkung der körperlichen Aktivität. Keine Beschwerden in Ruhe. Weniger als übliche körperliche Aktivität verursacht übermäßige Dyspnoe oder Ermüdung, Brustschmerzen oder beinahe Synkope.
- **Klasse IV:** PAH und Unfähigkeit zur Durchführung von körperlicher Aktivität ohne Beschwerden. Manifeste Zeichen von Rechtsherzinsuffizienz. Dyspnoe und/oder Ermüdung eventuell bereits in Ruhe. Zunahme der Beschwerden bei jeglicher körperlicher Aktivität.

In der neuen Leitlinie wurde der mPAP Grenzwert (invasive Messung) für die Definition der pulmonalen Hypertonie auf 20 mmHg abgesenkt (➤ Tab. 8.5).

**Tab. 8.5** Hämodynamische Definitionen der pulmonalen Hypertonie [W854-039]

| **Definition** | **Hämodynamische Merkmale** |
|---|---|
| Pulmonale Hypertonie (PH) | mPAP > 20 mmHg |
| Präkapilläre PH | mPAP > 20 mmHg<br>PAWP ≤ 15 mmHg<br>PVR > 2WU |
| Isoliert postkapilläre PH (IpcPH) | mPAP > 20 mmHg<br>PAWP > 15 mmHg<br>PVR ≤ 2WU |
| Kombiniert prä- und postkapilläre PH (CpcPH) | mPAP > 20 mmHg<br>PAWP > 15 mmHg<br>PVR > 2WE |
| Belastungs-PH | mPAP/CO-Steigung zwischen Ruhe und Belastung > 3 mmHg/L/min |

PH = pulmonale Hypertonie, CO = Herzminutenvolumen, mPAP = mittlerer pulmonalarterieller Druck, PAWP = pulmonalarterieller Verschlussdruck, PVR = pulmonal vaskulärer Widerstand, WE = Wood-Einheiten
Einige Patienten haben einen erhöhten PAPm (> 20 mmHg), jedoch einen niedrigen PVR (≤ 2 WE) und einen niedrigen PAWP (≤ 15 mmHg). Dieser hämodynamische Zustand kann mit dem Begriff „unklassifizierte PH" beschrieben werden.

## Welche weiterführenden Untersuchungen schlagen Sie vor?

- Echokardiografie
- Computertomografie des Thorax
- Laboruntersuchungen, z. B. ANA; Cardiolipinantikörper
- Duplexsonografie der Beine

In der **Echokardiografie** ist der rechte Ventrikel deutlich vergrößert. Es besteht eine Trikuspidalinsuffizienz mit einem Ventrikel-Vorhof-Gradienten von 87 mmHg. Ansonsten finden sich keine Klappenfehler, keine größeren Septumdefekte. Die linksventrikuläre Funktion ist gut.
Es wird eine **Computertomografie des Thorax** durchgeführt (➤ Abb. 8.5 und ➤ Abb. 8.6).

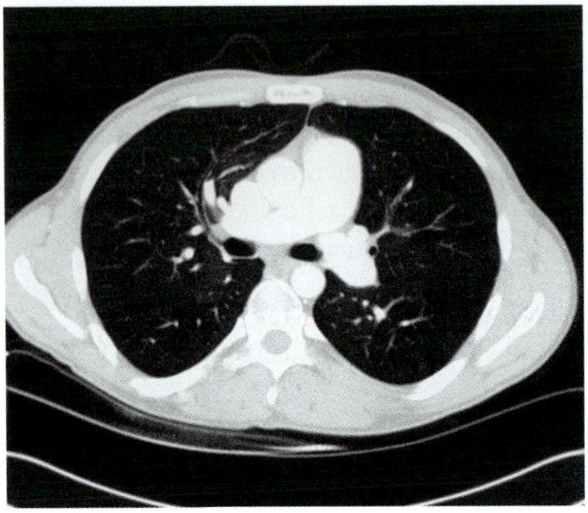

**Abb. 8.5** Schnitt auf Höhe der Aufteilung der Pulmonalarterien im Lungenfenster [P090]

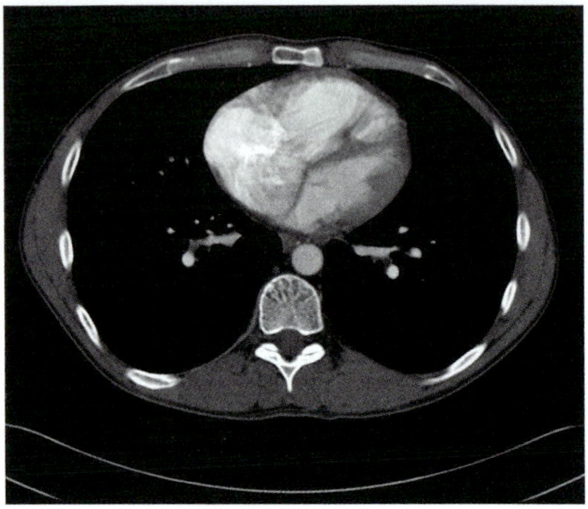

**Abb. 8.6** Schnitt durch das Herz und im Weichteilfenster [P090]



## Beurteilen Sie diese CT-Schichten.

- Keine interstitiellen Veränderungen
- Pulmonalarterie kräftiger als die Aorta
- Keine Hinweise auf eine Thrombose/Embolie in der abgebildeten Schicht
- Abbruch der Gefäße in der Peripherie

Die zusammenfassende **Beurteilung des CT-Thorax** lautet: Ausschluss einer Lungenparenchymerkrankung, keine zentralen Lungenembolien, einzelne periphere Lungenembolien, Zeichen der Rechtsherzbelastung.
Die speziellen **Laborbestimmungen** ergeben keine erhöhten Werte für ANA, keine Cardiolipinantikörper, keinen positiven Rheumafaktor.
In **Doppler-/Duplexsonografie** der Beinvenen finden sich keine Thrombosen.
Die Ergebnisse dieser Untersuchungen erhärten die Verdachtsdiagnose und schließen, zusammen mit den anamnestischen Angaben, eine sekundäre pulmonale Hypertonie weitgehend aus: keine schwere pulmonale Parenchymerkrankung, keine Herzvitien oder eingeschränkte linksventrikuläre Funktion (die Trikuspidalinsuffizienz ist im Echokardiogramm der Ausdruck der pulmonalen Hypertonie und ist nicht als Vitium zu sehen), keine Hinweise auf eine Kollagenose.
Bei fehlenden Thromben der tiefen Beinvenen und fehlenden zentralen Lungenembolien erscheint eine thromboembolische Genese der pulmonalen Hypertonie ebenfalls unwahrscheinlich.

## Wie wird die Diagnose der pulmonalen Hypertonie gesichert?

Durch einen Rechtsherzkatheter, ggf. mit Belastung und Testung der Reversibilität.

Die Ergebnisse des **Rechtsherzkatheters:**
PA (S, D, M) = 76/22/48 mmHg (normal: Max. 30/12/20 mmHg)
PAWP = 10 mmHg (normal: < 15 mmHg)
Notiz: S = systolisch; D= Diastolisch; M = Mittelwert; PAWP = pulmonalarterieller Verschlussdruck, Mittelwert

## Beurteilen Sie diese Werte.

Die Untersuchung bestätigt das Vorliegen einer pulmonalen Hypertonie (deutlich erhöhte Drücke in der A. pulmonalis, normaler präkapillärer Wedge-Druck als Ausschluss einer Linksherzinsuffizienz).

**ZUSATZINFORMATION**

Die Untersuchung wird in der Regel auch verwendet, um die Wirksamkeit von Therapien auf die Hämodynamik zu testen (Sauerstoffgabe, Gabe von Prostazyklinen oder NO-Inhalation als Test für die Reversibilität der pulmonalarteriellen Hypertonie). In diesem Fall konnte weder durch Sauerstoff noch durch die Inhalation mit dem Prostazyklin Ilomedin eine Senkung des pulmonalarteriellen Drucks erreicht werden. Die Wertigkeit solcher Tests in Bezug auf die langfristigen Aussichten einer Therapie ist jedoch nicht unumstritten.

## Wie kann die thromboembolische Genese definitiv ausgeschlossen werden?

Die Ventilations-Perfusions-Szintigrafie dient dazu, eine thromboembolische Genese weitgehend auszuschließen. Eine CT-Angiografie ist möglich, zeigt aber häufiger falsch negative Befunde. Bei der primären pulmonalen Hypertonie werden eine homogene Perfusion bis in die Peripherie und ein relativ zentraler Kalibersprung der Gefäße gezeigt.

Alternativ kann in manchen Zentren eine Kernspinangiografie der pulmonalen Arterien durchgeführt werden.

## Welche Therapiemöglichkeiten bestehen bei der pulmonalen Hypertonie?

- Allgemeine Maßnahmen: Rehabilitation mit körperlicher Bewegung, Impfung gegen Influenza, *Streptococcus pneumoniae,* SARS-CoV-2, psychosoziale Unterstützung
- Sauerstoff bei $p_aO_2 < 60$ mmHg oder $S_aO_2 < 92$ %
- Diuretika (dabei Körpergewicht regelmäßig messen)
- Ggf. Antikoagulation (keine allgemeine Empfehlung; individuelle Entscheidung; Abwägung des Blutungsrisikos)
- Eisensubstitution bei Eisenmangelanämie
- Hochdosierte Kalzium-Kanal-Blocker
- Endothelinantagonist: Ambrisentan, Bosentan, Macitentan, Sitaxentan
- Prostazyklinderivate: Illoprost, Treprostinil, Beraprost, Epoprostenol
- Prostazyklinrezeptoragonisten: Selexipag
- Phosphodiesterase-V-Inhibition: Tadalafil, Sildenafil
- Stimulation der Guanylatzyklase (sGC): Riociguat
- Thrombendarteriektomie
- Lungentransplantation

## Wie ist der Wirkungsmechanismus der einzelnen Medikamente?

- **Sauerstoff** erleichtert die Dyspnoe und hat eine vasodilatatorische Wirkung, vor allem bei bestehender alveolärer Hypoxie (COPD!) (Haidl et al. 2020, S. 23).
- **Diuretika** senken die Vorlast des rechten Herzens. Sie dürfen nicht überdosiert werden. Eine gewisse Vorlast ist für eine optimale Funktion nötig (Frank-Starling-Mechanismus).
- Bei der pulmonalen Hypertonie als Folge von Lungenembolien ist die Begründung der **antikoagulativen** Therapie klar. Geeignete Patienten profitieren sehr von einer Thrombendarteriektomie oder ggf. eine Ballonangioplastie (BAP) (Khan 2019).
- Der **Endothelinantagonist** Bosentan ist das erste zugelassene Medikament dieser Gruppe bei der PAH. Weitere Stoffe dieser Gruppe sind Ambrisentan, Macitentan und Sitaxentan. Eine drucksenkende Wirkung im pulmonalen Kreislauf bei meist geringer systemischer Wirkung ist für Patienten mit primärer pulmonaler Hypertonie oder solchen mit sekundärer pulmonaler Hypertonie als Folge einer Kollagenose (Sklerodermie) nachgewiesen. Außerdem verbessert bei diesen Indikationen das Medikament deutlich die Belastbarkeit (Sechs-Minuten-Gehtest!). Hauptnebenwirkung ist ein Anstieg der Leberenzyme.
- Die intravenöse **Prostazyklintherapie** ist nachgewiesen wirksam. Das Medikament muss jedoch kontinuierlich infundiert werden. Außerdem ist in der Langzeittherapie eine Dosissteigerung notwendig. Das inhalativ applizierbare Prostazyklin Iloprost hat die Vorteile einer längeren Halbwertszeit und der lokalen Applikation. Die Inhalation erfolgt mithilfe eines speziellen Inhalators. Die Hauptnebenwirkungen der Prostazykline sind vor allem bei systemischer Gabe Blutdruckabfall, Knochenschmerzen und Durchfall.
- Die **Phosphodiesterase-V-Inhibition** mit Sildenafil und Tadalafil führt über die Beeinflussung des zyklischen Guanosinmonophosphat(cGMP)-Stoffwechsels (Erhöhung von cGMP durch Hemmung des Abbaus) ebenfalls zu einer Senkung des pulmonalarteriellen Drucks. Die Zulassung ist bei PAH im Schweregrad III erfolgt.
- Der lösliche **Guanylatzyklase(sGC)-Stimulator** Riociguat wurde 2014 in Europa für die Therapie der pulmonalen-arteriellen Hypertonie (PAH) sowie der chronisch-thromboembolischen pulmonalen Hypertonie (CTEPH) zugelassen. Die Bindung von Stickstoffmonoxid an sGC führt u. a. zur Vasodilatation. Riociguat stimuliert sGC unabhängig von Stickstoffmonoxid und steigert zudem die Empfindlichkeit von sGC gegenüber vorhandenem Stickstoffmonoxid.
- Bei nicht ausreichender Wirkung werden in einigen Zentren Kombinationen der Substanzklassen eingesetzt.



## Welche Prognose hat eine pulmonale Hypertonie?

Bei der **pulmonalen Hypertonie** hängt die Prognose von der Art der Erkrankung, vom Zeitpunkt der Diagnosestellung und vom Erfolg der Therapie der primären Grunderkrankung ab. Beispielsweise ist bei der thromboembolisch verursachten pulmonalen Hypertonie von einer besseren Prognose auszugehen. Die **pulmonalarterielle Hypertonie** ist eine progrediente Erkrankung. Die Prognose unter den neuen Therapien ist bislang unklar, erste Daten weisen jedoch auf eine Verbesserung hin.

## Welche weitere Maßnahme muss überlegt werden?

Die Lungen- oder viel seltener die Lungen-Herz-Transplantation wird als letzte Maßnahme eingesetzt. An eine frühzeitige Vorbereitung und Vorstellung des Patienten muss insbesondere bei der primären pulmonalen Hypertonie gedacht werden.

### LITERATUR

Douschan P, et al. Die neue Definition und Klassifikation der pulmonalen Hypertonie. Pneumologie 2023;77(11):854–861.

Haidl P, et al. S2k-Leitlinie zur Langzeit-Sauerstofftherapie. AWMF-Registernr. 020-002. Stand 23.07.2020, gültig bis 22.07.2025 (55 Seiten).
Humbert M, et al.; ESC/ERS Scientific Document Group. 2022 ESC/ERS Guidelines for the diagnosis and treatment of pulmonary hypertension. Eur Respir J 2023;61(1):2200879.
Khan MS. Meta-analysis of use of balloon pulmonary angioplasty in patients with inoperable chronic thromboembolic pulmonary hypertension. Int J Cardiol. 2019;291:134–139.
Taichman DB. Pharmacologic therapy for pulmonary arterial hypertension in adults: CHEST guideline and expert panel report. Chest 2014;146(2):449–475.

## 8.3 Leitsymptom Belastungsdyspnoe und Allgemeinsymptome

Pontus Mertsch, Amanda Tufman

**KASUISTIK**

Eine 28-jährige Frau stellt sich bei Ihnen vor, da sie akut zunehmende Atemnot mit deutlicher Zunahme unter Belastung verspürt. Sie kann auf ebener Fläche nur noch weniger als 200 m ohne ausgeprägte Dyspnoe gehen.

### Welche Krankheiten gehen vor allem mit Belastungsdyspnoe einher?

- Linksherzinsuffizienz, z. B. Kardiomyopathie (postinfektiös)
- Rechtsherzbelastung, pulmonale Hypertonie, primär, sekundär
- Obstruktive Lungenerkrankungen, z. B. COPD oder belastungsinduziertes Asthma bronchiale
- Pneumonien
- Interstitielle Lungenerkrankungen
- Lungenembolie
- Pleuraerguss
- Anämie

### Welche weiteren anamnestischen Aspekte interessieren Sie für die akute Vorgeschichte?

- Beginn
- Zusätzliche Symptome

In der vorangegangenen Nacht seien sehr rasch Gliederschmerzen, Atemnot und allgemeines Krankheitsgefühl aufgetreten, jedoch subjektiv kein Fieber, Husten oder Auswurf. Thorakale Schmerzen sind nicht zu erfragen.

### Wie lauten Ihre Verdachtsdiagnosen?

- Pneumonie
  - Atypische Pneumonie
  - Influenza Pneumonie
  - COVID-19 Pneumonie
  - Pneumocystis-jirovecii-Pneumonie (PCP)
- Interstitielle Lungenerkrankungen

## Worauf richten Sie Ihr Augenmerk bei der klinischen Untersuchung?

- Atemfrequenz
- Zeichen der Rechts-(und Links-)Herzinsuffizienz
- Periphere und zentrale Zyanose
- Atemexkursion
- Auskultations- und Perkussionsbefund
- Uhrglasnägel und Trommelschlägelfinger

Die Atemfrequenz beträgt 36/min. Die Patientin kann sich aufgrund zunehmender Dyspnoe nicht hinlegen, Beinödeme liegen nicht vor. Es besteht eine zentrale und periphere Zyanose. Thoraxform und Atemexkursion sind adäquat. Es finden sich keine Uhrglasnägel oder Trommelschlägelfinger. Perkutorisch ergibt sich kein wegweisender Befund. Auskultatorisch findet sich endinspiratorisches Knisterrasseln (Sklerosiphonie).

## Wie interpretieren Sie den Auskultationsbefund der Lunge?

Es besteht der Verdacht auf eine interstitielle Lungenerkrankung.

## Was sagen Ihnen die übrigen Befunde?

- Schwere respiratorische Insuffizienz
- Vermutlich keine vorbestehende chronische Lungenerkrankung stärkeren Ausmaßes

## Was wollen Sie aus der Vorgeschichte sonst noch erfahren?

- Befinden in den Tagen vor dem akuten Ereignis
- Aufenthalt und Tätigkeiten in der Zeit vor dem akuten Ereignis
- Erstmaliges Auftreten der Beschwerden und Entwicklung seitdem
- Vorerkrankungen, Medikamente



Die Patientin ist am Vortag aus einem 14-tägigen Urlaub in der Türkei zurückgekehrt, wo sie beschwerdefrei war.
Sie gibt weiterhin an, bereits seit 5 Monaten eine zunehmende Belastungsdyspnoe bemerkt zu haben. Sie habe dies auf eine schwere atypische Pneumonie zurückgeführt, die trotz adäquater antibiotischer Therapie einen protrahierten Krankheitsverlauf über acht Wochen genommen hatte. Serologisch findet sich im weiteren Verlauf ein Mykoplasmen-IgG-Titer (1:2.560) als Zeichen einer vor Kurzem durchgemachten, abgelaufenen Infektion.
Nikotinabusus oder regelmäßige Medikamenteneinnahme liegen nicht vor.

## Welche Laborparameter helfen Ihnen eventuell weiter?

- Entzündungszeichen: BSG, CRP
- Blutbild einschließlich Differenzierung (Eosinophilie)

Die BSG beträgt 44/76 mm/h, das CRP 7 mg/dl, Eiweiß 8,7 mg/dl und IgG 2.150 mg/dl.
Die Leukozytenzahl beträgt 7,5 × $10^3$/µl, die Differenzierung ist unauffällig.

## Welcher Test aus der Lungenfunktionsdiagnostik interessiert Sie am meisten?

Die Blutgase in Ruhe und unter Belastung.

Die **Blutgasanalyse** ergibt Ruheblutgase von $p_aO_2$ 64,2 mmHg und $p_aCO_2$ 38,3 mmHg, die Werte unter leichter Belastung (< 40 Watt, 5 min) sind $p_aO_2$ 46,8 mmHg und $p_aCO_2$ 36,8 mmHg.

## Beurteilen Sie die Blutgasanalyse.

Es besteht eine starke respiratorische (Partial-)Insuffizienz mit deutlicher Verschlechterung unter geringer Belastung.

## Welche weiteren Parameter der Lungenfunktion sind bei den vermuteten Diagnosen von Bedeutung?

- Restriktion
- Diffusionskapazität

## Beurteilen Sie die nachfolgenden Parameter der Spirometrie (➤ Tab. 8.6).

**Tab. 8.6** Ergebnisse der Spirometrie

| | Soll | Messwert |
|---|---|---|
| VC MAX (l) | 4,04 | 1,65 |
| IC (l) | 2,71 | 0,93 |
| ERV (l) | 1,33 | 0,72 |
| FVC (l) | 3,98 | 1,65 |
| $FEV_1$ (l) | 3,48 | 1,41 |
| $FEV_1$ % VC MAX | 83,97 | 85,66 |
| PEF (l/s) | 7,49 | 4,06 |
| MEF 75 (l/s) | 6,43 | 3,31 |
| MEF 50 (l/s) | 4,67 | 2,35 |
| MEF 25 (l/s) | 2,23 | 0,63 |

Soweit in der Spirometrie beurteilbar, liegt eine starke restriktive Ventilationsstörung vor.

Die Diffusionskapazität ist ebenfalls auf 45 % des Solls eingeschränkt.

## Welches diagnostische Verfahren würden Sie jetzt einsetzen?

Die Bildgebung des Thorax mittels Low-dose-HRCT.

8

Es wird eine Computertomografie des Thorax angefertigt.

## Beschreiben Sie die Auffälligkeiten in der abgebildeten CT-Schicht (➤ Abb. 8.7).

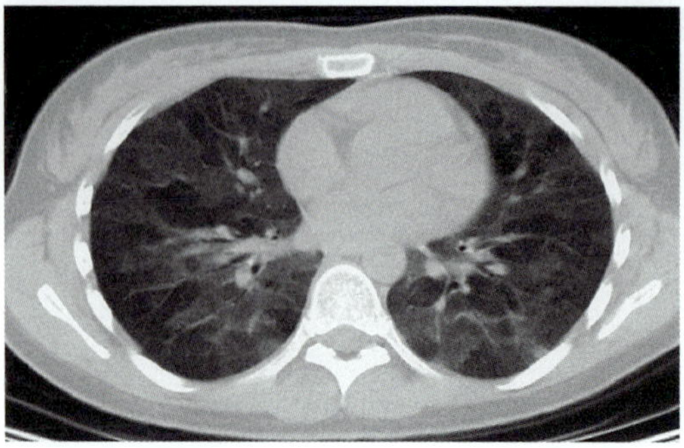

**Abb. 8.7** Computertomogramm des Thorax [P090]

Auffällig sind vor allem inhomogene milchglasartige Verschattungen, teilweise interstitielle Verdichtungen.

## Wie lautet jetzt Ihre Verdachtsdiagnose?

Es liegt wohl eine akute interstitielle Lungenerkrankung/interstitielle Pneumonie vor.

## Welche Krankheitsbilder subsumieren Sie darunter?

- Akute interstitielle Pneumonie (AIP)
- Exogen-allergische Alveolitis (EAA)
- Kryptogen organisierende Pneumonie (COP/BOOP)

(Kreuter et al. 2023, Abb. 1)



## Wie können Sie Ihre Verdachtsdiagnose weiter abklären?

Anhand einer Bronchoskopie mit bronchoalveolärer Lavage und transbronchialer Biopsie (Zange und Kryobiopsien sind möglich) (Kreuter et al. 2023, Abb. 2)

In der **Bronchoskopie** finden sich im einsehbaren Bereich uncharakteristische entzündliche Veränderungen mit deutlicher Gefäßinjektion.
In der bronchoalveolären Lavage besteht eine Erhöhung des Lymphozytenanteils auf 40 %, der $CD_4/CD_8$-Quotient beträgt < 1. Mikroskopisch gelingt kein Nachweis von säurefesten Stäbchen, kein Nachweis von *Pneumocystis jirovecii.*

## Welche Diagnose macht der Befund der bronchoalveolären Lavage in Zusammenschau mit dem CT-Thorax wahrscheinlich?

Eine exogen-allergische Alveolitis.

## Welche weiteren anamnestischen Angaben interessieren Sie bei der Diagnose einer exogen-allergischen Alveolitis?

Entscheidend ist die Suche nach dem Antigen; vor allem im Beruf und bei häuslicher Exposition (Koschel et al. 2024, Diagnostik).

Die eingehende Befragung der Patientin erbringt keinen Hinweis auf Allergien; eine Exposition mit Haustieren oder eine berufliche Belastung mit Schadstoffen (Bürokraft in einem Autohaus) wird verneint. Die Patientin ist vor einigen Monaten aus einem feuchten Altbau in einen Neubau umgezogen. Die Beschwerden haben dennoch weiter zugenommen. Im Urlaub hätten sich die Symptome zurückgebildet.

## Welche weiteren Untersuchungen sind zur Sicherung der Diagnose sinnvoll?

Spezifische IgG zur Erfassung des relevanten Antigens

## Warum muss man bei exogen-allergischer Alveolitis die IgG untersuchen und nicht die IgE?

Weil der exogen-allergischen Alveolitis eine Typ-III-Reaktion und keine allergische Sofortreaktion (Typ I) zugrunde liegt. Dementsprechend treten die Symptome erst 3–12 Stunden nach Exposition auf (Koschel et al. 2024, Pathogenese).

## Welche abschließende Diagnose stellen Sie?

Es handelt sich um eine exogen-allergische Alveolitis bei Sensibilisierung gegenüber *Aspergillus fumigatus* (Koschel et al. 2024, Tab. 9a).

## Welche weiteren interstitiellen Lungenerkrankungen kennen Sie?

- Idiopathische interstitielle Pneumonien (IPF, NSIP, RB-ILD, DIP, COP)
- Sekundäre bedingte interstitielle Lungenerkrankungen
  - Bekannte Auslöser (z. B. Medikamente, anorganische Pneumokoniosen)
  - Bei Systemerkrankungen (z. B. Sarkoidose, EGPA)
  - Seltene Entitäten (z. B. eosinophile Pneumonie, pulmonale Langerhans-Zell-Histiozytose)

(Kreuter et al. 2023, Abb. 1)

## Welche Therapie leiten Sie bei einer exogen-allergischen Alveolitis ein?

- Antigenkarenz (im vorliegenden Fall Sanierung des Schlafzimmers).
- Für die akute Situation systemisch Glukokortikoide (1 mg/kg KG Prednisolonäquivalent).
- Die Unterscheidung von anderen interstitiellen Lungenerkrankungen ist aufgrund unterschiedlicher Therapieansätze, aber auch bzgl. der Prognoseabschätzung sehr relevant.

(Koschel et al. 2024, Therapie und Prävention)

**LITERATUR**

Kreuter M, et al. S1 Leitlinie Interdisziplinäre Diagnostik interstitieller Lungenerkrankungen im Erwachsenenalter. AWMF-Registernr. 020-028, gültig bis 01.01.2028 (77 Seiten).

Koschel D, et al. S2k-Leitlinie Diagnostik und Therapie der exogen-allergischen Alveolitis. AWMF-Registernr. 020-036. Stand 06.04.2024, gültig bis 05.04.2029 (90 Seiten).

## 8.4 Leitsymptom Belastungsdyspnoe nach Immuntherapie

Amanda Tufman

**KASUISTIK**

Eine 75 Jahre alte Frau stellt sich in der Notaufnahme mit zunehmender Belastungsdyspnoe und trockenem Husten seit einer Woche vor. Vor drei Monaten sei ein nicht kleinzelliges Lungenkarzinom im Stadium IV diagnostiziert worden. In der histopathologischen und molekulargenetischen Aufarbeitung zeigten sich keine behandelbaren Treibermutationen und ein negativer PD-L1-Status. Als Erstlinientherapie wurde eine kombinierte Chemoimmuntherapie mit Carboplatin, Pemetrexed und Pembrolizumab eingeleitet.

### Nennen Sie einige der möglichen Ursachen für Dyspnoe bei Lungenkrebspatienten.

- Anämie
- Lungenembolie
- Akutes Koronarsyndrom
- Pneumonie (in der Neutropenie), inkl. Viruspneumonie (z. B. Influenza, COVID-19)
- Retentionspneumonie, Atelektase
- Pleuraerguss
- Pneumothorax
- Vorerkrankungen, z. B. COPD, Herzinsuffizienz
- Pneumonitis (Strahlenpneumonitis, autoimmun, medikamentös-toxisch)



### Welche anamnestischen Angaben können die Differenzialdiagnosen eingrenzen?

Das Bestehen von Fieber, Auswurf, Schmerzen und Vorerkrankungen.

Der Husten und die Atembeschwerden seien neu aufgetreten und würden zunehmen. Die Vitalparameter zeigen eine tachypnoeische Patientin (AF 21/min, HF 83/min, RR 130/80 mmHg, T 36,8 °C). Ein COVID-19 Antigen-Test war am Vortag negativ. In der **klinischen Untersuchung** besteht ein verlängertes Exspirium bei bekannter COPD. Es finden sich keine feuchten oder trockenen RGs und keine Beinödeme.

### Welche Untersuchungen veranlassen Sie?

Arterielle BGA (➤ Tab. 8.7), Röntgen-Thorax, Lungenfunktionsprüfung mit Bestimmung der Diffusionskapazität (➤ Abb. 8.8).

**Tab. 8.7** Kapilläre Blutgasanalyse

| | Soll | Ist |
|---|---|---|
| pH-Wert | 7,40 | 7,48 |
| $pCO_2$ (mmHg) | 38 | 30 |
| $pO_2$ (mmHg) | 78 | 73 |
| Standard-Bikarbonat (mmol/l) | | 26 |
| BE (mmol/l) | –1 | 1 |

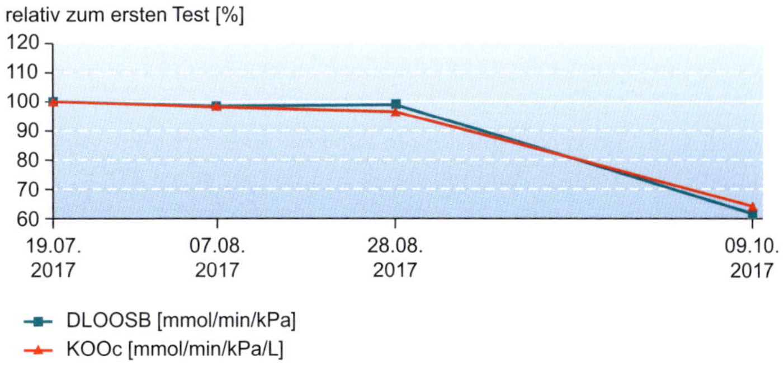


**Abb. 8.8** Verlauf der Diffusionskapazität an vier Messpunkten [L231]

## Wie interpretieren Sie die Lungenfunktion/den Verlauf?

In der kapillären Blutgasanalyse zeigt sich eine respiratorische Alkalose mit Hypoxämie trotz Hyperventilation. Die Darstellung des Verlaufs zeigt einen Abfall der Diffusionskapazität um > 30 % im Vergleich zu den Voruntersuchungen.

## Sie entscheiden sich zur Durchführung einer CT-Thorax-Untersuchung. Wie interpretieren Sie die Bilder (➤ Abb. 8.9)?

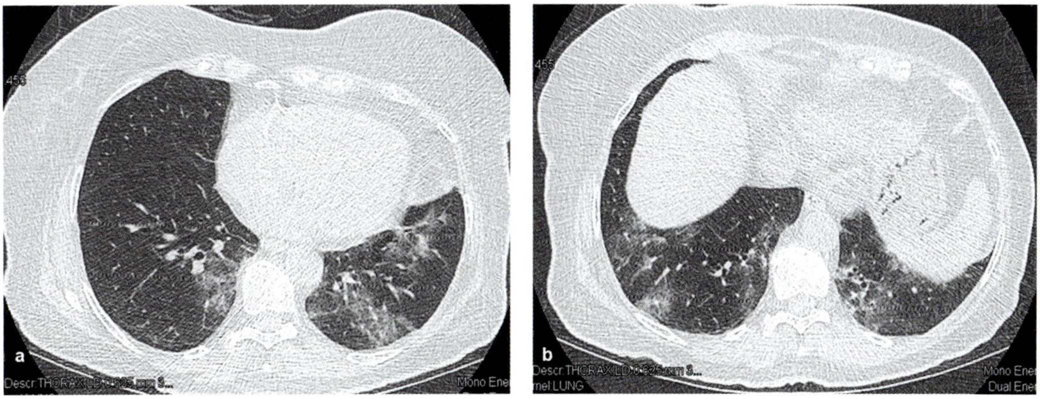


**Abb. 8.9** Axiale CT-Aufnahmen des Thorax im Lungenfenster [P527]

Die CT-Thorax-Untersuchung zeigt Milchglasinfiltrate in beiden Unterlappen, die bis an die Pleura reichen. Die Befunde sind mit einer Pneumonitis gut vereinbar, die bei der Patientin vermutlich eine Nebenwirkung der Therapie mit dem Checkpoint-Inhibitor ist (Chuzi et al. 2017, Tab. 1, Khunger et al. 2017, Results). Eine COVID-19-Erkrankung könnte sich ähnlich präsentieren und sollte bereits im Vorfeld ausgeschlossen worden sein.

## Welche weiteren diagnostischen Schritte können Ihnen bei der Diagnosestellung einer Pneumonitis helfen?

Bronchoskopie mit bronchoalveolärer Lavage und, wenn möglich, transbronchialer Biopsie.

## Welche Checkpoint-Inhibitoren sind beim Lungenkarzinom zugelassen?

Aktuell sind Checkpoint-Inhibitoren zur Erst- und Zweitlinie zugelassen: Bei hoher PD-L1-Expression im Tumorgewebe können Pembrolizumab (Antikörper gegen PD-1), Atezolizumab (Antikörper gegen PD-L1) oder Cemiplimab (Antikörper gegen PD-1) jeweils als Monosubstanz in der Erstlinie gegeben werden. Unabhängig von der PD-L1-Expression können Pembrolizumab oder Atezolizumab in der Erstlinie mit einer Chemotherapie kombiniert werden bzw. Nivolumab oder Durvalumab im Rahmen einer doppelten Checkpointblockade mit einem CTLA4-Inhibitor und Chemotherapie. Bei bereits chemotherapeutisch vorbehandelten Patienten (Zweitlinientherapie) werden die PD-1-Antikörper Pembrolizumab und Nivolumab sowie der PD-L1-Inhibitor Atezolizumab auch als Monosubstanzen eingesetzt.

## Welche anderen Nebenwirkungen (außer einer Pneumonitis) treten unter der Therapie mit Checkpoint-Inhibitoren auf?

Checkpoint-Inhibitoren können eine verstärkte Immunreaktion verursachen. Hiervon kann jedes Organ betroffen sein, sodass die Nebenwirkungen sehr vielfältig ausfallen können. Neben ansteigenden Leber- und Nierenwerten, Exanthemen, Diarrhö und Blutbildveränderungen können auch Endokrinopathien, z. B. eine Hypophysitis oder Pankreatitis, auftreten.



## Wie werden Nebenwirkungen der Immuntherapie behandelt?

Je nach Schweregrad muss die Immuntherapie pausiert oder beendet und eine immunsuppressive Therapie eingeleitet werden (Chuzi et al. 2017, Tab. 2). Die immunsuppressive Therapie einer Checkpointinhibitor-induzierten Organentzündung besteht in der Regel aus Glukokortikoiden, bei der symptomatischen Pneumonitis z. B. mit 1–2 mg/kgKG Prednisolonäquivalent pro Tag. Bei schwereren Verläufen werden aber auch Mycophenolat, Calcineurininhibitoren oder TNF-α-Blocker eingesetzt (Chuzi et al. 2017). Bei gutem Ansprechen kann die Immunsuppression reduziert und ausgeschlichen werden.

### LITERATUR

Chuzi S, et al. Clinical features, diagnostic challenges and management strategies in checkpoint inhibitor-related pneumonitis. Cancer Manag Res 2017;9:207–213.

Khunger M, et al. Incidence of pneumonitis with use of programmed death 1 and programmed death-ligand 1 inhibitors in non-small cell lung cancer: a systematic review and meta-analysis of trials. Chest 2017;152(2):271–281.

## 8.5 Leitsymptom Dyspnoe und Hustenreiz

Diego Kauffmann-Guerrero, Amanda Tufman

**KASUISTIK**

Eine 41-jährige Patientin wird aus einer externen Klinik zu Ihnen verlegt. Sie wurde am Vortag laparoskopisch einseitig ovarektomiert und hat heute akut Atemnot entwickelt. Zudem besteht etwas Husten ohne Auswurf, kein Fieber. Bei Aufnahme zeigt sich eine leicht übergewichtige Patienten mit geringer Orthopnoe, Atemfrequenz 28/min, kein eindeutiger pulmonaler Auskultationsbefund.

### Nennen Sie Ihre Verdachtsdiagnosen.

- Pneumonie
- Basale Atelektase
- Pleuraerguss
- Lungenembolie
- Pleuritis

### Welche weiterführenden Untersuchungen sind erforderlich?

- Körperliche Untersuchung
- Blutgasanalyse
- Blutbild, Entzündungsparameter, D-Dimer
- Röntgen-Thorax in zwei Ebenen
- Evtl. CT-Thorax

Bei der **körperlichen Untersuchung** finden sich über dem rechten Unterfeld ein abgeschwächtes Atemgeräusch sowie eine Dämpfung.

### Welche Differenzialdiagnosen kommen aufgrund der körperlichen Untersuchung infrage?

- Atelektase
- Pleuraerguss
- Zwerchfellhochstand

### Wie würde sich der körperliche Untersuchungsbefund bei einem Pneumothorax darstellen?

- Aufgehobenes Atemgeräusch
- Hypersonorer Klopfschall
- Tief stehende Zwerchfellgrenze auf der betroffenen Seite

## Welche Formen des Pneumothorax kennen Sie?

- Spontanpneumothorax mit den Unterformen primärer und sekundärer Spontanpneumothorax
- Traumatischer Pneumothorax

In der **BGA** findet sich eine respiratorische Partialinsuffizienz.
Die **Röntgenaufnahmen des Thorax** in zwei Ebenen sind in ➤ Abb. 8.10 und ➤ Abb. 8.11 dargestellt.

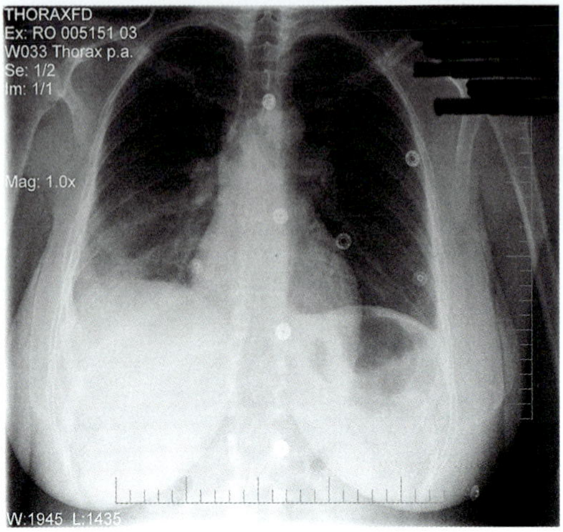


**Abb. 8.10** Röntgenaufnahme des Thorax p. a. [P090]

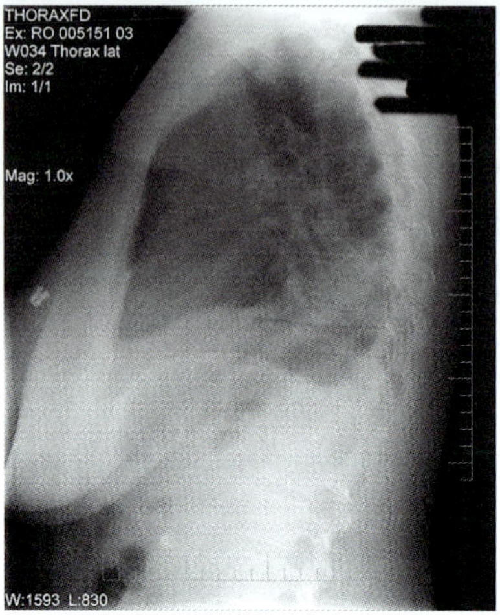


**Abb. 8.11** Röntgenaufnahme des Thorax seitlich [P090]

## Wie interpretieren Sie die Thoraxbilder?

- Zwerchfellhochstand rechts
- Flächige Verschattung rechts basal, am ehesten Unterlappen
- Kein Erguss
- Diskrete Mediastinalverziehung
- Unauffällige Hilusregion beidseits

Das D-Dimer liegt < 5 µg/ml, im Blutbild zeigt sich eine Leukozytose mit 14.000/µl. Die übrigen Laborwerte sind unauffällig.

## Wie können Sie die Verdachtsdiagnosen weiter differenzieren?

- Sonografie des Thorax zum Ausschluss bzw. Nachweis eines Ergusses
- CT des Thorax mit Kontrastmittel

Es wird eine Computertomografie des Thorax angefertigt (➤ Abb. 8.12 und ➤ Abb. 8.13).

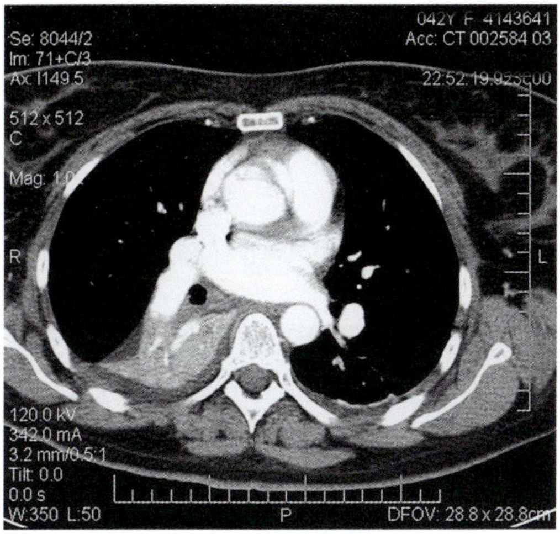


**Abb. 8.12** CT des Thorax im Weichteilfenster [P090]

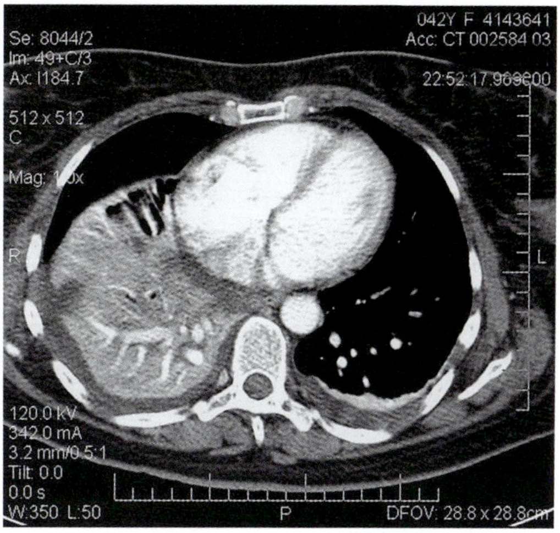


**Abb. 8.13** CT des Thorax im Weichteilfenster [P090]

## Bitte befunden Sie die beiden Schnitte.

Im CT des Thorax finden sich eine fast vollständige Atelektase des rechten Unterlappens, eine geringe Ergussbildung sowie eine unauffällige Darstellung der Pulmonalisgefäße sowie des übrigen Lungengerüsts.

Auf Nachfragen berichtet die Patientin, dass sie seit der Operation große Schmerzen im Bauch habe, die auch durch die verabreichten Schmerzmittel nicht zu beseitigen gewesen seien. Dadurch habe sie kaum husten können.

## Welche Diagnose stellen Sie?

Es handelt sich um eine Unterlappenatelektase rechts bei Sekretverlegung durch postoperativ schmerzbedingt eingeschränkten Hustenreiz. Eine Lungenembolie ist aufgrund des normalwertigen D-Dimers sowie des CT-Befunds ausgeschlossen.

## Welche Vorgehensweise wählen Sie nun?

- Sekretmobilisierung durch Krankengymnastik und CPAP-Beatmung
- Adäquate Schmerztherapie
- Bronchoskopie zur Sekretabsaugung und zum Ausschluss einer lokalen Stenose

In der **Bronchoskopie** zeigt sich viel gelbliches Atelektasensekret im Bereich der dorsalen Unterlappenostien. Viel Sekret kann abgesaugt werden, allerdings zeigt sich, dass immer neues Sekret von unten nachkommt.
Durch ausreichende Analgesie gelingt es, einen regelrechten, schmerzfreien Hustenstoß zu erzielen. Die Patientin wird mobilisiert. Mittels CPAP-Beatmung und Krankengymnastik kann weiter viel Sekret abgehustet werden.
Am Folgetag wird eine erneute Bronchoskopie vorgenommen, dabei kann erneut viel Sekret abgesaugt werden. Die Patientin fühlt sich rasch besser und kann jetzt auch selbstständig aufstehen.

## Welche Verlaufskontrolle halten Sie für sinnvoll?

- Blutgasanalysen
- Lungenfunktion mit Spirometrie (Lungenvolumina)
- Röntgen-Thorax

Drei Tage nach Aufnahme in Ihre Klinik werden folgende **Röntgenaufnahmen** angefertigt (➤ Abb. 8.14 und ➤ Abb. 8.15).

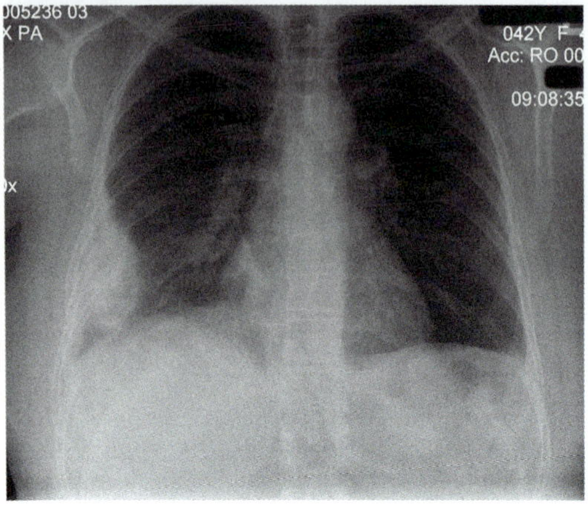


**Abb. 8.14** Röntgen-Thorax p. a. 3 Tage nach Aufnahme [P090]

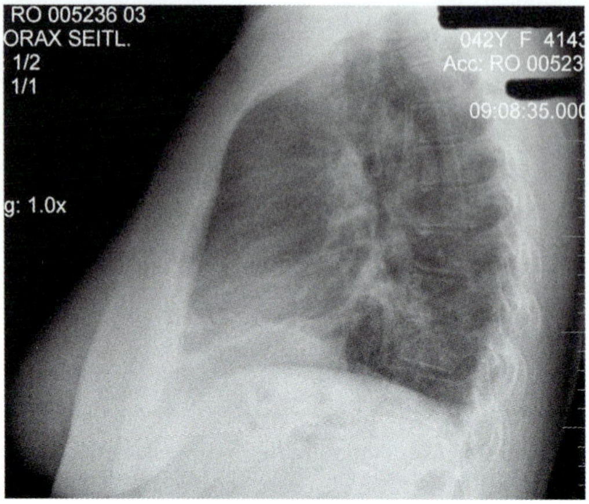


**Abb. 8.15** Röntgen-Thorax seitlich 3 Tage nach Aufnahme [P090]

## Wie beurteilen Sie die Röntgenaufnahmen nach drei Tagen?

- Rückbildung der flächigen Verschattung rechts dorsobasal
- Verdacht auf einen neu aufgetretenen gekammerten Erguss rechts basolateral

8

## Mit welcher Methode können Sie am raschesten einen Erguss feststellen?

Sonografie des Thorax.

## Welche drei Einteilungskriterien für Pleuraergüsse kennen Sie?

- Transsudat – Exsudat
- Einteilung nach Pathogenese
- Einteilung nach Lokalisation

(Roberts et al. 2023, S. 34–39)

## Nennen Sie drei mögliche Pathogenesen für Pleuraergüsse. Sechs sind genannt.

- Erhöhter hydrostatischer Druck (kardial bedingt)
- Verminderter onkotischer Druck (Eiweißmangel)

- Vermehrter negativer Druck im Pleuraspalt (durch Atelektase)
- Erhöhte Permeabilität im Mikrozirkulationsbereich (bei Entzündung oder Tumor)
- Resorptionsstörung (durch Fibrose oder Tumor)
- Transdiaphragmaler Flüssigkeitstransport über Lymphgefäße (bei Abszess oder Pankreatitis)

### Nennen Sie drei mögliche Lokalisationen für Pleuraergüsse. Vier sind genannt.

- Subpulmonal
- Kostophrenischer Winkel
- Interlobär
- Gekammert

### Wie kann also die Genese des Ergusses weiter differenziert werden?

- Ergusspunktion
- Bestimmung von Eiweiß, pH, BZ, LDH, Leukozyten in Erguss und Blut
- Zytologische Untersuchung
- Bakteriologische Untersuchung

### Wie unterscheiden sich Transsudat und Exsudat?

- Eiweißquotient Pleuraerguss/Serum > 0,5 oder
- LDH-Erguss > 200 U/l oder
- Quotient LDH Erguss/Serum > 0,6 → Exsudat

### Welche Ergussursachen sind denkbar und welche ist die wahrscheinlichste?

Möglich sind ein parapneumonischer Erguss und eine Ergussbildung durch Atelektasentzug (e vacuo).



### Sind weitere invasive Maßnahmen notwendig?

Nein, es kann vorerst abgewartet und weiter eine intensive physikalische Therapie durchgeführt werden.

> Nach 2 weiteren Tagen erfolgt eine sonografische Kontrolle, die eine weitgehende Rückbildung des rechtsseitigen Ergusses zeigt. Die Patientin wird schließlich in die Anschlussheilbehandlung entlassen.

**LITERATUR**

Roberts ME, Rahman NM, Maskell NA On behalf of the BTS Pleural Guideline Development Group, et al. British Thoracic Society Guideline for pleural disease. Thorax 2023;78(Suppl 3):s1–s42.

## 8.6 Leitsymptom akut zunehmende Dyspnoe

Kathrin Kahnert, Amanda Tufman

**KASUISTIK**

Ein 72-jähriger Patient stellt sich bei Ihnen wegen akut zunehmender Dyspnoe vor. Zuvor hatte er sich bei einem Kardiologen untersuchen lassen, der nach einer invasiven kardialen Diagnostik die Diagnose einer koronaren Eingefäßerkrankung mit eingeschränkter linksventrikulärer Funktion ohne interventionsbedürftige Koronarstenose stellte. Die kardialen Befunde erklären die Dyspnoe nicht ausreichend.

### Wodurch könnte die Dyspnoe noch verursacht werden?

- Chronische Bronchitis, COPD
- Asthma bronchiale
- Interstitielle Lungenerkrankung
- Lungenembolie
- Anämie
- Pulmonale Hypertonie

### Wonach fragen Sie?

- Vorbestehender chronischer Husten
- Auswurf
- Nikotinabusus
- Allergien
- Lungenerkrankungen in der Familie
- Berufsanamnese

8

### Wann liegt nach Definition der WHO eine chronische Bronchitis vor?

Bei Husten und Auswurf über ≥ 3 Monate in ≥ 2 aufeinanderfolgenden Jahren.

### Welche Untersuchung würden Sie als Erstes machen?

Eine Lungenfunktionsprüfung, wenn möglich, einschließlich Bodyplethysmografie.

Der Patient gibt an, dass er seit mindestens 5 Jahren vor allem bei körperlicher Belastung regelmäßig starke Atemnot verspüre. Es träten dabei auch Hustenanfälle und ein wenig weißlicher Auswurf auf. Insgesamt sei es in den beiden letzten Jahren zu einer Verschlechterung gekommen.
Der Patient war Lokführer, ist bereits seit 16 Jahren berentet. Vor 20 Jahren habe er mit dem Rauchen aufgehört.
Es wird eine Lungenfunktionsprüfung durchgeführt.

## Wie beurteilen Sie die Lungenfunktion (➤ Abb. 8.16 und ➤ Tab. 8.8)?

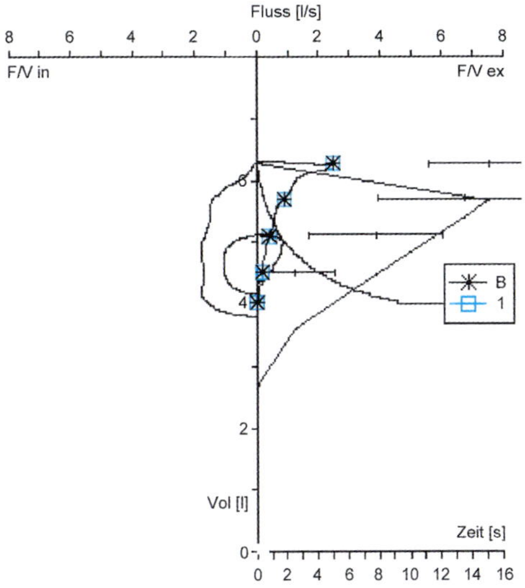


**Abb. 8.16** Exspiratorische Fluss-Volumen-Kurve und Tiffeneau-Manöver [P090]

**Tab. 8.8** Bodyplethysmografie

| Parameter | Soll | Messwert | % Soll |
|---|---|---|---|
| R tot (kPa*s/l) | 0,3 | 0,84 | 280,8 |
| ITGV (l) | 3,53 | 4,32 | 122,4 |
| SR tot (kPa*s) | 1,18 | 3,98 | 338,2 |
| ERV (l) | 0,97 | 0,4 | 41,2 |
| RV (l) | 2,56 | 3,92 | 153,1 |
| TLC (l) | 6,5 | 6,36 | 97,7 |
| RV% TLC | 41,65 | 61,63 | 148 |
| VC MAX | 3,73 | 2,44 | 65,4 |
| $FEV_1$ (l) | 2,76 | 0,97 | 35,2 |
| $FEV_1$ % VC MAX | 74,43 | 39,81 | 53,5 |
| PEF (l/s) | 7,54 | 2,45 | 32,5 |
| MEF 25 (l/s) | 1,25 | 0,15 | 12,2 |
| MEF 50 (l/s) | 3,89 | 0,36 | 9,3 |
| MEF 75 (l/s) | 6,75 | 0,88 | 13 |
| PIF (l/s) | | 1,83 | |

Es liegt eine schwere obstruktive Ventilationsstörung vor.

## Welche Verdachtsdiagnose stellen Sie?

Es könnte sich um eine chronisch-obstruktive Bronchitis handeln.

## Was ist Ihre nächste diagnostische Maßnahme?

Die Lungenfunktion sollte nach Inhalation eines bronchodilatatorisch wirksamen Medikaments wiederholt werden: primär inhalativ ein $\beta_2$-Mimetikum, eventuell zusätzlich ein Anticholinergikum.

Es wird eine Lungenfunktionsprüfung nach Inhalation von Salbutamol durchgeführt.

## Wie beurteilen Sie jetzt die Lungenfunktion (➤ Abb. 8.17 und ➤ Tab. 8.9)?

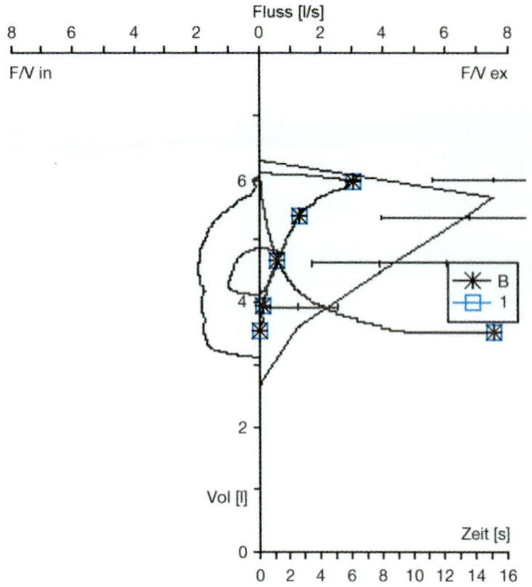


**Abb. 8.17** Exspiratorische Fluss-Volumen-Kurve und Tiffeneau-Manöver [P090]

**Tab. 8.9** Bodyplethysmografie

| Parameter | Soll | Messwert | % Soll |
|---|---|---|---|
| R tot (kPa*s/l) | 0,3 | 0,48 | 158,5 |
| ITGV (l) | 3,53 | 4,09 | 115,9 |
| SR tot (kPa*s) | 1,18 | 2,14 | 182,1 |
| ERV (l) | 0,97 | 0,82 | 84,2 |
| RV (l) | 2,56 | 3,27 | 127,9 |
| TLC (l) | 6,5 | 6,14 | 94,4 |
| RV% TLC | 41,65 | 53,31 | 128 |
| VC MAX (l) | 3,73 | 2,87 | 76,8 |
| $FEV_1$ (l) | 2,76 | 1,32 | 47,7 |
| $FEV_1$ % VC MAX | 74,43 | 45,94 | 61,7 |
| PEF (l/s) | 7,54 | 3,01 | 39,9 |
| MEF 25 (l/s) | 1,25 | 0,12 | 9,9 |
| MEF 50 (l/s) | 3,89 | 0,56 | 14,4 |
| MEF 75 (l/s) | 6,75 | 1,3 | 19,2 |
| PIF (l/s) | | 1,98 | |

Es liegt eine schwere obstruktive Ventilationsstörung vor, die nach Inhalation eines $\beta_2$-Mimetikums teilreversibel ist.

## Was bedeutet die Abkürzung COPD und welche zwei wesentlichen Hauptgruppen sollten unterschieden werden?

COPD steht für Chronic Obstructive Pulmonary Disease. Unterschieden werden Emphysem und chronische Bronchitis mit Obstruktion.

8

## Nennen Sie angeborene/frühkindliche Risikofaktoren für die Entwicklung einer COPD.

- $\alpha_1$-Antitrypsin-Mangel
- Bronchiale Hyperreagibilität
- Störungen des Lungenwachstums

## Welches sind die erworbenen Risikofaktoren für die Entwicklung einer COPD?

- Zigarettenrauchen
- Berufsbedingte Noxen
- Häufige Atemwegsinfektionen in der Kindheit
- Umwelteinflüsse

## Welche diagnostischen Verfahren führen Sie bei diesem Patienten in Ergänzung zu Anamnese und Lungenfunktion durch und warum?

- Röntgen-Thorax: zum Ausschluss anderer Ursachen, z. B. Raumforderungen, pneumonische Infiltrate
- Entzündungsparameter im Labor: zur Klärung einer möglichen infektiösen bakteriellen Ursache der Verschlechterung (die meisten infektiös ausgelösten Verschlechterungen einer COPD sind viral bedingt)
- Sputumkultur evtl. bei grünlich oder bräunlich verfärbtem Sputum

## Welche Laborparameter sind bei der Erstabklärung einer chronisch-obstruktiven Lungenerkrankung (COPD), vor allem bei Auftreten im jüngeren Erwachsenenalter und beim Nichtraucher, sinnvoll?

- $\alpha_1$-Antitrypsin ($\alpha_1$-Proteinaseninhibitor)
- Immunglobulin G, ggf. mit nachfolgenden Subklassen

## Von welchen Erkrankungen sollte die COPD vor allem abgegrenzt werden?

- Asthma bronchiale (Ein Asthma-COPD-Overlap-Syndrom ist auch möglich.)
- Zilien-Dyskinesie-Syndrom, Kartagener-Syndrom, Bronchiektasen, Mukoviszidose
- Linksherzinsuffizienz
- Bronchiolitis obliterans

## Wodurch unterscheidet sich die COPD vom Asthma?

- Meist höheres Lebensalter
- Bei chronischer Bronchitis Husten und Auswurf
- Primär Atemnot bei Belastung
- Obstruktion durch Gabe von Bronchodilatatoren meist nicht oder wenig reversibel



## Welchen Auskultationsbefund erwarten Sie bei einer COPD?

- Abgeschwächtes Atemgeräusch, falls ein Emphysem vorliegt
- Leise Herztöne, falls ein Emphysem vorliegt
- Pfeifende Atemgeräusche, besonders bei forcierter Exspiration, falls eine aktuelle Obstruktion vorliegt oder eine stärkere bronchiale Instabilität besteht

## Welche Lungenfunktionsuntersuchungen korrelieren relativ gut mit dem pathologisch-anatomischen Schweregrad eines Lungenemphysems?

- CO-Diffusionskapazität
- Intrathorakales Gasvolumen (funktionelle Residualkapazität), falls zum Untersuchungszeitpunkt keine relevante Obstruktion vorliegt

## Gibt es einen internationalen Vorschlag zur Einteilung und zum Management der COPD?

Die Schweregradeinteilung der stabilen COPD erfolgt mittels $FEV_1$-Werten (% vom Soll), gemessen nach Gabe eines Bronchodilatators (Einteilung der GOLD-Stadien I–IV). Zusätzlich werden die Häufigkeit von Exazerbationen und die subjektive Atemnot zur Einteilung in die GOLD-Gruppen A–D verwendet( ➤ Abb. 8.18).

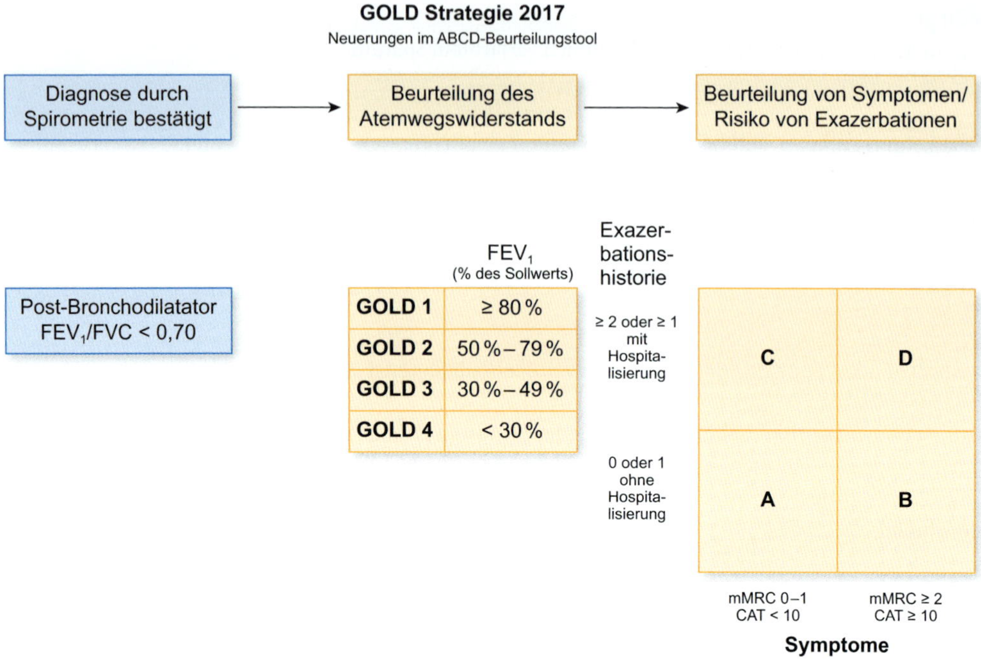


**Abb. 8.18** Schweregradeinteilung der stabilen COPD (nach Global Initiative for Obstructive Lung Disease, zuletzt aktualisiert 2017): Zur Beurteilung der Obstruktion erfolgt eine Einteilung in GOLD 1–4 anhand der postbronchodilatatorisch gemessenen $FEV_1$. Die Einteilung der GOLD Gruppen A–D erfolgt basierend auf der Symptombeurteilung anhand von mMRC oder CAT sowie der Exazerbationshäufigkeit. mMRC: modified Medical Research Council dyspnoea scale; CAT: COPD Assessment Test (Modifiziert nach ©2017 Global Initiative for Chronic Obstructive Lung Disease, all rights reserved) [W1024]

8

## Erklären Sie kurz die Therapie der COPD.

- Nichtpharmakologische Therapien: Raucherentwöhnung, körperliche Aktivität, Impfung (Grippe, Pneumokokken, Pertussis), bei GOLD-B–D-Lungenrehabilitation
- Pharmakologische Therapien:
  - GOLD A: bei Bedarf kurz wirksame $\beta_2$-Sympathomimetika und/oder Anticholinergika
  - GOLD B: Behandlung mit einem langwirksamen Bronchodilatator ($\beta_2$-Sympathomimetika [LABA] oder Anticholinergika [LAMA]), bei schwerer Symptomatik zwei Bronchodilatatoren aus unterschiedlichen Klassen
  - GOLD C und D: Bei bislang unbehandelten Patienten sollte die Therapie mit einem langwirksamen Anticholinergikum erfolgen, bei Patienten mit ausgeprägter Symptomatik (Gruppe D) sollte eine duale Bronchodilatation eingeleitet werden (LABA + LAMA). Inhalative Glukokortikoide (ICS) sollten früh eingesetzt werden, falls Anzeichen für ein sog. Asthma-COPD-Overlap-Syndrom bestehen. Kommt es unter der dualen Bronchodilatation zu weiteren Exazerbationen, kann eine Therapieintensivierung

hingehend zu einer Tripel-Therapie (LABA/LAMA/ICS) erfolgen, alternativ die Kombination LABA/ ICS.

- Zur Prävention von Exazerbationen kann bei Patienten mit chronischer Bronchitis und einer $FEV_1 < 50\,\%$/Soll Roflumilast eingesetzt werden.
- Weitere Therapieoptionen bei fortgeschrittener Krankheit: Langzeit-$O_2$-Therapie, Lungenvolumenreduktion, Lungentransplantation.

## Besteht bei der COPD eine Indikation für systemische Glukokortikoide?

Eine Indikation besteht nur im Rahmen einer schweren Exazerbation, für eine möglichst kurze Zeitspanne.

Unter einer Therapie mit Tiotropium inhalativ und einem lang wirksamen $\beta_2$-Sympathomimetikum inhalativ kommt es zu einer deutlichen Besserung der Beschwerden.
Drei Wochen später wird eine erneute Lungenfunktionsprüfung durchgeführt.

## Wie beurteilen Sie jetzt die Lungenfunktion (➤ Abb. 8.19 und ➤ Tab. 8.10)?

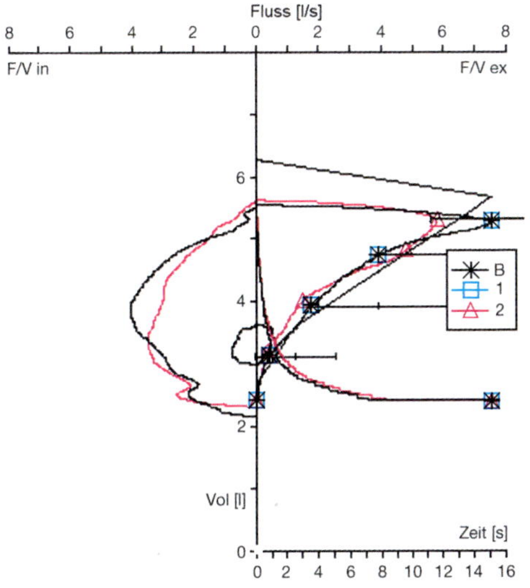


**Abb. 8.19** Exspiratorische Fluss-Volumen-Kurve und Tiffeneau-Manöver [P090]

**Tab. 8.10** Bodyplethysmografie

| | Soll | Messwert | % Soll |
|---|---|---|---|
| R tot (kPa*s/l) | 0,30 | 0,13 | 42,4 |
| ITGV (l) | 3,53 | 3,07 | 87,0 |
| SR tot (kPa*s) | 1,18 | 0,43 | 36,5 |
| ERV (l) | 0,97 | 0,74 | 76 % |
| RV (l) | 2,56 | 2,33 | 91,2 |
| TLC (l) | 6,50 | 5,66 | 87,0 |
| RV% TLC | 41,65 | 41,56 | 99,8 |
| VC MAX (l) | 3,73 | 3,28 | 87,9 |
| $FEV_1$ (l) | 2,76 | 2,29 | 82,9 |
| $FEV_1$ % VC MAX | 74,43 | 69,72 | 93,7 |
| PEF (l/s) | 7,54 | 7,55 | 100,1 |
| MEF 25 (l/s) | 1,25 | 0,39 | 31,5 |
| MEF 50 (l/s) | 3,89 | 1,73 | 44,5 |
| MEF 75 (l/s) | 6,75 | 3,88 | 57,4 |
| PIF (l/s) | | 4,08 | |

- Keine Obstruktion
- Geringe Restriktion

## Wie lautet im Nachhinein Ihre Diagnose zum Zeitpunkt der Erstvorstellung?

Es handelte sich um die akute Exazerbation einer chronisch-obstruktiven Lungenkrankheit.

### Welche zusätzlichen Maßnahmen sollte man Patienten mit COPD empfehlen?

- Absolute Nikotinkarenz, Raucherentwöhnung
- Influenza-, Pneumokokken- und Pertussisimpfung
- Atemtherapie, ggf. frühzeitig Rehabilitation mit Rekonditionierung
- In Phasen einer vermehrten Sekretion mit schwer abhustbarem Sekret unter Umständen Sekretolyse

### In welcher Situation darf derzeit die Indikation zur nichtinvasiven Beatmung einer COPD als gesichert gelten?

Die nichtinvasive Beatmung wird bei konservativ nicht beherrschbarer akuter Exazerbation einer COPD empfohlen. Ferner wird eine Langzeit-NIV bei einer Ermüdung der Atempumpe im stabilen Krankheitsverlauf, d. h. bei einer Hyperkapnie ($p_aCO_2 > 53$ mmHg), die mindestens 2 Wochen nach Beendigung der Akutbeatmung fortbesteht, empfohlen.

### Wodurch ist eine Exazerbation gekennzeichnet?

- Vermehrte Dyspnoe
- Vermehrter Husten
- Vermehrter Auswurf

### Welche Therapie ordnen Sie in steigender Reihenfolge bei einer Exazerbation an?

- Steigerung der Bronchodilatatoren
- Antibiotikum bei Hinweis auf eine bakterielle Infektion (Sputumpurulenz)
- Systemische Glukokortikoide

8

#### LITERATUR

Bundesärztekammer (BÄK), Kassenärztliche Bundesvereinigung (KBV), Arbeitsgemeinschaft der Wissenschaftlichen Medizinischen Fachgesellschaften (AWMF). Nationale VersorgungsLeitlinie COPD – Teilpublikation der Langfassung, 2. Aufl. AWMF-Registernr. nvl-003. Version 1 vom 25.06.2021, gültig bis 25.06.2026 (110 Seiten).

Global Initiative for Chronic Obstructive Lung Disease Global strategy for the diagnosis, management, and prevention of chronic obstructive pulmonary disease. https://goldcopd.org2021.

Vogelmeier CF, et al. Global strategy for the diagnosis, management, and prevention of chronic obstructive lung disease 2017 report. GOLD executive summary. Am J Respir Crit Care Med 2017;195(5):557–582.

## 8.7 Leitsymptom anfallsweise Dyspnoe

Kathrin Kahnert, Amanda Tufman

#### KASUISTIK

Ein 22-jähriger Mann stellt sich bei Ihnen im März vor, weil am Vortag erstmalig ein schwerer Atemnotanfall aufgetreten war.

## Nach welchen Punkten fragen Sie?

- Art des Anfalls: in Ruhe, unter Belastung, nachts
- Hörbares Atemgeräusch während des Anfalls
- Thorakale Schmerzen
- Sonstige Erkrankungen
- Familienanamnese

Der Anfall ist nach einem kurzen Lauf aufgetreten. Der Patient hörte dabei ein leises Giemen während des Atmens. Schmerzen bestanden nicht.
Der Patient war nie im Krankenhaus, internistische Erkrankungen seien ihm nicht bekannt. Die Mutter des Patienten leidet an einer Insektenstichallergie.

## Wie lautet Ihre derzeitige Verdachtsdiagnose?

Es könnte ein Asthma bronchiale vorliegen.

## Wie lautet die Definition des Asthma bronchiale?

Anfallsweise Atemnot bei hyperreagiblem Bronchialsystem mit variabler Atemwegsobstruktion und Entzündung der Atemwege.

## Welche Erkrankung ist bei anfallsweiser Atemnot, die mit hörbaren Atemgeräuschen einhergeht, differenzialdiagnostisch zu berücksichtigen? Dies gilt vor allem für Situationen, in denen kein adäquates Ansprechen auf die bronchodilatatorische Therapie erfolgt.

Bei einer Funktionsstörung der Stimmbänder kann es zu einer Stenosierung im Larynx kommen, die ein Asthma bronchiale vortäuschen kann. Die Bezeichnung für diese Erkrankung ist Vocal Cord Dysfunction.



## Welche weiteren anamnestischen Aspekte interessieren Sie?

- Hinweise auf eine allergische Erkrankung des Patienten wie Neurodermitis oder Heuschnupfen
- Berufliche Exposition
- Haustiere
- Inhalatives Zigarettenrauchen

Als Säugling bzw. Kleinkind habe er Probleme mit Milchschorf und einer Neurodermitis gehabt. Seit dem 8. Lebensjahr leide er unter Augenjucken und Niesreiz in den Monaten Februar bis April. Er rauche nicht. Eine berufliche Exposition liege bei seiner Bürotätigkeit nicht vor. Haustiere werden nicht gehalten.

## Welche Form des Asthma bronchiale liegt vermutlich vor?

Ein allergisches Asthma bronchiale.

## Welche weiteren Asthma-Formen unterscheidet man?

- Nichtallergisches Asthma bronchiale: Auslöser sind u. a. kalte Luft, Schmerzmittel (ASS), körperliche Belastung
- Mischformen sind möglich

Weitere Asthma-Formen werden oft anhand der Art bzw. Verteilung der Symptome beschrieben:

- Nächtliches Asthma
- Husten-/Cough-Variant-Asthma
- Saisonales Asthma
- „Late-onset"-Asthma (Auftreten im hohen Lebensalter)
- Belastungsinduzierbares Asthma bronchiale (Anstrengungsasthma)
- Pharmakologisch ausgelöstes Asthma bronchiale
- Chemisch-irritatives Asthma bronchiale

## Welche aktuelle Sensibilisierung vermuten Sie?

Früh blühende Bäume wie Hasel und Erle.

## Welche diagnostischen Untersuchungen veranlassen Sie?

- Lungenfunktionsprüfung
- Allergie-Hauttest
- Entzündungsparameter im Labor, Bluteosinophilie
- Je nach Ergebnis des Hauttests spezifische IgE im Serum



> Es findet sich eine Eosinophilie von 5 % bei einer Gesamtleukozytenzahl von 6.500/µl.

## Hilft Ihnen diese Information für die Unterscheidung zwischen allergischem und nichtallergischen Asthma bronchiale?

Nein. Eine Bluteosinophilie kann bei allen Asthma-Formen vorkommen.

> Im **Hauttest** findet sich eine +++-positive Reaktion auf Hasel- und Erlenpollen. Es wird eine Lungenfunktionsprüfung durchgeführt.

Interpretieren Sie die dargestellte Lungenfunktion (> Abb. 8.20, > Abb. 8.21 sowie > Tab. 8.11, > Tab. 8.12).

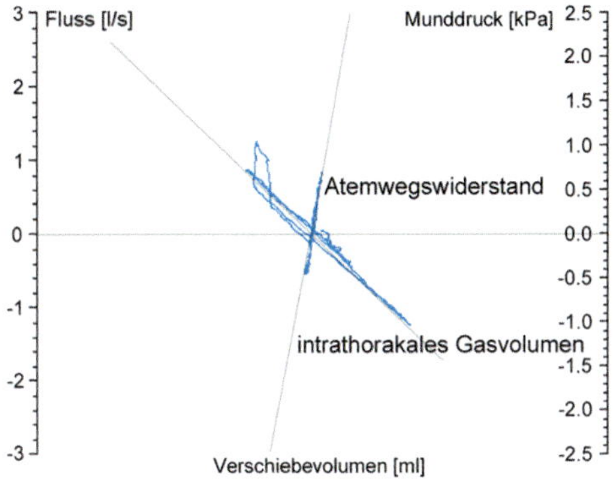


**Abb. 8.20** Bodyplethysmografische Messung von Atemwegswiderstand und intrathorakalem Gasvolumen (bodyplethysmografisch ermittelte funktionelle Residualkapazität [FRC]) [P090]

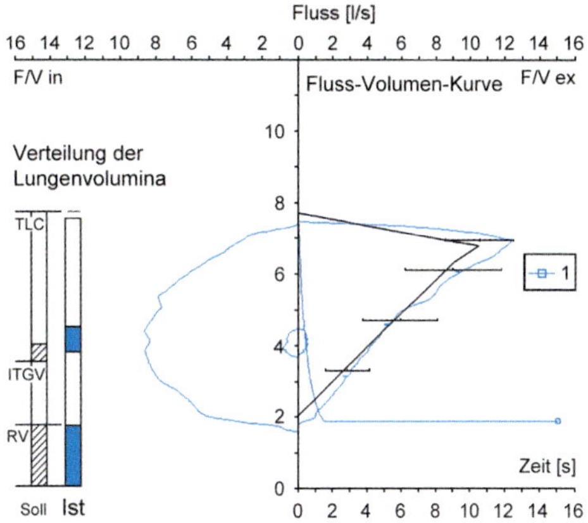


**Abb. 8.21** Spirometrie, Fluss-Volumen-Kurve und Volumenverteilung im Vergleich zum Normalwert bzw. Normalbereich. Die normalen Verhältnisse sind in Blau dargestellt [P090]

**Tab. 8.11** Blutgase in Ruhe

| | Soll | Messwert | % Soll |
|---|---|---|---|
| pH-Wert | 7,40 | 7,42 | 100,2 |
| $CO_2$-Partialdruck (mmHg) | 38,03 | 41,30 | 108,6 |
| $O_2$-Partialdruck (mmHg) | 77,93 | 90,00 | 115,5 |
| Standardbikarbonat (mmol/l) | | 26,00 | |
| Basenüberschuss (mmol/l) | 0,90 | | |
| Belastung (W) Insp. $O_2$-Fraktion | | 0,21 | |

**Tab. 8.12** Werte der Bodyplethysmografie, Spirometrie und Fluss-Volumen-Kurve

| | Soll | Messwert | % Soll |
|---|---|---|---|
| R tot (kPa*s/l) | 0,30 | 0,14 | 46,9 |
| ITGV (l) | 3,49 | 3,78 | 108,4 |
| SR tot (kPa*s) | 1,18 | 0,58 | 49,6 |
| ERV (l) | 1,77 | 2,11 | 119,4 |
| RV (l) | 1,76 | 1,67 | 95,0 |
| TLC (l) | 7,78 | 7,54 | 96,8 |
| RV% TLC | 23,71 | 22,14 | 93,4 |
| VC MAX (l) | 6,00 | 5,87 | 97,8 |
| $FEV_1$ (l) | 4,78 | 5,10 | 106,6 |
| $FEV_1$ % VC MAX | 82,71 | 86,91 | 105,1 |
| PEF (l/s) | 10,50 | 12,35 | 117,7 |
| MEF 25 (l/s) | 2,86 | 2,74 | 95,8 |

8

**Tab. 8.12** Werte der Bodyplethysmografie, Spirometrie und Fluss-Volumen-Kurve *(Forts.)*

| | Soll | Messwert | % Soll |
|---|---|---|---|
| MEF 50 (l/s) | 5,92 | 5,11 | 86,3 |
| MEF 75 (l/s) | 8,96 | 9,21 | 102,8 |
| PIF (l/s) | | 8,67 | |

- **BGA:** Normoxämie, grenzwertig normaler Säure-Basen-Haushalt.
- **Spirometrie und Fluss-Volumen-Kurve:** keine restriktive oder obstruktive Ventilationsstörung, kein Hinweis auf Bronchialkollaps.
- **Bodyplethysmografie:** normaler Atemwegswiderstand, keine Überblähung

## Welche Veränderungen würden Sie auf den Röntgenaufnahmen des Thorax erwarten?

Keine Auffälligkeiten, da das Asthma bronchiale in frühen Stadien primär keine röntgenologisch sichtbaren Veränderungen der Lunge hervorruft, der Patient akut keinen Asthmaanfall hat und im Intervall keine Überblähung vorliegt.

## Sie haben damit eine weitgehend normale Lungenfunktionsuntersuchung, eine geringe Bluteosinophilie und eine Sensibilisierung im Hauttest gegen früh blühende Bäume. Welche zwei Methoden können Sie zur weiteren Klärung des Krankheitsbildes als Nächstes einsetzen?

- Unspezifische bronchiale Provokation
- Ambulante Peak-Flow-Messungen
- Bestimmung des exhalierten NO

8

## Bitte erklären Sie Sinn und Hintergrund dieser beiden Untersuchungen.

Ein entscheidendes Kriterium eines Asthma bronchiale ist die gesteigerte Empfindlichkeit des Bronchialsystems auf unspezifische Reize, wie Rauch, Staub, Gerüche und Kälte. Diese unspezifische bronchiale Hyperreagibilität kann im Labor durch die Provokation mit z. B. pharmakologischen Substanzen, wie Acetylcholin oder Methacholin, nachgestellt werden.

Die Lungenfunktion weist eine zirkadiane Rhythmik auf. Eine einfache ambulante Methodik, um diese Schwankungen zu erfassen, ist die Messung des exspiratorischen Spitzenflusses (Peak-Flow) an vorgegebenen Zeitpunkten während des Tages. Beim Asthma bronchiale liegt im Vergleich zum Gesunden eine gesteigerte Schwankung der Lungenfunktion, hier des exspiratorischen Peak-Flows, vor.

Es wird ein unspezifischer bronchialer Provokationstest durchgeführt (➤ Abb. 8.22 und ➤ Abb. 8.23).

Wie lautet Ihre Interpretation der unspezifischen Provokation (➤ Abb. 8.22, ➤ Abb. 8.23 sowie ➤ Tab. 8.13)?

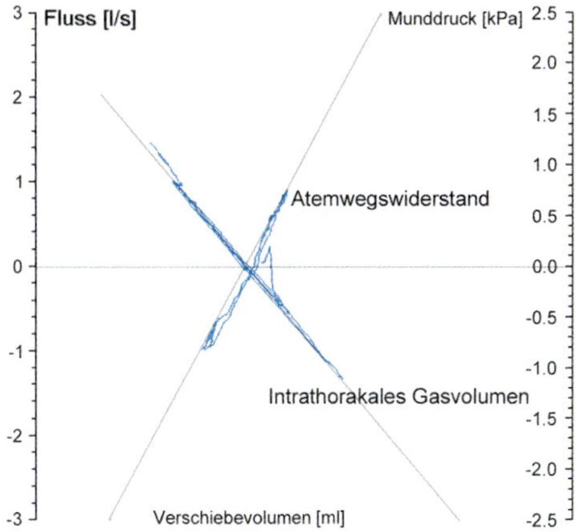


**Abb. 8.22** Bodyplethysmografische Messung von Atemwegswiderstand und intrathorakalem Gasvolumen (bodyplethysmografisch ermittelte funktionelle Residualkapazität [FRC]) nach unspezifischer bronchialer Provokation [P090]

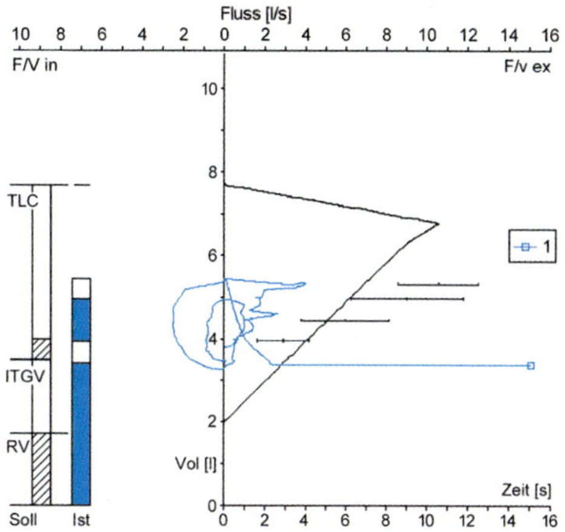


**Abb. 8.23** Spirometrie, Fluss-Volumen-Kurve und Volumenverteilung nach unspezifischer bronchialer Provokation. Die normalen Verhältnisse sind in Blau dargestellt [P090]

**Tab. 8.13** Werte der Bodyplethysmografie, Spirometrie und Fluss-Volumen-Kurve nach unspezifischer Provokation

| | Soll | Messwert | % Soll |
|---|---|---|---|
| R tot (kPa*s/l) | 0,30 | 0,56 | 187,8 |
| ITGV (l) | 3,49 | 3,95 | 113,4 |
| SR tot (kPa*s) | 1,18 | 2,52 | 214,3 |
| ERV (l) | 1,77 | 0,52 | 29,3 |
| RV (l) | 1,76 | 3,44 | 195,5 |
| TLC (l) | 7,78 | 5,49 | 70,6 |
| RV% TLC | 23,71 | 62,53 | 263,7 |
| VC MAX (l) | 6,00 | 2,06 | 34,3 |
| $FEV_1$ (l) | 4,78 | 1,50 | 31,3 |
| $FEV_1$ % VC MAX | 82,71 | 72,76 | 88,0 |
| PEF (l/s) | 10,50 | 3,81 | 36,3 |
| MEF 25 (l/s) | 2,86 | 0,55 | 19,3 |
| MEF 50 (l/s) | 5,92 | 1,24 | 20,9 |
| MEF 75 (l/s) | 8,96 | 1,71 | 19,1 |
| PIF (l/s) | | 2,54 | |

Es besteht der Hinweis auf ein hyperreagibles Bronchialsystem, da ein Abfall des $FEV_1$ um mehr als 20 % und ein Anstieg des spezifischen Atemwegswiderstands um mehr als 100 % zu beobachten sind.

## Ist damit die Diagnose eines exogen-allergischen Asthma bronchiale hinreichend nachgewiesen?

Ja. Anamnestisch liegt ein belastungsinduzierbares Asthma bronchiale vor. Es besteht anamnestisch eine saisonale Rhinitis und Conjunctivitis allergica. Bei den Untersuchungen fanden sich eine dazu passende allergische Sensibilisierung im Prick-Test und ein unspezifisch hyperreagibles Bronchialsystem bei in Ruhe weitgehend normaler Lungenfunktion.

## Ist zu diesem Zeitpunkt eine weitere Abklärung notwendig?

Nein.

## Wie ist Ihr weiteres therapeutisches Vorgehen?

Kurz wirksames $\beta_2$-Mimetikum bei Bedarf, da einmaliges Ereignis und weiterer Krankheitsverlauf noch nicht beurteilbar. Alternativ anhand des SMART-Konzeptes ein Bedarfsspray mit ICS/Formoterol.

## Welches sind die wesentlichen medikamentösen Prinzipien in der Therapie eines Asthma bronchiale?

(BÄK, KBV und AWMF 2020, GINA)

- Antientzündliche Therapie mit einem inhalativen Glukokortikoid
- Bronchodilatation mit einem inhalativen $\beta_2$-Mimetikum
- Bronchodilatation mit einem inhalativen Anticholinergikum
- Bei schwerem Asthma bronchiale an neue zielgerichtete Therapien, z. B. Anti-IgE und gegen IL-5 gerichtete Therapien, denken



## Welche Applikationsformen werden bei der inhalativen, insbesondere antientzündlichen Therapie des Asthma bronchiale bevorzugt?

Pulverinhalatoren oder Dosieraerosole mit Spacer ergeben die günstigste Deposition bei geringer Deposition in Mund und Rachen (damit reduzierte Nebenwirkungsrate, insbesondere der inhalativen Glukokortikoide) und relativ geringem Aufwand.

## Welche Formen von inhalativen $\beta_2$-Mimetika unterscheiden Sie?

- Kurz wirksame $\beta_2$-Mimetika, z. B. Salbutamol
- Lang wirksame $\beta_2$-Mimetika:
  a) Mit schnellem Wirkungseintritt, z. B. Formoterol
  b) Mit verzögertem Wirkungseintritt, z. B. Salmeterol

## Wie würden Sie den Patienten behandeln, wenn er an 2–3 Tagen pro Woche in der Nacht Beschwerden hätte?

Es wäre eine Kombination aus inhalativem Glukokortikoid und lang wirksamem $\beta_2$-Mimetikum indiziert.

## Welche wesentliche Nebenwirkung einer inhalativen Glukokortikoidtherapie kommt vor?

Ein Soorbefall im Mund. Er ist allerdings bei richtiger Anwendung der Inhalation relativ selten.

## Wie ist diese Nebenwirkung weitgehend vermeidbar?

Reinigung des Mundes nach Inhalation des Glukokortikoids.

## Welche in der Regel nicht relevanten Nebenwirkungen einer inhalativen $\beta_2$-Mimetika-Therapie sind zu erwähnen?

- Hypokaliämie
- Tachykardie
- Tremor

## Welche weiteren Therapiemaßnahmen kommen beim exogen-allergischen Asthma bronchiale ggf. in Verbindung mit einer Konjunktivitis und Rhinitis allergica infrage?

- Allergenkarenz, z. B. bei Tierhaarallergie, oder Reduktion der Allergenexposition, z. B. bei der Allergie gegenüber Hausstaubmilben.
- Hyposensibilisierung, wenn relativ kurze Krankheitsanamnese, wenige Allergene und keine wesentlichen anatomischen Veränderungen (erkennbar in der Lungenfunktion).
- Bei Einschränkung der Lungenfunktion bzw. Symptomen oder Exazerbationen trotz adäquater inhalativer Therapie sollten Antikörpertherapien erwogen werden: Zugelassen sind Anti-IgE-Antikörper bei Nachweis einer ganzjährigen Aeroallergie und IgE-Erhöhung, sowie IL-5- bzw. IL-5-Rezeptor-Antikörper oder IL4-Rezeptor Antikörper bei Asthma mit Eosinophilie.

**LITERATUR**

Bundesärztekammer (BÄK), Kassenärztliche Bundesvereinigung (KBV), Arbeitsgemeinschaft der Wissenschaftlichen Medizinischen Fachgesellschaften (AWMF). Nationale VersorgungsLeitlinie Asthma – Langfassung, 4. Aufl. Version 1. AWMF-Registernr. nvl-002. Stand 7.9.2024, gültig bis 14.08.2029 (183 Seiten).

Global Initiative for Asthma GINA guidelines. www.ginasthma.com.

## 8.8 Leitsymptom rezidivierende Dyspnoe

Kathrin Kahnert, Amanda Tufman

**KASUISTIK**

Eine primär gesund wirkende 27-jährige Frau stellt sich bei Ihnen vor, da seit dem Vorabend wiederholt Atemnot auftritt.

### Welche wesentlichen Differenzialdiagnosen stellen Sie?

- Kardiale Erkrankung:
  - Rhythmusstörung
  - Mitralklappeninsuffizienz
  - Endokarditis
- Infektion:
  - Endokarditis, Myokarditis
  - Pneumonie
- Pulmonale Erkrankung:
  - Asthma bronchiale
  - Pneumothorax
  - Lungenembolie
  - Aspiration
  - Endobronchialer Tumor
- Pulmonale Hypertonie
- Psychische Grunderkrankung



### Welche weiterführenden Fragen stellen Sie?

- Liegen bekannte internistische oder psychische Begleiterkrankungen vor?
- Haben kürzlich Auslandsreisen stattgefunden?
- Gab es Kontakt zu ähnlich erkrankten Personen, z. B. Sars-CoV-2-Infizierten?
- Welche Begleitsymptome sind vorhanden?
- Werden regelmäßig Medikamente eingenommen?
- Tritt die Atemnot in Ruhe oder unter Belastung auf?
- Ist die Atemnot konstant oder mit bestimmten Bedingungen/Auslösern assoziiert?
- Besteht dabei Husten?

Bei der weiteren **Anamnese** gibt die Patientin an, dass vor etwa 1 Jahr ein M. Crohn festgestellt worden sei. Diese Erkrankung sei unter einer Therapie mit zuerst Kortison, anschließend Azathioprin zufriedenstellend eingestellt und bereite keine Probleme. Weitere Erkrankungen sind der Patientin nicht bekannt.
Die Patientin nimmt orale Kontrazeptiva ein. Sie treibt regelmäßig Sport einschließlich Skifahren.
Eine derartige Atemnot sei in den letzten Wochen wiederholt und kurz andauernd aufgetreten. Teilweise bemerkt die Patientin auch einen ziehenden atemabhängigen Schmerz, dessen Lokalisation wechselt.
Ein trockener Reizhusten ist zusätzlich aufgefallen.

## Können Sie die Differenzialdiagnosen eingrenzen?

- Lungenembolie
- Pulmonale Hypertonie
- Rhythmusstörung

## Welche Befunde der klinischen Untersuchung interessieren Sie?

- Atemfrequenz und Sauerstoffsättigung
- Herzfrequenz und Blutdruck
- Kardialer und pulmonaler Auskultationsbefund
- Beinschwellung

Die **Aufnahmeuntersuchung** ergibt folgende wesentliche Befunde:
- Atemfrequenz in Ruhe: 40/min, 80 % $O_2$-Sättigung
- Herzfrequenz 100/min, Blutdruck 80/60 mmHg
- Auskultationsbefund: unauffällige Auskultation der Lunge
- Leichte Schwellung des linken Beins

## Welche diagnostischen Untersuchungen schlagen Sie vor?

Indiziert sind: EKG, BGA, Echokardiografie, CT-Thorax, Szintigrafie, Laboruntersuchung.

## Zunächst wird ein Ruhe-EKG geschrieben (➤ Abb. 8.24 und ➤ Abb. 8.25). Was fällt Ihnen daran auf?

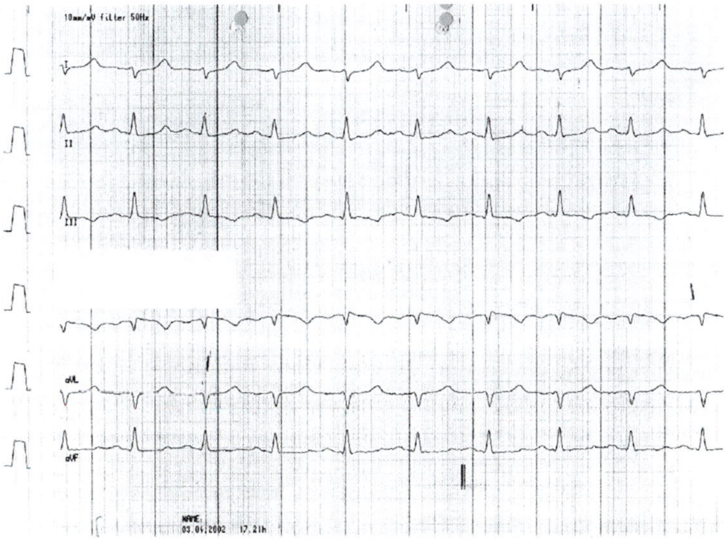

**Abb. 8.24** Ruhe-EKG [P090]

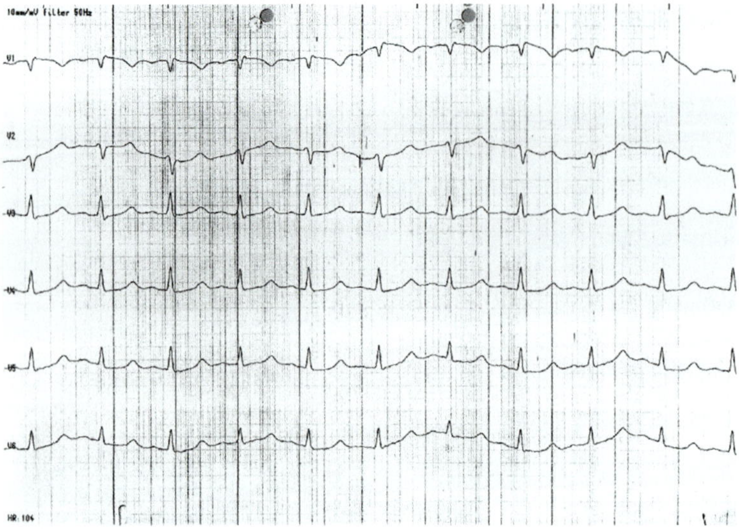

**Abb. 8.25** Ruhe-EKG [P090]

Rechtstyp, inkompletter RSB, S1(kleines)Q3; III inverse T-Welle.

Der Verlauf von arteriellen Blutgasen und $O_2$-Sättigung wird aufgezeichnet (➤ Tab. 8.14).

**Tab. 8.14** Blutgase/$O_2$-Sättigung

| | 17:30Uhr | 17:45Uhr | 18:15Uhr |
|---|---|---|---|
| $p_aO_2$ (mmHg) | 46 | 56 | 163 |
| $p_aCO_2$ (mmHg) | 35 | 47 | 59 |
| pH | 7,34 | 7,37 | 7,01 |
| **SaO2 (%)** | 80 | 87 | 97 |
| Basenüberschuss (mmol/l) | – 6 | 2,4 | –14,9 |
| $O_2$-Zufuhr | 6 l $O_2$/min | 6 l $O_2$/min | Beatmet, $FiO_2$ 0,49 |
| **Atemfrequenz** | 40 | >40 | 20 |

## Was beurteilen Sie in der Echokardiografie?

- Größe des rechten Ventrikels
- Trikuspidalinsuffizienz
- Druckgradient zwischen dem rechten Vorhof und Ventrikel
- Atemmodulation der V. cava

## Wonach suchen Sie im CT-Thorax?

- Kontrastmittelaussparung der A. pulmonalis
- Verlegung der A. pulmonalis von Hauptstamm und/oder peripheren Gefäßen
- Dilatation des rechten Ventrikels

## Ist eine Lungenembolie durch einen negativen Befund im CT-Thorax definitiv ausgeschlossen?

Nein, periphere kleine Embolien werden übersehen.

## Wie können Sie rezidivierende periphere Lungenembolien ausschließen?

In der Lungenperfusions- und -ventilationsszintigrafie vorliegende Missmatches der Ventilation und Perfusion sind hinweisend für rezidivierende Lungenembolien.

Ein normales D-Dimer schließt eine größere frische Lungenembolie aus.

## Kennen Sie Differenzialdiagnosen mit Ventilations-Perfusions-Defekten außer Lungenembolien?

- COPD
- Pulmonale Hypertonie

## Was können Sie bei Lungenembolien im Röntgen-Thorax erkennen?

- Hilusamputation (Westermark-Zeichen)
- Betonung des rechten Ventrikels
- Infarktpneumonie mit Pleuraerguss

## Mit welcher Untersuchung kann man nach der Ursache der Lungenembolie suchen?

Mit einer Doppler-/Duplexsonografie der Beine kann man nach venösen Thromben suchen.

> Im **Doppler/Duplex** der Beine findet sich echoreiches Material in der V. femoralis communis, superficialis und V. poplitea links.

## Was ist anamnestisch außerdem interessant?

- Familienanamnese
- Kurz zurückliegendes Trauma
- Immobilisation, z. B. durch eine Fernreise

> Bei der **Familienanamnese** bezüglich thromboembolischer Erkrankungen zeigt sich, dass die Mutter der Patientin eine Beinvenenthrombose erlitten hatte.
> Bei der Frage nach einem Trauma erinnert sich die Patientin, dass beim Skifahren vor Kurzem eine Bagatellverletzung des linken Unterschenkels aufgetreten ist. Seither habe sie intermittierend auch Beschwerden im Bein und sich daher körperlich etwas geschont.

## Nennen Sie typische Symptome einer kleinen Lungenembolie.

- Akut: plötzliche Atemnot, Hyperventilation, Angst, Synkope, Tachykardie
- Später: Husten, Hämoptoe, Pleuraschmerzen

## Wie oft treten Lungenembolien bei Beinvenenthrombosen auf?

Klinisch relevante Lungenembolien treten je nach Thromboembolierisiko bei 0,2 %, 1–8 %, 5–10 % der Patienten auf. Die Staffelung des Thromboembolierisikos sieht folgendermaßen aus:
- Niedriges Risiko: unkomplizierte Operation ohne zusätzliche Risikofaktoren
- Mittelhohes Risiko: Alter über 40 Jahre, Operationsdauer über eine Stunde, ein zusätzlicher Risikofaktor
- Hohes Risiko: orthopädische Operation, frühere Thrombose oder Lungenembolie, Malignom, mehr als ein zusätzlicher Risikofaktor

Zusätzliche Risikofaktoren sind Adipositas, höheres Alter, Immobilisation, Kontrazeption, Herzinsuffizienz, Varikosis.

## Welche Risikofaktoren für eine Lungenembolie kennen Sie?

- Trauma
- Malignom (Pankreas etwa 30 %, Lungenkarzinom 20 %, Prostata 15 %, Uterus 15 %)
- Familienanamnese
- Immobilisation, z. B. auch im Rahmen einer langen Reise
- Schwangerschaft
- Orale Antikonzeptiva, Nikotinabusus
- Postoperativ, insbesondere orthopädische Operationen
- Autoimmunerkrankungen (systemischer Lupus erythematodes [SLE], Kollagenose, Vaskulitis)



## Welche Labordiagnostik halten Sie für sinnvoll?

- D-Dimer
- PI, partielle Thromboplastinzeit (PTT), Antithrombin III, Protein C und S
- Blutbild
- Prothrombinmutation
- APC-Resistenz

## Kennen Sie eine weitere schwerwiegende Erkrankung bei einer jüngeren Patientin, die mit deutlich erhöhten D-Dimer-Werten einhergeht?

D-Dimer ist ein unspezifischer Marker für einen erhöhten Umsatz an Fibrin. Gering erhöhte Werte treten deshalb auch z. B. bei einer Pneumonie auf. Bei plötzlich aufgetretenen Thoraxschmerzen sollte neben einer Lungenembolie prinzipiell auch an ein Aortenaneurysma gedacht werden.

## Kennen Sie einen Score zur Risikostratifizierung der Lungenembolie (> Tab. 8.15)?

**Tab. 8.15** Score zur Risikostratifizierung der Lungenembolie [F543-004]

| Parameter | PESI | sPESI (vereinfachter Index) |
|---|---|---|
| Alter | in Jahren | 1 Punkt, wenn älter 80 Jahre |
| Männliches Geschlecht | + 10 Punkte | – |
| Malignom | + 30 Punkte | 1 Punkt |
| Chronische Herzinsuffizienz | + 10 Punkte | |
| Chronische Lungenerkrankung | + 10 Punkte | 1 Punkt |
| Puls ≥ 110/min | + 20 Punkte | 1 Punkt |
| Systolischer Blutdruck < 100 mmHg | + 30 Punkte | 1 Punkt |
| Atemfrequenz > 30/min | + 20 Punkte | – |
| Temperatur < 36 °C | + 20 Punkte | – |
| Bewusstseinseinschränkung | + 60 Punkte | – |
| Sauerstoffsättigung < 90 % | + 20 Punkte | 1 Punkt |
| Risikostratifizierung | • **Klasse I (≤ 65 Punkte):** sehr niedriges Mortalitätsrisiko (0–1,6 %)<br>• **Klasse II (66–85 Punkte):** niedriges Mortalitätsrisiko (1,7–3,5 %)<br>• **Klasse III (86–105 Punkte):** moderates Mortalitätsrisiko (3,2–7,1 %)<br>• **Klasse IV (106–125 Punkte):** hohes Mortalitätsrisiko (4,0–11,4 %)<br>• **Klasse V (> 125 Punkte):** sehr hohes Mortalitätsrisiko (10,0–24,5 %) | • **0 Punkte:** 30-Tage Mortalitätsrisiko 1 % (95 % KI 0,0–2,1 %)<br>• **≥ 1 Punkt:** 30 Tage Mortalitätsrisiko 10,9 % (95 % KI 8,5–13,2 %) |



## Nennen Sie klinische Hinweise auf eine Rechtsherzinsuffizienz.

- Fixierte Spaltung des 2. Herztons
- Trikuspidalinsuffizienz
- Gestaute Jugularvenen mit prominenter V-Welle
- Leber vergrößert und schmerzhaft
- Aszites
- Pleuraerguss
- Periphere Ödeme
- Appetitlosigkeit

## Wie ändert sich die Lungenfunktion bei Lungenembolie?

- Primär Hypoxie unter Raumluft, durch kompensatorische Hyperventilation Absinken des $p_aCO_2$
- Totraumventilation verstärkt
- Restriktion (bei 20 %)

- Eventuell Obstruktion (Hyperämie)
- Vergrößerte arterioalveoläre $O_2$-Differenz durch Ausbildung von Shunts
- Abnahme der DLCO

## Welche therapeutischen Schritte leiten Sie ein?

- Sauerstoffgabe zur Senkung des pulmonal-venösen Widerstands
- Oberkörper erhöht lagern
- Venöser Zugang
- Antikoagulation sofort, bei Grad III–IV-Lungenembolie und Zeichen der instabilen Hämodynamik: systemische Lyse der Embolien
- Analgesie
- Ggf. Beatmung
- i. m.-Injektionen und s. c.-Gaben vermeiden, falls eine Lysetherapie in Frage kommt

## Kennen Sie Kontraindikationen für eine systemische Lyse?

Absolute Kontraindikationen:
- Aktuelle Blutung
- Florides Ulcus ventriculi
- Große Operation
- Zustand nach Schlaganfall oder Operation im ZNS innerhalb der letzten zwei Monate

Relative Kontraindikationen:
- Bekannte Blutungsneigung oder Thrombopenie
- Trauma oder allgemeinchirurgische Eingriffe in den letzten zehn Tagen
- Nicht eingestellte arterielle Hypertonie
- Contusio cerebri innerhalb der letzten vier Wochen
- Aortenaneurysma
- Endokarditis
- Offenes Foramen ovale
- Thrombus im linken Ventrikel



## Ist Bettruhe erforderlich?

Bei hämodynamisch instabilen Patienten ist Bettruhe obligat. Unter Kompression der Beine ist bei kreislaufstabilen Patienten eine sofortige Mobilisierung nach suffizienter Antikoagulation möglich.

## Nennen Sie Probleme von rezidivierenden Lungenembolien.

- Cor pulmonale
- Infarktpneumonie in 15 %, langsame Rückbildung über drei bis fünf Wochen mit Ausbildung einer Infarktnarbe, dadurch Begünstigung der Entstehung von Bronchiektasen und Lungenemphysem
- Ausbildung einer chronisch thromboembolischen pulmonalen Hypertonie (CTEPH)

### Wie führen Sie die Antikoagulation durch?

Die Antikoagulation kann bei kardiorespiratorisch nicht kompromittierten Patienten mit direkten oralen Antikoagulanzien (DOAK) eingeleitet werden. Alternativ können niedermolekulare Heparine (NMH) eingesetzt und im Verlauf überlappend auf Kumarinderivate umgestellt werden.

Bei DOAK ist auf die verschiedenen Dosierungsempfehlungen zu Beginn, ggf. auf eine Vortherapie mit NMH, Dosisanpassung im weiteren Therapieverlauf sowie die Nierenfunktion zu achten.

### Wie lange sollte der Patient antikoaguliert werden?

- Bei vorübergehendem Risikofaktor: mindestens 3–6 Monate
- Bei bleibendem Risikofaktor: lebenslang

Innerhalb von 15 Minuten nach Aufnahme auf der Intensivstation sind bei der Patientin bei der Arbeitsdiagnose Lungenembolie Antikoagulation, Reanimation, Beatmung, systemische Lyse, mechanische Lyse eingeleitet. Trotzdem tritt der Tod durch Rechtsherzversagen und Hypoxie ein.

**LITERATUR**

Konstantinides SV, Meyer G. 2019 ESC Guidelines on the diagnosis and management of acute pulmonary embolism. Eur Heart J 2019;40(42):453–3455.

Linnemann B, et al. S2k-Leitlinie Diagnostik und Therapie der tiefen Venenthrombose und Lungenembolie. AWMF-Registernr. 065-002. Stand 11.01.2023, gültig bis 13.02.2028 (226 Seiten).

## 8.9 Leitsymptom akutes hohes Fieber

Amanda Tufman

**KASUISTIK**

Ein 49-jähriger Mann ohne wesentliche Vorerkrankungen stellt sich bei Ihnen vor, weil er seit 3 Tagen Fieber bis > 40 °C mit Schüttelfrost hat. Zusätzlich hat er ein wenig Husten mit Auswurf. Er erscheint Ihnen akut krank und stark dyspnoisch. Zwei SARS-CoV-2-Antigen-Tests und ein SARS-CoV-2PCR-Test waren negativ.

### Welchen Verdacht haben Sie?

Der Verdacht auf eine Pneumonie liegt nahe.

### Welche weitere Differenzialdiagnose käme infrage?

Eine Virusinfektion mit akuter Bronchitis.

Die Pulsoxymetrie zeigt 88 % Sättigung (noch bei Raumluft). Die Herzfrequenz ist 126/min, die Atemfrequenz 32/min.

## Auf welche Befunde achten Sie besonders bei der körperlichen Untersuchung?

- Bestimmung des CRB-65 Scores zur Abschätzung des individuellen Risikos (➤ Tab. 8.16)
- Atemexkursion mit der Frage nach einer asymmetrischen Bewegung (z. B. bei Pleuritis)
- Auskultation mit der Frage nach Infiltration des Lungengewebes (Pneumonie) oder Pleurageräuschen (Pleuritis)
- Perkussion mit der Frage nach Dämpfung (Vorliegen eines Pleuraergusses, DD Pleuraempyem)

**Tab. 8.16** CRB65-Score [F821-005]

| | | |
|---|---|---|
| **C**onfusion (pneumoniebedingte Verwirrtheit) | Mental Confusion | Verwirrtheit, Desorientiertheit zu Person, Ort oder Zeit |
| **R**espiration (Atemfrequenz $\geq$30/min) | Respiratory Rate | Atemfrequenz >30/min |
| **B**lutdruck (diastolisch $\leq$60 mmHg oder systolisch $\leq$90 mmHg) | Blood Pressure | Blutdruck $RR_{diast.}$ <60 mmHg oder $RR_{syst.}$ <90 mmHg |
| Alter $\geq$65 Jahre | Age | Alter >65 Jahre |
| Für jede erfüllte Variable wird 1 Punkt vergeben. | | |

## Welche weiteren zwei Techniken können Sie bei der körperlichen Untersuchung anwenden, wenn Sie eine Infiltration des Lungengewebes vermuten?

- Stimmfremitus
- Bronchophonie

Auskultatorisch finden sich keine Rasselgeräusche, die Perkussion ist unauffällig

## Welche weiterführenden Untersuchungen würden Sie vorschlagen?

8

- Blutgase
- Labor: Blutbild, Entzündungsparameter
- Röntgen-Thorax in zwei Ebenen

In den **Blutgasen** (hyperämisiertes Kapillarblut des Ohrläppchens) findet sich ein $p_aO_2$ von 59 mmHg, der $p_aCO_2$ liegt bei 32 mmHg, der pH-Wert beträgt 7,46. Im **Blutbild** finden Sie eine Leukozytose von 14.000/µl.

## Befunden Sie die Blutgase.

- Respiratorische Partialinsuffizienz
- Respiratorische, unkompensierte Alkalose

Es wird eine Röntgenaufnahme des Thorax in zwei Ebenen angefertigt (➤ Abb. 8.26 und ➤ Abb. 8.27).

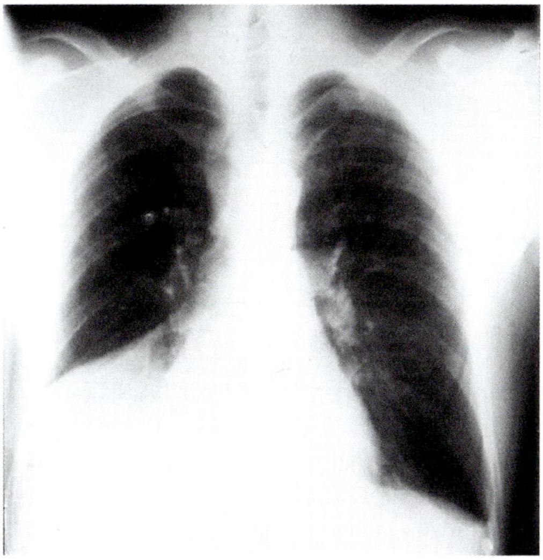

**Abb. 8.26** Röntgen-Thorax, p. a. Aufnahme [P090]

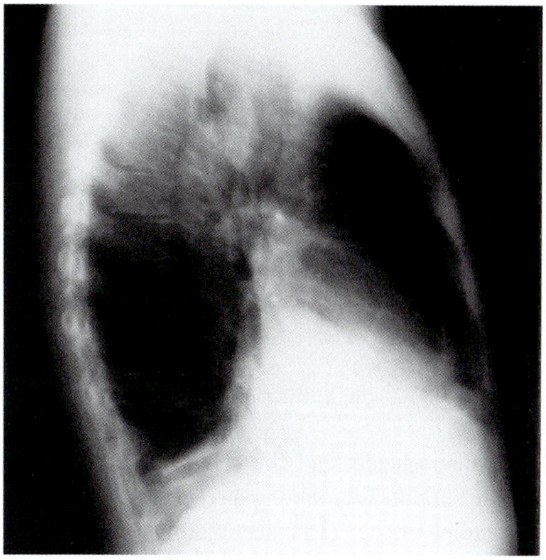

**Abb. 8.27** Röntgen-Thorax, seitliche Aufnahme [P090]

## Beschreiben Sie die Veränderungen auf den Röntgenaufnahmen.

- p. a. Aufnahme: Verschattung im rechten Unterfeld
- Seitliche Aufnahme: Verschattung in Projektion auf den Mittellappen und vermutlich ein zusätzliches Unterlappensegment

## Warum wurde möglicherweise bei der klinischen Untersuchung kein physikalisches Zeichen einer Pneumonie entdeckt?

Die Infiltration im Mittellappen ist nur bei gezielter Untersuchung über diesem Areal (seitlich!) zu entdecken.



## Welches ist das Hauptkriterium zur Sicherung der Diagnose einer Pneumonie?

Ein neues Infiltrat im Röntgenbild des Thorax.

## Welches sind die Nebenkriterien zur Sicherung der Diagnose einer Pneumonie?

- Fieber > 38,5 °C oder Hypothermie < 36,5 °C
- Leukozytose > 10.000/µl oder Leukopenie < 4.000/µl
- Purulentes Sputum
- Physikalische Zeichen der Pneumonie
- Nachweis eines typischen Erregers

## Wie sichert sich aus Haupt- und Nebenkriterien die Diagnose einer Pneumonie?

Eine Pneumonie gilt als gesichert, wenn das Hauptkriterium und mindestens zwei Nebenkriterien vorliegen.

Sie haben bei diesem Patienten eine erhöhte Atemfrequenz, in den Blutgasen eine respiratorische Partialinsuffizienz, im Blutbild eine Leukozytose gefunden. Des Weiteren besteht eine relevante Tachykardie. In der p. a. **Thoraxaufnahme** sieht man eine Verschattung im rechten Unterfeld, im seitlichen Bild projiziert sich die Verschattung auf den Mittellappen und ein Unterlappensegment.

## Wie lautet nun Ihre Diagnose?

Es liegt eine ambulant erworbene Pneumonie vor.

## Welche zusätzliche Einteilung der ambulant erworbenen Pneumonie kennen Sie und was beinhaltet sie?

Man unterscheidet typische und atypische Pneumonien. Ein lobärer Befall im Röntgenbild und eine akut hochfieberhafte Erkrankung sprechen für eine typische Pneumonie. Eine weniger starke Temperaturerhöhung und radiologische Zeichen einer diffusen Infiltration sprechen für eine atypische Pneumonie. Die Unterscheidung ist jedoch nicht immer möglich und oft nicht hilfreich für das weitere Vorgehen.

## Welche Faktoren werden bei der Abschätzung des Schweregrades und des Risikos für Komplikationen einer Pneumonie, z. B. im IDSA-Scoring-System, berücksichtigt?

- Alter
- Vorbestehende Begleiterkrankungen
- Klinischer Untersuchungsbefund
- Labor- und Röntgenbefunde

## Kennen Sie weitere Scoring-Systeme?



- CRB-Score
- CURB-Score

## Wobei sollen solche Scoring-Systeme unter anderem helfen?

Bei der Entscheidung für eine ambulante oder stationäre Therapie. Bei einem CRB-65-Index $\geq 1$ ist eine Einweisung zu erwägen. Im Fall einer Entscheidung zu einer ambulanten Behandlung (CRB-65 = 0) sollte eine Nachuntersuchung innerhalb der nächsten 24–48 Stunden geplant werden („second look"), da eine Verschlechterung häufig in diesem Zeitintervall auftritt. Zweifellos sind bei jeder Entscheidung bezüglich einer Hospitalisation neben klinischen auch nichtklinische (z. B. soziale) Gründe einzubeziehen. (Ewig et al. 2021, S. 20–21, 25).

## Nennen Sie fünf häufige bakterielle Erreger der ambulant erworbenen Pneumonie

- *Streptococcus pneumoniae*
- *Haemophilus influenzae*

- *Chlamydia pneumoniae*
- *Mycoplasma pneumoniae*
- Legionellen

(Ewig et al. 2021, S. 35).

## Welche weiteren Erreger können eine ambulant erworbene Pneumonie verursachen?

- Influenzavirus A + B
- *Staphylococcus aureus*
- *Moraxella catarrhalis*

Aufgrund des akuten schweren Krankheitszustands wird der Patient in ein Krankenhaus eingewiesen.

## Welche Therapie schlagen Sie vor?

Ampicillin plus Betalaktamaseinhibitor, da es sich um eine typische ambulant erworbene Pneumonie handelt (Ewig et al. 2021, Tab. 10, S. 49).

## Welche Faktoren würden gegen eine Therapie mit einem Penicillin sprechen?

- Bekannte Penicillinallergie
- Verdacht auf atypische Pneumonie
- Alter > 65 Jahre
- Schwere Begleiterkrankungen
- Betalaktamtherapie innerhalb der letzten 3 Monate
- Unterkunft im Pflegeheim
- Bronchiektasen, Mukoviszidose und andere vorbestehende Lungenerkrankungen
- Immunsuppressive Therapie



Der Patient erhält intravenös Ampicillin plus Sulbactam . Bereits 24 Stunden später liegt die Temperatur bei 38 °C, sein subjektives Befinden hat sich deutlich gebessert. Er wird nach hause entlassen, die antibakterielle Therapie wird auf orale Einnahme umgestellt. Im Röntgenbild nach einer Woche zeigt sich ein weitgehend normales Bild.
Ein anderer Patient wird vom Flughafen nach einem Auslandsaufenthalt in Südostasien direkt zu Ihnen in die Notaufnahme gebracht, da er in den letzten Wochen unproduktiven Husten entwickelt hat. In den letzten Tagen kamen Fieber und zunehmende Atemnot, zuletzt auch in Ruhe, hinzu. Vor allem aufgrund der Atemnot ist in der Notaufnahme keine weitergehende Anamnese möglich.

## Wie gehen Sie weiter vor?

Zunächst muss eine Untersuchung bezüglich der Vitalparameter erfolgen.

Die Atemfrequenz beträgt 40/min. Es liegt eine Tachykardie von 132/min vor. Der Blutdruck liegt bei 100/70 mmHg. Der Patient droht sich respiratorisch zu erschöpfen.

## Wie verfahren Sie weiter?

Aufgrund der kritischen Situation, vor allem respiratorisch, sollte noch in der Notaufnahme intubiert und der Patient auf die Intensivstation verlegt werden.

Auf der Intensivstation wird unter anderem eine Röntgenaufnahme durchgeführt (➤ Abb. 8.28).

## Beurteilen Sie die Röntgenaufnahme (➤ Abb. 8.28).

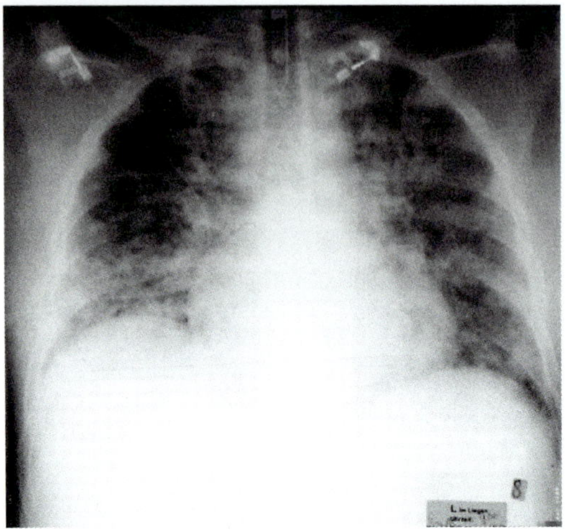

**Abb. 8.28** Röntgenaufnahme des Thorax [P090]

- Aufnahme im Liegen
- Intubierter Patient
- Diffuse, relativ dichte Infiltrate in beiden Lungen



## Wie ist Ihr weiteres Vorgehen, welche Differenzialdiagnosen bedenken Sie?

Es ist eine invasive Diagnostik primär zur Erregerdiagnostik mittels flexibler Bronchoskopie unter Beatmung notwendig, da die Situation unklar und eine rasche Therapie erforderlich ist.

Differenzialdiagnostisch kommen in Betracht:

- Akute schwer verlaufende bakterielle Pneumonie
- Pneumonie mit tropischem Erreger
- Andere Infektion mit beginnendem ARDS

In der bronchoalveolären Lavage wird in der Silberfärbung der Nachweis einer Pneumocystis-jirovecii-Infektion geführt.

## Wie ist Ihr weiteres therapeutisches Vorgehen?

- Hoch dosierte Therapie mit Trimethropim-Sulfamethoxazol intravenös
- Aufgrund des Schweregrads der Erkrankung zusätzlich systemische Glukokortikoide

### Welchen weiteren diagnostischen Test führen Sie durch?

Eine HIV-Serologie.

Im HIV-Test findet sich eine positive Serologie.

### Wie lautet Ihre abschließende Diagnose?

Es handelt sich um eine Pneumocystis-jirovecii-Pneumonie bei AIDS.

### Wie ist die Bezeichnung für eine im Krankenhaus erworbene Pneumonie?

Nosokomialen Pneumonie.

### Welches ist die wichtigste Einzelmaßnahme zur Vermeidung von nosokomialen Pneumonien?

Die Krankenhaushygiene, insbesondere häufiges Händewaschen bzw. -desinfektion.

### Was sind häufige Erreger einer nosokomiale Pneumonie?

- *Enterobacter* spp.
- *Klebsiella* spp.
- *Proteus* spp.
- *Serratia* spp.
- Methicillinresistenter *Staphylococcus aureus*
- *Streptococcus pneumoniae*
- *Pseudomonas aeruginosa*



### Nach welchen beiden Kriterien werden die nosokomialen Pneumonien vor allem hinsichtlich der Therapie eingeteilt?

- Beatmeter versus nicht beatmeter Patient
- Früh (im Verlauf des stationären Aufenthalts) auftretende Pneumonie versus spät auftretende Pneumonie

### Welche Information ist von wesentlicher Bedeutung für die Behandlung einer spät aufgetretenen nosokomialen Pneumonie in Ihrer Abteilung?

Die lokale Erreger- und Resistenzsituation.

**LITERATUR**

Dalhoff K. Epidemiologie, Diagnostik und Therapie erwachsener Patienten mit nosokomialer Pneumonie – Update 2017. Pneumologie 2018;72(01):15–63.

Ewig S, et al. Leitlinie Behandlung von erwachsenen Patienten mit ambulant erworbener Pneumonie – Update 2021. AWMF-Registernr. 020-082. Stand 30.4.2021, gültig bis 23.4.2025 (121 Seiten).

Martin-Loeches I, et al. ERS/ESICM/ESCMID/ALAT guidelines for the management of severe community-acquired pneumonia. Intensive Care Med 2023;49(6):615–632. Erratum in: Intensive Care Med. 2023;49(8):1040–1041.

## 8.10 Leitsymptom subakutes Fieber

Pontus Mertsch, Amanda Tufman

**KASUISTIK**

Eine 30-jährige Patientin stellt sich bei Ihnen vor, weil sie seit einigen Wochen zunehmend Husten, Atemnot, Fieber, Gliederschmerzen bemerkt. Eine vom Hausarzt eingeleitete antibiotische Therapie hatte keine wesentliche Änderung gebracht. Bei der **körperlichen Untersuchung** ist kein eindeutiger physikalischer Befund über den Lungen zu erheben.

### An welche Krankheitsbilder denken Sie unter anderem?

- „Atypische" Pneumonie
- Virale Erkrankung
- Immunologische Erkrankung

### Welche weiterführenden Untersuchungen führen Sie durch?

- Lungenfunktion
- Röntgen-Thorax
- Labor

8

### Welche Befunde erwarten Sie in der Lungenfunktion bei dem Bild einer atypischen Pneumonie?

- Hypoxämie in den Ruheblutgasen, Abfall des $p_aO_2$ unter Belastung bei zunehmender Hyperventilation
- Eingeschränkte maximale Vitalkapazität und totale Lungenkapazität
- Eingeschränkte Einsekundenkapazität bei normalem Tiffeneau-Index
- Einschränkung der Diffusionskapazität

In der **Lungenfunktion** zeigen sich bereits in Ruhe eine schwere respiratorische Insuffizienz und eine Restriktion mit einer Vitalkapazität und einer totalen Lungenkapazität < 50 % des Sollwerts. Des Weiteren findet sich eine geringe Obstruktion.

### Wodurch ist eine atypische Pneumonie gekennzeichnet?

- Häufig kein sehr hohes Fieber
- Eher wenig Husten oder Auswurf

- Oft massiverer Befund im Röntgenbild
- Im Verhältnis zum Röntgenbefund teilweise relativ geringes Krankheitsgefühl

Es werden **Röntgenaufnahmen** des Thorax p. a. und links angefertigt.

## Welche Veränderungen sehen Sie auf den Röntgenaufnahmen (➤ Abb. 8.29 und ➤ Abb. 8.30)?

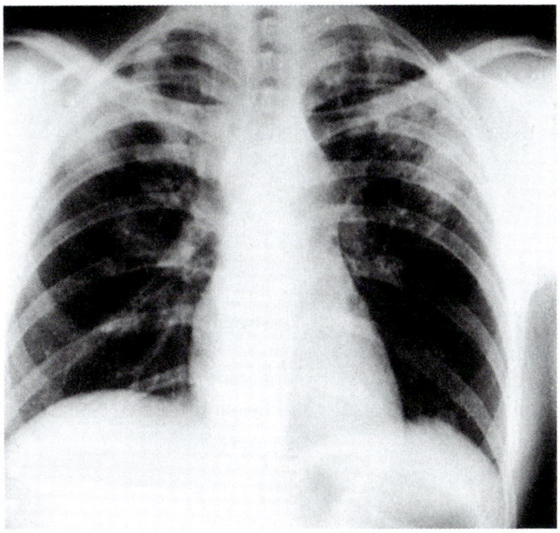

**Abb. 8.29** Röntgenaufnahmen des Thorax p. a. [P090]

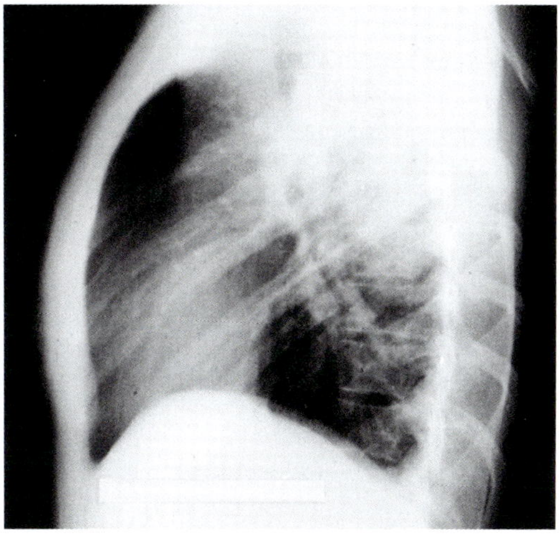

**Abb. 8.30** Röntgenaufnahmen des Thorax links [P090]

Es sind diffuse Infiltrate zu erkennen, vor allem in beiden Oberfeldern.

## Welche Differenzialdiagnosen zur atypischen Pneumonie gibt es?

- Exogen-allergische Alveolitis und andere immunologische interstitielle Erkrankungen
- Bronchiolitis obliterans

Im **Labor** besteht eine Leukozytose von 19 000/µl. Im Differenzialblutbild beträgt der Anteil der Eosinophilen 15 %.

## Welcher Natur sind vermutlich die Lungeninfiltrate?

Es liegen vermutlich eosinophile Lungeninfiltrate vor.

## Wie gehen Sie weiter vor?

- HRCT-Thorax
- Abklärung möglicher Ursachen eosinophiler Lungenerkrankungen (Parasiten, Medikamente, EGPA, ABPA)
- Invasive Diagnostik mittels Bronchoskopie (bronchoalveoläre Lavage, ggf. peribronchiale Biopsie)

(Kreuter et al. 2023)

8

Es findet sich kein Hinweis auf eine parasitäre Erkrankung. In der bronchoalveolären **Lavage** aus dem linken Oberlappen zeigt sich ein Eosinophilenanteil in der Zellverteilung von 50 %.

### Wie lautet jetzt Ihre Diagnose?

Es handelt sich um eine eosinophile Pneumonie.

### Wie würden Sie behandeln?

Mit einer immunsuppressiven Therapie, primär mit systemischen Glukokortikoiden.

Unter Gabe von oralen Glukokortikoiden bilden sich die Beschwerden und Befunde rasch zurück.

**LITERATUR**

Kreuter M, et al. S1 Leitlinie Interdisziplinäre Diagnostik interstitieller Lungenerkrankungen im Erwachsenenalter. AWMF-Registernr. 020-028, gültig bis 01.01.2028b (77 Seiten).

Travis WD, et al. An Official American Thoracic Society/European Respiratory Society Statement: update of the international multidisciplinary classification of the idiopathic interstitial pneumonias. Am J Respir Crit Care Mad 2013;188(6):733–48

## 8.11 Leitsymptom anhaltender produktiver Husten und Abgeschlagenheit

Amanda Tufman



**KASUISTIK**

Eine 27-jährige, früher immer gesunde Frau stellt sich bei Ihnen vor, weil sie sich seit einigen Wochen schlapp fühlt. Auf Nachfrage berichtet sie über produktiven Husten.

### Welche weiterführenden Fragen stellen Sie?

Bestehen bzw. bestanden:

- Fieber, Nachtschweiß und/oder Gewichtsverlust? Atemnot? Veränderungen im Geschmacks- bzw. Geruchssinn?
- Erkrankungen in der Umgebung? Saisonale Aspekte und respiratorische Viruswellen (Influenza, COVID-19) bzw. Aufenthalt in Risikogebieten?
- Frühere bzw. vorbestehende bronchopulmonale Erkrankungen?

Die Patientin gibt eine Gewichtsabnahme von etwa 2 kg im letzten Vierteljahr an. Bronchopulmonale Vorerkrankungen sind nicht bekannt. Ein COVID-19 PCR war am Vortag und in der Woche zuvor negativ. Die Körpertemperatur habe sie zwar nicht gemessen, aber Fieber sei der Patientin nicht aufgefallen. Eine vermehrte Schweißneigung vor allem während der Nacht bestehe aber wohl. Ihr dreijähriges Kind wird derzeit wegen Husten und Gedeihstörung in der Kinderklinik untersucht. Auch bei dem Kind war der COVID-19-PCR-Test negativ.

## Welche diagnostischen Untersuchungen veranlassen Sie?

- Röntgenaufnahme des Thorax in zwei Ebenen
- Laboruntersuchungen
- Sputumuntersuchung

Die **Röntgenaufnahmen** des Thorax p. a. und seitlich sind nachfolgend dargestellt.

## Welche Veränderungen sehen Sie auf den Röntgenaufnahmen (> Abb. 8.31 und > Abb. 8.32)?

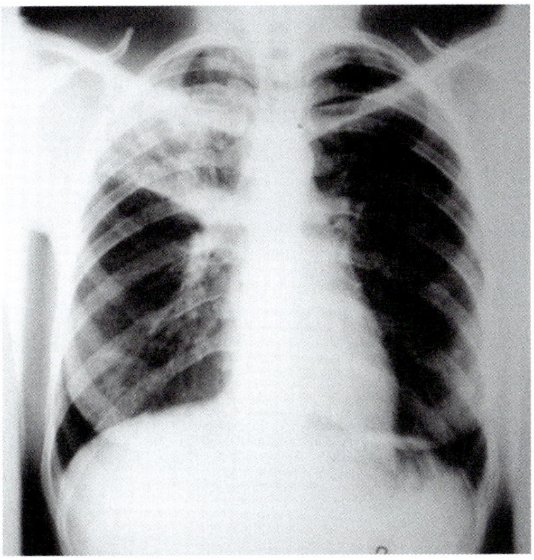

**Abb. 8.31** Röntgenaufnahmen des Thorax p. a. [P090]

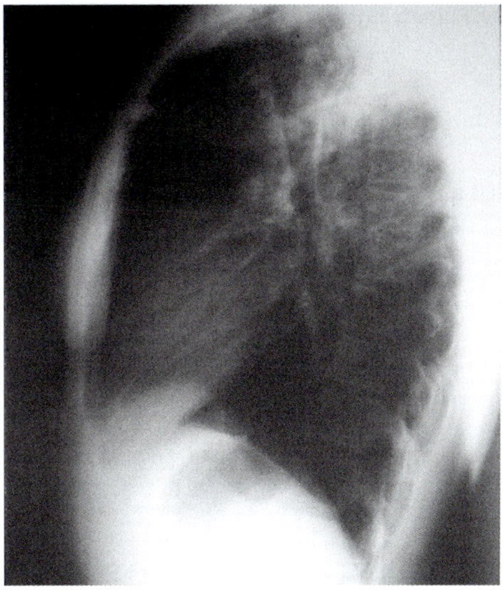

**Abb. 8.32** Röntgenaufnahmen des Thorax seitlich [P090]



Es ist eine Infiltration des posterioren Oberlappensegments rechts sowie eine Betonung des oberen rechten Hiluspols zu erkennen.

## Was erwarten Sie in den Laboruntersuchungen?

Wahrscheinlich ist eine Erhöhung der Entzündungsparameter.

## Welche Untersuchungen der Sputumprobe veranlassen Sie ?

- Mikroskopische Sputumuntersuchungen
- Kultur auf Bakterien
- Kultur auf Mykobakterien

## Wie lange dauert es, bis ein endgültiges negatives Ergebnis einer Kultur auf Mykobakterien vorliegt?

Dies dauert je nach Kulturverfahren und Anzahl der Erreger 6–8 Wochen.

Die Patientin hat eine BSG von 12/26 mm/h, das CRP beträgt 2 mg/dl (normal < 0,5 mg/dl), es liegt keine Leukozytose vor. Das Sputum ist mikroskopisch ohne Bakteriennachweis, ebenso finden sich in der Auraminfärbung keine säurefesten Stäbchen.

## Was ist die wahrscheinlichste Diagnose dieser Patientin?

Tuberkulose, aber eine Bronchopneumonie ist noch nicht ausgeschlossen.

## Wie häufig ist eine Sputumprobe bei bestehender Lungentuberkulose mikroskopisch positiv?

Sie ist nur in 50–75 % der Fälle positiv.

## Was würden Sie als nächsten diagnostischen Test empfehlen?

Ratsam wäre eine flexible Bronchoskopie.

Die bronchoskopische Spülung und der Bürstenabstrich des rechten Oberlappens erbringen den mikroskopischen Nachweis von säurefesten Stäbchen.

## Wie sieht Ihr weiteres Vorgehen aus?



Es sollte, falls noch nicht verfügt, eine Isolierung erfolgen und eine antituberkulöse Therapie eingeleitet werden. Außerdem müssen unmittelbar nach Sicherung der Diagnose die Kinderklinik bezüglich des dreijährigen Kindes sowie das Gesundheitsamt benachrichtigt werden.

## Auf welchem Weg wird eine Lungentuberkulose übertragen?

Sie wird über eine Tröpfcheninfektion beim Husten weitergegeben.

## Welches sind die Standardmedikamente bei der Behandlung einer Tuberkulose?

- Isoniazid (INH)
- Rifampicin (RMP)
- Pyrazinamid (PZA)
- Ethambutol (EMB)

### Welche Medikamentenkombination wählen Sie und wie lange würden Sie behandeln?

Möglich ist eine Vierfachkombination mit INH, RMP, PZA und EMB oder eine Dreifachkombination mit INH, RMP und PZA. Wegen der besseren Absicherung gegenüber anfangs nicht bekannten Resistenzen wird eine Vierfachkombination bevorzugt.

Die Vierfach- oder Dreifachkombination sollte für 2 Monate, anschließend INH und RMP für weitere 4 Monate gegeben werden (Schaberg et al. 2017, S.12).

Nach Beginn der Therapie mit INH, RMP, PZA und EMB fühlt sich die Patientin innerhalb weniger Tage subjektiv gesund. Sie hat praktisch keinen Husten und Auswurf mehr.

### Wie lange müssen Sie die Patientin isolieren?

Bei nichtkavernöser Lungentuberkulose und dem Nachweis von säurefesten Stäbchen nur in der Bronchoskopie genügen 2–3 Wochen. Ansonsten muss die Isolierung bis zum fehlenden mikroskopischen Nachweis im Sputum oder zur negativen Kultur aufrechterhalten werden.

### Welche drei Problemkreise bestehen bei der Behandlung einer Tuberkulose?

- Mögliche Medikamentenresistenz
- Mangelnde Compliance
- Nebenwirkungen der Medikamente

### Welches sind die vier wichtigsten Nebenwirkungen der antituberkulösen Therapie?

- Hepatotoxizität, vor allem von INH, weniger RMP und selten PZA
- Schädigung des N. opticus (Retrobulbärneuritis) durch EMB
- Hyperurikämie und Gelenkbeschwerden (vor allem PZA)
- Blutbildveränderungen, insbesondere Thrombopenie (vor allem EMB)

8

Die Patientin wird nach 3 Wochen in die ambulante Betreuung durch einen Pneumologen entlassen. Sechs Wochen nach Abnahme wird sowohl in der Sputumprobe als auch in den bronchoskopischen Proben kulturell *Mycobacterium tuberculosis* nachgewiesen. Die Resistenztestung ergibt eine normale Empfindlichkeit des Erregers. Als Nebenwirkung der medikamentösen Therapie ist ein asymptomatischer Harnsäureanstieg festzustellen, am ehesten verursacht durch Pyrazinamid.

### Sind Änderungen des Therapieregimes erforderlich?

Es sind keine Änderungen erforderlich.

## Müssen Sie Maßnahmen bezüglich Kontaktpersonen ergreifen?

Es muss eine Umgebungsuntersuchung für Pflegepersonal und Patienten eingeleitet werden, die direkten Kontakt mit der Patientin hatten.

## Welche Untersuchungen führen Sie bei diesen Personen durch?

- Für nicht bekanntermaßen bereits tuberkulinpositive Personen ist ein Tuberkulin-Test oder ein Interferon-γ-Release-Assay ausreichend.
- Bei Kleinkindern und Immunsupprimierten weist ein a.-p. Thorax-Röntgen, der unabhängig von der klinischen Symptomatik durchgeführt wird, eine aktive Tuberkulose oft schon nach, wenn THT oder IGRA noch nicht positiv sind. Bei verdächtigen Röntgenbefunden ist immer eine bakteriologische Untersuchung von drei hochwertigen Sputumproben erforderlichen, ggf. sogar eine weitergehende Diagnostik (Diel et al. 2023, S. 617).

## Nennen Sie sechs extrapulmonale Tuberkuloseerkrankungen.

- Tuberkulöse Lymphadenitis
- Tuberkulöse Pleuritis
- Urogenitaltuberkulose
- Miliartuberkulose
- Tuberkulöse Meningitis
- Knochentuberkulose

## Welche zwei Personengruppen entwickeln häufig eine Mykobakteriose mit atypischen Mykobakterien?

AIDS-Patienten und Patienten mit chronischen Lungenerkrankungen.



> Sechs Monate nach Beginn der antituberkulösen Therapie wird die Behandlung beendet. Die Röntgenaufnahmen des Thorax p. a. und seitlich zeigen nur diskrete Restveränderungen. Die Patientin ist seit 3 Wochen nach Beginn der Therapie völlig beschwerdefrei.

## Sind weitere Maßnahmen erforderlich?

Weitere Maßnahmen sind nicht erforderlich.

### LITERATUR

Diel R, et al. Empfehlungen für die Umgebungsuntersuchungen bei Tuberkulose – Update 2023. Pneumologie 2023;77(09):607–631.

Nahid P, et al. Official American Thoracic Society/Centers for Disease Control and Prevention/Infectious Diseases Society of America Clinical Practice Guidelines: Treatment of Drug-Susceptible Tuberculosis. Clin Inf Dis 2016;63(7):e147–e195.

Schaberg T, et al. S2k-Leitlinie: Tuberkulose im Erwachsenenalter. AWMF-Registernr. 020-019. Stand 01.06.2022, gültig bis 31.05.2027 (235 Seiten).

# 8.12 Leitsymptom verstärkter produktiver Husten

Diego Kauffmann-Guerrero, Amanda Tufman

**KASUISTIK**

Eine 47-jährige Frau stellt sich bei Ihnen vor, weil sie seit mindestens einem Jahr Husten mit Auswurf hat. Dieser habe sich in den letzten vier Wochen jedoch deutlich verstärkt.

## Nach welchen weiteren Aspekten fragen Sie?

- Abhängigkeit von Tageszeit, Tätigkeit oder Belastung
- Fieber
- Beschaffenheit des Auswurfs
- Atemnot
- Allergien
- Positive Familienanamnese bzgl. Allergien, Asthma bronchiale oder sonstigen Lungenerkrankungen
- Allgemeinsymptome

Der Husten sei unabhängig von der Tageszeit und von einer Belastung. Der Auswurf sei weißlich-gräulich.

## Was ist Ihr Vorgehen bei einem seit 4 Wochen bestehenden Husten oder falls sich ein vorbestehender Husten über dieselbe Zeit verändert hat?

Bei einem persistierenden Husten ist eine sorgfältige Abklärung zum Ausschluss behandelbarer Ursachen, insbesondere eines Lungenkarzinoms, erforderlich.

Die weitere **Anamnese** ergibt einen Nikotinabusus von 30 Pack Years.

## Wie lautet die Definition der Pack Years?

Es ist das Produkt aus der Zahl der täglich gerauchten Zigarettenschachteln und den Raucherjahren.

## Was sind derzeit die wesentlichen Differenzialdiagnosen?

- Chronische Bronchitis mit Exazerbation
- Lungenkarzinom

Die Patientin berichtet weiter, sie habe in den letzten Monaten etwa 7 kg an Gewicht verloren. In letzter Zeit habe sie häufiger das Gefühl, nicht mehr richtig durchatmen zu können.

## Was ist Ihr weiteres Vorgehen?

- Körperliche Untersuchung
- Lungenfunktionsdiagnostik mit der Frage nach einer manifesten obstruktiven Ventilationsstörung, einer „small airways disease", einer bronchialen Hyperreagibilität oder Hinweisen auf eine Stenosierung in den großen Atemwegen
- Röntgenbild des Thorax p. a. und seitlich

Die **Lungenfunktion** zeigt eine geringe obstruktive Ventilationsstörung. Es wird ein Röntgenbild des Thorax in zwei Ebenen angefertigt (➤ Abb. 8.33 und ➤ Abb. 8.34).

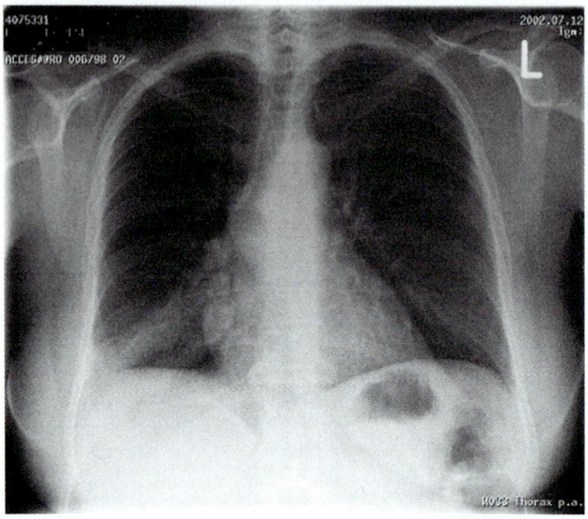

**Abb. 8.33** Röntgenaufnahme des Thorax [P090]

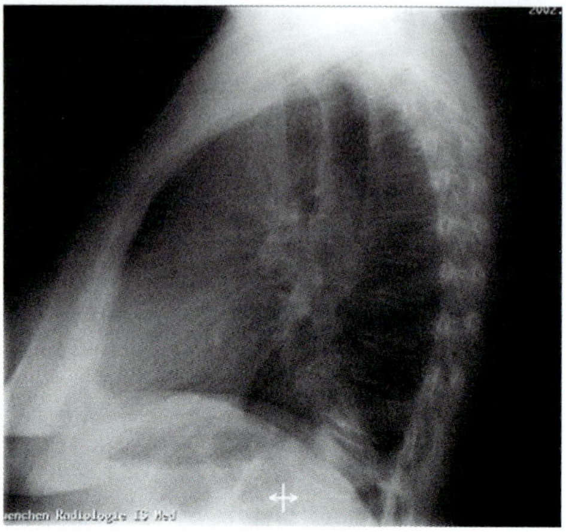

**Abb. 8.34** Röntgenaufnahme des Thorax [P090]



## Beschreiben Sie die wesentlichen Auffälligkeiten der Röntgenaufnahmen.

- Verschattung im rechten Unterfeld, vom Hilus ausgehend
- Vergrößerter, verplumpter Hilus rechts, insbesondere den unteren Hiluspol betreffend
- Auf der seitlichen Aufnahme zusätzliche Verschattung um die distale Trachea

## Wie lautet Ihre Verdachtsdiagnose?

Es besteht der Verdacht auf ein Lungenkarzinom mit Befall der mediastinalen Lymphknoten.

## Welche Ursachen hat das Lungenkarzinom?

- 85 % Rauchen
- 8 % berufsbedingte Karzinogene
- 5 % Umwelteinflüsse, vor allem Radon
- 2 % andere Faktoren (Narben, Röntgenstrahlen)

(Leitlinienprogramm Onkologie 2024)

## In welcher Reihenfolge würden Sie die Basisdiagnostik bei Verdacht auf ein Lungenkarzinom durchführen?

- Anamnese
- Klinische Untersuchung
- Basislabor
- Röntgen-Thorax
- CT-Thorax
- Bronchoskopie mit Biopsie

Bei der ambulant durchgeführten flexiblen **Bronchoskopie** finden sich eine stark verbreiterte Hauptkarina, eine zunehmende Kompression des rechten Bronchialsystems ab dem Bronchus intermedius und in der Unterlappentrifurkation eine erheblich unruhige und verdickte Schleimhaut.

## Welche Maßnahme würden Sie bei fehlender histologischer oder zytologischer Sicherung des Lungenkarzinoms vorschlagen?

Eine Wiederholungsbronchoskopie unter stationären Bedingungen.

Bei der Vorstellung zur Bronchoskopie fallen Ihnen bei der Patientin zunehmende Sprachschwierigkeiten, insbesondere Wortfindungsstörungen auf.

## Worauf sind diese möglicherweise zurückzuführen? Welche weiterführende Diagnostik führen Sie durch?

Es besteht der Verdacht auf Hirnmetastasen. Aus diesem Grund ist akut eine CT und im Verlauf eine MRT des Schädels indiziert.

## Welche histologischen Typen des Lungenkarzinoms gibt es?

- Kleinzellige Lungenkarzinome (SCLC)
- Nicht kleinzellige Lungenkarzinome (NSCLC)
  - Plattenepithelkarzinome
  - Adenokarzinome
  - adenosquamöse Karzinome
  - großzellige Karzinome
  - pleomorphe Karzinome

## Welche Histologien gehen relativ häufig mit frühen Hirnmetastasen einher?

- Kleinzellige Lungenkarzinome
- Adenokarzinome

## Welche klinischen und pathologischen Stadieneinteilungen kennen Sie?

- TNM-System mit den Stadien I–IV
- Limited Disease – Extensive Disease (veraltet – auch beim kleinzelligen Lungenkarzinom soll eine Einteilung nach dem TNM-System erfolgen)

## Welche weiteren Untersuchungen neben der histologischen Sicherung benötigen Sie zur Stadieneinteilung bzw. zur Festlegung der Therapie?

- CT des Thorax zur Frage der lokalen Ausdehnung und der Lymphknotenmetastasierung.
- Frage nach Leber- und Nebennierenmetastasen (Sonografie oder CT).
- Bei Verfügbarkeit ist das kombinierte PET/CT der alleinigen CT vorzuziehen.
- Falls keine PET/CT oder PET: Skelettszintigrafie zur Frage von Knochenmetastasen.

Bei den **Staging-Untersuchungen** finden sich neben dem Primärtumor im rechten Unterlappen eine pulmonale Metastasierung rechts, mediastinale, paraaortale und parakavale Lymphknotenmetastasen, eine große Nebennierenmetastase links und der Verdacht auf Leberfiliae sowie eine Nebennierenmetastase rechts. Ferner bestehen multiple zerebrale Filiae, von denen die größte links frontal liegt und bei perifokalem Ödem raumfordernde Wirkung hat. Beide Hauptbronchien sind bei den bronchoskopischen Biopsien bereits tumorinfiltriert, im linken Hauptbronchus findet sich eine 50%-ige Stenose. Erhöhte Tumormarker sind ProGRP (753 pg/ml) sowie NSE (46,5 ng/ml).

## Wodurch ist das Stadium „limited disease" gekennzeichnet?

Befall eines Hemithorax mit oder ohne

- Ipsilaterale hiläre Lymphknotenmetastasen,
- Ipsi- oder kontralaterale mediastinale Lymphknotenmetastasen,
- Skalenus- oder supraklavikuläre Metastasen,
- Pleuraerguss.



## Welche paraneoplastischen Syndrome können beim Lungenkarzinom unter anderem auftreten?

- Lambert-Eaton-Syndrom (neuromuskulär)
- Hypertrophe Osteoarthropathie
- Dermatomyositis
- Acanthosis nigricans
- Cushing-Syndrom
- Syndrom der inadäquaten ADH-Sekretion
- Hämatologische paraneoplastische Syndrome (Leukozytose, Thrombozytose, Koagulationsstörungen)

Die **Histologie** der Biopsie ergibt den Befund eines kleinzelligen Lungenkarzinoms (SCLC).

## Welchen histologischen Typ würden Sie eher bei einer peripheren Lage des Tumors erwarten?

Adenokarzinom (75 % der Adenokarzinome liegen peripher, bei Plattenepithel- oder kleinzelligen Karzinomen nur etwa 10 %) (Wolf et al. 2023).

## Wie lautet Ihre abschließende Diagnose bei dieser Patientin?

Es handelt sich um ein kleinzelliges Lungenkarzinom (SCLC) im Stadium IV (alte Nomenklatur: Extensive Disease) (Wolf et al. 2023).

## Welche Tumormarker würden Sie bei histologisch nicht eindeutig zu klärendem Tumortyp bestimmen lassen? Welche wahrscheinliche histologische Differenzierung liegt bei den jeweiligen Tumormarkern vor?

- Eine Erhöhung von CYFRA 21-1 und CEA spricht eher für ein nicht kleinzelliges Lungenkarzinom.
- Eine Erhöhung von NSE und ProGRP deutet auf ein kleinzelliges Lungenkarzinom hin.

## Welche weitere Metastasierung tritt häufig bei Patienten mit Lungenkarzinom auf?

Knochenmetastasen.

## Welche Therapie schlagen Sie der Patientin vor?

Bei bestehendem Hirndruck sollte eine Therapie mit Dexamethason plus Radiatio des Schädels und Polychemotherapie evtl. ergänzt durch eine Immuntherapie durchgeführt werden.

## Welche Zytostatikakombinationen werden häufig zur Erstlinientherapie des kleinzelligen Lungenkarzinoms eingesetzt?



- Cisplatin/Carboplatin und Etoposid.
- Bei Fehlen von Kontraindikationen ist die Hinzunahme eines Checkpoint-Inhibitors, wie Atezolizumab (Anti-PD-L1-Antikörper) oder Durvalumab (Anti-PD-L1-Antikörper), in der Erstlinie möglich.
- Adriamycin, Cyclophosphamid, Vincristin (ACO).

## Welche Therapie würden Sie bei einem kleinzelligen Lungenkarzinom im Stadium Limited Disease vorschlagen?

- Polychemotherapie und frühe thorakale Bestrahlung
- Bei guter Remission prophylaktische Ganzhirnbestrahlung erwägen

Die Patientin erhält sechs Zyklen einer Chemotherapie mit Carboplatin, Etoposid und Atezolizumab sowie eine Schädelbestrahlung mit 45 Gy. Nach Abschluss der 6 Zyklen zeigt sich eine partielle Remission des Tumors. Insbesondere im Mediastinum sowie in der Nebenniere links finden sich noch Tumorreste. Die Tumormarker ProGRP und NSE liegen im Normbereich.

## In welchen Stadien eines nicht kleinzelligen Lungenkarzinoms ist eine operative Therapie ein kurativer Ansatz?

In den Stadien I und II. In Stadium IIIa kann eine multimodale Therapie mit Resektion plus Chemotherapie bzw. Bestrahlung indiziert sein.

## Wie sind die 5-Jahres-Überlebensraten eines kurativ resezierten nicht kleinzelligen Lungenkarzinoms im Stadium I?

Sie liegen bei 60–70 %.

## Welche Therapie sollte im lokal fortgeschrittenen Stadium IIIB eines nicht kleinzelligen Lungenkarzinoms durchgeführt werden?

Eine Radiochemotherapie. Bei fitten Patienten sollte diese in Form einer simultanen Radiochemotherapie ggf. gefolgt von einer Konsolidierungstherapie mit einem PD-L1-Inhibitor (Durvalumab) erfolgen.

## Welche molekularbiologischen Veränderungen sind zur Therapieplanung beim fortgeschrittenen Adenokarzinom relevant? (Ref 2)

- EGFR-Mutation (Indikation zur Therapie mit einem EGFR-Tyrosinkinase-Inhibitor, z. B. Osimertinib, Afatinib, Erlotinib, Gefitinib).
- EML4-ALK-Translokation (Indikation zur Therapie mit einem ALK-Tyrosinkinase-Inhibitor, z. B. Crizotinib, Ceritinib, Brigatinib, Alectinib, Lorlatinib).
- ROS1-Translokation (Indikation zur Therapie mit Crizotinib, Entrektinib).
- BRAF-Mutation (Indikation zur Therapie mit Trametinib + Dabrafenib).
- Alle Patienten mit NSCLC sollten eine molekularpathologische Panelsequenzierung (Next-Generation-Sequencing, NGS) erhalten.



## Welche Ziele stehen bei einer palliativen Therapie im Vordergrund?

- Mitbetreuung durch Psychoonkologie, Sozialdienst
- Wiederherstellung bzw. Aufrechterhaltung der Durchgängigkeit zentraler Bronchien, in der Regel durch interventionelle bronchoskopische Verfahren
- Drainage und Sklerosierung eines rasch nachlaufenden malignen Pleuraergusses
- Schmerztherapie, Therapie der Atemnot
- Operative oder strahlentherapeutische Versorgung von Hirn- und Skelettmetastasen

**LITERATUR**

Leitlinienprogramm Onkologie. S3-Leitlinie Prävention, Diagnostik, Therapie und Nachsorge des Lungenkarzinoms – Living Guideline. Version 3.0 – März 2024. AWMF-Registernr. 020-007OL. Stand 20.03.2024, gültig bis 19.03.2029 (592 Seiten).

Planchard D. Metastatic non-small cell lung cancer: ESMO Clinical Practice Guidelines for diagnosis, treatment and follow-up. Ann Oncol. 2018; 29: Suppl. 4. iv192–iv237.

Wolf A, et al. Onkopedia Leitlinie Lungenkarzinom, kleinzellig (SCLC). Stand Januar 2023.

## 8.13 Leitsymptom Leistungsminderung und Husten

Kathrin Kahnert, Amanda Tufman

**KASUISTIK**

Ein 27-jähriger Mann stellt sich bei Ihnen vor, da er zunehmend weniger leistungsfähig sei. Nachts und unter Belastung trete ein starker Husten mit glasigem Sputum auf.

### Nach welchen weiteren Aspekten fragen Sie ihn?

- Vorerkrankungen, durchgemachte Infektionen, z. B. Sars-CoV-2
- Medikamenteneinnahme
- B-Symptomatik

Vor 3 Jahren erfolgte eine Diagnostik zum Ausschluss einer Tuberkulose bei bereits bestehender Dyspnoe. Innerhalb von 3 Monaten hatte er damals 9 kg Gewicht abgenommen.

### Welche Differenzialdiagnosen können Sie stellen?

- Malignom
- Infektionen:
  - Atypische Pneumonie
  - HIV-Erkrankung
  - Tuberkulose
- Autoimmunerkrankung
- Bronchiektasien
- Exogen-allergische Alveolitis
- Sarkoidose
- Lungenfibrose

### Worauf richten Sie Ihr Augenmerk bei der klinischen Untersuchung?

- Lymphknotenvergrößerungen
- Größe von Leber/Milz
- Auskultation der Lunge

Die **klinische Untersuchung** ergibt einen 174 cm großen und 74 kg schweren Patienten in gutem Allgemein- und Ernährungszustand ohne Beinödeme. Es liegen keine vergrößerten Lymphknoten vor. Die Leber ist vergrößert, die Milz nicht tastbar. Die orientierende neurologische Untersuchung ist unauffällig. Die Auskultation der Lunge ergibt beidseits basal endinspiratorisches Knisterrasseln (Sklerosiphonie).

## Welche diagnostischen Schritte leiten Sie ein?

Eine Lungenfunktionsprüfung.

## Beurteilen Sie die Lungenfunktion (➤ Abb. 8.35 und ➤ Tab. 8.17).

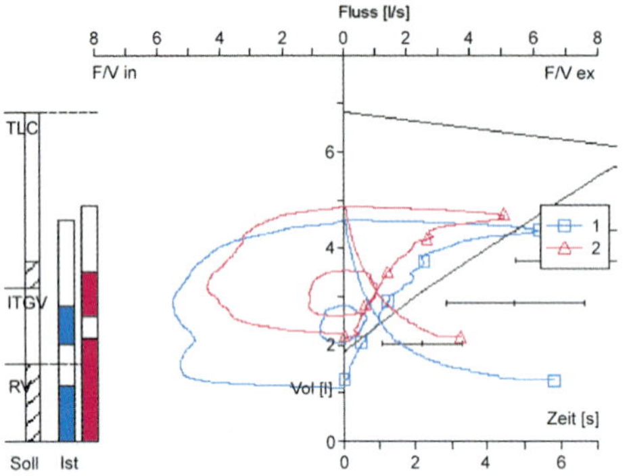


**Abb. 8.35** Fluss-Volumen-Kurve vor (1) und nach (2) Inhalation von Salbutamol [P090]

**Tab. 8.17** Werte der Spirometrie und der Bodyplethysmografie

| | Soll | Messwert | % Soll |
|---|---|---|---|
| R tot (kPa*s/l) | 0,30 | 0,28 | 93,1 |
| ITGV (l) | 3,22 | 2,05 | 63,6 |
| SR tot (kPa*s) | 1,18 | 0,69 | 58,3 |
| ERV (l) | 1,58 | 0,87 | 54,9 |
| RV (l) | 1,64 | 1,18 | 71,9 |
| TLC (l) | 6,82 | 4,63 | 67,9 |
| RV% TLC | 24,49 | 25,51 | 104,2 |
| VC MAX (l) | 5,21 | 3,45 | 66,3 |
| $FEV_1$ (l) | 4,21 | 2,13 | 50,7 |
| $FEV_1$ % VC MAX | 82,35 | 61,80 | 75,0 |
| PEF (l/s) | 9,67 | 6,15 | 63,6 |
| MEF 25 (l/s) | 2,50 | 0,54 | 21,6 |
| MEF 50 (l/s) | 5,41 | 1,40 | 25,9 |
| MEF 75 (l/s) | 8,25 | 2,55 | 30,9 |
| PIF (l/s) | | 5,49 | |

Es liegt eine restriktive Lungenerkrankung mit peripherer Obstruktion und Besserung (im Spirogramm) nach Broncholyse mit Salbutamol vor.

## Welche weiterführenden Untersuchungen der Lungenfunktion veranlassen Sie?

- Bestimmung der Diffusionskapazität
- Blutgase in Ruhe und unter Belastung

## Welche Ergebnisse erwarten Sie?

- Einschränkung der Diffusionskapazität, über das Ausmaß der Restriktion hinausgehend.

8

- Ruhehypoxämie trotz Hyperventilation; die Hypoxämie und die Hyperventilation verstärken sich unter Belastung mit 60 Watt.

## Was fällt Ihnen am Röntgen-Thorax auf (➤ Abb. 8.36)?

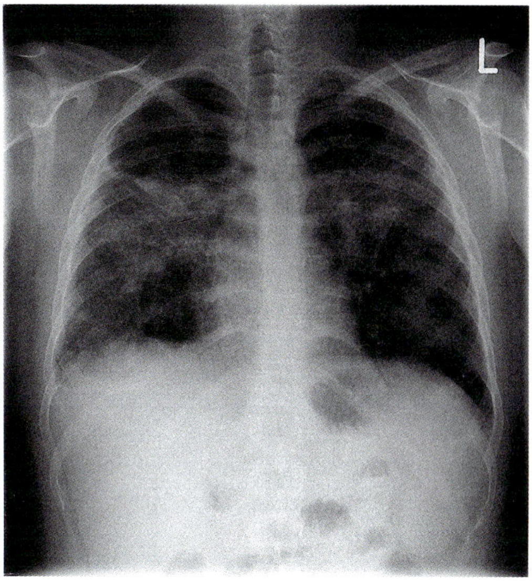


**Abb. 8.36** Röntgenaufnahme des Thorax [P090]

Ausgeprägte, z. T. scharf begrenzte, z. T. konfluierende Infiltrate beidseits im Mittelfeld ohne Mediastinalverziehung.

## Wie lauten jetzt Ihre Verdachtsdiagnosen?

- Interstitielle Lungenerkrankung, z. B. Sarkoidose
- Pneumocystis-jirovecii-Pneumonie

## Welche weiteren diagnostischen Schritte sind erforderlich?

- CT-Thorax
- Bronchoskopie/Thorakoskopie

In der **CT-Thorax** stellen sich in den Mittelfeldern betont multiple Knoten von < 1 mm Größe dar. Darüber hinaus finden sich zentral betont in den Mittelfeldern konfluierende Knoten, dabei vor allem Ausprägung entlang der Interlobärsepten, geringer auch subpleural. Darüber hinaus gelingt im Mediastinum sowie hilär und paraaortal der Nachweis einiger vergrößerter Lymphknoten.

8

## Welche Untersuchungsverfahren werden Sie bei der Bronchoskopie einsetzen?

- Bronchoalveoläre Lavage
- Perbronchiale Biopsie

**Ergebnisse der Bronchoskopie:** Histologie: nichtverkäsende epitheloidzellige Granulome mit Riesenzellen vom Langerhans-Typ; bronchoalveoläre Lavage: CD4/CD8-Quotient >4 (dieser Quotient ist hochspezifisch für eine Sarkoidose). In der Erregerdiagnostik kein Nachweis von säurefesten Stäbchen, in der Kultur kein Nachweis von Mykobakterien, kein Nachweis von *Pneumocystis jirovecii.*

## Welche Diagnose können Sie jetzt stellen?

Es handelt sich um eine Sarkoidose.

## Um welches Stadium und welche Form der Sarkoidose handelt es sich bei diesem Patienten? Welche weiteren Untersuchungen würden Sie vornehmen?

Es liegt eine chronische Sarkoidose mit überwiegend pulmonalem Befall vor (Stadium II; ➤ Tab. 8.18). Die Untersuchung der Leber, die Suche nach Rhythmusstörungen und die Beurteilung des Augenhintergrunds sind erforderlich.

**Tab. 8.18** Stadieneinteilung der pulmonalen Sarkoidose

| Stadium | Röntgenbefund | Häufigkeit |
|---|---|---|
| I | Bihiläre Lymphadenopathie | 50 % |
| II | Bihiläre Lymphadenopathie mit Lungeninfiltraten | 25 % |
| III | Infiltrate ohne Lymphknoten | 15 % |
| IV | Fibrose | 10 % |



## Wie wird die akute Form der Sarkoidose genannt?

Die akute Sarkoidose wird als Löfgren-Syndrom bezeichnet und besteht aus der Trias bihiläre Lymphadenopathie, Arthritis und Erythema nodosum.

## Wie ist die Prognose der akuten Sarkoidose?

Spontanremissionen werden in bis zu 75 % der Patienten gesehen. Je akuter der Beginn, desto günstiger ist die Prognose.

## Welche Therapie leiten Sie ein?

Primär sollten engmaschig Verlaufskontrollen durchgeführt werden. Die Therapie einer Obstruktion oder bronchialen Hyperreagibilität wird empfohlen. Es wird nur bei anhaltenden Symptomen oder deutlicher Verschlechterung mit systemischen Glukokortikoiden bis zu einem Jahr ausschleichend therapiert.

Bei diesem Patienten würde man wegen der unklaren Dauer der Sarkoidose bei relativ starken Funktionseinschränkungen eine eher kurzfristige Verlaufskontrolle vornehmen.

### Welche Verlaufsparameter können Sie bei diesem Patienten einsetzen?

- ACE (Angiotensin-Converting-Enzym) im Serum
- Löslicher Interleukin-2-Rezeptor im Serum
- Neopterin im Serum
- Diffusionskapazität
- Vitalkapazität
- Blutgase in Ruhe und unter Belastung

### Welche Komplikationen oder andere Erscheinungsformen kann eine Sarkoidose unter anderem hervorrufen?

- Kardial: Rhythmusstörungen, Einschränkung der diastolischen Funktion
- Haut: z. B. Erythema nodosum, Lupus pernio
- Auge: Konjunktivitis, Uveitis (Vorstellung beim Augenarzt obligatorisch)
- Neurosarkoidose: Heerfordt-Syndrom mit Fazialisparese, Parotisschwellung und Uveitis anterior
- Hyperkalzämie und sekundäre Nierenschäden
- Hypophyseninsuffizienz (entsprechende Substitution)

**LITERATUR**

Crouser E. D. Diagnosis and detection of sarcoidosis. An official American Thoracic Society Clinical Practice Guideline. Am J Respir Crit Care Med. 2020;201(8):e26–e51.

Ungprasert P, Ryu JH, Matteson EL. Clinical Manifestations, Diagnosis, and Treatment of Sarcoidosis. Mayo Clin Proc Innov Qual Outcomes 2019;3(3):358–375.

## 8.14 Leitsymptom rezidivierende Pneumonien

Susanne Nährig

**KASUISTIK**

Ein 38-jähriger Mann stellt sich bei Ihnen vor, nachdem er seit vielen Jahren wiederholt wegen rezidivierender Pneumonien in stationärer Behandlung gewesen ist. Auch zwischen den Krankenhausaufenthalten habe er viel Auswurf gehabt, der meist gelb-grünlich gewesen sei.

### Welche anamnestischen Aspekte interessieren Sie?

- Andere Infektionen
- Vorerkrankungen
- Diarrhöen, Bauchschmerzen
- Sonstige Beschwerden

Nicht selten treten Infektionen der Nasennebenhöhlen auf. Zudem habe er Probleme, sein Gewicht zu halten, da er trotz guten Appetits und ausreichender Ernährung eher abnehmen würde.

## Welche Differenzialdiagnosen fallen Ihnen ein?

- Chronische Infektion im Nasen-Rachen-Raum
- Immundefekt
- Tuberkulose
- Bronchiektasen/Wabenlunge
- Granulomatose mit Polyangiitis
- Bislang nicht diagnostizierte Mukoviszidose

## Welche Untersuchungen nehmen Sie vor?

- Körperliche Untersuchung mit Auskultation
- Blutbild mit Entzündungsparametern
- Bakteriologische Untersuchung des Sputums
- Röntgen-Thorax
- Röntgen der Nasennebenhöhlen
- Bestimmung der Pankreaselastase im Stuhl

Bei der **körperlichen Untersuchung** präsentiert sich der Patient in reduziertem Allgemein- und deutlich reduziertem Ernährungszustand. An den Händen zeigen sich Trommelschlägelfinger und Uhrglasnägel. Die Thoraxform lässt an einen Glockenthorax denken. Der Klopfschall ist hypersonor. Bei kaum verschieblichen Lungengrenzen lässt sich ein leises Atemgeräusch mit exspiratorischem Giemen auskultieren. Zusätzlich hören Sie mittel- bis grobblasige Rasselgeräusche.



## Wie würden Sie diese Befunde in Zusammenschau mit der Anamnese interpretieren?

Es liegt eine obstruktive Lungenerkrankung mit rezidivierenden Infektionen vor.

Bei den **Laborwerten** auffällig sind die Erhöhung des IgG auf 2.083 mg/dl und ein niedriges Ferritin (28,8 µg/l).

## Worauf kann der erhöhte Wert des Immunglobulins G hinweisen?

Auf eine chronische Entzündung.

## Worauf kann der erniedrigte Ferritinwert bei normalem Blutbild und fehlendem anamnestischen Hinweis auf eine Blutung hinweisen?

Auf Resorptionsprobleme für Eisen im Duodenum und erhöhten Hämoglobin-Turnover.

Im Sputumbefund finden sich keine Mykobakterien, aber drei Stämme von *Pseudomonas aeruginosa* (mucoid/non-mucoid). Diese sind empfindlich auf Meropenem, Piperacillin-Tazobactam, Ceftazidim, Ciprofloxacin, Tobramycin inhalativ und Colistin.

### Handelt es sich um einen Pseudomonas der Gruppe „Multiresistente gramnegative Stäbchen mit Resistenz gegen 4 der 4 Antibiotikagruppen (4-MRGN)?

Nein, da die Pseudomonas-Stämme gegenüber Ceftazidim, Meropenem, Piperacillin-Tazobactam und Ciprofloxacin empfindlich sind.

Es wird eine Röntgenaufnahme des Thorax in zwei Ebenen angefertigt.

### Befunden Sie die beiden Abbildungen (➤ Abb. 8.37 und ➤ Abb. 8.38).

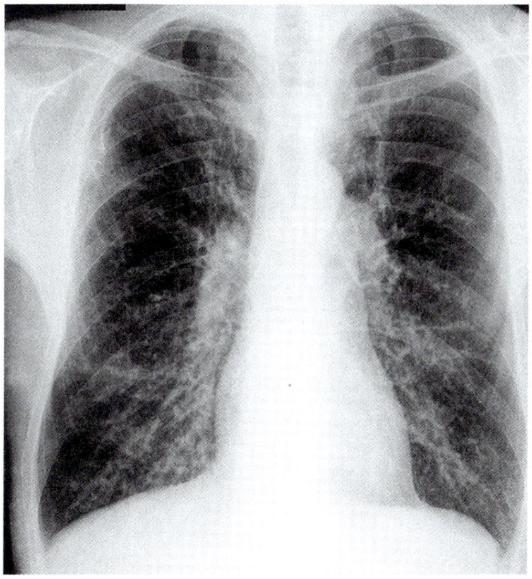

**Abb. 8.37** Röntgenaufnahme des Thorax [P090]

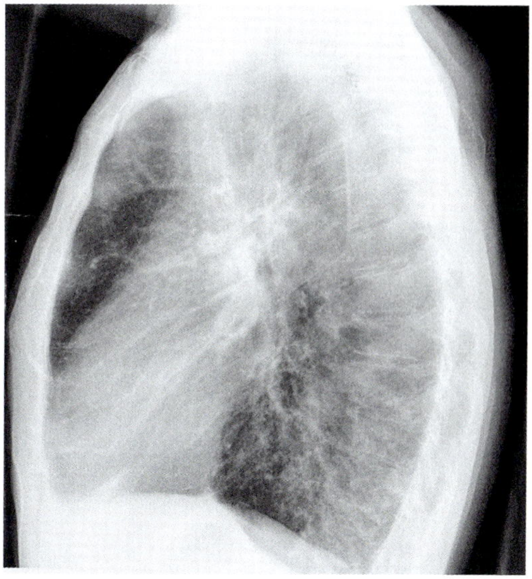

**Abb. 8.38** Röntgenaufnahme des Thorax [P090]

Der Befund des Röntgen-Thorax in zwei Ebenen liest sich wie folgt: Die Lunge erscheint beidseits überbläht, es findet sich eine ausgeprägte, streifige Lungengerüstvermehrung, insbesondere mit Betonung der Lungenunterfelder; diese ist rechts etwas stärker ausgeprägt als links. Es liegen fraglich Bronchiektasen vor. Herzgröße normal, keine Ergüsse, keine Stauungszeichen.

Der **Röntgenbefund** der Nasennebenhöhlen o.m./o.f. ergibt folgendes Bild: ausgeprägte Schleimhautpolster im Sinus maxillaris beidseits, links > rechts. Darüber hinaus ist die mediale Kieferhöhlenwand auf beiden Seiten nicht regelrecht abgrenzbar, möglicherweise Z.n. Fensterung. Auch die Ethmoidalzellen sind beidseits verschattet, der Sinus frontalis relativ klein angelegt und rechtsseitig ebenfalls transparenzgemindert.
Der Befund spricht für eine chronische Pansinusitis.
Der Befund der Pankreaselastasebestimmung ergab einen Wert von 48 IE/g Stuhl, damit ist der Patient pankreasinsuffizient.

## Welche Verdachtsdiagnose erhärtet sich in Zusammenschau der beschriebenen Befunde und warum?

Es liegt wohl eine Mukoviszidose beim Erwachsenen vor. Dies ist zu schließen aus den Hinweisen auf eine duodenale Resorptionsstörung, der Pseudomonasbesiedlung, den rezidivierenden Pneumonien, der Pansinusitis sowie den Gewichtsproblemen.

## Der Patient wird zusätzlich zur Lungenfunktionsprüfung geschickt. Befunden Sie die Daten (➢ Abb. 8.39 und ➢ Tab. 8.19).

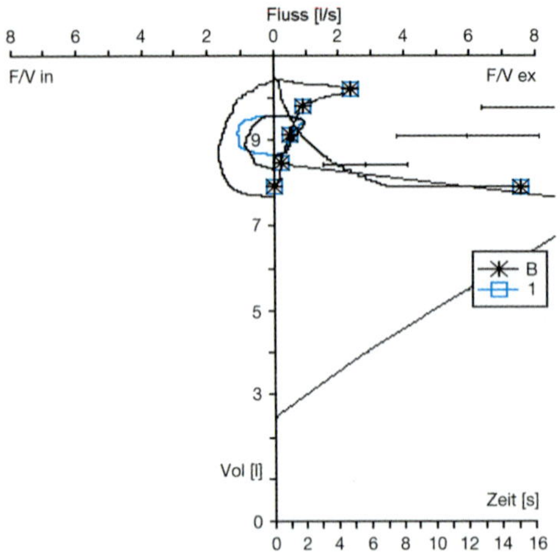


**Abb. 8.39** Exspiratorische Fluss-Volumen-Kurve und Tiffeneau-Manöver [P090]

**Tab. 8.19** Werte der Fluss-Volumen-Kurve und der Bodyplethysmografie vor Therapie

| | Soll | Messwert | % Soll |
|---|---|---|---|
| R tot (kPa*s/l) | 0,3 | 0,79 | 263,8 |
| ITGV (l) | 3,86 | 8,4 | 217,6 |
| SR tot (kPa*s) | 1,18 | 7,14 | 606,7 |
| ERV (l) | 1,68 | 0,6 | 35,6 |
| RV (l) | 2,19 | 7,81 | 357 |
| TLC (l) | 8,66 | 10,52 | 121,5 |
| RV% TLC | 28,78 | 74,18 | 257,8 |
| VC MAX (l) | 6,3 | 2,72 | 43,1 |
| $FEV_1$ (l) | 4,88 | 1,11 | 22,8 |
| $FEV_1$ % VC MAX | 80,37 | 40,91 | 50,9 |
| PEF (l/s) | 10,61 | 2,39 | 22,5 |
| MEF 25 (l/s) | 2,81 | 0,21 | 7,6 |
| MEF 50 (l/s) | 5,94 | 0,47 | 7,9 |
| MEF 75 (l/s) | 9,18 | 0,9 | 9,8 |
| PIF (l/s) | | 1,68 | |



- Starke Restriktion der Vitalkapazität (VC, 43 % v. Soll), nicht aber der totalen Lungenkapazität (TLC, 122 % v. Soll)
- Sehr schwere Obstruktion (spezifische Resistance deutlich erhöht, Tiffeneau-Index 51 % v. Soll)
- Mäßige Einschränkung der Diffusionskapazität entsprechend der Restriktion

In der **Blutgasanalyse** zeigt sich folgendes Bild: schwere Hypoxämie bei Globalinsuffizienz, geringe respiratorische und metabolische Azidose ($p_aO_2$ 56 mmHg, $p_aCO_2$ 50 mmHg, pH 7,36).

## Welche Therapie lassen Sie dem Patienten aufgrund der Lungenfunktion zukommen?

- Inhalatives Glukokortikoid (z. B. Budesonid)
- Lang wirksames $\beta_2$-Mimetikum (z. B. Formoterol)
- Lang wirksames Anticholinergikum (z. B. Tiotropiumbromid)

## Welche weiterführenden Untersuchungen führen Sie durch?

- Schweißtest
- Genetik bezüglich Mukoviszidose
- Oraler Glukosetoleranztest

Der **Schweißtest** bei salzarmer Kost zeigt zweimal massiv erhöhte und damit pathologische Werte für Na und Cl innerhalb einer Woche.
Die **Genetik** beweist die Mukoviszidose. Der Patient ist heterozygoter Merkmalsträger mit Delta F 508 und 2789+5G->A Spleißstellen Mutation in Intron 14b.
Der **orale Glukose-Toleranztest** ergibt bei 75 g Glukose folgendes Ergebnis: Nüchtern-Blutzucker 82 mg/dl, nach 60 min 220 mg/dl, nach 120 min 160 mg/d, nach 180 min 63 mg/dl.

## Wie deuten Sie das Ergebnis des Glukose-Toleranztests?

Da der 120-min-Wert zwischen 140 und 199 mg/dl liegt, besteht eine gestörte Glukosetoleranz.

## Welche bronchopulmonale Therapie erscheint zusätzlich sinnvoll?

- Inhalative mukolytische Therapie (NaCl 0,9–6 %, oder Dornase alfa)
- Inhalative antiobstruktive Therapie
- Inhalative antibiotische Therapie (z. B. Tobramycin, Colistin oder Aztreonam)
- Orale Mukolytika (z. B. ACC 600)

## Welche weiteren Therapiemaßnahmen erscheinen sinnvoll?

- Substitution der Pankreasenzyme
- Substitution von Vitaminen (A, D, E, K)
- Atem- und Physiotherapie
- Überprüfung, ob der Patient wegen seines Mutationsstatus für eine Therapie mit einem neuen CFTR-Modulator (Ivacaftor, Tezacaftor, Elexacaftor) in Frage kommt

Bei deutlicher Befundverschlechterung kommt auch eine stationäre oder ambulante intravenöse Antibiotikatherapie nach Antibiogramm infrage.

## Nach drei Wochen wird ein zusätzlicher Lungenfunktionstest durchgeführt. Beurteilen Sie den Verlauf (➤ Abb. 8.40 und ➤ Tab. 8.20).

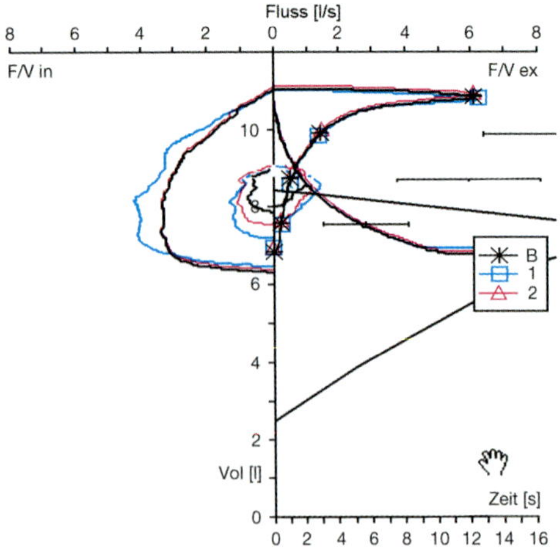


**Abb. 8.40** Fluss-Volumen-Kurve vor und nach Inhalation von Salbutamol [P090]

**Tab. 8.20** Werte der Bodyplethysmografie und der Fluss-Volumen-Kurve nach 3 Wochen Therapie

| Parameter | Soll | Messwert | % Soll |
|---|---|---|---|
| R tot (kPa*s/l) | 0,3 | 0,33 | 110 |
| ITGV (l) | 3,86 | 7,59 | 196,6 |
| SR tot (kPa*s) | 1,18 | 2,74 | 232,6 |
| ERV (l) | 1,68 | 1,15 | 68,7 |
| RV (l) | 2,19 | 6,44 | 294,6 |
| TLC (l) | 8,66 | 11,11 | 128,3 |
| RV% TLC | 28,78 | 57,97 | 201,4 |
| VC MAX (l) | 6,3 | 4,67 | 74,1 |
| $FEV_1$ (l) | 4,88 | 1,82 | 37,3 |
| $FEV_1$ % VC MAX | 80,37 | 38,91 | 48,4 |
| PEF | 10,61 | 6,09 | 57,3 |
| MEF 25 (l/s) | 2,81 | 0,23 | 8,1 |
| MEF 50 (l/s) | 5,94 | 0,54 | 9,1 |
| MEF 75 | 9,18 | 1,47 | 16 |
| PIF | | 3,42 | |

- Keine Restriktion der TLC, geringe Restriktion der VC
- Bei Ruheatmung nur angedeutete Resistance-Erhöhung und damit Rückgang der bronchialen Obstruktion
- Ausgeprägte periphere Obstruktion

Insgesamt zeigt sich eine deutliche Besserung der Lungenfunktion im Verlauf im Vergleich zum Vorbefund.

Der Patient berichtet, es gehe ihm aktuell etwas besser. Er führe regelmäßig die inhalative antiobstruktive Therapie durch, ferner inhaliere er zweimal täglich mit Tobramycin. Ciprofloxacin habe er über die drei Wochen oral eingenommen. Außerdem gehe er regelmäßig zu einer atemtherapeutischen Physiotherapie.
Es stellte sich heraus, dass der Patient wegen seines Mutationsstatus berechtigt ist, eine Therapie mit dem CFTR-Modulator Symkevi® (Tezacaftor plus Ivacaftor) auszuprobieren (Castelalani et al. 2018, Gentzsch und Mall 2018).

8

## ZUSATZINFORMATION

Für jeden Patienten mit Mukoviszidose sollte heutzutage überprüft werden, ob er sich auf Grund seines Mutationsstatus für die Therapie mit einem CFTR-Modulator qualifiziert, im positiven Fall sollte dies mit jedem Patienten besprochen werden.

### LITERATUR

Castellani C. European Cystic Fibrosis Society (ECFS) best practice guidelines: the 2018 revision. Cyst Fibros. 2018;17(2):153–178.
Gentzsch M, Mall M. Ion channel modulators in cystic fibrosis. Chest 2018;154(2):383–393.
Naehrlich L, et al. S2-Konsensus-Leitlinie Diagnose der Mukoviszidose. AWMF-Registernr. 026-023. Stand 14.07.2023, gültig bis 13.07.2028 (30 Seiten).

## 8.15 Leitsymptom Tagesmüdigkeit

Diego Kauffmann-Guerrero, Amanda Tufman

**KASUISTIK**

Ein 47-jähriger adipöser Mann stellt sich bei Ihnen vor, weil er eine zunehmende Einschränkung seiner Leistungsfähigkeit feststellt und ständig müde ist.

### Welche vier wesentlichen Differenzialdiagnosen sehen Sie?

- Depression
- Schlafstörungen, schlafbezogene Atemstörungen
- Hypothyreose oder andere schwerere metabolische Erkrankungen
- Andere schwere organische Erkrankungen

Bei der **Anamnese** finden sich mit Ausnahme einer arteriellen Hypertonie keine wesentlichen internistischen oder neurologischen Vorerkrankungen. Die orientierende Exploration ergibt auch keinen Hinweis auf eine psychiatrische Erkrankung, insbesondere auf eine Depression. Es liegen keine Schichtarbeit oder sonstige Störungen des Schlaf-Wach-Rhythmus vor. Die Umgebungsbedingungen für einen ungestörten Schlaf sind vorhanden.
Auf Nachfragen berichtet der Patient über morgendliche Kopfschmerzen. Tagsüber würde er in einer ruhigen Minute leicht einschlafen.

### Auf welche Verdachtsdiagnose bringen Sie die letzten Aussagen?

Sie legen den Verdacht auf eine Schlafstörung nahe.

### Welche vier Formen von Schlafstörungen werden nach der Internationalen Klassifikation der Schlafstörungen (ICSD) unterschieden?

(DGSM 2016)

- Dyssomnien
- Parasomnien
- Körperliche und psychische Erkrankungen
- Sonstige vorgeschlagene Schlafstörungen

### Wie definieren Sie die Dyssomnie?

Dyssomnien sind Schlafstörungen, die durch Insomnie (Ein- und Durchschlafstörungen), exzessive Schläfrigkeit oder abnorme Schlaf-Wach-Rhythmen gekennzeichnet sind.

### Wie definieren Sie Parasomnie?

Parasomnien sind Schlafstörungen, die durch ein abnormes Verhalten oder abnorme Ereignisse charakterisiert sind, die während des Schlafs oder der Übergänge zwischen Schlaf- und Wachzustand auftreten. Typischerweise verursachen sie keine Insomnie oder exzessive Schläfrigkeit.

### Welche wichtige Zusatzinformation können Sie bei der vermuteten Diagnose von Bettpartnern bekommen?

Diese könnten über Schnarchen berichten.

Der Patient berichtet, dass seine Ehefrau sich wegen seines Schnarchens erheblich gestört fühle. Beim Autofahren muss er sich zwingen, wach zu bleiben, er habe jedoch noch keinen Unfall verursacht. Wegen der arteriellen Hypertonie nehme er einen Betablocker ein. Sonst seien ihm keine Erkrankungen bekannt.

### Welche Befunde interessieren Sie speziell bei der körperlichen Untersuchung?

- Körpergewicht
- Halsumfang
- Behinderungen der Atmung im oberen Respirationstrakt

Der Patient ist übergewichtig mit einem Body-Mass-Index von 30 kg/m$^2$ und hat einen großen Halsumfang. Sonstige anatomische Besonderheiten im oberen Respirationstrakt finden sich nicht.

### Welche Verdachtsdiagnose stellen Sie?

Es liegt wohl eine obstruktive Schlafapnoe vor.

### Welche weiteren Formen der schlafbezogenen Atemstörung kennen Sie?

- Zentrale Schlafapnoe
- Gemischte obstruktive und zentrale Schlafapnoe
- Zentrale alveoläre Hypoventilation

(Stuck et al. 2020)



### In welche Gruppe der ICSD werden die obstruktive und zentrale Schlafapnoe eingeordnet?

Sie werden den Dyssomnien zugeordnet.

### Was sind die Unterschiede zwischen einer obstruktiven und einer zentralen Apnoe?

Bei der obstruktiven Apnoe ist der Atemantrieb erhalten, aber die Passage im Pharynx-/Larynx-Bereich behindert und damit die Atmung ineffektiv. Bei der zentralen Apnoe kommt es zu den Atempausen aufgrund des fehlenden Atemantriebs.

### Wann sollte der Verdacht auf eine Schlafapnoe geäußert werden? Nennen Sie vier wesentliche Symptome.

- Tagesmüdigkeit
- Schnarchen
- Adipositas
- Arterielle Hypertonie

### Was ist der nächste wesentliche Untersuchungsschritt?

Es sollte eine Polygrafie durchgeführt werden.

Bei der ambulanten **Polygrafie** finden Sie einen Respiratory Disturbance Index (RDI, respiratorische Ereignisse) von 30/h.

### Was sind Ihre nächsten Schritte?

- Vorstellung HNO-Arzt zum Ausschluss behebbarer anatomischer Veränderungen (Muschelhyperplasie, starke Septumdeviation, hypertrophierte Tonsillen)
- Polysomnografie

Polysomnografisch findet sich ein Apnoe-Hypopnoe-Index (AHI) von 29/h. Es liegt eine obstruktive Schlafapnoe vor. Die HNO-ärztliche Untersuchung ergibt keine relevanten Auffälligkeiten.

### Welche gesicherten Therapiemöglichkeiten empfehlen Sie dem Patienten?

Die konservative Therapie besteht z. B. aus Gewichtsabnahme sowie der Vermeidung von Sedativa und Alkohol. Zusätzlich ist eine nasale CPAP-Therapie empfehlenswert.



### Um bis wie viel Prozent kann der Apnoe-Hypopnoe-Index durch eine Gewichtsabnahme von 10 % reduziert werden?

Etwa 25 % sind möglich.

### Wie greift die nasale CPAP-Therapie in den zugrunde liegenden Pathomechanismus einer obstruktiven Schlafapnoe ein?

Der Tonusverlust der Schlundmuskulatur während des Schlafs führt zu dem Auftreten des Passagehindernisses. Die nasale CPAP-Therapie bewirkt über die pneumatische Schienung ein Offenhalten der Atemwege.

### Welche anderen Therapieoptionen sind Ihnen bekannt, die eventuell zum Einsatz kommen, wenn die nCPAP-Therapie nicht akzeptiert wird?

Infrage kommen eine prothetische Versorgung (z. B. Vorverlagerung des Unterkiefers) sowie eine Uvulopalatopharyngoplastie und Modifikationen.

### Warum gelten diese Therapieformen nicht als Mittel erster Wahl?

Sie bewirken eine zu geringe und variable Abnahme der obstruktiven Schlafapnoe.

### Für welche Aspekte der Einschränkung durch die obstruktive Schlafapnoe liegen gesicherte Daten (randomisierte Studien) vor, dass die nasale CPAP-Therapie effektiv und gerechtfertigt ist?

- Abnahme der Tagesmüdigkeit
- Zunahme der Lebensqualität
- Verbesserung der Stimmungslage
- Abnahme der Verkehrsunfälle

Der Patient wird unter polysomnografischer Kontrolle auf eine nasale CPAP-Therapie mit einem Druck von 7mbar eingestellt. Dabei besteht kein Schnarchen mehr. Weiterhin finden sich keine Apnoen oder Hypopnoen. Die erste Kontrolluntersuchung nach sechs Wochen zeigt einen beschwerdefreien Patienten.

**LITERATUR**

Deutsche Gesellschaft für Schlafforschung und Schlafmedizin (DGSM). S3-Leitlinie Nicht erholsamer Schlaf/Schlafstörungen –Schlafbezogene Atmungsstörungen. AWMF-Registernr. 063-001. Stand 23.12.2016, gültig bis 22.12.2021 (94 Seiten, in Überarbeitung).

Stuck BA, et al. Teil-Aktualisierung S3-Leitlinie Schlafbezogene Atmungsstörungen bei Erwachsene – Kapitel Schlafbezogene Atmungsstörungen bei Erwachsenen. AWMF-Registernr. 063-001. Somnologie 2020;24:176–208.

KAPITEL

# 9

Stefan Schewe, Claudia Dechant, Christina Gebhardt

# Rheumatologie

## 9.1 Leitsymptom Abgeschlagenheit, Fieber und Hautausschlag

Christina Gebhardt

**KASUISTIK**

Eine 29-jährige Krankenschwester, die mit ihrem Freund zusammenlebt, stellt sich Ihnen mit seit etwa drei Wochen zunehmender Abgeschlagenheit vor. Zusätzlich berichtet sie über immer wieder erhöht gemessene Temperaturen (bis 38,6 °C im Mund) ohne jedoch sonstige Zeichen viraler Infekte wie sie sie normalerweise kenne (Schnupfen, Husten, Heiserkeit für wenige Tage meist ein- bis zweimal pro Jahr, in der Regel im Herbst oder Winter).

### Sie haben es hier mit einem Fall von länger anhaltender Abgeschlagenheit mit Fieber zu tun. Welche differenzialdiagnostischen Gruppen sollten Sie bei der Abklärung einer jungen Patientin wie unserer berücksichtigen?

Bei anhaltendem Fieber unklarer Genese sollte immer gedacht werden an:

- Infektiöse Ursachen
- Tumorerkrankungen auch bei jüngeren Patienten, z. B. hämatoonkologische Neoplasien
- Entzündliche Erkrankungen, wie rheumatische Erkrankungen inklusive hereditärer Fiebersyndrome
- Endokrine Erkrankungen wie eine Hyperthyreose

Darüber hinaus müssen die Umstände der erhöhten oder febrilen Temperaturen erfragt werden, um z. B. Umweltfaktoren wie vorangehende verstärkte körperliche Aktivität zu erfassen. Entscheidend für die Diagnostik ist die Erweiterung der Anamnese in Richtung der verschiedenen möglichen Fieberursachen.

### Welche Zusatzfragen sind im vorliegenden Fall obligatorisch?

Da systemische inflammatorische und neoplastische Erkrankungen oft mit einer B-Symptomatik einhergehen, sollte neben dem Fieber auch nach einer relevanten ungewollten Gewichtsabnahme von mind. 10 % im Laufe von sechs Monaten und Nachtschweiß gefragt werden. Darüber hinaus sollte nach den Symptomen von Kollagenosen und Vaskulitiden gefragt werden:

- (Entzündliche) Gelenkschmerzen und -schwellungen, Morgensteifigkeit
- Kollagenosetypische Manifestationen:
  - Sonnenempfindlichkeit der Haut, (muko)kutane Ulzerationen, Aphthen und Haarausfall
  - Raynaud- und Sicca-Syndrom
  - Muskelschwäche



Zusätzlich sollte ein kompletter Systemüberblick mit Frage nach möglichen Organbeteiligungen auch vaskulitischer Natur, gewonnen werden:

- Chronische Sinusitiden
- Entzündungen im Augenbereich
- Asthma, Pneumonien, Dyspnoe, Husten, Nikotinabusus
- Hypertonie, Arrhythmien, Synkopen, Zeichen der Herzinsuff.
- Diarrhö und Obstipation, Blut im Stuhl, Refluxsymptomatik
- Erhöhte Leberwerte, Hepatitis, abdominelle Schmerzen
- Nephritiden, Zystitiden, Blut im Urin, schäumender Urin
- Letzte Menstruation, Schwangerschaftskomplikationen und Aborte
- Psoriasis, Exantheme, Juckreiz, andere Hauterkrankungen

Abschließend vervollständigen Sie die Familienanamnese mit der Frage nach bekannten rheumatischen Erkrankungen, Psoriasis, chronisch-entzündlichen Darmerkrankungen, frühen Todesfällen, sowie die

Medikamenten-, Reise- und Sozialanamnese und verschaffen sich einen Überblick über etwaige Vorerkrankungen und Operationen.

Ihre ausführliche Anamnese erbringt Arthralgien ohne klinische Zeichen einer zugrundeliegenden Arthritis und zuletzt vermehrte „Hautprobleme". So habe sie mit Rötungen der Gesichtshaut zu kämpfen und verzeichne begleitend einen verstärkten Haarausfall. Die übrige Anamnese ist unauffällig.

## Auf welche Befunde ist bei der anschließenden körperlichen Untersuchung nun insbesondere zu achten?

Bei Verdacht auf eine rheumatische Erkrankung sollte immer eine möglichst genaue **internistische Untersuchung** durchgeführt werden. Neben der Erfassung der Vitalparameter sollten folgende Organe untersucht werden: Hals, Nase und Ohren, Schilddrüse, Lunge, Herz und Gefäße (Auskultation der Karotiden, der Aa. axillares sowie Pulsstatus), Abdomen (Leber, Druckschmerzen, Resistenzen, Tumoren), Nierenlager.

**Bewegungsapparat:**

Kompletter Gelenkstatus 68/66-Status:

- Tender Joint Count: 68 Gelenke auf Druckschmerzhaftigkeit
- Swollen Joint Count: 66 Gelenke auf synovitische, teigig-weiche Schwellungen

Zusätzlich wird auf Enthesitiden (z. B. Achillessehne, Plantaraponeurose) geachtet und auch bei fehlender Wirbelsäulensymptomatik diese auf Klopfschmerzen oder muskuläre Veränderungen untersucht.

Darüber hinaus sollte das gesamte Integument betrachtet werden, inkl. Nägel und Haaransätze, Pofalte, sowie die Lymphknotenstationen palpiert werden.

Die körperliche Untersuchung erbringt eine Reihe druckschmerzhafter Gelenke im Bereich der Finger-, sowie der Kniegelenke ohne jedoch objektivierbare Gelenkschwellungen. Darüber hinaus erkennen Sie eine für ein Schmetterlingserythem typisch konfigurierte Rötung der Wangen- und Nasenregion unter Aussparung der Nasolabialfalten. Darüber hinaus messen Sie einen Blutdruck von 130/85 mm Hg, ein laut der Patientin höherer Wert als sie es normal kenne, die restliche Untersuchung gestaltet sich dagegen unauffällig.

## Welche Laboruntersuchungen sind nun notwendig?

- Allgemeines Labor: Blutbild inkl. Differenzialblutbild, Entzündungszeichen (CRP, BSG) mit Ferritin und Elektrophorese, Nierenwerte mit Elektrolyten sowie Urinstix und Urinsediment, Leberwerte, TSH und Gerinnungsstatus.
- Speziellere Immunologie: Rheumafaktoren, ggf. Antikörper gegen zyklische zitrullinierte Peptide (ACPA) sowie auf jeden Fall antinukleäre Antikörper (ANA) und deren Subtypen sowie die Komplementfaktoren C3 und C4. Auch ohne anamnestische und klinische Hinweise auf eine Vaskulitis sind antineutrophile zytoplasmatische Antikörper (ANCA) relevant.

9

Die erste orientierende Laboruntersuchung ergibt ein unauffälliges CRP bei jedoch beschleunigter BSG (62 mm/1 h, Referenz < 30 mm/1h) und eine leichtgradige Leukopenie von 2.800/ul (Referenz 4.500–10.000/ul) bei leichtgradig erniedrigten Fraktionen von neutrophilen Granulozyten und Lymphozyten. Auffällig sind bei einem grenzwertigen Kreatinin von 1,2 mg/dl (Referenz bis 1,2 mg/dl) eine Protein- und Hämaturie ohne Leukozyturie oder Bakteriurie im Urinstix.
Die Immunserologie erbringt einen deutlich erhöhten Titer der antinukleären Antikörper von 1 : 4.800 (Referenz < 1 : 100), einen Komplementverbrauch von C3 und C4 sowie erhöhte dsDNA-Antikörper (ELISA). Rheumafaktor, ACPA und ANCA sind negativ.
Die Leberwerte sind ebenso wie alle übrigen Blutwerte unauffällig.

## Wie bewerten Sie den Urinbefund und wie reagieren Sie darauf?

Im Urinstix wurden Protein und Erythrozyten nachgewiesen, was aber nicht ausreicht. Erforderlich sind eine Quantifizierung der Proteinurie und ein nephrologisches Sediment mit der Frage nach nephritischem Sediment: Akanthozyten („Mickey Maus"-Phänomen der Erythrozyten), sowie Zylinder (hier insbesondere Erythrozytenzylinder).

Wie gehen Sie mit dem ANA-Titer und dem positiven Nachweis von dsDNA-AK im ELISA um? Gibt es evtl. bessere Alternativen und weiterführende Untersuchungen?

Die in der Regel mittels ELISA durchgeführte Untersuchung auf dsDNA-Antikörper ist fehleranfällig. Spezifischer bzw. die Diagnostik untermauernd sind ein Immunfluoreszenztest zur Bestimmung des Fluoreszenzmusters oder eine Radioimmunoassay (RIA) sowie eine Untersuchung mit Anfärbung von Crithidien. Angesichts des Nachweises von dsDNA-Antikörpern wäre hier ein homogenes Muster zu erwarten. Crithidien sind einzellige Organismen mit einem so genannten Kinetoplasten, der dicht gepackte Doppelstrang-DNA enthält und keinerlei weitere antigene Strukturen. Autoantikörper die hiermit reagieren sind damit ausschließlich gegen dsDNA gerichtet.

Zusätzlich sollte eine ANA-Differenzierung vor allem. mit der Frage nach Antikörpern gegen das Smith-Antigen erfolgen, das sehr spezifisch für den SLE sind. Darüber hinaus können beim SLE auch SS-A- und SS-B-Antikörper sowie Nukleosomen- und RNP-Antikörper gefunden werden. Ergänzend sollten $\beta_2$-Glykoprotein-Antikörper, Cardiolipin-Antikörper und Lupus-Antikoagulanz bestimmt werden, um ein sekundäres Antiphospholipidsyndrom auszuschließen.

Der Urin wird erneut untersucht. Es besteht eine Proteinurie von 2,3 g/g Kreatinin im Spoturin und es findet sich ein nephritisches Sediment.
Die noch fehlenden immunologischen Tests wurden ebenfalls ergänzt. Wier erwartet findet sich bei dem positiven ANA-Titer in der Immunfluoreszenz ein homogenes Muster. Außerdem werden Sm-Antikörper nachgewiesen.
Aufgrund dieser typischen Laborkonstellation und der sehr gut passenden Klinik kann auf die nochmalige Verifizierung der dsDNA-Antikörper verzichtet werden. Antiphospholipidantikörper können bei der Patientin nicht nachgewiesen werden.

## Welche Diagnose stellen Sie?

Es besteht ein typischer systemischer Lupus erythematodes mit Nierenbeteiligung.

## Wie gehen Sie weiter vor?

Wegen der ausgeprägten Proteinurie mit nephritischem Sediment ist eine Nierenbiopsie obligat, die möglichst schnell nach entsprechender Aufklärung und ohne Verzögerung der Therapie durchgeführt werden sollte. Der komplette histopathologische Befund liegt in der Regel nach einer Woche vor. Die Behandlung sollte zum Schutz der Organfunktion aber schon früher eingeleitet werden.

Nach vorheriger Aufklärung wird eine Nierenbiopsie durchgeführt. Diese erbringt eine Lupus-Nephritis der Klasse IV und damit eine akut behandlungsbedürftige, organbedrohliche Nephritis.

## Welche Basismaßnahmen führen Sie nun bei der Patientin durch?

Die Basismaßnahmen beim SLE können unter dem Akronym SASKIA (bzw. im englischen BASIC) zusammengefasst werden:

- S = SLE
- A = Antimalariamittel. Sobald ein SLE diagnostiziert wurde, sollte jeder Patient Hydroxychloroquin in einer Dosierung von 5 mg/kg KG als Basismedikation erhalten (Fanouriakis et al. 2024).
- S = Sonnenschutz. Hier sollte als Schubprophylaxe immer auf einen Lichtschutzfaktor (LSF) von 50 geachtet werden.
- K = Knochen. Wegen der Gefahr einer vorzeitigen Osteoporose sollten SLE-Patienten bei einem Vitamin-D-Mangel substituiert werden.
- I = Immunisierung. Wegen des erhöhten Infektionsrisikos sollte der Impfschutz von SLE-Patienten regelmäßig kontrolliert und ggf. optimiert werden. Angesichts des Komplementdefekts beim SLE sollte bei jungen Patientinnen auch ein Augenmerk auf HPV gerichtet werden.
- A = Arteriosklerose. Wegen des Risikos einer frühzeitigen Arteriosklerose sollten die kardiovaskulären Risikofaktoren regelmäßig kontrolliert und ggf. eingestellt werden.

## Wie würden Sie die Lupus-Nephritis der Patientin zur Remissionseinleitung behandeln?

Die Patientin sollte erhalten:

- Glukokortikoide: initial Methylprednisolon 1 g i. v. über 3 Tage, dann Prednisolon 40–60 mg/d, das abhängig von Klinik und Laborparameter langsam über mehrere Wochen oder Monate schrittweise reduziert wird.
- Cyclophosphamid nach dem Euro-Lupus-Schema (6 Pulse à 500 mg Cyclophosphamid im Abstand von jeweils 2 Wochen) oder mit Mycophenolatmofetil. Bei Cyclophosphamid muss vor Beginn der Therapie auf Ovarialprotektion geachtet werden, bei Mycophenolatmofetil ist dies nicht nötig, aber auch hier besteht Teratogenität.
- Belimumab: Dieser Anti-B-Lymphozyten-Stimulator (BLyS)-Antikörper kann zusätzlich zur Optimierung des Remissionserhalts gegeben werden.
- Bei ausgeprägterer Proteinurie könnte darüber hinaus der Calcineurininhibitor Voclosporin ergänzend zur immunsuppressiven Therapie mit Mycophenolatmofetil gegeben werden.

Sie behandeln die Patientin mit Glukokortikoiden und Mycophenolatmofetil, worauf sie gut anspricht und die Proteinurie gut zurückgeht. Auch der erhöhte Blutdruck normalisiert sich und die Patientin fühlt sich nicht mehr so müde. Sukkzessive verschwinden die Gelenkbeschwerden. Das Erythem ist zuvor bereits durch das Meiden von Sonnenexposition langsam abgeheilt.
Ein paar Jahre später stellt sich die Patientin erneut vor. Sie befindet sich in anhaltender Remission und äußert den Wunsch, schwanger zu werden.

## Was sollte bei SLE unabhängig von der Medikation bei Kinderwunsch beachtet werden?

1. Prinzipiell sollte eine Schwangerschaft erst geplant werden, wenn der SLE seit mindestens sechs Monaten in Remission ist, was bei unserer Patientin offensichtlich der Fall ist.
2. Die Patientin sollte auf SS-A- und SS-B-Antikörper untersucht werden, da diese mit einem erhöhten Risiko für einen neonatalen Lupus und kongenitalen Herzblock assoziiert sind. Sofern diese Antikörper vorliegen, ist eine Schwangerschaft zwar nicht kontraindiziert, sollten aber zeitweise engmaschigere Kontrollen des Fetus erfolgen (Andreoli et al. 2017). Bei unserer Patientin waren diese Antikörper nicht nachweisbar.
3. Zu guter Letzt sollte ein sekundäres Antiphospholipidsyndrom wegen der Gefahr von Aborten ausgeschlossen werden. Dazu werden Anti-$\beta_2$-Glykoprotein- und Anticardiolipin-Antikörper sowie Lupusantikoagulanz optimalerweise zweimal im Abstand von 12 Wochen bestimmt.

**LITERATUR**

Andreoli L, et al. EULAR recommendations for women's health and the management of family planning, assisted reproduction, pregnancy, and menopause in patients with systemic lupus erythematosus and/or antiphospholipid syndrome. Ann Rheum Dis 2017;76(3):476–485.

Fanouriakis A, et al. EULAR recommendations for the management of systemic lupus erythematosus: 2023 update. Ann Rheum Dis 2024;83(1):15–29.


## 9.2 Leitsymptom Arthralgien bei Hautveränderungen an den Unterschenkeln

Stefan Schewe und Claudia Dechant

**KASUISTIK**

Eine 34-jährige frühere Krankenschwester, jetzige Hausfrau, stellt sich mit seit wenigen Tagen bestehenden Hauterscheinungen an den Unterschenkeln vor, deutlichem Krankheitsgefühl sowie starken Schmerzen in den Knie- und Sprunggelenken, jedoch ohne Schwellung. Vor 2 Wochen habe sie einen Virusinfekt mit Halsschmerzen und laufender Nase erlitten, vielleicht von einem ihrer beiden Kinder aus dem Kindergarten angeschleppt. Sie habe wegen der Gelenkschmerzen Ibuprofen genommen. Sie berichtet über seit Jahren immer wieder auftretende Schmerzen in beiden Schultern, Hüftgelenken, Knien und Füßen. Die Dauer der Schmerzen in einem Gelenk liege im Bereich von 1–2 Monaten, sie vergingen dann von alleine wieder. Vor Jahren habe sie sich als Krankenschwester mit Hepatitis C infiziert, bei Kontrollen seien die Leberwerte jedoch im Verlauf der Jahre meist normal und nur selten minimal erhöht.

Die **klinische Untersuchung** der deutlich krank wirkenden Frau mit einer Größe von 163 cm und einem Gewicht von 53 kg, ergibt einen Blutdruck von 130/80 mmHg, eine Herzfrequenz von 80/min und eine Atemfrequenz von 16/min. Es finden sich keine Gelenkschwellungen, alle Gelenke sind frei beweglich. Die Tonsillen sind zwar leicht vergrößert, aber nicht gerötet. Schleimhautveränderungen sind nicht vorhanden. Die Hauteffloreszenzen sind auf die Beine (hier besonders Unterschenkel, ➤ Abb. 9.1) beschränkt. Die einzelnen Herde sind etwas erhaben tastbar, nicht druckschmerzhaft, nicht juckend.

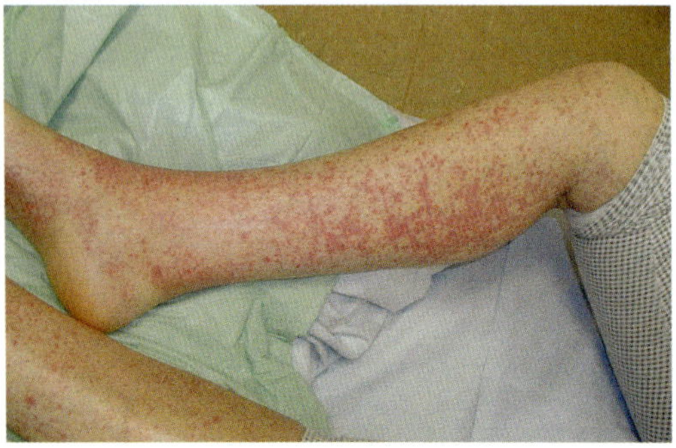

**Abb. 9.1** Patientin mit Hauteffloreszenz der Beine [P092]

### Welche orientierenden Laboruntersuchungen ordnen Sie an?

Blutbild, Differenzialblutbild, CRP, BSG, Elektrolyte, Harnstoff, Kreatinin, Transaminasen, Rheumafaktor, Immunglobuline quantitativ (inkl. IgA), Urinstatus mit Urinsediment und Protein pro Gramm Kreatinin.

Pathologisch oder grenzwertig pathologisch sind: Hb 11,0 g/dl, Hämatokrit 34,7 %. Keine Linksverschiebung, keine pathologische Zellformen.
Pathologisch sind: CRP 1,3 mg/dl, BSG 32/68 mm, γ-GT 36 U/l, Rheumafaktor 1.880 IU/ml.
Das IgM liegt mit 365 mg/dl (normal 40–230) oberhalb der Norm, IgG und IgA im Normbereich. Die übrigen Werte liegen im Normbereich.

## Welche übergreifende Erkrankungsgruppe liegt bei der Patientin vermutlich vor?

Der Hautbefund an den Beinen spricht verbunden mit dem Krankheitsgefühl und den erhöhten Entzündungsparametern für eine Vaskulitis. Differenzialdiagnostisch kommt eine Sepsis, z. B. Meningokokkensepsis, in Betracht.

## Welche spezifischen Vaskulitiden kommen in Betracht (sechs sind genannt)?

- Granulomatose mit Polyangiitis (GPA, früher Morbus Wegener) oder andere ANCA-assoziierte Kleingefäßvaskulitiden
- IgA-Vaskulitis (früher: Purpura Schönlein-Henoch)
- Kutane leukozytoklastische Vaskulitis
- Kryoglobulinämische Vaskulitis
- Sekundäre Vaskulitis medikamentös (durch Ibuprofen) oder bei rheumatoider Arthritis

## Beschreiben Sie jeweils das Krankheitsbild und nennen Sie damit vereinbare Symptome und Befunde bei der Patientin.

- Die **Granulomatose mit Polyangiitis (GPA)** beginnt meist im Hals-Nasen-Ohren-Bereich und breitet sich von dort aus. Betrifft vor allem die für die Prognose entscheidenden Organe Niere und Lunge. Viele Organe können zusätzlich betroffen sein, darunter die Nerven und die Haut (palpable Purpura ➤ Abb. 9.1). Die Arthralgien (seltener Arthritiden) sind ebenso charakteristisch wie eine Allgemein- und B-Symptomatik, wie bei unserer Patientin. Erklärungsbedürftig wäre allerdings der sehr hohe Rheumafaktor. Andere Vaskulitiden mit ähnlichem Hautbild und Organbeteiligung sind die mikroskopische Polyangiitis (praktisch immer mit Nierenbeteiligung), die eosinophile Granulomatose mit Polyangiitis (früher: Churg-Strauss-Syndrom) (Asthma- und Eosinophilie-assoziiert) sowie andere nicht-ANCA assoziierte Vaskulitiden, wie die Polyarteriitis nodosa (eher mittelgroße Gefäße betroffen, häufiger Hepatitis-B-assoziiert).
- **IgA-Vaskulitis** (früher: Purpura Schönlein-Henoch): Klinisch charakterisiert durch eine Kombination aus Purpura (wie bei der Patientin), Arthritis, Bauchschmerzen und Glomerulonephritis, der entscheidende Befund ist eine histologisch nachzuweisende **IgA-Ablagerung,** oft mit IgA-Erhöhung im Serum. Meist kommt diese Erkrankung bei Kindern vor, deutlich seltener bei jungen Erwachsenen, oftmals infolge eines Infekts der oberen Atemwege. Die länger bestehenden Arthralgien, das normale IgA und die fehlenden Zeichen einer Glomerulonephritis (keine Proteinurie, keine Erythrozyturie) passen im Fall unserer Patientin nicht dazu.
- **Kutane leukozytoklastische Vaskulitis:** Eine auf die Haut beschränkte Form der Vaskulitis der kleinen Gefäße, die im Frühstadium durch eine Biopsie mit dem histologischen Nachweis von Leukozyteninfiltraten in den postkapillären Venolen charakterisiert ist. Eine Organbeteiligung ist bei diesem Krankheitsbild im Gegensatz zu den vorgenannten Vaskulitiden nicht nachzuweisen. Der sehr hohe Rheumafaktor passt nicht zu diesem Krankheitsbild, nur selten sind auch die Gelenke betroffen. Davon wird klinisch eine mit Urtikaria einhergehende Vaskulitisform abgegrenzt.

- **Kryoglobulinämische Vaskulitis:** Sie könnte alle angegebenen Punkte erklären, wie die relativ kurze Erkrankungsdauer, die Anamnese einer Hepatitis C, die Vaskulitis der Haut sowie den sehr hohen Rheumafaktor (Immunkomplexbildung aus Hepatitis-C-Virus-Antigen und IgM-Antikörpern, die sich als Kryopräzipitate im Endothel ablagern können und dort zur Entzündungsreaktion führen.)
- **Sekundäre Vaskulitis:** medikamentös (Ibuprofen) induziert. Sie ist durchaus eine Möglichkeit, da gewisse Medikamente – wie auch die NSAID – zu einer Vaskulitis führen können.
- **Sekundäre Vaskulitis bei rheumatoider Arthritis (RA):** Der hohe Rheumafaktor (bei RA meist nicht so hoch) würde für diese Diagnose sprechen. Es fehlt jedoch die Synovitis (klinisch nachweisbare Gelenkschwellung). Eine sekundäre Vaskulitis bei RA tritt meist im späten Verlauf der Erkrankung auf und nicht zu Anfang.
- **Meningokokkensepsis:** Wäre ebenso wie die Sepsis bei anderen Erregern (z. B. im Rahmen einer subakuten Endokarditis) eine Alternative, die insbesondere wegen der schlechten Prognose überlegt werden sollte. Die Erkrankung kann relativ diskret und symptomarm verlaufen. Bei unserer Patientin fehlen jedoch einige zu erwartende Symptome, wie Fieber, Kopfschmerzen, Übelkeit, Erbrechen, Benommenheit, Nachtschweiß. Die Hautveränderung bei Sepsis wird durch Endothelläsion durch Bakterientoxine ausgelöst. Im vorliegenden Fall wären die Entzündungszeichen für diese Erkrankung zu wenig erhöht.

### Was spricht bei der Patientin gegen eine protrahierte Virusinfektion mit Hautbeteiligung?

Eine Virusinfektion, die zu Hauteffloreszenzen führt, ist üblicherweise noch aktuell und nicht seit 2 Wochen abgeklungen. Meist kommt es am Beginn der klinischen Symptomatik zu Hauterscheinungen, auch wenn dies variieren kann. Ein auf die Unterschenkel beschränkter Hautausschlag wäre ungewöhnlich.

### Nennen Sie einige Virusinfektionen, die mit makulopapulösen Hautveränderungen einher gehen.

Infektionen mit Masern-, Röteln-, Epstein-Barr-, Adenoviren, HIV, SARS-CoV-2 und möglicherweise auch mit dem Hepatitis-C-Virus.

### Welche weiteren Anamnesefragen sind von Bedeutung und warum?



- Bestehen **Organsymptome** seitens Herz (Angina pectoris, Atemnot, Beinödeme), Lunge (Husten, Schmerzen beim Atmen, Atemnot), Pankreas, Gallenwegen, Leber (Oberbauchschmerzen), Darm (Durchfall, Blut im Stuhl), Niere (Ödeme, Blut im Urin, neu erhöhter Blutdruck), schon seit längerem HNO-Symptome (Sinusitis, chronischer produktiver Ausfluss, evtl. mit Blutbeimengungen), Augen (z. B. Episkleritis, rotes schmerzhaftes Auge)? Jede Form einer Vaskulitis kleiner Gefäße kann Organsymptome verursachen. Entzündlich-rheumatische Erkrankungen sind Systemkrankheiten, die jedes Organ betreffen können.
- Tritt eine **Raynaud-Symptomatik** oder eine andere Kollagenose-Symptomatik (Sicca, Sonnenempfindlichkeit der Haut, Haarausfall, proximale Muskelschwäche, Aphthen) auf? Die anfallsartige Weißverfärbung einzelner Finger unter Kälteeinwirkung oder psychischer Belastung ist ein führendes Symptom vieler Kollagenosen (s. unten). Die im Bild gezeigte Hautveränderung als Vaskulitishinweis kann ähnlich beim systemischen Lupus erythematodes vorkommen, seltener auch bei anderen Kollagenosen, sodass in diesem Zusammenhang nach kollagenoseassoziierten Symptomen zu fragen ist.
- Gab es in der Vergangenheit schon **Gelenkschwellungen?** Vaskulitiden der Haut können im Rahmen von Infektionserkrankungen, von rheumatischen Systemerkrankungen, von Paraproteinämien oder malignen

Erkrankungen (sowohl hämatologische Neoplasien als auch solide Tumoren) oder unabhängig davon (primäre Vaskulitis) auftreten. Gelenkschmerzen und -schwellungen sind ebenfalls Symptome all dieser Erkrankungen. Die Art der Gelenkschwellung (Symmetrie, mehr kleine Gelenke betroffen) gibt Hinweis auf die zugrunde liegende Erkrankung.

- Ist eine ausgeprägte **Morgensteifigkeit über 60 Minuten** oder **abends betonter Schmerz** zu beobachten? Die länger dauernde Morgensteifigkeit unterscheidet zwischen Erkrankungen, die mit Synovitis einhergehen und dem entzündlich rheumatischen Bereich zuzuordnen sind, und Erkrankungen an den Gelenken mit lokalen Gelenkproblemen (z. B. degenerative Gelenkerkrankungen, Verletzungsfolgen). Auch ohne sichtbare Gelenkschwellung ist eine länger dauernde, deutlich betonte Morgensteifigkeit zumindest ein Grund, bei der Gelenkuntersuchung näher nach Synovitiden zu fahnden, den Ultraschall der Gelenke einzusetzen und entsprechende Laboruntersuchungen zu veranlassen.
- Bestehen neu aufgetretene **Kopfschmerzen,** Übelkeit, Erbrechen? Diese Symptome könnten auf eine Meningitis hinweisen, auch wenn sie für sich allein genommen unspezifisch sind.
- Sind **Viruserkrankungen** mit Hautbeteiligung bei den Kindergartenkindern in Erscheinung getreten? Morbilliforme Exantheme in der Umgebung der Patientin wären ein starker Hinweis auf eine virale Genese des jetzt bestehenden Hautausschlags.
- Bestehen **Allgemeinsymptome,** wie Fieber, Gewichtsabnahme, Leistungsknick, Nachtschweiß? Eine B-Symptomatik wäre bei allen Ursachen einer Hautvaskulitis (palpable Purpura, leukozytoklastische Vaskulitis), die das Bild darstellt, zu erwarten. Sie differenzieren nicht die unterschiedlichen Ursachen der Vaskulitis, aber unterstreichen Ursachen mit systemischer Beteiligung: primäre Vaskulitiden, entzündlich-rheumatische Systemerkrankungen, Infektionserkrankungen, Erkrankungen mit Paraproteinbildung oder paraneoplastische Syndrome.

## Welche zusätzlichen klinischen Untersuchungen sind in diesem Fall hilfreich?

- **Neurologische Untersuchung der peripheren und zentralen Nerven:** Die Beteiligung des peripheren und zentralen Nervensystems ist eine der Hauptmanifestationen einer Vaskulitis der kleinen Gefäße.
- **Internistische Untersuchung aller Organsysteme:** Insbesondere erforderlich sind die Auskultation von Herz (subakute Endokarditis mit pathologischem Strömungsgeräusch?) und Lunge (Pleuritis-Reiben, Rasselgeräusche?), sowie die Untersuchung der Nieren (Ödeme, neue Hypertonie) und die Inspektion und Palpation von Lymphknoten an Hals, Axilla und Leiste (z. B. Lymphadenopathie als Symptom einer Kollagenose oder eines Lymphoms mit Begleitvaskulitis).
- **Meningismus:** Nach Zeichen eines Meningismus sollte immer gesucht werden, wenn Hautveränderungen wie die gezeigten auftreten.



Die Patientin berichtet auf Ihre Nachfrage: Trotz des ausgeprägten Krankheitsgefühls und der Gelenkschmerzen habe sie weder Fieber gehabt noch an Gewicht abgenommen oder an Raynaud-, Sicca- oder anderer Kollagenose assoziierter Symptomatik gelitten. Die jetzt neu aufgetretenen Gelenkprobleme sind eher morgens verstärkt mit einer Steifigkeit von etwa 30 Minuten.
Bei der systematischen Befragung werden keine Augen- oder Kopfschmerzprobleme ermittelt, ebenso bleiben die Fragen nach Beschwerden seitens Hals-Nase-Ohren, Lunge, Herz, Nieren, Abdomen und Nervensystem unauffällig.
Die erweiterte **körperliche Untersuchung** zeigt bei der internistischen Untersuchung von Mund, Herz, Lunge, Nieren, von allen Abdominalorganen, Lymphknoten und Nervensystem (Hirnnerven, periphere Reflexe, Sensibilität, grobe Kraft, Meningismus) keinen auffälligen Befund. Lediglich der beschriebene Hautbefund ist zu erkennen.

## Welche zusätzliche Labordiagnostik halten Sie für unumgänglich und warum?

- **Antineutrophile zytoplasmatische Antikörper** (ANCA): Als Screening-Verfahren für die ANCA-assoziierten Vaskulitiden ist diese Untersuchung unumgänglich. Ein negativer Befund schließt allerdings eine Vaskulitis als Ursache der Hautveränderung nicht aus. Der Nachweis weist jedoch deutlich in eine diagnostische und damit auch therapeutische Richtung. p-ANCA (MPO-ANCA) wären eher ein Hinweis auf die eosinophile Granulomatose mit Polyangiitis (EGPA, früher Churg-Strauss-Syndrom) oder eine mikroskopische Polyangiitis (MPA), c-ANCA (PR3-ANCA) auf die Granulomatose mit Polyangiitis (GPA, früher Morbus Wegener).
- **Kryoglobuline, Kälteagglutinine:** Die kryoglobulinämische Vaskulitis ist eine der wichtigsten Differenzialdiagnosen im vorgegebenen Fall. Zu ihr passen die Arthralgien, der Hautbefund, die frühere Hepatitis-C-Infektion und auch die Laborveränderungen. Die Bestimmung und Quantifizierung der Kryoglobuline ist die wichtigste diagnostische Maßnahme.

## Welche sonstigen Labor- und apparativen Untersuchungen würden Sie veranlassen?

- Erweiterte Labordiagnostik: antinukleäre Antikörper (ANA), ds-DNS-Antikörper, Komplement C3 und C4, Immunelektrophorese, eventuell Hepatitis-C-RNA quantitativ
- Ultraschall des Abdomens (Milzvergrößerung, Lymphknoten abdominal, Leber)
- Röntgen-Thorax (Lungen-, Herzbeteiligung bei Vaskulitis, Hiluslymphknoten)

Das erweiterte **Labor** erbringt in der PCR auf Hepatitis-C-Viren einen Genotyp Ib mit 190.000 Kopien/ml, somit eine mittlere Aktivität der HCV-Infektion. Die Kryoglobuline sind mit 0,8 g/dl erhöht. Die Immunelektrophorese zeigt ein monoklonales IgM-Paraprotein vom κ-Typ. ANA und ANCA sind negativ.
Die **Ultraschalluntersuchung** des Abdomens ergibt keine paraaortale Lymphknotenvergrößerung, die Milzgröße liegt im Normbereich, Leber und Gallenwege sind unauffällig.
Nach Erhalt dieser Ergebnisse wird wegen der monoklonalen Paraproteinämie eine Knochenmarkbiopsie durchgeführt, die jedoch keine Hinweise auf ein Lymphom oder Plasmozytom erbringt. Das Thoraxröntgenbild ist normal.

## Welche Diagnose stellen Sie nun?

Es liegt eine kryoglobulinämische Vaskulitis bei aktiver HCV-Infektion und IgM-Paraproteinämie ohne Hinweis auf ein Lymphom oder Plasmozytom vor.

9

## Welche Therapie schlagen Sie der Patientin vor?

Da alle Patienten mit replikativer HCV-Infektion (HCV-RNA nachweisbar) antiviral behandelt werden sollten, ist der Patientin eine antivirale Therapie der Hepatitis C vorzuschlagen. Zur Verfügung stehen moderne, direkt wirkende Substanzen aus verschiedenen Wirkungsklassen, NS53-Protease-Inhibitoren, NS5A-Inhibitoren und Nukleos(t)idische Polymerase-(NS5B)-Inhibitoren. Die Therapie sollte je nach Medikament bzw. Kombination und Status über 8–24 Wochen erfolgen. Die Auswahl der individuellen Therapiestrategie ist generell abhängig vom Hepatitis-C-Genotyp, von der Vorbehandlung, dem Zustand der Leber (Zirrhose oder dekompensierte Zirrhose?), den Begleiterkrankungen und der Begleitmedikation.

Die Ausheilungschance beträgt nach einer 8- bis max. 24-wöchigen antiviralen Therapie > 90 % (Sarrazin et al. 2018, S. 779).

Die Patientin lehnt die Therapie aus Angst vor Nebenwirkungen ab, zumal die Hautveränderungen spontan wieder abblassen. Ihr werden die hohen Chancen einer Ausheilung der Hepatitis C durch eine antivirale Therapie erklärt und es wird vereinbart, dass sie sich in einem hepatologischen Zentrum zur weiteren Beratung vorstellt.

## Würden Sie der Patientin wegen der Hauteffloreszenzen eine Glukokortikoidtherapie empfehlen?

Bei der aktiven HCV-Infektion sollte eine Glukokortikoidtherapie möglichst vermieden werden. Sollten die Hautveränderungen allerdings sehr stark ausgeprägt sein, kann eine passagere Glukokortikoidtherapie sinnvoll sein.

## Sehen Sie im Nachhinein einen Zusammenhang zwischen der Virusinfektion mit Halsschmerzen und der kryoglobulinämischen Vaskulitis?

Eventuell könnte die Virusinfektion mit Halsschmerzen ein Auslöser der klinischen Manifestation der Kryoglobulinämie mit Vaskulitis und palpabler Purpura gewesen sein (etwa durch virusinduzierte Aktivierung des Immunsystems).

## Nennen Sie eine Einteilung der Vaskulitiden.

Die Einteilung von 1994 ist durch die Einteilung der Vaskulitiden nach der revidierten Chapel-Hill-Consensus-Conference-Nomenklatur von 2012 ersetzt worden (Jennette et al. 2013). Diese verzichtet weitgehend auf Eigennamen, unterscheidet aber weiterhin primäre (idiopathische) und sekundäre Vaskulitiden sowie nach der Größe der am stärksten betroffenen Gefäße (Einteilungskriterien von Vaskulitiden sind nie endgültig, sie werden immer wieder stark überarbeitet und damit auch in Zukunft modifiziert werden; ➤ Tab. 9.1).

**Tab. 9.1** Einteilung der Vaskulitiden nach Chapel-Hill-Consensus-Conference-Nomenklatur von 2012 [F723-002]

| | |
|---|---|
| **Großgefäßvaskulitis** | • Riesenzellarteriitis<br>• Takayasu-Arteriitis |
| **Vakulitis mittlerer Gefäße** | • Polyarteriitis nodosa<br>• Kawasaki-Erkrankung |
| **Vaskulitiden kleiner Gefäße** | |
| • ANCA-assoziierte Vaskulitiden | • Mikroskopische Polyangiitis (MPA)<br>• Granulomatose mit Polyangiitis (GPA)<br>• Eosinophile Granulomatose mit Polyangiitis (EGPA) |
| • Immunkomplex-assoziierte Kleingefäßvaskulitis | • Anti-GBM-Krankheit<br>• Kryoglobulinämische Vaskulitis<br>• IgA-Vaskulitis (Schoenlein-Hennoch)<br>• Hypokomplementämische Urtikaria-Vaskulitis (Anti-C1q-Vaskulitis) |
| **Vaskulitis variabler Gefäße** | • Behçet-Krankheit<br>• Cogan-Syndrom |
| **Vaskulitis einzelner Organe** | • Kutane leukozytoklastische Vaskulitis<br>• Kutane Arteriitis<br>• Primäre ZNS-Vaskulitis<br>• Isolierte Aortitis<br>• Weitere |

9

**Tab. 9.1** Einteilung der Vaskulitiden nach Chapel-Hill-Consensus-Conference-Nomenklatur von 2012 [F723-002] *(Forts.)*

| | |
|---|---|
| **Sekundäre Vaskulitis bei Systemerkrankung** | • Lupusvaskulitis<br>• Vaskulitis bei rheumatoider Arthritis<br>• Vaskulitis bei Sarkoidose<br>• Weitere |
| **Vaskulitis mit wahrscheinlicher Ätiologie** | • HCV-assoziierte kryoglobukinämische Vaskulitis<br>• HBV-assoziierte Vaskulitis<br>• Syphilis-assoziierte Vaskulitis<br>• Medikamenten-assoziierte Immunkomplexvaskulitis<br>• Medikamenten-assoziierte ANCA-assoziierte Vaskulitis<br>• Paraneoplastische Vaskulitis<br>• Weitere |

LITERATUR

Jennette JC, et al. 2012 revised international chapel hill consensus conference nomenclature of vasculitides. Arthritis Rheum. 2013; 65(1): 1–11.

Sarrazin C, et al. Prophylaxe, Diagnostik und Therapie der Hepatitis-C-Virus(HCV)-Infektion. AWMF-Registernr. 021-012. Stand 31.12.2017, gültig bis 30.12.2022, aktuell in Überarbeitung. Z Gastroenterol 2018; 56: 756–838.

## 9.3 Leitsymptom unklares Fieber

**KASUISTIK**

Eine bislang rüstige 72-jährige pensionierte Lehrerin geht wegen zunehmendem Krankheitsgefühl und allgemeiner Schwäche Mitte September zum Hausarzt, der Blut abnimmt. Am Tag nach dem Arztbesuch treten Erkältungssymptome mit etwas laufender Nase und Husten mit gelblich gefärbtem Auswurf (etw 1 Teelöffel) auf. Der Hausarzt verschreibt ein Antibiotikum (Cefpodoxim), weil er erhöhte systemische Entzündungsparameter im Blut feststellt (s. u.). Trotz des Antibiotikums wird der Husten nicht weniger, der Auswurf bleibt gleich, innerhalb von zweiWochen kommen Nackenschmerzen, Schwindelzustände, leichtes Fieber (38,5 °C rektal) und frontale Kopfschmerzen hinzu. Die Patientin nimmt einen pflanzlichen Hustensaft ein, der Husten und der Schnupfen verschwinden daraufhin. Ibuprofen lindert die Nacken- und Kopfschmerzen etwas. Nachdem bei einer weiteren Kontrolle vierWochen später die systemischen Entzündungsparameter im Labor weiterhin erhöht sind, wird ein zweites Antibiotikum (Cefuroxim) verordnet. Die Antibiotikagabe bewirkt keine Änderung der Symptomatik, jedoch kommt es zu schleimigen, weichen Stuhlgängen (3–4×/d tagsüber, nicht in der Nacht).

**Vorbekannt** sind eine AV-Knoten-Reentry-Tachykardie seit 20 Jahren (gut eingestellt mit einem Betablocker) und ein Diabetes mellitus seit vier Jahren (behandelt mit Metformin). Keine Beinödeme, keine Atemnot, Belastbarkeit beim Treppensteigen etwas eingeschränkt (kurze Pause nach zwei Stockwerken). Kein Auslandsaufenthalt in den letzten Jahren.

Das **Labor** beim Hausarzt zeigt Normalwerte für Elektrolyte, Harnstoff, Kreatinin, Transaminasen, alkalische Phosphatase, Harnsäure und Urinstatus. Es fallen eine geringgradige normochrome, normozytäre Anämie (Hb 11,5 g/dl, Hämatokrit 33,7 %), erhöhte Thrombozyten (433.000/µl) und eine Erhöhung des CRP (4,6 mg/dl, Normalwert < 0,5) auf.

Welche klinischen Untersuchungen halten Sie generell für sinnvoll, ehe eine antibiotische Therapie in Erwägung gezogen werden sollte?

Sinnvoll ist eine komplette körperliche Untersuchung der Patientin. Dabei sollte insbesondere auf folgende Punkte geachtet werden:

- Messung der Vitalparameter (inklusive Bestimmung der Körpertemperatur und Atemfrequenz)
- Inspektion der Mundhöhle (Rachenring gerötet?)

9

- Auskultation der Lungen (pathologische Atemgeräusche?)
- Auskultation des Herzes (pathologische Herzgeräusche?)
- Untersuchung des Abdomens (Resistenzen, Abwehrspannung?)
- Untersuchung des Nierenlagers (Klopfschmerz?)
- Lymphknotenstatus
- Testung der HWS-Beweglichkeit (inklusive Testung bezüglich Meningismus)
- Hautuntersuchung
- Untersuchung des Gefäßstatus (Strömungsgeräusche? Pulsdefizit?)

## Welche weitere Diagnostik ist vor der Verordnung einer antibiotischen Therapie sinnvoll?

Da gerade auch zu beachten ist, dass sich Patienten mit einer Pneumonie mit steigendem Lebensalter zunehmend oligosymptomatisch präsentieren können und die Abgrenzung zwischen Pneumonie und anderen unteren Atemwegsinfektionen (z. B. Bronchitis) wegen der Indikationsstellung für eine Antibiotikatherapie wichtig ist, wäre eine Röntgenaufnahme des Thorax sinnvoll gewesen. Eine mikrobiologische Untersuchung des Sputums war, da allenfalls von einer leichtgradigen, ambulant erworbenen Pneumonie auszugehen war, dagegen noch nicht zwingend erforderlich. Bei Persistenz des Hustens trotz Antibiotikagabe und bei Auftreten von Fieber ergibt sich im Verlauf jedoch die Indikation für eine infektiologische Diagnostik (z. B. Sputum, Blutkultur).

## Welche Differenzialdiagnosen ziehen Sie bei unserer älteren Patientin, insbesondere bei Vorhandensein von Allgemeinsymptomen, Fieber und erhöhten systemischen Entzündungsparametern, in Betracht und warum?

- **Infektion:** Bei produktivem Husten ist insbesondere an die Differenzialdiagnosen Pneumonie und andere untere Atemwegsinfektionen zu denken (bakteriell oder viral). Nachdem der Husten sich im Verlauf zurückgebildet hatte, sind natürlich auch andere Infektionskrankheiten zu berücksichtigen. Eine sehr wichtige ist in diesem Zusammenhang die Endokarditis. Aufgrund der Nackenschmerzen und der Kopfschmerzen stellen eine bakterielle Osteomyelitis und eine bakterielle Meningitis weitere, wenn auch eher seltene Differenzialdiagnosen dar.
- **Tumorerkrankung,** insbesondere da deren Inzidenz mit zunehmendem Lebensalter steigt.
- **Entzündlich rheumatische Erkrankung,** z. B. Vaskulitis oder Kollagenose oder adultes Still-Syndrom, da Allgemeinsymptome, Fieber und erhöhte systemische Entzündungsparameter auch in diese Richtung weisen können.



## Welche der Diagnosen hielten Sie bei der Patientin anfangs für die wahrscheinlichste? Halten Sie diese im Verlauf für weiter am wahrscheinlichsten?

Zu Anfang war eine beginnende untere Atemwegsinfektion (z. B. Pneumonie oder Bronchitis) die wahrscheinlichste Diagnose.

Aufgrund des fehlenden Ansprechens auf die Antibiotikagabe, des Auftretens neuer Symptome (Nackenschmerzen, Schwindel, leichtes Fieber, Kopfschmerzen) und deren Persistenz über mehrere Wochen sowie des Verschwindens von Schnupfen und Husten wird eine alleinige Genese der Symptomatik durch diese Diagnose jedoch unwahrscheinlich. Im Verlauf müssen die Beschwerden eher an eine der anderen Differenzialdiagnosen (andere Infektionserkrankung, Tumorerkrankung, entzündlich-rheumatische Erkrankung) denken lassen. Da die bei der Patientin bestehende Klinik und Befundkonstellation vieldeutig ist, müssen alle diese Differenzialdiagnosen in Erwägung gezogen werden.

Die im Verlauf aufgetretenen Durchfälle dürften eher Folge der Antibiotikatherapie sein, da die Patientin vorher keine Magen-Darm-Probleme hatte.

## Warum kommen degenerative Wirbelsäulenveränderungen mit paravertebralen Myogelosen als Ursache der Nackenschmerzen für Sie weniger infrage?

Bei einer 72-jährigen Patientin sind mit hoher Wahrscheinlichkeit im Röntgenbild degenerative Veränderungen zu erwarten. Jedoch sprechen das zeitgleiche Auftreten der Nackenschmerzen mit den anderen Symptomen (Fieber, Schwindel, Kopfschmerzen) und die erhöhten systemischen Entzündungsparameter im Labor gegen eine alleinige Genese der Nackenschmerzen durch degenerative Wirbelsäulenveränderungen.

Neu auftretende Nackenschmerzen sollten bei älteren Patienten immer zur weiteren Diagnostik veranlassen (OMINOUS-Erkrankungen, ➤ Kap. 9.7). Es wäre gefährlich, die Schmerzen lediglich auf ein degeneratives Wirbelsäulenproblem abzuschieben. Schmerzhafte Muskelverhärtungen sind unspezifisch. Sie kommen bei unproblematischen muskulären Reaktionen ohne pathologisches Substrat vor, können aber auch sekundär bei schweren Veränderungen der Wirbelsäule (z. B. Frakturen, Metastasen oder Osteomyelitis) auftreten. Deshalb ist eine genauere klinische Untersuchung zumindest der HWS erforderlich.

## Welche zusätzlichen klinischen Untersuchungen helfen Ihnen bei der differenzialdiagnostischen Einordnung der von der Patientin geschilderten Nackenschmerzen am meisten?

- Testung der Klopfschmerzhaftigkeit über den einzelnen Wirbelkörpern und bezüglich paravertebralen muskulären Triggerpunkten und muskulärem Hartspann
- Überprüfung der Schmerzhaftigkeit und des Bewegungsumfangs der Halswirbelsäule (Rotation unter Flexion – obere HWS, Rotation unter Extension – untere HWS, siehe Zusatzinformation unten)
- Testung auf schmerzhafte Nackensteifigkeit (Meningismus)
- Überprüfung des aktiven und passiven Bewegungsumfangs der Schultergelenke beidseits zur Differenzialdiagnose von Schultergelenkserkrankungen mit Ausstrahlung in den Nacken
- Erheben des Gefäßstatus umgebender peripherer Gefäße vergleichend beidseits (Auskultation und Tastbefund, eventuell Blutdruckmessung an beiden Armen)

9

### ZUSATZINFORMATION

Eine Einschränkung der HWS-Rotation bei maximaler Flexion deutet auf ein pathologisches Problem der oberen HWS hin, eine Rotationseinschränkung bei maximaler Extension in der HWS auf ein pathologisches Problem der unteren HWS. Eine von der HWS ausgehende Schmerzsymptomatik zeigt bei der klinischen Untersuchung der HWS in der Regel einen pathologischen Befund. Einschränkend ist anzumerken, dass bei einer älteren Patientin eine Rotationseinschränkung aufgrund degenerativer HWS-Veränderung fast schon die Regel sein dürfte und somit wenig Rückschluss auf die Ursache der Nackenschmerzen zulässt. Der Meningismus sollte in jedem Fall geprüft werden, bei Nachweis einer Schmerzhaftigkeit und Einschränkung der Nackenbeweglichkeit muss eine Meningitis weiter abgeklärt werden.

Im Laufe der folgenden dreiWochen nehmen die Nacken- und Kopfschmerzen unter Ibuprofen zunächst langsam ab und es bessert sich das Schwächegefühl. Stuhlgang weiterhin 3–4 ×/Tag mit anhaltend weicher Konsistenz.
Wegen ausgeprägtem Schwindel, Durchfall und Übelkeit wird die Patientin Mitte Dezember in der ihr bekannten kardiologischen Abteilung eines großen Krankenhauses aufgenommen. Es wird ein **Rezidiv der AV-Knoten-Reentry-Tachy-**

**kardie** diagnostiziert und mit Adenosin erfolgreich beendet. (Anschließend zeigt sich im 24-Stunden-Langzeit-EKG ein stabiler Sinusrhythmus). Bei initial erhöhtem Troponin und Verdacht auf NSTEMI wird koronarangiografisch eine stenosierende KHK ausgeschlossen. Eine Endokarditis wird mittels Blutkulturen und einer TEE ausgeschlossen. Echokardiografisch zeigt sich eine gute Ventrikelfunktion bei physiologischen Herzklappen.

**Weitere Befunde:**

- Abdomensonografie: Normalbefund, Aortenwandsklerose
- Röntgen-Thorax: Normalbefund
- 24-Stunden-Langzeit-Blutdruckmessung: hochnormale RR-Werte, nächtlich normotensiv, tagsüber hypertensiv mit im Mittel 150/80 mmHg
- Labor: unverändert deutlich erhöhte Entzündungswerte, Anämie und Thrombozytose ohne Veränderung gegenüber den Vorbefunden des Hausarztes; Procalcitonin im Normbereich; Rheumafaktor, CCP-Ak, ANA und ANCA negativ; $HbA_{1c}$ 8,4 %
- Stuhlkulturen: kein Nachweis darmpathogener Erreger, kein Nachweis von Clostridioides-difficile-Toxin

Ein drittes Antibiotikum (Moxifloxacin) wird eingesetzt, bewirkt aber keine Änderung der Laborkonstellation. Zu Weihnachten wird die Patientin mit der Empfehlung entlassen, sich im neuen Jahr bei einem Rheumatologen vorzustellen.

Bei der hausärztlichen Kontrolle der **Blutwerte** am 9. Januar zeigen sich weiter ansteigende systemische Entzündungsparameter (CRP 10,2 mg/dl, BSG 110 mm in der ersten Stunde).

Aktuell stellt sich nun die Patientin erstmals bei Ihnen am 15. Januar vor. Sie schildert erträgliche Kopfschmerzen unter Ibuprofen, der Allgemeinzustand hat sich nicht verbessert, Fieber besteht immer wieder mal, allerdings nicht > 38,7 °C. Vor allem nachts besteht stärkeres Schwitzen, sie muss deshalb häufiger die Bettwäsche wechseln. Sie hat bei normalem Appetit 2 kg abgenommen und weiterhin 3–4 ×/Tag schleimigen Stuhlgang. Die Nackenschmerzen, der Schwindel und die Übelkeit sind verschwunden. Der Schlaf ist nicht eingeschränkt. Die Patientin muss sich allerdings häufig hinlegen und schläft meist sofort ein. Kein Schläfenkopfschmerz, keine Sehstörungen, keine Schmerzen beim Kauen. Keine Gelenkschmerzen, keine Gelenkschwellungen. Keine Sonnenempfindlichkeit der Haut, kein Haarausfall, keine Sicca-Symptomatik, keine Raynaud-Symptomatik. Keine Muskelschmerzen. Die Kraft in den proximalen Extremitätenmuskeln ist zwar insgesamt weniger geworden, sie kann aber z. B. ein kleines Kind heben.

Bei der **internistischen Durchuntersuchung** fällt auskultatorisch ein Strömungsgeräusch im Bereich der A. carotis links und über den Aa. axillares bds. auf. Die A. radialis links ist nicht zu tasten. Die übrigen peripheren Pulse an den oberen und unteren Extremitäten und an beiden Aa. temporales sind jeweils tastbar. Die Temporalarterien sind nicht prominent und nicht druckdolent. Der übrige Untersuchungsbefund (Nasennebenhöhlen, Lymphknoten, Lunge, Abdomen, Nierenlager, Gelenke, Wirbelsäule, Nackenbeweglichkeit, Haut) ist unauffällig.

## Welche Diagnose halten Sie aufgrund der von Ihnen erhobenen Befunde nun für wahrscheinlich?

Bei dem nicht tastbaren linksseitigen Radialispuls und den Strömungsgeräuschen über der linksseitigen A. carotis und über den Aa. axillares in Kombination mit der Symptomatik der Patientin und den deutlich erhöhten systemischen Entzündungswerten im Labor ist die Riesenzellarteriitis die wahrscheinlichste Diagnose. Zudem ergab sich anhand der Befunde der zuvor erfolgten Diagnostik bislang kein Hinweis auf ein infektiöses oder malignes Geschehen.

9

## Welche Diagnostik bei klinisch bestehendem Verdacht auf Riesenzellarteriitis ist nun vordringlich indiziert?

Eine zeitnahe Bildgebung – am besten vor Therapieeinleitung oder baldmöglichst nach Therapiebeginn – ergänzend zu Anamnese, klinischem Befund und Labor ist indiziert. Diese hat heutzutage weitgehend den Stellenwert der Biopsie der A. temporalis im diagnostischen Algorithmus der Riesenzellarteriitis abgelöst.

**ZUSATZINFORMATION**

In Ergänzung zu Anamnese, klinischem Befund und Labor soll die klinische Verdachtsdiagnose einer Riesenzellarteriitis zeitnah durch bildgebende Verfahren oder histopathologisch gesichert bzw. ausgeschlossen werden. Insbesondere, wenn bereits eine Glukokortikoidtherapie begonnen wurde, was insbesondere bei Sehstörungen bereits bei begründetem Verdacht auf Riesenzellarteriitis umgehend und hochdosiert erfolgen muss, sollte die Diagnostik wegen unter Therapie bereits innerhalb weniger Tage abnehmender Sensitivität rasch vervollständigt werden. Gelingt die Durchführung innerhalb von 1–3 Tagen nicht, ist sie schnellstmöglich dennoch sinnvoll, es muss dann jedoch die verringerte Sensitivität der Methodik berücksichtigt werden.

Bezüglich der Auswahl der diagnostischen Verfahren sind die klinische Fragestellung (z. B. zu untersuchendes Gefäßareal) sowie standortspezifische Faktoren wie Verfügbarkeit und Untersuchererfahrung zu berücksichtigen. Bildgebende Verfahren sind in der Diagnostik zu präferieren. Eine Temporalarterienbiopsie hat nur noch ihren Stellenwert, wenn keine aussagekräftige Bildgebung zur Verfügung steht. Die Ultraschalluntersuchung (Kompressionstomografie) der A. temporalis und der A. axillaris beidseits ist bei Verdacht auf eine prädominant kraniale Riesenzellarteriitis die bildgebende Modalität der ersten Wahl. Alternativ kann eine hochauflösende MRT der oberflächlichen Schädelarterien eingesetzt werden. Bei Verdacht auf eine prädominant extrakraniale Beteiligung sollten eine MRT/MR-Angiografie (optimalerweise als Blackblood-MRT), ein PET-CT oder (nachrangig)ein CT eingesetzt werden. Diese bildgebenden Verfahren haben zudem ihren Stellenwert bei der Fragestellung nach einer zusätzlichen aortalen Beteiligung bei prädominant kranialer Riesenzellarteriitis.

Sofern ein hoher klinischer Verdacht besteht und sich ein positiver Befund in der Bildgebung ergibt, kann die Diagnose einer Riesenzellarteriitis gestellt werden. Zudem kann bei niedrigem klinischen Verdacht und negativer Bildgebung die Diagnose als unwahrscheinlich angesehen werden und dann kann auch die schon evtl. begonnene Glukokortikoidtherapie wieder zügig beendet werden. Bei unklaren oder negativen Befunden in Bildgebung oder Histologie und fortbestehendem klinischen Verdacht sollte ein weiteres diagnostisches Verfahren (z. B. andere Bildgebungsmodalität oder Temporalarterienbiopsie) eingesetzt werden.

### Kann bei unauffälligem histologischen Befund eines Temporalarterienbiopsats die Diagnose einer Riesenzellarteriitis als ausgeschlossen angesehen werden?

Bei der Interpretation eines unauffälligen histologischen Befundes eines Temporalarterienbiopsats muss bedacht werden, dass keines der zur Verfügung stehenden diagnostischen Verfahren – weder die bildgebenden Verfahren, noch die histopathologische Untersuchung der Temporalarterie – eine 100%-ige Sensitivität aufweist. Der unauffällige histologische Befund eines Temporalarterienbiopsats kann unter anderem dadurch erklärt werden, dass bei der Riesenzellarteriitis die entzündlichen Veränderungen die Gefäßwand meist nicht kontinuierlich, sondern nur segmental befallen. Auch ist beschrieben, dass bei Patienten mit einem prädominanten Großgefäßbefall die Sensitivität der Temporalarterienbiopsie niedriger liegt im Vergleich zu Patienten mit einem kranialen Gefäßbefall der Riesenzellarteriitis. Somit schließt ein unauffälliger Temporalarterienbefund die Diagnose einer Riesenzellarteriitis nicht aus.



### Bei der Patientin wird eine duplexsonografische Untersuchung der Gefäße durchgeführt. Was fällt Ihnen auf dem abgebildeten Bild (➤ Abb. 9.2) der linksseitigen A. axillaris auf?

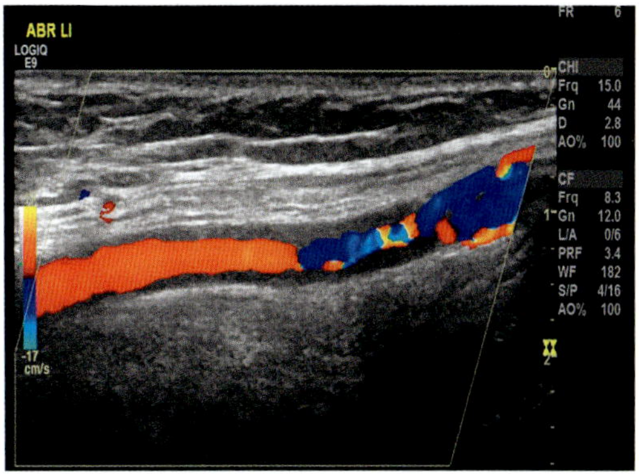


**Abb. 9.2** Ultraschall der linksseitigen A. axillaris [P524]

Im Farbduplexsonogramm der linken A. axillaris ist eine langstreckige homogene echoarme Gefäßwandverdickung zu sehen, die bereits zu einer hämodynamisch relevanten Stenosierung der Arterie geführt hat. Die Stenosierung der Arterie ist zu erkennen am lokalen Farbumschlag (sog. Alias-Phänomen) im Bereich der sichtbaren Lumenreduktion. Die auf diesem Bild dargestellte Gefäßwandverdickung ist pathognomonisch für eine Vaskulitis und somit bei unserer Patientin hinweisend auf die Diagnose einer Riesenzellarteriitis.

**ZUSATZINFORMATION**

Das sogenannte Halo-Zeichen im Bereich der Temporalarterien stellt den wichtigsten Ultraschall-Befund bei Riesenzellarteriitis dar. Es ist definiert als eine homogene, echoarme Wandverdickung, die gut zur Gefäßlumenseite abgegrenzt ist und sowohl im Längs- als auch im Querschnitt zur Darstellung kommt und am häufigsten im Querschnitt konzentrisch erscheint. Typischerweise sind die Wandverdickungen durch leichten Druck mit dem Schallkopf nicht komprimierbar.

Bei der Patientin ergibt sich folgender **duplexsonografischer Befund:** Duplexsonografie der Karotiden, Schulter- und Temporalarterien: Ausschluss hämodynamisch relevanter Stenosen der A. carotis communis, interna und externa bds. bei atherosklerotischen, vorwiegend echoarmen Plaques im Karotisbulbus und am Abgang der A. carotis interna bds. A. vertebralis bds. orthograd perfundiert, rechts mit echoarmer Wandverdickung im V2-Segment bis 0,17 cm. Vaskulitistypische Veränderungen im Sinne von echoarmen langstreckigen Wandverdickungen der A. subclavia und A. axillaris bds. (A. subclavia links max. 0,3 cm, A. subclavia rechts max. 0,28 cm; A. axillaris links max. 0,33 cm, A. axillaris rechts max. 0,35 cm). Hochgradige Stenose der A. axillaris links (PSV; Peak Systolic Velocity 290 cm/s, Index 3,4), mittelgradige Stenose der A. axillaris rechts (PSV 205 cm/s, Index 2,2). Ramus frontalis der A. temporalis superficialis rechts kompressions-sonografisch deutlich wandverdickt mit Halo-Phänomen (max. 0,12 cm), R. frontalis links und R. parietalis rechts ohne Halo mit grenzwertiger Wanddicke nach Kompression (0,06 cm).

## Wie lautet jetzt Ihre zusammenfassende Diagnose?

Riesenzellarteriitis mit kranialer und extrakranialer Beteiligung.

## Halten Sie weitere diagnostische Schritte für erforderlich?

Da die Diagnose der Riesenzellarteriitis gestellt ist, sind diesbezüglich keine weiteren diagnostischen Schritte mehr erforderlich. Jetzt ist es wichtig, dass bei unserer Patientin vor jeder weiteren Diagnostik unverzüglich eine Glukokortikoidtherapie eingeleitet wird, da gerade bei Patienten mit der Erstmanifestation einer Riesenzellarteriitis ein erhöhtes Risiko für einen permanenten Visusverlust besteht.

Allerdings muss bedacht werden, dass bei jedem Patienten mit Erstdiagnose einer Riesenzellarteriitis ein Screening auf Komorbiditäten, indiziert ist und insbesondere hieraus auch das Risiko für glukokortikoidassoziierte Komplikationen abzuschätzen ist. Dadurch kann sich die Indikation zu weiterer Diagnostik, z. B. die Bestimmung von $HbA_{1c}$ und Lipidstatus, eine Knochendichtemessung oder eine augenärztliche Vorstellung, ergeben.

**ZUSATZINFORMATION**

Zu den Erkrankungen, die mit einem erhöhten Risiko für glukokortikoidassoziierte Folgeschäden verbunden sind, gehören arterielle Hypertonie, Diabetes mellitus/pathologische Glukosetoleranz, kardiovaskuläre Erkrankungen, Dyslipidämie, peptisches Ulkus, Osteoporose (vor allem in Verbindung mit vorherigen Frakturen), Katarakt, Glaukom und chronische oder wiederholt auftretende Infektionen. Auch bestimmte Medikamente, z. B. NSAID, sind mit einem erhöhten Risiko für glukokortikoidassoziierte Folgeschäden assoziiert.

## Welche Therapie leiten Sie ein?

Da bei der Patientin keine Sehstörungen vorhanden sind, schlagen Sie ihr eine Glukokortikoidtherapie in einer Dosierung von 1 mg/kg Körpergewicht pro Tag Prednisolonäquivalent als Startdosis vor (max. 80 mg/d im vorliegenden Fall).

**ZUSATZINFORMATION**

Bei Erstdiagnose oder bei begründetem klinischen Verdacht, wenn z. B. die weitere Diagnostik nicht zeitnah verfügbar ist, beginnt die Behandlung einer aktiven Riesenzellarteriitis ohne Sehstörungen mit 40–60 mg/d Prednisolonäquivalent. Bei akutem Visusverlust oder Amaurosis fugax erfolgt bereits bei begründetem Verdacht auf eine Riesenzellarteriitis sofort eine Pulstherapie mit Methylprednisolon 500–1000 mg/d i. v. über 3–5 Tage.

Noch am gleichen Tag wurde eine Therapie mit Prednisolon 60 mg/d begonnen, die weitere Einnahme von Prednisolon erfolgte gleich früh am nächsten Morgen auf einmal nüchtern. Zusätzlich wurden ASS 100 mg/d, ein PPI und Colecalciferol 1.000 IE/d verordnet.
Bei der Kontrolluntersuchung nach drei Tagen waren fast alle Symptome (Fieber, eingeschränkter Allgemeinzustand, Nackenschmerzen, Kopfschmerzen sowie die Durchfälle) verschwunden.

## Warum besteht bei der Patientin eine Indikation für ASS?

9

Früher wurde Patienten mit Riesenzellarteriitis grundsätzlich eine Therapie mit ASS zur Prophylaxe ischämischer Komplikationen empfohlen. Da die verfügbare Datenlage mittlerweile allerdings widersprüchlich ist, ist eine generelle Empfehlung nicht mehr ableitbar. ASS sollte daher bei Riesenzellarteriitis nur noch eingesetzt werden, wenn hierfür eine andere Indikation (z. B. KHK, signifikante Gefäßstenose) besteht.

Bei unserer Patientin wurde eine hochgradige Stenose der linksseitigen A. axillaris nachgewiesen, die auch dazu führt, dass der Puls an der A. radialis nicht zu tasten ist. Daraus ergibt sich bei der Patientin die Indikation zur ASS-Therapie. Auch wegen des Nachweises einer Arteriosklerose mit Plaques, wie bei der Patientin, besteht eine Indikation zur Behandlung mit ASS.

**ZUSATZINFORMATION**

Thrombozytenaggregationshemmer, Antikoagulanzien und Statine sollten nicht routinemäßig zur Behandlung von Großgefäßvaskulitiden angewendet werden, sofern keine andere Indikation dafür besteht

## Welche weitere Medikation zur Vermeidung einer hohen kumulativen Glukokortikoid-Gesamtdosis ist in Erwägung zu ziehen?

Nicht bei jedem Patienten, aber bei bestimmten Konstellationen (insbesondere therapierefraktäre oder rezidivierende Riesenzellarteriitis, Vorhandensein von oder erhöhtes Risiko für glukokortikoidassoziierte Folgeschäden) sollte über den Einsatz einer glukokortikoideinsparenden Therapie, erstlinig mit Tocilizumab (Antikörper gegen den Interleukin-6-Rezeptor) nachgedacht werden. Bei Kontraindikationen gegen Tocilizumab, wie eine stattgehabte Sigmadivertikulitis, kommt die Gabe von Methotrexat in Betracht, wenn auch die Studienlage hierfür nicht so stark ist wie für Tocilizumab.

Da bei unserer Patientin ein zuletzt nicht optimal eingestellter Diabetes mellitus bestand und die Blutzuckerlage durch die längerfristig erforderliche Glukokortikoidtherapie eher verschlechtert werden dürfte, kann im vorliegenden Fall bereits der Beginn einer glukokortikoideinsparenden Therapie erwogen werden. Allerdings ist es vor der definitiven Therapieentscheidung noch sinnvoll, die weiteren Ergebnisse der Komorbiditäten-Untersuchungen abzuwarten. Außerdem sind vor Einleitung einer Tocilizumab-Therapie noch Voruntersuchungen (wie eine Untersuchung bezüglich Tuberkulose) erforderlich.

Da der Diabetes mellitus bei der Patientin unzureichend eingestellt ist ($HbA_{1c}$ im Krankenhaus 8,4 %), wird die medikamentöse Diabeteseinstellung intensiviert. Zudem wird eine Knochendichtemessung veranlasst, bei der eine Osteoporose diagnostiziert wird. Ein Tb-Quantiferon-Test und eine Hepatitis-B-Serologie ergeben unauffällige Befunde. (Die während des stationären Aufenthalts durchgeführte Röntgenuntersuchung des Thorax hatte bereits einen unauffälligen Befund erbracht und wird deswegen nicht wiederholt).
Bei der näheren Befragung berichtet die Patientin zwar über vor etwa zehn Jahren festgestellte Sigmadivertikel. Symptome einer Divertikulitis oder intestinale Ulzerationen werden jedoch verneint. In einem mitgebrachten Endoskopie-Befund von 2006 sind lediglich einzelne, reizlose Divertikel beschrieben.
Bei der Patientin wird daraufhin eine Therapie mit Tocilizumab 1 × 162 mg/Woche s. c. eingeleitet.
Vier Wochen danach erfolgt eine Kontrolle des Lipidstatus. Dabei zeigt sich im Vergleich zu Vorwerten ein leichter Anstieg des LDL-Cholesterin auf 135 mg/dl, weswegen bei bereits nachgewiesenen atherosklerotischen Plaques im Bereich der Karotiden eine Statintherapie eingeleitet wird.
Im **Verlauf** der nächsten Monate wird im Rahmen regelmäßiger Kontrolluntersuchungen immer wieder die Krankheitsaktivität der Riesenzellarteriitis anamnestisch, klinisch und laborchemisch (**Cave:** unterdrückte CRP-Bildung unter Tocilizumab!) evaluiert und die Prednisolondosis langsam schrittweise reduziert. Bei Erreichen einer Prednisolondosis von < 10 mg/d werden ausstehende Schutzimpfungen gemäß den STIKO-Empfehlungen für Immunsupprimierte durchgeführt.
Aufgrund der Osteoporose wird neben einer kalziumreichen Ernährung und der Fortsetzung der Vitamin-D-Substitution eine osteoporosespezifische Therapie eingeleitet. **Cave:** Aufgrund der wegen der Kombination von Prednisolon und ASS zur Ulkusprophylaxe erfolgenden PPI-Gabe ist mit einer eingeschränkten Kalziumresorption zu rechnen. Daher muss umso mehr auf eine kalziumreiche Ernährung geachtet werden. Zusätzlich wird die Patientin instruiert, auf ein regelmäßiges Bewegungsprogramm zu achten (z. B. Osteoporose-Sportgruppe).
In den nächsten Wochen werden die Blutdruckwerte regelmäßig kontrolliert. **Cave:** Aufgrund der Stenosen an den supraaortalen Gefäßen ist mit falsch niedrigen Messwerten zu rechnen und ggf. auch eine Blutdruckmessung an den unteren Extremitäten sinnvoll. Zudem werden regelmäßige Blutzuckerkontrollen durchgeführt und die Antidiabetika weiter angepasst.



## Wie sollten bei der Riesenzellarteriitis die Glukokortikoide reduziert werden?

Nach Erreichen einer Remission soll die Glukokortikoiddosis unter regelmäßigen klinischen und laborchemischen Kontrollen schrittweise reduziert werden. Bei einer Glukokortikoid-Monotherapie gilt eine Dosis von 10–15 mg/d Prednisolonäquivalent nach drei Monaten sowie ≤ 5 mg/d nach einem Jahr als Richtwert (Schirmer et al. 2020). Orientierend sollte bei gleichzeitiger steroidsparender Therapie Prednisolon in etwa doppelt so schnell als bei der Monotherapie ausgeschlichen werden, nämlich in Zwei-Wochen-Schritten entsprechend dem Giacta-Schema (Zulassungsstudie von Tocilizumab).

Wichtig im Rahmen der Reduktion ist immer die Berücksichtigung der vaskulitischen Krankheitsaktivität, der Verträglichkeit der Therapie und der Komorbiditäten, sodass das genaue Glukokortikoidreduktionsschema in der Regel individuell festzulegen ist. Anzustreben ist die individuell niedrigste effektive Glukokortikoiddosis, einschließlich eines individuell gesteuerten vollständigen Ausschleichens der Glukokortikoide bei nach einem Jahr anhaltender Remission. Allerdings ist damit zu rechnen, dass das Ausschleichen der Glukokortikoide wegen der hohen Rezidivrate der Erkrankung nicht unproblematisch möglich sein kann und ggf. dann auch eine längere Therapiedauer erforderlich sein kann.

### Wie verfahren Sie im Falle eines Rezidivs?

Bei einem Rezidiv muss die Glukokortikoidtherapie wieder intensiviert werden. Bei einem schweren Rezidiv wird die Initialdosierung wie bei einer neu diagnostizierten Riesenzellarteriitis gegeben. Bei einem leichten Rezidiv wird mindestens auf die letzte wirksame Dosis zurückgegriffen. Zudem sollte bei rezidivierender Erkrankung eine glukokortikoidsparende Basistherapie begonnen bzw. angepasst werden.

### Was ist eine gefürchtete Langzeitkomplikation der Riesenzellarteriitis?

Als Folge einer chronischen muralen Inflammation kann es zu strukturellen Veränderungen der Aorta (Dilatation bis zum Aneurysma) kommen. Dabei ist die thorakale Aorta häufiger als die abdominelle Aorta betroffen. Lebensbedrohliche Komplikationen eines Aneurysmas sind die Dissektion und die Ruptur, wobei das Risiko für deren Auftreten mit der Aneurysmagröße und der Geschwindigkeit der Größenzunahme steigt (**Cave:** Bei einem inflammatorischen Aneurysma ist mit einer schnelleren Größenprogredienz im Vergleich zum nicht entzündlichen Aneurysma zu rechnen.) Obwohl strukturelle Schäden der Aorta auch schon früh im Krankheitsverlauf auftreten können, ist eher nach mehreren Jahren damit zu rechnen. Es ist sinnvoll, Patienten mit Riesenzellarteriitis bildgebend auf diese Veränderungen zu überwachen.

**LITERATUR**

Schirmer JH, et al. S2k-Leitlinie Management der Großgefäßvaskulitiden. AWMF-Registernr. 060-007. Stand 6.7.2020, gültig bis 5.7.2025 (61 Seiten).

## 9.4 Leitsymptom diffuser wechselnder Gelenkschmerz

9

**KASUISTIK**

Eine 45-jährige Sekretärin in einem Anwaltsbüro hat seit etwa neun Monaten wechselnde Schmerzen in den Schulter-, Hand- und Hüftgelenken, Knien und Füßen. Die Dauer der Schmerzen in einem Gelenk liegt im Bereich von Tagen, dann wechselt der Schmerz in andere Gelenke. Meist sind mehrere Gelenke gleichzeitig betroffen. Zusätzlich bestehen Schmerzen im Nacken, Rücken und Kreuz in wechselnder Ausprägung.

Die Schmerzen sind unabhängig von der Tageszeit, nachts jedoch ausgeprägter, weshalb deutliche Schlafstörungen bestehen. Schmerzmittel (Acetylsalicylsäure, Diclofenac, Celecoxib) haben bisher nicht geholfen. Es besteht ein deutliches Krankheitsgefühl mit Müdigkeit und Leistungsminderung, jedoch ohne Gewichtsabnahme, Fieber oder Nachtschweiß.

Die **klinische Untersuchung** zeigt eine leicht depressiv wirkende Frau mit einer Größe von 163 cm, einem Gewicht von 63 kg, einem Blutdruck von 130/80 mmHg und einer Herzfrequenz von 80/min. Sie zeigt keine Gelenkschwellungen (Synovitiden), alle Gelenke sind frei beweglich. Entlang der Brustwirbelsäule sind paravertebrale Myogelosen rechts verstärkt tastbar. Druckschmerzen werden vor allem an den Sehnenansätzen angegeben. Die Muskelkraft ist regelrecht. Die

internistische Untersuchung ergibt keinen auffälligen Befund an Herz, Lunge, Gefäßen (A. carotis, subclavia, radialis), Abdomen und Nierenlager.
Folgende **Laborwerte** liegen im Normbereich: Blutbild, CRP, BSG, Natrium, Kalium, Kalzium, Phosphat, Harnstoff, Kreatinin, Transaminasen, AP, CK, Urinstatus.

An welche Differenzialdiagnosen denken Sie als Erstes? Erläutern Sie Ihre Überlegungen durch Beschreibung des Krankheitsbildes und Vereinbarkeit mit Symptomen und Befunden der Patientin.

- **Fibromyalgiesyndrom:** Hauptsymptom ist der generalisierte (mind. 4 von 5 Körperregionen, rechte, linke, obere und untere Körperhälfte, Wirbelsäule betreffende) und über mindestens drei Monate anhaltende Schmerz oft mit wechselndem Charakter. Meist kommen Schlafstörungen und andere vegetative Störungen hinzu (Magen-Darm, Blase, Genitalorgane, Herz, Nerven). Zusätzlich passen das Hauptmanifestationsalter von 20–65 Jahren und das Geschlecht der Patientin (deutlich häufiger bei Frauen als bei Männern). Diese Diagnose ist die wahrscheinlichste, zumal alle Laborwerte normal sind.
- **Polymyalgia rheumatica:** Diese Erkrankung kommt bei älteren Patienten vor (meist deutlich über 50 Jahre). Typisch sind vor allem morgens betonte Schulter- und Oberschenkelschmerzen beidseits mit ausgeprägter Morgensteifigkeit über Stunden und hohen systemischen Entzündungszeichen im Labor. Da die Patientin < 50 Jahre alt ist und die systemischen Entzündungsparameter normwertig sind, ist diese Diagnose sehr unwahrscheinlich.
- **Polymyositis:** Das Manifestationsalter würde passen, jedoch ist diese Erkrankung weniger durch Muskelschmerzen als vielmehr durch eine Muskelschwäche der proximalen Extremitätenmuskulatur gekennzeichnet, so gut wie immer ist die CK (Creatinkinase) erhöht. Die CK sollte bei jedem Verdacht auf eine entzündliche Rheumaerkrankung mitbestimmt werden, da das Symptom der Muskelschwäche erst spät auftritt und die Anfangssymptomatik sehr uncharakteristisch sein kann. Bei normwertiger CK ist die Diagnose einer Myositis eher unwahrscheinlich.
- **Depressive Störungen:** Monatelange, vor allem auch wechselnde Schmerzen im Bewegungsapparat sind ein häufiges Somatisierungssymptom der Depression, unabhängig von deren Genese (reaktiv, endogen). Zusätzlich passt die Schlafstörung hierzu.
- **Chronisches Müdigkeitssyndrom** (CFS, Chronic Fatigue Syndrome): Eine Diagnose, die nur sehr schwer zu fassen ist und viele Überschneidungen zur Depression und zum Fibromyalgiesyndrom zeigt. Zu der seit mindestens 6 Monaten bestehenden, durch keine objektiv fassbare Erkrankung bedingten Müdigkeit mit über 50 % Einschränkung der Leistungsfähigkeit kommen weitere Kriterien dazu (Lymphknotenschwellungen, Arthralgien, Myalgien, Schlafstörungen, neue generalisierte Kopfschmerzen, lang dauernde Müdigkeit > 24 Stunden nach einer körperlichen Anstrengung, akuter Beginn, Störungen der Konzentration und des Kurzzeitgedächtnisses), von denen wenigstens vier gleichzeitig vorhanden sein müssen. Keiner der Laborwerte ist pathologisch verändert.
- **Post-Covid Syndrom:** Dieses nach einer im PCR-Test nachgewiesenen Sars-CoV-2-Infektion auftretende Syndrom mit ausgeprägter Müdigkeit, Arthralgien und oft auch Geruchs- und Geschmacksstörungen, Konzentrationsproblemen, neurologischen und psychosomatischen Beschwerden tritt bei etwa 10 % der Betroffenen nach einer Infektion unabhängig vom Schweregrad der Infektionserkrankung auf. Man spricht von Long-Covid, wenn die Symptomatik bis zu 4 Wochen anhält, und von Post-Covid, wenn sie länger als vier Wochen anhält. Vieles, vor allem in der Abgrenzung zum Fibromyalgiesyndrom und CFS, ist noch unklar. Ursache und Folgen werden derzeit stark beforscht.
- **Hyper- oder Hypothyreose:** Schilddrüsenfunktionsstörungen (sowohl Hyper- als auch Hypothyreose) können mit vielen Symptomen einhergehen. Bei beiden können Arthralgien und Myalgien im

Vordergrund stehen, ebenso sind Allgemeinsymptome möglich. Je älter ein Patient bei Erstmanifestation der Schilddrüsenerkrankung ist, umso diskreter (monosymptomatisch) kann das Krankheitsbild ablaufen. Das Fehlen der typischen Symptome einer Schilddrüsenfunktionsstörung schließt diese keinesfalls aus. Die Bestimmung des TSH (sofern TSH pathologisch, auch der freien Schilddrüsenhormone und der Schilddrüsenautoantikörper) ist somit zur Ergänzung der Labordiagnostik unabdingbar.

## Welche Erkrankungen sollten Sie ausschließen, bevor Sie die Diagnose „Fibromyalgiesyndrom" stellen?

Grundsätzlich müssen andere, vor allem entzündliche Rheumaerkrankungen mit sekundärem generalisierten Schmerz sowie andere internistische Erkrankungen mit Allgemeinsymptomen und generalisierten Gelenk- und Muskelschmerzen ausgeschlossen werden (meist durch die Anamnese möglich).

## Welche Erkrankungen ziehen Sie bei generalisierten Arthralgien in Betracht?

- Infektionskrankheiten, z. B. Virushepatitis, bakterielle Enteritiden, Endokarditis
- Tumorerkrankungen
- Endokrine Erkrankungen, z. B. Schilddrüsenfunktionsstörungen, Addison-Krankheit
- Magen-Darm-Erkrankungen, z. B. chronisch-entzündliche Darmerkrankungen
- Kollagenosen, Vaskulitiden

## Welche weiteren Anamnesefragen sind von Bedeutung?

- Bestehen Organsymptome (HNO einschließlich Mundschleimhaut, Augen, Herz, Gefäße, Blutdruck, Lunge, Magen-Darm, Pankreas, Leber, Gallenwege, Niere-Blase, Gynäkologie, Haut betreffend)?
- Treten eine Raynaud- oder Sicca-Symptomatik, Sonnenempfindlichkeit der Haut oder ungewöhnlich starker Haarausfall auf?
- Gab es Gelenkschwellungen in der Vergangenheit?
- Besteht eine Morgensteifigkeit über mehr als 60 Minuten oder ein abends betonter Schmerz?
- Bestehen neurologische Symptome (z. B. Gefühlsstörungen, Kraftminderung in der proximalen Extremitätenmuskulatur, Lähmungen, Sehstörungen)?
- Gibt es psychische Belastungen in Beruf oder Sozialumfeld?
- Finden sich Allgemeinsymptome mit Fieber, Gewichtsabnahme, Leistungsknick, Nachtschweiß?
- Sind der Symptomatik Infektionen vorangegangen?



## Welche Erkrankungsgruppen ziehen Sie in Erwägung, wenn Sie nach dem Raynaud-Phänomen fragen?

Das **Raynaud-Phänomen** ist ein führendes Symptom vieler Kollagenosen. Darüber hinaus können die Kollagenosen Arthralgien und Myalgien verursachen. Bei Frauen, besonders jüngeren, aber auch mittleren Alters, sollte deshalb in diese Richtung gefragt werden. Zusatzsymptome, die neben wechselnden Arthralgien und Myalgien ebenfalls auf eine Kollagenose hinweisen, sind Sicca-Symptomatik (Sjoegren-Syndrom), Aphthen (SLE; wichtig: Vorkommen von Aphthen auch bei Behçet-Syndrom und Morbus Crohn), Sonnenempfindlichkeit der Haut (SLE, Dermatomyositis), Hautverdickungen (systemische Sklerose), Haarausfall (SLE),

B-Symptomatik (alle Kollagenosen), Muskelschwäche der proximalen Extremitätenmuskulatur (Polymyositis/Dermatomyositis) sowie objektive Gelenkschwellungen.

Viel häufiger ist die anfallsartige kälte- oder auch stressabhängige Weiß-Blau-Rot-Verfärbung **(Tricolore-Phänomen)** der Finger und/oder Zehen ohne erkennbare Grunderkrankung. Dies ist das idiopathische Raynaud-Syndrom mit guter Prognose (langfristiger Übergang in eine systemische Sklerose jedoch möglich). Hinzu kommen als Ursache von verfärbten Fingern beispielsweise Gefäßverschlüsse durch Vibrationstraumen, Thoracic-Outlet-Syndrom, Thrombosen bzw. Embolien, Medikamentennebenwirkungen (z. B. orale Antikonzeptiva in Kombination mit Rauchen, Betablocker).

## Warum stellen Sie die Frage nach neurologischen Symptomen?

Bei einem diffusen Gelenkschmerzproblem ist die Beteiligung des Nervensystems immer zu erfragen, da z. B. bestimmte Vaskulitisformen sich zuerst mit einem neurologischen Defizit äußern können. Psychische Auffälligkeiten mit Arthralgien, Myalgien und vermehrter Schmerzempfindlichkeit können zudem wesentliches Merkmal vieler primär neurogener Erkrankungen sein.

## Welche zusätzlichen klinischen Untersuchungen sollten Sie unbedingt durchführen?

- Untersuchung aller Gelenke nach Synovitis zum Ausschluss einer entzündlichen Gelenkerkrankung, selbstverständlich besteht auch die Möglichkeit einer Polyarthrose
- Körperliche Untersuchung aller weiteren Organsysteme (inklusive Lymphknotenstatus, Haut) und neurologischer Untersuchung
- Für das Fibromyalgiesyndrom spezifische Untersuchung: Testung der **Tender Points,** Dokumentation einer generalisierten Schmerzhaftigkeit sowie einer erhöhten Schmerzempfindlichkeit mittels Ausfüllen einer Schmerzskizze und des Symptomfragebogens für das Fibromyalgiesyndrom, Exploration weiterer Kernsymptome (Müdigkeit, Schlafstörungen, Konzentrationsstörungen)
- Depressionsevaluation (z. B. mittels standardisiertem Fragebogen)

## Warum tasten Sie die Lymphknotenstationen ab?

Eine Lymphknotenvergrößerung ist ein Hinweis entweder auf einen lokal entzündlichen Prozess im Einstrombereich des Lymphknotens oder auf eine systemische Erkrankung mit Beteiligung der Lymphozyten. Insbesondere die Kollagenosen und Vaskulitiden können mit Lymphknotenschwellung einhergehen.



## Erklären Sie die „Tender Points" beim Fibromyalgiesyndrom etwas näher.

Das Fibromyalgiesyndrom wird teilweise durch Nachweis einer vermehrten Schmerzempfindlichkeit auf Druck an 18 (9 parallelen) definierten Tender Points (11 von 18 Punkten müssen positiv sein) verifiziert, nach neueren Diagnosekriterien des Fibromyalgiesyndroms von 2010 werden der generalisierte Schmerz und die Schwere einer Zusatzsymptomatik mit einbezogen. Der Druck auf die definierten 18 Tender Points ist immer von Bedeutung, wenn ein diffuses, wechselndes Schmerzbild vorliegt. Die Schmerzempfindlichkeit ist grundsätzlich erheblich von subjektiven Faktoren abhängig (aufseiten des Patienten, aufseiten des Arztes – mit welcher Druckkraft wird gedrückt und was wird als Schmerz angesehen?), somit nur als Hinweis, nicht als Beweis für ein Fibromyalgiesyndrom zu sehen.

## Wo sind die definierten Tender Points lokalisiert (➤ Abb. 9.3)?

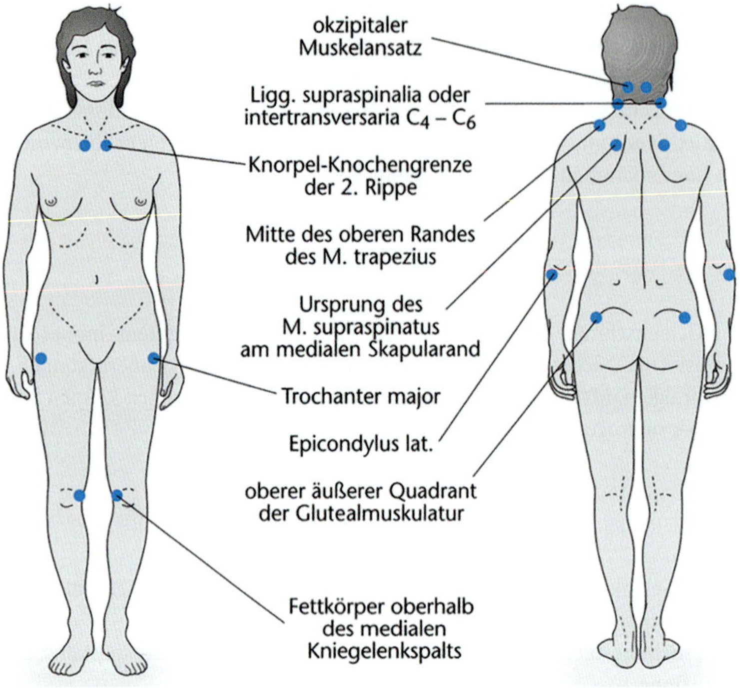


**Abb. 9.3** Definierte Tender Points [L106]

**ZUSATZINFORMATION**

Die Schmerzwahrnehmung an den Fibromyalgie-Tender-Points ist sehr subjektiv. Ihr diagnostischer Wert ist umstritten. Die ACR-Klassifikationskriterien von 1990 und die modifizierten vorläufigen diagnostische ACR-Kriterien von 1990, sowie die diagnostischen ACR Kriterien von 2010 sind in der aktuell noch gültigen Fibromyalgie-Leitlinie aufgeführt. (Deutsche Schmerzgesellschaft 2017, S. 24).

## Wenn 11 von 18 Punkten druckschmerzhaft sind, dürfen Sie dann ohne Weiteres die Diagnose Fibromyalgiesyndrom stellen?

9

Auch bei positivem Befund muss nach weiteren Erkrankungen mit hoher prognostischer Relevanz gesucht werden, z. B. Endokarditis, entzündlich rheumatische Systemerkrankung (Kollagenosen, rheumatoide Arthritis, Vaskulitiden, Psoriasisarthritis, Spondyloarthritiden), endokrine Funktionsstörung oder Infektionserkrankungen. Das bei diesen Erkrankungen mögliche sogenannte sekundäre Fibromyalgiesyndrom (heute spricht man eher von zwei unabhängigen Krankheitsentitäten) kann mit der primären Erkrankung auch verwechselt werden. Positive Tender Points alleine sind unspezifisch! Auch die neueren Kriterien von 2010 sind nur nach Ausschluss anderer Erkrankungen gültig!

Die Patientin gibt an, sie habe trotz des ausgeprägten Krankheitsgefühls und der Schlafstörungen nie Fieber gehabt. Sie berichtet auch von keiner Raynaud- oder Sicca-Symptomatik. Sonne vertrage sie gut, keine Hautveränderungen, auch in wärmeren Gegenden im Urlaub fühle sie sich fast schmerzfrei, kein vermehrter Haarausfall. Ganz selten habe sie mal eine Aphthe im Mund, Gelenkschwellungen seien eigentlich nie aufgetreten, es bestünden keine Morgensteifigkeit und auch keine objektive Muskelschwäche. Deprimiert sei sie eigentlich nicht, wenn auch diese ewigen Schmerzen ihr schwer zusetzen. Die Arbeit mache ihr Spaß, sie sei mit das Einzige, womit sie sich von den Schmerzen ablenken könne. Sie lebe allein in einer Neubauwohnung in München. Sie sei dreimal gegen COVID-19 geimpft, COVID-19 oder andere Infektionen seien nie aufgetreten.

Bei der **anamnestischen Systemübersicht** werden folgende Probleme angegeben:

- Hals-Nase-Ohren, Augen: keine Symptome
- Herz: immer wieder Herzstolpern, kurzfristig für wenige Minuten dauernd, vor allem nachts auftretend, keine Belastungsdyspnoe, keine abendlichen prätibialen Ödeme, keine Nykturie
- Lunge: keine Atemnot, kein Husten oder Auswurf, kein atemabhängiger Schmerz
- Abdomen: Leber, Gallenwege unauffällig, Magen-Darm; wechselnd mal Verstopfung, mal Durchfall, Unterbauchkrämpfe immer wieder mal, sie nehme keine Abführmedikamente, keine Magenschmerzen, keine Übelkeit, kein Erbrechen
- Niere: keine Ödeme, kein erhöhter Blutdruck, kein Blut im Urin
- urogenital: gelegentliche Hitzewallungen, Periodenblutung jedoch normal; keine Aborte; häufig Brennen beim Wasserlassen, Besserung meist bei viel Trinken von Blasentees, früher auch mal ein Antibiotikum
- Gefäße: ohne Besonderheiten, allerdings rauche sie etwa zehn Zigaretten am Tag
- Haut: keine Psoriasis selbst oder in der Familie, keine sonstigen Hautveränderungen, keine Alopezie

Die erweiterte körperliche Untersuchung zeigt eine ausgeprägte Druckschmerzhaftigkeit an 14 der 18 definierten Fibromyalgie-Tender-Points. Eine Gelenkschwellung lässt sich nicht objektivieren. Ebenso sind die Haut, die Lymphknoten, das Abdomen, das Herz (es wurde genau auf pathologische Herzgeräusche geachtet) und die Lunge sowie der orientierende neurologische Status normal.

## Welche zusätzliche Labordiagnostik halten Sie für sinnvoll?

Sinnvoll sind antinukleäre Antikörper, TSH basal, sowie 25-OH-Vitamin D.

## Warum bestimmen Sie die antinukleären Antikörper (ANA) und nicht zusätzlich die antineutrophilen zytoplasmatischen Antikörper (ANCA)?

Mit der **ANA-Bestimmung** kann die Diagnose einer Kollagenose wahrscheinlicher gemacht werden. Da es sich hier um eine Frau im mittleren Alter mit Leistungsminderung handelt und nicht ganz klar ist, ob früher Gelenkschwellungen bestanden haben, ist diese Untersuchung vielleicht sinnvoll, wenn auch sonst keine kollagenoseverdächtige Symptomatik vorliegt und die Laborwerte unauffällig sind (bei den Kollagenosen gibt es oft keine klaren Entzündungszeichen; insbesondere die Leukozyten und Thrombozyten können eher vermindert sein). Da die ANA häufig unspezifisch und niedrigtitrig falsch-positiv sind, wäre ein positives Ergebnis hier noch kein Beweis für eine Kollagenose (die Bestimmung der ANA ohne jede spezifische klinische Symptomatik sollte deshalb an sich nicht durchgeführt werden).

Die **ANCA** sind Marker für bestimmte Formen von Vaskulitiden (ANCA-assoziierte Kleingefäßvaskulitiden), die alle zwar mit wechselnden Arthralgien einhergehen können, aber gleichzeitig meist auch mit beträchtlichen Allgemeinsymptomen und hohen systemischen Entzündungsparametern. Zusätzlich bestehen zumeist Organsymptome. Da hierfür bei der Patientin kein Anhalt besteht, ist die Bestimmung der ANCA nicht unbedingt erforderlich.



### ZUSATZINFORMATION

Manchmal zeigt eine **Vitamin-D-Bestimmung** eine deutliche Hypovitaminose an (abhängig von Sonnenexposition der Haut), die mit generalisierten Arthralgien und Myalgien einhergehen kann; wegen der einfachen Therapiekonsequenz ist diese Bestimmung sinnvoll. Zudem fanden sich bei Untersuchungen von Fibromyalgie-Patienten im Vergleich zu Kontrollgruppen signifikant niedrigere Vitamin-D-Serumspiegel.

Die **Antikörperbestimmung** einer vorausgegangenen Sars-CoV-2-Infektion bzw. des Impferfolgs kann sinnvoll sein. Der positive Test wäre ein Hinweis für die Differenzialdiagnose eines Long-/Post-Covid-Syndroms. Da aber keine Symptomatik für eine zurückliegende Virusinfektion vorlag, kann darauf auch verzichtet werden.

## Ist die Bestimmung des Rheumafaktors bzw. der CCP-Ak bei dieser Patientin sinnvoll?

Die Antwort hängt davon ab, ob Gelenkschwellungen objektiv gesehen wurden und wann im Tagesverlauf die Gelenkprobleme besonders ausgeprägt sind. Bei deutlicher Morgensteifigkeit sind beide Tests sinnvoll, da als Vorläufer einer rheumatoiden Arthritis häufig über Monate Arthralgien und Myalgien mit morgendlicher Betonung bestehen.

Andererseits sind der Rheumafaktor und die ANA sehr unspezifische Marker, insbesondere wenn sie nur schwach positiv ausfallen. Der Nachweis von CCP-Ak ist deutlich spezifischer. Nur der Nachweis eines Rheumafaktors würde in diesem Fall bei fehlenden objektivierbaren Arthritiden und Synovitiden keinesfalls die Diagnose einer rheumatoiden Arthritis rechtfertigen. Positive Testergebnisse, insbesondere der CCP-Ak, würden zumindest ggf. zu einer engmaschigeren klinischen Kontrolle der Patientin veranlassen (gerade der Nachweis positiver CCP-Ak kann der Erstmanifestation einer rheumatoiden Arthritis über viele Jahre vorausgehen).

Der Rheumafaktor, die CCP-Ak und die ANA sind negativ, die Schilddrüsenparameter (TSH, $fT_3$, $fT_4$) und Vitamin D im Normbereich. Bei großer Sorge um ihre Zukunft und Angst vor einer Krebserkrankung (die Mutter ist mit 64 Jahren an Mammakarzinom verstorben) werden zusätzlich ein Röntgenbild der Lunge und ein Haemoccult®-Test durchgeführt, die ebenso unauffällig sind wie der Ultraschall des Abdomens. Zusätzlich wird eine gynäkologische Vorsorgeuntersuchung empfohlen.

## Wie lautet Ihre Diagnose aufgrund der vorliegenden Untersuchungsergebnisse?

Sie lautet Fibromyalgiesyndrom.

## Wie gehen Sie bei der Patientin weiter vor?

Es sollte eine ausführliche Aufklärung der Patientin über das Krankheitsbild des Fibromyalgiesyndroms und die Gutartigkeit der Erkrankung erfolgen. Die Patienteninformation über die Erkrankung ist die wichtigste Therapie! (Deutsche Schmerzgesellschaft 2017, S. 45).

Gleichzeitig ist die Empfehlung notwendig, das Rauchen einzustellen. Rauchen ist mit einer Vielzahl von entzündlich rheumatischen Systemerkrankungen assoziiert, deren Beginn und Verlauf durch das Beenden des Tabakkonsums günstig beeinflusst werden können und ist unter den Lebensstilfaktoren ein Risikofaktor für die Entwicklung eines Fibromyalgiesyndroms.

Zusätzlich bedarf es der Erläuterung der wichtigen **Therapieprinzipien** beim Fibromyalgiesyndrom:

- Regelmäßiges körperliches Ausdauertraining mit geringer bis mittlerer Intensität in einer als positiv empfundenen Sportart, die möglichst umfassend alle muskuloskelettalen Bereiche trainiert. (Es kommt auf Konsequenz und Regelmäßigkeit, nicht auf Leistung an.) (Deutsche Schmerzgesellschaft, 2017, S. 61).
- Ein psychosomatisch ausgerichtetes Gespräch, um zusätzliche Faktoren der Schmerzverstärkung zu erfahren und sie ggf. mitbehandeln zu können. Bei Hinweisen auf Depressivität muss ein Psychiater einbezogen werden, multimodale Therapie (biopsychosoziale Therapieansätze müssen gleichzeitig verfolgt werden).
- Eine medikamentöse Therapie mit einem trizyklischen Antidepressivum (z. B. Amitriptylin in niedriger Dosis) bzw. bei komorbider Major Depression und/oder generalisierter Angststörung mit Duloxetin,

insbesondere auch zur Verbesserung der Schlafstörungen, zeitlich befristet. Pregabalin ist bei komorbider generalisierter Angststörung eine zusätzliche Option (Deutsche Schmerzgesellschaft 2017, S. 105–107).

- Übliche Schmerzmedikamente, wie NSAID und peripher wirksame Analgetika, sind meist nicht ausreichend wirksam und mit einem höheren Nebenwirkungsrisiko verbunden. Sie sollten daher vermieden werden, insbesondere bei gleichzeitiger Antidepressiva-Einnahme.
- Lokal schmerzverstärkende Befunde, wie Triggerpunkte oder Myogelosen, können lokal und symptomatisch mitbehandelt werden.
- Vor operativen oder invasiven Maßnahmen ist zu warnen (Verstärkung der Schmerzwahrnehmung). Hier müssen klare Indikationen für solche Maßnahmen herausgearbeitet werden, die nicht ausschließlich auf einer Schmerzäußerung des Patienten beruhen.

**LITERATUR**

Deutsche Schmerzgesellschaft. 2017. S3-Leitlinie Definition, Pathophysiologie, Diagnostik und Therapie des Fibromyalgiesyndroms. AWMF-Nr. 145-004. Stand 17.03.2017, gültig bis 16.03.2022 (175 Seiten, derzeit in Überarbeitung).

## 9.5 Leitsymptom Fingergelenk- und Hüftgelenkschmerzen

**KASUISTIK**

Eine 75-jährige Witwe, frühere Verwaltungsangestellte, stellt sich mit Schmerzen in der linken Leiste vor. Sie habe dort seit Jahren immer wieder leichte Schmerzen. Vor zwei Tagen sei sie bei einer Wanderung über eine Baumwurzel gestolpert, aber nicht gefallen. Seither seien diese Schmerzen stärker. Sie seien deutlicher bei den ersten Schritten, z. B. nach längerem Sitzen und nach längerer Belastung, sie verschwänden nachts praktisch vollständig, nur beim Umdrehen im Bett seien sie zu spüren. Sie strahlen bis unterhalb des linken Knies aus.

Darüber hinaus bestehen seit Jahren Verdickungen der Fingergelenke, die aber nur selten schmerzhaft seien.

Bei der **klinischen Untersuchung** der gesund wirkenden Frau mit einer Größe von 163 cm, einem Gewicht von 71 kg, Blutdruck 155/100 mmHg, Herzfrequenz 80/min ist das linke Hüftgelenk bei der Rotation vor allem endgradig in der Bewegung eingeschränkt. Alle anderen Gelenke sind frei beweglich. Einzelne distale Interphalangealgelenke sind knöchern verdickt und zeigen ein Streckdefizit.

### Wie beurteilen Sie die Gelenke auf der Abbildung (➤ Abb. 9.4)?

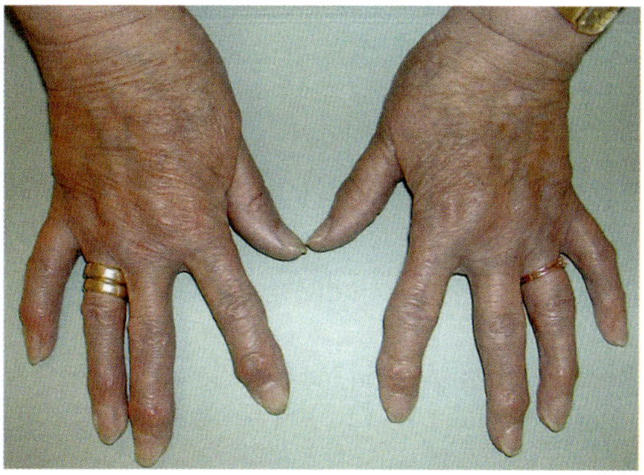

**Abb. 9.4** Abbildung der Hände [P092]

Die Abbildung der Hände zeigt Gelenkverdickungen der distalen Interphalangealgelenke, wie bei der Heberden-Arthrose. Es handelt sich aber nicht um Schwellungen im Sinn einer Arthritis, sondern um knöcherne Ausstülpungen der Gelenkflächen (Osteophyten, Heberden-Knoten). Es ist deutlich zu unterscheiden zwischen einer weichen schmerzhaften Verdickung der Synovialis (Synovitis, Synovialitis) in Höhe des Gelenkspalts und einer harten, knöchernen, oftmals nicht schmerzhaften Verdickung bei Fingerpolyarthrose.

## Welche weiteren typischen Gelenkmanifestationen an den Händen und Füßen sind bei Arthrose zu erwarten?

Die Fingerpolyarthrose ist eine symmetrische Veränderung der Gelenke an den Fingern: der distalen Interphalangealgelenke (DIP) bei der Heberden-Arthrose, der proximalen Interphalangealgelenke (PIP) bei der Bouchard-Arthrose und des Karpometakarpalgelenks I (CMC I) bei der Rhizarthrose. Zusätzlich häufig betroffen sind die Handgelenke (Skaphoid, Trapezium, Trapezoideum) und die Zehengrundgelenke (vor allem Großzehe, Hallux valgus, rigidus).

Bei der Patientin liegen folgende **Laborwerte** vor, die vom Hausarzt erhoben wurden: Blutbild, CRP, BSG, Elektrolyte, Kreatinin, Transaminasen, Harnsäure, Urinstix und -sediment.
Bis auf eine leichte Erhöhung von Kreatinin (1,3 mg/dl), $\gamma$-GT (36 U/l) und eine leichte Proteinurie lagen die Werte jeweils im Normbereich.

## Welche Ursachen halten Sie bei den Beschwerden der Patientin für wahrscheinlich und warum?

- Für eine **Coxarthrose** sprechen der Anlaufschmerz, der belastungsabhängige Schmerz, die Beteiligung der Fingergelenke im Sinn einer Fingerpolyarthrose, der klinische Untersuchungsbefund (Einschränkung bei der Rotation) und die fehlenden erhöhten systemischen Entzündungsparameter im Labor. Die Fingerpolyarthrose (Heberden-Arthrose) ist assoziiert mit Arthrosen der großen Gelenke.
- Bei einem leichten Trauma ist auch eine **Infraktion bei Osteoporose** denkbar. Der Schenkelhals ist eine häufige Lokalisation, das Alter und die Postmenopause passen ebenfalls dazu. Nur wäre die Schilderung der Beschwerden normalerweise dramatischer, die Patientin hätte sicher ihre Wanderung nicht beenden können.
- **Periarthropathia coxae** (u. a. Bursitis, Tendinitis calcarea): Wie beim Schultergelenk gibt es auch (allerdings deutlich seltener) Kalkablagerungen (Kalziumapatit, Kalziumpyrophosphatdihydrat) im Sehnenbereich um das Hüftgelenk herum, die eine lokale Entzündungsreaktion verursachen können. Eine Bursitis unterhalb des Tractus iliotibialis hätte ähnliche Folgen. Die damit verbundenen Schmerzen können durchaus belastungsabhängig auftreten, werden jedoch in ihrer Symptomatik sich eher dem entzündlichen Schmerztyp nähern.



## Sprechen die normwertigen systemischen Entzündungsparameter nicht gegen eine Bursitis?

Nein, in der Regel sind bei einer lokalen Bursitis keine erhöhten systemischen Entzündungsparameter im Labor (Blutbild, BSG, CRP) zu erwarten.

## Welche weiteren Punkte sprechen neben den fehlenden erhöhten systemischen Entzündungsparametern gegen eine reaktive Arthritis mit Coxitis bzw. gegen eine bakterielle Coxitis?

Gegen eine **reaktive Arthritis** spricht der fehlende Infekt vor Beginn der Beschwerden (in der Regel 1–4 Wochen vorher). Auch zeigt die Symptomatik nicht die Charakteristika einer entzündlichen Gelenkerkrankung. Der fehlende Ruheschmerz spricht gegen eine Coxitis, gleich welcher Ursache. Im Untersuchungsbefund wäre jede auch kleinere Bewegung im Hüftgelenk schmerzhaft und nicht primär die Rotation nur bei endgradiger Bewegung eingeschränkt.

Die durch hämatogene Streuung verursachte **bakterielle Coxitis** verläuft gewöhnlich akut mit deutlichem Krankheitsgefühl, eventuell auch Fieber. Bei älteren Patienten verlaufen bakterielle Infekte (z. B. tuberkulöse Coxitis) jedoch oftmals weniger dramatisch. Immer ist ein Ruheschmerz wahrscheinlich; das fast vollkommene Verschwinden der Schmerzen im Liegen und die normwertigen systemischen Entzündungsparameter im Labor sprechen gegen diese Erkrankung.

## Bei dem Alter der Patientin könnte auch eine pathologische Fraktur des Hüftgelenks infrage kommen. Welche anamnestischen Angaben sprechen dagegen?

Gegen die Diagnose spricht die Anamnese des Anlaufschmerzes, der nach kurzer Bewegung wieder verschwindet und nach längerer Belastung erneut zunimmt. Hier wäre ein Schmerz zu erwarten, der bei jeder Bewegung auftritt, soweit eine Bewegung überhaupt noch möglich ist. Weiterhin gibt es keine anamnestischen Hinweise auf maligne Erkrankungen. Anhand der Anamnese alleine ist natürlich eine pathologische Fraktur nicht auszuschließen.

## Bei welchem Patientenalter erwägen Sie auch die Diagnose Hüftkopfnekrose?

Die Hüftkopfnekrose ist eine Erkrankung des jugendlichen, kindlichen Alters zwischen 8 und 12 Jahren (idiopathische juvenile Hüftkopfnekrose, Morbus Perthes), auch wenn die Beschwerden infolge der Veränderungen des Hüftgelenks durch eine Hüftkopfnekrose erst deutlich später auftreten können (im Alter von 30–40 Jahren). Bei einer 75-jährigen Frau wäre das allerdings deutlich zu spät.

## Gibt es eine Hüftkopfnekrose bei älteren Patienten?

Es gibt seltene Ursachen einer Hüftkopfnekrose bei älteren Patienten, z. B. als Folge einer lokalen Durchblutungsstörung oder einer internistischen Ursache (z. B. Embolien, thrombotische Verschlüsse, Hyperkoagulabilität). Der Hüftkopf ist allerdings vergleichsweise selten von einer solchen Durchblutungsstörung betroffen.

Andere erfragbare Ursachen einer Hüftkopfnekrose sind z. B. Hüftkopfnekrose infolge einer höher dosierten Glukokortikoidtherapie oder anderer Therapieformen (z. B. Chemotherapien), bei einer Sichelzellanämie oder anderen hämatologischen Erkrankungen, Tumoren, Bestrahlungen, Alkoholabusus oder Algodystrophie.



## Welche Anamnesefragen stellen Sie der Patientin zur weiteren Abklärung?

- Bestehen Organsymptome Niere, Blase, Genitale, Darm, Gefäße betreffend?
- Bestehen Allgemeinsymptome mit Fieber, Gewichtsabnahme, Leistungsknick, Nachtschweiß?

- Traten in der Vergangenheit Gelenkschwellungen auf?
- Sind die Hüftschmerzen abhängig von bestimmten Bewegungen?
- Fällt das Treppabsteigen schwerer als das Treppaufsteigen?

## Was erwarten Sie von der Frage nach dem Treppensteigen?

Treppabsteigen belastet alle Gelenke der unteren Extremität durch den dabei auftretenden Stoß; insbesondere das Knie wird stark belastet. Dies ist einer der Gründe, weshalb z. B. ältere Frauen mit Gonarthrose rückwärts die Treppe heruntersteigen. Beim Treppaufsteigen bzw. Rückwärts-die-Treppe-Hinuntersteigen wird ein Großteil der Belastung von der Muskulatur aufgefangen. Beim Hüftgelenk ist diese Abhängigkeit seltener zu erfragen, aber auch da hinweisend auf ein degeneratives Problem. Wenn die Hauptschmerzen beim Treppaufsteigen auftreten, besteht entweder ein Muskelproblem oder ein durch Muskelkontraktion ausgelöstes Schmerzproblem, z. B. bei einer Retropatellararthrose.

## Welche zusätzlichen klinischen Untersuchungen helfen Ihnen, den Grad der Funktionsstörung des Hüftgelenks nachzuweisen?

- **Rotation, Flexion und Extension im Hüftgelenk:** Bei einer beginnenden Coxarthrose ist zuerst die Rotation eingeschränkt, deshalb kann die Überprüfung der Rotation am liegenden Patienten einen ersten Anhalt für ein Problem im Hüftgelenk selbst geben. Die Flexion und Extension sind deutlich später betroffen. Sie würden somit schon eine höhergradige Einschränkung der Funktion des Hüftgelenks bedeuten.
- **Trendelenburg-Zeichen:** Im Einbeinstand sinkt die Hüfte auf der gesunden Seite ab, da vor allem die kleine Gesäßmuskulatur (Mm. glutei medius und minimus) der kranken Seite das Becken unter der Belastung im Einbeinstand nicht halten kann. Ein pathologisches Ergebnis ist also immer dann zu erwarten, wenn diese Muskulatur insuffizient wird, z. B. bei Lähmungen oder bei länger bestehenden Hüftgelenkproblemen. Bei länger bestehender Coxarthrose ist diese Untersuchung deshalb von Bedeutung.
- **Thomas-Handgriff:** Mit diesem Handgriff wird in Rückenlage unter der Lendenwirbelsäule getastet, ob eine Beugekontraktur im Hüftgelenk, z. B. als Folge einer Coxarthrose, besteht (keine Lücke unter der LWS erkennbar). Bei maximaler Flexion der gesunden Seite wird die kontrakte Seite sich frühzeitig mitbewegen, am besten erkennbar durch Beckenkippung. Das Ausmaß der Kontraktur kann dann bei fixiertem Becken (Patient hält sein flektiertes Bein selbst fest) durch Extension des kontrakten Beins auch in Seitenlage untersucht werden.



## Welche klinischen Untersuchungen helfen Ihnen bei der Unterscheidung zwischen einem Problem der LWS oder des Iliosakralgelenks (ISG) und einem Hüftproblem?

- Überprüfung einer **Klopfschmerzhaftigkeit** der Dornfortsätze der Lendenwirbelsäule.
- **Schober-Test:** Beim stehenden Patienten werden zwei Stellen auf der Haut markiert, die eine in Höhe Dornfortsatz S1 und die andere 10 cm oberhalb; Patient beugt sich mit durchgestreckten Kniegelenken so weit wie möglich nach vorne und die Verlängerung des Abstandes zwischen den Marken wird gemessen (Norm > 4 cm).
- **Mennell-Test in Seitenlage:** Beim auf der Seite liegenden Patienten mit gebeugtem Hüft- und Kniegelenk des unteren Beins wird bei Fixierung des Beckens das oben liegende Hüftgelenk überstreckt. Bei positivem Mennell gibt der Patient Schmerzen in Höhe des Iliosakralgelenks an.
- **Drei-Stufen-Hyperextensionstest:** In Bauchlage: 1. Stufe: Hyperextension im Hüftgelenk bei lateraler Fixierung des Beckens. 2. Stufe (Mennell-Test): Hyperextension im ISG bei Fixierung des Sakrums, 3. Stufe: Hyperextension in der unteren LWS bei Fixierung der unteren LWS.

- **Vorlaufphänomen** (= Standing-Flexion-Test): Der Untersucher palpiert am stehenden Patienten von hinten mit den Daumen beide Spinae iliacae posteriores superiores; der Patient führt dann – mit durchgestreckten Knien – Rumpfbeugung aus; bei normaler Beweglichkeit der ISG stehen die Spinae iliacae posteriores superiores zu Beginn und am Ende der Rumpfbeuge in gleicher Höhe; besteht ein Unterschied, kann dies auf ein Problem in den ISG hindeuten (**Cave:** bei der Beurteilung des Vorlaufphänomens müssen Asymmetrien des Beckens und Beinlängendifferenzen berücksichtigt werden!).
- **Spine-Test:** Der Untersucher palpiert von hinten am stehenden Patienten mit den Daumen die Spina iliaca posterior superior und auf gleicher Höhe die Crista sacralis mediana; der Patient hebt dann das gleichseitige Bein an und schiebt das Knie so weit wie möglich nach vorn; bei Normalbefund sinkt das Becken auf der zu untersuchenden Seite ab; bei ISG-Blockierung unterbleibt das Absinken.
- **Rotation** im Hüftgelenk, im Liegen auf dem Rücken.
- Thomas-Handgriff.

### Wenn Sie bei einem Patienten eine Atrophie des Quadrizeps sehen, denken Sie dann ebenfalls an eine Hüftgelenkerkrankung?

Eine Quadrizepsatrophie ist eher hinweisend auf ein chronisches Kniegelenkproblem, weniger auf ein Hüftgelenkproblem. Immer müssen auch die benachbarten Gelenke (Knie, Lendenwirbelsäule) untersucht werden. Als Ursache einer Quadrizepsatrophie kommt auch eine neurogene Ursache in Betracht.

### Welche differenzialdiagnostischen Hinweise gibt Ihnen die Abduktion des Hüftgelenks gegen Widerstand?

Mit der Abduktion im Hüftgelenk gegen Widerstand am auf dem Rücken liegenden Patienten wird nach pathologischen Prozessen gefahndet, die an der Außenseite des Oberschenkels (z. B. im Bereich des Tractus iliotibialis oder des Trochanter major) liegen.

Die Patientin berichtet auf Nachfrage: Bestimmte Bewegungen verstärkten den Leistenschmerz, vor allem das Gehen auf unebenem Boden. Das Treppabsteigen falle ihr schwer. Abgesehen von nicht schmerzhaften Fingergelenkschwellungen, wie sie auch schon seit Jahren bei ihrer Mutter bestünden, habe sie noch nie andere Gelenkschwellungen gehabt. Es besteht eine wenige Minuten dauernde Morgensteifigkeit in den Fingergelenken. Sie habe keine Kreuzschmerzen. Fieber, Krankheitsgefühl oder Gewichtsabnahme bestehen nicht.
Bei der systematischen Befragung findet sich bei allen Organsystemen keine wegweisende Symptomatik. Der etwas erhöhte Blutdruck wechsle schon seit Jahren mit auch normalen Werten ab, eine Therapie mit Blutdruckmedikamenten sei bisher nicht durchgeführt worden.
Die genauere **Untersuchung der Lendenwirbelsäule** (Schober-Test, Klopfschmerz Dornfortsätze) und der Iliosakralgelenke (Mennell-Test) erbringt unauffällige Befunde. Die Flexion und Extension beider Hüftgelenke ist nicht eingeschränkt, jedoch die Rotation links mehr als rechts, das Trendelenburg-Zeichen und der Thomas-Handgriff sind negativ, es besteht keine Beinlängendifferenz. Die **internistische Untersuchung** ergibt keinen auffälligen Befund an Herz, Lunge, Abdomen, Nierenlager und Gefäßen (Aorta, Aa. iliacae communes).

### Welche apparative Diagnostik ordnen Sie als Nächstes an?

Es ist eine Röntgen-Beckenübersichtsaufnahme erforderlich.

## Was können Sie in einer Beckenübersicht beurteilen?

- Die beiden Hüftgelenke im Vergleich
- Die Iliosakralgelenke
- Den Lendenwirbelsäulen-Sakrum-Übergang
- Die Knochen des Beckens und der Hüftgelenke
- Periartikuläre Weichteilverkalkungen

**ZUSATZINFORMATION**

Radiologische Gelenkveränderungen korrelieren nur schwach, wenn überhaupt, mit dem klinischen Befund und der Schmerzursache. Entscheidend sind immer die Anamnese und der klinische Untersuchungsbefund zusammen mit dem Befund der Bildgebung.

## Welche typischen Veränderungen sind in ➤ Abb. 9.5 zu erkennen?

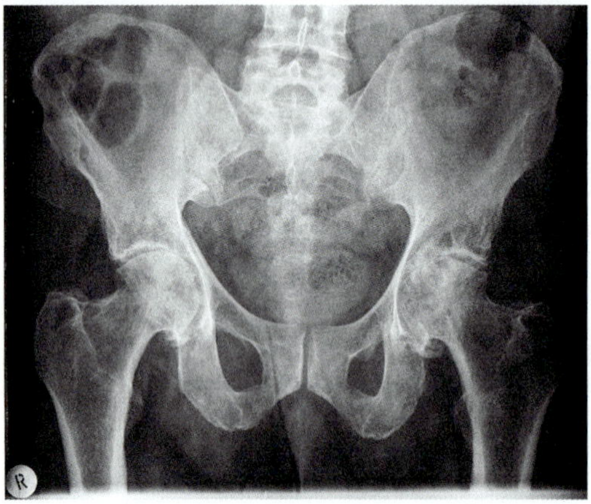


**Abb. 9.5** Röntgenaufnahme des Beckens [P092]

Es sind alle Stadien einer Coxarthrose (links ausgeprägter als rechts) zu erkennen: Gelenkspaltverschmälerung im Bereich der stärksten Belastung, subchondrale Sklerose, subchondrale Zysten, beginnende Entrundung des Femurkopfs, geringe Osteophytenbildung. Die Schmerzsymptomatik ist für die doch deutlichen röntgenologischen Befunde nur relativ gering ausgeprägt.



## Wann ordnen Sie als erste Untersuchung einen Ultraschall beider Hüftgelenke an?

Die Ultraschalluntersuchung der Hüftgelenke ist vor allem dazu geeignet, einen Erguss im Hüftgelenk bzw. Entzündungsprozesse im Rahmen der Coxarthrose nachzuweisen. Zudem lässt sich im Ultraschall beurteilen, inwieweit eine begleitende Bursitis vorliegt. Wenn diese Fragestellungen beantwortet werden sollen, gibt der Ultraschall als erstes Screening-Verfahren wertvolle Hinweise. Die Indikation zum Ultraschall ist dann gegeben, wenn aus Anamnese, Untersuchungsbefund und Labor keine eindeutige Zuordnung möglich ist. Bei unserer Patientin spricht jedoch alles für die Coxarthrose, insofern wird eine Ultraschalluntersuchung nicht wesentlich weiterhelfen.

### Veranlassen Sie zusätzlich eine gezielte Röntgenaufnahme des Hüftgelenks in zwei Ebenen?

Nein. Für die Therapieentscheidung ist diese Aufnahmetechnik selten zusätzlich hilfreich (mehr für traumatologische Fragestellungen). Sie wird heute weitgehend durch die Kernspintomografie ersetzt aufgrund der sehr viel höheren Sensitivität und der Möglichkeit, Weichteilstrukturen im und um das Gelenk und Mitbeteiligungen des Knochens (Knochenmarködem) abzubilden und voneinander zu trennen.

### Worauf führen Sie die Beschwerden der Patientin letztendlich zurück?

Die Kombination aus klassischer Anamnese mit bewegungsabhängigen Leistenschmerzen links, Anlaufschmerzen und Zunahme der Schmerzen bei längerer Belastung (Gehen von mehr als 100 m) sprechen zusammen mit dem Untersuchungsbefund (Rotationseinschränkung) und dem Röntgenbild für eine Coxarthrose links > rechts.

### Wie ist die anfänglich beschriebene Proteinurie einzuordnen? Welche Konsequenzen haben sie?

Die Proteinurie sollte zusätzlich quantifiziert werden (dies z. B. mittels Bestimmung der Proteinausscheidung pro Gramm Kreatinin im Spontanurin; auch für die Entscheidung über die spätere Schmerztherapie von Bedeutung). (**Cave:** bei eingeschränkter Nierenfunktion keine NSAID). Differenzialdiagnostisch ist an eine interstitielle Nephritis zu denken, ausgelöst z. B. durch Schmerzmedikamente.

Auf gezielte Befragung gibt die Patientin an, bisher kaum Schmerzmedikamente eingenommen zu haben.

### Welche Therapiemaßnahmen empfehlen Sie der Patientin?

Generell kann bei Arthrose symptomatisch eine analgetische Therapie, z. B. mit Paracetamol oder einem NSAID (unter Beachtung der Nierenfunktion und des Blutdrucks), erfolgen, wobei der systemische Einsatz von NSAID immer nur so kurz wie nötig und in der niedrigsten wirksamen Dosis erfolgen sollte. Da die Nierenfunktion bei der Patientin geringgradig eingeschränkt ist, sollte bei ihr jedoch nach Möglichkeit auf die systemische Verabreichung von NSAID verzichtet werden. Als wesentliche Maßnahme ist jedoch verstärkte Bewegung anzuraten, am besten in einem warmen Bewegungsbad (da Entlastung der Gelenke durch den Wasserauftrieb). Eventuell können die Teilnahme an einer Seniorensportgruppe oder Funktionstraining sowie Übungsbehandlungen und Erlernen eines häuslichen Übungsprogramms mit Kontrolle durch einen Physiotherapeuten sinnvoll sein. Zudem ist eine physiotherapeutisch angeleitete Gangschule sinnvoll, mit der auch vermittelt wird, wie durch eine richtige Nutzung von Gehhilfen eine falsche Wirbelsäulenhaltung oder ein unvorteilhaftes Gangbild vermieden werden können (durch den richtigen Gebrauch einer Gehhilfe auf der nicht betroffenen Seite kann ein deutlicher Entlastungseffekt erzielt werden!) (Matziolis et al. 2019, S. 20).

Zusätzlich sind eine Gewichtsreduktion und eine Behandlung der arteriellen Hypertonie anzuraten (z. B. bei Bestätigung der Proteinurie mit einem ACE-Hemmer unter Kontrolle des Serumkaliums und des Serumkreatinins). Auch die erhöhte γ-GT (evtl. auf vermehrten Alkoholkonsum zurückzuführen, entsprechende Beratung der Patientin) sollte kontrolliert werden.

**LITERATUR**

Matziolis G, et al. S2k-Leitlinie Koxarthrose. AWMF-Registernr. 033-001. Stand 31.03.2019, gültig bis 31.12.2023 (55 Seiten).

9

## 9.6 Leitsymptom Knieschwellung

**KASUISTIK**

Ein 48-jähriger übergewichtiger Mann, Größe 172 cm, Gewicht 98 kg, kommt zu Ihnen. Das linke Kniegelenk ist erstmals geschwollen (➤ Abb. 9.6).

Die Gelenkschwellung ist vor 2 Tagen plötzlich innerhalb von wenigen Stunden aufgetreten und trotz zweier Aspirin-Tabletten nicht mehr vergangen. Ein vorausgegangenes Trauma ist nicht erinnerlich, das Knie habe bisher noch nie Probleme gemacht. Weder früher noch jetzt waren bzw. sind andere Gelenke betroffen. Bei Anamnesefragen zu Organsymptomen werden keine Nierensteine oder Koliken berichtet.

Die **klinische Untersuchung** bestätigt ein deutlich geschwollenes und leicht überwärmtes Kniegelenk links.

Folgende pathologische **Laborwerte,** ermittelt vom Hausarzt, liegen vor: Leukozyten 11.500/µl, CRP 5,4 mg/dl, BSG 45/67 mm, γ-GT 34 U/l, Rheumafaktor 24 U/ml. Im Normbereich liegen Erythrozytenzahl, Hb, Erythrozytenvolumen (MCV), Thrombozytenzahl, Elektrolyte, Ferritin, Harnstoff, Kreatinin, Harnsäure, Glutamatpyruvattransaminase (GPT/ALT) und Kreatinkinase.

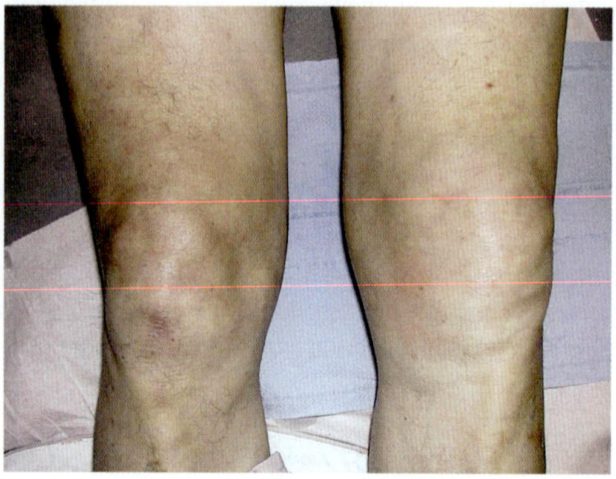

**Abb. 9.6** Schwellung des linken Kniegelenks [P092]

### An welche Differenzialdiagnosen dieser Monarthritis denken Sie?

Am wahrscheinlichsten ist ein Gichtanfall. Darüber hinaus kommen andere Erkrankungen infrage, z. B.:

- Rheumatoide Arthritis
- Septische Arthritis
- Axiale Spondyloarthritis mit peripherer Gelenkbeteiligung
- Lyme-Borreliose
- Psoriasisarthritis
- Reaktive Arthritis
- Calciumpyrophosphat-Dihydrat (CPPD)-assoziierte Arthropathie mit Pseudogicht-Anfall
- Als seltene Differenzialdiagnose: Arthropathie im Rahmen chronisch entzündlicher Darmerkrankung und Whipple-Krankheit



### Warum halten Sie Gicht für die wahrscheinlichste Diagnose?

Diese Diagnose ist allein schon aus der Anamnese einer akuten Monarthritis bei einem übergewichtigen Mann mittleren Alters hochwahrscheinlich.

### Stört es Sie nicht, dass die Harnsäure im Normalbereich liegt?

Nein, denn im akuten Anfall fällt die Harnsäure im Serum ab, wahrscheinlich durch die Ausfällung der Natriumuratkristalle. Sichtet man allerdings frühere Laborbestimmungen, wird die Harnsäure wahrscheinlich zuvor erhöht gewesen sein. Im Verlauf dürfte sie auch 1–2 Wochen nach Abklingen der aktuellen Episode erhöht sein, sofern keine harnsäuresenkende medikamentöse Therapie eingeleitet wird.

Am häufigsten ist bei der Gicht das Großzehengrundgelenk betroffen, hier jedoch das Kniegelenk. Passt diese Lokalisation zu Ihrer Verdachtsdiagnose?

Grundsätzlich kann bei der Gicht jedes Gelenk akut betroffen sein. Das Kniegelenk ist nach dem Großzehengrundgelenk und dem Vorfuß am dritthäufigsten betroffen.

Begründen Sie die weiteren genannten Differenzialdiagnosen (Beschreibung des Krankheitsbildes, vereinbare Symptome und Befunde beim beschriebenen Patienten).

- Eine akute erstmalige Kniegelenkschwellung kann zwar durch eine **rheumatoide Arthritis** verursacht sein (jede Form einer objektivierbaren Gelenkschwellung ohne vorausgegangenes Trauma kann grundsätzlich eine rheumatoide Arthritis sein), jedoch sprechen der akute Beginn und die reine Monarthritis dagegen. Per definitionem kann von einer rheumatoiden Arthritis erst gesprochen werden, wenn eine objektivierbare Arthritis mindestens sechs Wochen besteht. Insofern kann diese Diagnose noch nicht gestellt werden. Da jedoch in etwa 15 % die rheumatoide Arthritis monoartikulär beginnt, ist auch an diese Erkrankung zu denken. Der leicht erhöhte Rheumafaktor ist wahrscheinlich unspezifisch, er kann aber als ein Punkt für diese Diagnose gedeutet werden. Um diese Differenzialdiagnose besser abgrenzen zu können, können die CCP-Ak (Antikörper gegen zyklisches citrulliniertes Peptid) bestimmt werden.
- Eine **septische Arthritis** ist eine direkte Infektion eines Gelenks (auch mehrere Gelenke können betroffen sein), wobei der Erreger entweder durch einen direkten Eingriff bzw. ein Trauma oder hämatogen in das Gelenk eindringt. Es tritt eine starke akute Gelenkschwellung häufig mit Rötung der Haut über dem Gelenk auf, durchaus zu verwechseln mit einer Gicht. Der Infektionsweg ist nicht immer offensichtlich.
- Das Kniegelenk ist am häufigsten von allen peripheren Gelenken bei den **Spondyloarthritiden** betroffen. Zu dieser Gruppe von Erkrankungen zählen neben der axialen Spondyloarthritis, die reaktive Arthritis, die Psoriasisarthritis und die Arthritis bei chronisch-entzündlicher Darmerkrankung. Da gerade die reaktive Arthritis hoch akut verlaufen kann, stellt sie eine wichtige Differenzialdiagnose zur Gicht dar. Bei den restlichen Erkrankungen aus dem Formenkreis der Spondyloarthritiden wäre allerdings ein nicht so hoch akuter Beginn zu erwarten. Andere Kennzeichen der Spondyloarthritiden sind darüber hinaus nicht berichtet: Daktylitis (Wurstzehe, Wurstfinger), Enthesitis (z. B. Sehnenansatzentzündung der Achillessehne), entzündlicher Rückenschmerz, Iritis, entzündliche Darmerkrankung, Psoriasis.
- Das Knie ist die häufigste Lokalisation der durch Borrelien verursachten **Lyme-Arthritis,** es kommt in mehr als 90 % der Fälle zu einer ausgeprägten, aber nicht sehr schmerzhaften Schwellung (meist Monarthritis). Seltener kommt es zu kurzfristigen Schwellungszuständen über wenige Tage oder gar Stunden im Sinne eines **palindromen Rheumatismus.** Der akute Beginn und die starken Schmerzen sprechen in diesem Fall eher dagegen. Allerdings ist die Erkrankung damit auch nicht auszuschließen.
- Eine mögliche Manifestation der **Psoriasisarthritis** ist die Monarthritis, und hier ist meist das Kniegelenk betroffen. (Bei der Psoriasisarthritis können eine Monarthritis bis Polyarthritis sowie eine Beteiligung des Achsenskeletts auftreten .) Bei der Psoriasisarthritis beginnt die Arthritis aber meist nicht akut, sondern innerhalb von mehreren Tagen oder Wochen, kann aber dann auch hoch schmerzhaft und hoch entzündlich verlaufen.
- Die **Kalziumpyrophosphat-Dihydrat (CPPD)-assoziierte Arthropathie** kann im Sinne eines Pseudogichtanfalls klinisch sehr ähnlich verlaufen. Der Deposition von Calciumpyrophosphatkristallen liegen oft Grunderkrankungen wie die Hämochromatose, der Hyperparathyreoidismus oder auch einfach eine Arthrose zugrunde. Die unauffällige Vorgeschichte und das normwertige Ferritin sprechen gegen das Vorliegen von Grunderkrankungen, die eine CPPD-assoziierte Erkrankung auslösen können. Zur sicheren Differenzierung tragen die Arthrosonografie (Auflagerung von Harnsäurekristallen auf dem Gelenkknorpel entsprechend einem Doppelkonturzeichen vs. Einsprengungen der CPPD-Kristalle in den Gelenkknorpel) und vor allem die Synoviaanalyse bei.

**ZUSATZINFORMATION**

Eine **Kalziumpyrophosphatablagerung** in Knorpel und verschiedenen anderen Geweben in und um Gelenke kann zu verschiedenen klinischen Phänotypen führen, nämlich der asymptomatischen Calciumpyrophosphatablagerung, der Arthrose mit Calciumpyrophosphatablagerung, der akuten Calciumpyrophosphat-Kristallarthritis und der chronisch-entzündlichen Calciumpyrophosphat-Kristallarthritis. Der Begriff **Chondrokalzinose** wird dagegen für die bildgebend oder histologisch nachgewiesene Knorpelverkalkung verwendet, die wiederum am häufigsten auf Calciumpyrophosphatablagerung zurückzuführen ist (Zhang et al. 2011, S. 2).

## Bei Ihren Verdachtsdiagnosen erwähnten Sie die Gonarthrose nicht. Warum?

Die **Gonarthrose** kann zwar mit akuten Schmerzen beginnen (sehr viel häufiger beginnt sie ganz allmählich), es kommt aber so gut wie nie zu einer spontanen, starken, hoch schmerzhaften Schwellung. Ein Gelenkerguss und eine Baker-Zyste sind jedoch auch bei einer Gonarthrose manchmal vorhanden (aktivierte Arthrose, Schmerzverstärkung und Schwellung nach stärkerer Belastung, länger bestehende Schmerzen).

## Welche weiteren Fragen sind bei der Anamnese von Bedeutung und warum?

- **Bestehen Fieber, Nachtschweiß, Gewichtsabnahme?** Jede akute Form einer entzündlich rheumatischen Erkrankung kann mit Allgemeinsymptomen einhergehen (gerade auch ein Gichtanfall kann mit Fieber einhergehen!). Da die über eine hämatogene Streuung verursachte septische Arthritis gewöhnlich eine Monarthritis ist, die akut beginnt und im Anschluss an eine Verletzung, Operation oder einen diagnostischen Eingriff auftreten kann, wird man hier insbesondere febrile Körpertemperaturen erfragen können.
- **Bestehen Rückenschmerzen vom entzündlichen Typ?** Die Spondyloarthritiden zeigen bei peripherer Gelenkbeteiligung meist eine Mon- oder Oligoarthritis (bei Oligoarthritis bis zu vier Gelenke gleichzeitig betroffen) mit präferentiellem Befall von Gelenken der unteren Extremität. Diese Frage ist zur differenzialdiagnostischen Einordnung somit durchaus berechtigt. Sie sollte sich nicht nur auf den augenblicklichen Zustand, sondern auch auf die Vergangenheit beziehen. Beim entzündlichen Rückenschmerztyp besteht ein nachts und morgens betonter, oft eher tiefsitzender Rücken- oder ein Kreuzschmerz mit länger dauernder Morgensteifigkeit und Besserung auf Bewegung.
- **Ist ein Zeckenbiss Monate bis Jahre vorher erinnerlich?** Auch diese Frage ist bei einer Monarthritis des Knies berechtigt. Allerdings erinnern sich selbst bei bestehender Lyme-Arthritis < 30 % der Patienten an einen vorausgegangenen Zeckenbiss. Die Frage hat somit keine hohe Bedeutung zum Ausschluss einer Lyme-Borreliose. Wenn allerdings zuvor ein Erythema chronicum migrans bestanden hätte, wäre das von großer diagnostischer Bedeutung.
- **Besteht eine Psoriasis vulgaris beim Patienten selbst oder in der Familie?** Die Erhebung der Familienanamnese ist wegen der genetischen Prädisposition gerade bei den Patienten von Bedeutung, bei denen die Hautbeteiligung fehlt (entweder gänzlich fehlt oder Manifestation der Psoriasis erst nach dem Auftreten der Arthritis).
- **Gab es Infektionserkrankungen vor Beginn der Knieschwellung?** Als Auslöser einer reaktiven Arthritis sind vor allem Infektionen des Urogenitalsystems (z. B. mit Chlamydien), des Gastrointestinalsystems (z. B. mit Yersinien, *Campylobacter jejuni*) oder des Oropharynx (z. B. Streptokokken) zu erfragen. Diese Infektion mit entsprechender Lokalsymptomatik liegt meist Tage bis Wochen zurück und ist normalerweise bereits abgeheilt, wenn die Arthritis beginnt. Die Arthritisform ist präferentiell eine asymmetrische Mon- oder Oligoarthritis der unteren Extremität, die manchmal auch hoch akut beginnen kann.
- **Bestanden Augenentzündungen über längere Zeit vorher?** Das Symptom der Augenentzündung vor oder zusammen mit der Gelenkentzündung (reaktive Arthritis) ist ein rotes, schmerzhaftes Auge bei der Konjunktivitis, Skleritis (mit Vaskulitiden assoziiert) bzw. eine Lichtempfindlichkeit bei der Iritis (mit

allen Spondyloarthritiden assoziiert). Die Augenentzündung (Dauer über Tage bis Wochen) kann der Arthritis Monate oder Jahre vorausgegangen sein.

- **Weitere anamnestisch erfragbare Symptome der Spondyloarthritiden** sind neben dem entzündlichen Rückenschmerz: Daktylitis, Enthesitis (Achillessehne häufiger betroffen), chronische Magen-Darm-Symptomatik mit Durchfall auch im Wechsel mit Verstopfung und Blut im Stuhl (als Symptom einer entzündlichen Darmerkrankung). Diese Symptome können auch in deutlichem zeitlichen Abstand voneinander auftreten.

## Welche zusätzlichen klinischen Untersuchungen helfen Ihnen bei der Diagnosefindung am meisten?

- Die **Untersuchung aller Gelenke** auf Druckschmerzhaftigkeit und synovialitische Schwellung ist auf jeden Fall erforderlich, da der Patient den arthritischen Befall womöglich noch nicht bemerkt hat. Vor allem bei der rheumatoiden Arthritis kann z. B. im Zehenbereich eine progrediente Arthritis vorliegen, häufig ohne dass der Patient initial davon viel merkt. (Man läuft nicht auf den Metatarsophalangealgelenken, sondern auf den Köpfchen der Metatarsalknochen außerhalb vom Gelenk.)
- Die genaue Untersuchung der **Haut nach Gichttophi** (z. B. an der Ohrmuschel) ist bei jedem Verdacht auf Gicht sinnvoll. Sie sagt im positiven Fall etwas über die Menge der abgelagerten Harnsäure aus, ist somit eher ein Spätsymptom der Gicht (chronische Gicht). Außer an der Ohrmuschel sind diese meist nicht druckschmerzhaften Knoten an den Streckseiten der Gelenke (insbesondere im Bereich der Ellbogen, Hände und Füße) zu finden, damit mit Rheumaknoten zu verwechseln. Bei einer erstmaligen Arthritis (Gichtanfall) wird man allerdings selten Tophi finden.
- Die Suche nach **klassischen und versteckten Psoriasisherden** ist bei einer Arthritis immer zu empfehlen, auch wenn in der Anamnese keine Psoriasis angegeben wurde. Versteckte (das heißt oft übersehene) Stellen einer Psoriasis sind hinter dem Ohr, im äußeren Gehörgang, am Haaransatz der Kopfhaut, im Bauchnabel, perianal – genital sowie an den Finger- und Zehennägeln. Klassische Herde einer Psoriasis vulgaris (oft juckende Rötung mit Schuppen, nicht reine Hyperkeratosen) findet man an den Streckseiten der Gelenke (vor allem Knie, Ellenbogen).
- Als Untersuchung auf Sakroiliitis ist der **Mennell-Test** geeignet (Kompression der Iliosakralgelenke durch Überstrecken eines Beins in Bauch- oder Seitenlage). Mit dem **Schober-Test** wird die Beweglichkeit der unteren Lendenwirbelsäule getestet. Beide Tests sind sicher nicht sehr spezifisch, sollten aber als klinischer Hinweis auf eine beginnende Spondyloarthritis im vorliegenden Fall untersucht werden.
- Das **vergleichende Abtasten der Kniekehlen** ist ein wichtiger Test zum Nachweis einer Baker-Zyste, die allerdings eher bei chronischen Arthritiden oder chronischen Reizzuständen des Knies, z. B. bei aktivierter Gonarthrose, zu finden ist.
- Gelegentlich kann eine Unterschenkelvenenthrombose infolge einer Arthritis des Kniegelenks auftreten, insbesondere wenn eine größere Baker-Zyste vorhanden ist. Die Untersuchung der **Wade auf Druckschmerzhaftigkeit** ist deshalb von Bedeutung. Allerdings besitzen alle klinischen Untersuchungen zum Nachweis einer tiefen Beinvenenthrombose nur eine geringe Sensitivität und Spezifität. Bei Wadenschmerz zusätzlich zu einer Arthritis oder Arthrose sollte immer auch an die Differenzialdiagnose einer rupturierten Baker-Zyste gedacht werden.



Der Patient berichtet auf Ihre Nachfrage: Er fühle sich sonst eigentlich ganz wohl, wenn nicht der verfluchte Schmerz im Knie wäre; es besteht weder Fieber noch Nachtschweiß. In der Familie oder bei ihm selbst ist keine Psoriasis bekannt, keine früheren Gelenkschwellungen, ebenso kenne er den Namen Bechterew nicht. Rücken- oder Kreuzschmerzen oder Probleme mit dem Stuhlgang oder Wasserlassen habe er in den Wochen zuvor nicht gehabt. Auch an einen Zeckenbiss kann er sich nicht erinnern. Das ganze deutlich geschwollene Knie ist diffus druckschmerzhaft, leicht überwärmt, die Haut darüber nicht gerötet. Auch die Kniekehle ist im Vergleich zur linken Seite voller tastbar (Baker-Zyste möglich). Die Waden sind unauffällig. Alle anderen

Gelenke sind ohne pathologischen Befund. Die Suche nach Tophi, Rheumaknoten und Psoriasis ist unergiebig. Die Untersuchung der Lendenwirbelsäule ist trotz der Adipositas nicht weiter auffällig (Schober- und Mennell-Test im Normbereich).

## Welche zusätzliche apparative Diagnostik halten Sie für unumgänglich bzw. sinnvoll?

- Die **Gelenkpunktion** mit anschließender Synoviaanalyse der abpunktierten Synovialflüssigkeit ist die wichtigste Untersuchungsmethode, da hiermit zweifelsfrei durch Kristalle induzierte Arthritiden erkannt, eine septische Arthritis diagnostiziert (jede trüb aussehende Gelenkflüssigkeit muss bakteriologisch untersucht werden) und ein Hämarthros (z. B. bei einem Blutergelenk) als Ursache der Gelenkschwellung erkannt werden kann.
- Zur Objektivierung der Kristalle in der Gelenkflüssigkeit ist die **polarisationsmikroskopische Untersuchung der Synovia** essenziell, denn durch den Nachweis von intrazellulären Harnsäurekristallen im Gelenkpunktat kann die Diagnose einer Gicht zweifelsfrei bewiesen werden. Natriumurat- und Kalziumpyrophosphatdihydrat-(CPP-)Kristalle sind einfach zu erkennen. Sie leuchten im einfach polarisierten Licht hell auf und erscheinen in der kompensierten Polarisation gelb/türkis und sind durch ihre Form sowie Doppelbrechung eindeutig zu klassifizieren. (Natriumuratkristalle sind nadelförmig und stark negativ doppelbrechend, CPPD-Kristalle sind kleiner, rechteckig oder rhomboid sowie schwächer und mit variabler Intensität positiv doppelbrechend.)
- Alternativ zum polarisationsmikroskopischen Nachweis von Harnsäurekristallen im Gelenkpunktat lässt sich die Diagnose einer Gicht auch durch Nachweis von Uratablagerungen im Gewebe mittels **Dual-Energy-Computertomografie** nachweisen. Es muss allerdings bedacht werden, dass durch einen positiven Dual-Energy-CT-Befund die Gichtdiagnose zwar gesichert, aber bei einem negativen Befund die Diagnose nicht komplett ausgeschlossen werden kann (da erst ab einer gewissen Harnsäurebeladung des Gewebes sich diese bildgebend nachweisen lässt).
- Die hochauflösende **Ultraschalluntersuchung** liefert Informationen bezüglich des Vorhandenseins bzw. des Ausmaßes des Gelenkergusses, synovialer Proliferationen (letztere nachweisbar eher bei chronischer Verdickung der Gelenkinnenhaut), der entzündlichen Aktivität (mittels Doppler-Untersuchung der Synovialis) und bezüglich des Vorhandenseins einer Baker-Zyste. Neueren Untersuchungen zufolge gibt es zudem spezifische sonografische Zeichen für die Gicht (Doppelkonturzeichen, echoreiche Harnsäureaggregate oder Tophi an verschiedenen Lokalisationen, z. B. intraartikulär, extraartikulär, intratendinös), die von geübten Untersuchern erkannt werden können (Spezifität bis rund 90 %). Sollte sich dies klinisch weiter bewähren, ersetzt möglicherweise in Zukunft der Ultraschall die Gelenkpunktion (letztere ist weiterhin der Goldstandard der Gichtdiagnose).

9

**ZUSATZINFORMATION**

Eine reine Entlastungspunktion (aus therapeutischen Gründen durchaus sinnvoll) ohne Untersuchung der Synovia ist obsolet, es sei denn, die Diagnose ist bekannt. Jedoch ist eine bekannte Gonarthrose kein ausreichender Grund, die Synovialflüssigkeit nicht zu untersuchen, da die Gicht sich häufiger in einem vorgeschädigten Gelenk manifestieren kann.

## Warum ordnen Sie keine Röntgenaufnahme der Kniegelenke an?

Ein **Röntgenbild** des betroffenen Gelenks ist in den meisten Fällen einer akuten Arthritis zu Anfang sinnlos, da sie keine Zusatzinformationen zur klinischen Untersuchung liefert. Es gibt wenige Ausnahmen:

- Akute Kalziumpyrophosphat-Dihydrat-(CPPD)-assoziierte Arthropathie: Nachweis der Chondrokalzinose, die Hinweise auf eine CPPD-assoziierte Arthropathie liefern kann.
- Trauma: durch die Anamnese meist klar zu erfragen.
- Tumor: absolute Rarität, die nur selten mit einer akuten Arthritis einhergeht.

- Septische Arthritis: Zwar können bei einer septischen Arthritis innerhalb kurzer Zeit Gelenkdestruktionen auftreten, das Röntgenbild hat diesbezüglich aber keinen diagnostischen Mehrwert.

Ein Röntgenbild als Ausgangspunkt für eine Verlaufsbeobachtung ist allerdings sinnvoll, wenn es zu einer länger anhaltenden, chronischen Arthritis (Sechs-Wochen-Grenze der Definition der rheumatoiden Arthritis beachten) gekommen ist.

Bei der **Kniegelenkpunktion** werden 80 ml einer trüben Flüssigkeit aus dem Gelenk entfernt. Zytologisch wird die Zellzahl mit 20.000/µl bestimmt, davon 90 % Granulozyten. Die bakteriologische Untersuchung der Synovialflüssigkeit ergibt einen negativen Befund.

## Bei der polarisationsmikroskopischen Untersuchung sehen Sie folgendes Bild (➤ Abb. 9.7). Beschreiben Sie den Befund.

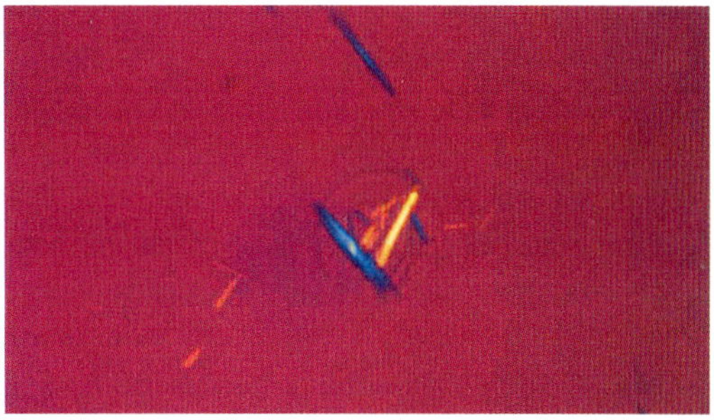

**Abb. 9.7** Polarisationsoptische Untersuchung, Befund [P092]

Auf der Abbildung sind negativ doppelbrechende, nadelförmige Kristalle, die Natriumuratkristallen entsprechen, zu sehen. Sie liegen teilweise intra-, teilweise extrazellulär.

## Wie lautet nach diesen Untersuchungsergebnissen Ihre endgültige Diagnose?

Die Diagnose lautet akuter Gichtanfall (Arthritis urica).

## Bitte benennen Sie Stadien der Gicht.

- Stadium der Hyperurikämie beim asymptomatischen Patienten. (Hier kann noch weiter differenziert werden, ob der mikroskopische oder bildgebende Nachweis von Uratablagerungen bereits gelingt oder nicht.)
- Stadium des akuten Gichtanfalls.
- Phasen der Beschwerdefreiheit zwischen den Gichtanfällen (interkritisches Stadium).
- Stadium der chronischen Gicht.

## Welche Therapie schlagen Sie dem Patienten vor?

- Zur Therapie eines **akuten Gichtanfalls** ist insbesondere der frühzeitige Beginn einer medikamentösen Therapie mit einem NSAID, Glukokortikoid oder Colchicin zu empfehlen. Ggf. kann auch die Kombination aus mehreren dieser drei Medikamentengruppen erfolgen, insbesondere bei unzureichendem

Ansprechen auf eine Monotherapie. Die Substanzwahl richtet sich auch nach Vorerkrankungen und Kontraindikationen (z. B. Niereninsuffizienz, Magenulzera, Osteoporose). Da bei unserem Patienten die Nierenfunktion normal ist, kann ihm konkret z. B. zuerst eine höher dosierte Therapie mit einem NSAID, z. B. Diclofenac 3 × 50 mg/d, Indometacin 200 mg/d oder Naproxen 2 × 500 mg/d, vorgeschlagen werden. Zudem kann geraten werden, das betroffene Gelenk zur nichtmedikamentösen Symptomlinderung während des akuten Anfalls ggf. zu kühlen, zu schonen und hochzulagern.
- Dem Patienten ist zudem eine **Optimierung seines Ernährungs- und Lebensstils** anzuraten: So sind vermehrter Alkoholkonsum, eine hoch purinhaltige Kost mit Fleisch und Schalentieren sowie Nahrungsmittel und Getränke mit hohem Fruktosegehalt zu meiden und wird eine laktovegetabile Kost empfohlen. Da zudem zu berücksichtigen ist, dass bei bestehender Adipositas und Gicht das Risiko für Diabetes mellitus und Atherosklerose erhöht ist, sind eine Gewichtsreduktion und eine regelmäßige körperliche Betätigung als sinnvoll anzusehen. Sollte der Patient rauchen, wäre noch eine Raucherentwöhnung zu empfehlen.

## Wann ist eine Therapie mit Colchicin indiziert?

Eine Therapie mit niedrig dosiertem Colchicin kann als Alternative zur Therapie mit einem NSAID bereits zur Anfallstherapie eingesetzt werden. Zudem ist für die folgenden 3–6 Monate, vor allem auch bei Einleitung einer harnsäuresenkenden Therapie, eine Anfallsprophylaxe mit Colchicin sinnvoll, da das Risiko für Rezidive unter alleiniger harnsäuresenkender Therapie deutlich erhöht ist. Alternativ zu Colchicin kann die Anfallsprophylaxe auch je nach Begleiterkrankungen und -medikation mit NSAID oder niedrig dosiertem Glukokortikoid erfolgen. Bei wiederholten Anfällen sollte eine Anfallsprophylaxe bis auf weiteres dauerhaft eingenommen werden.

### ZUSATZINFORMATION

Eine Therapie des Gichtanfalls mit hoch dosiertem **Colchicin** wird heute nicht mehr durchgeführt, da sie ein zu hohes Nebenwirkungsrisiko (vor allem Durchfall, Nierenfunktionsstörung, Knochenmarkdepression) birgt. Eingesetzt wird heute bei gleicher Effektivität und deutlich geringeren Nebenwirkungen eine deutlich niedriger dosierte Colchicin-Therapie (bei normaler Nierenfunktion z. B. bis 2 mg/d).
Bei Patienten, bei denen häufige Gichtanfälle (≥ 3/Jahr) auftreten und bei denen NSAID und Colchicin kontraindiziert oder nicht verträglich sind oder keine ausreichende Wirkung gezeigt haben und für die wiederholte Glukokortikoidtherapien nicht infrage kommen, kommt eine Interleukin-1-blockierende Therapie mit Canakinumab infrage.

9

## Welchen Stellenwert haben Glukokortikoide in der Anfallstherapie?

Zur Anfallstherapie einer Arthritis urica können auch systemische Glukokortikoide eingesetzt werden (insbesondere bei Nierenfunktionsstörung sind Glukokortikoide Mittel der ersten Wahl). Dabei sind NSAID (in hoher Dosis) und Prednisolon (Initialdosis 30 mg/d über 5 Tage) bei kurzzeitigem Einsatz als gleichwertig wirksam einzuschätzen. Intraartikuläre Injektionen von Glukokortikoiden sind ebenfalls möglich und vor allem bei einer Monarthritis vorteilhaft.

## Wann ist eine harnsäuresenkende Therapie auf jeden Fall indiziert?

Eine harnsäuresenkende Therapie sollte entsprechend der 2024 aktualisierten deutschen Leitlinie bei jedem Patienten mit einschränkendem Anfall, > 1 Gichtanfall/Jahr und tophöser Gicht eingeleitet werden (DGRh 2024).

**ZUSATZINFORMATION**

Potenziell Harnsäure-steigernde Medikamente, wie Schleifen- und Thiaziddiuretika, sollten nur bei strenger Indikationsstellung eingesetzt werden. Dagegen kann sich bei gleichzeitigem Diabetes mellitus, Nieren- und/oder Herzinsuffizienz der Einsatz von SGLT2-Inhibitoren zusätzlich Harnsäure-senkend auswirken.

Bei der medikamentösen Harnsäuresenkung ist ein Xanthinoxidase-Inhibitor, in erster Linie Allopurinol das Medikament der ersten Wahl. Es sollte mit langsam steigenden Dosen eingesetzt werden (beginnend mit 100 mg/d), da sich damit das zunächst in den Folgemonaten erhöhte Anfallsrisiko unter dieser Therapie vermindern lässt. Außerdem lässt sich so das Risiko von Nebenwirkungen (wie das Hypersensitivitätssyndrom) verringern.

Als Zielwert der Serumharnsäure wird ≤ 6 mg/dl empfohlen nach DGRh, die DGAM spricht sich für ein patientenzentriertes Vorgehen aus. Bei tophöser Gicht liegt das Ziel mit ≤ 5 mg/dl noch niedriger.

**LITERATUR**

Deutsche Gesellschaft für Rheumatologie und Klinische Immunologie e. V. (DGRh). S3-Leitlinie Diagnostik und Therapie der Gicht. AWMF-Registernr. 060-005. Stand 27.08.2024, gültig bis 26.08.2029 (93 Seiten).

Richette P, et al. 2018 updated European League Against Rheumatism evidence-based recommendations for the diagnostic of gout. Ann Rheum Dis 2020;79(1):31–38.

Zhang W, et al. European League Against Rheumatism recommendations for calcium pyrophosphate deposition. Part I: terminology and diagnosis. Ann Rheum Dis 2011;70(4):563–567.

## 9.7 Leitsymptom akuter Kreuzschmerz

**KASUISTIK**

Ein 34-jähriger, leicht übergewichtiger Mann (Verwaltungsangestellter) will wieder aktiver werden und entscheidet sich, Tennis zu spielen. Nach einer Drehbewegung beim Return verspürt er plötzlich einschießende Schmerzen im unteren Lendenwirbelsäulenbereich, die bis zum Oberschenkel rechts ausstrahlen. Wegen der starken Schmerzen bei jeder Bewegung muss er sein Tennisspiel beenden und kommt noch in Tenniskleidung zu Ihnen.

Die **klinische Untersuchung** des gesund wirkenden Mannes mit einer Größe von 176 cm, einem Gewicht von 80 kg, Blutdruck 165/100 mmHg, Herzfrequenz 80/min ist weitgehend unauffällig. Die Schmerzen werden etwa in Höhe LWK5/SWK1 angegeben. In der LWS besteht eine globale ausgeprägte schmerzhafte Bewegungseinschränkung.

### Welche Diagnosen sind die wahrscheinlichsten?

Bandscheibenvorfall oder muskulärer Wirbelsäulenschmerz.

### Welche der genannten Diagnosen ist häufiger?

Wesentlich häufiger als die echten Bandscheibenvorfälle sind muskuläre Schmerzprobleme an der Wirbelsäule, die durch Muskelverkürzungen oder einseitige Muskelkontrakturen verursacht werden. Sie strahlen pseudoradikulär aus.

**ZUSATZINFORMATION**

**Faustregel:**

- Kreuzschmerzen, die bis zum Knie ausstrahlen, sind eher unspezifisch. (**Cave:** Die seltene L3-Läsion strahlt ebenfalls nicht über das Knie hinaus.)
- Schmerzen, die über das Knie hinaus zum Fuß ausstrahlen, sind oft neurogen radikulär verursacht.

## Welche weiteren anamnestischen Angaben interessieren Sie und warum?

- Entscheidend ist die Frage nach **früheren Wirbelsäulenproblemen.** Werden diese bejaht, ist das Kreuzschmerzproblem anders einzuschätzen, mit diagnostischen (frühzeitiger ausgedehntere Diagnostik) und therapeutischen Konsequenzen (genaue Befragung über bisherige Therapiemaßnahmen).
- Die Frage nach einer **neurologischen Symptomatik** wie einem Taubheitsgefühl oder Schwäche oder Stolpern beim Gehen ist wichtig, um eine Beteiligung der Nerven zu erfassen, und sollte immer gestellt werden. Meistens werden diese Beschwerden zwar spontan angegeben, trotzdem ist die Frage danach immer notwendig.

## Welche zusätzlichen klinischen Untersuchungen sind in dieser Akutsituation diagnoseweisend?

- Prüfung des Lasègue-Zeichens
- Neurologische Untersuchung der peripheren Nerven (Sensibilität, Patellarsehnenreflex, Achillessehnenreflex)
- Zehen-Hacken-Stand, die aktive Dorsalextension der Großzehe gegen Widerstand

## Beschreiben Sie die korrekte Prüfung des Lasègue-Zeichens.

Mit dieser Untersuchung wird versucht, einen muskulären Schmerz von einem neurogenen Kompressionsschmerz zu unterscheiden.

Innerhalb der ersten 30–40° passive Flexion des gestreckten Beins im Hüftgelenk am auf dem Rücken liegenden Patienten wird sicher keine Wirbelsäulenmuskulatur angespannt und es handelt sich somit um einen neurogenen Schmerz. Wenn hier bereits Schmerzen auftreten, sollte immer versucht werden, diese durch eine zusätzliche Flexion im Sprunggelenk zu verstärken (Ischiasdehnung; Bragard-Zeichen). Eine Schmerzverstärkung spricht dann für eine Beteiligung des Nervus ischiadicus oder seiner Wurzeln oder der Meningen.

Jeder Schmerz, der bei Flexion im Hüftgelenk > 40° auftritt, kann muskulärer oder neurogener Ursache oder eine Kombination aus muskulärer und neurogener Schmerzursache sein.

**Cave:** Bei der Lasègue-Testung wird nur der vom Patienten lumbal oder gluteal wahrgenommene Schmerz positiv bewertet. (Eine anderweitige Schmerzlokalisation kann z. B. auch durch Sehnenverkürzungen hervorgerufen werden.)

## Welchen Hinweis gibt Ihnen die aktive Dorsalextension der Großzehe?



Schwäche bei der aktiven Dorsalextension der Großzehe gegen Widerstand (z. B. auch beim Hackenstand) ist ein wesentliches Merkmal und oft das einzige Zeichen für den häufigsten **Bandscheibenvorfall** (LWK4/LWK5). Der Vergleich beider Seiten ist besonders bedeutsam. Die oben erwähnten neurologischen Untersuchungen reichen nicht aus, es ist immer zusätzlich die Kraft im Extensor der Großzehe als wichtigster Kennmuskel für die Wurzel L5 zu testen. Lässt sich eine motorische Beteiligung nachweisen, zeigt dies immer einen relevanten radikulären Schaden an.

Der Patient berichtet auf Ihre Nachfrage: Früher traten ab und zu mal kurz dauernde (wenige Minuten) Kreuzschmerzen auf, die durch Bewegung wieder vergingen. Da sie vor allem durch das lange Arbeiten am PC hervorgerufen wurden, habe er sich bereits einen besonderen Stuhl angeschafft. Nachts oder morgens habe er nie Kreuzschmerzen, keine Gelenkschmerzen oder -schwellungen. Er fühle sich sonst vollkommen gesund, Probleme mit dem Magen-Darm-Trakt oder den Nieren habe er nie gehabt.

Die **neurologische Untersuchung** ergibt normale Patellar- (PSR) und Achillessehnenreflexe (ASR) sowie normale Ergebnisse bei Sensibilität und Kraft in der Großzehe bei Dorsalextension. Der Lasègue-Test ist rechts wie links ab etwa 50° positiv.

## Welche zusätzliche apparative Diagnostik ist indiziert?

Bei diesem Patienten ist keine weitere Diagnostik erforderlich (keine Bildgebung, kein Labor), da anamnestische Hinweise auf andere Erkrankungen fehlen.

### ZUSATZINFORMATION

Entscheidend für die Einleitung einer weiterführenden Diagnostik sind die Anamnese und die neurologische Untersuchung. Sie ist erforderlich, wenn es Hinweise auf eine der **OMINOUS-Erkrankungen** gibt:
- **O**steomyelitis: z. B. Fieber, Bakteriämie, Drogen
- **M**etabolische Knochenerkrankung: z. B. durch Glukokortikoide, Osteoporose oder Osteomalazie mit nächtlichem Schmerz
- **I**nflammatorische Erkrankungen: Spondyloarthritis, Sakroiliitis; entzündlicher Rückenschmerz
- **N**eoplasien: Allgemeinsymptome
- „**O**thers": Abszess, Antikoagulanzien, Gefäßrisikofaktoren und höheres Alter; Aortenaneurysma
- „**U**nstable spine": Fraktur, Spondylolisthesis; vorausgegangenes Trauma, früher länger Kreuzschmerz
- **S**pinalkanalerkrankungen: Cauda-equina-Syndrom, Rückenmarktumor; nächtlicher Schmerz, Probleme mit Stuhlgang, Wasserlassen, Inkontinenz

## Was halten Sie von einer Röntgenaufnahme der Lendenwirbelsäule in zwei Ebenen, die in der Praxis häufig in solch einem Fall durchgeführt wird?

Mit einer Wahrscheinlichkeit von unter 1 : 2.000 wird man mit dieser Untersuchung einen Befund bekommen, der bei der weiteren Abklärung und Therapieentscheidung hilft. Manchmal wird diese Röntgenaufnahme durchgeführt, um bei einer chiropraktischen Manipulation an der Wirbelsäule rechtlich abgesichert zu sein. Auch für eine Bogenwurzelanomalie (Ursache sehr seltener neurologischer Störungen nach der Manipulation) besteht nur eine sehr geringe Wahrscheinlichkeit, sodass es aus statistischen und Kosten-Nutzen-Erwägungen nicht gerechtfertigt ist, diese Aufnahme bei unauffälliger Anamnese durchzuführen.

## Was sind Hinweise auf einen entzündlichen Rückenschmerz?

- Beginn im Alter < 45 Jahren
- Langsamer, schleichender Beginn
- Besserung bei Bewegung
- Keine Besserung in Ruhe
- Morgensteifigkeit > 30 Minuten
- Nächtliche Schmerzen (Aufwachen in der zweiten Nachthälfte mit Besserung durch Aufstehen)
- Wechselnde Ausstrahlung nach rechts und links in das Gesäß
- Ansprechen auf NSAID

## Zusammenfassend, wie lautet Ihre Verdachtsdiagnose?

Es liegt ein unspezifisches muskuläres Wirbelsäulenschmerzsyndrom vor.

## Welche Therapiemaßnahmen halten Sie für sinnvoll?

Die **Schmerztherapie** steht zunächst im Vordergrund. Hierzu können NSAID oder – sofern Kontraindikationen gegen deren Einsatz bestehen – Metamizol eingesetzt werden. Die Anwendung allerdings jeweils in der niedrigsten wirksamen Dosierung und so kurzzeitig wie möglich.

Die wichtigste Maßnahme zur Vermeidung der Schmerzchronifizierung ist die **weitere Bewegung** (so gut wie möglich). Eine die Wirbelsäule stark belastende Tätigkeit (z. B. Heben schwerer Lasten) ist zu vermeiden. (Deshalb ist Krankschreiben bei schwerer körperlicher Arbeit manchmal nicht zu umgehen.) Trotzdem sollte man außer durch Schmerztherapie möglichst wenig intervenieren und den Patienten dazu anhalten, sich weiterhin so gut es geht zu bewegen.

Diese Therapiestrategie ohne weitere Diagnostik darf aber nur erfolgen, sofern bei dem Patienten im Verlauf keine neuen klinischen Aspekte auftreten. Der Patient muss entsprechend instruiert werden, sich dann umgehend wieder in ärztliche Behandlung zu begeben (insbesondere, wenn im Verlauf neurologische Ausfallsymptome auftreten sollten) (BÄK, KBV und AWMF 2016).

## Warum verordnen Sie dem Patienten keine Muskelrelaxanzien oder injizieren ein Gemisch aus Glukokortikoid und Lokalanästhetikum an die Nervenwurzel?

Die Therapie mit oralen Muskelrelaxanzien wurde früher zwar angewandt, erfolgt aber leitliniengerecht aufgrund der Zulassungsbeschränkung bzw. des ungünstigen Nutzen-Nebenwirkungs-Profils nicht mehr.

Die lokale Injektionstherapie wird häufig durchgeführt, aber auch hierzu ist die Datenlage nicht ausreichend. Der Effekt scheint dem einer Placeboinjektion nicht eindeutig überlegen.

## Empfehlen Sie dem Patienten eine Chirotherapie?

Einige Studien belegen eine etwas raschere Schmerzerleichterung durch chiropraktische Manipulationen. Die Dauer des Schmerzes insgesamt und der Chronifizierungsanteil werden dadurch jedoch nicht beeinflusst, bei vergleichsweise höheren Kosten (meist mehrfache Arztbesuche notwendig). Und da darüber hinaus noch zu bedenken ist, dass gerade passive Therapiemaßnahmen und häufigere Arztbesuche auch zu einer Schmerzchronifizierung beitragen können, sind chiropraktische Maßnahmen insgesamt nicht zu empfehlen.



Drei Wochen später stellt sich der Patient erneut vor: Unter weiterer Bewegung (der Patient ging weiterhin zur Arbeit) und einer Therapie mit Ibuprofen 3 × 600 mg/d sind die Schmerzen etwas gebessert, jedoch längst nicht verschwunden. Die Schmerzstärke wird mit 6 auf einer visuellen Analogskala (von 0–10) angegeben. Sie verstärken sich bei bestimmten Haltungen. Nachts im Liegen habe er kaum Schmerzen und auch keine Schlafstörungen. Geringgradige Magenschmerzen sind dazugekommen. Ansonsten bestehen keine zusätzlichen Beschwerden (insbesondere keine Organsymptome: Magen-Darm, Nieren, Gefäße, OMINOUS-Erkrankungen).

Die **klinische Untersuchung** zeigt immer noch eine deutliche Bewegungseinschränkung in der unteren Lendenwirbelsäule und paravertebrale Muskelverhärtungen. Die neurologische Untersuchung ist unauffällig (Achillessehnen- und Patellarsehnenreflex, Sensibilität am Fuß und Extension der Großzehe). Da der Patient extrem beunruhigt ist und für den Fall einer weiter ausbleibenden Diagnostik den Arzt wechseln möchte, nehmen Sie dieses Mal ein Labor ab und fertigen eine Röntgenaufnahme der Lendenwirbelsäule in zwei Ebenen an.

Sowohl das Routinelabor (kleines Blutbild, Kreatinin, GPT, γ-GT, CRP, Urinstatus) als auch die Röntgenaufnahmen sind unauffällig.

**ZUSATZINFORMATION**

Bei akuten (< 6 Wochen dauernden) Kreuzschmerzen ohne relevante Hinweise auf gefährliche Verläufe oder andere ernstzunehmende Pathologien in Anamnese und körperlicher Untersuchung soll laut nationaler Versorgungsleitlinie unspezifischer Kreuzschmerz (BÄK, KBV und AWMF. 2016) an sich keine bildgebende Diagnostik und auch keine Labordiagnostik durchgeführt werden. Erst bei trotz leitliniengerechter Therapie anhaltenden aktivitätseinschränkenden oder progredienten Kreuzschmerzen (> 4–6 Wochen) soll die Indikation für eine bildgebende Diagnostik überprüft werden.

## Welche Diagnose halten Sie jetzt für die wahrscheinlichste?

Die Diagnose eines unspezifischen mechanisch oder funktionell bedingten muskulären Schmerzproblems ist unverändert gültig. Dafür sprechen der Auslösemechanismus, die weiterhin vorhandene Muskelverhärtung, die fehlenden klinischen (Anamnese, Untersuchung) Hinweise auf eine relevante Organbeteiligung und die normalen Laborergebnisse. Auch die Schmerzbesserung ist durchaus mit dieser Diagnose zu vereinbaren, auch wenn er noch deutlich zu spüren ist.

## Wenn bei diesem Patienten im CT oder MRT ein Bandscheibenvorfall nachgewiesen worden wäre, würden Sie ihn als operationsbedürftig einschätzen?

Fehlende neurologische Defizite sind eine klare Kontraindikation gegen jedwede operative Maßnahme. Ein in der Bildgebung erkennbarer Bandscheibenvorfall spricht nur dann für ein operatives Vorgehen, wenn der neurologische Befund dazu passt. Und selbst dann würde man zuerst konservativ therapieren und erst bei fehlender Wirksamkeit des konservativen Therapieversuchs operieren.

## Nennen Sie absolute Operationsindikationen bei lumbalen Wurzelkompressionssyndromen.

- Progrediente neurologische Ausfälle, insbesondere bei Entwicklung von Blasen- und Mastdarmstörungen (Cauda-equina-Syndrom)
- Akut einsetzende erhebliche motorische Defizite (Kraftgrad $\leq 3/5$) bei nachgewiesenem Bandscheibenvorfall

## Wie äußern sich die Ausfälle der sakralen Nervenwurzeln beim Cauda-equina-Syndrom?

- Sensibilitätsstörungen der sakralen Dermatome in der Analgegend (Reithosenhyp- oder -anästhesie), der anschließenden Oberschenkelinnenseite sowie der Dorsalseite des Ober- und Unterschenkels bis zum äußeren Fußrand
- Abnahme des Analsphinktertonus, erloschener Analreflex, Stuhlinkontinenz
- Blasenlähmung mit Harninkontinenz oder Harnverhalt
- Potenzstörungen
- Bilaterale Parese des M. triceps surae, der kleinen Fußmuskeln und meist auch der Gesäßmuskulatur
- Abgeschwächter Achillessehnenreflex

## Welche weiteren Anamnesefragen stellen Sie dem Patienten?

- **Besteht nun eine neurologische Symptomatik wie Taubheitsgefühl, Schwäche oder Stolpern beim Gehen?** Die neurologische Abklärung ist unverändert von großer Bedeutung, wenn auch die Wahrscheinlichkeit eines relevanten Bandscheibenvorfalls mit der Zeit abnimmt.
- **Hat es psychische Stresssituationen (Beruf, Partner, Familie) gegeben?** Chronische Kreuzschmerzen haben sehr häufig einen psychosozialen Hintergrund, deshalb ist diese Frage relevant für den weiteren Verlauf. Je länger der Kreuzschmerz anhält, umso wahrscheinlicher wird dieser Hintergrund von Bedeutung sein. Ein wichtiger Aspekt ist die Flucht in die Krankheit, wenn Probleme am Arbeitsplatz oder in der Familie bestehen.
- **Bestehen jetzt weitere Organsymptome** (Niere, Gastrointestinaltrakt, Aorta, Genitalbereich)? Je länger der Kreuzschmerz anhält, umso relevanter wird die Frage nach anderen Ursachen als eine rein muskuläre Überanstrengung. Bei jedem Arztbesuch sollten diese wichtigen Fragen nach den OMINOUS-Erkrankungen gestellt werden (siehe Zusatzinformation oben).

### ZUSATZINFORMATION

Als besondere **Warnsignale** (Red Flags, weitere Abklärung notwendig) sind bei länger anhaltenden Kreuzschmerzen zu verstehen:

- Höheres Patientenalter
- Anamnestische Hinweise auf zurückliegendes Trauma!
- Anamnestisch zurückliegende Infiltrationsbehandlung an der Wirbelsäule
- Bestehende bakterielle, entzündliche, metabolische oder maligne Erkrankung
- Claudicatio intermittens
- Immunsuppression
- Drogenabhängigkeit
- Antikoagulation
- Allgemeines Krankheitsgefühl, Gewichtsverlust, ausgeprägte nächtliche Schmerzen, Fieber, Blässe
- Spezifische viszerale und/oder neurologische Symptome
- Charakteristika des entzündlichen Rückenschmerzes
- Weiter progrediente Schmerzsymptomatik

## Welche klinischen Untersuchungen führen Sie im Verlauf erneut durch und warum?

- Bei länger bestehenden Kreuzschmerzen ist die erneute **Inspektion der Wirbelsäule im Stehen** von hinten und von der Seite hilfreich und kann Aufschluss geben über eventuelle Ursachen an der Wirbelsäule selbst (Haltungsanomalien, Skoliosen, Hyperlordose und anderes), die zu Anfang schmerzbedingt nicht zu beurteilen waren.
- **Abtasten der paravertebralen Muskulatur im Lendenwirbelsäulen-Bereich:** Fast jede Pathologie an der Wirbelsäule führt zu einer lokalen muskulären Reaktion und tastbaren Muskelverhärtungen. Fehlen diese Veränderungen, sollte man sich fragen, ob der Kreuzschmerz nicht unabhängig von der Wirbelsäule zu sehen ist, mit allen Konsequenzen bei der Anamnese und diagnostischen Abklärung.
- **Messung einer Beinlängendifferenz:** Beckenschiefstand und Verkrümmung der Wirbelsäule sind Folgen einer Beinlängendifferenz, die bei länger dauerndem Kreuzschmerz gemessen werden sollte.
- Die **Abschätzung des Bewegungsumfangs der Lendenwirbelsäule** ist in allen Ebenen notwendig. Sie sollte bei einem länger bestehenden Schmerzproblem versucht werden, soweit das annähernd schmerzfrei möglich ist. Blockierungen einzelner Wirbel können so erkannt und unter Umständen gezielt angegangen werden.

- Erneute **neurologische Untersuchung der peripheren Nerven** (Sensibilität, Patellar- und Achillessehnenreflex sowie Zehen-Hacken-Stand oder Dorsalextension der Großzehe). Bei eindeutigen Ausfällen sind weitergehende Untersuchungen notwendig, eventuell ist ein Neurologe zuzuziehen.

Drei Wochen später wird der Patient von Ihnen erneut befragt und ausführlich untersucht. Er gibt an, dass die Schmerzen zwar weiter besser geworden, aber noch nicht verschwunden sind (Schmerzstärke jetzt bei 4/10 auf einer visuellen Analogskala). Unverändert gebe es keine Ausstrahlung der Schmerzen bis in den Fuß, kein Taubheitsgefühl oder andere neurologische Symptome; zudem keine morgendlich oder nächtliche Schmerzverstärkung.
Die **klinische Untersuchung** zeigt weiterhin keine neurologischen Auffälligkeiten (Patellar- und Achillessehnenreflex, Sensibilität, Muskelkraft bei Dorsalextension der Großzehe), paravertebral sind unverändert Myogelosen im Lendenwirbelsäulenbereich links mehr als rechts tastbar. Die Beinlänge ist beidseits gleich.

### Welche zusätzliche apparative Diagnostik halten Sie jetzt nach insgesamt sechs Wochen Verlaufsbeobachtung für unumgänglich?

Keine Bildgebung, kein weiteres Labor. Diese Vorgehensweise ist nach sechs Wochen noch adäquat, immer unter der Voraussetzung, dass durch Abfragen der Red-Flag-Symptomatik (siehe Zusatzinformation) kein Hinweis auf eine OMINOUS-Erkrankung (siehe Zusatzinformation) zu erhalten ist. Gäbe es solche Hinweise, wären insbesondere die Bildgebung und auch ein weitergehendes Labor notwendig.

### Wie verfahren Sie weiter mit diesem Patienten?

- Bei länger bestehendem Kreuzschmerz werden **aktive Bewegungsübungen** (verstärkte Dehnübungen, aufbauende Wirbelsäulengymnastik, Rückenschule) zunehmend bedeutsam. Die Bewegungsübungen müssen langsam aufbauend dosiert werden, ohne zusätzlich Schmerzen zu verursachen. Bewegung ist meist besser als Ruhigstellung.
- Empfehlung, sich **weiter zu bewegen,** so gut es geht: Auch die ungezielte Bewegung ist deutlich effektiv bei länger bestehenden Kreuzschmerzen. Jede aktive Bewegung ist positiv, nur mit ihr kann langfristig ein Erfolg aufrechterhalten bleiben.
- **Massage mit Wärmeanwendung** bringen auch beim länger dauernden Kreuzschmerz Vorteile. Randomisierte Studien haben dieses belegen können, allerdings nur für die Kombinationstherapie mit aktiven Bewegungsübungen (Rückenschule). Akupunktur, Elektroakupunktur sind ebenfalls wirksam, allerdings auch hier in Kombination mit gezielter Bewegung.
- Eventuell sollte die **medikamentöse Schmerztherapie verstärkt** werden. Bei ausreichender Verträglichkeit wird das NSAID maximal dosiert. Bei noch immer ungenügender Wirkung kommen zusätzliche Schmerzmedikamente hinzu, wobei auch Opioide Verwendung finden können. Wesentlich ist immer, dass diese Medikamente nicht nach Bedarf, sondern nach Wirkdauer therapiert werden. Eine Kombinationstherapie von Schmerzmedikamenten ähnlich den Empfehlungen des WHO-Stufenschemas kann angezeigt sein.
- Bei mittel- bis längerfristiger Beschwerdepersistenz und unzureichender Wirksamkeit weniger intensiver Therapieverfahren ist ein multimodaler Therapieansatz anzustreben (vor allem medikamentöse Therapie, Physiotherapie und Psychotherapie).

### Wie lautet Ihre Diagnose nach dem geschilderten Verlauf? Erläutern Sie die Diagnose zusammenfassend.

Die Diagnose lautet: unspezifischer mechanisch/funktionell bedingter muskulärer Wirbelsäulenschmerz. Bei fehlenden neurologischen Symptomen ist ein operationswürdiger Bandscheibenvorfall sehr unwahrscheinlich. Ebenso fehlen Hinweise auf eine entzündlich-rheumatische Wirbelsäulenerkrankung. Risikofaktoren für eine ernsthafte Wirbelsäulenerkrankung sind nicht zu erkennen. Die weiterhin fehlenden Hinweise auf eine OMINOUS-Erkrankung und die fehlende neurologische Symptomatik sowie der normale neurologische Befund bestärken die oben genannte Diagnose.

**LITERATUR**

Bundesärztekammer (BÄK), Kassenärztliche Bundesvereinigung (KBV), Arbeitsgemeinschaft der Wissenschaftlichen Medizinischen Fachgesellschaften (AWMF). Nationale VersorgungsLeitlinie Nicht-spezifischer Kreuzschmerz – Langfassung, 2. Auflage. AWMF-Register-Nr. nvl-007. Stand 31.12.2016, gültig bis 30.12.2021 (108 Seiten, aktuell in Überarbeitung)

## 9.8 Leitsymptom symmetrische Schwellung der Metakarpophalangealgelenke

**KASUISTIK**

Eine 55-jährige Sekretärin eines Chefarztes kommt in Ihre Praxis und berichtet von beidseits seit Wochen leichten, aber zunehmenden Schmerzen und Schwellungen der Fingergrundgelenke. Die Handgelenke seien seit etwa 8 Wochen immer wieder mal rechts und auch links zusätzlich betroffen. Insbesondere das Schreiben am Computer bereite ihr zunehmend Probleme. Sie fühle sich, wohl durch ihre stressige Arbeit, zunehmend müde und abgeschlagen. Eine arterielle Hypertonie sei lange bekannt und werde mit einem Betablocker behandelt. Sie sei Rechtshänderin. Anamnestische Hinweise auf Organbeteiligungen oder Erkrankungen aus dem Bereich HNO, Augen, Lunge, Herz, Niere, Gastrointestinaltrakt, Leber, Nieren, Lymphknoten, Haut, Nerven, Gynäkologie lassen sich nicht eruieren. In ➤ Abb. 9.8 sehen Sie die Hände der Patientin.

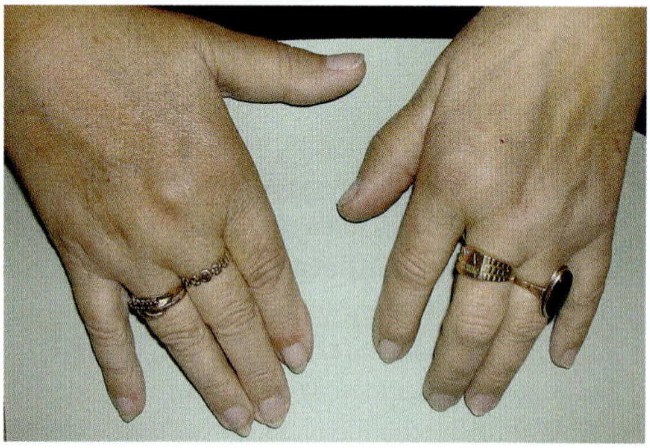

**Abb. 9.8** Symmetrische Schwellung der Metakarpophalangealgelenke [P092]

### Was fällt Ihnen auf?

Die Fingergrundgelenke sind leicht geschwollen.

Die **klinische Untersuchung** zeigt eine gesunde, aktiv wirkende Frau mit einer Größe von 165 cm, einem Gewicht von 68 kg, Blutdruck 145/90 mmHg, Herzfrequenz 76/min, regelmäßig. Eine Synovitis ist insbesondere an den Metakarpophalangealgelenken 2 und 3 beidseits zu tasten, einzelne proximale Interphalangealgelenke sind druckschmerzhaft, aber ohne palpable Synovitis.
Das **Labor** erbringt folgende Werte: Leukozyten 10.300/µl, CRP 1,8 mg/dl, BSG 35/57 mm, Harnsäure 7,8 mg/dl, antinukleärer Antikörpertiter 1 : 240. Im Normbereich liegen Erythrozytenzahl, Hb, Erythrozytenvolumen (MCV), Thrombozyten, Natrium, Kalium, Kalzium, Harnstoff, Kreatinin, CK und Transaminasen.

## Welche Verdachtsdiagnosen sind unter Beachtung aller Informationen die wahrscheinlichsten und warum?

- **Rheumatoide Arthritis:** Die symmetrische Beteiligung der kleinen Fingergelenke, der objektivierte Nachweis der Synovitiden bei der klinischen Untersuchung sowie die erhöhten systemischen Entzündungsparameter passen gut hierzu. Ebenso ist die Allgemeinsymptomatik (Müdigkeit, Abgeschlagenheit) durchaus bei der rheumatoiden Arthritis zu finden.
- **Systemischer Lupus erythematodes:** Auch hier können meist symmetrische Polyarthritiden auftreten (häufiger sind jedoch reine Arthralgien ohne objektivierbare Arthritis). Zum systemischen Lupus erythematodes passt gut die Allgemeinsymptomatik, weniger gut passt, dass abgesehen von den Gelenkproblemen keine Organbeteiligung berichtet wird (z. B. Haut, Herz, Lunge, Niere, Nerven). Der nur leicht erhöhte ANA-Titer ist zwar ein Argument dafür, die Höhe dieses Titers ist jedoch eher unspezifisch, er kann auch bei anderen entzündlich-rheumatischen Erkrankungen auftreten. Die nur leicht erhöhten systemischen Entzündungsparameter sind allerdings mit einem systemischen Lupus erythematodes zu vereinbaren. (Beim aktiven SLE ist die BSG in der Regel erhöht, während das CRP bei den meisten Patienten normwertig oder nur leicht erhöht ist). Untypisch ist allerdings die Erstdiagnose im Alter von 55 Jahren.
- **Sjögren-Syndrom** oder **Sharp-Syndrom** (Mischkollagenose): Beide Sonderformen einer Kollagenose können mit einer symmetrischen Polyarthritis der kleinen Gelenke einhergehen. Allerdings fehlen typische Organsymptome und andere Charakteristika dieser Erkrankungen (z. B. Sicca-Symptomatik, Raynaud, Muskelschwäche, Sonnenempfindlichkeit der Haut oder auffällige Erytheme).
- **Systemische Sklerose:** Sie ist am Anfang durch eine meist diffuse Schwellung der Hände charakterisiert und weniger durch eine symmetrische Polyarthritis. Diese kann allerdings wie auch bei anderen Kollagenosen vorkommen. Hinzu kommt so gut wie immer eine Raynaud-Symptomatik. Die Veränderungen der Haut im Sinne von Verdickungen und Verhärtungen an den Fingern und Händen, von distal nach proximal fortschreitend, treten erst in einem späteren Zeitpunkt auf.
- **ANCA-assoziierte Kleingefäßvaskulitis wie Granulomatose mit Polyangiitis (GPA) mit Gelenkbeteiligung:** Als Vaskulitisform kann die GPA durchaus mit einer meist symmetrischen Polyarthritis einhergehen, häufiger sind jedoch wie bei den Kollagenosen Arthralgien ohne Gelenkschwellung. Die Allgemeinsymptome würden passen, ebenso die Entzündungszeichen. Die komplett fehlende Organsymptomatik (insbesondere HNO, Auge, Lunge, Niere, Haut) passt hingegen nicht.
- **Hämochromatose:** Sie wäre zwar möglich, da sie Arthralgien und auch Morgensteifigkeit (Entzündungsreaktion in den Gelenken infolge von Eisenablagerung in Synovialis und Knorpel) insbesondere in den Metakarpophalangeal(MCP)-Gelenken (Signalgelenke sind die MCP 2 und 3 beidseits) verursachen und bei unserer Patientin auch bereits ein postmenopausaler Status bestehen kann. Die Gelenksymptomatik kann durchaus allen anderen Folgeschäden, wie Diabetes mellitus (Bronzediabetes) und Leberzirrhose, vorausgehen. Die Laborkonstellation mit erhöhten Entzündungszeichen passt jedoch weniger zu dieser Erkrankung.
- **Fingerpolyarthrose:** Diese kann Frauen im Alter von 55 Jahren auf jeden Fall betreffen. Im Gegensatz zu den hier betroffenen Metakarpophalangealgelenken ist aber ein Befall an Mittel-, End- und Daumensattelgelenken typisch. Eine synovialitische Schwellung kann allenfalls im Rahmen einer aktivierten Arthrose vorliegen, ansonsten ist die Schwellung knöchern zu tasten. Darüber hinaus macht die Fingerpolyarthrose auch keine systemische Inflammation wie hier bei erhöhtem CRP vorliegend.

## Die Patientin zeigt einen leicht erhöhten Harnsäure-Wert. Warum kommt die Verdachtsdiagnose Gicht nicht für Sie infrage?

Der leicht erhöhte Harnsäurewert könnte zwar auf Gicht hinweisen, jedoch verursacht die Gicht zumindest am Anfang keine Polyarthritis, sondern eine akute (nicht langsam zunehmende) Monarthritis, die mit und ohne Therapie meist nach 2–3 Wochen wieder abklingt. Somit ist diese Diagnose bei auch fehlender Nierenfunktionseinschränkung hoch unwahrscheinlich, auch wenn Alter und Geschlecht (Postmenopause) zur Gicht passen würden.

**ZUSATZINFORMATION**

**Faustregel:** Frauen im gebärfähigen Alter bekommen keine Gicht, sie tritt erst Jahre nach der Menopause häufiger auf. Männer hingegen können etwa ab dem 20. Lebensjahr eine Gicht bekommen. Denkbare Gründe für die Harnsäureerhöhung sind neben der genetisch bedingten Ausscheidungsschwäche für Harnsäure und einer Nierenfunktionsstörung: Essen von purinhaltigen Nahrungsmitteln, Alkohol, besonders eine Diuretikatherapie u. a. Ganz seltene Ausnahme sind angeborene Stoffwechseldefekte (Familienanamnese für Gicht?).

## Was spricht bei der Patientin gegen eine Psoriasisarthritis?

Nichts. (Bezüglich einer Psoriasis muss die [Familien-]Anamnese erhoben und die Patientin untersucht werden.) Diese Erkrankung kann identisch wie die rheumatoide Arthritis verlaufen und beginnt in etwa der Hälfte der Fälle ebenfalls polyartikulär. Ob dabei eine Symmetrie zu beobachten ist oder nicht, ist nur abhängig von der Zahl der betroffenen Gelenke. Die Psoriasisarthritis ist somit immer eine wichtige Differenzialdiagnose der rheumatoiden Arthritis. Besonders typisch und daher verdächtig für diese Erkrankung sind zusätzliche Spondyloarthritis-Symptome wie Daktylitis, Enthesitis, Iritis, Iliosakralarthritis, die auch Jahre vorher bestanden haben können. Als Besonderheit der Psoriasisarthritis ist die entzündliche Beteiligung der distalen Interphalangealgelenke festzuhalten. Üblicherweise ist die Psoriasisarthritis rheumafaktornegativ.

**ZUSATZINFORMATION**

Entscheidend für die Klassifikation als Psoriasisarthritis nach den **CASPAR-Klassifikationskriterien** ist der objektivierte Nachweis einer Arthritis (unabhängig von der Zahl oder Verteilung der betroffenen Gelenke), einer Enthesitis oder einer entzündlichen Wirbelsäulenbeteiligung **plus** mindestens 3 Punkte bei Überprüfung der folgenden Kriterien (Taylor et al. 2006).

| Befunde | Punkte |
|---|---|
| 1. Nachweis der Psoriasis | |
| • Aktuell vorhandene Psoriasis | 2 |
| • Psoriasis anamnestisch bekannt | 1 |
| • Positive Familienanamnese | 1 |
| 2. Typischer Psoriasisbefall der Nägel | 1 |
| 3. Negativer Rheumafaktor | 1 |
| 4. Daktylitis | |
| • Aktuelle Schwellung eines gesamten Fingers/Zehs | 1 |
| • Anamnestische Daktylitis | 1 |
| 5. Radiologischer Nachweis | |
| • Gelenknaher Knochenneubildungen in Händen und Füßen | 1 |

## Welche zusätzlichen Angaben der Patientin interessieren Sie?

- Liegen typische Symptome von entzündlich bedingten Gelenkschmerzen vor (Schmerz morgendlich betont, in Ruhe verstärkt, Besserung durch Bewegung; Gelenksteifigkeit, insbesondere Morgensteifigkeit ≥ 60 Minuten; Probleme beim Faustschluss)?
- Waren früher andere Gelenke geschwollen?
- Liegen eine Sonnenempfindlichkeit der Haut oder vermehrter Haarausfall vor?
- Gibt es Hautprobleme (Psoriasis, Fleckbildungen, besonders am Unterschenkel, z. B. Erythema nodosum)? Auch wenn die Patientin zunächst keine Hautprobleme angibt, macht es auf jeden Fall Sinn, diesbezüglich nochmals nachzufragen.
- Bestehen Allgemeinsymptome mit Fieber, Gewichtsabnahme, Leistungsknick?

## Wieso fragen Sie die Patientin nach der Morgensteifigkeit von mindestens 60 Minuten?

Ausgeprägte Morgensteifigkeit („Wie lange dauert es, bis Sie Ihre Hände morgens wieder normal bewegen können?") ist das klassische Symptom der meisten entzündlich-rheumatischen Gelenkerkrankungen. Deshalb sollte man diese Frage immer bei Gelenkschmerzen stellen, die unabhängig von einer Verletzung auftreten. Selbst bei nicht objektivierbaren Gelenkschwellungen ist bei Vorliegen einer ausgeprägten, länger anhaltenden Morgensteifigkeit der Verdacht auf eine entzündliche im Gegensatz zu einer degenerativen Gelenkerkrankung gegeben. Eine intensivere Suche in der Differenzialdiagnose entzündlicher Rheumaerkrankungen ist dann notwendig (Schneider et al. 2019, S. 5 und 12).

## An welche Differenzialdiagnosen denken Sie bei Ihrer Frage nach der Sonnenempfindlichkeit der Haut und nach Hautproblemen?

- Sonnenempfindlichkeit der Haut mit Hauteffloreszenzen, die sich Stunden nach der Sonnenexposition entwickeln, und vermehrter Haarausfall weisen auf einen systemischen Lupus erythematodes hin. Zusätzlich hierzu sollte immer auch nach einer Raynaud-Symptomatik („Sind Ihre Hände ungewöhnlich kälteempfindlich? Verfärben sich Ihre Hände bei Kälte?", DD z. B. systemische Sklerose), einer Sicca-Symptomatik (DD vor allem Sjögren-Syndrom), Muskelschwäche der proximalen Extremitätenmuskulatur (DD Polymyositis) und Aphthen der Schleimhäute (DD SLE, Behçet-Krankheit) gefragt werden.
- Hautveränderungen, die stark variieren können (von kleinen Papeln, Bläschen über palpable Purpura bis zu Ulzera, Nekrosen), können im Rahmen von Vaskulitiden und Kollagenosen auftreten. Zudem können auch sehr flüchtige Hauterscheinungen vorkommen (z. B. beim Still-Syndrom ein pathognomonisches, flüchtiges, häufig abends oder nachts auftretendes Exanthem). Da Hautprobleme oft mit entzündlich-rheumatischen Erkrankungen assoziiert sind, ist es sinnvoll, danach zu fragen und die Haut gezielt zu untersuchen.



Die Patientin berichtet auf Ihre Nachfrage: Es besteht eine deutliche Morgensteifigkeit von etwa 2 Stunden, nachts und morgens seien die Schmerzen stärker ausgeprägt und sie könne dann auch nicht mehr die Faust schließen. Unter Bewegung werde das dann allmählich besser, Kälteanwendungen wie Quarkwickel würden auch etwas helfen.
Frühere Gelenkschwellungen kenne sie jedoch nicht. Es besteht weder eine Raynaud- noch eine Sicca-Symptomatik, keine Sonnenempfindlichkeit, keine Muskelschwäche, außer in den Fingern, keine Aphthen; überhaupt wurden noch nie Hautveränderungen ernsthafter Art beobachtet (insbesondere keine Psoriasis). Weder vor noch in den etwa 8 Wochen seit Beginn der Gelenkbeschwerden habe sie Durchfall oder Brennen beim Wasserlassen gehabt. Kein Fieber, keine Gewichtsabnahme, kein Nachtschweiß (nur ab und zu Hitzewallungen seit der Menopause mit 48 Jahren). In ihrer Familie habe niemand Psoriasis.

## Bislang ist die klinische Untersuchung noch nicht vollständig erfolgt. Nennen Sie bitte klinische Untersuchungen, die Sie jetzt noch durchführen möchten, und nennen Sie Ihre Gründe.

- **Untersuchung der Finger- und Zehengelenke auf Synovitis** (u. a. als orientierende Untersuchung Überprüfung des Gaenslen-Zeichens: Querdruckschmerz der Finger- und Zehengrundgelenke?): Die genaue Suche nach Synovitiden mittels Palpation (mit vier Fingern, sprich Zeigefinger und Daumen beidseits bei Untersuchung der MCP-, PIP- und DIP-Gelenke am Gelenkspalt der Finger bzw. der Zehengelenke) ist bei jeder Gelenkschwellung von Bedeutung. Synovitiden können durch Ertasten einer prallelastischen Weichteilschwellung (diese bedingt durch Erguss und/oder entzündlicher Verdickung der Synovialis) objektiviert werden, auch wenn von den Patienten keine Gelenkschwellung angegeben wird. Die rheumatoide Arthritis beginnt etwa gleich häufig an den Zehen wie an den Fingern. Daher sollte zu Beginn der Erkrankung besonders sorgfältig im Bereich der Zehengelenke nach Zeichen einer Synovitis gesucht werden. Bedacht werden muss allerdings, dass sich Synovitiden im Bereich der Zehen weniger sensitiv und spezifisch im Vergleich zu den besser erreichbaren MCP-Gelenken nachweisen lassen. Als Diagnosekriterium der rheumatoiden Arthritis ist die vom Arzt objektivierte Gelenkschwellung mit einer Dauer von > 6 Wochen von erheblicher Bedeutung.
- **Lymphknotenschwellungen an Hals, Axilla und inguinal:** Die Untersuchung der Lymphknotenstationen ist für alle Kollagenosen von Bedeutung, da diese mit Lymphknotenschwellungen einhergehen können. Zusätzlich ist aus differenzialdiagnostischen Gründen bei jeder B-Symptomatik nach Lymphknotenvergrößerungen zu fahnden. Insofern ist diese Untersuchung häufiger Bestandteil der rheumatologischen Untersuchung.
- **Ausführliche internistische Untersuchung von Herz, Lunge, Abdomen, Niere, Nervensystem, Haut:** Ebenso wie der ausführliche Systemüberblick über alle Organe bei der Anamnese von Bedeutung ist, ist die klinische Untersuchung aller inneren Organe wichtig. Im Fokus stehen Organbeteiligungen bei Kollagenosen und Vaskulitiden, die durch die Therapie entweder verhindert oder gestoppt werden sollen. Ein Ausgangsbefund ist deshalb immer notwendig, selbst wenn keine Anamnesehinweise auf eine Schädigung vorliegen. Bei einer Systemerkrankung ist somit die Untersuchung des gesamten Organsystems unabdingbar.

Die intensive **klinische Untersuchung** zeigt zusätzlich ein positives Gaenslen-Zeichen im Bereich der Metatarsophalangealgelenke ohne Gewölbestörung im Stehen. Die anderen Gelenke sind nicht geschwollen, die Wirbelsäule ist unauffällig. Rheumaknoten sind nicht zu ertasten. Herz und Lunge sind ebenfalls unauffällig, ebenso Abdomen, Nieren und Gefäße (A. carotis, A. axillaris, A. subclavia, A. radialis). Der HNO-Bereich, die Haut, die Lymphknoten, die Nerven sind ebenfalls unauffällig.

## Welche Labordiagnostik ordnen Sie zur weiteren Abklärung an?

- Rheumafaktor im Serum
- CCP-Ak (Antikörper gegen zyklisches citrulliniertes Peptid)
- ANA-Differenzierung (z. B. SS-A/B-Ak, Sm-Ak, Scl70-Ak, (U1/)RNP-Ak)
- Antineutrophile zytoplasmatische Antikörper (ANCA)
- Urinstatus

9

### ZUSATZINFORMATION

Schwach erhöhte **Rheumafaktoren** können unspezifisch positiv sein (finden sich auch bei Gesunden, insbesondere bei höherem Alter), sehr hohe Rheumafaktoren können als Phänomen einer Immunkomplexbildung anderer Genese vorkommen (z. B. kryoglobulinämische Vaskulitis).

**CCP-Ak** sind bei gleicher Sensitivität spezifischer für eine rheumatoide Arthritis als der Rheumafaktor. Die Bestimmung der CCP-Ak ist der in der klinischen Praxis am häufigsten verwendete Test zur Erfassung von Antikörpern gegen citrullinierte Peptide/Proteine (ACPA). Zu den ACPA zählen noch Antikörper gegen mutiertes (MCV) und nichtmutiertes citrulli-

niertes Vimentin sowie gegen citrulliniertes Fibrinogen.
Rheumafaktor und CCP-Ak haben bei hohem Titer (> dreifache des Normwerts)auch eine prognostische Bedeutung für eine rheumatoide Arthritis, beide sind mit einer stärkeren Progression destruierender Veränderungen und häufigerer Organbeteiligung assoziiert.

## Welche zusätzliche Information erwarten Sie von der weiteren ANA-Differenzierung und von der Bestimmung der ANCA?

Zur Differenzierung möglicher Kollagenosen ist die **ANA**-Differenzierung erforderlich, da diese in der Zusammenschau mit der Klinik differenzialdiagnostische und prognostische Hinweise erlaubt. Zusätzlich sollten die ds-DNS-Ak und die Komplemente C3 und C4 bestimmt werden, da letztere bei einem aktiven systemischen Lupus erythematodes und Immunkomplexablagerung abfallen (prognostische Bedeutung).

Die Bestimmung der **ANCA** ist immer dann sinnvoll, wenn eine Vaskulitis in der Differenzialdiagnose von Bedeutung ist. Bei einer symmetrischen Polyarthritis (oder Polyarthralgien) mit Allgemeinsymptomen sollte diese Untersuchung durchgeführt werden, auch wenn klinisch keine Organveränderungen erkennbar sind, vor allem bei nicht weiterführenden Befunden von Rheumafaktoren und CCP-Ak.

## Welche Veränderungen bei entzündlichen Rheumaerkrankungen können im Urin erkennbar sein?

Jede Nierenmitbeteiligung bei einer entzündlichen Rheumaerkrankung (direkt durch die Erkrankung oder indirekt durch die Therapie) führt zu Veränderungen, die im Urin nachweisbar sind. So finden sich bei der Glomerulonephritis dysmorphe Erythrozyten, Zylinder sowie eine Proteinurie und bei der interstitiellen Nephritis Leukozyten und eine Proteinurie. Auch können Zeichen einer Harnwegsinfektion (Leukozyten, Bakterien) im Urin nachweisbar sein. (Hierauf ist insbesondere bei Patienten unter immunmodulierender Therapie zu achten.) Die Differenzialdiagnose Kollagenose – Vaskulitis zwingt zur Urinuntersuchung. (Ein Urinstix ist somit nicht ausreichend, ein Urinsediment muss mikroskopisch beurteilt werden!)

## Welche Röntgenuntersuchungen veranlassen Sie bei der Patientin und warum?

- **Röntgenbild der Hände beidseits** (Hände a. p. mit einer zweiten Ebene):Da die Polyarthritis erst wenige Wochen besteht, ist nicht anzunehmen, dass im Röntgenbild der Hände typische Veränderungen einer rheumatoiden Arthritis zu erkennen sein werden. (Diese sind erst nach etwa sechs Monaten zu erwarten.) Dennoch ist diese Aufnahme **beider** Hände erforderlich, da sie als Ausgangsbefund für Veränderungen dient, die möglicherweise im weiteren Verlauf einer rheumatoiden Arthritis zu erwarten sind. Aufnahmen in 2 Ebenen erhöhen die Sensitivität zum Nachweis von Erosionen.
- **Röntgenbild beider Vorfüße** a. p. mit einer zweiten Ebene: Bei Verdacht auf eine rheumatoide Arthritis sollte immer auch ein Röntgenbild der Vorfüße erstellt werden (auch wenn keine Beschwerden bestehen), da hier oft früher erosive Veränderungen zu erkennen sind als an den Händen. (Dabei können die Symptome an den Füßen den radiologischen Veränderungen auch deutlich hinterherhinken.) Alle Röntgenaufnahmen sollten bei Verdacht auf rheumatische Systemerkrankungen zum Vergleich immer beidseits angefertigt werden, selbst wenn nur einseitig ein Gelenk betroffen ist. Erosive Veränderungen beginnen vor allem an den Metatarsophalangealgelenken 5 beidseits, hierauf muss besonders geachtet werden.
- **Röntgenbild/CT der Lunge:** Die Beteiligung der Lunge ist bei Kollagenosen, Vaskulitiden und rheumatoider Arthritis vielfältig. Am häufigsten ist der Pleuraerguss zu finden, es können jedoch Lymphknotenvergrößerungen am Hilus, interstitielle Veränderungen des Lungenparenchyms, intrapulmonale Rundherde

(z. B. Rheumaknoten in der Lunge bei rheumatoider Arthritis, Granulome bei GPA) und Blutungen infolge der Vaskulitis auftreten. Alle diese Befunde sind im Thorax-Röntgenbild unter Umständen sichtbar, auch wenn der Auskultationsbefund nicht auffällig ist. Außerdem ist diese Aufnahme als Ausgangspunkt vor einer Therapie bedeutsam zum Ausschluss oder Nachweis einer alten oder frischen Tuberkulose vor der Therapie mit Biologika oder JAK-Hemmern.

## Sind der hochauflösende Ultraschall (inkl. Powerdopplersonografie der Synovialis) und die MRT (STIR-Sequenz, Kontrastmittel) sinnvolle Ergänzungen zum Röntgen?

Ja. Durch beide Methoden lassen sich entzündliche Veränderungen im Bereich sowohl der Gelenke als auch der Sehnen sensitiv nachweisen. Zudem erfassen beide Methoden frühe Erosionen sicherer als das Röntgenbild (Schneider et al. 2019, S. 7).

## Beschreiben Sie verlaufstypische röntgenologische Veränderungen bei einer rheumatoiden Arthritis.

Erste Zeichen sind Weichteilschwellungen, gelenknahe Demineralisation und subchondrale Zysten. Sie sind jedoch unspezifisch (kommen auch bei Kollagenosen und Vaskulitiden vor). Spezifische Zeichen einer rheumatoiden Arthritis sind **Erosionen** (Synonym: Usuren); die Gelenkspaltverschmälerung ist erst sekundär sichtbar, während sie bei degenerativen Gelenkerkrankungen das primäre Zeichen darstellt.

Im Endstadium finden sich subchondrale Geröllzysten, Destruktionen, Ankylosen und Fehlstellungen (Luxation/Subluxation); oft ist dann die Genese der Veränderung nicht mehr zuzuordnen.

## Befunden Sie die Röntgenbilder der Hände und Füße der Patientin (➤ Abb. 9.9 und ➤ Abb. 9.10).

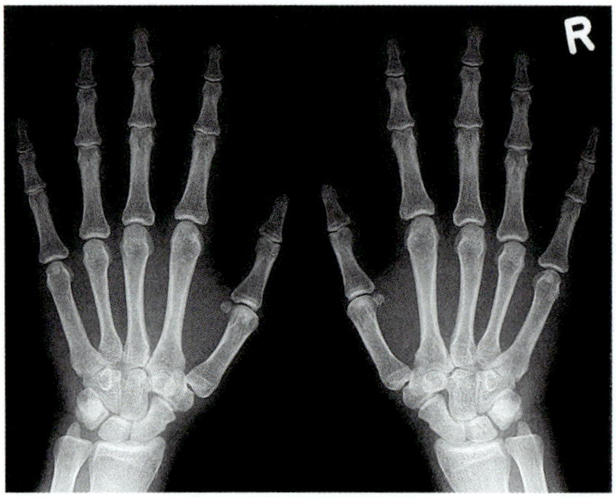


**Abb. 9.9** Röntgenaufnahme der Hände [P092]

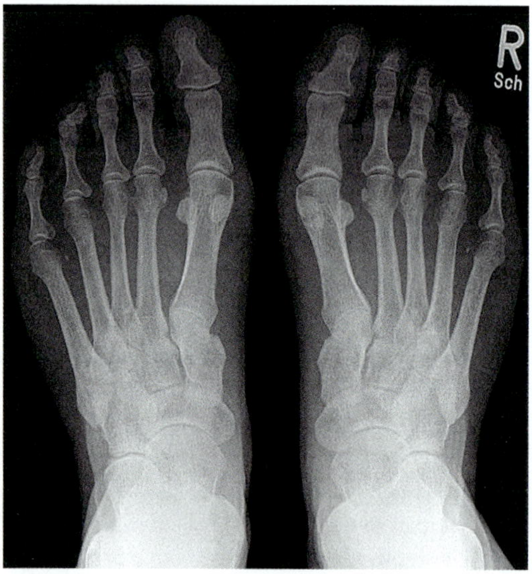


**Abb. 9.10** Röntgenaufnahme der Füße [P092]

Die Röntgenaufnahmen sind unauffällig, insbesondere sind keine erosiven Veränderungen zu erkennen.

9

Die Röntgenaufnahme des Thorax zeigt keinen pathologischen Befund. Im Labor ist der Rheumafaktor mit 80 IU/ml deutlich positiv (normal bis 10), die Differenzierung von ANCA und ANA (SS-A/B-Ak, Sm-Ak, RNP-Ak, Scl70-Ak) sowie die ds-DNS-Ak sind negativ. Komplement C3 und C4 liegen im Normbereich. Die CCP-Ak sind positiv.

## Zu welcher Diagnose kommen Sie aufgrund der vorliegenden Informationen?

Bei den objektiv nachweisbaren symmetrischen Synovitiden der Metakarpophalangeal- und eventuell auch der Metatarsophalangealgelenke sowie der ausgeprägten Morgensteifigkeit ist trotz der bislang fehlenden Röntgenveränderungen angesichts der erhöhten systemischen Entzündungsparameter, des hohen Rheumafaktors und der positiven CCP-Ak die Diagnose einer rheumatoiden Arthritis weitgehend gesichert. Kollagenosen und Vaskulitiden sind weitgehend ausgeschlossen (fehlende Anamnese, Untersuchungsbefunde und negative hinweisende Labortests; ➤ Tab. 9.2). Sofern die Synovitis in ≥ 1 Gelenk nachgewiesen ist, im Röntgen keine typischen Erosionen vorliegen und es auch keine andere Erklärung gibt, kann die Erkrankung bei ≥ 6 erreichten Punkten als rheumatoide Arthritis klassifiziert werden (➤ Tab. 9.2).

**Tab. 9.2** ACR/EULAR-Klassifikationskriterien der rheumatoiden Arthritis 2010 [F867-001]

| Parameter | Punkte |
|---|---|
| **Gelenkbeteiligung** | |
| • 1 großes Gelenk[1] | 0 |
| • 2–10 große Gelenke | 1 |
| • 1–3 kleine Gelenke[2] (mit oder ohne Beteiligung großer Gelenke) | 2 |
| • 4–10 kleine Gelenke (mit oder ohne Beteiligung großer Gelenke) | 3 |
| • > 10 Gelenke (darunter mindestens 1 kleines Gelenk) | 5 |
| **Serologie (für die Klassifikation muss mindestens 1 Testergebnis vorliegen)** | |
| • Rheumafaktor und CCP-Ak negativ | 0 |
| • Rheumafaktor oder CCP-Ak niedrigtitrig positiv (≤ 3 × ULN) | 2 |
| • Rheumafaktor oder CCP-Ak hochtitrig positiv (> 3 × ULN) | 3 |
| **Akutphase-Parameter (für die Klassifikation muss mindestens 1 Testergebnis vorliegen)** | |
| • CRP und BSG normal | 0 |
| • CRP erhöht oder BSG beschleunigt | 1 |
| **Dauer der Symptome** | |
| • < 6 Wochen | 0 |
| • ≥ 6 Wochen | 1 |

BSG = Blutsenkungsgeschwindigkeit, CCP = zyklisches citrulliniertes Peptid, CRP = C-reaktives Protein, ULN = Upper Limit of Normal (oberer Normalwert)

[1] Große Gelenke Schulter, Ellenbogen, Hüfte, Knie, Sprunggelenke

[2] Kleine Gelenke: MCP, PIP, MTP 2–5, IP, Handgelenke

## Welches Behandlungskonzept empfehlen Sie der Patientin?

Notwendig ist eine Therapie mit einem **Basismedikament** (internationale Bezeichnung für Basistherapie: DMARD), in erster Linie – sofern keine Kontraindikationen vorhanden – mit **Methotrexat** (gehört zu den csDMARDs = Conventional Synthetic Disease Modifying Antirheumatic Drugs). Die optimale

9

Startdosis beträgt 15 mg, die nur **einmal** pro Woche verabreicht wird. Die subkutane Gabe ist wegen der besseren Bioverfügbarkeit vorteilhafter als die orale Gabe. Methotrexat ist das Standard-Basismedikament bei rheumatoider Arthritis mit insgesamt guter Wirksamkeit und relativ niedriger Nebenwirkungsrate. (Da bei der Patientin weder ein Nierenproblem noch Hinweise auf eine Leberschädigung vorliegen, besteht keine Kontraindikation für Methotrexat und für die gewählte Dosis.) Zur Vermeidung von potenziellen Nebenwirkungen sollte die Patientin noch Folsäure (1 × 5 mg/Woche etwa 24 h nach der MTX-Gabe) erhalten.

Zusätzlich sollte ein **Glukokortikoid** in einer Dosierung von (10–30 mg Prednisolonäquivalent täglich) begonnen werden. Die Dosis sollte schrittweise innerhalb von 8 Wochen auf eine Tagesdosis von ≤ 5 mg gesenkt werden. Begleitend sollte immer Vitamin D zur Osteoporoseprophylaxe verordnet und eine ausreichende Calciumzufuhr über die Ernährung empfohlen werden. Ziel ist es, die Glukokortikoide nach 3–6 Monaten abzusetzen und dann nur noch mit DMARDs zu behandeln. Bei einer dauerhaften Glukokortikoidtherapie > 5 mg/d ist das Risiko für Infektionen und Nebenwirkungen höher als bei einer Therapie mit DMARDs einschließlich Biologika.

Bei ausbleibender Besserung nach 3 Monaten (vorher würde man ggf. noch die Methotrexatdosis steigern, die Glukokortikoiddosis anpassen oder Glukokortikoide intraartikulär verabreichen) sollte überlegt werden, ob die Methotrexattherapie allein weitergeführt werden kann oder ob ein Biologikum (bDMARD) oder ein Januskinase (JAK)-Inhibitor (tsDMARD = Targeted Synthetic DMARD) gegeben werden muss. Remissionskriterien bzw. Kriterien einer guten Wirksamkeit sind durch DAS28 oder SDAI definiert. Wird kein Therapieansprechen erreicht, ist eine Therapieintensivierung erforderlich. Die Auswahl der Therapiestrategie erfolgt dann unter Hinzuziehung von Prognosefaktoren und weiteren patientenspezifischen Faktoren (z. B. Komorbiditäten). Der Einsatz von bDMARD oder tsDMARD erfolgt möglichst immer in Kombination mit MTX.

Eine Auffrischung der Standardimpfungen bzw. zusätzliche Impfungen gegen Pneumokokken und Herpes zoster (Gürtelrose) sowie regelmäßige Grippeschutzimpfungen und Immunisierungen gegen SARS-CoV2 sollten entsprechend den Empfehlungen der STIKO für Immunsupprimierte zur Prophylaxe bei erhöhtem Infektionsrisiko aufgrund der Erkrankung und der Therapie durchgeführt werden.

## ZUSATZINFORMATION

Eine konsequente und ausreichende Therapie kann nicht nur die Mortalität deutlich senken, sondern auch Folgeerkrankungen verhindern. Moderne Therapiestrategien unter Verwendung von csDMARD (zu den csDMARD zählt, z. B. auch Leflunomid), bDMARD (TNF-Blocker, Interleukin-6-Rezeptor-Antagonisten, CTL4-Ig-Co-Stimulationsblocker, B-Zell-depletierende Antikörper u. a.) und tsDMARD (JAK-Inhibitoren) sind heute in der Lage, den Krankheitsprozess weitgehend zu stoppen. Ziel der Therapie ist eine Remission oder, sofern diese nicht möglich ist, zumindest eine nur geringe Krankheitsaktivität . (Dies wird regelmäßig im Verlauf beurteilt, z. B. anhand der DAS28-Kriterien und des SDAI.) Ist das Therapieziel einer Remission oder geringen Krankheitsaktivität bei fortgeschrittener Erkrankung nicht erreicht, ist eine Therapieänderung indiziert (Fiehn et al. 2018).

Aufgrund von Sicherheitshinweisen hinsichtlich kardiovaskulärer Ereignisse und Malignomen ist bei Patienten über 65 Jahren der Einsatz von JAK-Inhibitoren, insbesondere bei Vorliegen entsprechender Risikofaktoren, immer genau zu hinterfragen und ggf. Biologika vorzuziehen.



### Wie sollten die Verlaufskontrollen bei der Patientin aussehen?

- Regelmäßige Verlaufskontrollen bei aktiver Erkrankung zunächst alle 1–3 Monate, bei Erreichen des Therapieziels dann etwa alle 3 Monate bei einem internistischen Rheumatologen
- Laborkontrollen (Blutbild, Differenzialblutbild, CRP, BSG, Kreatinin, GPT, γ-GT, Urinstix) zu Anfang nach 1–2 Wochen, dann nach weiteren 2–3 Wochen, danach alle 4 Wochen, ggf. bei längerer komplikationsloser Medikamentenverträglichkeit nur noch alle 6–12 Wochen beim Hausarzt

## Wie ist die Prognose bei der Patientin einzuschätzen, was sind für die Prognose entscheidende Faktoren?

Wie bereits erwähnt, sprechen positiver Rheumafaktor und die positiven CCP-Ak für einen progressiven Verlauf (rasche Destruktionstendenz von Gelenken durch die Erkrankung). Weitere ungünstige Prognosefaktoren sind:

- Hohe initiale Krankheitsaktivität
- Hohe Anzahl geschwollener Gelenke
- Hohe Akut-Phase-Reaktion
- Nachweis von frühen erosiven Veränderungen
- Schlechtes Ansprechen auf eine antientzündliche Therapie (einschließlich Glukokortikoide)
- Verminderte Funktionalität von Gelenken und Organen (ermittelbar mit Funktionsfragebogen, z. B. HAQ)
- Weibliches Geschlecht

Die Prognose hängt entscheidend von der effektiven Unterdrückung der Entzündungsaktivität ab (Ziel: keine geschwollenen Gelenke, normale systemische Entzündungsparameter). Deshalb sind regelmäßige Verlaufskontrollen beim internistischen Rheumatologen mit Adaptierung der Basistherapie an die Entzündungsaktivität notwendig. Die Entzündungsaktivität kann z. B. durch Scores wie **DAS28** (Disease Activity Score beruhend auf der klinischen Untersuchung von 28 Gelenken mit Ausnahme der distalen Interphalangeal-, Fuß- und Zehengelenke – Zahl geschwollener Gelenke, Zahl druckschmerzhafter Gelenke –, Patientenselbsteinschätzung und systemische Entzündungsparameter), **SDAI** (Simplified Disease Activity Index; neben der Anzahl schmerzhafter und geschwollener Gelenke, des CRP und der Patientenselbsteinschätzung kommt die Einschätzung des Arztes hinzu), HAQ (Health Assessment Questionnaire, Funktionsfragebogen), radiologische Scores u. a. eingeschätzt werden.

Patienten mit rheumatoider Arthritis haben eine erhöhte Mortalität, die wesentlich von der Entzündungsaktivität der Erkrankung, Nebenwirkungen der Therapie (insbesondere Glukokortikoide) und Begleitfaktoren (z. B. kardiovaskuläre Risikofaktoren) abhängt. Folgen einer unzureichend behandelten Entzündungsaktivität können darüber hinaus sein:

- Gelenkdeformität mit Behinderung
- Infektionsanfälligkeit (insbesondere bei Prednisolonäquivalent > 5 mg/d)
- Beteilung von Lunge (interstitielle Lungenerkrankung, Pleuraerguss u. a.), Herz (Perikarderguss u. a.), Nervensystem (Polyneuropathie, Karpaltunnelsyndrom u. a.), Auge (Skleritis u. a.), Gefäßen (Vaskulitis)
- Progrediente Arteriosklerose

Die Prognose der Patientin ist bei ausreichender Kontrolle der Krankheitsaktivität gut.

### LITERATUR

Aletaha D, et al. 2010 rheumatoid arthritis classification criteria: an American College of Rheumatology/European League Against Rheumatism collaborative initiative. Ann Rheum. 2010; 62: 9. 1580–1588.

Fiehn C, et al. S2e-Leitlinie: Therapie der rheumatoiden Arthritis mit krankheitsmodifizierenden Medikamenten. AWMF-Register Nr. 060-004. Stand 01.04.2018, gültig bis 31.03.2023 (35 Seiten).

Schneider M, et al. S3-Leitlinie. Management der frühen rheumatoiden Arthritis. AWMF-Registernr. 060-002. Stand 18.12.2019, gültig bis 17.12.2024 (123 Seiten).

Taylor W, et al. Classification criteria for psoriatic arthritis: development of new criteria from a large international study. Arthritis Rheum 2006;54(8):2665–2673.

## 9.9 Leitsymptom Raynaud-Symptomatik mit Arthralgien

**KASUISTIK**

Eine 45-jährige Informatikerin kommt in Ihre Praxis und berichtet von Gelenkschmerzen. Die Beschwerden seien mal mehr in den Fingern, mal mehr in den Handgelenken und ab und zu auch in den Schultern beidseits lokalisiert. Eine leichte, diffuse Schwellung der Hände liege seit Monaten vor. Morgens bestehe eine Bewegungseinschränkung (insbesondere beim Faustschluss), die aber unter der täglichen Arbeit (jetzt Hausfrau mit zwei Kindern) langsam besser wird. Besonders beim Spülen und Hantieren mit kaltem Wasser bemerke sie seit etwa einem Jahr den Wechsel von Weiß- und Blauverfärbung einzelner Finger, die unter Wärme meist wieder schnell vergeht. Insgesamt fühle sie sich müde und abgeschlagen, habe im letzten Halbjahr etwa 2 kg Gewicht verloren.
Die orientierende **klinische Untersuchung** ist unauffällig bis auf leicht geschwollen erscheinende Finger und die im Bild (➤ Abb. 9.11) gezeigten Veränderung im Bereich der Nägel.

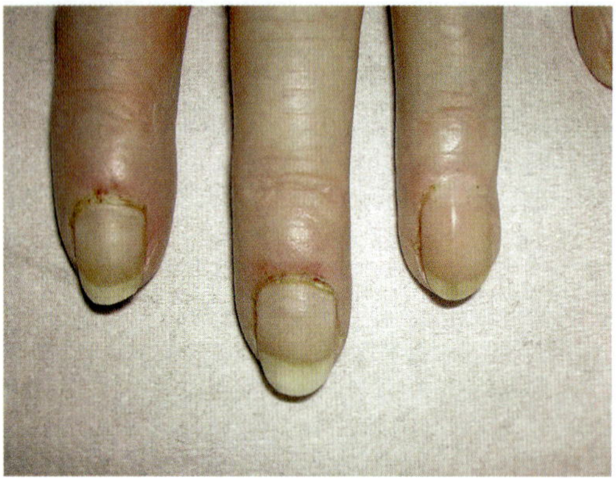

**Abb. 9.11** Veränderungen in Bereich der Fingernägel [P092]

### Wie interpretieren Sie diesen Befund?

Der Nagelfalz erscheint entzündet, ferner sind Einblutungen zu erkennen. Es könnte sich zum einen um Folgen einer mechanischen Schädigung handeln. Im Kontext der von der Patientin geschilderten Symptome ist zum anderen aber auch an ein vaskulitisches Geschehen oder an Nagelfalzveränderungen im Rahmen einer systemischen Sklerose oder Dermatomyositis (periunguales Erythem, dilatierte Kapillarschlingen, Einblutungen, Hyperkeratose; sogenanntes Keinig-Zeichen) zu denken.

9

Bereits einen Monat zuvor wurden auf Veranlassung des Hausarztes Röntgenbilder der Hände und Füße angefertigt.

### Wie beurteilen Sie das Röntgenbild der Hände und der Füße (➤ Abb. 9.12 und ➤ Abb. 9.13)?

Die Röntgenbilder der Hände und Füße sind unauffällig: normale Gelenke, keine Erosionen, keine gelenknahe Demineralisation, keine Kalkablagerung in den Weichteilen.

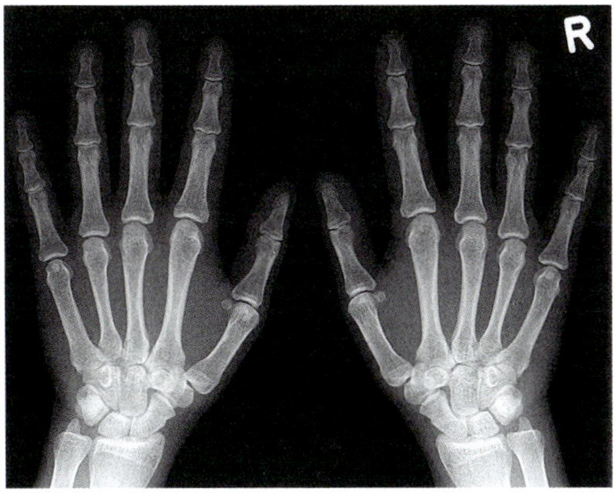

**Abb. 9.12** Röntgenaufnahme der Hände [P092]

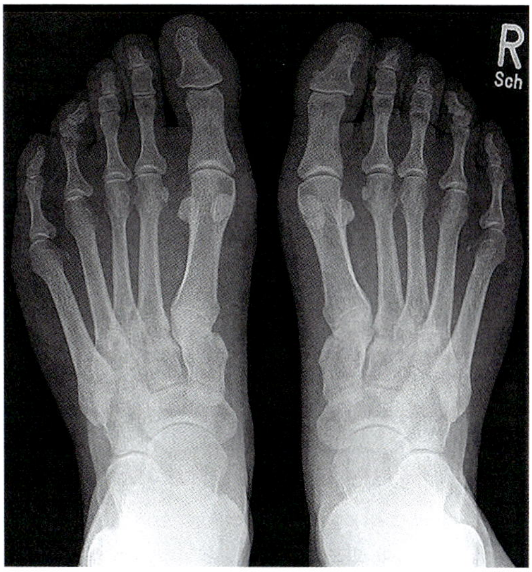

**Abb. 9.13** Röntgenaufnahme der Füße [P092]

Folgende **Laborwerte** liegen, ebenfalls vom Hausarzt veranlasst, vor: Leukozyten 3.500/µl, Thrombozyten 149.000/µl, CRP 1,3 mg/dl, BSG 35/57 mm, Harnsäure 7,8 mg/dl, ANA-Titer 1 : 800, Rheumafaktor 23 IU/ml. Urinstix: Blut, 25 Erythrozyten/µl, keine Proteinurie, alles andere normal. Im Normbereich liegen Erythrozytenzahl, Hb, Erythrozytenvolumen (MCV), Natrium, Kalium, Harnstoff, Kreatinin, Transaminasen.

## Eine Raynaud-Symptomatik kann bei allen Kollagenosen auftreten. Welche Kollagenosen kommen in diesem Fall infrage?

- Systemischer Lupus erythematodes
- Systemische Sklerose
- Sjögren-Syndrom
- Polymyositis/Dermatomyositis
- Mischkollagenose/Overlap-Syndrom

## Welche differenzialdiagnostischen Überlegungen stellen Sie daraufhin an?

Die wichtigsten Differenzialdiagnosen sind in Hinblick auf das Raynaud-Syndrom, die Nagelfalzveränderungen und den klinischen Aspekt der Finger die Dermatomyositis und die systemische Sklerose, aber auch ein Overlap-Syndrom oder die Mischkollagenose kommen in Betracht.

## Erläutern Sie Ihre Differenzialdiagnosen ausführlicher (Beschreibung von Krankheitsbild, Symptomen, charakteristischen Laborbefunden und klinischen Befunden bei der beschriebenen Patientin).

- Bei der **Polymyositis/Dermatomyositis** können alle beschriebenen Symptomenkomplexe auftreten. Leitsymptom ist eine Schwäche der proximalen Extremitätenmuskulatur. Klassisch für die Dermatomyositis sind zusätzlich rötlich-livide, lichenoide Hautveränderungen über den Streckseiten der Fingergelenke (sogenannte Gottron-Papeln), ein livides Erythem (heliotropes Erythem) an den Augenlidern (oft in Asso-

ziation mit einer periorbitalen Schwellung), Erytheme am übrigen Gesicht, Hals, Dekolleté oder im Bereich der Streckseiten von Armen und Beinen sowie die bei der Patientin beobachtete **Nagelfalzentzündung.** Die Leukopenie und die erhöhten systemischen Entzündungsparameter im Labor passen ebenfalls zu dieser Diagnose. Typischerweise findet sich im Labor eine erhöhte CK; sie müsste noch bestimmt werden.
- Als **Mischkollagenose** (Synonym: Sharp-Syndrom) **und Overlap-Syndrom** werden Erkrankungen verstanden, die Manifestationen verschiedener Kollagenosen und der rheumatoiden Arthritis in unterschiedlicher Ausprägung aufweisen. Sie gehen in der Regel mit positiven ANA einher und können anhand bestimmter Autoantikörper weiter differenziert werden (z. B. Antikörper gegen U1-RNP bei der Mischkollagenose, Antikörper gegen PmScl bei dem Überlappungssyndrom Polymyositis/systemische Sklerose). Eine derartige Erkrankung könnte bei der Patientin vorliegen.
- Beim **systemischen Lupus erythematodes** kommt es zu Arthralgien oder Arthritiden überwiegend der kleinen Gelenke, häufig bestehen nur Arthralgien ohne objektivierbare Gelenkschwellung. Die Raynaud-Symptomatik, die Morgensteifigkeit, die erhöhten ANA-Titer sowie die Leukopenie sind Symptome des systemischen Lupus erythematodes. Auch eine Vaskulitis der Nagelfalzkapillaren kann, allerdings selten, auftreten. Das Alter der Patientin (auch wenn der Lupus erythematodes üblicherweise früher beginnt) und das weibliche Geschlecht unterstützen diese Diagnose. Häufig besteht eine Sonnenempfindlichkeit der Haut, die hier nicht angegeben ist. Der Rheumafaktor kann unspezifisch leicht erhöht sein, meist ist er allerdings negativ. dsDNS-Ak und Sm-Ak sind Leitantikörper für diese Erkrankung; sie sollten bestimmt werden.

**ZUSATZINFORMATION**

Als weitere typische, wenngleich nicht spezifische Laborveränderungen können beim SLE eine Komplementerniedrigung (z. B. C3, C4, C1q) und Antikörper gegen SS-A, U1-RNP und Phospholipide gefunden werden.

- Das **Sjögren-Syndrom** ist eine Erkrankung aus der Gruppe der Kollagenosen mit den führenden Symptomen Trockenheit von Mund und Augen **(Sicca-Symptomatik).** Darüber hinaus kann jede sonstige Kollagenose-Symptomatik vorliegen, also auch ein Raynaud-Syndrom, Arthritiden oder Arthralgien, erhöhte ANA-Titer (bei der Differenzierung dann in der Regel positive SS-A- oder SS-B-Ak [SS steht für Sjögren-Syndrom]), seltener eine Leukopenie. Ohne Sicca-Symptomatik ist diese Erkrankung zwar unwahrscheinlicher, aber möglich.
- Die **systemische Sklerose** zählt ebenfalls zu den Kollagenosen. Leitsymptom ist neben der Hautverhärtung (die erst im Verlauf von Jahren klinisch manifest werden kann; am Beginn steht oft eine diffuse Schwellung der Haut über beiden Händen) die **Raynaud-Symptomatik.** Weibliches Geschlecht, Morgensteifigkeit, Polyarthralgien, erhöhte ANA und Leukopenie (selten) unterstützen in diesem Fall diese Diagnose. An den Fingerspitzen sind oft punktförmige Nekrosen („Rattenbissnekrosen") und infolgedessen Hyperkeratosen zu erkennen, Nagelfalzentzündungen sind seltener, aber möglich, Kapillarerweiterungen im Nagelfalz (einzelne rote Punkte) gehören jedoch zu diesem Krankheitsbild.



## Warum erwägen Sie nicht auch die rheumatoide Arthritis als Differenzialdiagnose?

Leitsymptom der rheumatoiden Arthritis ist die symmetrische, objektiv nachweisbare Polyarthritis der kleinen Gelenke > 6 Wochen Dauer. Bei dieser Patientin besteht keine objektivierbare Arthritis, sondern Polyarthralgien, die allerdings Prodromalsymptom einer rheumatoiden Arthritis sein können.

Eine Morgensteifigkeit von ≥ 60 Minuten Dauer ist ebenfalls ein wichtiges Symptom der rheumatoiden Arthritis, aber für sich genommen nicht spezifisch, sondern kommt bei jeder Form einer Synovitis vor.

Die Raynaud-Symptomatik kann zwar ein Symptom der rheumatoiden Arthritis sein, spricht aber sehr viel eher für eine Erkrankung aus der Gruppe der Kollagenosen.

Der leicht erhöhte Rheumafaktor könnte die rheumatoide Arthritis als Verdachtsdiagnose stützen, jedoch sprechen die Nagelfalzentzündung und die fehlende Arthritis deutlich dagegen. Zur weiteren Einordnung ist noch die Bestimmung der für die rheumatoide Arthritis relativ spezifischen CCP-Ak sinnvoll.

### Welche anamnestischen Fragen sollten Sie der Patientin zur weiteren Abklärung stellen?

- Können Sie ohne Unterstützung durch die Arme von einem Stuhl aufstehen? Können Sie Treppen steigen? Haben Sie Schwierigkeiten beim Kämmen oder bei anderen Arbeiten über Kopf? (Muskelschwäche der proximalen Muskulatur ist Leitsymptom der Polymyositis und Dermatomyositis.)
- Treten nach Sonnenbestrahlung Hauterscheinungen auf oder bestehen Hautveränderungen an lichtexponierten Stellen (Sonnenempfindlichkeit der Haut, die ein Kardinalsymptom des SLE ist, aber auch bei der Dermatomyositis zu Erythemen führen kann)? Haben Sie ungewöhnlich starken Haarausfall bemerkt (Haarausfall ist häufig beim SLE; kann sich unterschiedlich, z. B. als diffuser Haarausfall, vernarbende Alopezie, nicht-vernarbende Alopezie manifestieren)
- Besteht ein Fremdkörpergefühl in den Augen mit Rötung, Brennen und Schwellung oder Mundtrockenheit mit Kau- und Schluckschwierigkeiten (Sicca-Symptomatik)? (Gilt als Kardinalsymptom des Sjögren-Syndroms, kann als Keratoconjunctivitis sicca jedoch ebenso bei der rheumatoiden Arthritis und anderen Kollagenosen auftreten.) Augentrockenheit ist aber auch ein sehr unspezifisches, sehr häufiges Symptom und viele Ursachen können noch zugrunde liegen (z. B. Bildschirmarbeit, trockene Raumluft, Sarkoidose, chronische Virusinfektionen, Allergien, Schilddrüsenerkrankungen, Rosazea, Meibom-Drüsendysfunktion, altersbedingt/Menopause, Medikamente).
- Bestehen Symptome oder Erkrankungen an Herz (z. B. Tachykardie, Rhythmusstörungen), Lunge (z. B. Pleuritis, atemabhängige Brustschmerzen, Atemnot), Darm (z. B. Durchfälle), Nieren (z. B. hoher Blutdruck, Ödeme), Nervensystem (Polyneuropathie oder Mononeuritis multiplex), Lymphknoten (Lymphadenopathie), Blut (Anämie, Thrombozytopenie mit evtl. konsekutiven Blutungszeichen) oder Schleimhäuten (Aphthen)? Kollagenosen können auch die inneren Organe, vor allem Herz, Lunge, Niere, Nervensystem, Blutbildung, seltener den Darm betreffen.

### Welche zusätzlichen klinischen Untersuchungen helfen Ihnen bei der Diagnosestellung weiter?

- Untersuchung der Haut auf **Vaskulitiszeichen,** Verhärtung, Farbveränderungen, Rhagaden an den Fingern (Mechanic Hands), Aphthen der Mund- oder Genitalschleimhäute oder digitale Ulcera, Hyperkeratosen der Finger-Zehenspitzen
- Untersuchung der Fingergelenke auf Synovitiden (Gaenslen-Zeichen, Faustschluss, Palpation der einzelnen Gelenke)
- internistische Untersuchung von Herz, Lunge, Abdomen, Lymphknoten, Gefäßen und Niere
- Neurologische Untersuchung (periphere und zentrale Nerven, Muskulatur). Aufgrund der möglichen Beteiligung des peripheren und zentralen Nervensystems bei jeder Form einer Vaskulitis der kleinen Gefäße ist diese Untersuchung bedeutsam. Und da bei der Patientin insbesondere auch die Differenzialdiagnose einer autoimmunen Myositis im Raum steht, ist es sinnvoll, ein Augenmerk auf die Untersuchung der Muskulatur zu legen (Muskelatrophie, Paresen?).

Die Patientin macht auf Ihre gezielten Nachfragen folgende Angaben: Eine Muskelschwäche habe sie nicht bemerkt, auch keine Trockenheit im Mund oder der Augen, keine Aphthen, kein verstärkter Haarausfall. Eine „Mallorca-Akne"

habe sie jedoch gehabt (Hautbläschen beim Liegen in der Sonne vor Jahren, sie meide seitdem intensive Sonnenbestrahlung).
Die ausführliche **klinische Untersuchung** von Haut, Gelenken, inneren Organen, Gefäßen und Nervensystem (inklusive Muskulatur) ist unauffällig.

Welche zusätzliche Labordiagnostik und apparative Diagnostik halten Sie für unumgänglich? Begründen Sie Ihre Vorgehensweise.

- **Kreatinkinase (CK)** und **Laktatdehydrogenase (LDH):** Diese beiden Laborparameter geben Hinweise auf eine strukturelle Beteiligung der Muskulatur. Die CK sollte bei Patienten mit Polyarthralgien oder Polyarthritiden immer mitbestimmt werden, da die Symptomatik an der Muskulatur oftmals unspezifisch angegeben wird und die Muskelschwäche erst spät bemerkt werden kann.
- Angesichts des erhöhten ANA-Titers sollte das Fluoreszenzmuster beachtet werden, welches erste Rückschlüsse auf die spezifischen ANA zulässt und eine weitere **ANA-Differenzierung** per ELISA erfolgen: SS-A/B-Ak (auch Ro-/La-Antikörper genannt), Sm-Ak, Scl70-Ak, CENP-B-Ak, U1-RNP-Ak. Diese ANA-Differenzierung trägt zur Unterscheidung der einzelnen Kollagenosen bei, kann diese aber nicht beweisen (s. u.)
- Bestimmung von **myositisspezifischen und -assoziierten Autoantikörpern** bei erhöhter CK: Bei Myositiden kann der Nachweis von myositisspezifischen Autoantikörpern einen Hinweis auf den Subtyp der autoimmunen Myositis geben (z. B. Antikörper gegen Mi2 bei Dermatomyositis, Antikörper gegen TIF 1-gamma bei paraneoplastischer Myositis, Antikörper gegen SRP bei schwer verlaufender Polymyositis, Antikörper gegen PmScl bei Overlap-Syndromen, Antikörper gegen Jo-1 bei Antisynthetase-Syndrom).
- **Antineutrophile zytoplasmatische Antikörper (ANCA):** Sie sind Labormarker für eine Reihe von Vaskulitiden (siehe Einteilung der Vaskulitiden, ➤ Tab. 9.1). Da ANCA-positive Vaskulitiden unbehandelt eine eher schlechte Prognose haben, sollten bei Vorhandensein vaskulitisverdächtiger klinischer Symptome die ANCA bereits mitbestimmt werden, um eine solche Erkrankung nicht zu übersehen.
- **Urinstatus** (Urinstix und -sediment): Jede Nierenbeteiligung bei einer entzündlichen Rheumaerkrankung führt zu Veränderungen, die im Urin nachweisbar sind. Die Differenzialdiagnose Kollagenose – Vaskulitis zwingt zur ausführlichen, auch mikroskopischen Untersuchung. Unabhängig vom Ergebnis des Urinstix (erst recht, wenn dieser eine Erythrozyturie oder Proteinurie anzeigt) ist immer eine mikroskopische Untersuchung des Sediments erforderlich (bei Glomerulonephritis: dysmorphe Erythrozyten, Zylinder – insbesondere Erythrozytenzylinder). Bei Proteinurie ist eine Quantifizierung in mg/g Kreatinin erforderlich. Eine alleinige Urinstix-Untersuchung reicht nicht aus!
- **Transthorakale Echokardiografie:** Sie dient zur Abklärung einer bei Kollagenosen möglichen Perikarditis oder Herzmuskelbeteiligung im Sinne einer Kardiomyopathie, ggf. einer Pulmonalarterienhypertonie bei systemischer Sklerose. Bei Vorliegen einer kardialen Manifestation ist die Prognose der Patienten schlechter und damit die Therapie aggressiver zu wählen.
- **Lungenfunktion/CT der Lunge:** Der Auskultationsbefund bei der Patientin ist zwar normal, dies gibt aber noch keinen zureichenden Hinweis auf die Lungenfunktion. Bei Restriktion und/oder Diffusionsstörung sollte eine CT der Lunge erfolgen. Bereits diskrete klinische Veränderungen gehen mit hoher prognostischer Bedeutung einher. Jo-1-Antikörper sind z. B. mit interstitieller Lungenbeteiligung assoziiert.
- **Kapillarmikroskopie:** Bei jeder neu aufgetretenen Raynaud-Symptomatik ist eine Kapillarmikroskopie indiziert. Bei der systemischen Sklerose und bei den Myositiden gibt es relativ spezifische Muster, sodass die Kapillarmikroskopie wertvolle Hinweise auf diese Krankheitsentitäten geben kann.
- **EMG und MRT** mit der Frage nach myopathischem Muster bzw. nach Zeichen einer Myositis. Diese beiden Untersuchungen sind auch wichtig in Hinblick auf die Planung einer Muskelbiopsie zur weiteren (immun)histologischen Begutachtung.

9

- **Muskelbiopsie mit Histologie/Immunhistologie:** Eine Muskelbiopsie ist bei CK-Erhöhung, wenn diese wiederholt gemessen wird und deren Ursache nicht mit anderweitiger Diagnostik geklärt werden konnte, indiziert. Sie sollte in einer Erkrankungsphase mit bestehender CK-Erhöhung erfolgen, damit eine möglichst hohe Sensitivität der Untersuchung gegeben ist. Das histologische Ergebnis kann Hinweise auf die Art der zugrunde liegenden Muskelerkrankung liefern (z. B. $CD4^+/CD8^+$-T-Zell-Infiltrate vom perifaszikulären Verteilungsmuster bei Dermatomyositis, $CD4^+/CD8^+$-T-Zell-Infiltrate vom perimysialen Verteilungsmuster bei Polymyositis).

## Können Sie mit der weiteren ANA-Differenzierung die Diagnose einer bestimmten Kollagenose beweisen?

Der Beweis einer bestimmten Kollagenoseform kann durch eine ANA-Differenzierung nicht geführt werden. Bei der ANA-Differenzierung werden Antikörpern gegen extrahierbare nukleäre Antigene (ENA) bestimmt. Dabei wird getestet, gegen welches Antigen des Zellkerns die antinukleären Antikörper gerichtet sind.

Da die Sensitivität der einzelnen Autoantikörper < 50 % liegt, kann trotz nachgewiesener bzw. hochwahrscheinlicher Kollagenose ein negativer Befund vorliegen. Auch gibt es Limitationen bei der Spezifität: Einige dieser Antikörper gelten zwar als relativ spezifisch für bestimmte Kollagenoseformen (z. B. dsDNS-Ak und Sm-Ak für den SLE oder Scl70-Ak für die systemische Sklerose) und deren Nachweis legt das Vorliegen einer derartigen Kollagenoseform nahe. Um zu beurteilen, ob diese Kollagenoseform vorliegt oder nicht, muss aber auch das klinische Bild berücksichtigt werden; der alleinige Nachweis eines bestimmten Antikörpers ohne das entsprechende klinische Bild reicht für die Diagnose einer Kollagenose nicht aus. Des Weiteren kommen bestimmte Antikörper, z. B. U1-RNP-Ak oder SS-A-Ak, überlappend bei mehreren unterschiedlichen Kollagenoseformen vor und sind somit wenig spezifisch für eine einzelne Kollagenoseform. Mittels der ANA-Differenzierung ist daher der Beweis einer bestimmten Kollagenose nicht möglich.

ANA-Differenzierung, ds-DNS-Ak und Jo-1-Ak der Patientin sind negativ, ebenso wie die CCP-Ak und die ANCA. C3-, C4-Komplement normal. Das Urinsediment zeigt keine Glomerulonephritis an. Die Kreatinkinase ist mit 750 U/l deutlich erhöht, die Laktatdehydrogenase mit 250 U/l ebenfalls. Die nachfolgende Bestimmung myositisspezifischer Autoantikörper ergibt den Nachweis von Antikörpern gegen Mi-2.
Das Röntgenbild des Thorax, die Lungenfunktion (inklusive Diffusionskapazität) und die Echokardiografie sind unauffällig. Aufgrund des Nachweises der Autoantikörper gegen Mi-2 wird auf eine Muskelbiopsie verzichtet.

## Wie lautet Ihre Diagnose?

Aufgrund des klinischen Bildes, der CK-Erhöhung und des Nachweises von Antikörpern gegen Mi-2 ergibt sich die Diagnose einer Dermatomyositis.



## Welche Therapie schlagen Sie der Patientin vor?

Empfehlenswert ist initial eine Glukokortikoidtherapie (bei insgesamt gering ausgeprägter Symptomatik z. B. initial Prednisolon 20 mg/d und nachfolgende Dosisreduktion in 2,5-mg-Schritten alle 2–4 Wochen. Bei stärker ausgeprägter Muskelbeteiligung oder Nachweis einer Organbeteiligung [z. B. Lunge] wäre jedoch eine initiale Dosis von 1–2 mg/kg sinnvoll). Additiv ist auch die Verwendung eines Sonnenschutzpräparats mit einem hohen Lichtschutzfaktor anzuraten (wegen der Dermatomyositis-assoziierten Photosensitivität). Ob zusätzliche immunmodulierende Medikamente (z. B. Methotrexat, Azathioprin) eingesetzt werden müssen, wird der weitere Verlauf zeigen.

### Welche Verlaufskontrollen empfehlen Sie dem Hausarzt?

- Erfassung des subjektiven Befindens der Patientin
- Erfassung des Hautstatus (Verlauf des Hautbefundes am Nagelfalz; Auftreten neuer Hauteffloreszenzen?)
- Regelmäßige Auskultation der Lungen. Zusätzlich sind fachärztliche regelmäßige Kontrollen der Lungenfunktion inklusive Bestimmung der Diffusionskapazität indiziert. Bei Auffälligkeiten bei der Auskultation oder der Lungenfunktion müsste dann eine CT-Thorax-Untersuchung erfolgen (zwecks Erfassung einer bei Dermatomyositis möglichen interstitiellen Lungenbeteiligung)
- Regelmäßige Laborkontrollen: Kreatinkinase, CRP, BSG, Blutbild, Kreatinin, GPT, γ-GT

Bei der erneuten Vorstellung sechs Wochen später haben sich die Beschwerden der Patientin deutlich gebessert. Es bestehen allerdings weiterhin Gelenkschmerzen, eine leichte, diffuse Schwellung der Finger und die Raynaud-Symptomatik. Die CK ist mit 440 U/l erhöht. Sie entscheiden sich, bei der Patientin eine weitere immunmodulierende Medikation zu beginnen.

### Welche Medikamente ziehen Sie in Erwägung. Nennen Sie auch die Dosierung.

- Parallel zur Glukokortikoidtherapie Azathioprin 2 mg/kg KG/d.
- Alternativ Methotrexat 1 × 15 mg/Woche peroral oder subkutan oder Ciclosporin A 3–5 mg/kg KG/d.
- Hochdosisimmunglobuline oder Rituximab (off-label) werden erst im Falle eines weiter therapierefraktären Verlaufs oder bei schweren Organbeteiligungen in Erwägung gezogen (Wiendl et al. 2022).

### Empfehlen Sie der Patientin eine Malignomabklärung?

Da insbesondere bei der Dermatomyositis Malignome gehäuft auftreten (bis zu 25 %; bei der Polymyositis ist das Tumorrisiko geringer) – gerade in den ersten Jahren nach Erkrankungsbeginn –, ist eine Tumorsuche notwendig!

**LITERATUR**

Wiendl H, et al. S2k-Leitlinie Myositissyndrome. AWMF-Registernr. 030-054. Stand 28.04.2022, gültig bis 27.04.2025 (94 Seiten).

9

## 9.10 Leitsymptom Schulterschmerzen beidseits

**KASUISTIK**

Eine 65-jährige Frau (frühere Lehrerin) kommt in Ihre Praxis und berichtet von zunehmenden Schmerzen und Steifigkeit in beiden Schultern (rechts mehr als links) mit deutlichem Krankheitsgefühl. Die Beschwerden hätten vor wenigen Wochen plötzlich begonnen. Insbesondere nachts und morgens könne sie sich praktisch nicht bewegen. Im Tagesverlauf würden die ziehenden Schmerzen zwar weniger, verschwänden aber nie. Seit wenigen Tagen seien jetzt noch Schmerzen im Gesäß, ausstrahlend in beide Oberschenkel, dazugekommen. Die Schmerzen seien jetzt so stark, dass sie sogar die Hilfe ihres Mannes morgens beim Aufstehen brauche. Sie habe zusätzlich leichtes Fieber und eine Gewichtsabnahme bemerkt. Die **klinische Untersuchung** der depressiv und deutlich krank wirkenden Frau mit einer Größe von 168 cm, einem Gewicht von 69 kg, einem Blutdruck von 140/80 mmHg, einer regelmäßigen Herzfrequenz von 80/min und normaler Atemfrequenz von 14/min ergibt außer einer diffusen Druckschmerzhaftigkeit über der Oberarm- und Oberschenkelmuskulatur keinen wegweisenden Befund. Insbesondere sind die Gelenke nicht geschwollen. Die aktive Elevation der Arme über die Horizontale ist beidseits wegen der Schmerzen praktisch unmöglich, passiv können die Arme jedoch uneingeschränkt mit wenig Schmerzen bewegt werden.

## Welche Laborwerte bestimmen Sie zur ersten Orientierung?

Anzuordnen sind: Blutbild, CRP, BSG, Elektrolyte, Harnstoff, Kreatinin, CK, Transaminasen, Harnsäure, Urinstatus.

Pathologische **Werte** liegen vor bei: Leukozytenzahl 14 100/µl, Hb 11,3 g/dl, Thrombozyten 379 000/µl, CRP 6,1 mg/dl, BSG 88/137 mm, Harnstoff 24 mg/dl, Harnsäure 8,2 mg/dl. Im Normbereich liegen Hämatokrit, Erythrozytenvolumen (MCV), Elektrolyte, Kreatinin, Kreatinkinase und Transaminasen. Der Urinstatus ist normal.

## Welche Verdachtsdiagnosen sind die wichtigsten?

- Polymyalgia rheumatica
- Riesenzellarteriitis
- Rheumatoide Arthritis
- Lambert-Eaton-Syndrom
- Subakute Endokarditis

## Welche Überlegungen führen Sie zu den genannten Verdachtsdiagnosen?

- **Polymyalgia rheumatica:** Klassisch ist der nachts beginnende, morgens betonte Schmerz im Schulter- und/oder Beckengürtel mit ausgeprägter Morgensteifigkeit, der oft plötzlich beginnt. Trotz der beträchtlichen Schmerzen in den Schultergelenken sind diese nicht geschwollen. (Bei der Polymyalgia rheumatica kommt es zur artikulären und/oder periartikulären Entzündung und auch für den Fall, dass eine akute Arthritis des Schultergelenks vorliegt, ist eine sichtbare Schwellung bei der körperlichen Untersuchung meist nicht zu bemerken.) Ebenfalls passen die bei der Patientin vorhandene beschleunigte BSG, das erhöhte CRP, die Anämie und die leichte Leukozytose zur Polymyalgia rheumatica. Auch passt das Alter der Patientin, da die Polymyalgia rheumatica eine häufige Erkrankung des höheren Lebensalters ist. Bei Menschen < 50 Jahren kommt sie praktisch nicht vor.
- **Riesenzellarteriitis:** Diese kann sich ebenfalls mit einem polymyalgiformen Beschwerdebild manifestieren. Auch das geschilderte Krankheitsgefühl und die B-Symptomatik (Fieber, Gewichtsabnahme) kommen bei der Riesenzellarteriitis vor. (Sie gehört bei älteren Personen zu den häufigsten Differenzialdiagnosen von Fieber unklarer Genese!) Auch die bei der Patientin bestehenden entzündlichen Laborveränderungen sind bei einer Riesenzellarteriitis zu erwarten; ebenso passt dazu das höhere Lebensalter (Schirmer et al. 2020).
- Die **rheumatoide Arthritis** zeigt im höheren Alter häufig eine polymyalgische Komponente, die im Vordergrund der Beschwerden stehen kann. Zudem ist die ausgeprägte Morgensteifigkeit über Stunden ein diagnostischer Hinweis, allerdings unspezifisch und ein Zeichen für Synovitiden allgemein. Die hochgradigen Entzündungszeichen können ebenfalls passen. Allerdings kommt bei der rheumatoiden Arthritis immer eine nachweisbare Gelenkschwellung meist mehrerer Gelenke hinzu, die bei unserer Patientin durch den klinischen Untersuchungsbefund nicht objektiviert wurde.
- **Lambert-Eaton-Syndrom:** Eine seltene, hoch mit malignen Erkrankungen, insbesondere kleinzelligem Bronchialkarzinom, assoziierte Erkrankung mit spezifischen EMG-Veränderungen, die dieses Syndrom von der Myasthenia gravis unterscheiden. Meist kommen weitere Störungen des vegetativen Nervensystems, wie trockener Mund, Ptosis der Augenlider, vermindertes Schwitzen, hinzu.
- Differentialdiagnostisch ist vor allem bei B-Symptomatik und erhöhten systemischen Entzündungsparametern bei Polyarthralgien auch an zugrunde liegende Infektionskrankheiten zu denken. Dabei ist insbesondere die **subakute Endokarditis** eine sehr bedeutsame Differenzialdiagnose, die wegen der schlechten Prognose nicht übersehen werden darf. Die Arthralgien einschließlich der ausgeprägten Morgensteifigkeit können bei einer Endokarditis einer Polymyalgia rheumatica zum Verwechseln ähneln.

## Warum kommt als Differenzialdiagnose bei der oben genannten Patientin eine Periarthritis humeroscapularis oder ein Fibromyalgiesyndrom nicht infrage?

- Der wichtigste Befund bei der **Periarthritis humeroscapularis** (Sammelbegriff für degenerative Veränderungen wie Tendinitis calcarea der Supraspinatussehne) ist der schmerzhafte Bogen (Painful Arc, Schmerzen beim Heben der Arme, meist in einem Bereich zwischen 60 und 140 Grad). Die hohen systemischen Entzündungsparameter, die B-Symptomatik, die Beidseitigkeit sowie die ausgeprägte Morgensteifigkeit passen jedoch nicht zu diesem Krankheitsbild. Da diese Erkrankung ebenfalls im Alter häufiger auftritt, manchmal auch beide Schultern betreffen kann, ist eine Abklärung (Nachweis der Kalkeinlagerung) durch bildgebende Verfahren (Röntgen, Ultraschall) sinnvoll.
- Beim **Fibromyalgiesyndrom** ist ein generalisiertes Schmerzsyndrom mit mehr wechselndem Schmerz, der sich auf den gesamten Körper ausdehnt, von Bedeutung. Häufig ist eine Depression assoziiert. Allerdings gehören die deutliche Morgensteifigkeit und B-Symptomatik nicht zu den charakteristischen Zeichen dieser Erkrankung, ebenso passen die ausgeprägten systemischen Entzündungsparameter nicht.

## Welche weiteren Anamnesefragen sind von Bedeutung, insbesondere für die Prognose? Begründen Sie Ihre Fragen.

- Sind ungewöhnliche **Kopfschmerzen** aufgetreten? Kopfschmerzen, die in höherem Alter erstmalig auftreten und deutlich anders sind als früher, sollten immer an eine Riesenzellarteriitis denken lassen, insbesondere wenn gleichzeitig deutlich erhöhte systemische Entzündungsparameter im Labor nachgewiesen sind. Schmerzen beim Kauen sind ebenso hinweisend.
- Sind transiente oder permanente **Sehstörungen** neu aufgetreten? Neu aufgetretene Sehstörungen (Amaurosis fugax, Diplopie, akuter Visusverlust bis zur ein- oder beidseitigen Erblindung), die bei Patienten ≥ 50 Jahren gleichzeitig bei erhöhten systemischen Entzündungsparametern im Labor auftreten, sind stark hinweisend auf eine Riesenzellarteriitis. Da bei der unbehandelten Riesenzellarteriitis insbesondere zu Erkrankungsbeginn ein bleibender Visusverlust (bis zur kompletten Amaurose beider Augen!) droht, ist bei Hinweisen auf eine okuläre Beteiligung der sofortige Beginn einer hoch dosierten Glukokortikoidtherapie (Methylprednisolon 500–1000 mg i. v. über 3–5 Tage) indiziert. (**Cave:** Therapiebeginn zur Vermeidung des irreversiblen Sehverlusts selbst dann, wenn nur der Verdacht auf die Diagnose besteht.) Umgehend ist dann auch eine weitere Diagnostik notwendig, in erster Linie eine augenärztliche Vorstellung, eine Ultraschalluntersuchung der Temporal- und Axillararterien, alternativ ein hochauflösendes Blackblood-MRT, sofern keine aussagekräftige Bildgebung zur Verfügung steht ggf. eine Temporalarterienbiopsie. Diese Diagnostik und auch die weitere Therapie sollte durch ein auf Großgefäßvaskulitiden spezialisiertes interdisziplinäres Team erfolgen.
- Bestanden Organsymptome durch eine **Infektionserkrankung** (z. B. von HNO-Bereich, Augen, Herz, Lunge, Nieren und Blase, Abdomen)? Infektionserkrankungen treten häufig als Auslöser von Arthralgien und Myalgien auf (parainfektiöse Arthralgien). Folgen einem Infekt nach etwa zwei und mehr Wochen Arthritiden, insbesondere der großen Gelenke der unteren Extremität, sollte an eine reaktive Arthritis gedacht werden. Kollagenosen und Vaskulitiden können sich infolge einer Infektionserkrankung verstärken. Organsymptome von Infektionserkrankungen können mit Manifestationen von Rheumaerkrankungen verwechselt werden, z. B. Pleuritis, Perikarditis. Arthralgien und Myalgien sind unspezifische Symptome. Für die weitere Prognose ist jede Organbeteiligung, sei sie nun Ausdruck einer Infektion des betroffenen Organs oder einer Manifestation einer rheumatischen Systemerkrankung, grundsätzlich von erheblicher Bedeutung.
- Kommt es **bei Belastung** zu **Atemnot, atemabhängigem Brustschmerz?** Dieses Symptom kann sowohl auf ein pulmonales als auch auf ein kardiales Problem hinweisen. Herz und Lunge sind wichtige Organe,

die bei Kollagenosen oder Vaskulitiden mitbeteiligt sein können; eine Beteiligung ist für die Prognose unter Umständen von entscheidender Bedeutung. Der atemabhängige Brustschmerz kann auf eine Pleuritis hindeuten (Kollagenosen).

- Wie hoch war das **Fieber,** wie stark die **Gewichtsabnahme,** seit wann besteht der **Leistungsknick?** Dies sind wichtige Zusatzinformationen, die bei jeder Fieberangabe abgefragt werden sollten. Sie liefern jedoch nur einen Hinweis auf die systemische Beteiligung bei dem Krankheitsbild und sind unspezifisch. Sehr hohes, remittierendes Fieber ist bei einer Polymyalgia rheumatica oder anderen Vaskulitiden selten, aber möglich. Bei hohem Fieber müssen sicher zuerst Infektionserkrankungen ausgeschlossen werden, bevor man an eine systemische rheumatische Erkrankung denkt. Diese Aussage ist für die Prognose von Bedeutung, da man unterstellen kann, dass eine systemische Beteiligung bei einer entzündlich-rheumatischen Erkrankung mit höherer Wahrscheinlichkeit prognostisch ungünstiger ist, als wenn keine B-Symptomatik vorliegt.

## Welche weiteren klinischen Hinweise würde man neben den polymyalgiformen Schmerzen und der Allgemein- und B-Symptomatik bei einer Riesenzellarteriitis erwarten können?

- Schmerz, Verhärtung und/oder Pulslosigkeit im Bereich der A. temporalis
- Schmerzen beim Kauen
- Neu aufgetretener, anhaltender Kopfschmerz, oft Überempfindlichkeit der Kopfhaut
- Sehstörungen (auch kurzfristige in den Tagen bis Wochen vorher)
- Claudicatio der Extremitäten (vor allem der oberen Extremitäten)
- Pulsverlust oder Blutdruckseitendifferenz der oberen Extremitäten
- Selten Nekrosen der Kopfhaut oder der Zunge, Organischämien

## Welche zusätzlichen klinischen Untersuchungen helfen Ihnen im vorliegenden Fall bei der Unterscheidung zwischen einer Polymyalgia rheumatica und einer Riesenzellarteriitis und bei der Abgrenzung gegenüber anderen Differenzialdiagnosen?

- Palpation der A. temporalis: **Schläfendruckschmerz, eine Verhärtung und/oder Pulslosigkeit** sind ein Hinweise auf eine Beteiligung der A. temporalis bei Riesenzellarteriitis. Dieser Test für die Prognose von Bedeutung, weil die klinisch fassbare Arteriitis temporalis ein Hinweis auf eine kraniale Beteiligung ist und mit einem höheren Risiko für eine Beteiligung des Auges verbunden ist. Nicht jede tastbare A. temporalis ist jedoch gleich eine Arteriitis. Verkalkte Temporalgefäße gibt es auch ohne Entzündungsreaktion. Umgekehrt schließen fehlende Auffälligkeiten an den Temporalarterien eine Riesenzellarteriitis nicht aus.
- Prüfung der **peripheren Pulse** der oberen Extremitäten (A. brachialis, radialis, ulnaris). Auskultation von **Strömungsgeräuschen** über Herz, Carotiden, A. subclavia, A. axillaris. Bei Claudicatio intermittens Prüfung der Pulse der unteren Extremitäten und Auskultation von Strömungsgeräuschen der A. femoralis; Blutdruckmessung an beiden Armen (Prüfung einer Seitendifferenz). Der nicht tastbare periphere Puls an einer der beiden oberen Extremitäten, ein Blutdruckunterschied und ein zu auskultierendes Strömungsgeräusch sind die wichtigsten Untersuchungsbefunde, die eine Mitbeteiligung des Aortenbogens bei den Vaskulitiden der großen Gefäße (Riesenzellarteriitis, Takayasu-Arteriitis bei jüngeren Patienten) anzeigen.
- Zur Differenzialdiagnose einer Meningitis sollte bei älteren Patienten immer der **Meningismus** als klinisches Zeichen geprüft werden, da diese Diagnose bei ähnlicher Symptomatik für die Prognose entscheidend sein kann.

- Verschiedene Kollagenosen sind mit einer **Vergrößerung von Lymphknoten an Hals, Axilla und inguinal** assoziiert, insbesondere der systemische Lupus erythematodes und das Sjögren-Syndrom. Bei einem entsprechenden klinischen Verdacht ist diese Untersuchung von besonderer Bedeutung. Zudem können Lymphome auch mit Gelenkbeschwerden einhergehen, sodass diese klinische Überprüfung immer erfolgen sollte.
- Die subakute Endokarditis ist eine wichtige Differenzialdiagnose zu Erkrankungen, die mit Arthralgien und Myalgien bei erhöhten systemischen Entzündungsparametern im Labor einhergehen, deshalb ist die genaue und bewusste **Auskultation des Herzens** entscheidend. Da im Alter Strömungsgeräusche über den Herzklappen häufiger sind, ist dann ein Ausschluss durch eine Echokardiografie und Blutkulturen oftmals notwendig. Eine fehlerhafte Therapie einer Endokarditis mit Glukokortikoiden (unter der Vorstellung z. B. einer Polymyalgia rheumatica) kann tödliche Konsequenzen haben.
- **Aktiver und passiver Bewegungsumfang beider Schultergelenke und der Halswirbelsäule:** Bei Schmerzen im Schultergürtel sind immer die Schultergelenke und die Halswirbelsäule zu untersuchen. Die klinische Untersuchung der Schultergelenke sollte zwischen einer Erkrankung des Schultergelenks selbst und einer Erkrankung der Muskulatur (Rotatorenmanschette) und der Weichteile um das Schultergelenk unterscheiden können (wie schmerzhafter Bogen, Rotationseinschränkung, Heben der Arme gegen Widerstand). Für die Differenzialdiagnose sind diese Untersuchungen somit unabdingbar, weniger jedoch für die Prognose.

## Warum überweisen Sie die Patientin nicht zur Spiegelung des Augenhintergrunds zum Augenarzt?

Bei Augenbeteiligungen bei entzündlich-rheumatischen Erkrankungen ist die augenärztliche Mitbetreuung unabdingbar. Es gibt aber auch Erkrankungen, bei denen trotz drohender Augenbeteiligung der augenärztliche Befund noch unauffällig ist. Dies trifft z. B. bei der Riesenzellarteriitis zu: Solange keine Sehstörung eingetreten ist, ist bei der Mehrzahl der Patienten kein pathologischer Befund am Auge zu erheben.

Umgekehrt ist es bei vielen Patienten zu spät für eine heilende Therapie am betroffenen Auge, wenn der Augenarzt bei Amaurose die Folge der Ischämie am Nervus opticus erkennt. Wichtig ist, dass bei klinischem Eintreten eines Visusverlusts sofort eine hochdosierte Glukokortikoidtherapie eingeleitet wird, um möglichst das Sehvermögen am betroffenen Auge zu retten und zumindest die Erblindung am noch nicht befallenen Auge zu verhindern.

9

Die Patientin verneint auf Ihre Nachfragen das Vorliegen von Atemnot und Herzproblemen.
Die weitergehende **klinische Untersuchung** erbringt weder einen pathologischen Befund im HNO-Bereich, noch sind objektivierbare Veränderungen an folgenden Organen erkennbar: Lunge, Herz, Abdomen, Leber, Milz, Nierenlager, Haut und Nerven. Der Tastbefund über der A. temporalis ist unauffällig (kein Druckschmerz, keine verdickte Arterie), kein Strömungsgeräusch über der A. carotis, A. subclavia und A. axillaris beidseits zu auskultieren, Pulse A. radialis beidseits normal tastbar. Bei Messung des Blutdrucks auf beiden Armen ergibt sich keine Seitendifferenz. Lymphknoten sind nicht vergrößert tastbar.

## Welche zusätzliche apparative Diagnostik würden Sie der Patientin empfehlen und warum?

- **Ultraschall der Schulter- und Hüftgelenke und deren periartikulärer Strukturen:** Bei Patienten mit einer Polymyalgia rheumatica lassen sich meistens entzündliche Veränderungen im Bereich der Bursa subacromialis/Bursa subdeltoidea, der Bizepssehne, des Glenohumeralgelenks, der Hüftgelenke, der Bursa trochanterica und den interspinösen Bursen an der HWS und LWS nachweisen. Da gerade die entzündlichen Veränderungen im Bereich der Schultern und Hüften im Ultraschall gut nachweisbar sind, ist diese Untersuchung der Patientin zu empfehlen.

**ZUSATZINFORMATIONEN**

Bei der Polymyalgia rheumatica finden sich bei einem Teil der Patienten auch entzündliche Veränderungen im Bereich der interspinösen Bursen der LWS und/oder der HWS, obwohl nur ein geringer Teil der Patienten mit einer Polymyalgia rheumatica Rückenschmerzen hat. Die Suche nach diesen Veränderungen an der Wirbelsäule erfolgt in der klinischen Routine bei Polymyalgieverdacht nicht systematisch. Diese entzündlichen Veränderungen an der Wirbelsäule fallen vielmehr als Zufallsbefund bei schnittbildgebenden Verfahren wie MRT oder F-18 FDG-PET/CT auf, die aus anderen Gründen zur Beschwerdeabklärung veranlasst wurden.

- **Evtl. Ultraschall der A. temporalis und der A. axillaris:** Trotz fehlender Klinik (Schläfenkopfschmerz) kann bei einer Riesenzellarteriitis ein Befall dieser Gefäße mit therapeutischen Konsequenzen vorliegen, der im Ultraschall nachgewiesen werden kann (Halo-Zeichen um das Gefäß), sodass diese Untersuchung erwogen werden kann.
- **Knochendichtemessung mit Dual-Xray-Absorptiometrie** (DXA): Die Diagnose einer Polymyalgia rheumatica oder einer Riesenzellarteriitis würde eine lang dauernde Glukokortikoidtherapie zur Folge haben (mittlere Dauer: 1,5–2 Jahre). Bei einer postmenopausalen Frau ist die Wahrscheinlichkeit einer vorher bestehenden Osteopenie oder Osteoporose groß. Da diese Information zur weiteren Therapieplanung benötigt wird, sollte diese Untersuchung durchgeführt werden.
- **Röntgenaufnahmen** der Schultergelenke zum Nachweis von Veränderungen im Sinne einer Periarthritis humeroscapularis oder Kalkeinlagerungen um das Schultergelenk herum durch Kalziumpyrophosphat bzw. -apatit sind sinnvolle Ergänzungen (letztere treten allerdings nur selten beidseitig auf).

Die **Ultraschalluntersuchung** der A. temporalis und der A. axillaris erbringt keinen auffälligen Befund. Eine kleine Tumorsuche mit Röntgenbild des Thorax, Ultraschall des Abdomens und Test auf okkultes Blut im Stuhl wird durchgeführt, bleibt aber ohne pathologischen Befund. Bei einer Ultraschalluntersuchung der Schulter- und Hüftgelenke finden sich beidseits ein Flüssigkeitssaum um die Bizepssehne (im Sinne einer Tenosynovitis) und rechtsseitig eine Flüssigkeitsansammlung in der Bursa subdeltoidea (im Sinne einer Bursitis).

## Stellen Sie Ihre zusammenfassende Diagnose.

Die Kombination aus ausgeprägter Morgensteifigkeit, ziehenden Schmerzen im Schultergürtel und beginnend im Beckengürtel mit Ausstrahlung in die Extremitäten, Allgemein- und B-Symptomatik sowie die erhöhten systemischen Entzündungsparameter im Labor und der Nachweis entzündlicher Veränderungen im Bereich der Schulterregion sind nach weitgehendem Ausschluss anderer Erkrankungen ausreichend, die Diagnose einer Polymyalgia rheumatica zu stellen.

## Wie therapieren Sie die Patientin?

Mit niedrig dosierten Glukokortikoiden (niedrigste wirksame individualisierte Dosis und Dauer). Initial empfiehlt sich die Therapie mit z. B. Prednisolon 15–25 mg/d. Bei Patienten mit relevanten Komorbiditäten (Diabetes mellitus, Osteoporose, Glaukom) und anderen Risikofaktoren für glukokortikoidinduzierte

Nebenwirkungen sollte eine Dosis im unteren Bereich des Spektrums bevorzugt werden. Nach klinischer Besserung und Normalisierung der systemischen Entzündungsparameter sollten die Glukokortikoide unter regelmäßigem Monitoring von Krankheitsaktivität, Laborparametern und Nebenwirkungen individualisiert ausgeschlichen werden; bei unauffälliger Klinik, weiter normalisierten systemischen Entzündungsparametern und fehlenden relevanten Nebenwirkungen z. B. nach folgendem Schema: zunächst Reduktion auf Prednisolon 10 mg/d innerhalb von 4–8 Wochen; anschließend dann um 1 mg/d alle 4 Wochen (Buttgereit et al. 2017, Abb. 2 und 3).

Tritt ein Rezidiv auf, sollte das Prednisolon wieder auf die vorher bestehende Dosis erhöht und nachfolgend innerhalb von 4–8 Wochen bis zu der Prednisolon-Dosis, bei der das Rezidiv auftrat, schrittweise reduziert werden. Für die weitere Prednisolon-Reduktion empfehlen sich Schritte um 1 mg/d alle 4 Wochen.

Insgesamt sollte die Dauer der Glukokortikoidtherapie mindestens 1 Jahr betragen. Bei etwa 50 % der Polymyalgia-rheumatica-Patienten ist eine Therapiedauer von mehr als 2 Jahren erforderlich.

Bei Patienten mit hohem Rezidivrisiko und/oder prolongierter Glukokortikoidtherapie sowie in Fällen, in denen Risikofaktoren, Komorbiditäten und/oder Begleitmedikationen bestehen, die glukokortikoidassoziierte Nebenwirkungen wahrscheinlicher machen, sollte auch der frühzeitige Einsatz von Methotrexat erwogen werden. **Cave:** Bei älteren Patienten ist häufiger mit einer Niereninsuffizienz zu rechnen. Bei eingeschränkter Nierenfunktion muss die Dosis von Methotrexat reduziert werden. Bei einer Einschränkung der Kreatinin-Clearance auf < 30 ml/min darf Methotrexat nicht mehr angewandt werden.

Bei allen Patienten unter lang dauernder Glukokortikoidtherapie (insbesondere bei der postmenopausalen Frau) ist eine zusätzliche Vitamin-D-Substitution (z. B. Colecalciferol 1.000–2.000 IE/d) zu empfehlen (Kalzium in Tablettenform nur bei nicht ausreichender Kalziumzufuhr über die Ernährung, dann möglichst verteilt auf mehrere Dosen pro Tag). Bei bestehender Osteopenie mit T-Score < -1,5, weiteren Risikofaktoren oder gar bereits bestehender Osteoporose sollte zusätzlich eine osteoporosespezifische Therapie (z. B. Bisphosphonat oder Osteoanabolika wie Teriparatid, je nach Frakturrisiko entsprechend der DVO-Leitlinie 2023) verordnet werden, da eine Vitamin-D- und Kalzium-Prophylaxe dann nicht ausreicht.

### LITERATUR

Buttgereit F, et al. S3-Leitlinie zur Behandlung der Polymyalgie rheumatica. AWMF-Registernr. 060-006. Stand 31.12.2017, gültig bis 30.12.2022 (34 Seiten, aktuell in Bearbeitung).

Dachverband Osteologie. S3-Leitlinie Prophylaxe, Diagnostik und Therapie der Osteoporose bei postmenopausalen Frauen und bei Männern ab dem 50. Lebensjahr. AWMF-Registernr. 183-001. Stand 6.9.2023, gültig bis 30.9.2026 (421 Seiten).

Schirmer JH, et al. S2k-Leitlinie Management der Großgefäßvaskulitiden. AWMF-Registernr. 060-007. Stand 6.7.2020, gültig bis 5.7.2025 (61 Seiten).



## 9.11 Leitsymptom Zehenschwellung

**KASUISTIK**

Eine 35-jährige Sekretärin in einem Anwaltsbüro kommt in Ihre Praxis und berichtet von einer langsam zunehmenden Schwellung des 4. Zehs links (➤ Abb. 9.14).

Die Schwellung habe ohne vorausgegangenes Trauma vor jetzt fast 14 Tagen allmählich begonnen. Zuerst habe die Patientin an einen Mückenstich gedacht, aber als Schmerzen in der linken Schulter, den Händen und am Knie (ohne Schwellungen) hinzukamen, habe sie sich zum Arztbesuch entschlossen.

Der 4. Zeh links ist insgesamt druckschmerzhaft.

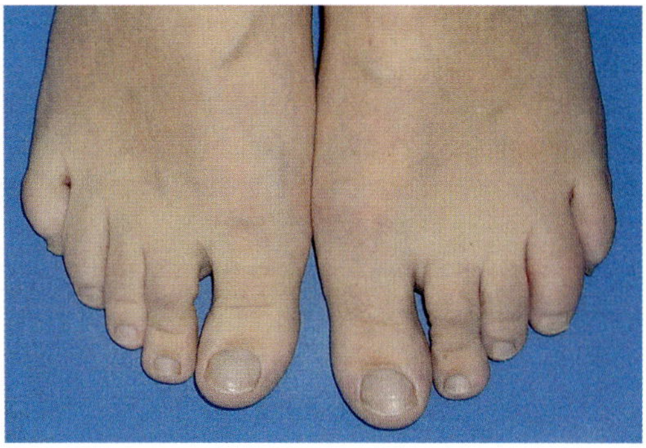

**Abb. 9.14** Zehenschwellung 4. Zeh links [P092]

## Welche orientierenden Laboruntersuchungen ordnen Sie an?

Blutbild, CRP, BSG, Elektrolyte, Leberwerte, CK, Harnstoff, Kreatinin und Rheumafaktor, Urinstatus.

Im Normbereich liegen Blutbild, BSG, Elektrolyte, Leberwerte (bis auf γ-GT: 34 U/l), CK, Harnstoff, Kreatinin und Urinstatus. Erhöht ist CRP 0,9 mg/dl (Normalwert < 0,5 mg/dl). Der Rheumafaktor ist negativ.

## Ist ein Röntgenbild der Vorfüße beidseits indiziert?

Bei der kurzen Beschwerdedauer (Symptome erst seit 14 Tagen) ist noch nicht zu erwarten, dass hier wesentliche wegweisende strukturelle knöcherne Veränderungen zur Darstellung kommen. Daher kann aktuell noch gut darauf verzichtet werden. Bei weiter unklaren Beschwerden oder bei chronischem Verlauf wird ein Röntgenbild jedoch einen höheren Stellenwert haben. Insbesondere wenn bei der Patientin die Diagnose einer entzündlich-rheumatischen Erkrankung gestellt werden sollte, wäre die projektionsradiografische Untersuchung besonders sinnvoll, um einen Ausgangsbefund für spätere weitere therapeutische Entscheidungen zu haben.

Für die Darstellung früher entzündlicher Veränderungen sind andere bildgebende Methoden (hochauflösender Ultraschall oder MRT) besser geeignet. Sie können bei weiterhin unklarer Ursache der Zehenschwellung herangezogen werden.

Ein Röntgenbild der Hände und Füße ist unauffällig.

## Welche Verdachtsdiagnosen sind die wahrscheinlichsten?

Am wahrscheinlichsten ist eine Erkrankung aus der Gruppe der Spondyloarthritiden, sodass folgende Erkrankungen infrage kommen:

- Radiografische axiale Spondyloarthritis (= Spondylitis ankylosans = Bechterew-Krankheit; hier liegen bereits im Röntgenbild sichtbare höhergradige strukturelle Veränderungen am ISG vor) mit peripherer Manifestation
- Nichtradiografische axiale Spondyloarthritis mit peripherer Manifestation
- Psoriasisarthritis
- Spondyloarthritis nach vorangegangenen Infektionen (reaktive Arthritis)
- Spondyloarthritis assoziiert mit chronisch-entzündlicher Darmerkrankung
- Undifferenzierte periphere Spondyloarthritis

## Warum kommt bei der Patientin eine Gicht als Verdachtsdiagnose nicht infrage?

Die Gicht ist sehr unwahrscheinlich, denn sie ist im Anfangsstadium so gut wie immer eine Monarthritis (Großzehengrundgelenk, Kniegelenk, Mittelfuß u. a.) und beginnt plötzlich. Außerdem betrifft sie nicht einen ganzen Zeh oder einen ganzen Finger (keine Daktylitis!), auch wenn manchmal eine ausgeprägte Umgebungsreaktion um ein akut geschwollenes Gichtgelenk die Unterscheidung schwer macht. Gegen eine Gicht spricht auch, dass sie so gut wie nie bei menstruierenden Frauen auftritt. Sehr seltene Ausnahmen sind bestimmte Defekte des Harnsäurestoffwechsels.

## Begründen Sie die oben genannten Verdachtsdiagnosen.

Klassischerweise ist die Daktylitis (➤ Abb. 9.14) ein Symptom aller **Spondyloarthritiden.**

Die Gruppe der Spondyloarthritiden umfasst mehrere Erkrankungen, denen bestimmte klinische und genetische Merkmale gemeinsam sind. Diese Merkmale umfassen eine Entzündung des Achsenskeletts (ISG und Wirbelsäule; Manifestation mit den Charakteristika des entzündlichen Rückenschmerzes), periphere Arthritis (teils asymmetrische, oligoartikuläre und eher die untere Extremität betreffende Arthritis, teils auch polyartikulär, kleingelenkbetont), Daktylitis, Enthesitis, Iritis, Psoriasis, entzündliche Darmerkrankung (Morbus Crohn sehr viel häufiger als die Colitis ulcerosa) und die Assoziation mit HLA-B27. Je nachdem, welche klinischen Manifestationen im Vordergrund stehen, werden bei der Spondyloarthritis oben genannte **Subtypen** unterschieden.

Klinisch ist insbesondere eine Zuordnung bezüglich prädominanter axialer oder peripherer Beteiligung bei der Klassifikation einer Spondyloarthritis von Bedeutung, da Unterschiede in der Therapie bestehen (z. B. der axiale Befall spricht auf klassische DMARD nicht an). Für die Klassifikation der Spondyloarthritiden wurden von der ASAS (Assessment of Spondyloarthritis International Society) in den letzten Jahren Klassifikationskriterien für die axiale und die periphere Spondyloarthritis entwickelt (Rudwaleit et al. 2009 und 2011).

**ASAS-Klassifikationskriterien für axiale Spondyloarthritis:** Patienten mit chronischem Rückenschmerz ≥ 3 Monate und Symptombeginn vor dem 45. Lebensjahr **und** entweder Sakroiliitis in der Bildgebung **plus** ≥ 1 Spondylarthritis (SpA)-Parameter oder HLA-B27 **plus** ≥ 2 SpA-Parameter (Kiltz et al., S. 36).

**Sakroiliitis in der Bildgebung:**
- Aktive (akute) Entzündung in der MRT, gut vereinbar mit einer SpA-assoziierten Sakroiliitis
- Definitive röntgenologische Sakroiliitis (Strukturveränderungen) gemäß modifizierten NY-Kriterien

**Spondylarthritis (SpA)-Parameter:**
- Entzündlicher Rückenschmerz
- Periphere Arthritis
- Enthesitis (Ferse)
- Uveitis
- Daktylitis
- Psoriasis
- M. Crohn oder Colitis ulcerosa
- Gutes Ansprechen auf NSAID
- Positive Familienanamnese für SpA
- HLA-B27
- Erhöhtes CRP

**ASAS-Klassifikationskriterien für periphere Spondyloarthritis:** Patienten mit nur peripheren Symptomen (Arthritis oder Enthesitis oder Daktylitis) und
- ≥ 1 SpA-Parameter:
  - Uveitis
  - Psoriasis

  - M. Crohn oder Colitis ulcerosa
  - Vorangehende Infektion
  - HLA-B27
  - Sakroiliitis in der Bildgebung
- Oder ≥ 2 andere SpA-Parameter:
  - Periphere Arthritis
  - Enthesitis
  - Daktylitis
  - Entzündlicher Rückenschmerz (jemals)
  - Positive Familienanamnese für SpA

**ZUSATZINFORMATION**

Die Kriterien für die periphere Spondyloarthritis bei Psoriasis und die Psoriasisarthritis (CASPAR-Kriterien) überschneiden sich teilweise. Im klinischen Alltag wird von den meisten Rheumatologen eher der Begriff Psoriasisarthritis verwendet und der Begriff **periphere Spondyloarthritis** nur, wenn periphere Spondyloarthritissymptome vorliegen und keine Psoriasis besteht.

Seit einigen Jahren hat sich etabliert, bei Patienten mit entzündlichen Veränderungen am Achsenskelett (am ISG Sakroiliitis, an der Wirbelsäule Spondylitis, Spondylodiszitis, Spondyloarthritis [= Entzündung der kleinen Wirbelgelenke], Syndesmophyten) von einer **axialen Spondyloarthritis** zu sprechen. Die Unterscheidung zwischen nichtradiografischer Spondyloarthritis und radiografischer axialer Spondyloarthritis hat eher historische Gründe und Gründe, die mit der Möglichkeit einer frühzeitigen effektiven Therapie vor röntgenmanifesten Veränderungen am Achsenskelett einhergehen. Für die Klassifikation als Spondylitis ankylosans (Bechterew-Krankheit) sind höhergradige strukturelle radiografische Veränderungen an den ISG entsprechend bilateral Grad II oder unilateral Grad III oder IV nach den modifizierten New-York-Kriterien erforderlich. Inzwischen weiß man, dass ein gewisser Anteil der Patienten, die anfangs keine radiografischen Veränderungen aufweisen, nach einigen Jahren das Vollbild einer radiografisch manifesten Spondyloarthritis zeigen. Anhaltspunkt: Etwa 10 % entwickeln innerhalb von 2 Jahren radiografische Veränderungen, bei anfangs ausgeprägten Entzündungszeichen im MRT oder im Labor sogar 20 %.

## Welche weiteren Anamnesefragen sind von Bedeutung?

- Besteht eine Morgensteifigkeit, die länger als 60 Minuten anhält?
- Waren früher andere Gelenke geschwollen?
- Liegen Rückenschmerzen vom entzündlichen Typ vor? Das bedeutet: War der Beginn langsam (vor allem in jüngerem Alter < 45 Jahren), treten die Schmerzen nachts auf mit morgendlicher Betonung und Morgensteifigkeit, wacht die Patientin durch diese Schmerzen nachts auf, bessern sich die Schmerzen unter Bewegung?
- Leidet die Patientin selbst oder jemand in der Familie an einer Psoriasis?
- Ist eine Infektionserkrankung dem Beginn der Zehenschwellung vorangegangen?
- Hat irgendwann einmal eine Augenentzündung (Iritis) bestanden?
- Wurden Schmerzen oder Schwellungen an den Sehnenansätzen (Achillessehne, Fußsohle) bemerkt (Enthesitis)?
- Sind Stuhlunregelmäßigkeiten oder Blut im Stuhl aufgetreten?

## Warum interessieren diese anamnestischen Angaben?

- **Morgensteifigkeit** ist das klassische Symptom jeder entzündlich-rheumatischen Gelenkerkrankung. Daher sollte man diese Frage bei Gelenk- und Wirbelsäulenproblemen immer stellen. Eine Dauer ≥ 60 Minuten ist relevant.

- Die Frage nach **früheren Gelenkschwellungen** ist wichtig, da bei Spondyloarthritiden die Symptomatik oft wellenförmig verläuft. Häufig berichten die Patienten erst auf die dezidierte Frage hin, dass in der Vergangenheit unklare, nicht auf Verletzungen bezogene Gelenkschwellungen vorlagen.
- **Rückenschmerzen vom entzündlichen Typ** sind immer ein Hinweis auf eine entzündliche Achsenskeletterkrankung (axiale Spondyloarthritis). Deshalb ist diese Differenzierung aus der Anamnese sehr wichtig. Auch andere entzündliche Wirbelsäulenerkrankungen (z. B. bakterielle Spondyloarthritis) müssen beachtet werden.
- Nachdem die **Psoriasis** die häufigste „Ursache" der Daktylitis darstellt, ist die genaue Anamnese bezüglich Psoriasis bei der Patientin oder ihrer Familie immer von Bedeutung, wie bei jeder anderen entzündlichen Rheumaerkrankung.
- **Reaktive Arthritiden** werden durch Infektionserkrankungen, gastrointestinale, urogenitale oder (etwas seltener) oropharyngeale Erkrankungen ausgelöst. Die Infektionen liegen meist einige Tage bis wenige Wochen vor dem Beginn der Gelenkschwellung. Es ist daher sinnvoll, nach derartigen vorangegangenen Infektionen zu fragen.
- **Augenentzündungen** sind neben Gelenk- und Wirbelsäulenentzündungen (besonders des Iliosakralgelenks) ein klassisches Symptom einer Spondyloarthritis. Symptome der hier besonders zu nennenden Iritis sind Schmerzen, Rötung, Lichtempfindlichkeit und Tränen eines Auges über Tage bis Wochen. Die zusätzliche Augenanamnese ist also bei jedem Verdacht auf diese Krankheitsgruppe wesentlich. Eine Iritis kann der Iliosakralgelenkarthritis um Jahre vorausgehen.
- **Enthesitiden** sind ein weiteres klassisches Merkmal der Krankheitsgruppe. Symptome sind Schmerz und Schwellung an Sehnenansätzen, besonders an der Achillessehne, wo die Schwellung meist zu sehen ist (oft fehlgedeutet als Läsion z. B. durch neue Schuhe oder Fersensporn). Weitere klassische Prädilektionsstellen der Enthesitis sind die Plantarfaszie, der Ansatz der Quadrizepssehne an der Patella, der Patellarsehne an der Tibia, der Muskelansätze an den Epicondyli am Ellenbogen, am Beckenkamm oder Os ischiadicum u. v. a. Durch hochauflösende bildgebende Verfahren (Ultraschall oder MRT) kann die Entzündung im Zweifelsfall nachgewiesen werden.
- Änderungen der **Stuhlfrequenz** (Durchfall, Wechsel zwischen Durchfall und Verstopfung) und der **Stuhlbeschaffenheit** bei gleichzeitiger Daktylitis können hinweisend auf eine chronisch-entzündliche Darmerkrankung sein, die manchmal kaum durch andere Symptome in Erscheinung tritt.

## Welche zusätzlichen klinischen Untersuchungen helfen Ihnen bei der Diagnosefindung?

- Untersuchung der kleinen Gelenke auf Synovitiden (Faustschluss, Palpation der einzelnen Gelenke)
- Suche nach klassischen und versteckten Psoriasisherden
- Überprüfung des Mennell-Zeichens (in Seitenlage oder 2. Stufe des 3-Stufen-Hyperextensionstests), Schober-Test
- Überprüfung der Druckschmerzhaftigkeit der Weichteile und Gelenke des betroffenen Zehs
- Überprüfung der Druckschmerzhaftigkeit der klassischen Sehnenansätze (Enthesen)



## Beschreiben Sie die exakte Untersuchung der kleinen Gelenke.

Mit Zeigefinger und Daumen beider Hände wird über dem Gelenkspalt nach einer verdickten, druckschmerzhaften und nach einer durch Gelenkerguss leicht federnden Synovitis (genau: Synovialitis; oft vereinfachend Synovitis genannt) gesucht, die das objektive Kriterium für die Gelenkschwellung der kleinen Gelenke darstellt. Bei jedem Verdacht auf eine entzündliche Gelenk- oder Wirbelsäulenerkrankung sollten deshalb die Gelenke so untersucht werden.

### Wo sind Psoriasisherde zu suchen?

Klassische Lokalisationen für Psoriasisherde sind die Streckseiten der Gelenke, am Stamm und an den Extremitäten. Weitere klassische Lokalisationen, die wegen ihrer versteckten Lage oft übersehen werden, sind hinter den Ohren, im äußeren Gehörgang, am Haaransatz auf der Kopfhaut, im Bauchnabel, perianal und im Genitalbereich, an den Finger- und Zehennägeln. Deshalb ist z. B. die Suche nach einer perianalen Psoriasis bei einer Schwellung eines Kniegelenks oder einer Daktylitis von erheblicher diagnostischer Bedeutung.

### Welche weiteren klinischen Untersuchungen (neben dem Mennell-Zeichen und dem Schober-Test) sind für eine axiale Spondyloarthritis bedeutsam?

Insbesondere für den Verlauf bedeutsame Untersuchungen sind der Schober-Test (Aufdehnung der LWS bei Flexion), der Tragus-Wand-Abstand, die zervikale Rotation, die Seitneigung (laterale lumbale Flexion) der LWS und die intermalleoläre Distanz bei maximal gespreizten Beinen (internationale Standards sind vorgegeben im BASMI, Bath Ankylosing Spondylitis Measurement Index). Bedeutsame Zusatzinformationen können über die Differenz des Thoraxumfangs zwischen Inspiration und Exspiration (Betroffenheit der Rippen-Brustwirbelsäule-Gelenke, oftmals zuerst nachweisbar) erhalten werden. Klinisches Zeichen der **ISG-Arthritis** ist das Vorlaufzeichen: Beim Vorbeugen bewegt sich die Spina iliaca posterior superior (mit den Daumen auf beiden Seiten fixiert) stärker mit, wenn das Iliosakralgelenk durch eine Entzündung blockiert ist, oder der Spine-Test. Hierbei lässt sich das normale Absinken der Spina iliaca posterior superior beim Anheben eines Beines im Stehen auf der betroffenen Seite im Vergleich zur gesunden Seite nicht erkennen (einseitige ISG-Blockierung).

Die Patientin berichtet auf Ihre Befragung, sie habe früher keine Gelenkprobleme gehabt, die jetzigen Gelenkschmerzen seien erträglich. Nur bei der Frage nach Rückenschmerzen berichtet die Patientin, dass sie häufig Kreuzschmerzen ohne Ausstrahlung in die Beine habe, die sie immer auf ihr langes Sitzen vor dem Computer zurückgeführt habe, sie seien auch durch Gymnastik (sie geht seit Jahren regelmäßig zum Aerobic-Training) meist wieder besser geworden. Nachts habe sie selten damit zu tun gehabt. Zum Arzt ist sie damit nie gegangen. Morgens sei ihr die Steifigkeit im Kreuz schon aufgefallen, sie sei meist nach etwa 30 Minuten und einigen Turnübungen vergangen. Das Gehen sei durch die Zehenschwellung leicht behindert. Im Bett verspüre sie die Schmerzen im Zeh auch, sie könne aber trotzdem schlafen. Die Mutter habe seit Jahren eine Schuppenflechte, jedoch keine Gelenkprobleme.
Die **Systemübersicht** ergibt keine Beschwerden oder Vorerkrankungen im HNO-Bereich, keine Augenprobleme, keine Beschwerden seitens Herz und Lunge und keine gastrointestinalen Beschwerden. Es finden sich auch keine vorausgegangenen Infektionserkrankungen, kein Problem mit den Nieren, dem Nervensystem oder der Haut.
Die **klinische Untersuchung** zeigt bis auf den geschwollenen Zeh links keine relevante Veränderung, alle peripheren Gelenke und Enthesen sind unauffällig. Die genaue Untersuchung nach Psoriasisherden zeigt eine Rötung im Perianalbereich (➤ Abb. 9.15), die sich bei der Patientin jedoch nur selten als Juckreiz bemerkbar gemacht hat.
Die übrige Haut und die Nägel sind unauffällig. Der Schober-Test ist mit 10/14 cm normal, der Mennell-Test ist negativ. Der Tragus-Wand-Abstand beträgt 10 cm, die zervikale Rotation > 70°, die laterale lumbale Flexion > 10 cm, die intermalleoläre Distanz > 100 cm (alle diese Tests sind normal), das Vorlaufzeichen ist rechts positiv, im Spine-Test kommt es zu keinem normalen Absinken der Spina iliaca posterior superior rechts, die in-/exspiratorische Thoraxdifferenz ist mit 8 cm normal.

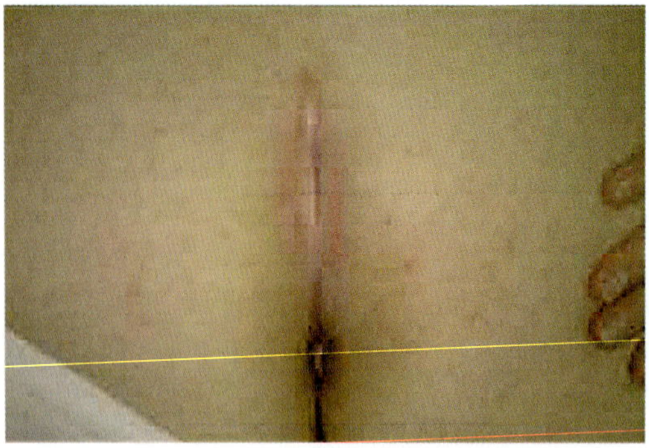

**Abb. 9.15** Rötung im Perianalbereich [P092]

## Welche zusätzliche apparative Diagnostik halten Sie für notwendig?

- Röntgenbild der Iliosakralgelenke (Beckenübersicht)
- MRT der Iliosakralgelenke (bei der gebärfähigen Frau eher vorzuziehen)
- HLA-B27

## Warum ist eine Röntgenaufnahme, aber auch eine MRT des Beckens indiziert?

Bei der Kreuzschmerzsymptomatik der Patientin ist eine Information zur längerfristigen Beteiligung der Iliosakralgelenke (z. B. durch ein Röntgenbild) sinnvoll, da dies auch therapeutische Konsequenzen mit sich bringt. Trotz der normalen klinischen Befunde (Mennell-, Schober-Test, BASMI, jedoch pathologische Vorlaufzeichen und Spine-Test) ist eine Sakroiliitis wahrscheinlich. Zur definitiven Diagnose einer entzündlichen Beteiligung der Wirbelsäule ist das Röntgenbild (bei der jüngeren Frau eher verzichtbar) und/oder die MRT der Iliosakralgelenke (hiermit Diagnostik der entzündlichen Veränderungen in aktiven und bereits auch frühen Stadien der Sakroiliitis möglich) notwendig (siehe auch Klassifikationskriterien einer axialen Spondyloarthritis).

Die Patientin lehnt wegen der Strahlenbelastung (Kinderwunsch) eine Röntgenuntersuchung ab.

## Welche Alternative können Sie ihr vorschlagen?

Die MRT ist die sensitivste Methode, ohne Strahlenbelastung eine akute Sakroiliitis oder entzündliche Veränderungen einer länger bestehenden Sakroiliitis nachzuweisen. Zudem lässt sich mit ihr bereits frühzeitig im Krankheitsverlauf die Entzündung nachweisen, wenn diese mittels Projektionsradiografie noch nicht nachweisbar ist. Ein weiterer Vorteil besteht darin, dass sie auch bei jüngeren Frauen unbedenklich durchgeführt werden kann. Nachteilig sind die höheren Kosten und geringere Verfügbarkeit. Wichtig ist, dass bei der Untersuchung Entzündungssequenzen (STIR und/oder T1 nach Kontrastmittelgabe) erfolgen. Entzündliche Veränderungen (z. B. Knochenmarködeme) sind als Spondyloarthritis-Diagnosekriterium akzeptiert. Ein Röntgenbild sollte bei Patienten mit chronischem Rücken-/Kreuzschmerz (d. h. mit einer Dauer > 12 Wochen) trotzdem angefertigt werden, da sich dadurch wichtige Informationen zur Abgrenzung gegenüber anderen Differentialdiagnosen gewinnen lassen. **Cave:** mechanische Belastung kann zu falsch positiven MRT-Befunden führen, so kann bei etwa 20 % der sportlich Aktiven das MRT mit Knochenmarködem falsch positiv ausfallen! Je mehr unterschiedliche Veränderungen sich bei der Bildgebung finden lassen (z. B. im MRT

Vorliegen von frischen entzündlichen, neben alten verfettenden Läsionen, Synovitis, Enthesitis, Kapsulitis, erosive Veränderungen, subchondrale Sklerosierungen, Ankylosen), umso wahrscheinlicher liegt eine Sakroiliitis im Rahmen einer Spondyloarthritis vor.

## Was versprechen Sie sich von der Untersuchung auf HLA-B27?

Das positive HLA-B27 ist ein wichtiges diagnostisches Kriterium für die Gruppe der Spondyloarthritiden, wenn der klinische Verdacht hoch ist. Dies ist mit der Daktylitis gegeben, auch wenn bei der Psoriasis mit Wirbelsäulenbeteiligung (entzündlicher Kreuzschmerz) das HLA-B27 nur in etwa 50 % nachweisbar ist. Ein negativer Befund schließt somit diese Erkrankungsgruppe nicht aus, ein positives Ergebnis macht sie bei gleichzeitiger Daktylitis wahrscheinlicher.

Die Patientin verweigert angesichts eines dringenden Kinderwunschs („erst seit Kurzem verheiratet") jede diagnostische Maßnahme, auch die Kernspintomografie will sie nicht durchführen lassen. Die weitere Labordiagnostik ergibt ein positives HLA-B27. Der hinzugezogene Dermatologe bewertet die perianale Effloreszenz ebenfalls als eine Psoriasis.

## Wie lautet jetzt Ihre endgültige Diagnose?

Die Kombination aus Daktylitis, entzündlichem Kreuzschmerz, positivem Vorlaufphänomen beidseits, positivem HLA-B27, negativem Rheumafaktor, perianaler Psoriasis und positiver Familienanamnese für Psoriasis vulgaris sichert praktisch die Diagnose. Das Ausmaß der Wirbelsäulenbeteiligung kann nur anhand bildgebender Verfahren beurteilt werden.

Die Diagnose lautet damit: Psoriasisarthritis mit peripherer (Daktylitis) und wahrscheinlich axialer Beteiligung.

## Welche therapeutischen Empfehlungen geben Sie der Patientin?

Die wichtigste Therapiekonsequenz ist die regelmäßige **Bewegung der Wirbelsäule** im Rahmen eines Gymnastiktrainings (Bechterew-Turnen). Wichtig ist in diesem Zusammenhang, die Patientin zu bestärken, körperlich aktiv zu bleiben.

Zur **medikamentösen Therapie** der Psoriasisarthritis stehen heute zahlreiche Therapieansätze zur Verfügung, wie NSAID, csDMARD (in erster Linie Methotrexat, ggf. auch bei mildem Verlauf Sulfasalazin), Biologika (TNF-Blocker, IL-12/23-Blocker,IL-23-Blocker, IL-17-Blocker, CTL4-Ig-Co-Stimulationsblocker) und tsDMARD (JAK-Inhibitoren und PDE4-Inhibitor). Zur Therapie des psoriatischen Hautbefalls können zusätzlich glukokortikoidhaltige Externa, Phototherapie, Fumarate und Retinoide (**Cave:** teratogen) eingesetzt werden.

Die verschiedenen artikulären und extraartikulären Manifestationen der Psoriasisarthritis (z. B. Arthritis, Enthesitis, Wirbelsäulenbeteiligung, Daktylitis, Hautbefall, Nagelbefall) sprechen unterschiedlich auf die jeweiligen Therapeutika an. Vor Beginn einer Therapie ist es daher wichtig, sich ein Bild zu machen, welche Manifestationen bei dem jeweiligen Patienten vorliegen und ein Therapeutikum auszuwählen, dessen Wirkspektrum möglichst viele der vorliegenden Manifestationen abdeckt.

Da bei unserer Patientin aktuell eine Daktylitis, eine mögliche, aber die Patientin kaum beeinträchtigende axiale Beteiligung und eine geringgradig ausgeprägte Hautbeteiligung vorliegt, wäre z. B. folgendes Therapieregime anzuraten: Zunächst Beginn mit NSAID (das bei Daktylitis und axialem Befall ein Ansprechen bringen kann). Sollte die Daktylitis im Verlauf nicht ansprechen und weiterhin weder der axiale Befall noch der

Hautbefall klinisch vordergründig sein, wäre ein Wechsel auf ein csDMARD sinnvoll (wegen des geschilderten Kinderwunsches am ehesten Sulfasalazin in Kombination mit Folsäure; bei Kinderwunsch Kontraindikation für Methotrexat). Sollte die axiale Symptomatik mehr in den Vordergrund treten, wäre angesichts des Kinderwunsches nach vorheriger Diagnosesicherung per MRT eine Behandlung mit TNF-Inhibitoren empfehlenswert, da hierzu gute Sicherheitsdaten zu Kinderwunsch, Schwangerschaft und Stillzeit vorliegen (Coates et al. 2022; Gossec et al. 2024).

### LITERATUR

Coates L, et al. Group for Research and Assessment of Psoriasis and Psoriatic Arthritis (GRAPPA): updated treatment recommendations for psoriatic arthritis 2021. Nat Rev Rheumatol 2022;18(8):465–479.

Gossec L, Kerschbaumer A, Ferreira RJO, et al. EULAR recommendations for the management of psoriatic arthritis with pharmacological therapies: 2023 update. Ann Rheum Dis 2024;83:706–719.

Kiltz U, et al. S3-Leitlinie Axiale Spondyloarthritis inklusive Morbus Bechterew und Frühformen. AWMF-Registernr. 060-003. Stand 09.11.2018, gültig bis 08.11.2023 (251 Seiten).

Rudwaleit M, et al. The development of assessment of spondyloarthritis international society classification criteria for axial spondyloarthritis (part II): validation and final selection. Ann Rheum Dis 2009;68(6):777–783.

Rudwaleit M, et al. The assessment of spondyloarthritis international society classification criteria for peripheral spondyloarthritis and for spondyloarthritis in general. Ann Rheum Dis 2011;70(1):25–31.

# Verzeichnis der Diagnosen

| Diagnosen | Leitsymptom oder -befund | Kapitel | |
|---|---|---|---|
| **A**drenogenitales Syndrom | **Hirsutismus** | Endokrinologie | ➤ Kap. 2.16 |
| Akromegalie | **Spannungsgefühl** der **Hände** und Schmerzen in den großen Gelenken | Endokrinologie | ➤ Kap. 2.10 |
| Akute digitale Ischämie | Anfallsartige **Weißfärbung** der **Finger** | Angiologie | ➤ Kap. 1.10 |
| Akuter arterieller Verschluss | Akuter **Beinschmerz** | Angiologie | ➤ Kap. 1.1 |
| Akute Aortendissektion | Akute **Brustschmerzen** | Kardiologie | ➤ Kap. 6.8 |
| Akutes Koronarsyndrom | Akute **Brustschmerzen** | Kardiologie | ➤ Kap. 6.7 |
| Alveolitis: exogen-allergische | **Belastungsdyspnoe** und Allgemeinsymptome | Pneumologie | ➤ Kap. 8.3 |
| Amyloidose | **Beinschwellung** und Hauteinblutungen | Nephrologie | ➤ Kap. 7.2 |
| Anämie: aplastische | **Panzytopenie** | Hämatologie | ➤ Kap. 4.14 |
| Anämie: autoimmunhämolytische | **Hämolytische Anämie** I | Hämatologie | ➤ Kap. 4.1 |
| Anämie: makrozytäre | **Kurzatmigkeit** | Gastroenterologie | ➤ Kap. 3.5 |
| Anämie, megaloblastäre | **Makrozytäre Anämie** | Hämatologie | ➤ Kap. 4.4 |
| Anämie, mikrozytäre | **Kurzatmigkeit** | Gastroenterologie | ➤ Kap. 3.5 |
| Anämie, perniziöse | **Makrozytäre Anämie** | Hämatologie | ➤ Kap. 4.4 |
| Angina pectoris, instabile | **Brustschmerzen** unter Belastung | Kardiologie | ➤ Kap. 6.9 |
| Angina pectoris, stabile | **Brustschmerzen** unter Belastung | Kardiologie | ➤ Kap. 6.9 |
| Aortenklappeninsuffizienz | Große **Blutdruckamplitude** | Kardiologie | ➤ Kap. 6.6 |
| Arthritis urica | **Knieschwellung** | Rheumatologie | ➤ Kap. 9.6 |
| Asbestose | **Appetitlosigkeit** und Gewichtsabnahme | Pneumologie | ➤ Kap. 8.1 |
| Asthma bronchiale, exogen-allergisches | Anfallsweise **Dyspnoe** | Pneumologie | ➤ Kap. 8.7 |
| Aszites | **Bluterbrechen** | Gastroenterologie | ➤ Kap. 3.1 |
| Autoimmunhepatitis | **Transaminasenerhöhung** II | Gastroenterologie | ➤ Kap. 3.12 |
| **B**auchaortenaneurysma (BAA) | Pulsatiler **Tumor** im Abdomen | Angiologie | ➤ Kap. 1.8 |
| β-Thalassämie | Hämolytische **Anämie** III | Hämatologie | ➤ Kap. 4.3.1 |
| Bronchialkarzinom | Anhaltender produktiver **Husten** und Abgeschlagenheit | Pneumologie | ➤ Kap. 8.11 |
| Bronchitis, chronisch obstruktive (siehe COPD) | | | |
| B-Zell-Non-Hodgkin-Lymphom (HDL) | Obere **Einflussstauung** | Hämatologie | ➤ Kap. 4.6.1 |
| **C**auda-equina-Syndrom | Akuter **Kreuzschmerz** | Rheumatologie | ➤ Kap. 9.7 |
| Cholesterinembolie-Syndrom | Zunehmende **Fußschmerzen** | Nephrologie | ➤ Kap. 7.6 |
| CLL (siehe Leukämie: chronische lymphatische) | | | |

| Diagnosen | Leitsymptom oder -befund | Kapitel | |
|---|---|---|---|
| *Clostridioides-difficile*-Infektion | Akute **Diarrhö** | Gastroenterologie | ➢ Kap. 3.2 |
| CML (siehe Leukämie: chronische myeloische) | | | |
| Colitis ulcerosa | **Schmerzen** im rechten **Unterbauch** | Gastroenterologie | ➢ Kap. 3.13 |
| Conn-Syndrom | **Kopfschmerzen** | Endokrinologie | ➢ Kap. 2.18 |
| COPD | Akut zunehmende **Dyspnoe** | Pneumologie | ➢ Kap. 7.5 |
| COVID-19 | **Dyspnoe** und Halsschmerzen | Infektiologie | ➢ Kap. 5.1 |
| Coxarthrose | **Hüftgelenkschmerz** | Rheumatologie | ➢ Kap. 9.5 |
| Cushing-Syndrom (siehe Hyperkortisolismus) | | | |
| **D**iabetes insipidus: centralis | Vermehrtes **Durstgefühl** und Kopfschmerzen | Endokrinologie | ➢ Kap. 2.5.1 |
| Diabetes insipidus: renalis | Vermehrtes **Durstgefühl** und Kopfschmerzen | Endokrinologie | ➢ Kap. 2.5.1 |
| Diabetes mellitus: Typ 1 | **Schwindende Muskelkraft,** Hautjucken, Candidose | Endokrinologie | ➢ Kap. 2.20 |
| Diabetes mellitus: Typ 2 | Zunehmende **Erschöpfbarkeit** und Übergewicht | Endokrinologie | ➢ Kap. 2.6 |
| Dystope Schilddrüse | **Hypothyreose** | Endokrinologie | ➢ Kap. 2.13.2 |
| **E**chinokokkuszyste | **Leberrundherd** | Gastroenterologie | ➢ Kap. 3.6 |
| Eisenmangelanämie | **Mikrozytäre Anämie** | Hämatologie | ➢ Kap. 4.5 |
| Endokarditis, infektiöse | Akutes **Fieber** | Kardiologie | ➢ Kap. 6.10 |
| Enteropathie (siehe glutensensitive Enteropathie) | | | |
| Erythromelalgie | **Gesichtsrötung** und Juckreiz | Hämatologie | ➢ Kap. 4.9 |
| Exsudat (siehe Pleuraerguss) | | | |
| Extremitätenischämie | Akuter **Beinschmerz** | Angiologie | ➢ Kap. 1.1 |
| **F**avismus (siehe Glukose-6-Phosphatdehydrogenase-Mangel) | | | |
| Fibromyalgie | Diffuser wechselnder **Gelenkschmerz** | Rheumatologie | ➢ Kap. 9.4 |
| Folsäuremangel | **Makrozytäre Anamie** | Hämatologie | ➢ Kap. 4.4.2 |
| FUO (fever of unknown origin) | **Fieber** und Schwäche des linken Arms | Angiologie | ➢ Kap. 1.4 |
| **G**ammopathie (siehe monoklonale Gammopathie) | | | |
| Gastrointestinaler Stromatumor | **Synkope** und positiver Test auf okkultes Blut | Gastroenterologie | ➢ Kap. 3.9 |
| Gastroösophageale Refluxerkrankung | **Retrosternale Schmerzen** | Gastroenterologie | ➢ Kap. 3.8 |
| Gicht: chronische (siehe Hyperurikämie: persistierend) | | | |
| Gicht: primäre (siehe Arthritis urica) | | | |
| Gicht: sekundäre (siehe Hyperurikämie) | | | |

| Diagnosen | Leitsymptom oder -befund | Kapitel | |
|---|---|---|---|
| Glukose-6-Phosphatdehydrogenase-Mangel | Hämolytische **Anämie** III | Hämatologie | ➢ Kap. 4.3.4 |
| Glutensensitive Enteropathie | **Kurzatmigkeit** | Gastroenterologie | ➢ Kap. 3.5 |
| Gonorrhö | **Dysurie** | Infektiologie | ➢ Kap. 5.2 |
| Großgefäßvaskulitis | **Fieber** und Schwäche des linken Arms | Angiologie | ➢ Kap. 1.4 |
| **H**ämochromatose | **Transaminasenerhöhung** I | Gastroenterologie | ➢ Kap. 3.11.5 |
| Harnwegsinfektion | **Sturz** älterer Patientin | Nephrologie | ➢ Kap. 7.13 |
| Hepatitis A | **Transaminasenerhöhung** I | Gastroenterologie | ➢ Kap. 3.11.4 |
| Hepatitis B: akute | **Transaminasenerhöhung** I | Gastroenterologie | ➢ Kap. 3.11.2 |
| Hepatitis B: chronische | **Transaminasenerhöhung** I | Gastroenterologie | ➢ Kap. 3.11.1 |
| Hepatitis C | **Transaminasenerhöhung I** | Gastroenterologie | ➢ Kap. 3.11.3 |
| Hepatozelluläres Karzinom | **Leberrundherd** | Gastroenterologie | ➢ Kap. 3.6.2 |
| Herzinsuffizienz: akute | **Ruhedyspnoe** | Kardiologie | ➢ Kap. 6.14 |
| Herzinsuffizienz: chronische | **Ruhedyspnoe** | Kardiologie | ➢ Kap. 6.14 |
| HIV-Infektion | **Fieber** | Infektiologie | ➢ Kap. 5.3.2 |
| Hodgkin-Lymphom | **Gewichtsverlust** | Hämatologie | ➢ Kap. 4.10 |
| Hyperkortisolismus (adrenales Cushing-Syndrom) | **Gewichtszunahme** und Adynamie | Endokrinologie | ➢ Kap. 2.9.3 |
| Hyperkortisolismus: ACTH-abhängig | **Gewichtszunahme** und Adynamie | Endokrinologie | ➢ Kap. 2.9.1 |
| Hyperkaliämie | **Diarrhö** | Nephrologie | ➢ Kap. 7.5 |
| Hyperkalzämie | **Abgeschlagenheit** und Flankenschmerz | Endokrinologie | ➢ Kap. 2.1 |
| Hyperkalzämie-Syndrom | **Abgeschlagenheit** und Flankenschmerz | Endokrinologie | ➢ Kap. 2.1 |
| Hyperparathyreoidismus, asymptomatischer | **Abgeschlagenheit** und Flankenschmerz | Endokrinologie | ➢ Kap. 2.1 |
| Hyperparathyreoidismus, chronischer | **Abgeschlagenheit** und Flankenschmerz | Endokrinologie | ➢ Kap. 2.1 |
| Hyperparathyreoidismus, primärer | **Abgeschlagenheit** und Flankenschmerz | Endokrinologie | ➢ Kap. 2.1 |
| Hyperparathyreoidismus, sekundärer | **Abgeschlagenheit** und Flankenschmerz | Endokrinologie | ➢ Kap. 2.1 |
| Hyperprolaktinämie: Entzügelungshyperprolaktinämie | Unerfüllter **Kinderwunsch** | Endokrinologie | ➢ Kap. 2.17.1 |
| Hyperprolaktinämie: Frau | Unerfüllter **Kinderwunsch** | Endokrinologie | ➢ Kap. 2.17.1 |
| Hyperprolaktinämie: Mann | Unerfüllter **Kinderwunsch** | Endokrinologie | ➢ Kap. 2.17.2 |
| Hypertensive Krise | **Belastungsdyspnoe** und **Angina pectoris** | Kardiologie | ➢ Kap. 6.2 |
| Hyperthyreose | **Herzklopfen** bei Anstrengung, Stimmungslabilität | Endokrinologie | ➢ Kap. 2.14.1 |
| Hypertonie | **Kopfschmerzen** | Endokrinologie | ➢ Kap. 2.18 |
| Hypertonie, arterielle | **Belastungsdyspnoe** | Kardiologie | ➢ Kap. 6.3 |
| Hypertonie, arterielle (Schwangerschaft) | **Hypertonie** | Kardiologie | ➢ Kap. 6.12 |
| Hypertonie, sekundäre | Schlecht einstellbare **Hypertonie** | Nephrologie | ➢ Kap. 7.10 |

| Diagnosen | Leitsymptom oder -befund | Kapitel | |
|---|---|---|---|
| Hypertonie, renoparenchymatöse | Schlecht einstellbare **Hypertonie** | Nephrologie | ➢ Kap. 7.10 |
| Hypertriglyzeridämie, sekundäre | **Hyperlipoproteinämie** | Endokrinologie | ➢ Kap. 2.16 |
| Hyperventilationssyndrom | **Pfötchenstellung der Hände** | Endokrinologie | ➢ Kap. 2.22 |
| Hypoglykämie | **Agitiertheit** | Nephrologie | ➢ Kap. 7.1 |
| Hypokalzämie | **Pelzigkeitsgefühl und Krämpfe** | Endokrinologie | ➢ Kap. 2.22 |
| Hyponatriämie | **Dysphagie** | Gastroenterologie | ➢ Kap. 3.3 |
| Hyponatriämie | **Krampfanfall** | Endokrinologie | ➢ Kap. 2.5.2 |
| Hypoparathyreoidismus | **Pelzigkeitsgefühl und Krämpfe** | Endokrinologie | ➢ Kap. 2.22 |
| Hypophysenadenom | **Gewichtszunahme** und Adynamie | Endokrinologie | ➢ Kap. 2.9.1 |
| Hypophysenvorderlappeninsuffizienz | **Minderwuchs** | Endokrinologie | ➢ Kap. 2.5.1 |
| Hypothalamisch-hypophysäre Erkrankungen | Vermehrtes **Durstgefühl** und Kopfschmerzen | Endokrinologie | ➢ Kap. 2.5 |
| Hypothyreose | Spannungsgefühl der **Hände** und Schmerzen in den großen Gelenken | Endokrinologie | ➢ Kap. 2.10 |
| Hypothyreose, primäre | **Hyperlipoproteinämie** | Endokrinologie | ➢ Kap. 2.16 |
| Hypothyreose, sekundäre | **Hyperlipoproteinämie** | Endokrinologie | ➢ Kap. 2.16 |
| Hypothyreose, thyreoprive | **Gewichtszunahme** und Adynamie | Endokrinologie | ➢ Kap. 2.9.2 |
| **I**kterus, intrahepatischer | **Ikterus** | Gastroenterologie | ➢ Kap. 3.4 |
| Ikterus, posthepatischer | **Ikterus** | Gastroenterologie | ➢ Kap. 3.4 |
| Ikterus, prähepatischer | **Ikterus** | Gastroenterologie | ➢ Kap. 3.4 |
| Immunthrombozytopenie (ITP) | **Thrombopenie** | Hämatologie | ➢ Kap. 4.15 |
| **K**älteagglutininkrankheit | Hämolytische **Anämie** I | Hämatologie | ➢ Kap. 4.1.2 |
| Kardiomyopathie, dilatative | Umfangsvermehrung der **Beine** | Kardiologie | ➢ Kap. 6.2 |
| Kardiomyopathie, hypertrophische | Umfangsvermehrung der **Beine** | Kardiologie | ➢ Kap. 6.2 |
| Kardiomyopathie: restriktive | Umfangsvermehrung der **Beine** | Kardiologie | ➢ Kap. 6.2 |
| Karotisstenose | Plötzlicher einseitiger **Visusverlust** | Angiologie | ➢ Kap. 1.9 |
| Ketoazidose | Tachypnoe | Endokrinologie | ➢ Kap. 2.3.1 |
| Kolonkarzinom | **Vorsorgeuntersuchung** | Gastroenterologie | ➢ Kap. 3.14 |
| Koloskopie | **Vorsorgeuntersuchung** | Gastroenterologie | ➢ Kap. 3.14 |
| Koronare Herzkrankheit (KHK) | **Hyperlipoproteinämie** | Endokrinologie | ➢ Kap. 2.16 |
| Krebsfrüherkennung | **Vorsorgeuntersuchung** | Gastroenterologie | ➢ Kap. 3.14 |
| **L**DL-Hypercholesterinämie, primäre | **Hyperlipoproteinämie** | Endokrinologie | ➢ Kap. 2.16 |
| Leberzelladenom | **Leberrundherd** | Gastroenterologie | ➢ Kap. 3.6 |
| Leberzellkarzinom | **Leberrundherd** | Gastroenterologie | ➢ Kap. 3.6 |
| Leberzirrhose | **Bluterbrechen** | Gastroenterologie | ➢ Kap. 3.1 |
| | **Transaminasenerhöhung II** | Gastroenterologie | ➢ Kap. 3.12 |
| Leukämie, akute lymphatische | **Fieber** | Hämatologie | ➢ Kap. 4.7.2 |
| Leukämie, akute myeloische | **Fieber** | Hämatologie | ➢ Kap. 4.7.1 |
| Leukämie, chronische lymphatische | **Lymphozytose** | Hämatologie | ➢ Kap. 4.11 |
| Leukämie: chronische myeloische | **Leukozytose** | Hämatologie | ➢ Kap. 4.11 |
| Lipasämie | Akute **Diarrhö** | Gastroenterologie | ➢ Kap. 3.2 |

| Diagnosen | Leitsymptom oder -befund | Kapitel | |
|---|---|---|---|
| Lungenembolie | Einseitige **Beinschwellung** | Angiologie | ➤ Kap. 1.2 |
| | Rezidivierende **Dyspnoe** | Pneumologie | ➤ Kap. 8.8 |
| Lungenembolie, akute | **Gewichtszunahme** | Nephrologie | ➤ Kap. 7.7 |
| Lungenerkrankung, akute interstitielle | **Belastungsdyspnoe** und Allgemeinsymptome | Pneumologie | ➤ Kap. 8.3 |
| Lungenkarzinom | Verstärkter produktiver **Husten** | Pneumologie | ➤ Kap. 8.12 |
| | **Belastungsdyspnoe** nach Immuntherapie | Pneumologie | ➤ Kap. 8.4 |
| Lungentuberkulose | Anhaltender produktiver **Husten** und Abgeschlagenheit | Pneumologie | ➤ Kap. 8.11 |
| Lyme-Borreliose | **Gelenkschmerzen** | Infektiologie | ➤ Kap. 5.5 |
| Lymphödem, primäres | **Ödem** der unteren Extremitäten | Angiologie | ➤ Kap. 1.7 |
| Lymphödem, sekundäres | **Ödem** der unteren Extremitäten | Angiologie | ➤ Kap. 1.7 |
| **M.** Basedow | **Herzklopfen** bei Anstrengung, Stimmungslabilität | Endokrinologie | ➤ Kap. 2.14.2 |
| M. Crohn | Schmerzen im rechten **Unterbauch** | Gastroenterologie | ➤ Kap. 3.13.2 |
| M. Whipple | **Kurzatmigkeit** | Gastroenterologie | ➤ Kap. 3.5.2 |
| Magenkarzinom | **Teerstuhl** | Gastroenterologie | ➤ Kap. 3.10.2 |
| Malaria tropica | **Fieber** | Infektiologie | ➤ Kap. 5.3.1 |
| Malignes Melanom | **Lymphknotenschwellung** | Hämatologie | ➤ Kap. 4.12 |
| Mallory-Weiss-Syndrom | **Bluterbrechen** | Gastroenterologie | ➤ Kap. 3.1 |
| Mesotheliom | **Appetitlosigkeit** und Gewichtsabnahme | Pneumologie | ➤ Kap. 8.1 |
| Metabolische Alkalose | Gestörter **Säure-Basen-Haushalt** | Nephrologie | ➤ Kap. 7.12 |
| Metabolische Azidose | Gestörter **Säure-Basen-Haushalt** | Nephrologie | ➤ Kap. 7.12 |
| Metabolisches Syndrom | **Adipositas** | Endokrinologie | ➤ Kap. 2.2 |
| Mitralklappeninsuffizienz, akute | Große **Blutdruckamplitude** | Kardiologie | ➤ Kap. 6.6 |
| Mitralklappeninsuffizienz, chronische | Große **Blutdruckamplitude** | Kardiologie | ➤ Kap. 6.6 |
| Mukoviszidose | Rezidivierende **Pneumonien** | Pneumologie | ➤ Kap. 8.14 |
| Multiples Myelom | **Beinschwellung** und Hauteinblutungen | Nephrologie | ➤ Kap. 7.2 |
| Myelodysplastisches Syndrom | **Panzytopenie** | Hämatologie | ➤ Kap. 4.14 |
| Myokarditis | Umfangsvermehrung der **Beine** | Kardiologie | ➤ Kap. 6.1.1 |
| **N**ebennierenrindenadenom | **Gewichtszunahme** und Adynamie | Endokrinologie | ➤ Kap. 2.9.1 |
| Nebennierenrindeninsuffizienz, primäre | **Gewichtsverlust** und sekundäre Amenorrhö | Endokrinologie | ➤ Kap. 2.8 |
| Nebennierenrindeninsuffizienz, sekundäre (hypophysäre) | **Gewichtsverlust** und sekundäre Amenorrhö | Endokrinologie | ➤ Kap. 2.8 |
| Nephritis, akute interstitielle | Häufiger **Harndrang** und Miktionsbeschwerden | Nephrologie | ➤ Kap. 7.9 |
| Nephropathie, diabetische | **Agitiertheit** | Nephrologie | ➤ Kap. 7.1 |
| Nephropathie, IgA | **Mikrohämaturie** | Nephrologie | ➤ Kap. 7.11.1 |

| Diagnosen | Leitsymptom oder -befund | Kapitel | |
|---|---|---|---|
| Nephrotisches Syndrom | **Gewichtszunahme** | Nephrologie | ➤ Kap. 7.7 |
| Nierenarterienstenose | Schlecht einstellbare **Hypertonie** | Nephrologie | ➤ Kap. 7.10 |
| Niereninsuffizienz | **Übelkeit** | Nephrologie | ➤ Kap. 7.14 |
| Nierenversagen, prärenales | **Diarrhö** | Nephrologie | ➤ Kap. 7.5 |
| Nierenzellkarzinom | **Mikrohämaturie** | Nephrologie | ➤ Kap. 7.11.2 |
| Nosokomiale Infektion | **Fieber** im Krankenhaus | Infektiologie | ➤ Kap. 5.4 |
| **Ö**dem | **Gewichtszunahme** | Nephrologie | ➤ Kap. 7.7 |
| Ösophaguskarzinom | **Dysphagie** | Gastroenterologie | ➤ Kap. 3.3 |
| Ösophagusvarizen | **Bluterbrechen** | Gastroenterologie | ➤ Kap. 3.1 |
| Osteomyelitis Fußskelett | Akrale **Nekrose** | Angiologie | ➤ Kap. 1.6 |
| Osteomyelofibrose | **Gesichtsrötung** und Juckreiz | Hämatologie | ➤ Kap. 4.9 |
| Osteoporose, primäre | **Osteoporoserisiko** | Endokrinologie | ➤ Kap. 2.21 |
| Osteoporose, sekundäre | **Osteoporoserisiko** | Endokrinologie | ➤ Kap. 2.21 |
| Osteoporose: steroidinduzierte | **Osteoporoserisiko** | Endokrinologie | ➤ Kap. 2.21 |
| **P**ankreaskarzinom | **Ikterus** | Gastroenterologie | ➤ Kap. 3.4 |
| Paroxysmale nächtliche Hämoglobinurie (PNH) | Hämolytische **Anämie** II | Hämatologie | ➤ Kap. 4.2 |
| PAVK | **Belastungsschmerz** der unteren Extremität | Angiologie | ➤ Kap. 1.3 |
| | Belastungsabhängiger **Fußschmerz** | Angiologie | ➤ Kap. 1.5 |
| | Akrale **Nekrose** | Angiologie | ➤ Kap. 1.6 |
| PCO-Syndrom | **Hirsutismus** | Endokrinologie | ➤ Kap. 2.15 |
| Perikarderguss | **Übelkeit** | Nephrologie | ➤ Kap. 7.14 |
| Phäochromozytom | **Kopfschmerzen** | Endokrinologie | ➤ Kap. 2.19 |
| Pleuraerguss, Exsudat | **Dyspnoe** und Hustenreiz | Pneumologie | ➤ Kap. 8.5 |
| Pleuraerguss: Transsudat | **Dyspnoe** und Hustenreiz | Pneumologie | ➤ Kap. 8.5 |
| Pneumonie | Zunehmende **Belastungsdyspnoe** und rote Flecken im Gesicht | Nephrologie | ➤ Kap. 7.3 |
| Pneumonie, ambulant erworbene | Akutes hohes **Fieber** | Infektiologie | ➤ Kap. 8.9 |
| Pneumonie, atypische | Subakutes **Fieber** | Pneumologie | ➤ Kap. 8.10 |
| Pneumonie, nosokomiale | Akutes hohes **Fieber** | Pneumologie | ➤ Kap. 8.9 |
| Pneumonie, ***Pneumocystis jirovecii*** | Akutes hohes **Fieber** | Pneumologie | ➤ Kap. 8.9 |
| Pneumonitis | **Belastungsdyspnoe** nach Immuntherapie | Pneumologie | ➤ Kap. 8.4 |
| Pneumothorax | **Dyspnoe** und Hustenreiz | Pneumologie | ➤ Kap. 8.5 |
| Polycythaemia vera | **Gesichtsrötung** und Juckreiz | Hämatologie | ➤ Kap. 4.8 |
| Polyglanduläre Autoimmunsyndrome (PGAS 1 und 2) | **Gewichtsverlust** und sekundäre Amenorrhö | Endokrinologie | ➤ Kap. 2.8 |
| Polyglobulie | **Gesichtsrötung** und Juckreiz | Hämatologie | ➤ Kap. 4.9 |
| Polymyalgia rheumatica | **Schulterschmerzen** beidseits | Rheumatologie | ➤ Kap. 9.10 |
| Polymyositis | **Raynaud-Symptomatik** mit Arthralgien | Rheumatologie | ➤ Kap. 9.9 |

| Diagnosen | Leitsymptom oder -befund | Kapitel | |
|---|---|---|---|
| Polyzystische Nierendegeneration, autosomal-dominante | **Hämaturie** | Nephrologie | ➢ Kap. 7.8 |
| Poplitealaneurysma | Pulsatiler **Tumor** im Abdomen | Angiologie | ➢ Kap. 1.8 |
| Popliteales Entrapment (Poplitea-Entrapment-Syndrom) | Belastungsabhängiger **Fußschmerz** | Angiologie | ➢ Kap. 1.5 |
| Prolaktinom | **Unerfüllter Kinderwunsch** (Mann) | Endokrinologie | ➢ Kap. 2.17.2 |
| Prolaktinom (Frau) | **Galaktorrhö** und sekundäre Amenorrhö | Endokrinologie | ➢ Kap. 2.7 |
| Pseudothrombozytopenie | **Thrombopenie** | Hämatologie | ➢ Kap. 4.15 |
| Psoriasis arthropathica | **Zehenschwellung** | Rheumatologie | ➢ Kap. 9.11 |
| Pulmonale Hypertonie | Abnehmende körperliche **Belastbarkeit** | Pneumologie | ➢ Kap. 8.2 |
| Pulmorenales Syndrom | Zunehmende **Belastungsdyspnoe** und rote Flecken im Gesicht | Nephrologie | ➢ Kap. 7.3 |
| Purpura Schönlein-Henoch | **Mikrohämaturie** | Nephrologie | ➢ Kap. 7.11.1 |
| Pyelonephritis, akute | Häufiger **Harndrang** und Miktionsbeschwerden | Nephrologie | ➢ Kap. 7.9 |
| **R**aynaud-Phänomen, primäres | Anfallsartige **Weißfärbung** der Finger | Angiologie | ➢ Kap. 1.10 |
| Raynaud-Phänomen, sekundäres | Anfallsartige **Weißfärbung** der Finger | Angiologie | ➢ Kap. 1.10 |
| Rechtsherzinsuffizienz | Rezidivierende **Dyspnoe** | Pneumologie | ➢ Kap. 8.8 |
| Refluxerkrankung (siehe gastroösophageale Refluxerkrankung) | | | |
| Refluxösophagitis | **Retrosternale Schmerzen** | Gastroenterologie | ➢ Kap. 3.8 |
| Reizdarmsyndrom | Schmerzen im rechten **Unterbauch** | Gastroenterologie | ➢ Kap. 3.13.3 |
| Respiratorische Alkalose | Gestörter **Säure-Basen-Haushalt** | Nephrologie | ➢ Kap. 7.12 |
| Rhabdomyolyse | **Mikrohämaturie** | Nephrologie | ➢ Kap. 7.11.3 |
| Rheumatoide Arthritis | Symmetrische Schwellung der **Metakarpophalangealgelenke** | Rheumatologie | ➢ Kap. 9.8 |
| Riesenzellarteriitis | Plötzlicher einseitiger **Visusverlust** | Angiologie | ➢ Kap. 1.9 |
| | Unklares **Fieber** | Rheumatologie | ➢ Kap. 9.3 |
| **S**arkoidose | **Leistungsminderung** und Husten | Pneumologie | ➢ Kap. 8.13 |
| Schilddrüsenkarzinom, follikuläres | Schmerzlose einseitige **Halsschwellung** | Endokrinologie | ➢ Kap. 2.13 |
| Schilddrüsenkarzinom, medulläres | Schmerzlose einseitige **Halsschwellung** | Endokrinologie | ➢ Kap. 2.13.1 |
| Schilddrüsenkarzinom: papilläres | Schmerzlose einseitige **Halsschwellung** | Endokrinologie | ➢ Kap. 2.13.1 |
| Schlafapnoe, obstruktive | **Tagesmüdigkeit** | Pneumologie | ➢ Kap. 8.15 |
| Schlafapnoe: zentrale | **Tagesmüdigkeit** | Pneumologie | ➢ Kap. 8.15 |
| Schlafstörungen | **Tagesmüdigkeit** | Pneumologie | ➢ Kap. 8.15 |
| Schlaganfall | Plötzlicher einseitiger **Visusverlust** | Angiologie | ➢ Kap. 1.9 |
| Sekundärer Hypogonadismus (siehe hypothalamisch-hypophysäre Erkrankungen) | | | |
| Sepsis | **Hypotonie** und Tachykardie | Infektiologie | ➢ Kap. 5.6 |
| Sichelzellkrankheit | Hämolytische **Anämie** III | Hämatologie | ➢ Kap. 4.3.3 |
| Sphärozytose (Kugelzellanämie) | Hämolytische **Anämie** III | Hämatologie | ➢ Kap. 4.3.4 |

| Diagnosen | Leitsymptom oder -befund | Kapitel | |
|---|---|---|---|
| Staphylokokken-Aortenklappen-Endokarditis (siehe Endokarditis) | | | |
| Struma uninodosa | Druckgefühl am **Hals** | Endokrinologie | ➤ Kap. 2.11 |
| Synkope | Reversibler **Bewusstseins- und Tonusverlust** | Kardiologie | ➤ Kap. 6.5 |
| **T**akayasu-Arteriitis | Plötzlicher einseitiger **Visusverlust** | Angiologie | ➤ Kap. 1.9 |
| Thrombangiitis obliterans | Belastungsabhängiger **Fußschmerz** | Angiologie | ➤ Kap. 1.5 |
| Thrombophilie | Einseitige **Beinschwellung** | Angiologie | ➤ Kap. 1.2 |
| Thrombozythämie, essenzielle | **Gesichtsrötung** und Juckreiz | Hämatologie | ➤ Kap. 4.9 |
| Thyreoiditis, abakterielle radiogene | Akute einseitige **Halsschmerzen** | Endokrinologie | ➤ Kap. 2.12 |
| Thyreoiditis, bakterielle Thyreoiditis | Akute einseitige **Halsschmerzen** | Endokrinologie | ➤ Kap. 2.12 |
| Thyreoiditis, Riedel-Tyreoiditis | Akute einseitige **Halsschmerzen** | Endokrinologie | ➤ Kap. 2.12 |
| Thyreoiditis de Quervain | Akute einseitige **Halsschmerzen** | Endokrinologie | ➤ Kap. 2.12 |
| Tiefe Beinvenenthrombose | Einseitige **Beinschwellung** | Angiologie | ➤ Kap. 1.2 |
| TIA (transitorisch ischämische Attacke) | Plötzlicher einseitiger **Visusverlust** | Angiologie | ➤ Kap. 1.9 |
| Transsudat (siehe Pleuraerguss) | | | |
| **U**lcus duodeni | **Teerstuhl** | Gastroenterologie | ➤ Kap. 3.10 |
| Ulcus ventriculi | **Teerstuhl** | Gastroenterologie | ➤ Kap. 3.10 |
| **V**askulitis, kryoglobulinämische (bei aktiver Hepatitis-C-Infektion) | **Arthralgien** bei Hautveränderungen an den Unterschenkeln | Rheumatologie | ➤ Kap. 9.2 |
| Vaskulitis, systemische | Zunehmende **Belastungsdyspnoe** und rote Flecken im Gesicht | Nephrologie | ➤ Kap. 7.3 |
| Vitamin-$B_{12}$-Mangel | **Makrozytäre Anamie** | Hämatologie | ➤ Kap. 4.4.1 |
| Vorhofflimmern | **Herzrasen** | Kardiologie | ➤ Kap. 6.11.1 |
| **W**erlhof-Krankheit (siehe Immunthrombozytopenie) | | | |
| Wirbelsäulenschmerz-Syndrom, muskuläres | Akuter **Kreuzschmerz** | Rheumatologie | ➤ Kap. 9.7 |
| Wurzelkompressionssyndrom | Akuter **Kreuzschmerz** | Rheumatologie | ➤ Kap. 9.7 |
| **Z**erebrale Durchblutungsstörung (siehe Schlaganfall) | | | |
| Zerebrale Durchblutungsstörung (siehe TIA) | | | |
| Zystitis, akute | Häufiger **Harndrang** und Miktionsbeschwerden | Nephrologie | ➤ Kap. 7.9 |

# Verzeichnis der Leitsymptome und -befunde

| Leitsymptom oder -befund | Kapitel | Kap.-Nummer | Diagnosen |
|---|---|---|---|
| **Abgeschlagenheit** und Flankenschmerz | Endokrinologie | ➢ Kap. 2.1 | Hyperkalzämie |
| | | | Hyperparathyreoidismus |
| | | | • Primärer |
| | | | • Sekundärer |
| | | | • Chronischer |
| | | | • Asymptomatischer |
| | | | Hyperkalzämie-Syndrom |
| **Adipositas** | Endokrinologie | ➢ Kap. 2.2 | Metabolisches Syndrom |
| | Endokrinologie | ➢ Kap. 2.9 | Hyperkortisolismus (adrenales Cushing-Syndrom) |
| **Adynamie** und Gewichtszunahme | Endokrinologie | ➢ Kap. 2.9.2 | Thyreoprive Hypothyreose |
| | Endokrinologie | ➢ Kap. 2.9 | Hyperkortisolismus |
| | | | • ACTH-abhängiger |
| | | | • ACTH-unabhängiger |
| | | | Nebennierenrindenadenom |
| | | | Hypophysenadenom |
| **Agitiertheit** | Nephrologie | ➢ Kap. 7.1 | Hypoglykämie |
| | | | Diabetische Nephropathie |
| Hämolytische **Anämie** | Hämatologie | ➢ Kap. 4.1 | Autoimmunhämolytische Anämie |
| | | | Kälteagglutininkrankheit |
| | Hämatologie | ➢ Kap. 4.2 | Paroxysmale nächtliche Hämoglobinurie (PNH) |
| | Hämatologie | ➢ Kap. 4.3 | β-Thalassämie |
| | | | • Minorform |
| | | | • Majorform |
| | | | Sichelzellkrankheit |
| | | | Glukose-6-Phosphatdehydrogenase-Mangel (Favismus) |
| | | | Sphärozytose (Kugelzellanämie) |
| **Appetitlosigkeit** und Gewichtsabnahme | Pneumologie | ➢ Kap. 8.1 | Asbestose |
| | | | Mesotheliom |
| **Arthralgien** bei Hautveränderungen an den Unterschenkeln | Rheumatologie | ➢ Kap. 8.1 | Kryoglobulinämische Vaskulitis (bei aktiver Hepatitis-C-Infektion) |
| **Augenschmerzen** | Endokrinologie | ➢ Kap. 2.15.2 | M. Basedow |

| Leitsymptom oder -befund | Kapitel | Kap.-Nummer | Diagnosen |
|---|---|---|---|
| Umfangsvermehrung der **Beine** | Kardiologie | ➢ Kap. 6.2 | Myokarditis |
| | | | Kardiomyopathie |
| | | | • Dilatative |
| | | | • Hypertrophische |
| | | | • Restriktive |
| Akuter **Beinschmerz** | Angiologie | ➢ Kap. 1.1 | Extremitätenischämie |
| | | | Akuter arterieller Verschluss |
| Einseitige **Beinschwellung** | Angiologie | ➢ Kap. 1.2 | Tiefe Beinvenenthrombose |
| | | | Lungenembolie |
| | | | Thrombophilie |
| **Beinschwellung** und Hauteinblutungen | Nephrologie | ➢ Kap. 7.2 | Multiples Myelom |
| | | | Amyloidose |
| Abnehmende körperliche **Belastbarkeit** | Pneumologie | ➢ Kap. 7.2 | Pulmonale Hypertonie |
| **Belastungsdyspnoe** nach Immuntherapie | Pneumologie | ➢ Kap. 8.4 | Lungenkarzinom |
| | | | Pneumonitis |
| **Belastungsdyspnoe** und Allgemeinsymptome | Pneumologie | ➢ Kap. 8.3 | Akute interstitielle Lungenerkrankung |
| | | | Exogen-allergische Alveolitis |
| Zunehmende **Belastungsdyspnoe** und rote Flecken im Gesicht | Nephrologie | ➢ Kap. 7.3 | Pneumonie |
| | | | Pulmorenales Syndrom |
| | | | Systemische Vaskulitis |
| **Belastungsdyspnoe** und Angina pectoris | Kardiologie | ➢ Kap. 6.3 | Hypertensive Krise |
| | | | Arterielle Hypertonie |
| **Belastungsschmerz** der unteren Extremität | Angiologie | ➢ Kap. 1.3 | PAVK |
| Reversibler **Bewusstseins- und Tonusverlust** | Kardiologie | ➢ Kap. 6.5 | Synkope |
| Große **Blutdruckamplitude** | Kardiologie | ➢ Kap. 6.6 | Aortenklappeninsuffizienz |
| | | | Mitralklappeninsuffizienz |
| | | | • Akute |
| | | | • Chronische |
| **Bluterbrechen** | Gastroenterologie | ➢ Kap. 3.1 | Ösophagusvarizen |
| | | | Leberzirrhose |
| | | | Aszites |
| | | | Mallory-Weiss-Syndrom |
| Akute **Brustschmerzen** | Kardiologie | ➢ Kap. 6.7 | Akutes Koronarsyndrom |
| | Kardiologie | ➢ Kap. 6.8 | Akute Aortendissektion |
| **Brustschmerzen unter Belastung** | Kardiologie | ➢ Kap. 6.9 | Angina pectoris: |
| | | | • Instabile |
| | | | • Stabile |

| Leitsymptom oder -befund | Kapitel | Kap.-Nummer | Diagnosen |
|---|---|---|---|
| **Diarrhö** | Nephrologie | ➤ Kap. 7.5 | Hyperkaliämie |
| | | | Prärenales Nierenversagen |
| Akute **Diarrhö** | Gastroentero-logie | ➤ Kap. 3.2 | Lipasämie |
| | | | Clostridioides-difficile-Infektion |
| Vermehrtes **Durstgefühl** und Kopf-schmerzen | Endokrinologie | ➤ Kap. 2.5 | Diabetes insipidus |
| | | | • Zentraler |
| | | | • Renaler |
| | | | Hypothalamisch-hypophysäre Erkrankungen |
| | | | • Hypophysenvorderlappeninsuffi-zienz |
| | | | • Sekundärer Hypogonadismus |
| **Dysphagie** | Gastroentero-logie | ➤ Kap. 3.3 | Hyponatriämie |
| | | | Ösophaguskarzinom |
| Akut zunehmende **Dyspnoe** | Pneumologie | ➤ Kap. 8.6 | Chronisch obstruktive Lungen-erkrankung |
| Anfallsweise **Dyspnoe** | Pneumologie | ➤ Kap. 8.7 | Exogen allergisches Asthma bronchiale |
| Rezidivierende **Dyspnoe** | Pneumologie | ➤ Kap. 8.8 | Lungenembolie |
| | | | Rechtsherzinsuffizienz |
| **Dyspnoe** und Halsschmerzen | Infektiologie | ➤ Kap. 5.1 | COVID-19 |
| **Dyspnoe** und Hustenreiz | Pneumologie | ➤ Kap. 8.5 | Pneumothorax |
| | | | Pleuraerguss |
| | | | • Exsudat |
| | | | • Transsudat |
| **Dysurie** | Infektiologie | ➤ Kap. 5.2 | Gonorrhö |
| Obere **Einflussstauung** | Hämatologie | ➤ Kap. 4.6 | B-Zell-Non-Hodgkin-Lymphom (HDL) |
| Zunehmende **Erschöpfbarkeit** und Übergewicht | Endokrinologie | ➤ Kap. 2.6.1 | Diabetes mellitus Typ 2 |
| **Fieber** | Infektiologie | ➤ Kap. 5.3.1 | Malaria tropica |
| | | ➤ Kap. 5.3.2 | HIV-Infektion |
| | Hämatologie | ➤ Kap. 4.7 | Leukämie |
| | | | • Akute myeloische |
| | | | • Akute lymphatische |
| Akutes **Fieber** | Kardiologie | ➤ Kap. 6.10 | Endokarditis: infektiöse (Staphylokokken-Aortenklappen-Endokarditis) |
| Akutes hohes **Fieber** | Pneumologie | ➤ Kap. 8.9 | Pneumonie |
| | | | • Ambulant erworbene |
| | | | • Nosokomiale |
| | | | • *Pneumocystis jirovecii* |
| Subakutes **Fieber** | Pneumologie | ➤ Kap. 8.10 | Atypische Pneumonie |

| Leitsymptom oder -befund | Kapitel | Kap.-Nummer | Diagnosen |
|---|---|---|---|
| Unklares **Fieber** | Rheumatologie | ➢ Kap. 8.10 | Riesenzellarteriitis |
| **Fieber** im Krankenhaus | Infektiologie | ➢ Kap. 5.4 | Nosokomiale Infektion |
| **Fieber** und Schwäche des linken Arms | Angiologie | ➢ Kap. 1.4 | FUO (fever of unknown origin) |
| | | | Großgefäßvaskulitis |
| | | | Takayasu-Arteriitis |
| Belastungsabhängiger **Fußschmerz** | Angiologie | ➢ Kap. 1.5 | PAVK |
| | | | Thrombangiitis obliterans |
| | | | Popliteales Entrapment (Poplitea-Entrapment-Syndrom) |
| Zunehmende **Fußschmerzen** | Nephrologie | ➢ Kap. 7.6 | Cholesterinembolie-Syndrom |
| **Galaktorrhö** und sekundäre Amenorrhö | Endokrinologie | ➢ Kap. 2.7 | Prolaktinom (Frau) |
| **Gelenkschmerzen** | Infektiologie | ➢ Kap. 5.5 | Lyme-Borreliose |
| Diffuser wechselnder **Gelenkschmerz** | Rheumatologie | ➢ Kap. 9.4 | Fibromyalgie |
| **Gesichtsrötung** und Juckreiz | Hämatologie | ➢ Kap. 4.9 | Polyglobulie |
| | | | Polycythaemia vera |
| | | | Erythromelalgie |
| | | | Osteomyelofibrose |
| | | | Essenzielle Thrombozythämie |
| **Gewichtsverlust** | Hämatologie | ➢ Kap. 4.10 | Hodgkin-Lymphom |
| **Gewichtsverlust** und sekundäre Amenorrhö | Endokrinologie | ➢ Kap. 2.8 | Nebennierenrindeninsuffizienz |
| | | | • Primäre |
| | | | • Sekundäre (hypophysäre) |
| | | | Polyglanduläre Autoimmunsyndrome: (PGAS 1 und 2) |
| | | | Primäre Hypothyreose |
| **Gewichtszunahme** | Nephrologie | ➢ Kap. 7.7 | Ödem |
| | | | Nephrotisches Syndrom |
| | | | Akute Lungenembolie |
| **Gewichtszunahme** und Adynamie | Endokrinologie | ➢ Kap. 2.9.2 | Thyreoprive Hypothyreose |
| | Endokrinologie | ➢ Kap. 2.9.1, ➢ 2.9.3 | Hyperkortisolismus |
| | | | • ACTH-abhängig |
| | | | • ACTH-unabhängig |
| | | | Nebennierenrindenadenom |
| | | | Hypophysenadenom |
| **Hämaturie** | Nephrologie | ➢ Kap. 7.8 | Autosomal-dominante polyzystische Nierendegeneration |
| Spannungsgefühl der **Hände** und Schmerzen in den großen Gelenken | Endokrinologie | ➢ Kap. 2.10 | Akromegalie |
| | | | Hypothyreose |
| Druckgefühl am **Hals** | Endokrinologie | ➢ Kap. 2.11.1 | Struma uninodosa |
| **Halsschmerzen** und Dyspnoe | Infektiologie | ➢ Kap. 5.1 | COVID-19 |

| Leitsymptom oder -befund | Kapitel | Kap.-Nummer | Diagnosen |
|---|---|---|---|
| Akute einseitige **Halsschmerzen** mit Palpationsschmerz | Endokrinologie | ➢ Kap. 2.12 | Thyreoiditis |
| | | | • Abakterielle radiogene |
| | | | • Bakterielle |
| | | | • Riedel |
| | | | • de Quervain |
| Schmerzlose einseitige **Halsschwellung** | Endokrinologie | ➢ Kap. 2.13.1 | Schilddrüsenkarzinom |
| | | | • Papilläres |
| | | | • Follikuläres |
| | | | • Medulläres |
| Häufiger **Harndrang** und Miktionsbeschwerden | Nephrologie | ➢ Kap. 7.9 | Akute Zystitis |
| | | | Akute Pyelonephritis |
| | | | Akute interstitielle Nephritis |
| **Herzklopfen** bei Anstrengung, Stimmungslabilität | Endokrinologie | ➢ Kap. 2.14 | Hyperthyreose (M. Basedow) |
| **Herzrasen** | Kardiologie | ➢ Kap. 6.11 | Vorhofflimmern |
| **Hirsutismus** | Endokrinologie | ➢ Kap. 2.15 | Adrenogenitales Syndrom |
| | | | PCO-Syndrom |
| **Hüftgelenkschmerz** | Rheumatologie | ➢ Kap. 9.5 | Coxarthrose |
| Verstärkter produktiver **Husten** | Pneumologie | ➢ Kap. 8.12 | Lungenkarzinom |
| Anhaltender produktiver **Husten** und Abgeschlagenheit | Pneumologie | ➢ Kap. 8.11 | Lungentuberkulose |
| **Hyperlipoproteinämie** | Endokrinologie | ➢ Kap. 2.16 | Primäre LDL-Hypercholesterinämie |
| | | | Sekundäre Hypertriglyzeridämie |
| | | | Koronare Herzkrankheit |
| **Hypertonie** | Kardiologie | ➢ Kap. 6.12 | Arterielle Hypertonie: (Schwangerschaft) |
| Schlecht einstellbare **Hypertonie** | Nephrologie | ➢ Kap. 7.10 | Nierenarterienstenose |
| | | | Hypertonie |
| | | | • Sekundäre |
| | | | • Renoparenchymatöse |
| **Hypothyreose** | Endokrinologie | ➢ Kap. 2.13.2 | Dystope Schilddrüse |
| **Hypotonie** und Tachykardie | Infektiologie | ➢ Kap. 5.6 | Sepsis |
| **Ikterus** | Gastroenterologie | ➢ Kap. 3.4 | Pankreaskarzinom |
| | | | Ikterus |
| | | | • Intrahepatischer |
| | | | • Posthepatischer |
| | | | • Prähepatischer |
| Gesichtsrötung und **Juckreiz** | Hämatologie | ➢ Kap. 4.9 | Polyglobulie |
| | | | Polycythaemia vera |
| | | | Erythromelalgie |
| | | | Osteomyelofibrose |
| | | | Essenzielle Thrombozythämie |

| Leitsymptom oder -befund | Kapitel | Kap.-Nummer | Diagnosen |
|---|---|---|---|
| **Kopfschmerzen** | Endokrinologie | ➢ Kap. 2.18 | Conn-Syndrom |
| | | | Hypertonie |
| | | | Phäochromozytom |
| Akuter **Kreuzschmerz** | Rheumatologie | ➢ Kap. 9.7 | Muskuläres Wirbelsäulenschmerz-syndrom |
| | | | Cauda-equina-Syndrom |
| | | | Wurzelkompressionssyndrom |
| **Kurzatmigkeit** | Gastroentero-logie | ➢ Kap. 3.5 | Makrozytäre Anämie |
| | | | Mikrozytäre Anämie |
| | | | Glutensensitive Enteropathie |
| | | | M. Whipple |
| **Leberrundherd** | Gastroentero-logie | ➢ Kap. 3.6 | Echinokokkuszyste |
| | | | Leberzelladenom |
| | | | Primäres Leberzellkarzinom |
| **Leistungsminderung** und Husten | Pneumologie | ➢ Kap. 8.13 | Sarkoidose |
| **Leukozytose** | Hämatologie | ➢ Kap. 4.11 | Chronische myeloische Leukämie |
| **Lymphknotenschwellung** | Hämatologie | ➢ Kap. 4.12 | Malignes Melanom |
| **Lymphozytose** | Hämatologie | ➢ Kap. 4.13 | Chronische lymphatische Leukämie |
| **Makrozytäre Anämie** | Hämatologie | ➢ Kap. 4.4 | Vitamin-$B_{12}$-Mangel |
| | | | Anämie |
| | | | • Megaloblastäre |
| | | | • Perniziöse |
| | | | Folsäuremangel |
| Symmetrische Schwellung der **Metakarpophalangealgelenke** | Rheumatologie | ➢ Kap. 9.8 | Rheumatoide Arthritis |
| **Mikrohämaturie** | Nephrologie | ➢ Kap. 7.11 | IgA-Nephropathie |
| | | | Purpura Schönlein-Henoch |
| | | | Nierenzellkarzinom |
| | | | Rhabdomyolyse |
| **Mikrozytäre Anämie** | Hämatologie | ➢ Kap. 4.5 | Eisenmangelanämie |
| **Müdigkeit** | Endokrinologie | ➢ Kap. 2.11.2 | Struma uninodosa |
| Schwindende **Muskelkraft,** Hautjucken, Candidose | Endokrinologie | ➢ Kap. 2.20 | Diabetes mellitus Typ 1 |
| Akrale **Nekrose** | Angiologie | ➢ Kap. 1.6 | PAVK |
| | | | Osteomyelitis Fußskelett |
| **Ödem** der unteren Extremitäten | Angiologie | ➢ Kap. 1.7 | Lymphödem |
| | | | • Primäres |
| | | | • Sekundäres |
| **Osteoporoserisiko** | Endokrinologie | ➢ Kap. 2.21 | Osteoporose |
| | | | • Primäre |
| | | | • Sekundäre |
| | | | • Steroidinduzierte |

| Leitsymptom oder -befund | Kapitel | Kap.-Nummer | Diagnosen |
|---|---|---|---|
| **Panzytopenie** | Hämatologie | ➤ Kap. 4.14 | Aplastische Anämie |
| | | | Myelodysplastisches Syndrom |
| **Pelzigkeitsgefühl** und Krämpfe | Endokrinologie | ➤ Kap. 2.22 | Hypokalzämie |
| | | | Hypoparathyreoidismus |
| Rezidivierende **Pneumonien** | Pneumologie | ➤ Kap. 8.14 | Mukoviszidose |
| **Raynaud-Symptomatik** mit Arthralgien | Rheumatologie | ➤ Kap. 9.9 | Polymyositis |
| **Retrosternale Schmerzen** | Gastroenterologie | ➤ Kap. 3.7 | Gastroösophageale Refluxkrankheit |
| | | | Refluxösophagitis |
| **Ruhedyspnoe** | Kardiologie | ➤ Kap. 6.14 | Herzinsuffizienz |
| | | | • Akute |
| | | | • Chronische |
| Gestörter **Säure-Basen-Haushalt** | Nephrologie | ➤ Kap. 6.11 | Metabolische Alkalose |
| | | | Metabolische Azidose |
| | | | Respiratorische Alkalose |
| **Schulterschmerzen** beidseits | Rheumatologie | ➤ Kap. 8.8 | Polymyalgia rheumatica |
| **Sturz** älterer Patientin | Nephrologie | ➤ Kap. 7.13 | Harnwegsinfektion |
| **Synkope** und positiver Test auf okkultes Blut | Gastroenterologie | ➤ Kap. 3.9 | Gastrointestinaler Stromatumor |
| **Tachykardie** und Hypotonie | Infektiologie | ➤ Kap. 5.6 | Sepsis |
| **Tagesmüdigkeit** | Pneumologie | ➤ Kap. 8.15 | Schlafstörungen |
| | | | Schlafapnoe |
| | | | • Obstruktive |
| | | | • Zentrale |
| **Teerstuhl** | Gastroenterologie | ➤ Kap. 3.10 | Ulcus duodeni |
| | | | Ulcus ventriculi |
| | | | Magenkarzinom |
| **Thrombopenie** | Hämatologie | ➤ Kap. 4.15 | Immunthrombozytopenie |
| | | | Pseudothrombozytopenie |
| **Transaminasenerhöhung I** | Gastroenterologie | ➤ Kap. 3.11 | Leberzirrhose |
| | | | Hepatitis B |
| | | | • Chronische |
| | | | • Akute |
| | | | Hepatitis C |
| | | | Hepatitis A |
| | | | Hämochromatose |
| **Transaminasenerhöhung II** | Gastroenterologie | ➤ Kap. 3.13 | Autoimmunhepatitis |
| | | | Leberzirrhose |
| Pulsatiler **Tumor** im Abdomen | Angiologie | ➤ Kap. 1.8 | Bauchaortenaneurysma |
| | | | Poplitealaneurysma |
| **Übelkeit** | Nephrologie | ➤ Kap. 7.14 | Perikarderguss |
| | | | Niereninsuffizienz |

| Leitsymptom oder -befund | Kapitel | Kap.-Nummer | Diagnosen |
|---|---|---|---|
| **Unerfüllter Kinderwunsch** (Mann) | Endokrinologie | ➤ Kap. 2.17.2 | Prolaktinom |
| Schmerzen im rechten **Unterbauch** | Gastroenterologie | ➤ Kap. 3.13 | Colitis ulcerosa |
| | | | M. Crohn |
| | | | Reizdarmsyndrom |
| Plötzlicher einseitiger **Visusverlust** | Angiologie | ➤ Kap. 1.9 | Schlaganfall |
| | | | Transitorisch ischämische Attacke |
| | | | Takayasu-Arteriitis |
| | | | Riesenzellarteriitis |
| | | | Karotisstenose |
| **Vorsorgeuntersuchung** | Gastroenterologie | ➤ Kap. 3.14 | Krebsfrüherkennung |
| | | | Kolonkarzinom |
| | | | Koloskopie |
| Anfallsartige **Weißfärbung** der Finger | Angiologie | ➤ Kap. 1.10 | Raynaud-Phänomen |
| | | | • Primäres |
| | | | • Sekundäres |
| | | | Akute digitale Ischämie |
| **Zehenschwellung** | Rheumatologie | ➤ Kap. 9.11 | Psoriasis arthropathica |

# Register